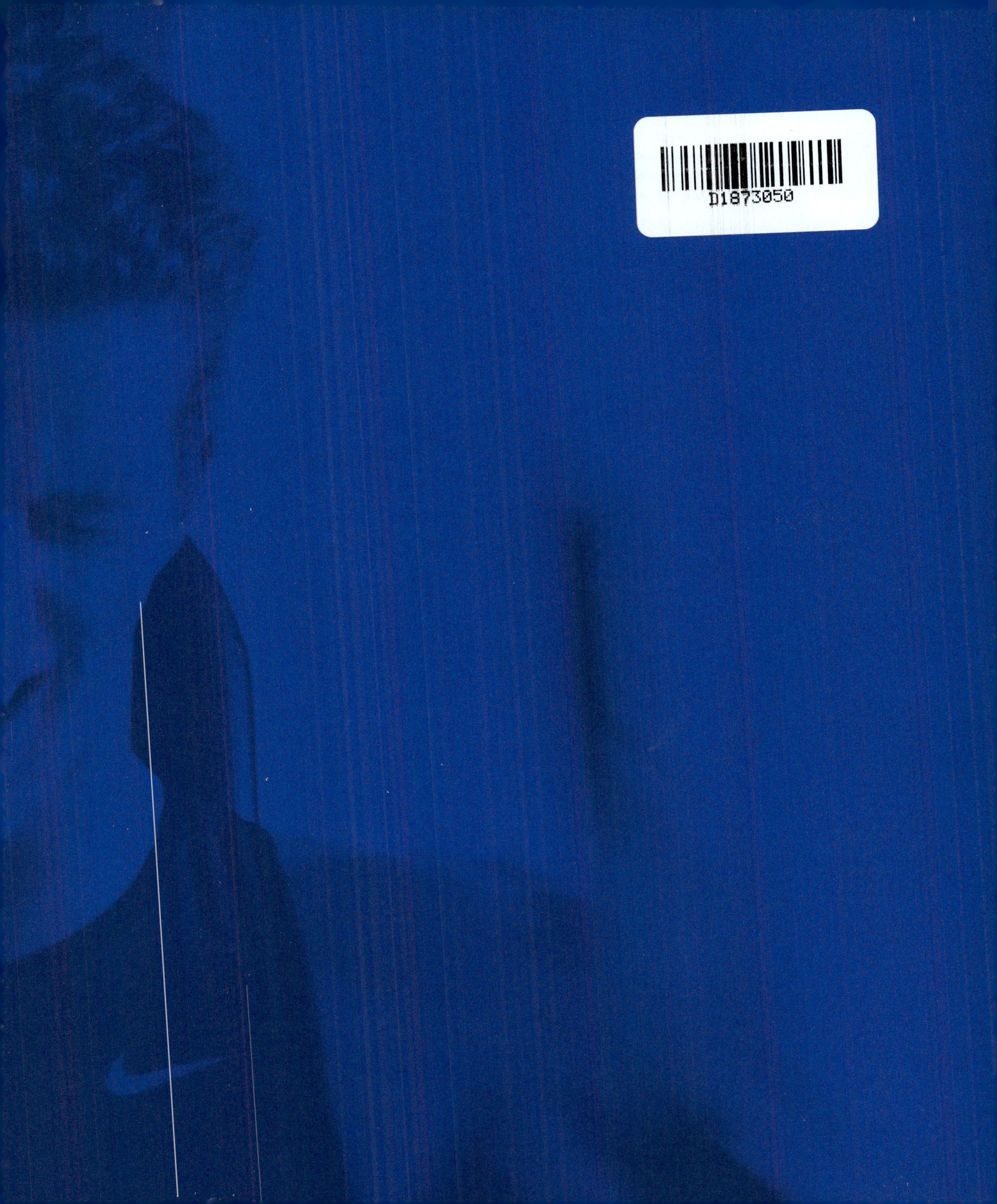

Fitness
Manual

Bonner Straße 126
D-50968 Köln

Art Direction und Design: Peter Feierabend
Projektkoordination: Kirsten E. Lehmann, Assistenz: Miriam Rodriguez Startz
Covergestaltung und Layout: Erill Vinzenz Fritz
Register: Regine Ermert
Herstellungsleitung: Detlev Schaper
Herstellung: Mark Voges
Reproduktionen: TIFF Digital Repro,Dortmund
Druck und Bindung: Leefung Asco Printers, Hong Kong

Printed in China
ISBN 3-89508-223-6

10 9 8 7 6 5 4 3 2 1

Oliver Barteck

Fitness Manual

Fotografie:
Irmgard Elsner, Jürgen Schulzki

Mit Beiträgen von
Alex Morkramer, Knuth Kröger,
Simon Oswald, Dr. Gunnar Wöbke
Lektorat: Erika Busch-Ostermann

KÖNEMANN

Inhalt

Vorwort 8
Einleitung 9

Die Trainingssteuerung

Diagnose 13
Zielsetzung 25
Trainingsplanung 26
Trainingskontrolle 34

Die Trainingseinheit

Aufwärmen 38
Krafttraining – wie funktioniert es? 40
Übungskatalog: Sortierung und Aufbau 46

K1 Seitheben 50
K2 Frontheben mit Kurzhanteln 52
K3 Seitheben vorgebeugt 53
K4 Nackendrücken mit Kurzhanteln 54
K5 Nackendrücken 56
K6 Rudern aufrecht 58
K7 Schulterheben mit Kurzhanteln 59
K8 Latzug in den Nacken 60
K9 Latzug vor den Körper 62
K10 Rudern horizontal 64
K11 Rudern mit Kurzhanteln 66
K12 Bankdrücken 68
K13 Schrägbankdrücken 69
K14 Brustpresse 70
K15 Pullover 72
K16 Butterfly 74
K17 Flyings 76
K18 Langhantelcurl 77
K19 Kurzhantelcurl, sitzend 78
K20 Kurzhantelcurl, stehend 79
K21 Scottcurl 80
K22 Konzentrationscurl 81
K23 Bizepsmaschine 82
K24 Armstrecken am Seilzug 83
K25 Kurzhantel-Strecken über Kopf 84
K26 Kickback 85
K27 Bankdrücken, eng 86
K28 Dipmaschine 88
K29 Stirnpressen 89
K30 Stirnpressen mit Kurzhantel 90
K31 Unterarmbeugen mit Langhantel 92
K32 Unterarmbeugen mit Kurzhantel 94
K33 Unterarmstrecken mit Langhantel 96
K34 Unterarmstrecken mit Kurzhantel 97
K35 Bauchpressen 98
K36 Bauchpressen, schräg 99
K37 Bauchmaschine 100
K38 Taillenwender 102
K39 Beckenheben 104
K40 Rückenstreckermaschine 105
K41 Römische Liege 106
K42 Rumpfstrecken nach hinten 107
K43 Kniebeuge 108
K44 Frontalkniebeuge 110
K45 Beinpressen 112
K46 Beinstrecken 113
K47 Beinbeugen, liegend 114
K48 Beinbeugen, sitzend 115
K49 Adduktion, sitzend 116
K50 Abduktion, sitzend 117
K51 Adduktion, stehend 118
K52 Abduktion, stehend 119
K53 Hüftpendel, Gesäß 120
K54 Wadenheben 122

Gymnastische Kräftigungsübungen 124

G1 Seitenheben mit Tube 126
G2 Frontheben mit Tube 128
G3 Arme in U-Halte 130
G4 Rudern aufrecht mit Tube 131
G5 Latziehen mit Tube 132
G6 Rudern mit Tube 133
G7 Bankdrücken auf Step mit Tube 134
G8 Liegestütz 135
G9 Armbeugen mit Tube 136
G10 Armstrecken mit Tube: Kickback 137
G11 Dips 138
G12 Rückenstreckerkräftigung in Bauchlage 139
G13 Bankstellung rücklings 140
G14 Bein-Armheben diagonal in Bauchlage 141
G15 Beinstrecken mit Rubberband 142
G16 Beinbeugen mit Rubberband 143
G17 Kniebeugen 144
G18 Ausfallschritt 145
G19 Beinheben in Vierfüßlerstand 146
G20 Adduktorentraining in Seitlage 147
G21 Abduktorentraining in Seitlage 148

G22 Wadenheben auf Step oder Stufe 149
G23 Partnerübung Schulter 150
G24 Partnerübung oberer Rücken 151
G25 Partnerübung Brust: Butterfly 152
G26 Partnerübung Arme 153
G27 Partnerübung Oberschenkelbeuger 154
G28 Partnerübung Beinpressen 156
G29 Partnerübung Abduktion und Adduktion 157

Ausdauertraining – wie funktioniert es? 158

Radfahren 164
Walking 172
Jogging 178
Schwimmen 184
Inline-Skating 192
Skilanglauf 200
Aerobics 206
Cross-Cardio-Training (indoor/outdoor) 212

Beweglichkeitstraining – wie funktioniert es? 218
Übungskatalog: Sortierung und Aufbau 222

S1 Kopfseitneigung 226
S2 Kopfvorziehen 227
S3 Brustmuskeldehnung 228
S4 Trizepsdehnung 229
S5 Handgelenkflexorendehnung 230
S6 Dehnung der Rückenmuskulatur 231
S7 Rückenstreckerdehnung 232
S8 Dehnung der Rumpfvorderseite 233
S9 Dehnung der seitlichen Rumpfmuskulatur 234
S10 Adduktorendehnung in Rückenlage 235
S11 Adduktorendehnung, stehend 236
S12 Abduktorendehnung und Dehnung der schrägen Bauchmuskulatur 237
S13 Gesäßmuskeldehnung 238
S14 Beinstrecker- und Hüftbeugerdehnung 239
S17 Beinbeugerdehnung, stehend 242
S18 Wadendehnung mit gestrecktem Bein 243
S19 Wadendehnung mit gebeugtem Bein 244
S20 Schienbeinmuskeldehnung 245

Mobilisation 246

M1 Seitneigen des Kopfes 248
M2 Zurückschieben des Kopfes 249
M3 Drehen des Kopfes 250
M4 Katzenbuckel im Vierfüßlerstand 252
M5 Beckenkippen im Stand 253
M6 Beckenverschiebung in Rückenlage 254
M7 Drehen der Hüfte 255
M8 Schulterkreisen, -drehen 256
M9 Armpendeln 257

Cool-Down – Der perfekte Abschluß 258

Regenerative Maßnahmen 260
Progressive Muskelspannung 262
Sauna 264

Gewichtsreduktion

Stoffwechsel 268
Energiegewinnung 271
Ernährung 274
Nahrungsbestandteile und Besonderheiten 277
Zehn Regeln für eine gesunde Ernährung 288
Nahrungsergänzungspräparate 292
Sport, Ernährung und mehr 294

Anatomie

Die Muskulatur des Menschen 298
Das menschliche Skelett 312
Die Gelenke 314
Biomechanik 316

Programme

Rahmenbedingungen 320
Programmbeispiele 326
Alternativen zum Gerätetraining 328
Programme zu zweit 320

Anhang

Kopiervorlagen 332
Glossar 334
Register 344
Bibliographien 348
Danksagung / Zu den Autoren 350
Bildnachweis 352

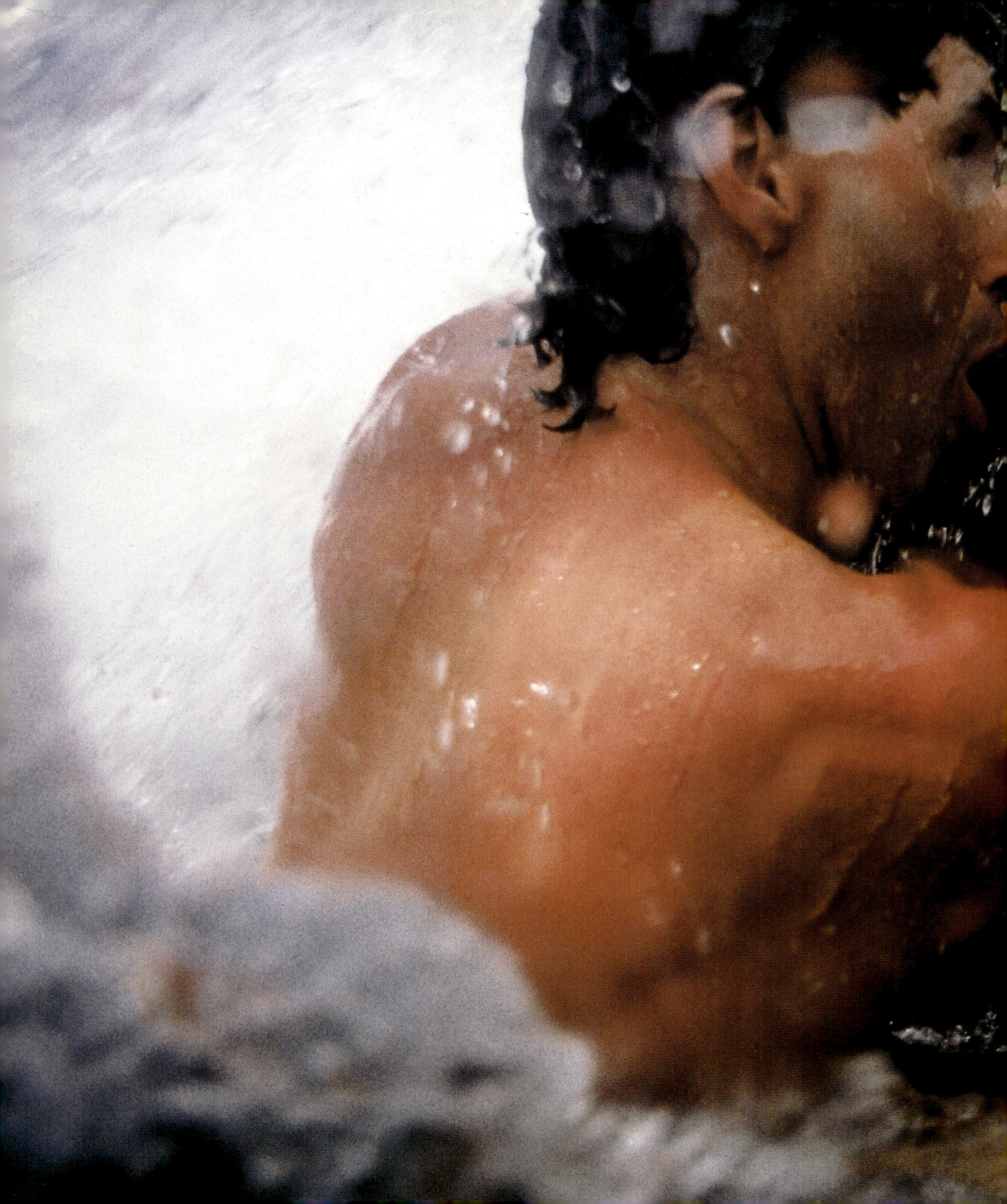

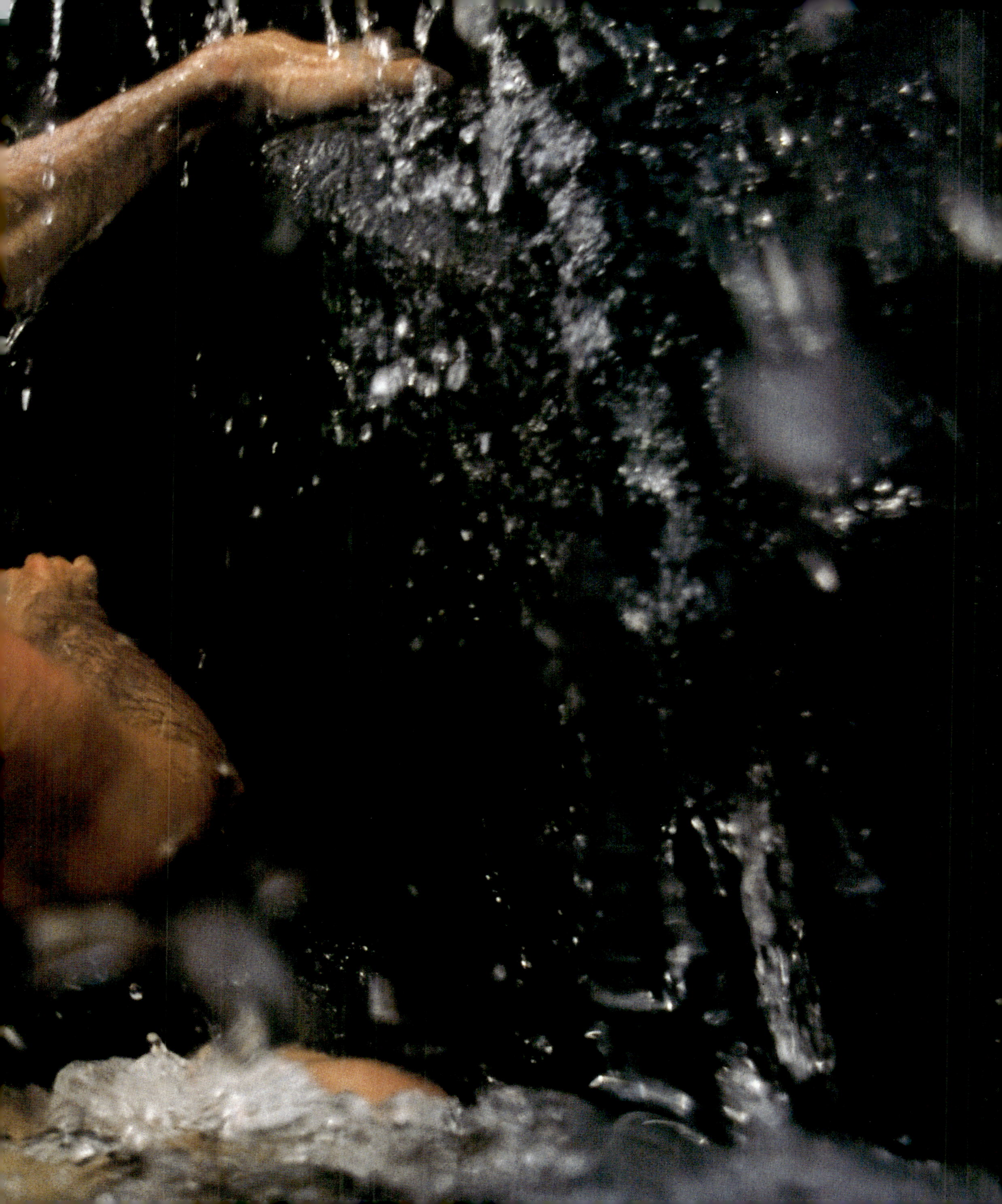

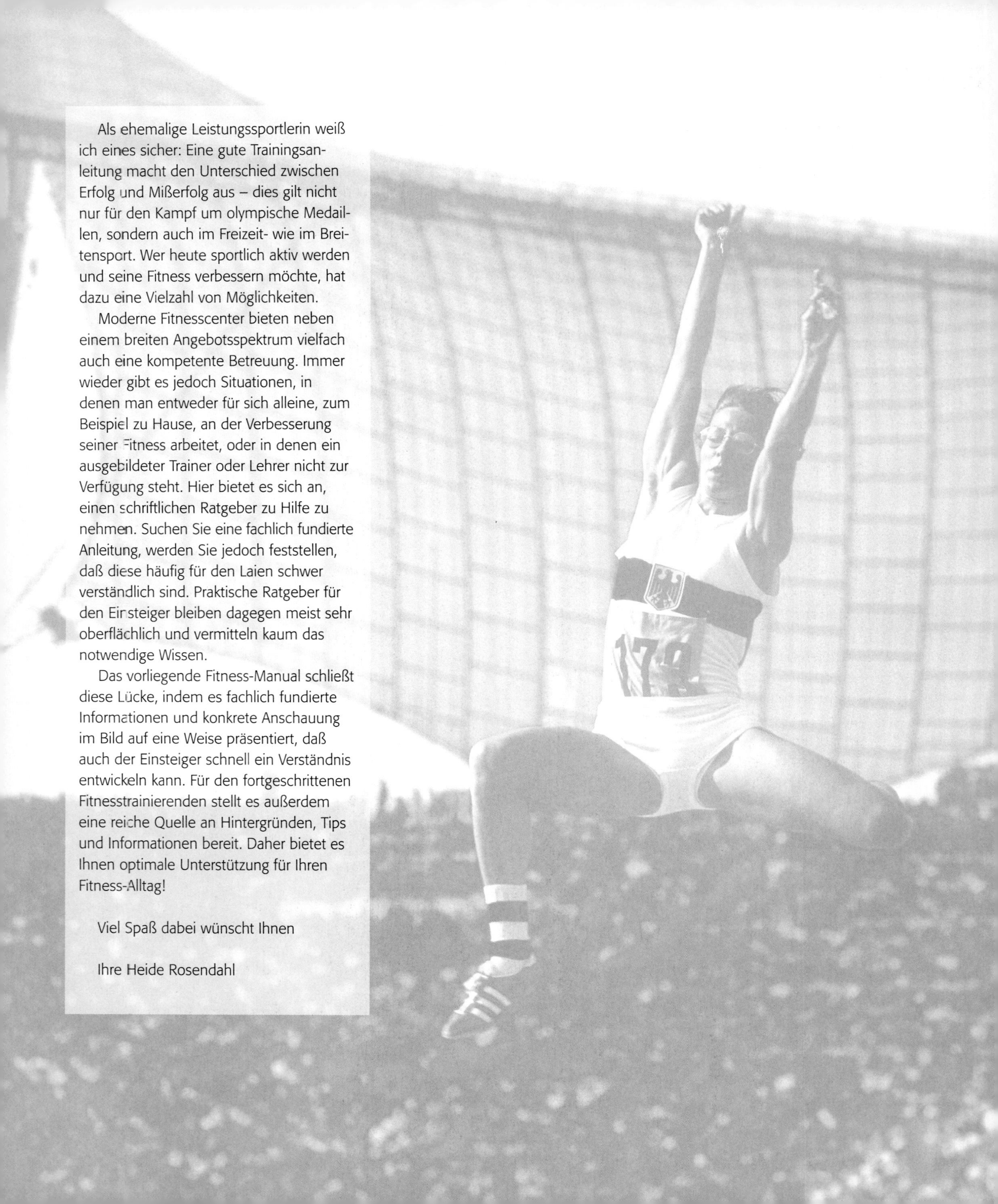

Als ehemalige Leistungssportlerin weiß ich eines sicher: Eine gute Trainingsanleitung macht den Unterschied zwischen Erfolg und Mißerfolg aus – dies gilt nicht nur für den Kampf um olympische Medaillen, sondern auch im Freizeit- wie im Breitensport. Wer heute sportlich aktiv werden und seine Fitness verbessern möchte, hat dazu eine Vielzahl von Möglichkeiten.

Moderne Fitnesscenter bieten neben einem breiten Angebotsspektrum vielfach auch eine kompetente Betreuung. Immer wieder gibt es jedoch Situationen, in denen man entweder für sich alleine, zum Beispiel zu Hause, an der Verbesserung seiner Fitness arbeitet, oder in denen ein ausgebildeter Trainer oder Lehrer nicht zur Verfügung steht. Hier bietet es sich an, einen schriftlichen Ratgeber zu Hilfe zu nehmen. Suchen Sie eine fachlich fundierte Anleitung, werden Sie jedoch feststellen, daß diese häufig für den Laien schwer verständlich sind. Praktische Ratgeber für den Einsteiger bleiben dagegen meist sehr oberflächlich und vermitteln kaum das notwendige Wissen.

Das vorliegende Fitness-Manual schließt diese Lücke, indem es fachlich fundierte Informationen und konkrete Anschauung im Bild auf eine Weise präsentiert, daß auch der Einsteiger schnell ein Verständnis entwickeln kann. Für den fortgeschrittenen Fitnesstrainierenden stellt es außerdem eine reiche Quelle an Hintergründen, Tips und Informationen bereit. Daher bietet es Ihnen optimale Unterstützung für Ihren Fitness-Alltag!

Viel Spaß dabei wünscht Ihnen

Ihre Heide Rosendahl

Einleitung

Ist es nicht eine wunderbare Erfahrung, spielenden Kindern in ihrem ungestümen Bewegungsdrang zuzuschauen? Leider ist dieser natürliche Drang bei vielen »Erwachsenen« verkümmert. Der rasante technische Fortschritt führt zu einer Bewegungsarmut, wie sie unsere Vorfahren nicht kannten. Die ständig wachsende Zahl der Menschen, die zum Beispiel an Fettleibigkeit oder an Rückenbeschwerden leiden, zeigt, daß viele die Aufforderung ihres Körpers zur Bewegung ignorieren.

Haben Sie sich erst einmal gegen das Einrosten Ihres natürlichen Bewegungsbedürfnisses entschieden, kann Ihnen dieses Buch auf dem Weg zu einem Leben in Fitness eine wichtige Hilfe sein. Zunächst soll daher erklärt werden, was wir unter »Fit-Sein« verstehen.

Das Fitnesstraining, wie es heute weltweit von rund fünf Prozent der Bevölkerung betrieben wird, hat seinen Ursprung in der Bodybuilding-Bewegung. Auch wenn das Bodybuilding in den 50er und 60er Jahren in Amerika langsam zur Blüte gelangte, ist seine dynamische Entwicklung vor allem mit dem Namen eines Österreichers verknüpft: Arnold Schwarzenegger. Durch seine sportlichen Erfolge Ende der 60er bis Mitte der 70er Jahre begeisterteten sich zu jener Zeit vor allem immer mehr junge Männer für das Gewichtstraining. 1980 feierte Arnold Schwarzenegger ein sportliches Comeback zur Unterstützung seiner Filmkarriere. Von diesem Zeitpunkt an weitete sich das öffentliche Interesse für das Muskeltraining stetig wachsend aus. Schrittweise fanden vermehrt auch ältere Menschen und Frauen Interesse daran, ihren Körper mit Gewichten zu trainieren. Im Verlauf der 80er Jahre bis in die 90er entwickelten sich die einstigen »Muskelkeller« der Bodybuilder stärker zu multifunktionalen Fitnessclubs, in denen neben dem Training der Kraft die Ausbildung der übrigen sportmotorischen Fähigkeiten Ausdauer, Beweglichkeit, Koordination und Schnelligkeit eine gleichberechtigte Rolle spielt. Das Publikum eines modernen Fitnessclubs ist vielschichtig und stellt einen repräsentativen Querschnitt der Bevölkerung dar.

Mit dem Begriff »Bodybuilding« wird auch heute noch die muskelstrotzende Optik eines Arnold Schwarzeneggers gleichgesetzt. Das Wort Fitness ist jedoch nicht so eindeutig belegt und leitet sich ursprünglich aus einer Art Arbeitsanleitung für ein Training der sportmotorischen Fähigkeiten ab:

Frequency (Häufigkeit)
Intensity (Anstrengungsgrad)
Time (Dauer)

Wer »fit« ist, hat also in einer angepaßten Häufigkeit mit einem passenden Anstrengungsgrad in angemessener Dauer trainiert.

Im ersten Kapitel, der Trainingssteuerung, werden die Fragen, die sich aus der »Fit-Formel« ergeben – neben anderen, was unter »passend« und »angemessen« zu verstehen ist – systematisch beantwortet. Der Aufbau eines optimalen Ablaufs zur Steuerung Ihres individuellen Trainings soll hier vermittelt werden. Ausgehend von Ihrem gegenwärtigen Leistungsvermögen, das durch Tests ermittelt werden kann, legen Sie Ihre persönlichen Ziele fest. Anschließend hilft ein Grobraster zur Erstellung eines individuellen und auf Ihre Bedürfnisse abgestimmten Trainingsplanes. Regelmäßige Analysen des bisherigen Training runden die Trainingssteuerung ab.

Das nächste Kapitel stellt den Verlauf einer idealen Fitness-Trainingseinheit dar. Vom Aufwärmen über das Kraft-, das Ausdauer- und das Beweglichkeitstraining bis zum Abwärmen und den regenerativen Maßnahmen erhalten Sie so zu jedem wichtigen Teilbereich eines ganzheitlichen Trainings eine Fülle von nützlichen Informationen und Insider-Tips.

Mancher Leser möchte vielleicht direkt mit dem dritten Kapitel beginnen, denn hier geht es um Gewichtsreduktion. Dort wird jedoch schnell deutlich, daß eine längerfristige Gewichtsreduktion ohne ein passendes Bewegungsprogramm kaum sinnvoll ist. Die Bewegung stellt allerdings nur eine Säule für den erfolgreichen Verlust überschüssiger Pfunde dar. Hinzu kommen das Wissen über eine ausgewogene Ernährung, die organisatorische und die psychologische Komponente. Alle vier Stützbeine eines erfolgversprechenden Gewichtsreduktionsprogramms werden im dritten Kapitel unter die Lupe genommen.

Der interessierte Leser findet im vierten Kapitel die Möglichkeit, sein Verständnis der sportlichen Bewegungsabläufe anhand der anatomischen Grundlagen zu vertiefen. Besonderes Gewicht wurde dabei auf Muskelfunktionen und praktisch relevante Besonderheiten des passiven Bewegungsapparates gelegt.

Abschließend werden im fünften Kapitel beispielhaft noch einmal Trainingsprogramme für verschiedene Leistungsstufen und Zielsetzungen vorgestellt. Hieraus können Sie die Anregungen beziehen, um Ihr eigenes Training auch langfristig planvoll anzugehen. Dabei soll Ihnen das Fitness-Manual jedoch nicht den Trainer ersetzen sondern vielmehr Sie selbst zu Ihrem besten und wichtigsten Trainer machen, denn keiner kennt Ihren Körper und seine Belastungsgrenzen besser als Sie selbst.

Das Fitness Manual ist so konzipiert, daß Sie sofort mit Ihren eigenen Übungsprogrammen beginnen können. Die übersichtlich gestalteten Übungskataloge ermöglichen eine schnelle Orientierung, so daß Sie auch im Fortgeschrittenen-Stadium schnell etwas nachlesen können. Ein ausführliches Glossar und Kopiervorlagen im Anhang sollen Ihnen die praktische Umsetzung des bildhaft präsentierten Know-hows erleichtern.

Der Herausgeber und die Autoren wünschen Ihnen bei der Benutzung des Fitness-Manuals als Übungsleitfaden oder als Nachschlagewerk viel Spaß und gutes Gelingen.

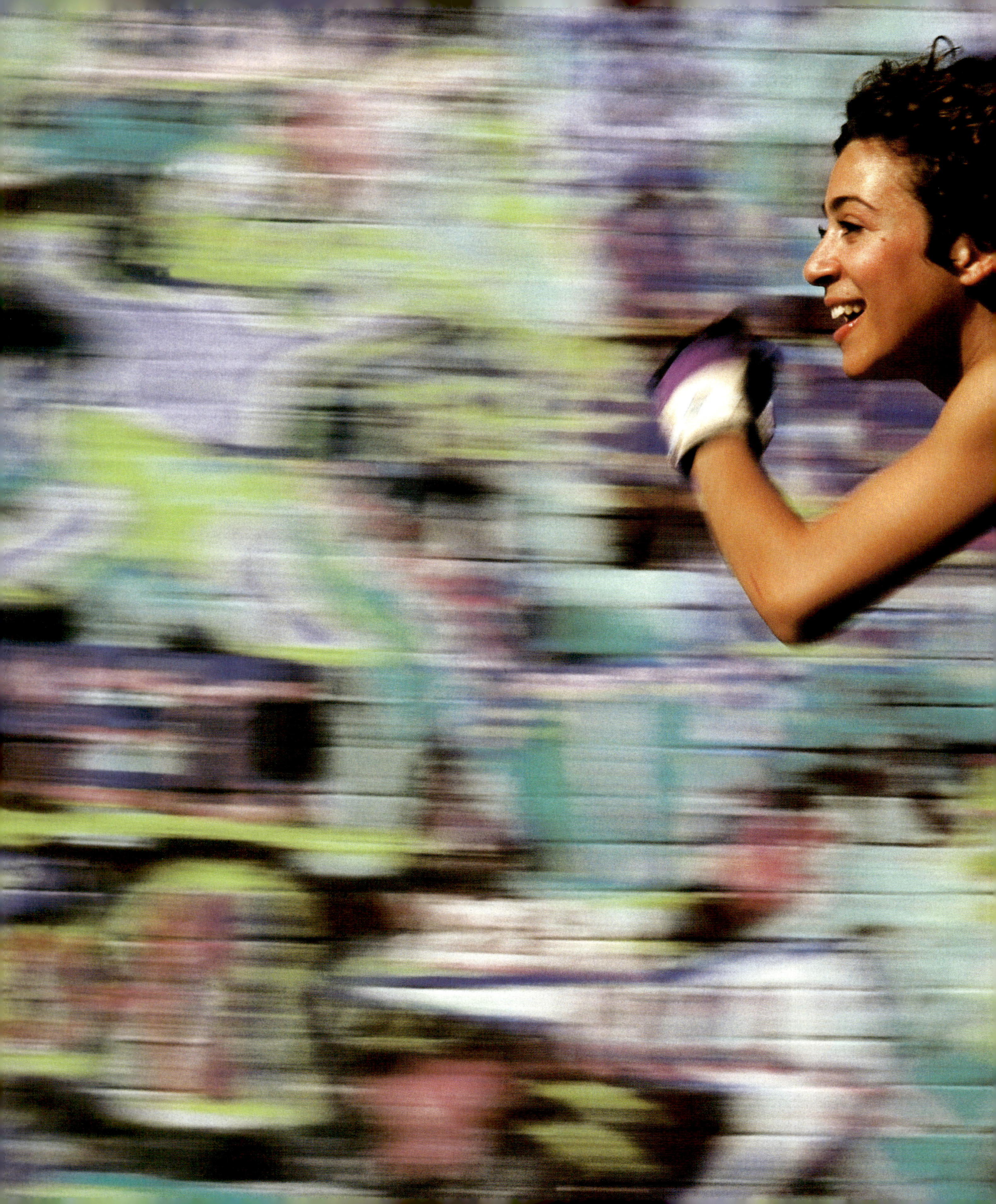

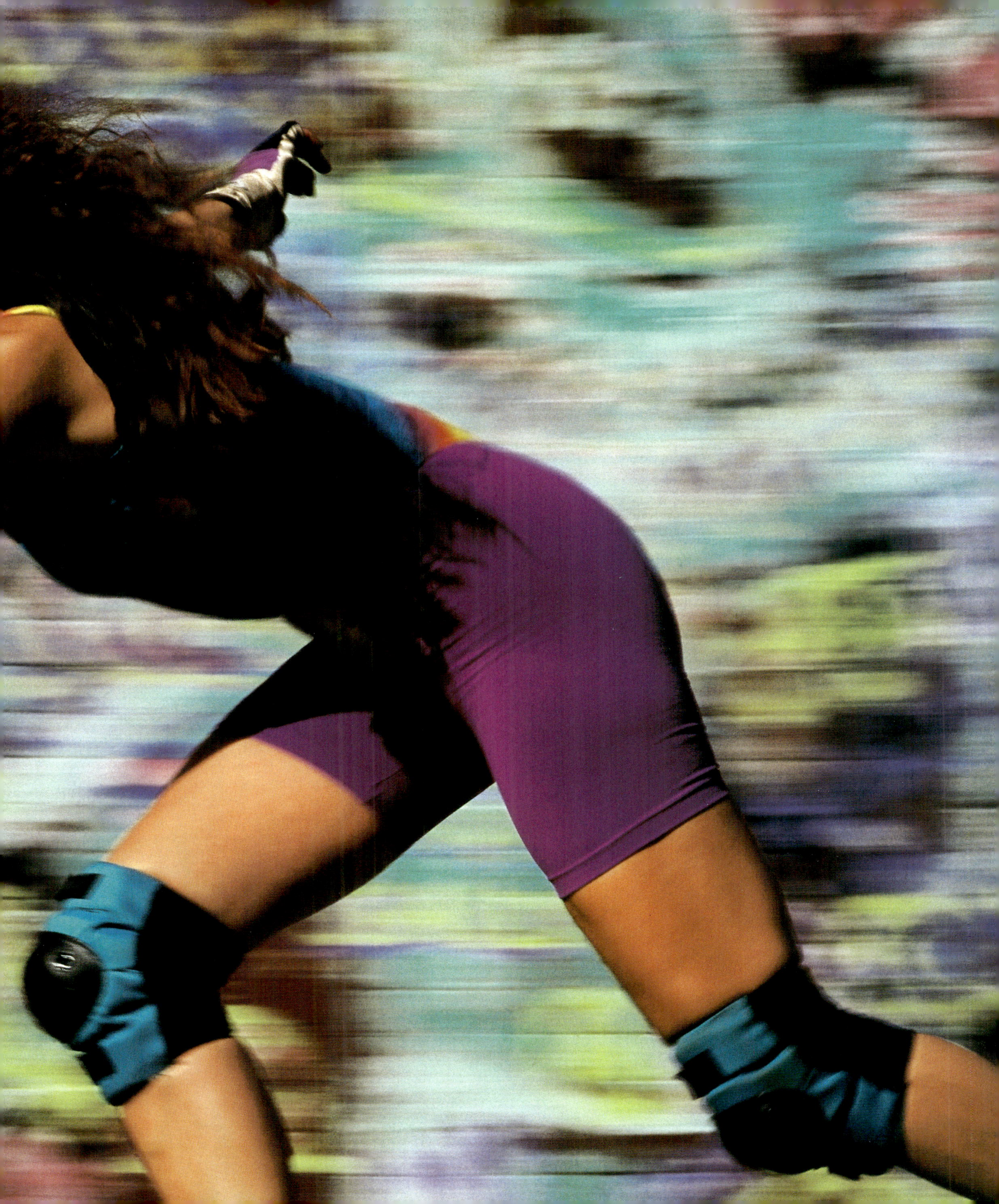

Die Trainingssteuerung

Spitzenathleten faszinieren beinahe jeden. Zeitlupenaufnahmen explosiver Bewegungen zeigen eine zum Zerreißen gespannte Muskulatur, die sich mit jeder Faser unter der Haut abzeichnet. Einen Augenblick lang hängt ein jeder manchmal dem Traum nach, selbst mit einem solchen Körper ausgestattet zu sein. Doch dann wird einem bewußt: Solche Spitzenleistungen erfordern nicht nur eine spezifische erbliche Veranlagung, sondern auch ein bis ins Detail geplantes, tägliches Training.

Bei genauerem Hinsehen fällt auf, daß sich die Erbanlagen zwischen Topathleten und Breitensportlern in bezug auf die körperliche Leistungsfähigkeit nur geringfügig unterscheiden. Betrachtet man jedoch das Training, werden deutliche Unterschiede offenbar. Der Spitzensportler hat sein Training in der Regel nicht nur um Jahre früher aufgenommen, sondern auch, meist zusammen mit einem erfahrenen Trainer, genau auf seine körperlichen Voraussetzungen abgestimmt. Das Training wird exakt vorausgeplant und regelmäßig überprüft, ob es die gewünschten Resultate erbracht hat.

Der Freizeitsportler, der seine Leistung steigern möchte, geht häufig planlos vor oder ahmt das Trainingsprogramm eines erfolgreichen Sportlers nach. Die Folgen sind meist mangelhafte Trainingsfortschritte oder sogar Überlastungsschäden im Bereich des Bewegungsapparates oder des Herz-Kreislauf-Systems. Dabei ist der Wunsch nach einem praxiserprobten, optimalen und allgemeingültigen »Spezialprogramm« durchaus verständlich. Die unvorstellbare Komplexität und Vielfalt der Anpassungsvorgänge, die unser Körper aufgrund eines Trainingsreizes durchläuft, machen ein solches Patentrezept jedoch unmöglich. Unabhängig davon, ob Sie ein Training zur Verbesserung Ihrer *Kraft*, *Ausdauer*, *Schnelligkeit*, *Beweglichkeit* oder *Koordination* aufnehmen wollen, sind Ihre Startvoraussetzungen anders als zum Beispiel die Ihres Nachbarn oder eines Spitzenathleten.

Sinn und Zweck eines gesteuerten Trainings liegt in der Verbesserung der Leistung. Dabei sollte das Wort Leistung gedanklich nicht mit Spitzenleistung gleichgesetzt werden. Natürlich können Sie als Freizeitsportler auch mit der vorrangigen Absicht trainieren, Ihr Körpergewicht zu reduzieren oder einfach Ihr Erscheinungsbild zu verbessern. Eine Leistungsoptimierung liegt bereits dann vor, wenn Sie zum Beispiel fünf Minuten länger ohne Unterbrechung im gleichen Tempo laufen oder einen Liegestütz mehr als vorher ausführen können.

In der Wissenschaft, die sich mit der Trainierbarkeit des menschlichen Organismus auseinandersetzt, wurden in den letzten Jahren viele Fortschritte gemacht. Der menschliche Körper mit seinen biomechanischen Hebelverhältnissen ist ebenso detailliert ergründet wie die biochemischen Stoffwechselvorgänge bei körperlicher Belastung. Auch wenn in diesen Bereichen immer noch einige interessante Fragen offenstehen, werden aus den in der Trainingswissenschaft und verwandten Disziplinen gewonnenen Erkenntnissen viele praktische Hilfen abgeleitet. Diese macht sich in erster Linie der Leistungssportler zunutze. Natürlich lassen sich die Trainingsprinzipien, nach denen der Leistungssportler trainiert, grundsätzlich auf jeden Menschen übertragen, der sich zum Zwecke der Leistungsverbesserung sportlich betätigt.

Fitness-Check

Für jeden Teilbereich Ihres Fitnessprogramms (Kraft, Ausdauer, Beweglichkeit, Schnelligkeit, Koordination) benötigen Sie eine »Standortbestimmung«. Neben den trainingsbezogenen Tests zur Einstufung sollten Sie Ihren Gesundheitszustand vom Arzt untersuchen lassen, wenn Sie:

- über 35 Jahre alt sind,
- längere Zeit keinen Sport mehr getrieben haben,
- übergewichtig sind,
- mit Bewegungseinschränkungen oder
- mit der Einnahme von Medikamenten (zum Beispiel *Beta-Blocker*) leben müssen;
- selbstverständlich, wenn Sie an akuten und chronischen Erkrankungen der Atemwege,
- Stoffwechselerkrankungen wie *Diabetes mellitus*,
- Entzündungen,
- fieberhaften Erkrankungen,
- Infektionserkrankungen,
- organischen Schäden,
- Bluthochdruck,
- Gelenkerkrankungen (chronische, entzündliche),
- Gelenkschmerzen leiden,
- oder bei allgemeinem Unwohlsein.

Sind bei Ihnen die gesundheitlichen Voraussetzungen gegeben, können Sie mit der Steuerung Ihres Trainings beginnen. Am Anfang einer optimalen Trainingssteuerung sollte die Bestimmung Ihres Ist-Zustands – sozusagen Ihres Startpunkts – stehen, an den sich die Festlegung der Zielsetzung, des sogenannten Soll-Zustands, anschließt. Erst jetzt stellen Sie einen Trainingsplan zusammen, der Sie vom Start- zum Zielpunkt bringen soll. Zu guter Letzt sollten Sie Ihren Trainingserfolg regelmäßig überprüfen, um auf eventuelle Planabweichungen reagieren und korrigierend eingreifen zu können. Das folgende Schaubild zeigt das Zusammenwirken der vier Elemente einer effektiven Trainingssteuerung:

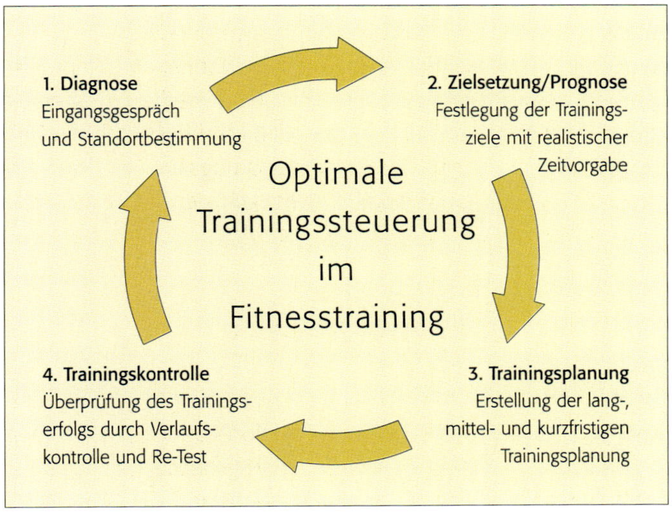

1. Diagnose/Ist-Zustand

Um ein auf Sie zugeschnittenes Programm entwickeln zu können, ist es nötig, Maß zu nehmen. Das Maßnehmen für die Bestimmung des körperlichen Ist-Zustandes bezieht sich nicht nur auf Größe, Taillenumfang etc. – es müssen auch personen-, gesundheits- und leistungsbezogene Daten ermittelt werden.

- Personenbezogene Daten: Alter, Geschlecht, Konstitutionstyp, Körpergewicht, Körperfettanteil, Körpermaße, Fotos, …
- Gesundheitsbezogene Daten: Blutdruck, Medikamenteneinnahme, orthopädische Erkrankungen, Stoffwechselerkrankungen, akute Erkrankungen, Unfallfolgen, …
- Leistungsbezogene Daten: Ausdauertests, Beweglichkeitstests, Krafttests. Schnelligkeitstest sind im Fitnessbereich selten notwendig, der Koordinationsbereich wird mit einer qualitativ hochwertigen – weil korrekten – Bewegungsausführung geschult. »Zwei linke Hände« haben bedeutet meist nur mangelnde Übung! Hinweise auf koordinationsschulende Anteile finden Sie übrigens auch bei den Ausdauersportarten.

Ein Test – egal ob geistig oder körperlich – soll immer ein Bild des momentanen Leistungsvermögens liefern. Dabei liegt die Betonung auf »momentan«. Wenn Sie zum Beispiel im Mathematiktest mangelhaft abgeschnitten haben, kann das Ergebnis bei einem Wiederholungstest eine Woche später schon deutlich besser ausfallen. Dann nämlich, wenn Sie das Testergebnis richtig interpretiert, Ihre Schwächen festgestellt und sodann ein gezieltes Programm zur Beseitigung dieser Schwächen gestartet haben.

Im körperlichen Bereich ist ein ähnliches Vorgehen möglich. Wenn Sie Ihre allgemeine Ausdauer testen und Sie einen Vergleichswert erhalten, der 20 Prozent unter der durchschnittlichen Leistungsfähigkeit liegt, können Sie eine gezielte Strategie (Programm) entwickeln, die Sie vom untrainierten zum durchschnittlichen Leistungsstand führt. Der Test (Ist-Zustand) bildet also die Basis, um durch Planung vom gegenwärtigen Leistungsstand zu einem prognostizierten Soll-Zustand zu gelangen. Im Verlauf einer solchen Plandurchführung gilt es dann immer wieder zu überprüfen, ob die Leistungsentwicklung noch nach Plan erfolgt (Analyse), um gegebenenfalls korrigierend eingreifen zu können.

Gerade die leistungsbezogenen Daten ermöglichen nicht nur einen Vergleich mit durchschnittlich trainierten Personen, sondern vor allem einen Vergleich mit der eigenen Leistungsfähigkeit im Zeitverlauf. Hierfür wird der Test zum Beispiel nach sechs Wochen wiederholt. Das Testergebnis zeigt dann, ob und um wieviel sich die Leistung in den vergangenen Wochen gesteigert hat. Im folgenden werden die einzelnen Diagnosedaten erläutert.

Körperdaten

Körpergewicht

Ob sie mit ihrer Figur glücklich oder nicht glücklich sind, entscheidet für viele Menschen die Waage. Dabei wird häufig ein sogenanntes Idealgewicht oder zumindest ein Normalgewicht angestrebt. Die bekannteste Formel errechnet diese Normgewichte mit Hilfe der Körpergröße folgendermaßen:

- Normalgewicht = Körpergröße in Zentimetern minus 100
- Idealgewicht für Frauen = Normalgewicht minus 15%
- Idealgewicht für Männer = Normalgewicht minus 10%

Diese Berechnungsformel nach *Broca* spiegelt ein Ideal wider, dessen Aussagekraft nach heutigen Erkenntnissen nur sehr eingeschränkt gelten kann. Zwar haben sich mittlerweile »genauere« Berechnungsmethoden durchgesetzt, doch in erster Linie sollte der Eindruck Ihres Spiegelbildes größere Aussagekraft besitzen als irgendeine Kennziffer. Dennoch hilft es vielen Menschen, wenn sie einen Vergleich zu bestimmten Normwerten anstellen können. Sofern diese als Basis angesehen werden, um Veränderungen, die durch ein geändertes Bewegungs- und Ernährungsverhalten erzielt werden können, besser zu erkennen und zu beurteilen, sind solche Werte durchaus sinnvoll.

Zu diesen Werten zählen der sogenannte *Body Mass Index (BMI)*, der prozentuale *Körperfettanteil* und mit Einschränkung auch die *Waist to Hip Rate*.

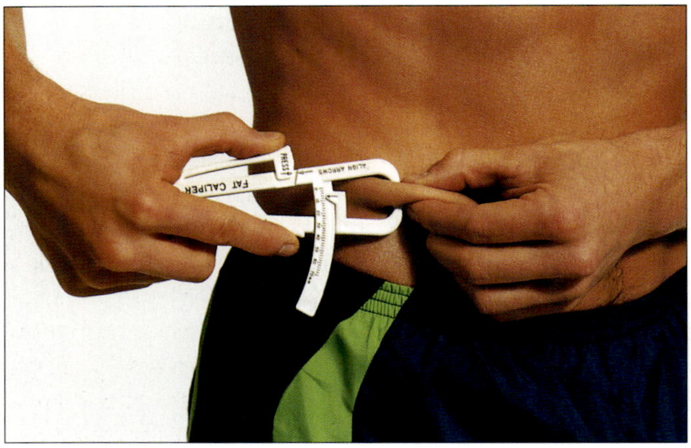

Body Mass Index (BMI)

Der BMI berücksichtigt die Abhängigkeit des Körpergewichts von der Körperoberfläche, was nach Meinung anerkannter Experten eine wesentlich brauchbarere Norm liefert als die Berechnungsformel nach Broca. BMI = aktuelles Gewicht (kg) : Körpergröße in m^2. Beispiel: Für einen 70 kg schweren und 1,70 m großen Mann errechnet sich ein BMI von: $70 : 1{,}7^2 = 24{,}22$.

Mit der folgenden Tabelle können Sie Ihren individuellen Wert interpretieren: Bei stark abweichender Wasserverteilung, zum Beispiel krankheitsbedingt, sowie bei Kindern und Senioren haben die folgenden Werte nur eingeschränkt Aussagekraft.

BMI = Gewicht (kg) : Größe in m^2

BMI Werte

	Frauen	Männer
Untergewicht	<19	<20
Normalgewicht	19–24	19–25
Übergewicht	>24	>25
Adipös (fettleibig)	>30	>30
massiv	>40	>40

Körperfettanteil

Der prozentuale Körperfettanteil ergänzt die Aussagekraft der Werte, die sich von Körpergewicht und Körpergröße ableiten lassen. Hier kommt es zwar auch wesentlich auf die Verteilung des Fettes an, aber mit den folgenden altersabhängigen Normwerten läßt sich zumindest bei großer Abweichung in die eine oder andere Richtung eine Schlußfolgerung ableiten. Gemessen werden kann der Körperfettanteil auf verschiedene Arten und Weisen. Unabhängig davon, ob Sie sich der *Fettzangenmessung/Fettcaliper*, der *Infrarotmessung* oder der sogenannten *bioelektrischen Impedanzanalyse* (BIA) bedienen – bis vor kurzem benötigten Sie in jedem Falle einen ausgebildeten Helfer, der die Messung bei Ihnen durchführte. Neuerdings gibt es allerdings ein Meßverfahren auf Basis der BIA, das benutzt wird wie eine Personenwaage und als ausreichend exakt und wiederholungsgenau gilt. Hierbei wird ein schwacher, ungefährlicher Strom durch den Körper geschickt. Anhand der Durchfließgeschwindigkeit des Stroms werden Rückschlüsse auf die Zusammensetzung des Gewebes möglich. Der Körperfettanteil ist bei der Zielsetzung Gewichtsreduktion in seiner Aussagekraft höher einzustufen als das Körpergewicht, da ja in erster Linie Fett und nicht Gewicht reduziert werden soll.

Körperfettanteil

Altersabhängige Normwerte für den relativen Körperfettanteil

Alter	Männer	Frauen
17–29 Jahre	15%	25%
30–39 Jahre	17,5%	27,5%
über 40 Jahre	20%	30%

Waist to Hip Rate (Taille/Hüfte-Verhältnis)

Stellen Sie mit den angeführten Methoden einen relativen Körperfettanteil fest, der deutlich über der Norm liegt, ist das aus gesundheitlicher Sicht nicht immer auf gleiche Weise bedenklich. Durch einen einfachen Test, den Sie auch alleine zu Hause durchführen können, haben Sie die Möglichkeit, das gesundheitliche Risiko für Herzerkrankungen besser einzuschätzen.

Messen Sie für den Taille/Hüfte-Test den Umfang Ihrer Taille oberhalb des Bauchnabels. Ziehen Sie hierfür den Bauch nicht ein, sondern bleiben Sie locker und entspannt. Messen Sie außerdem Ihre Hüfte an der breitesten Stelle. Teilen Sie dann das Taillenmaß durch das Hüftmaß. Liegt das Ergebnis bei Männern unter 0,9 und bei Frauen unter 0,8, ist das Risiko für eine Herzerkrankung im Vergleich zum Durchschnitt nicht erhöht.

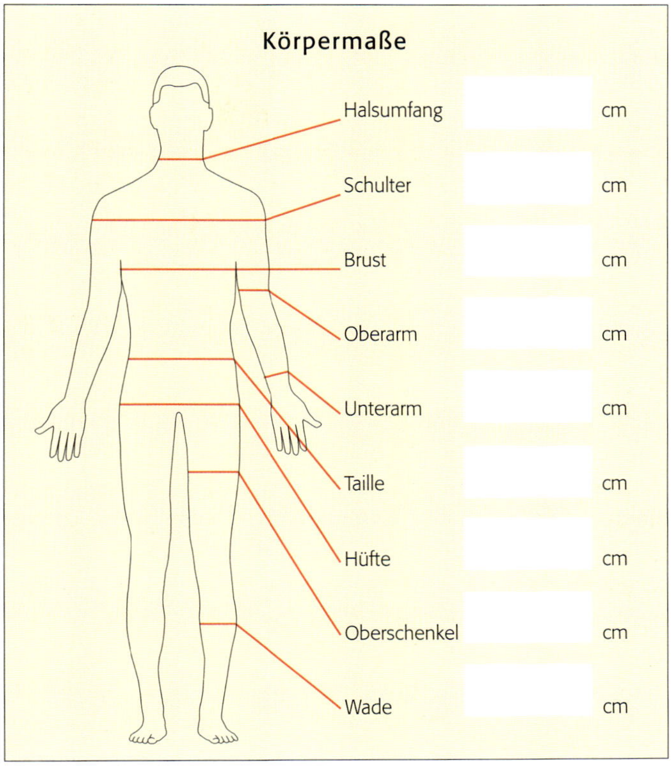

Körpermaße

Nachdem Sie schon Taillen- und Hüftmaße ermittelt haben, ist es zweckmäßig, weitere Maße zu bestimmen. Wollen Sie Ihre Figur verändern, zeigen Ihnen die Maße bei einer Wiederholungsmessung zuverlässig an, ob und wieviel Sie verändert haben. Auch wenn das Maßnehmen ein wenig aus der Mode gekommen ist, handelt es sich trotzdem um eine recht genaue, kostengünstige Methode, die keinen großen Zeitaufwand erfordert und notfalls auch alleine durchgeführt werden kann. Beachten Sie, daß Sie die Maße immer an der gleichen Stelle, genau in der Mitte der entsprechenden Gliedmaßen, und im nicht angespannten Zustand ermitteln: Hals-, Schulter-, Brust-, Oberarm-, Unterarm-, Taillen-, Hüft-, Oberschenkel- und Wadenumfang.

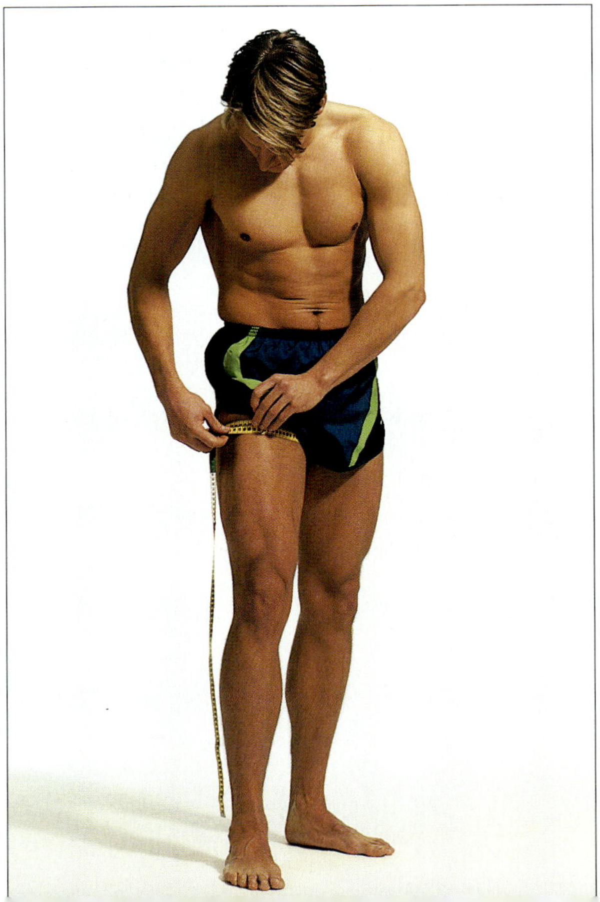

Fotos

Ein sehr wirksames Diagnoseinstrument zur Motivation sind Fotos in leicht bekleidetem Zustand (Bikini oder Badehose). Am besten lassen Sie Aufnahmen von vorne und von der Seite anfertigen. Die Fotos erinnern Sie immer daran, wie Sie einmal ausgesehen haben. Oft fällt es schwer, bewußt kleinere Veränderungen an sich selber wahrzunehmen. Anhand der Fotos können Sie zweifelsfrei auch kleinere Veränderungen registrieren, speziell, wenn Sie nach einiger Zeit neue Fotos erstellen lassen. So können Sie Foto mit Foto vergleichen, was wesentlich genauer ist, als Ihr aktuelles Spiegelbild mit den eingangs belichteten Fotos zu vergleichen. Achten Sie nur darauf, daß Sie eine entspannte Haltung einnehmen und alle Voraussetzungen – wie zum Beispiel Entfernung und Belichtung – gleich sind.

Konstitutionstypen

In vielen Bereichen des täglichen Lebens werden unterschiedliche Begabungen und Veranlagungen als interessant und reizvoll angesehen. Für die unterschiedlichen Grundtypen unserer Figur – auch Konstitutionstypen genannt (nach *Sheldon*) – trifft das jedoch meist nicht zu. Hier wird dann häufig mit dem Schicksal gehadert und versucht, den Körpertyp in irgendeiner Weise zu verändern. Daß aber aus dem Typ »Fred Astaire« kein Typ »Arnold Schwarzenegger« werden kann, sollte klar sein. Ebensowenig wird aus dem »Rubens-Typ« jemals ein »Twiggy-Typ«. Bevor Sie also gegen Windmühlen ankämpfen, versuchen Sie lieber, aus Ihrem Typ das Beste zu machen. Es ist ohnehin fraglich, ob man einen ganz bestimmten Typ als erstrebenswert ansehen sollte, da sich die Mode und damit auch die Ansicht, welcher Typ zur Zeit »aktuell« ist, in regelmäßigen zeitlichen Abständen ändert. Die im folgenden beschriebenen Konstitutionstypen treten übrigens selten in Reinform, sondern fast immer in einer Zwischenausprägung auf.

Der Leptosome/der ektomorphe Typ

Der Leptosome zeichnet sich durch folgende, seinen Konstitutionstyp bestimmende Hauptmerkmale aus:

- groß und schlank
- das Becken ist breiter als die Schultern
- sehr bewegliche Gelenke (Hypermobilität)
- geringe Muskelentwicklung (häufig verbunden mit einer schlechten Körperhaltung)
- niedriger Blutdruck
- hoher Ruhepuls
- insgesamt schwacher Kreislauf (geringe Ausdauer)
- kalte Hände und Füße, Schwindel bei schnellem Aufstehen
- hohe Aktivität des Nervensystems
- geringe Stoffwechseleffektivität (Gewichtszunahme erschwert)

Die Voraussetzungen des ektomorphen Typs für sportliche Leistungen, die Kraft, Kraftausdauer oder Ausdauer erfordern, sind im Vergleich zum meso- und endomorphen Typ ungünstiger. Natürlich können diese Leistungskomponenten durch ein Training erheblich verbessert werden, und gerade wegen der schon schlechteren Voraussetzungen sollten sie besonders trainiert werden.

Geht es um die Figur, werden ektomorphe Typen in der heutigen Zeit hingegen meist von Menschen, die den endomorphen Typ repräsentieren, beneidet. Der Ektomorphe (Leptosome) gehört nämlich zu den »schlechten Futterverwertern«, das heißt, er kann so viel essen wie er möchte und wird dabei selten dick.

Der Athlet/der mesomorphe Typ

Der mesomorphe Konstitutionstyp unterscheidet sich unter anderem durch folgende Hauptmerkmale von den weiteren Typen:

- muskulöser und kräftiger Körperbau
- die Schultern sind breiter als das Becken
- die Leistungsfähigkeit der Muskulatur und des Kreislaufsystems ist sehr gut
- niedriger Blutdruck und Ruhepuls bei aktiven mesomorphen Typen
- bei inaktiven mesomorphen Typen steigen Blutdruck und Ruhepuls
- kaum kälteempfindlich
- in der Regel gute Körperhaltung
- normale Verdauung
- Fetteinlagerungen erfolgen bei Inaktivität und Überernährung eher in der Körpermitte

Der mesomorphe Typ kann durch die günstigen Voraussetzungen seine Leistungsfähigkeit bereits mit geringem Trainingsaufwand deutlich steigern. Aufgrund der raschen Steigerungsfähigkeit der

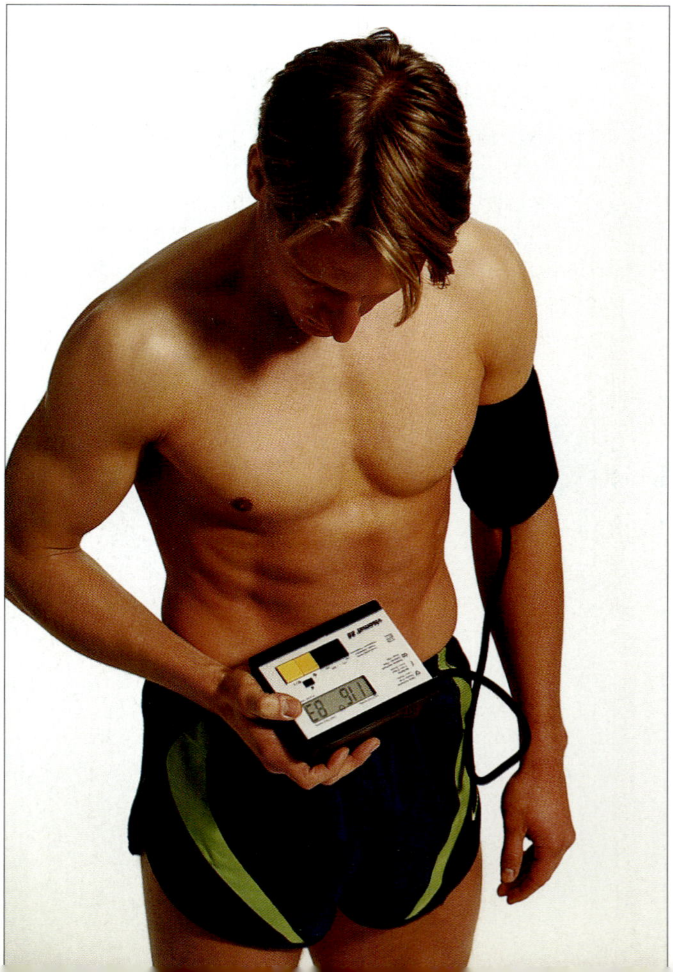

muskulären Leistung und der geringeren Dehnfähigkeit der Muskeln ist allerdings die Verletzungsgefahr erhöht. Es empfiehlt sich daher, der Erhaltung und Verbesserung der Dehnfähigkeit im Training viel Zeit zu widmen.

Die Figur des aktiven, mesomorphen beziehungsweise athletischen Typs entspricht im wesentlichen dem Schönheitsideal der achtziger und neunziger Jahre. Viele Menschen versuchen aus diesem Grunde ihr Erscheinungsbild diesem Ideal anzupassen, auch wenn sie eher dem unterschiedlich gebauten ektomorphen oder endomorphen Konstitutionstyp angehören. Diesen Bemühungen sind natürliche Grenzen gesetzt. Für diejenigen, die das nicht einsehen wollen, ist das ständige, mehr oder weniger erfolglose Streben nach dem Idealbild daher häufig mit permanentem Frust verbunden.

Der Pykniker/der endomorphe Typ

Der endomorphe Typ unterscheidet sich im wesentlichen durch folgende Merkmale von den andern Konstitutionstypen:

- neigt zu Fettansatz und runden Körperformen
- die Schultern sind so breit wie das Becken oder etwas breiter (dann meist durch Übergewicht verborgen)
- gleichmäßigere Gewichtsverteilung als bei den beiden anderen Typen
- liegt im Bereich der körperlichen Leistungskomponenten zwischen den beiden anderen Typen
- Körperhaltung liegt ebenfalls zwischen der des Ekto- und des Mesomorphen
- gute Voraussetzungen für Kraft- und Ausdauerleistungen
- gute Nährstoffresorption und langsame Verdauung führen leicht zu Gewichtszunahme
- niedriger Ruhepuls, normaler Blutdruck (beim aktiven Pykniker)

Der endomorphe Typ bringt gute Voraussetzungen zur Verbesserung von Kraft, Ausdauer und Beweglichkeit mit. Behindernd kann sich allerdings ein unter Umständen sehr hohes Körpergewicht auswirken. Neben einer vollwertigen und bedarfsangepaßten Ernährung sollte ein Schwerpunkt im Bereich des Ausdauertrainings gelegt werden, um das Körpergewicht in Grenzen zu halten.

Die Figur des endomorphen Typs findet nach dem gegenwärtigen Schönheitsideal sicher die wenigsten Neider. Aus den oben beschriebenen Hauptmerkmalen geht jedoch hervor, daß zumindest der aktive Endomorphe beste gesundheitliche wie auch sportliche Voraussetzungen mitbringt. Nutzt der Endomorphe sein genetisches Potential im positiven Sinne, schaden ihm selbst ein paar Pfunde mehr nicht.

Gesundheitsbezogene Daten

Generell ist und bleibt die Interpretation gesundheitsbezogener Daten Sache des Arztes. Sollte also beim Start-Check ein Grund dabeigewesen sein, der einen Arztbesuch ratsam macht, sollten Sie nicht lange zögern und sich sofort einen Termin für einen ärztlichen Check geben lassen. Holen Sie sich bei gesundheitlichen Einschränkungen unbedingt das O.K. des Spezialisten, bevor Sie ein regelmäßiges sportliches Training aufnehmen. Unterbleibt der Arztbesuch, haben Sie im Fitnessclub zumindest noch eine kleine Chance, daß ein belasteter Gesundheitszustand auffällt, trainieren Sie jedoch allein, wird die Gefahr noch größer; und Überlastung oder sogar Schädigung ist vorprogrammiert.

Zu den häufig in Fitnessclubs durchgeführten Eingangstests gehört unter anderem die Blutdruckmessung. Es ist wirklich erstaunlich, wie viele Menschen einen erhöhten oder sogar zu hohen Blutdruck haben und erstmals im Sportcenter davon erfahren. Sollten Sie die Möglichkeit haben, Ihren Blutdruck zu Hause zu ermitteln (siehe Foto), können Sie anhand der folgenden Tabelle überprüfen, ob Ihre Werte normal sind. Dabei bedeutet *Hypertonie*, daß die Werte zu hoch, und *Hypotonie*, daß die Werte zu tief liegen. Der systolische Druck (der höhere Wert) bezeichnet die Phase, in der die Herzkammer das Blut in den Körperkreislauf austreibt, der diastolische Druck zeigt an, wie hoch der Druck in der Erschlaffungsphase des Herzens ist. Dieser Wert ist aussagekräftiger, da er kurzfristig nicht so leicht durch äußere Faktoren beeinflußt werden kann und weil er den Mindestdruck darstellt, der ständig an der Gefäßwand anliegt.

Normaler Blutdruck	120/80 mm *Hg*
Normaler systolischer Druck	100 + Lebensalter (bis max. 160 mm Hg bei Senioren ab 60 Jahren)
Milde Hypertonie Mittelschwere Hypertonie Schwere Hypertonie	diastolischer Druck: 90–104 mm Hg diastolischer Druck: 105–114 mm Hg diastolischer Druck: >115 mm Hg
Grenzwerthypertonie	140–159/90–94 mm Hg
Hypotonie	<105/65 mm Hg

Krafttest

Die Maximalkrafttestmethode

Da für die olympische Disziplin Gewichtheben die Kraftleistungsfähigkeit die dominierende Rolle spielt, werden die bisher in der Trainingslehre verwendeten Methoden der Trainingssteuerung vorwiegend auf die maximale Kraft bezogen. Das heißt, unabhängig davon, ob die *Kraftausdauer*, die *Hypertrophie*, die *Schnellkraft* oder die Kraft trainiert werden sollen, wird der Ist-Zustand im Bereich der *Maximalkraft* ermittelt. Dies ist für einen Sportler, dessen Wettkampfleistungsfähigkeit in erster Linie von der Maximalkraft abhängt, durchaus sinnvoll. Für einen Fitness-Sportler sollte die Ausbildung der maximalen Kraft aber im Sinne einer ausgewogenen Entwicklung keinen besonderen Schwerpunkt bilden. Trotzdem liefert die im Kraftleistungssport eingesetzte Maximalkrafttestmethode ein gutes Modell, die Belastungsintensität über eine mehrwöchige Trainingsperiode zu steuern, da sie einen stufenweisen Anstieg der Belastung in einer Trainingsperiode vorsieht. Wie funktioniert diese klassische Maximalkrafttestmethode?

Hierfür wird in der zu trainierenden Kraftübung nach gründlicher Erwärmung ein Gewicht ausgewählt, mit dem voraussichtlich genau eine maximal schwere Wiederholung absolviert werden kann. Es darf sich also kein zweites Mal hintereinander auf und ab bewegen lassen. Das auf diese Weise ermittelte Maximalgewicht wird als Berechnungsgrundlage für die folgenden Trainingswochen herangezogen. In der klassischen Trainingslehre werden dann folgende Zuordnungen getroffen:

Trainingsziel Maximalkraft
Belastungsbereich: 75–100% der getesteten Maximalleistung
Wiederholungszahl: 1–6
Satzzahl: 5–8
Pausen zwischen den Sätzen: 2–5 Minuten

Trainingsziel Schnellkraft
Belastungsbereich: 50–70% der getesteten Maximalleistung
Wiederholungszahl: 6–10
Satzzahl: 4–6
Pausen zwischen den Sätzen: 1–4 Minuten

Trainingsziel Kraftausdauer
Belastungsbereich: 25–50% der getesteten Maximalleistung
Wiederholungszahl: 20 bis über 30
Satzzahl: 3–5
Pausen zwischen den Sätzen: »Lohnende Pause«, das heißt, Wiederherstellung des Pulses auf 130.

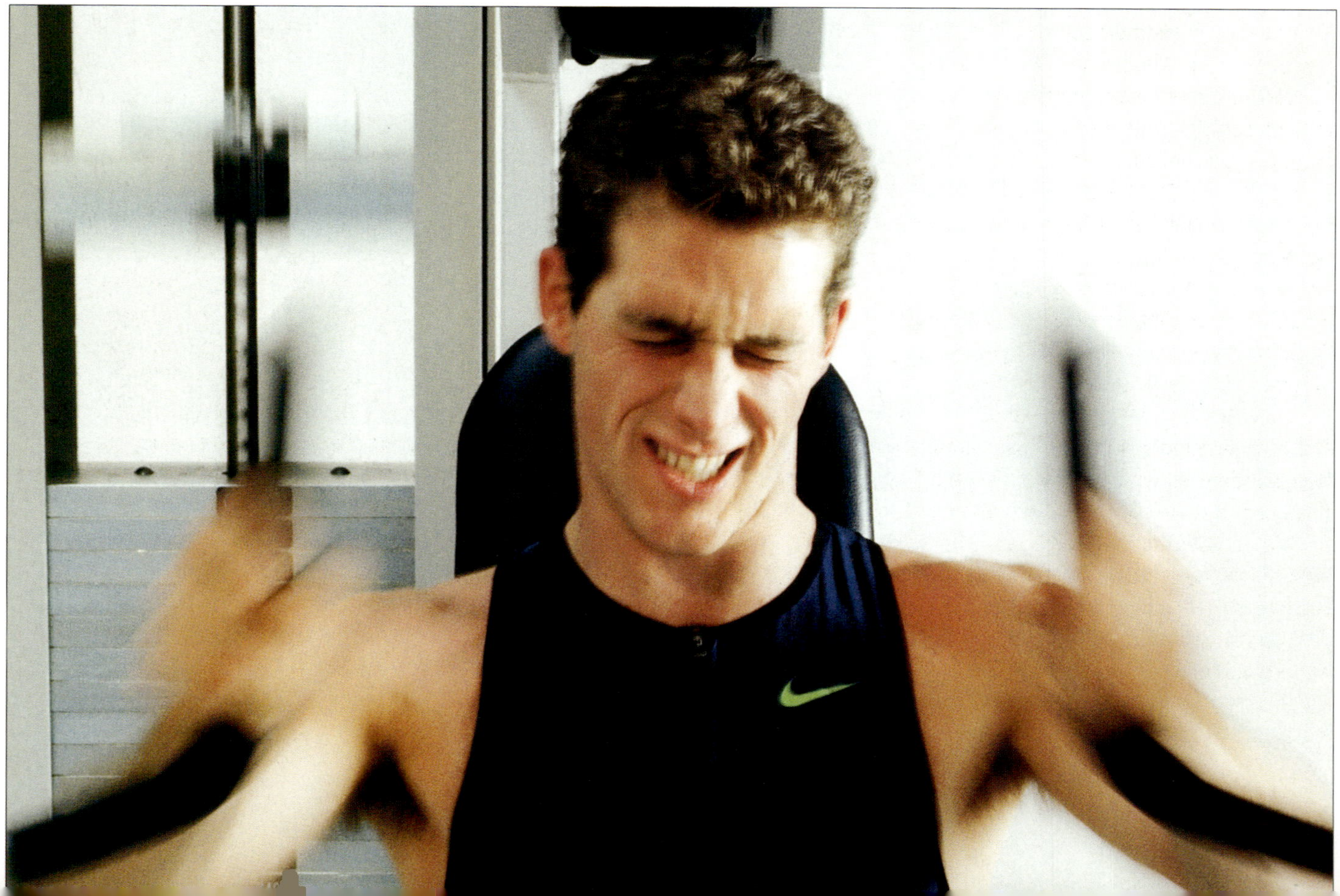

Individuelle-Leistungsbild-Methode (ILB-Erstellung)

Für den Fitnesstrainierenden, der durch das Gewichtstraining in erster Linie ja nicht nur eine Maximalkraftverbesserung anstrebt, ist die Maximalkrafttestmethode also nicht in allen Teilen optimal geeignet. Einerseits sorgt ihre Umsetzung in die Trainingsplanung zwar für eine Variation der Trainingsintensität, da die Widerstände – abhängig vom jeweiligen Testgewicht – über den Zeitraum von einigen Wochen kontinuierlich ansteigen, wodurch der Wellenförmigkeit der biologischen Anpassungsprozesse Rechnung getragen wird (siehe »Belastungssteuerung nach der ILB-Methode«). Andererseits ist das Verletzungsrisiko im Test selbst durch die maximale Last verhältnismäßig hoch, und die Auswahl der Übungen, mit denen sich ein Maximalkrafttest durchführen läßt, ist relativ begrenzt (für isolierte, eingelenkige Bewegungen ist ein Maximalkrafttest kaum vorstellbar und wenig sinnvoll).

Daher wurde durch die BSA-Akademie, einem deutschen Ausbildungsinstitut der Fitness-Branche, vor mehr als zehn Jahren eine alternative Testmethode entwickelt, die die Vorteile der klassischen Testmethode aufweist, darüber hinaus aber einige Nachteile dieser Methode vermeidet: die sogenannte Individuelle-Leistungsbild-Methode (ILB-Methode). Der Gedankengang, der zur Entwicklung der ILB-Methode geführt hat, ist recht einfach: Da es Sportler mit überwiegend schnell *kontrahierenden* Muskelfasern, Sportler mit überwiegend langsam kontrahierenden Muskelfasern und verschiedene Zwischentypen gibt, erreicht man eine wesentlich individuellere Belastungssteuerung, wenn genau der Beanspruchungsbereich getestet wird, der anschließend trainiert werden soll. Soll also die Kraftausdauer trainiert werden, wird nicht die Maximalkraft getestet, um vom Testergebnis Rückschlüsse auf die Kraftausdauer zu ziehen, sondern es wird direkt die maximale Leistungsfähigkeit im Kraftausdauerbereich ermittelt. Genauso wird im Bereich der Hypertrophie und der Kraft verfahren. Im Grunde wird also jede im Trainingsplan vorgesehene Übung einfach mit der vorgesehenen Wiederholungszahl in der vorgesehenen Bewegungsqualität getestet.

Vergleichen wir die Nachteile der Maximalkrafttestmethode mit den Eigenschaften der ILB-Methode, so läßt sich feststellen, daß durch den individuellen Ansatz im ILB-Test sämtliche Nachteile der klassischen Testmethode vermieden werden können. Die Verletzungsgefahr durch eine maximale Testwiederholung entfällt. Auch das Problem, bestimmte Übungen nicht mehr testen zu können, tritt bei der ILB-Methode nicht auf. Eine isolierte Bewegung, die zum Beispiel im Muskelaufbautraining eingesetzt werden soll, wird ja nicht in einer maximalen Wiederholung, sondern genau in der geplanten Wiederholungszahl mit einer entsprechenden Bewegungsqualität getestet. Auch der gravierendste Nachteil der maximalen Testmethode – die mangelnde Rücksichtnahme auf eine unterschiedliche Muskelzusammensetzung verschiedener Sportler – wird vermieden, da genau die Leistungskomponente der Muskulatur getestet wird, die anschließend trainiert wird.

Die praktische Umsetzung der ILB-Methode in ihren einzelnen Schritten können Sie der Tabelle entnehmen. Zur Absicherung des Gewichts sollte während der Testdurchführung in jedem Falle ein Helfer zur Verfügung stehen. Auf die im dritten Schritt hingewiesene Umsetzung des Testergebnisses in die Trainingsplanung wird bei der später folgenden Erläuterung der Belastungssteuerung nach der ILB-Methode noch ausführlicher eingegangen.

Durchführung der ILB-Methode im Überblick

1. Schritt	Auswahl des Trainingsziels und der entsprechenden Wiederholungszahl sowie der Übungen	Kraftausdauer: 15–25 Wiederholungen Hypertrophie: 10–12 Wiederholungen Maximalkraft: 5–8 Wiederholungen
2. Schritt	ILB-Test mit der entsprechenden Wiederholungszahl: 1. allgemeines Aufwärmen 2. spezielles Aufwärmen 3. ein Testsatz mit vorgesehener Wiederholungszahl	Hypertrophietraining, z.B.: Bankdrücken, 10 Wiederholungen mit 80 kg Flyings, 12 Wiederholungen mit 15 kg Rudern horizontal, 10 Wiederholungen mit 50 kg etc.
3. Schritt	Umsetzung des Testergebnisses in die Trainingsplanung	Auswahl der Trainingsintensität anhand des Grobrasters (siehe »Belastungssteuerung nach der ILB-Methode«)

Ausdauertest

Beachten Sie bitte, daß Sie unter folgenden Umständen generell keinen Ausdauertest durchführen oder aber diesen nur unter ärztlicher Kontrolle vornehmen sollten:

- akute und chronische Erkrankungen der Atemwege
- fieberhafte Erkrankungen
- Infektionskrankheiten
- starke Hypertonie
- organische Schäden (zum Beispiel an Herz, Lunge)
- Entzündungen
- Medikamenteneinnahme (zum Beispiel Beta-Blocker)
- subjektives Unwohlsein

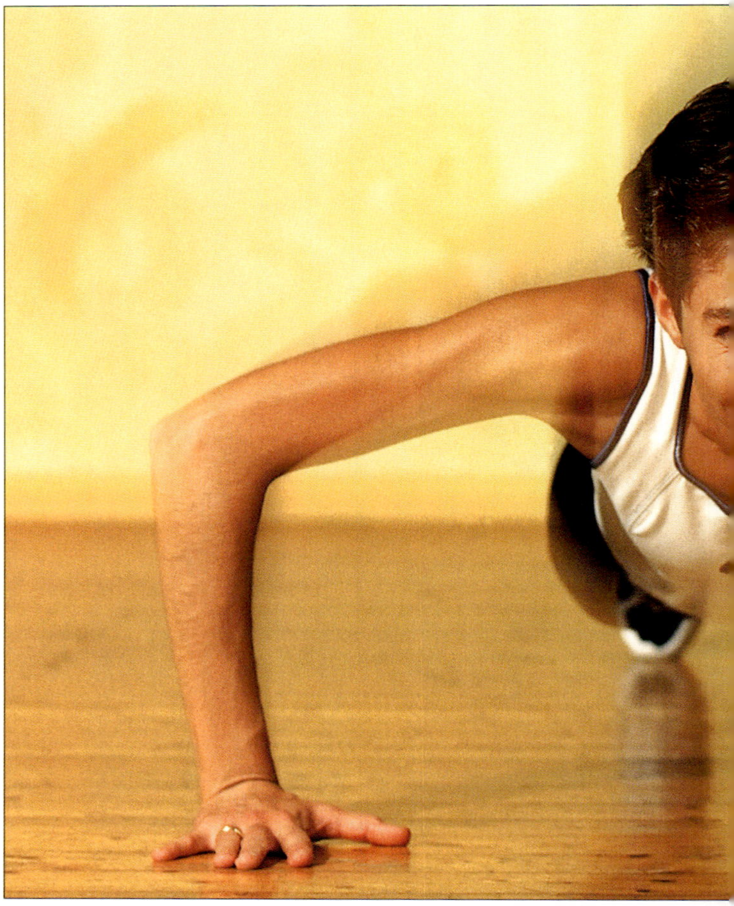

Der in der Sportliteratur vielleicht am häufigsten erwähnte Ausdauertest ist der sogenannte *Cooper*-Test. Hier soll innerhalb von zwölf Minuten eine möglichst lange ebenerdige Strecke in zügigem Dauerlauf zurückgelegt werden, wobei zwischendurch auch Gehen mit einbezogen werden kann, wenn sich das Gefühl der Überforderung einstellt. Nach Möglichkeit sollte man jedoch nicht stehenbleiben. Die zurückgelegte Strecke wird notiert und mit der Cooper-Test-Tabelle verglichen. Diese Tabelle gibt Auskunft über den momentanen Leistungsstand.

Dieser Test hat den Vorteil, daß er ohne Helfer durchgeführt werden kann, sofern eine abgemessene Laufbahn und eine Stoppuhr zur Verfügung stehen. Als Nachteil ist jedoch zu nennen, daß der Test zumindest eine geringe Lauferfahrung erfordert, und daß durch eine nicht vollständige Auslastung oder eine vorzeitige Erschöpfung das Testergebnis verfälscht werden kann. Zudem ist dies ein Test, bei dem der Sportler maximal ausbelastet werden soll, was prinzipiell nur für Fortgeschrittene zu empfehlen ist. Bei jeder Form von subjektiven Beschwerden (Schmerzen, Schwindel, Übelkeit, etc.) sollten Sie einen begonnenen Ausdauertest unverzüglich abbrechen.

Ein weiterer Ausdauertest, den Sie ohne fremde Hilfe durchführen können und für den Sie idealerweise einen Herzfrequenzmesser, eine Stoppuhr und eine Treppenstufe oder eine Bank benötigen, ist der Harvard-Step-Test (nach *Fixx*). Steht Ihnen kein Pulsmesser zur Verfügung, können Sie die Herzfrequenz auch mit den Fingerspitzen an der Halsschlagader ertasten. Die Höhe der Bank oder Stufe, auf die Sie steigen, sollte in Abhängigkeit zu Ihrer Körpergröße stehen.

Cooper-Test — **Angaben in Kilometer, M = männlich, W = weiblich**

Alter		20–29	30–39	40–49	50–59
sehr gut	M	2,64–2,81	2,51–2,70	2,46–2,64	2,32–2,53
	W	2,16–2,32	2,08–2,22	2,00–2,14	1,90–2,08
gut	M	2,40–2,63	2,34–2,50	2,24–2,45	2,10–2,31
	W	1,97–2,15	1,90–2,07	1,79–1,99	1,70–1,89
mittel	M	2,11–2,39	2,10–2,33	2,00–2,23	1,87–2,09
	W	1,79–1,96	1,70–1,89	1,58–1,78	1,50–1,69
schwach	M	1,95–2,10	1,89–2,09	1,82–1,99	1,65–1,86
	W	1,54–1,78	1,52–1,69	1,41–1,57	1,34–1,49
sehr schwach	M	< 1,95	< 1,89	< 1,82	< 1,65
	W	< 1,54	< 1,52	< 1,41	< 1,34

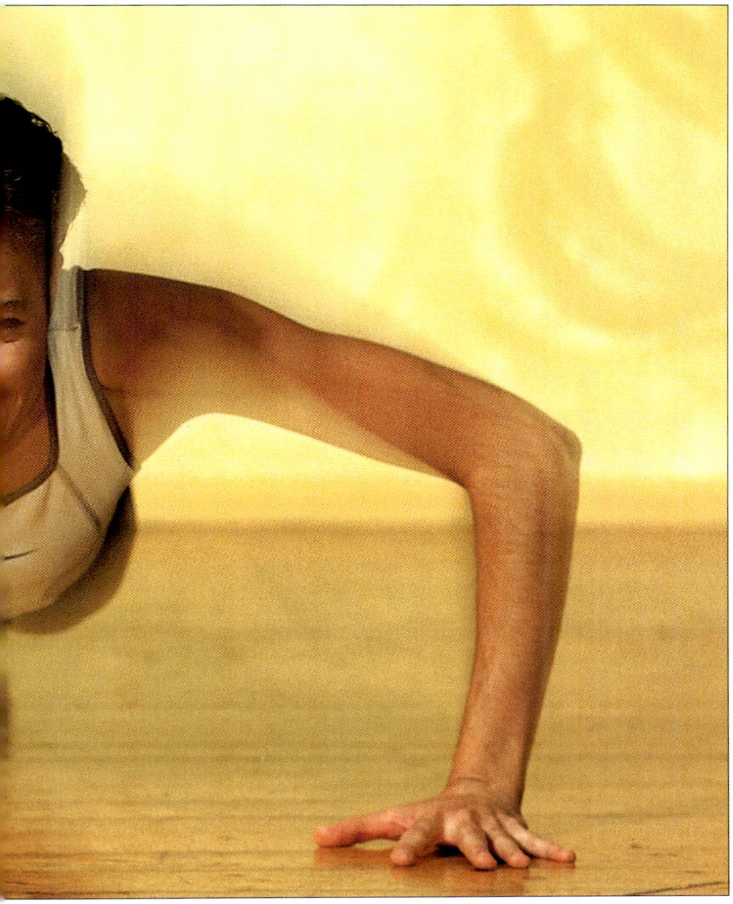

Harvard-Step-Test

Körpergröße	Stufenhöhe
< 152 cm	30 cm
< 160 cm	35 cm
< 175 cm	40 cm
< 180 cm	48 cm
> 180 cm	50 cm

Bei diesem Test steigen Sie vier Minuten lang im 2-Sekunden-Takt die Bank auf und ab. Das heißt, pro Minute steigen Sie dreißigmal, insgesamt also hundertzwanzigmal, auf und ab. Für das Testergebnis ist es egal, ob Sie das Bein, mit dem Sie aufsteigen, immer wechseln oder ob Sie ganze Serien mit einem Bein ausführen. Am Ende der Belastung, also nach vier Minuten, messen Sie Ihre Herzfrequenz (Puls). Außerdem messen Sie den Herzschlag (Puls) genau eine und genau zwei Minuten nach Ende der Belastung. Sie erhalten also insgesamt drei Werte, die Sie in die folgende Formel einsetzen: 3000 geteilt durch Puls a + 3000 geteilt durch Puls b + 3000 geteilt durch Puls c = Ausdauerindex. Beispiel: Beträgt der Pulswert bei Belastungsende 160 (Puls a), nach einer Minute 120 (Puls b) und nach zwei Minuten 100 (Puls c), so errechnet sich folgender Ausdauerindex:

3000 geteilt durch 160 = 18,75
3000 geteilt durch 120 = 25,00
3000 geteilt durch 100 = 30,00
Ausdauerindex = 18,75 + 25,00 + 30,00 = 73,75

Mit Hilfe des untenstehenden Ausdauerindex ermöglicht Ihnen das Ergebnis Ihres Ausdauertests für die Trainingsplanung die Einschätzung, ob Sie eher im unteren oder im oberen empfohlenen Pulsbereich trainieren sollten. Nach dieser Tabelle würde ein Sportler, der die im Beispiel verwendeten Testwerte erzielt hätte, eine befriedigende Bewertung erhalten, wenn er unter 35 Jahre alt wäre, und eine gute Bewertung, wenn er über 35 Jahre alt wäre.

Ausdauerindex (Bewertung)

	jünger als 35 Jahre	älter als 35 Jahre
<50	ungenügend	mangelhaft
51–60	mangelhaft	ausreichend
61–70	ausreichend	befriedigend
71–76	befriedigend	gut
77–85	gut	sehr gut
86–90	sehr gut	hervorragend
>90	hervorragend	absolute Spitze

Beweglichkeitstest

Auch wenn für das Beweglichkeitstraining keine Trainingssteuerung und -planung wie im Kraft- oder Ausdauerbereich üblich ist, ergibt sich dennoch die Notwendigkeit, einen Ist-Zustand zu ermitteln. Je nachdem, wie Sie Ihren Körper im Alltag einsetzen, werden sich nicht nur bestimmte Kraftverhältnisse der für die Bewegung eines Gelenks notwendigen Muskeln ergeben, sondern auch bestimmte Beweglichkeitsverhältnisse.

Gerade unsere häufig sitzende Lebensweise zwingt dabei bestimmte Muskeln in einen kurzen, andere in einen langen Zustand. Ändern wir nun unsere Haltung, ziehen die verkürzten Muskeln die von ihnen umspannten Gelenke in eine unerwünscht gebeugte Position. Die gegenüberliegenden Muskeln haben diesem Zug kaum etwas entgegenzusetzen, da sie sich während des Sitzens ja ständig im langen Zustand befunden haben und somit zur Erschlaffung neigen. Während diese zur Erschlaffung neigenden Muskeln also eine besondere Kräftigung nötig haben, sollten die zur Verkürzung neigenden Muskeln regelmäßig gedehnt werden. Ob allerdings auch bei Ihnen die üblicherweise zur einen oder anderen Gruppe gehörenden Muskeln einer Kräftigung und Dehnung bedürfen, sollte zunächst überprüft werden.

Die im folgenden dargestellten Muskelfunktionstests ersetzen allerdings keine ärztliche Diagnostik im Falle orthopädischer Probleme. Sie werden auch als »semiobjektive« Verfahren bezeichnet und stellen keine exakte Beweglichkeitsmessung dar. Für den Fitnesstrainierenden, der Aufschluß über die Beweglichkeitsverhältnisse seiner Muskulatur gewinnen möchte, sind sie in jedem Falle hinreichend genau. Zur Durchführung und Interpretation der Ergebnisse brauchen Sie für die Muskelfunktionstests eine zweite Person, die wiederum die genauen Bedingungen des Tests kennen soll. Im Idealfall lassen Sie den Test von einem darin geübten Fitnesstrainer durchführen. Als Hilfsmittel benötigen Sie eine etwas höhere stabile Bank oder einen stabilen Tisch sowie eventuell ein Zentimetermaß. Alle Tests werden im nicht aufgewärmten Zustand durchgeführt.

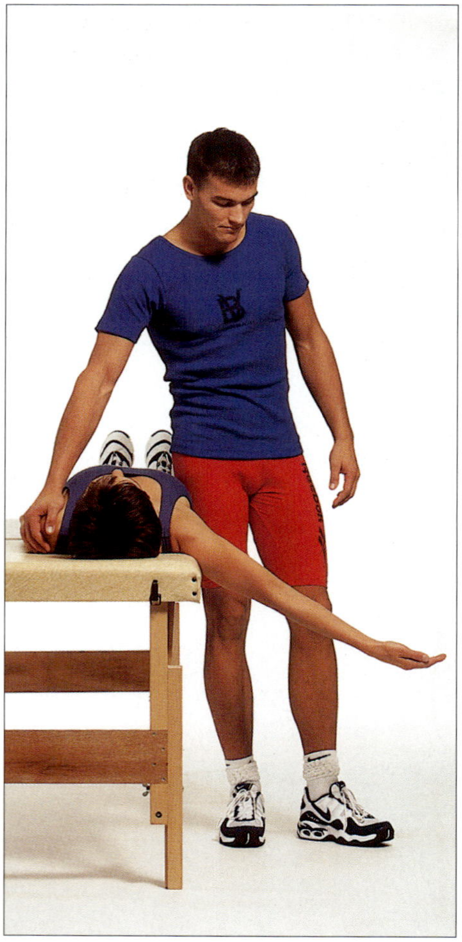

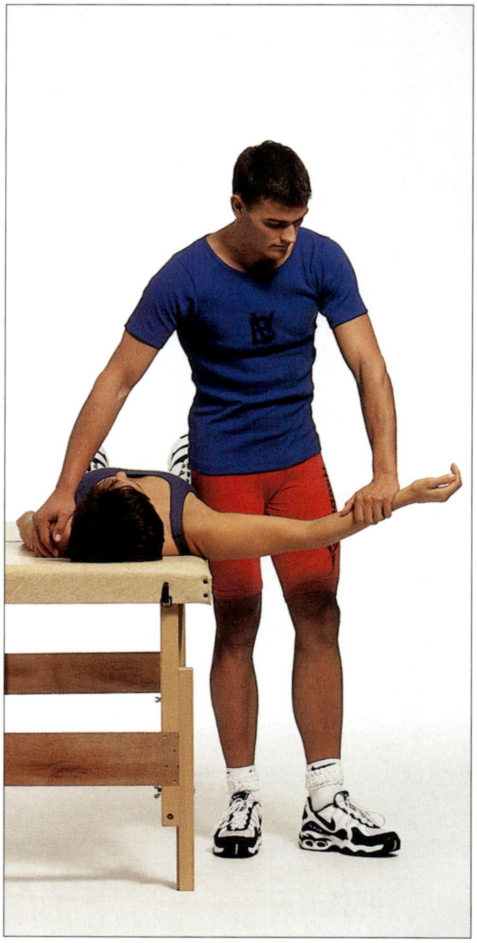

Brustmuskulatur (m. pectoralis major)

• Ausgangsstellung: Die Testperson liegt mit dem Rücken auf einer Liege. Der Körper liegt längsseits am Rand der Liege, so daß der Arm der zu testenden Körperseite frei über den Rand herunterhängen kann.

• Testausführung: Der Testende oder Trainer kann den Körper stabilisieren, indem er die gegenüberliegende Schulter oder den Brustkorb fixiert.

• Beurteilung: Der Winkel, den der seitlich ausgestreckte Arm mit der Körperebene bildet, gibt Auskunft über das Maß der Beweglichkeit des großen Brustmuskels (m. pectoralis major).

• Bewertung: Der Oberarm sinkt unter die Horizontale = gut
Der Oberarm erreicht die Horizontale nicht ganz beziehungsweise nur durch leichten Druck = leicht verkürzt
Der Oberarm dreht sich nach innen, dabei bewegt sich die Schulter nach oben = stark verkürzt

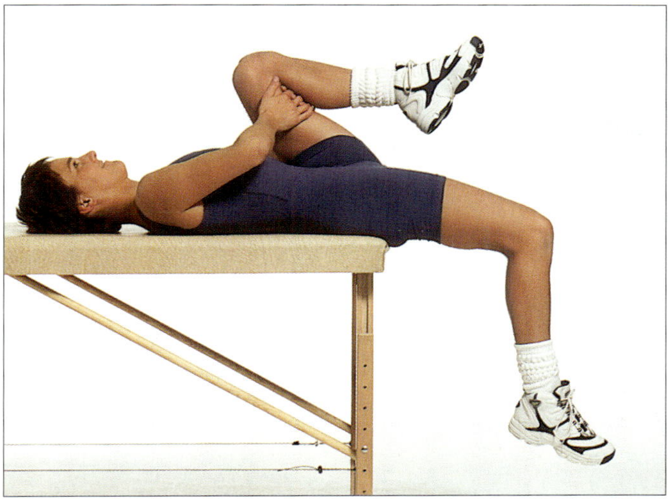

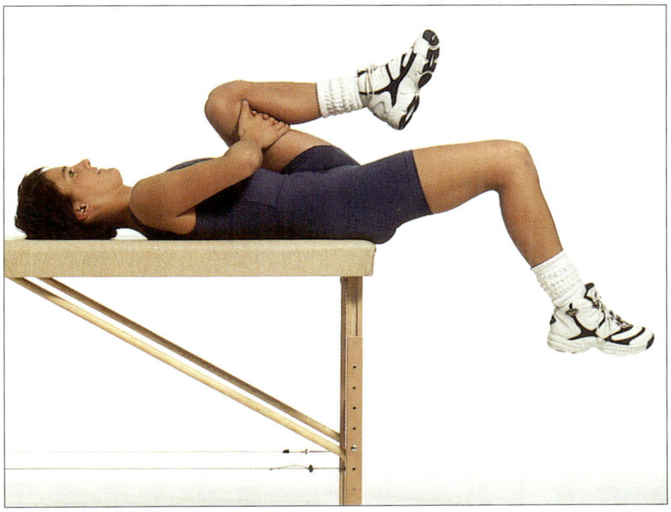

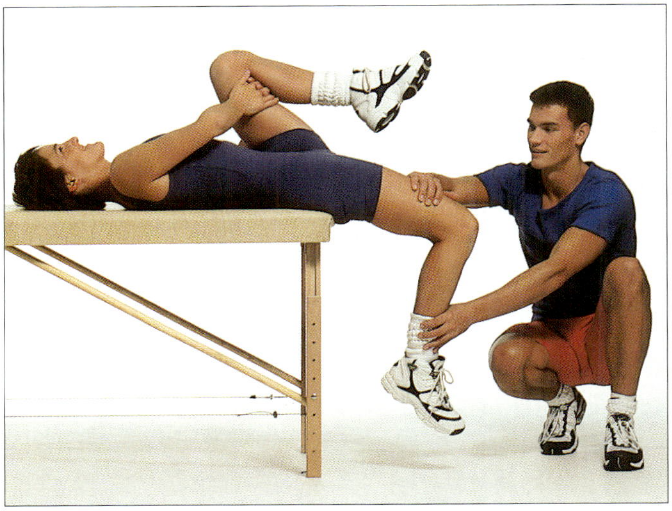

Hüftflexoren (m. iliopsoas) **und Oberschenkelvorderseite**

• Ausgangsstellung: Die Testperson befindet sich in Rückenlage auf einer Liege oder einem Kasten, wobei das Gesäß die Vorderkante berührt. Ein Bein wird von der zu testenden Person mit beiden Händen an der Kniekehle umfaßt und angewinkelt zur Brust herangezogen. Dies dient der Stabilisierung des Beckens. Das zu testende Bein hängt locker gebeugt über das Ende der Liege.

• Testausführung: Der Test zur Ermittlung der Beweglichkeit des Lendendarmbeinmuskels findet in der Ausgangsstellung statt.

• Beurteilung: Der Winkel, den der Oberschenkel des zu testenden Beins zur Tischkante beschreibt, zeigt die Dehnfähigkeit des Lendendarmbeinmuskels (m. iliopsoas) an. Dieser Muskel verbindet den Beckenknochen mit dem Oberschenkelknochen und überbrückt also das Hüftgelenk.

Um eine Aussage über die Beweglichkeit des über Hüft- und Kniegelenk ziehenden geraden Schenkelstreckers (m. rectus femoris) treffen zu können, wird der Unterschenkel des Testbeins, bei gleichzeitiger Fixierung des Oberschenkels in der Horizontalen, vom Tester oder Trainer Richtung Bank geführt. Hier gibt der Winkel, der mit weichem Druck des Testers zwischen Unter- und Oberschenkel zu erreichen ist, das Ausmaß der Beweglichkeit dieses zweigelenkigen Muskels an.

• Bewertung Lendendarmbeinmuskel:
$>0°$ = stark verkürzt
$0°$ = leicht verkürzt
$<0°$ = gut

• Bewertung gerader Schenkelstrecker (Unterschenkelanbeugung):
bis 90° = gut
90° = leicht verkürzt
$>90°$ = stark verkürzt

Beweglichkeitstest

Beinbeuger (Ischiocrurale Muskulatur)

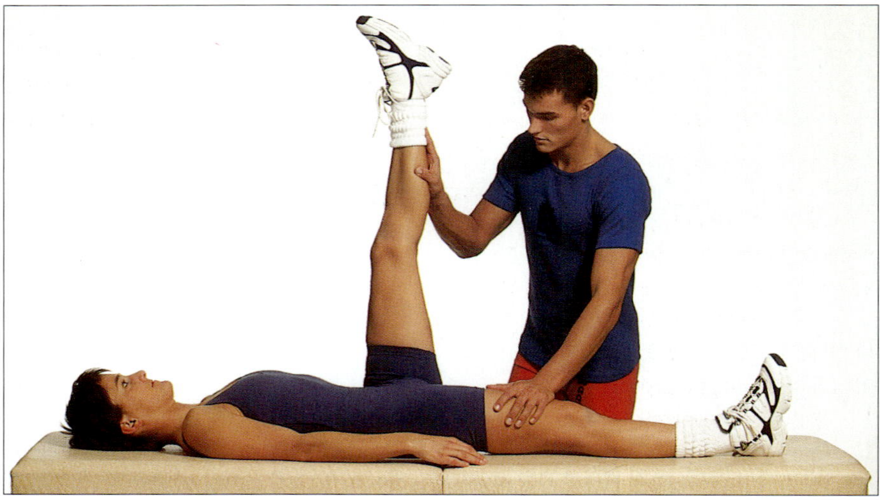

•Ausgangsstellung: Rückenlage auf einer Bank oder einem Kasten, die Arme befinden sich seitlich neben dem Körper. Eine Hand des Testers stabilisiert am gegenüberliegenden Beckenkamm oder am Oberschenkel.

• Testausführung: Der Tester umfaßt mit der freien Hand den Unterschenkel des zu testenden Beins und führt das Bein gestreckt nach oben.

• Beurteilung: Entscheidend ist die Höhe des gestreckten Beins, ohne daß eine Ausweichbewegung des Beckens, ein Dehnschmerz, ein Zittern oder ein weichelastischer Anschlag in der Muskulatur zu spüren sind.

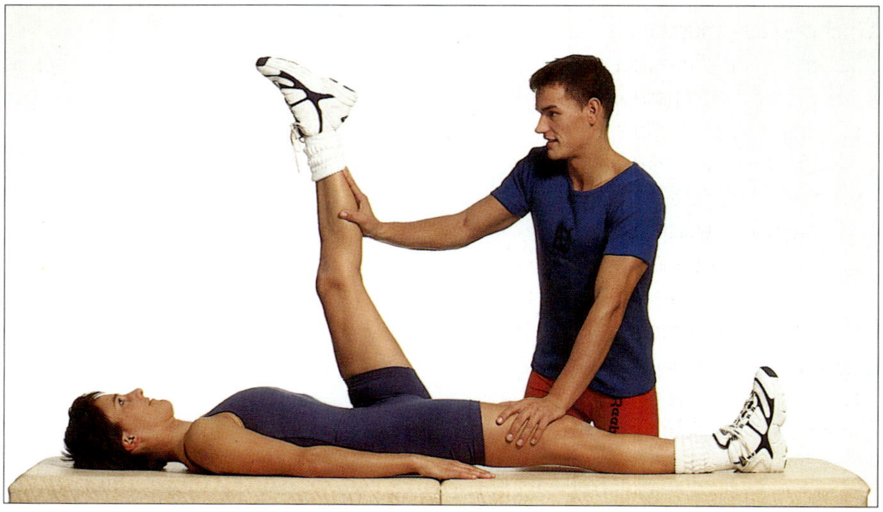

• Bewertung:
$>90°$ = gut
90° bis 80° = leicht verkürzt
$<80°$ = stark verkürzt

• Mögliche Fehler: Das Becken reagiert bei geringer Dehnfähigkeit der hinteren Oberschenkelmuskeln mit einer Kompensationsbewegung oder die Beine sind nicht beide gestreckt.

Wiederholen Sie die Tests zur Ermittlung des Ist-Zustands in regelmäßigen Abständen, spätestens alle drei bis sechs Monate, um die Veränderung Ihrer Werte auf einen Blick erkennen.

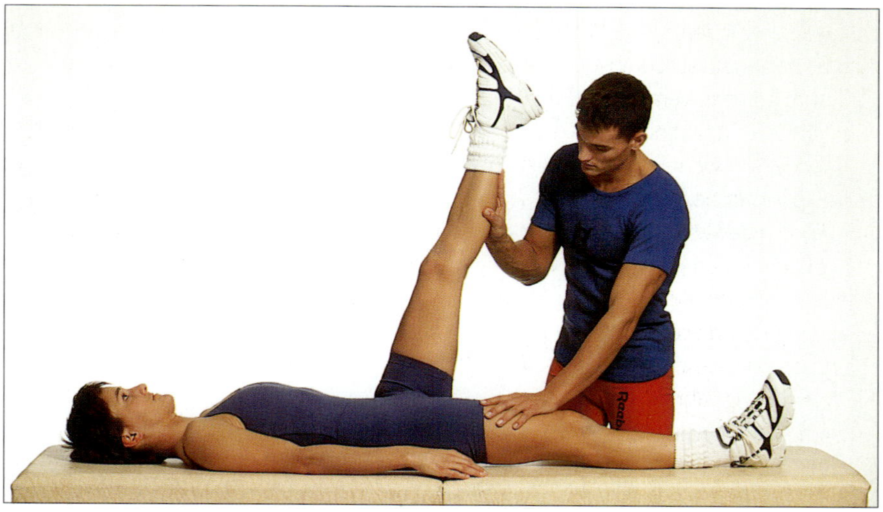

2. Prognose/Zielsetzung

Aus zahlreichen Beratungsgesprächen in verschiedenen Fitnessclubs kristallisieren sich immer wieder die gleichen Wünsche der Trainingseinsteiger heraus: Gewicht zu reduzieren, Rückenbeschwerden zu bekämpfen, stärker oder auch ausdauernder zu werden etc. Oft bleibt es allerdings auch bei diesen Wünschen, da häufig versäumt wird, dem Wunsch ein konkretes Ausmaß (»10 kg Gewichtsverlust«) und einen »Fertigstellungstermin« (zum Beispiel bis zum Ende des Jahres) zu geben. Aber erst Ausmaß und Zeitrahmen machen aus einem Wunsch ein Ziel. Vielleicht scheuen sich viele Menschen davor, ihre Wünsche auf diese Weise »dingfest« zu machen, weil sie so genau überprüfbar werden. Doch genau hierin liegt der große Vorteil: sich konkrete Ziele zu setzen.

Mit einem konkreten Ziel vor Augen sind Sie in der Lage, die notwendigen Rahmenbedingungen für die praktische Umsetzung zu schaffen. Setzt das Erreichen Ihres Zieles beispielsweise ein dreimaliges Training pro Woche voraus, müssen Sie sich mit diesem Ziel vor Augen die entsprechenden zeitlichen Freiräume schaffen. Und mit jedem erreichten Teilziel wächst die Motivation und der Durchhaltewille, das Hauptziel auch zu erreichen. Damit die einzelnen Teilziele und das Hauptziel erreicht werden können, ist unbedingt auf realistische Zeitvorgaben zu achten. Auch wenn es zum Beispiel theoretisch möglich ist, in sechs Wochen zehn Kilogramm Körpergewicht zu verlieren, ist es nicht empfehlenswert, wenn es um einen dauerhaften Gewichtsverlust geht.

Ideal ist es, wenn Ihnen bei der Formulierung Ihrer Ziele in den Bereichen Gewichtsabnahme, Muskel- oder Kraftaufbau, Verbesserung der Herz-Kreislauf-Leistungsfähigkeit, Stabilisierung der Körperhaltung etc. ein erfahrener Trainer hilft. Er kann realistisch abschätzen, welche Zielwerte in welchem Zeitraum bei Ihrer Veranlagung und Ihren Körperdaten erreicht werden können. Steht Ihnen kein Trainer zur Verfügung, können die folgenden Zahlenwerte in der Tabelle einen groben Anhalt liefern.

Die Werte beziehen sich auf eine Gewichtszunahme in Form von Muskelgewebe, unter günstigen Voraussetzungen vom Einsteigerstadium an gerechnet. Bei ungünstigeren Voraussetzungen können auch deutlich geringere Werte erzielt werden. In seltenen Fällen werden diese Spitzenwerte bei optimaler Veranlagung und Trainingsvoraussetzung auch überschritten. Wie lange nach dem dritten Trainingsjahr noch Fortschritte in der angegebenen Größenordnung gemacht werden können, hängt stark von den Erbanlagen ab. Generell nimmt das zusätzlich mögliche Muskelwachstum Jahr für Jahr ab, bis die genetischen Grenzen erreicht sind.

Bei der Gewichtsreduktion können unter günstigen Umständen zwischen 250 und maximal 500 Gramm Körperfett in einer Woche auf gesundheitlich vertretbare Art und Weise abgebaut werden. Von kleineren Schwankungen abgesehen, kann das Körpergewicht relativ kontinuierlich auf einen »normalen« Wert gesenkt werden. Bei dem Versuch, »mit der Brechstange« Körperfett zu reduzieren, sind zwar relativ mühelos viel größere Gewichtsverluste zu erzielen, diese bestehen dann aber überwiegend aus Muskelgewebe und Wasser. Bei einer solchen extremen Vorgehensweise stagniert die Abnahme des Körpergewichts durch den Spareffekt des Stoffwechsels meist auch, bevor die gewünschte Fettreduktion erreicht ist.

Was die Steigerung der Kraft- und der Herz-Kreislauf-Leistungsfähigkeit angeht, gestaltet sich eine Vorhersage mit konkreten Zahlenwerten noch schwieriger. Startet jemand mit einem leichten Defizit im Bereich Kraft oder Ausdauer, sollte es in der Regel möglich sein, innerhalb des ersten halben Trainingsjahres durchschnittliche beziehungsweise normale Werte zu erreichen. Bei erheblichen Defiziten in diesem Bereich kostet eine Annäherung an den Durchschnitt bis zu einem Jahr. Bereits durchschnittlich oder besser Trainierte sollten ihre Zielvorstellung aus den vergangenen Trainingszyklen ableiten. Hier gilt allerdings, wie im Bereich des Muskelaufbaus, daß die zu erzielenden Anfangserfolge deutlich über den im Anschluß zu erzielenden Erfolgen liegen. Eine kleiner werdende Zuwachsrate sollte bei der Festlegung konkreter Zielwerte also mit einkalkuliert werden. Auch im Bereich der Beweglichkeit ist eine konkrete Zielfestlegung möglich. Gerade wenn sich bei der Durchführung der Muskelfunktionstests eine Verkürzung in einer bestimmten Muskelgruppe ergeben hat, sollten Sie einen Zeitraum von ungefähr einem halben Trainingsjahr mit entsprechenden Beweglichkeitsübungen einplanen, um die Defizite auszugleichen.

Muskelaufbau pro Trainingsjahr

	Frauen	Männer
1. Jahr	bis zu 3 kg	bis zu 5 kg
2. Jahr	bis zu 2 kg	bis zu 3 kg
3. Jahr	bis zu 1 kg	bis zu 2 kg
... Jahr	0,5–1 kg	1–2 kg

3. Trainingsplanung

Superkompensation/Übertraining

Training bedeutet Belastung, welche zu einem Abbau der Energiereserven und damit zu einem Rückgang der Leistungsfähigkeit führt. Dieser Rückgang kann nur aufgehalten und kompensiert werden, wenn der Organismus Zeit für den Wiederaufbau hat. Dazu muß er sich erholen können. Sinnvolle Trainingsplanung bezieht sich also nicht nur auf die Belastung, sondern auch auf die Erholung. Belastung und Erholung bilden eine Einheit.

Der eigentliche Trainingseffekt, aus dem sich eine ansteigende Leistungskurve ergibt, erklärt sich aus der Tatsache, daß bei ausreichender Stärke des vorangegangenen Trainingsreizes die Folgen der Belastung nicht nur ausgeglichen, sondern über das ursprüngliche Leistungsniveau hinaus überkompensiert (in der Fachsprache »superkompensiert«) werden.

Wird der nächste Trainingsreiz jeweils in der Phase der Superkompensation (Abb. 1, Phase 3) gesetzt, ergibt sich ein kontinuierlicher Leistungsanstieg (Abb. 2). Da es noch keine Meßmethode gibt, die eine eindeutige Bestimmung dieses Zeitraums des Überausgleichs zuläßt, besteht hierin die zentrale Aufgabe einer optimalen Trainingsplanung. Diese Aufgabe wird unter anderem dadurch erschwert, daß der Grad der trainingsbedingten Erschöpfung von sehr vielen variablen Faktoren abhängt, wie zum Beispiel dem Trainingsumfang, der Satz- und der Wiederholungszahl, den Pausenlängen, den Trainingsgewichten und anderen. Außerdem erholen sich verschiedene Muskeln unterschiedlich schnell von einer Trainingsbelastung, so daß ein kleinerer Muskel vielleicht schon wieder trainingsbereit ist, während ein größerer noch gar nicht voll erholt ist.

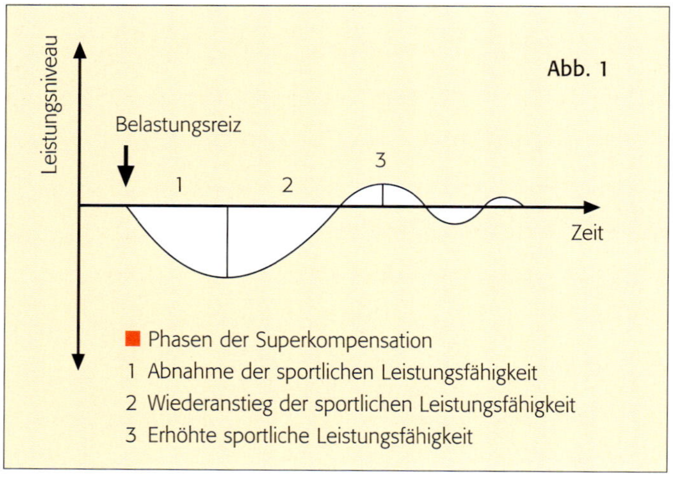

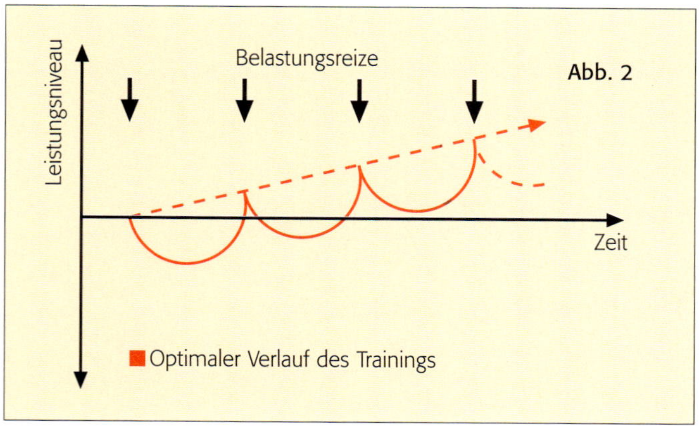

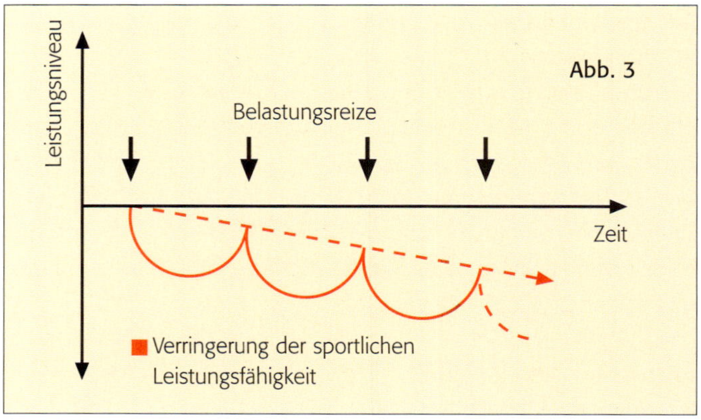

Um ein Training sinnvoll zu planen, ist es ratsam, möglichst viele Faktoren über eine begrenzte Trainingsperiode konstant zu setzen. Dabei wird in der Praxis die Belastungssteuerung in einer solchen Periode über einen variablen Faktor gewährleistet, und zwar durch die an der Höhe der bewegten Gewichte gemessenen Trainingsintensität. Sind alle anderen Faktoren konstant, braucht bei ausbleibenden Fortschritten nur die Intensität verändert und die Auswirkung auf den Trainingsfortschritt überprüft zu werden.

Was geschieht, wenn nach einer erschöpfenden Belastung der Zeitpunkt der Wiederherstellung nicht abgewartet wird (= Übertraining), zeigt Abbildung 3: Erfolgt der nächste Trainingsreiz vor dem Erreichen der vollständigen Wiederherstellung, verringert sich automatisch das Ausgangsniveau für die nächste trainingsbedingte Erschöpfung. Wiederholt sich dieser Prozeß mehrfach, entwickelt sich die Leistungskurve nach unten. Die erste Maßnahme, um gegen einen solchen Übertrainingszustand anzukämpfen, besteht in einer mehrtägigen Trainingspause. Es zeigt sich schnell, ob nach Pausenende zumindest die alte Leistungsfähigkeit wieder vorhanden ist. Ein gutes Indiz zur Feststellung eines Übertrainingszustands ist neben stagnierenden oder nachlassenden Leistungen ein ansteigender Ruhepuls. Auch geht häufig eine erhöhte Verletzungsgefahr mit einher.

Periodisierung im Krafttraining

Um eine Überbelastung des Körpers in Form eines Übertrainings zu vermeiden und möglichst kontinuierliche Fortschritte zu erzielen, empfiehlt es sich, nicht länger als ungefähr vier bis sechs Wochen in einem bestimmten Schwerpunktbereich zu trainieren. Ein regelmäßiger Wechsel des Trainingsplans in diesem Rhythmus wird als Periodisierung bezeichnet. Dabei umfaßt ein Mesozyklus einen solchen mehrwöchigen Abschnitt. Eine einzelne Trainingseinheit wird als Mikrozyklus bezeichnet. Ein sogenannter Makrozyklus entspricht dann einem längeren Planungszeitraum, der mehrere Mesozyklen beinhaltet, zum Beispiel ein Trainingsjahr oder ein entsprechendes -halbjahr.

Bezogen auf das Krafttraining stellt ein Mesozyklus also einen Trainigsplan dar, in dem nach dem Prinzip der Periodisierung schwerpunktmäßig die Kraftausdauer, die Hypertrophie oder die Kraft verbessert werden soll. Im folgenden sind die wichtigsten Kennzeichen der einzelnen Zielsetzungsbereiche dargestellt.

Kraftausdauer

Die Fähigkeit der Kraftausdauer wird zum Beispiel beim 400-Meter-Lauf gefordert. Das Training der Kraftausdauer setzt eine bestimmte Satzlänge beziehungsweise Wiederholungszahl voraus. Ebenso spielt die Pausenlänge eine wichtige Rolle. Bei fortschreitender Ermüdung fällt im Muskel *Milchsäure* an, die das charakteristische Brennen im Muskel auslöst. Ein Haupteffekt des Kraftausdauertrainings besteht darin, daß die Toleranz gegen die Übersäuerung im Muskel erhöht wird. Hierfür werden verschiedene Säurepuffer gebildet, die einen Teil der Milchsäure neutralisieren können. In Folge wird der Muskel nicht so schnell sauer und kann die Kraftausdauerleistung noch einige Sekunden beziehungsweise Wiederholungen länger erbringen, bevor er seinen Dienst verweigert.

Hypertrophie

Das Wachstum einer *Muskelzelle* wird nach heutigen Erkenntnissen durch einen länger andauernden, ausreichend hohen Spannungsreiz ausgelöst. Hierdurch werden die energiereichen *Phosphatverbindungen* in der Muskelzelle auf ein Minimum erschöpft. Dies veranlaßt den Zellkern, neue *Eiweißketten* zu produzieren, die als *Muskelfilamente* den *Muskelquerschnitt* vergrößern.

Maximalkraft

Die maximale Kraftleistung eines Muskels hängt neben der Größe seines Muskelquerschnitts im wesentlichen davon ab, daß möglichst viele *Muskelfasern* gleichzeitig an der Bewegung beteiligt werden können. Das Zusammenspiel zwischen *Nerven* und *Muskulatur* bestimmt also vor allem die Kraftleistungsfähigkeit des Muskels.

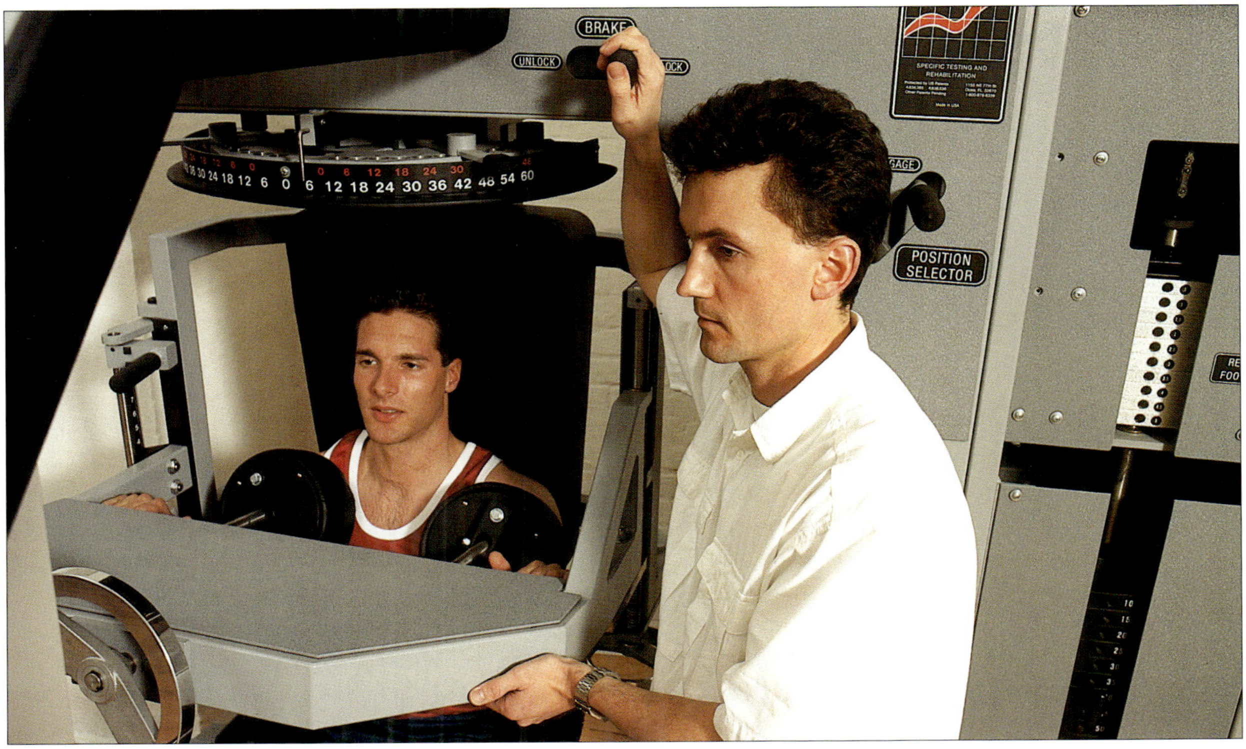

Belastungssteuerung nach der ILB-Methode

Satzzahlen, Übungen etc. für eine Trainingsperiode von vier bis sechs Wochen konstant bleiben. Lediglich die Intensität der Belastung (Trainingsgewichte) wird ausgehend vom jeweils aktuellen Testergebnis innerhalb dieser Wochen in dem Bereich gesteigert, der für die jeweilige Leistungsstufe vorgesehen ist (z.B. Fortgeschrittene zwischen 70 und 90% des Testgewichts). Hierdurch wird die Suche nach dem Zeitraum, in dem der Körper beziehungsweise der trainierte Muskel das Leistungsniveau nach einem Trainingsreiz superkompensiert hat, systematisiert und erleichtert. Bei mangelnden Trainingsfortschritten stellt die Intensität die einzige »Stellschraube« dar, an der gedreht werden kann. Der Grundsatz der ILB-Methode heißt: *Optimal statt maximal*!

Das unten vorgestellte Grobraster wurde aus einer Erfahrungs- und Erkenntnissammlung einer Vielzahl von Sportlern und Trainingswissenschaftlern entwickelt und soll dem Freizeitsportler helfen, einige unliebsame und unnötige Erfahrungen zu vermeiden. Dabei handelt es sich nicht um ein spezielles Programm eines bestimmten Spitzensportlers, sondern das Grobraster wird durch verschiedene Faktoren an die individuellen Voraussetzungen des einzelnen angepaßt:

- Es ermöglicht eine Periodisierung der Trainingsinhalte im Vier- bis Sechs-Wochen-Rhythmus.
- Die Steuerung der Belastung erfolgt über die Trainingsintensität, deren Bezugsgrößen für jeweils eine Trainingsperiode neu ausgetestet werden.
- Eine Einstufung des Trainierenden erfolgt je nach Erfahrungsgrad und Leistungsanspruch.

Anregungen, wie Sie das Grobraster praktisch umsetzen können, erhalten Sie im Kapitel *Programme.*

Ob Sie gerade erst mit dem Gewichtstraining beginnen wollen oder ob Sie schon längere Zeit mit Gewichten trainieren – das Grobraster ermöglicht Ihnen jederzeit einen Zustieg. Dem Einsteiger dienen die ersten sechs Wochen der Orientierung, das heißt, Sie erlernen zunächst die exakte Technik der verwendeten Übung,

Grobraster zur optimalen Trainingsplanung nach der ILB-Methode

	Orientierungsstufe	Einsteiger/Untrainierte	Geübte	Fortgeschrittene	Leistungstrainierende
Zeitstufe in Monaten	bis 1,5	1,5–6	6–12	12–36	36 und mehr
Trainingssystem	Ganzkörper +	Ganzkörper +	Ganzkörper + und Zweiersplit*	Zweiersplit*	Zweier- und Dreiersplit*
Trainingshäufigkeit pro Woche	2	2	2–3	3–4	4–6
Anzahl der Übungen pro Muskelgruppe	1–2	1–2	2	2–3	2–4
Anzahl der Sätze pro Übung	1–2	1–2	2	2–3	3–4
Wiederholungen pro Satz	10–12	min. 8, max. 15	min. 8, max. 20	min. 5, max. 25	min. 5, max. 25
Intensität in % des ILB	gering	50–70 #	60–80 #	70–90 #	80–100 #

den richtigen Bewegungsrhythmus und die korrekte Atmung. Erst nach dieser Einführungsphase testen Sie das erste Mal Ihre Belastbarkeit im Kraftausdauerbereich aus. Durch den Test im Bereich höherer Wiederholungszahlen ist das Verletzungsrisiko minimiert. Ebenso Quereinsteiger mit Trainingsvorerfahrung sollten ihren ersten Test nach der ILB-Methode im Bereich der Kraftausdauer durchführen. Haben Sie einmal mit dieser Art der Trainingssteuerung begonnen, trainieren Sie in den folgenden Trainingszyklen hintereinander auch die Hypertrophie und die Maximalkraft. Durch die regelmäßigen Tests erhalten Sie immer einen aktuellen Überblick über Ihr derzeitiges Leistungsvermögen, was nicht nur die individuelle Steuerung die Trainingserfolge erhöht, sondern auch die Motivation steigert.

Die einzelnen Leistungsstufen im Grobraster zur optimalen Trainingsplanung nach der ILB-Methode sind nach der Dauer der Trainingserfahrung abgestuft. Dies klingt auf Anhieb plausibel. Trotzdem kann schon hier eine vom Grobraster abweichende Einstufung erforderlich sein. Die folgenden Ausführungen veranschaulichen, warum in den einzelnen Belastungs- und Leistungsstufen unterschiedliche Rahmenbedingungen eingehalten werden sollen.

Zwei Beispiele: Ein zwanzigjähriger Turner, der seit seinem sechsten Lebensjahr intensiv in seiner Sportart trainiert, aber noch nie in einem Fitnessclub war, wird sich mit Sicherheit nach wenigen Wochen völlig unterfordert fühlen, sowohl was den Trainingsumfang als auch was die Trainingsintensität betrifft. Eine fünfzigjährige Managerin, die bereits seit fünf Jahren trainiert, es aber aufgrund ihrer beruflichen und familiären Verpflichtungen nicht einrichten kann, häufiger als zweimal pro Woche zu trainieren, läßt sich schon von der Trainingshäufigkeit her nicht in die Stufe »Leistungstrainierende« einordnen. In solchen Fällen sollte nach Möglichkeit ein erfahrener Trainer eine notwendige Korrektur der Einstufung vornehmen. So könnte der Turner die einzelnen Leistungsstufen einfach schneller durchschreiten, während die Managerin in ihrer Trainingsintensität zwar weiter hochgestuft werden könnte, aber im übrigen die Rahmenbedingungen der Geübten-Stufe beibehalten sollte.

Daß ein Trainingseinsteiger nicht so häufig und so umfangreich trainieren sollte wie ein Fortgeschrittener, ist leicht nachzuvollziehen. Ein besonders häufiges und umfangreiches Training kann für einen Einsteiger nicht nur zu Überbelastungen führen, sondern auch zu mangelnden Trainingserfolgen. Setzt ein Trainingsreiz in Abhängigkeit von der Erholungskurve nach Beendigung einer sportlichen Leistung zu früh wieder ein, führt das zu einem Übertrainingszustand, in dem trainingsbedingte Kraft- oder Muskelzuwächse nicht möglich sind. Auch daß ein Untrainierter nicht so intensiv trainieren soll und kann, leuchtet ein. Rechnet man jedoch die Trainingsgewichte aus, mit denen ein Einsteiger trainieren sollte, erhält man schnell den Eindruck, daß er im so gesteuerten Training weitgehend unterfordert wird.

Um zu verstehen, warum in den ersten Monaten des Gewichtstrainings unterhalb des erreichbaren Anstrengungsgrades trainiert werden soll, das heißt, deutlich weniger Gewicht als möglich zu verwenden, ist es erforderlich, die Anpassungsfähigkeit der Muskulatur der Anpassungsfähigkeit von Sehnen, Bändern und Knorpeln gegenüberzustellen (siehe Grafik auf folgender Seite).

Warum paßt sich der Muskel schneller an einen Belastungsreiz an als beispielsweise das Knorpelgewebe oder eine Sehne? Da die Muskulatur durch das Gefäßsystem bis in die einzelne Muskelzelle (= Muskelfaser) durchblutet wird und damit in einem schnellen Rhythmus frischen Sauerstoff und neue Nährstoffe angeliefert bekommt, kann der Wiederaufbau nach einer erschöp-

Beispielrechnung Trainingsgewichte Einsteiger

Getestete Übung	Beinpressen
Trainingsziel	Kraftausdauertraining mit 15 Wiederholungen
Testergebnis	15 Wiederholungen mit 50 kg

Trainingsgewichte bei zwei Sätzen und 15 Wiederholungen

1. Woche	25,0 kg	50% des ILB-Testgewichts
2. Woche	27,5 kg	55%
3. Woche	30,0 kg	60%
4. Woche	32,5 kg	65%
5. Woche	35,0 kg	70%

Erläuterungen zur Tabelle linke Seite:

+ Das Ganzkörpertrainingssystem trainiert alle größeren Muskeln des Körpers direkt oder indirekt in einer Trainingseinheit.

** In einem Split-Training werden nicht alle Muskelgruppen des Körpers in einer Einheit trainiert, sondern auf zwei oder mehr Trainingseinheiten aufgeteilt. Man unterscheidet dann zum Beispiel ein A-Programm und ein B-Programm. Das heißt, bei viermaligem Training pro Woche trainiert ein Fortgeschrittener mit einem Zweier-Split im A-Programm zum Beispiel die Bereiche Bauch, Beine, Rücken, Bizeps und im B-Programm dann die Bereiche unterer Rücken, Brust, Schulter, Trizeps.*

 # Die Intensitätsangaben beziehen sich nicht auf die Einer-Maximalleistung, sondern auf die maximale Leistung in der jeweils trainierten Wiederholungszahl.

Die Vorteile der ILB-Methode im Überblick

schnellen Rhythmus frischen Sauerstoff und neue Nährstoffe angeliefert bekommt, kann der Wiederaufbau nach einer erschöpfenden Belastung auch verhältnismäßig schnell eingeleitet und vorangetrieben werden. Das Knorpelgewebe (eines Erwachsenen) oder die Sehnen werden aber nicht aktiv durchblutet. Der Faserknorpel der Bandscheiben ist zum Beispiel auf einen steten Wechsel zwischen Druck und Sog angewiesen, um optimal ernährt zu werden. Im unbewegten Zustand dauert es sehr viel länger als bei der Muskulatur, diesem Knorpel neue Nährstoffe zuzuführen. Aus dieser Tatsache heraus erklären sich daher die häufigen Überlastungsschäden und Verletzungen, die sich bei zu ehrgeizigen und motivierten Kraftsportlern ergeben, deren Zielsetzung gerade im ersten Trainingsjahr primär im Muskelaufbau liegt. Gerade in dieser kritischen Phase kann die Trainingsplanung nach dem Grobraster der ILB-Methode eine Hilfestellung bieten, um solchen Verletzungen vorzubeugen. Erst wenn sich der passive Bewegungsapparat ausreichend an die steigenden Gewichtsbelastungen gewöhnt hat, wird eine Steigerung der Intensität vorgenommen, die den Muskel in der letzten Woche eines Teilzyklus bis an die Grenzen seiner Belastbarkeit fordert. Natürlich wird in diesen Wochen der intensiven Trainingsbelastung immer auf eine korrekte Technik geachtet. Hier kann ein Trainingspartner zur Hilfestellung sinnvoll sein.

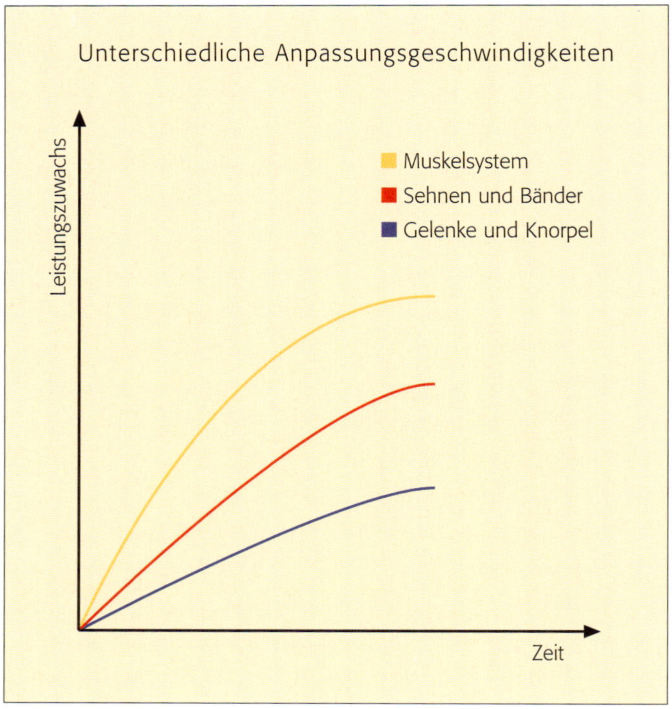

Fragen zur ILB-Methode

Obwohl das Konzept der Individuellen-Leistungsbild-Methode in sich schlüssig und vor allem in der praktischen Anwendung sehr überzeugend ist, ergeben sich gerade bei der praktischen Umsetzung häufig Fragen. Die wichtigsten werden im folgenden kurz beantwortet:

Frage: »Was mache ich, wenn ich mein geplantes Training einmal unerwartet für einen kürzeren Zeitraum (circa eine Woche) unterbrechen muß?«
Antwort: »In der Regel kann bei einer Unterbrechung von einer Woche oder weniger das Training mit der Intensität der letzten Trainingswoche vor der Unterbrechung fortgesetzt werden. Bei geringfügig längeren Unterbrechungen kann es sinnvoll sein, mit der Trainingsintensität eine weitere Woche zurückzugehen.«
Frage: »Wie verhalte ich mich, wenn ich eine mehrwöchige Trainingsunterbrechung nicht vermeiden kann?«
Antwort: »Unabhängig davon, in welchem Trainingszyklus die Unterbrechung stattgefunden hat, empfiehlt es sich, nach der Pause mit einem neuen Trainingszyklus zu beginnen. Die Testgewichte hierfür müssen selbstverständlich neu ermittelt werden.«
Frage: »Wie gehe ich vor, wenn ich zwar Kraft, zum Beispiel zur besseren Leistung in einer anderen Sportart, aber möglichst wenig zusätzliche Muskelsubstanz aufbauen möchte? Kann ich das Grobraster der Trainingsplanung unter diesen Umständen überhaupt sinnvoll für mich einsetzen?«
Antwort: »In gewisser Weise ist die maximal erreichbare Kraft natürlich an die Größe des Muskelquerschnitts gebunden. Trotzdem ist es möglich, für ein bestimmtes Muskelvolumen eine optimale Kraftausnutzung zu erzielen. Abgesehen davon, daß die Möglichkeiten für einen Muskelaufbau sicherlich von der Ernährungssituation abhängen, läßt sich durch eine entsprechende Gewichtung des Trainingsschwerpunkts die Kraftleistungsfähigkeit bei konstantem Muskelquerschnitt verbessern. Hierzu sollte einfach der Muskelaufbauzyklus entweder mit deutlich geringerer Intensität oder auch gar nicht trainiert werden, das heißt, Kraftausdauer- und Kraftzyklus sollten sich permanent abwechseln.«
Frage: »Ist es für mich als Frau überhaupt sinnvoll, mit einem System zu trainieren, das unter anderem Muskelaufbau und Kraftsteigerung zum Ziel hat?«
Antwort: »Die Antwort hängt stark von Ihrer Zielformulierung ab. Die in modernen Fitnessanlagen am häufigsten genannten Zielsetzungen Figurverbesserung und Rückenstabilisierung erfordern in der Regel sowohl einen Aufbau der Muskulatur als auch eine Kraftsteigerung. Auch wenn diese Steigerungen bei einer Frau

möglicherweise nicht das Ausmaß annehmen sollen wie bei einem Mann mit vergleichbarer Zielsetzung, bedeutet es in der Regel trotzdem ein hartes und regelmäßiges Training, um überhaupt entsprechende Resultate zu erzielen. Hier kann ein durchdachtes Trainingssystem wie die ILB-Methode zumindest Zeit und Frustrationen oder Verletzungen sparen helfen.«

Frage: »Muß ich eigentlich in jedem neuen Trainingszyklus auch einen neuen ILB-Test durchführen?«

Antwort: »Natürlich, da ja die letzten Testergebnisse für einen anderen Trainingszyklus mit teilweise anderen Übungen ermittelt wurden und der letzte Test für den gleichen Trainingszyklus zu einem Zeitpunkt durchgeführt wurde, an dem das Leistungsniveau noch geringer war.«

Frage: »Wenn ich nach einem sogenannten Splitprogramm trainiere, muß ich dann für jeden verschiedenen Trainingstag auch einen separaten Testtag aufwenden?«

Antwort: »Ja, diese Vorgehensweise empfiehlt sich, da andernfalls die Ermüdung, die sich am Ende eines einzelnen Testtages einstellen würde, zu geringeren Testgewichten und damit auch zu niedrigeren Trainingsgewichten führen könnte.«

Frage: »Ist der Testtag nicht ein verschwendeter Trainingstag?«

Antwort: »Nein, da ich ja versuche, die 100%-Marke zu ermitteln, handelt es sich um ein hochintensives Training. Nicht selten tritt nach den Testtagen sogar ein Muskelkater auf, was als Zeichen für eine besonders intensive Belastung gewertet werden darf.«

Frage: »Ich kann aus zeitlichen Gründen nicht häufiger als zweimal pro Woche trainieren. Trotzdem möchte ich mich kontinuierlich steigern und nach entsprechender Trainingserfahrung auch mit der Trainingsintensität der Fortgeschrittenen-Stufe trainieren. Ist das möglich?«

Antwort: »Nach einer mindestens einjährigen Trainingsphase, in der mit der ILB-Methode trainiert wurde, hat sich der passive Bewegungsapparat Ihres Körper ausreichend angepaßt, um die höheren Trainingsintensitäten kompensieren zu können.«

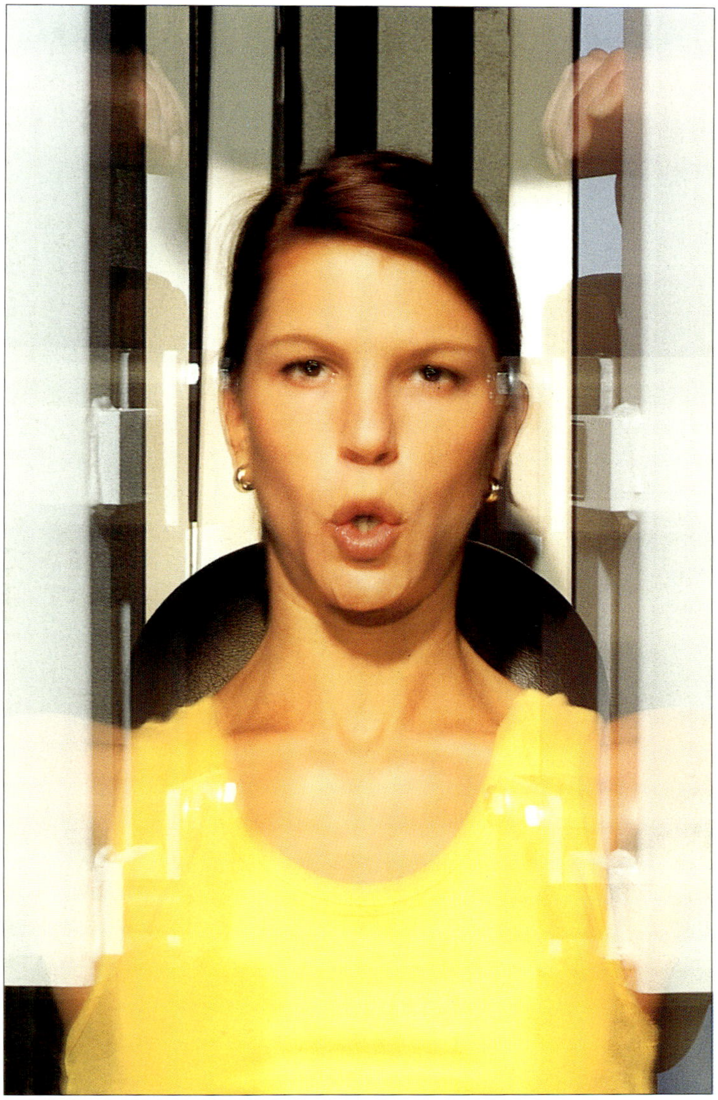

Für Sportler, die zwar regelmäßig trainieren, aber den Planungsaufwand einer gezielten Trainingssteuerung scheuen und deshalb nicht nach der ILB-Methode vorgehen wollen, besteht immerhin die Möglichkeit, zwei der wichtigsten Grundprinzipien, die hinter der Methode stehen, in ihr Training einzubinden. Sowohl eine Periodisierung der Belastung zwischen Kraftausdauer-, Hypertrophie- und Krafttraining als auch eine wellenförmige Steuerung der Trainingsintensität sind denkbar. Zur Periodisierung genügt notfalls der regelmäßige Wechsel der Belastungsparameter im Rhythmus von vier bis sechs Wochen. Die Intensität läßt sich grob auch nach den Empfindungen leicht, mittelschwer und schwer bis sehr schwer steuern. So kann in den ersten beiden Wochen eines neuen Trainingszyklus, in dem die Belastbarkeit nicht ausgetestet werden soll, leicht, in den nächsten beiden Wochen mittelschwer und in den letzten beiden Wochen schwer bis sehr schwer trainiert werden. Diese Vorgehensweise empfiehlt sich frühestens nach einem ersten Jahr Trainingserfahrung, um sicherzustellen, daß es in den letzten Trainingswochen nicht zu einer Überbelastung des passiven Bewegungsapparates kommt. Zwar gehen durch eine solche Belastungsdosierung nach Gefühl viele Vorteile einer detaillierten Trainingsplanung verloren, aber immerhin läßt sich auf diese Weise das Verletzungsrisiko beziehungsweise die Überlastungsgefahr genauso reduzieren wie das Risiko, für längere Zeit des Trainings in der Leistung zu stagnieren.

4. Trainingskontrolle

Das vorgestellte Konzept der Trainingsplanung bedarf noch einer wichtigen Ergänzung, die gerne als Trainingskontrolle bezeichnet wird. Passender erscheint der Begriff Controlling im Sinne einer Auswertung vorhandener Daten und Steuerung der zukünftigen Entwicklung. Auch bei sorgfältigster Diagnose und realistischer Zielsetzung ist es immer möglich, daß der Trainingsplan, der jeweils für einen Mesozyklus erstellt wurde, nur teilweise in die Praxis umgesetzt werden konnte. Dies kann verschiedene Ursachen haben. So können zum Beispiel Krankheit, Verletzung, berufliche Erfordernisse oder andere Gründe eine Trainingsunterbrechung nötig machen. Oder es wurden einzelne Teilziele erreicht, andere aber nicht. In diesen Fällen ist es nötig, die Trainingspläne für die folgenden Mesozyklen entsprechend anzupassen.

Vielleicht stellen Sie auch bei regelmäßigem Training ohne besondere Einflüsse von außen fest, daß die von Ihnen prognostizierten Trainingsvorhaben Sie über- oder unterfordern. Die Analyse hat in diesem Zusammenhang eine ähnliche Funktion wie der Höhenmesser in einem Flugzeug: Weicht die Flughöhe von der vorgesehenen Höhe zu weit nach oben oder unten ab, ist eine Korrektur notwendig, damit sich die Abweichung nicht in eine Richtung addieren kann. Eine mögliche Ursache für zu starke Abweichungen der Trainingsergebnisse von Ihrer Prognose können auch Schwächen bei der Durchführung des Tests sein.

Das Trainingstagebuch

Die Ursachen für nicht erreichte Teilziele lassen sich mit Hilfe eines sogenannten Trainingstagebuchs besser herausfinden, als wenn eventuelle Störfaktoren aus dem Gedächtnis rekonstruiert werden müßten. Im Trainingstagebuch sollten neben den durch den Trainingsplan erfaßten Daten Angaben zur Ernährung, Nahrungsergänzungen, Ruhephasen, Schlaf, besondere Ereignisse etc. festgehalten werden. So kann sich zum Beispiel ein Zahnarztbesuch genauso wie die Vorbereitung auf eine Prüfung auf die Trainingsergebnisse auswirken.

Das abgebildete Muster soll Ihnen als Anregung für eigene Aufzeichnungen dienen. Für Ihre eigenen Eintragungen finden Sie eine Kopiervorlage im Anhang. Je nach Ihrer individuellen Gewichtung können diese durch weitere Angaben wie ernährungsbezogene Daten, bestimmte Körpermaße oder die Dinge ergänzt werden, die Ihnen zur Steuerung Ihres Trainings wichtig erscheinen. Durch eine frühzeitige Anpassung des Trainingsplans an besondere Umstände ist es möglich, Trainingsplateaus zu umgehen und weiterhin kontinuierliche Verbesserungen zu erzielen. Mögliche Anpassungen sind unter anderem: Änderungen in der Trainingsintensität, Umstellungen in der Übungsabfolge, wiederholte Tests und daraus resultierend völlig neue Trainingspläne.

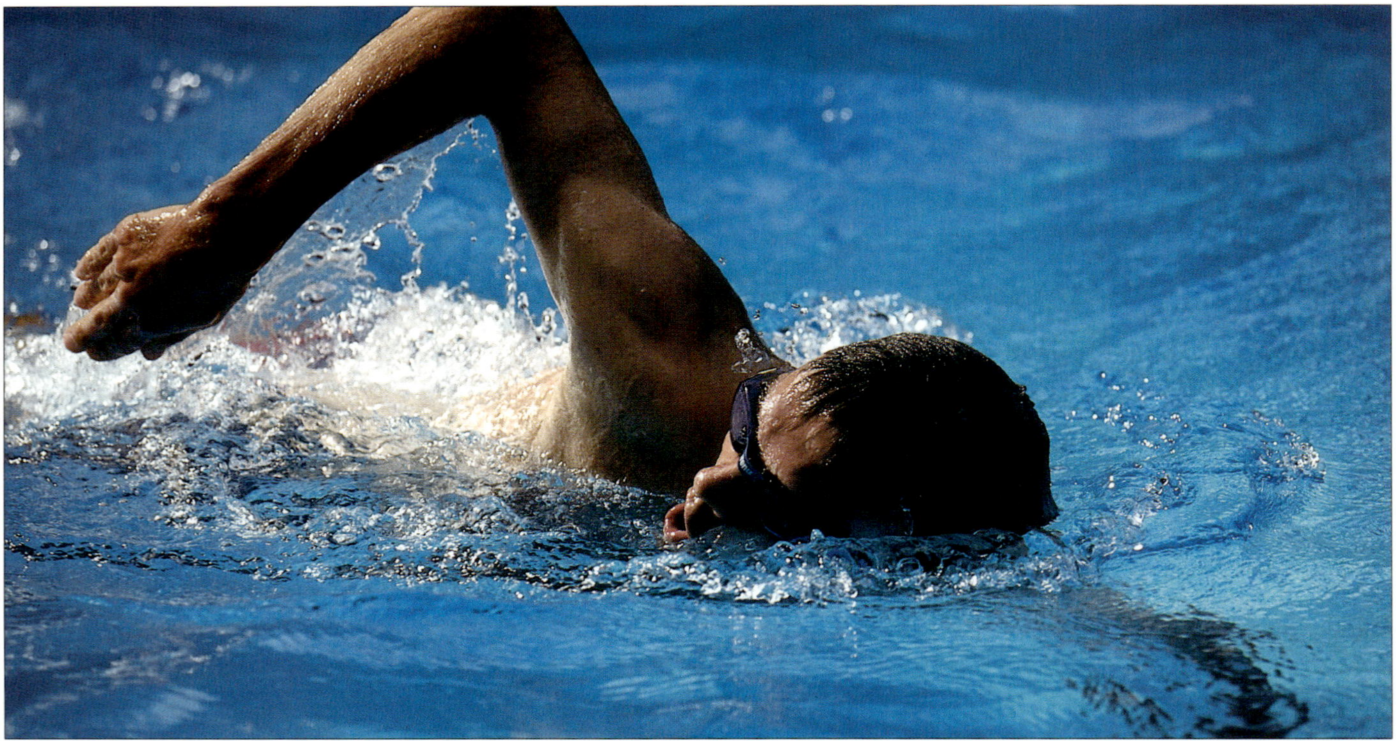

Training

Datum: 27. Mai — Körpergewicht: 80,5 kg

Muskelbereich	Übung	Satzzahl	Wiederholung	Gewicht pro Satz			
Rumpf	Bauchpressen	3	15	/			
Beine	Beinpresse	3	15	120	120	120	
Brust	Brustpresse	3	16	52,5	52,5	52,5	
Schulter	Seitheben	2	15	7,5	7,5		

Trainingsdauer: 40 min

Aerobe Aktivitäten

Trainingsgerät/Sportart	Dauer	Belastung in Watt/Stufe	Puls Start	Puls Mitte	Puls Ende	Puls Erholung
Fahrrad	10	125 Watt	68	130	143	/
Stepper	30	Stufe 7	95	146	139	103

Trainingsdauer gesamt: 40 min

Ruhephasen

von	bis	Zeitdauer
23:30	5:00	5,5 h
	gesamt	5,5 h

Bemerkungen:

Trainingssteuerung – Zusammenfassung

- Klären Sie zunächst, ob es für Sie gesundheitlich unbedenklich ist, ein Fitnesstraining aufzunehmen.
- Ermitteln Sie Ihre Ausgangssituation in den Bereichen Kraft, Ausdauer und Beweglichkeit, Schnelligkeit und Koordination.
- Legen Sie dann Ihre realistischen Trainingsziele in den einzelnen Bereichen und in bezug auf die körperbezogenen Daten fest.
- Planen Sie Ihr Training über einen längeren Zeitraum (zum Beispiel sechs oder zwölf Monate).
- Unterteilen Sie die längerfristige Trainingsplanung in Teilzyklen Mesozyklen) von vier bis sechs Wochen Dauer.
- Variieren Sie in der Krafttrainingsplanung Ihre Mesozyklen regelmäßig zwischen den Trainingsschwerpunkten Kraftausdauer, Hypertrophie und Kraft (Maximalkraft).
- Variieren Sie in der entsprechenden Trainingsplanung für die einzelnen Ausdauersportarten regelmäßig zwischen den unterschiedlichen Trainingsschwerpunkten *Kurzzeit-*, *Mittelzeit-* und *Langzeitausdauer.*
- Steigern Sie sowohl im Krafttraining als auch im Ausdauerbereich Ihre Trainingsintensität im Verlauf eines Mesozyklus; beginnen Sie dabei in der ersten Phase eines neuen Teilzyklus immer wieder mit verhältnismäßig niedrigen Intensitäten.
- Überprüfen Sie regelmäßig, ob Sie mit Ihrem Training noch auf Kurs Richtung Erreichen Ihrer Hauptziele liegen; wenn nicht:
  – steuern Sie rechtzeitig im nächsten Mesozyklus dagegen
  – wiederholen Sie zu diesem Zweck regelmäßig die bereits beschriebenen Eingangstests
  – und führen Sie weitere Zwischentests am Ende eines jeden Mesozyklus durch.

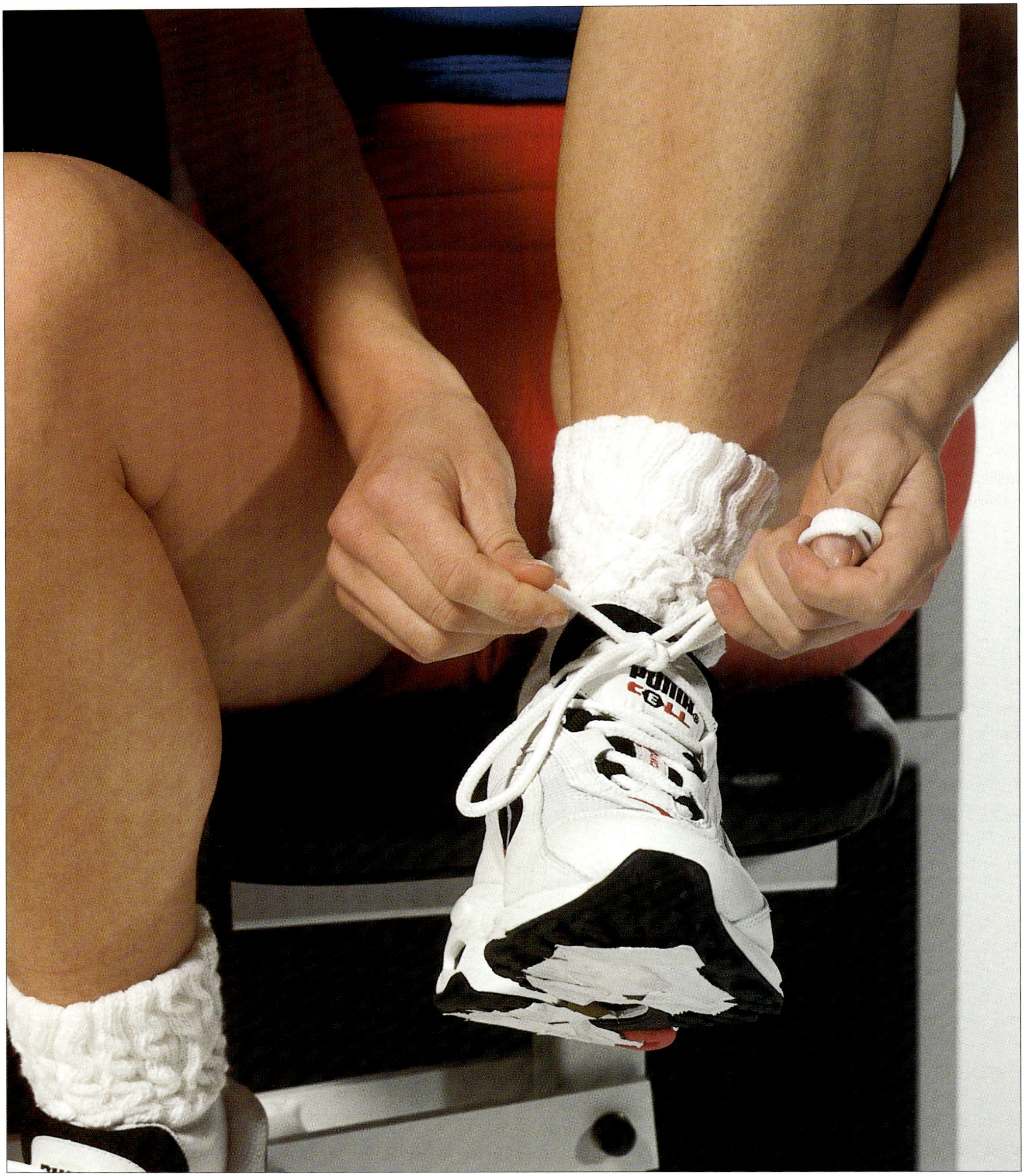

Die Trainingseinheit

Der optimale Aufbau eines Trainings im Überblick

Zweimal pro Woche etwa eineinhalb Stunden trainiert der durchschnittliche Fitness-Sportler. Diese Zeitinvestition sollte bestmöglich genutzt werden. Alle Bestandteile, die eine umfassende Fitness ausmachen, müssen daher optimal in einer Trainingseinheit berücksichtigt werden und aufeinander abgestimmt sein. Natürlich gibt es von diesen Durchschnittswerten erhebliche Abweichungen. Doch auch für Sportler, die deutlich mehr oder weniger Zeit für ihr Training aufbringen, gelten grundsätzlich die im folgenden dargestellten Richtlinien. Speziell bei häufigerem Training bietet sich die Aufteilung der einzelnen Trainingsschwerpunkte, wie zum Beispiel Kraft oder Ausdauer, auf verschiedene Trainingseinheiten an. Streben Sie eine ganzheitliche Entwicklung Ihrer körperlichen Fähigkeiten an, ergibt sich für Ihre Trainingseinheit ein logischer Aufbau, der Ihnen bestmögliche Resultate liefern wird.

Die optimale Fitnesstrainingseinheit im Überblick:

1. Aufwärmen
2. Krafttraining
3. Ausdauer
4. Beweglichkeit
5. Cool-Down
6. Regenerative Maßnahmen

Unabhängig davon, wie lange oder wie kurz Sie trainieren wollen, führt kein Weg an einer gründlichen Erwärmung – auch Warm-Up genannt – vorbei. Die Veränderungen und Anpassungen, die Ihr Körper in dieser Phase durchlaufen wird, werden Sie im folgenden Text ebenso erläutert finden wie die praktischen Möglichkeiten des Aufwärmens.

Erst im Anschluß an das Aufwärmen befindet sich Ihr Organismus in einem leistungsbereiten Zustand. Jetzt wird es Zeit für Ihr Gewichtstraining. Sie haben Ihre kurz- und mittelfristigen Energiespeicher, die Sie für ein Krafttraining benötigen, noch gut gefüllt. Der Erfolg des Gewichtstrainings hängt wesentlich von der effizienten Zusammenarbeit des Gehirns und des Nervensystems mit der Muskulatur ab. Nach einem Ausdauertraining angesetzt, wäre der Nutzen eines Krafttrainings deutlich geringer. Durch die Vorermüdung würde sich sogar die Verletzungsgefahr im Gewichtstraining erhöhen, daher sollte ein Ausdauertraining in jedem Fall erst im Anschluß an das Gewichtstraining folgen.

Um meßbare Fortschritte und positive körperliche Anpassungen durch Ausdauertraining zu erzielen, empfiehlt sich eine Gesamttrainingsdauer von mindestens einer Stunde pro Woche. Diese Stunde wiederum sollte in zwei halbstündige oder höchstens fünf zwölfminütige Trainingseinheiten pro Woche aufgeteilt werden. Führen Sie Ihr Fitnesstraining also zum Beispiel dreimal pro Woche durch, sollten Sie dem Krafttraining ein Ausdauertraining von jeweils zwanzig Minuten Dauer folgen lassen. Für optimale Anpassungen im Herz-Kreislauf-Bereich sollten Sie drei Stunden Gesamtdauer pro Woche einplanen, die Sie auf drei bis sechs Trainingseinheiten verteilen sollten.

Auch der Ausbildung Ihrer Beweglichkeit sollten Sie genügend Zeit widmen. Wichtig für das optimale Fitnesstraining ist, daß Sie in jedem Fall nach der Kräftigung noch in der gleichen Trainingseinheit ebenso die Beweglichkeit eines Muskels trainieren, um Kontraktionsrückstände zu vermeiden und so einer dauerhaften Verkürzung eines krafttrainierten Muskels entgegenzuwirken. Sie können dies in einem separaten Trainingsteil im Anschluß an Ihr Ausdauertraining einplanen, aber auch, wie im Kapitel *Beweglichkeit* beschrieben, zwischen die Kräftigungsübungen eine Dehnübung für den jeweils trainierten Muskel einfügen. Eine weitere Möglichkeit besteht darin, die Cool-Down-Phase direkt als Ausklang des Ausdauertrainings zu absolvieren und Ihr Dehnprogramm zum Abschluß des gesamten Trainingsprogramms auszuführen.

In der Phase des Abwärmens oder Cool-Down sollen sich Ihre beschleunigten Körperfunktionen wieder weitgehend normalisieren. Im entsprechenden Kapitel finden Sie beschrieben, wie das Cool-Down den Wendepunkt zwischen trainingsbedingter Erschöpfung und Wiederaufbau der beanspruchten Ressourcen markiert. Die durch das Abwärmen eingeleitete Erholung läßt sich mit regenerativen Maßnahmen fortsetzen. Auf diese Weise wird Ihr Körper schneller wieder in der Lage sein, ein gewinnbringendes Training aufzunehmen.

Absolvieren Sie ein Ausdauertraining unabhängig von einem Krafttraining in einer eigenständigen Trainingseinheit oder arbeiten Sie in einem Training nur an der Entwicklung der Kraft, sollten Sie sich ebenfalls auf- wie auch abwärmen, an der Ausbildung Ihrer Beweglichkeit arbeiten und sich im Anschluß regenerative Maßnahmen gönnen.

Aufwärmen

Das häufig vernachlässigte Aufwärmen, auch Warm-Up genannt, bereitet den Organismus auf kommenden Leistungen und Aufgaben vor, um diese ohne Verletzungsgefahr bestreiten zu können. In der Hauptsache werden dem Aufwärmen folgende Wirkungen zugeschrieben:

- Verbesserung der allgemeinen körperlichen Leistungsbereitschaft
- Verbesserung der psychischen Leistungsbereitschaft
- Verbesserung der Bewegungskoordination
- Reduzierung des Verletzungsrisikos

Dabei meint Aufwärmen den Zeitraum unmittelbar zu Beginn jeder Trainingseinheit. Jedoch ist Aufwärmen nicht gleich Aufwärmen. Es gliedert sich in drei Phasen:

- allgemeines Aufwärmen
- individuelles Aufwärmen
- spezielles Aufwärmen

Das allgemeine Aufwärmen soll die Durchblutung verbessern, die Körpertemperatur erhöhen und die Schweißabsonderung anregen. Durch die erhöhte Körpertemperatur wird das Blut und die Gewebeflüssigkeit der Muskulatur dünnflüssiger, wodurch die Elastizität des Muskels zunimmt und damit die Verletzungsgefahr verringert wird. Die vermehrte Durchblutung führt zudem zu einer besseren Sauerstoff- und Energieversorgung des zu trainierenden Muskels, was eine erhöhte Leistungsfähigkeit zur Folge hat. Die Phase des allgemeinen Aufwärmens soll zwischen acht und zwölf Minuten bei geringer bis mittlerer Belastung dauern und kann im Fitnessclub zum Beispiel auf dem Fahrradergometer, dem Stepper oder dem Laufband durchgeführt werden. Das allgemeine Aufwärmen sollte auch im Freien nicht vernachlässigt werden. Laufen oder Radfahren zum Beispiel werden dann die ersten zehn Minuten nur mit geringer Intensität durchgeführt. Eine geringe bis mittlere Intensität während des allgemeinen Aufwärmens einzuhalten,bedeutet, daß die Herzfrequenz über einen Zeitraum von ungefähr zehn Minuten durch eine schrittweise steigende Belastung erhöht wird. Ein vierzigjähriger Trainierender sollte seinen Puls am Ende der allgemeinen Aufwärmphase auf 120 bis 140 Schläge pro Minute erhöht haben (160–180 Schläge pro Minute minus Lebensalter). Dehnen Sie die Dauer des allgemeinen Aufwärmens nicht wesentlich länger als zwölf Minuten aus, da sich sonst bereits gewisse Ermüdungserscheinungen durch Energieverlust zeigen, die die folgende Leistung behindern können.

Das individuelle Aufwärmen ist ganz auf die persönlichen Voraussetzungen und Vorlieben des einzelnen Fitness-Sportlers aus-

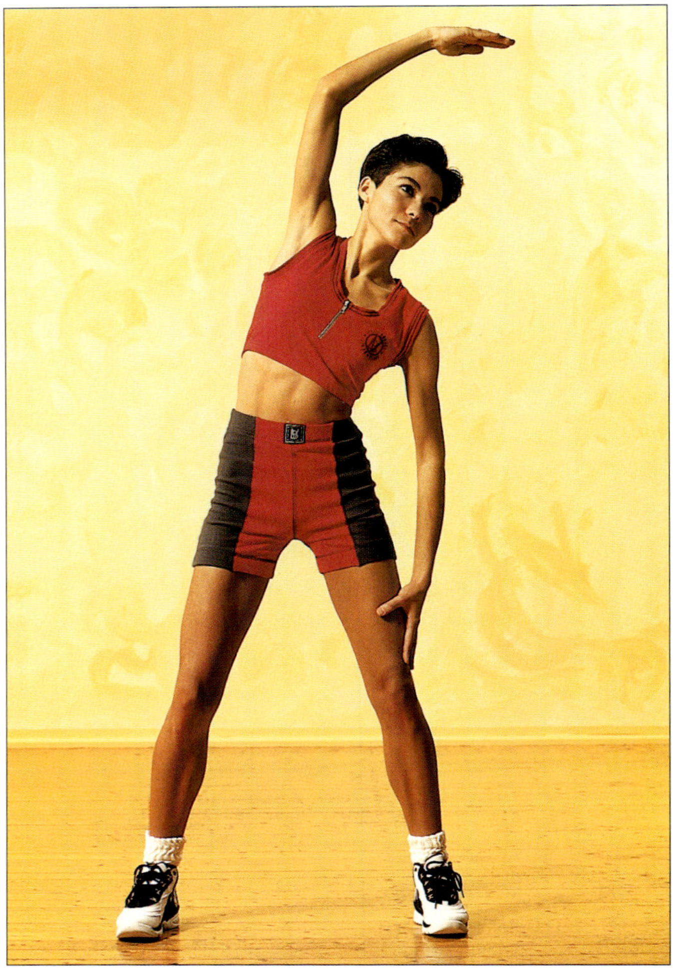

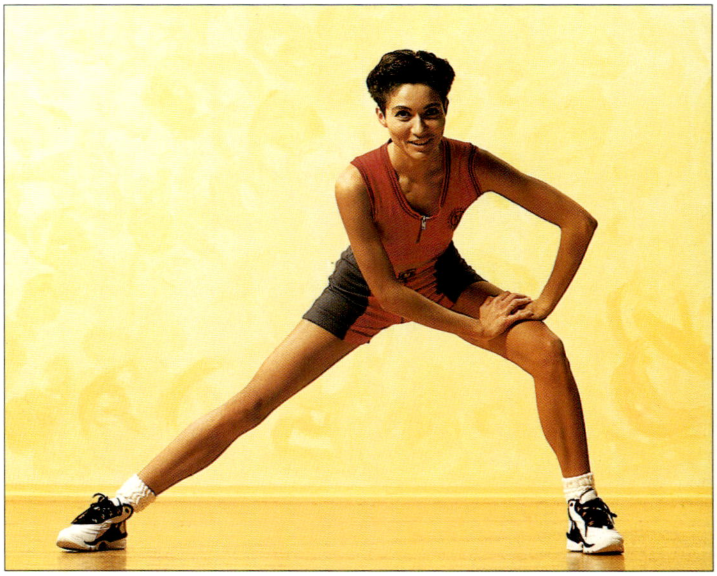

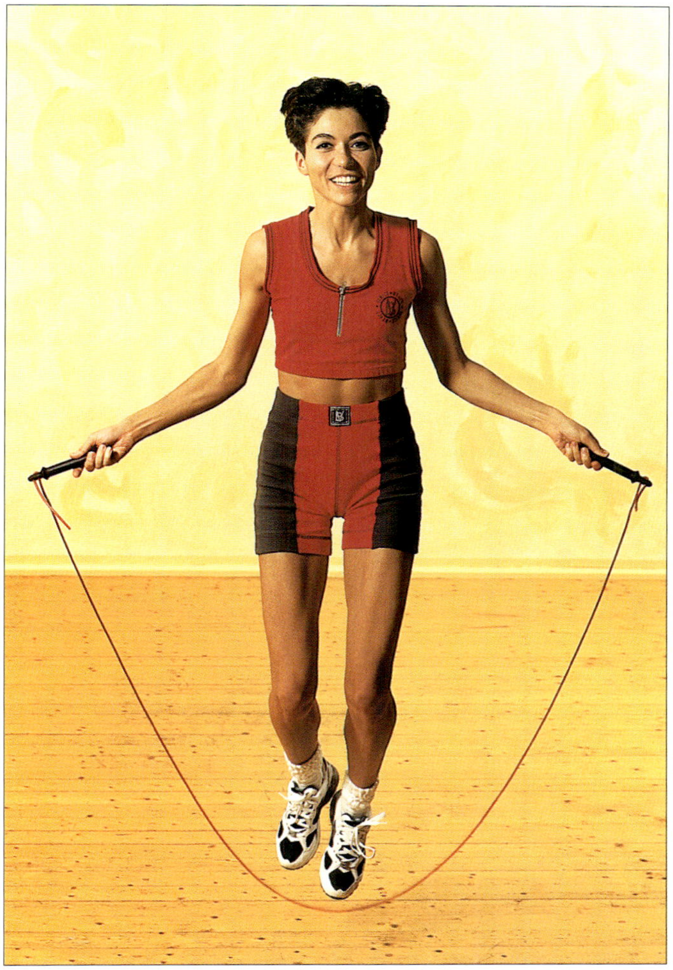

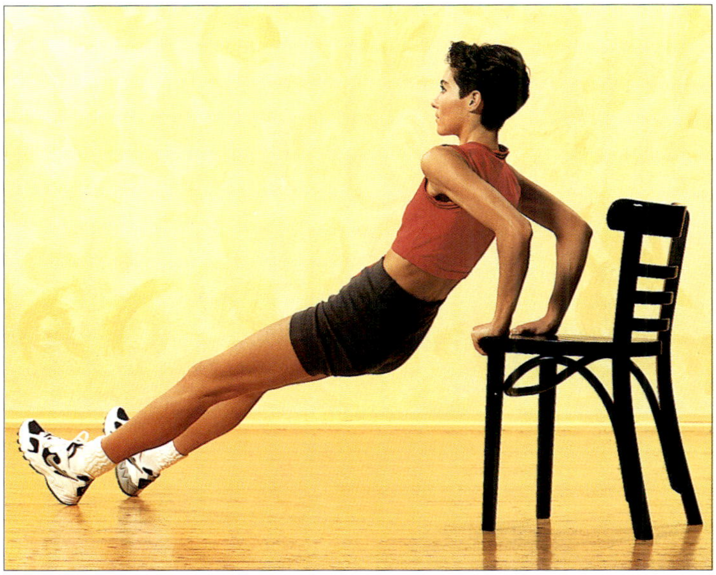

gerichtet. Dabei sind alle Arten von Belastungsverträglichkeiten und -unverträglichkeiten wie zum Beispiel Verletzungen, Alter etc. zu berücksichtigen. So wird ein Sportler bestimmte Muskeln, die bei ihm persönlich verkürzt sind, schon in der Aufwärmphase dehnen und die entsprechenden Gelenke mobilisieren. Generell kann natürlich auch derjenige, der keine entsprechenden Einschränkungen hat, die im Anschluß zu trainierende Muskulatur bereits vorher dehnen und dadurch die hauptsächlich beanspruchten Gelenksysteme ausreichend mobilisieren.

Das spezielle Aufwärmen zum Krafttraining soll die Muskulatur und die Gelenke mit ihren Knorpeln auf die kommende Beanspruchung gezielt vorbereiten. Die Gelenkschmiere wird durch das Aufwärmen in größerer Menge produziert, wodurch nicht nur die Reibung vermindert wird, sondern auch der Knorpel durch das Aufsaugen der Gelenkschmiere eine höhere Elastizität erhält. Außerdem verdickt sich der Knorpel, wodurch sich seine Pufferkapazität erhöht und sich auch die Oberfläche vergrößert, was zu einer besseren Druckverteilung der Belastung führt. Durch das spezielle Aufwärmen wird zudem die Feinabstimmung zwischen Nerven und Muskulatur erheblich verbessert. Die einfachste Art, die zu beanspruchende Muskulatur speziell zu erwärmen, besteht darin, exakt die zu trainierende Übung mit einem deutlich geringeren Gewicht in höherer Wiederholungszahl durchzuführen. Beispiel: Wer die Übung Bankdrücken in zehn Wiederholungen mit 60 Kilogramm trainieren möchte, wärmt sich speziell auf, indem er 20 Wiederholungen mit 30 Kilogramm, nach einer Pause von circa 90 Sekunden 15 Wiederholungen mit 45 Kilogramm und dann, nach einer weiteren Pause, den eigentlichen Trainingssatz von 60 Kilogramm und zehn Wiederholungen durchführt.

Streng genommen müssen wir auch das *mentale* Aufwärmen zu den drei Phasen hinzurechnen. Hier konzentriert sich der Sportler auf die vor ihm liegende Trainingseinheit und schafft den Schritt von der geistigen Beschäftigung mit den kleineren und größeren Alltagsproblemen bis zur einzelnen selbstvergessenen Wiederholung. Erfolgreiche Sportler nehmen im mentalen Aufwärmen den Bewegungsablauf der folgenden Aktivität im Geiste vorweg, das heißt, sie *visualisieren* die Bewegung, stellen sie sich also bildlich vor. So sieht man den Hochspringer im Wettkampf den gesamten Ablauf mit dem anschließenden Sprung durch intensive Vorstellung, verbunden mit leichten körperlichen Andeutungen der realen Bewegung, vorwegnehmen. Die besten Hochspringer berichten, daß sie einen Hochsprungversuch nicht erfolgreich abschließen können, wenn sie in dieser Konzentrationsphase gestört werden. Das mentale Einstimmen ist nicht nur dem Leistungssportler, sondern auch dem Freizeitsportler zu empfehlen, da es nicht nur die Leistung verbessern hilft, sondern zudem die Verletzungsgefahr um ein wesentliches reduzieren kann.

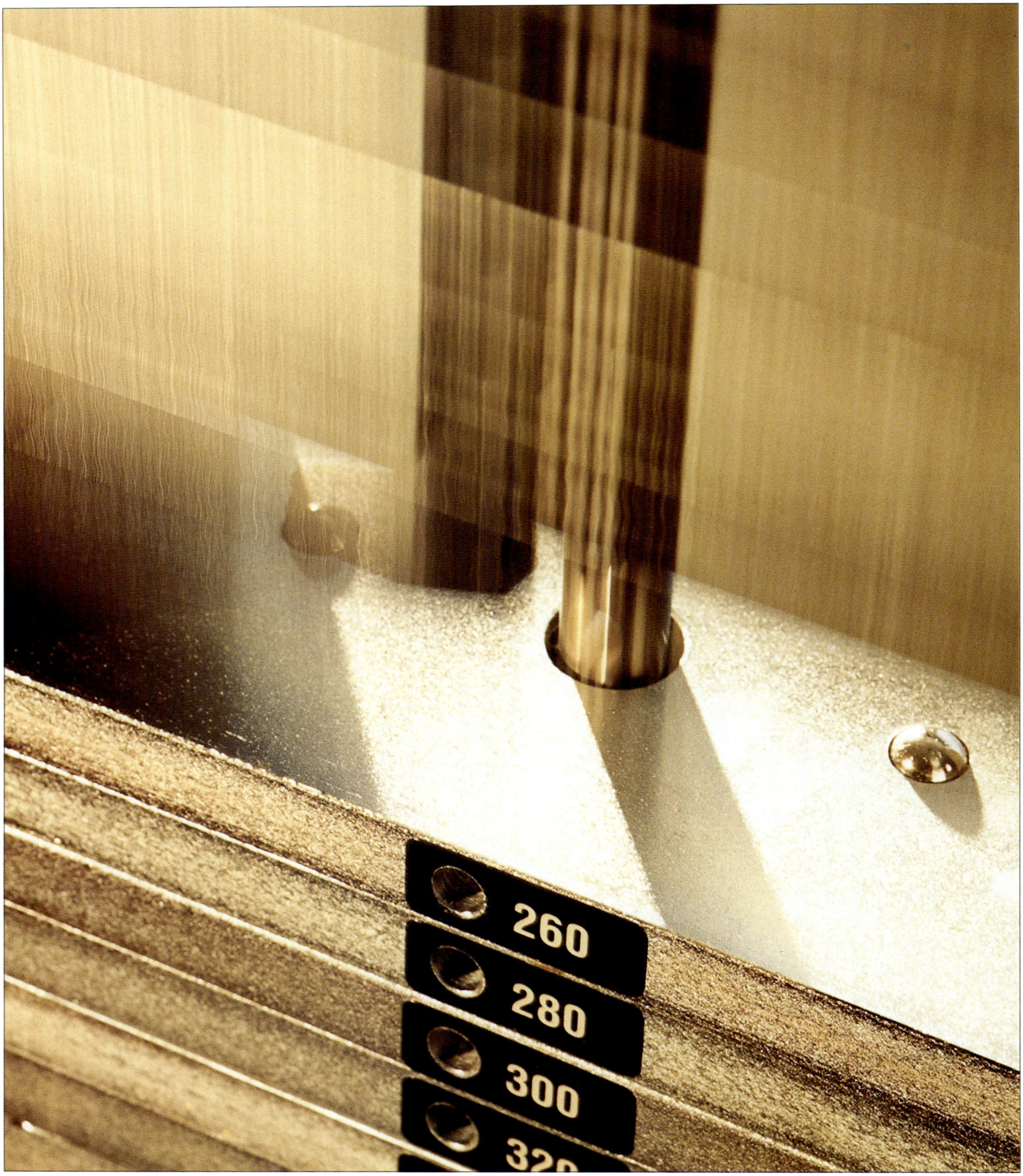
260
280
300

Krafttraining – wie funktioniert es?

Der einzelne Muskel hat wie auch die einzelne Muskelzelle und -faser mechanisch betrachtet nur eine einzige Fähigkeit: Er kann sich zusammenziehen, das heißt, der Muskel *kontrahiert*. Dabei arbeitet die Muskelfaser nach dem sogenannten »Alles-oder-nichts-Prinzip«, das heißt, entweder zieht sich eine einzelne Muskelfaser aktiv mit der vollständigen, ihr gegebenen Kraft zusammen oder sie kontrahiert überhaupt nicht. Ist der nervliche Reiz, der die Muskelfaser erreicht und willkürlich erzeugt wird, groß genug, trägt er zur Gesamtkontraktion des Muskels bei; ist der Reiz zu schwach, wird der Muskel nur passiv mitgeführt. Der Teil der Muskulatur, der die Bewegungen in den Gelenken ermöglicht, wird auch als Skelettmuskulatur bezeichnet. Im Gegensatz zum Herzmuskelgewebe oder der sogenannten glatten Muskulatur, die sich zum Beispiel in den Gefäßen oder im Verdauungssystem befindet, ist die Skelettmuskulatur, auch quergestreifte Muskulatur genannt, dem Willen unterworfen.

Das Stützgerüst unseres Körpers, das Skelett, besteht aus etwa 210 einzelnen Knochen, die gelenkig miteinander verbunden sind. Jedes bewegliche Gelenk wird von mindestens zwei Muskeln überbrückt, die auf beiden Seiten des Gelenks über eine Sehne mit dem jeweiligen Knochen verbunden sind. Zieht sich der Muskel nun durch einen willentlich erzeugten Befehl zusammen, überträgt er die Kraft durch die Sehne auf den frei beweglichen Knochen. Haben sich die Knochen auf diese Weise einander maximal angenähert, kann der arbeitende Muskel, auch Spieler oder *Agonist* genannt, an dieser Bewegung nichts mehr verändern, da er sich ja nur aktiv zusammenziehen, aber nicht aktiv auseinanderschieben kann. Um die auf diese Weise angenäherten Knochen wieder auseinanderzubringen, wird eine entgegengesetzt gerichtete Kraft benötigt. Diese wird durch einen auf der anderen Seite des Gelenks wirkenden Muskel erzeugt. Dieser Muskel, der die vom Agonisten erzeugte Bewegung umkehren kann, wird als Gegenspieler oder *Antagonist* bezeichnet. Ziehen mehrere Muskeln über ein Gelenk in die gleiche Richtung und unterstützen sie sich damit also gegenseitig in ihrer Kraftrichtung, spricht man von Mitspielern oder *Synergisten*. Die Verknüpfungsstelle des Muskels durch die Sehne mit dem Knochen wird als Ansatz oder Ursprung bezeichnet. Dabei ist der Ursprung die in der Regel näher zur Körpermitte gelegene, unbewegliche Verbindungsstelle, während der Ansatz die in der Regel weiter von der Körpermitte entfernt gelegene, bewegliche Verbindungsstelle darstellt.

Jeder einzelne der über 400 Skelettmuskeln kann ein Gelenk auf eine ganz bestimmte Art und Weise in Aktion versetzen. Diese Aktion hängt sowohl von der speziellen Bauweise des Gelenks als auch von den exakten Ansatz- und Ursprungsstellen des Muskels ab.

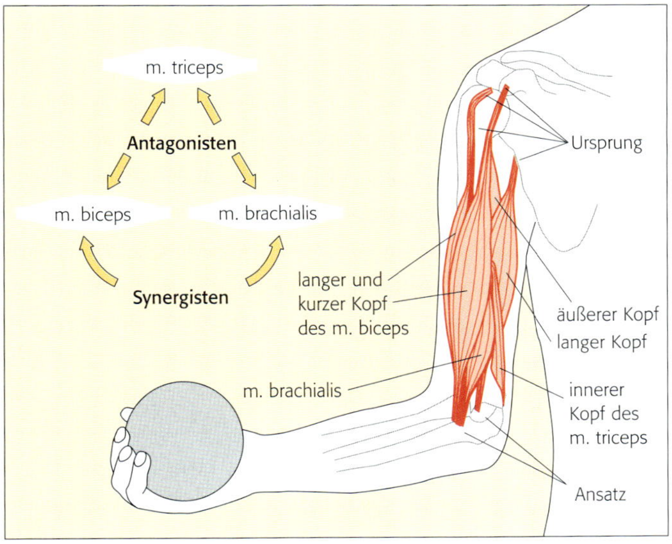

Ein Muskel (Agonist) mit Gegenspieler (Antagonist) und Mitspieler (Synergist) am Beispiel der Armbeuge- und Armstreckermuskulatur.

Einzelheiten hierzu finden Sie im Kapitel *Anatomie*. Letztlich geht es bei der Auswahl einer Kraftübung zum Training eines bestimmten Muskels oder Muskelbereichs nur noch darum, festzustellen, welche Funktion dieser Muskel hat, das heißt, welches Gelenk er auf welche Weise in Aktion versetzt. Auf diese Weise lassen sich zum einen für einen bestimmten Muskelbereich optimal geeignete Übungen auswählen, zum anderen läßt sich über eine Übung genau sagen, welche Muskeln an der Bewegung beteiligt sind. Hierbei können prinzipiell immer die Muskeln am stärksten an der Bewegung mitwirken, die die kürzeste Verbindungslinie zwischen den anzunähernden Knochen darstellen. Je besser diese Muskeln vorgedehnt sind, das heißt, je länger der Arbeitsweg eines beteiligten Muskels ist, um so effektiver wird er durch die ausgewählte Übung angesprochen.

Abschwächungen vorbeugen und beseitigen

Auf den folgenden Seiten wie auch im gesamten Übungskatalog Kraft finden Sie viele Hinweise, die das Verständnis für die Funktionsweise eines Muskels sowie einer Übung fördern, das im Kapitel *Anatomie* durch die bildlische Darstellung vertieft werden kann. Der wichtigste Vorteil, der sich aus einer besseren Kenntnis über die Arbeitsweise der zu trainierenden Muskulatur ergibt, liegt darin, daß Sie nach einiger Trainingserfahrung bei kräftigenden Übungen nicht mehr ein Gewicht in eine bestimmte Richtung – von außen gesteuert – bewegen, sondern bestimmte Muskeln willentlich und bewußt – von innen gesteuert – kontrahieren, wodurch sich als Resultat natürlich das Gewicht bewegt. Der Unterschied wird für Sie sehr schnell spürbar, da sich durch die Fähigkeit, einzelne Muskeln gezielt und bewußt zusammenziehen zu können, Ihr gesamtes Körpergefühl für Bewegungen jeglicher Art erheblich verbessern wird. Auch im Alltag setzen Sie Ihre Muskulatur so bewußter ein, wodurch sich Ihre Körperhaltung optimiert.

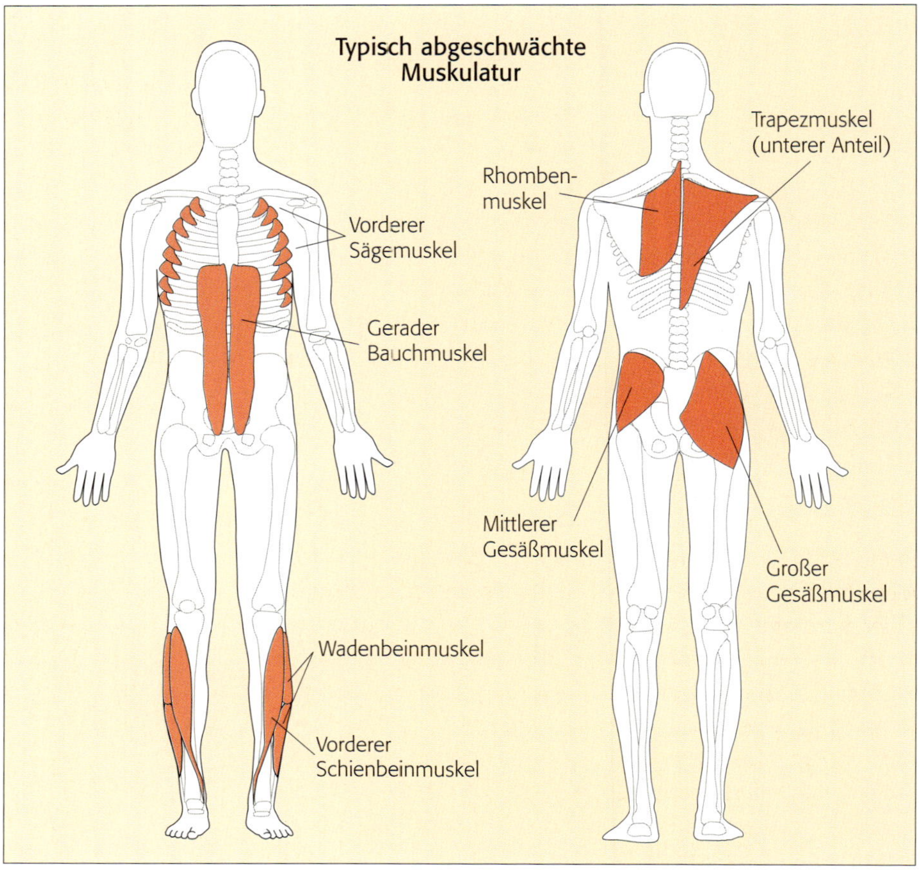

Unter den Skelettmuskeln finden sich unter anderem Muskeln, die vor allem eine Haltefunktion ausüben, wie auch Muskeln, die primär dynamische Funktionen wahrnehmen. Die Haltemuskeln werden als *tonische Muskulatur*, die dynamischen als *phasische Muskulatur* bezeichnet. Bei einseitiger Belastung genauso wie bei Fehl- oder Überbelastung erhöht sich in der tonischen Muskulatur die Spannung, wodurch sich der Muskel verkürzt, während die Spannung in der phasischen Muskulatur sinkt und der Muskel abgeschwächt wird. Das Ungleichgewicht, welches sich hieraus ergibt, wird auch *muskuläre Dysbalance* genannt. Im Kapitel *Beweglichkeit* wird ausführlich dargestellt, welche Muskeln im einzelnen zur Verkürzung neigen und wie diese optimal gedehnt werden können. Hier soll näher auf die phasische Muskulatur, also die zur Abschwächung neigende, eingegangen werden.

Auch wenn der Abschwächung der aufgeführten Muskelgruppen (siehe Grafik) durch gezielte Kräftigungsübungen entgegengewirkt werden kann, empfiehlt es sich, nach den Ursachen für die mögliche Abschwächung Ausschau zu halten und diese gegebenenfalls auszuschalten oder zumindest zu verringern. Folgende Faktoren können neben einer Vielzahl weiterer zu einer Störung des muskulären Gleichgewichts beitragen:

- genereller Bewegungsmangel
- einseitige Arbeitshaltung (zum Beispiel Friseur, Fotograf, Zahnarzt etc.)
- langes und häufiges Sitzen, speziell auf Sitzmöbeln, die dem Körper nicht angepaßt sind
- Schuhe, die dem Körper nicht angepaßt sind
- angeborene orthopädische Fehlstellungen
- starke psychische Belastung

Insbesondere die weit verbreitete sitzende Lebensweise stellt eine Zwangshaltung dar, in der sich viele Menschen täglich für einige Stunden befinden. Als Folge neigen die Muskeln, die in dieser Haltung lang oder gedehnt werden, wie zum Beispiel die Gesäßmuskulatur, zur Abschwächung. Darüber hinaus wird der Bewegungsapparat häufig auch durch sportliche Belastungen einseitig gefordert und belastet. Für Sportler verschiedener Disziplinen finden sich im Kapitel *Programme* einige Hinweise, wie die zum Teil einseitigen Belastungen ihrer Sportart durch ergänzende Übungen ausgeglichen werden können.

Terminologie

Wenn Sie sich mit einem Fitnesstrainierenden über seinen Sport unterhalten, werden Sie schnell feststellen, daß es auch hier, wie in praktisch jedem Beruf oder Hobby, eine spezielle Terminologie gibt. Im folgenden finden Sie eine Einführung in die Begriffswelt des Krafttrainings.

Positive Bewegungsphase beziehungsweise *konzentrische Muskelarbeitsweise:* Die Phase eines Bewegungsablaufs zur Muskelkräftigung, in der der Widerstand überwunden wird, das heißt, in der das Gewicht angehoben wird, bezeichnet man als positive oder konzentrische Bewegungsphase.

Negative Bewegungsphase beziehungsweise *exzentrische Muskelarbeitsweise:* Die Phase eines Bewegungsablaufs zur Muskelkräftigung, in der dem Widerstand nachgegeben wird, das heißt, in der das Gewicht abgesenkt wird, bezeichnet man als negative oder exzentrische Bewegungsphase.

Statische Muskelarbeitsweise: Der Muskel kontrahiert gegen einen Widerstand, ohne daß sich Ansatz und Ursprung des Muskels einander annähern.

Dynamische Muskelarbeitsweise: Der Muskel überwindet einen Widerstand, indem er sich zusammenzieht, das heißt, Ansatz und Ursprung des Muskels nähern sich einander an.

Wiederholung: Den Bewegungsablauf von der Ausgangsposition, in der die zu trainierende Muskulatur lang ist, über die Mittelposition, in der die zu trainierende Muskulatur kurz ist, bis zur Endposition beziehungsweise Ausgangsposition, in der die zu trainierende Muskulatur wieder lang ist, nennt man eine Wiederholung. Die Wiederholung setzt sich aus einer positiven und einer negativen Bewegungsphase zusammen.

Satz beziehungsweise *Serie:* Eine kontinuierliche Abfolge von mehreren Wiederholungen wird als Satz, Serie oder auch Wiederholungsserie bezeichnet. Für die Trainingsziele Kraftausdauer, Hypertrophie und Kraft sollte die Wiederholungszahl eines Satzes im gesundheitsorientierten Fitnesstraining, wie im Kapitel *Trainingssteuerung* dargestellt, zwischen minimal 5 und maximal 25 Wiederholungen liegen.

Isometrische Muskelspannung: Bei der isometrischen Spannung wächst die Muskelspannung bei gleichbleibender Muskellänge, also bei statischer Muskelarbeitsweise.

Isotonische Muskelspannung: Die Spannung, die im Muskel entsteht, bleibt ständig gleich hoch, während sich die Muskellänge verändert. Diese Art der Muskelspannung ist durch die verschiedenen Muskelarbeitsweisen in der Praxis nur schwer zu realisieren, da jede Bewegung, die einem Widerstand entgegengerichtet ist, unterschiedliche Hebelverhältnisse durchläuft, was zu Spannungsschwankungen führt. Da ein Training zum Aufbau der Muskulatur optimal wirkt, wenn die Spannung im Muskel auf einem möglichst hohen Niveau möglichst lange und gleichmäßig anliegt, sind moderne Trainingsgeräte mit *Excentern* ausgestattet. Diese sollen die veränderten Spannungen durch die variierenden Hebelverhältnisse ausgleichen.

Auxotonische Muskelspannung: Hierbei verändert sich die Muskelspannung bei gleichzeitiger Längenveränderung des betreffenden Muskels. Diese Spannungsart des Muskelws ergibt sich durch die unterschiedlichen Hebelverhältnisse im Verlauf einer Bewegung bei praktisch allen alltäglichen dynamischen Körperbewegungen, ganz unabhängig davon, ob ein Gewicht bewegt wird oder nur Teile des Körpers.

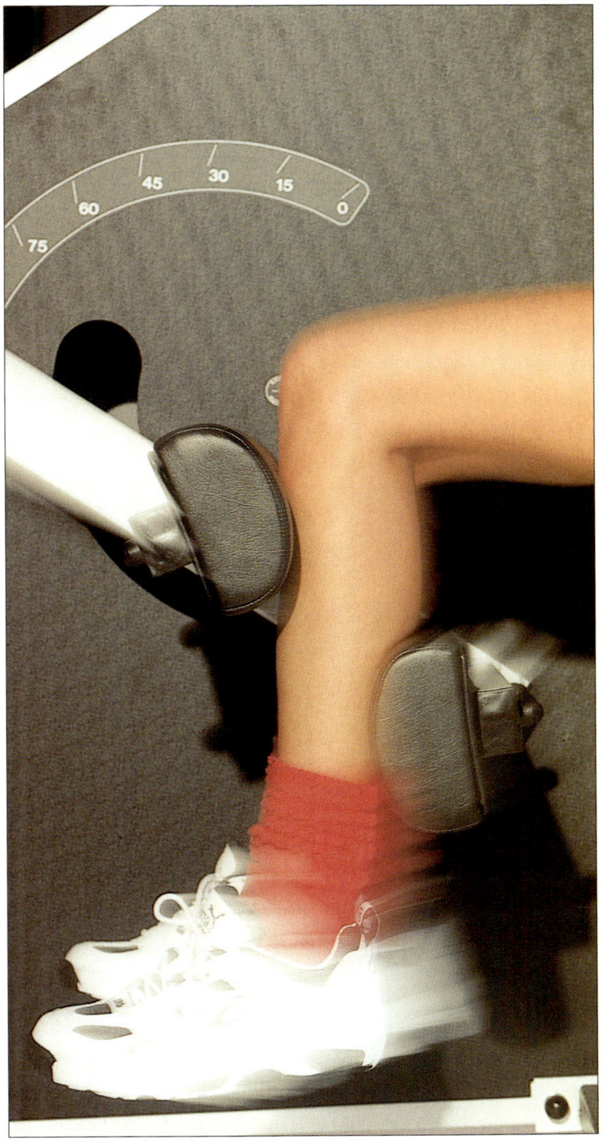

Allgemeine Erläuterungen

Goldene Regeln

Vor Benutzung eines Trainingsgeräts oder einer Hantel sollten Sie verschiedene Sicherheitsüberprüfungen vornehmen:

- Liegt bei der freien Hantel das gewünschte Gewicht auf beziehungsweise ist der Gewichtsstecker richtig eingesteckt?
- Ist die richtige Stand-, Sitz- beziehungsweise Liegeposition eingestellt?
- Ist die volle Bewegungsfreiheit gewährleistet?
- Sind bei der freien Hantel die Hantelscheiben auf beiden Seiten gleich verteilt?
- Sind die Hantelscheiben mit einem Verschluß gesichert?
- Sind an einem Trainingsgerät technische Mängel offensichtlich, zum Beispiel ein aufgerauhtes Band beziehungsweise aufgefasertes Seil oder Kabel zur Kraftübertragung?

Achten Sie ebenso auf die richtige Atmung im Krafttraining: Atmen Sie beim Anheben der Last aus (wenn sich der trainierte Muskel zusammenzieht). Atmen Sie beim Absenken wieder ein (wenn der trainierte Muskel wieder lang wird).

Die wichtigste Anleitung im Training mit Gewichten lautet: Bewegen Sie ein Gewicht immer kontrolliert, das heißt, ohne ruckartigen Einsatz oder Schwung. Es sollte Ihnen an jedem Punkt der Bewegung möglich sein, das Gewicht auf ein Signal hin ohne Verzögerung abzustoppen. Diese Grundregel gewährleistet nicht nur einen möglichst vollständigen Einsatz der Muskulatur, sondern schützt auch bestmöglich vor Überlastung und Verletzungen.

Bei der Auswahl der für das Muskeltraining geeigneten Übungen und bei der Beschreibung der Übungsausführungen wurde größter Wert auf eine bestmögliche Schonung der beteiligten Gelenke gelegt. Einige Übungen wären zwar ohne weiteres über einen größeren als den beschriebenen Bewegungsspielraum durchführbar, dabei würde aber immer eines der beteiligten Gelenke stärker als nötig belastet. Die Schonung der Gelenke und des *passiven Bewegungsapparats* hat im gesundheitsorientierten Fitnesstraining immer Vorrang vor dem Trainingseffekt für die beteiligte Muskulatur. Erst wenn für den passiven Apparat die geringste Belastung garantiert ist, kann die Übung so ausgerichtet werden, daß der Muskel bestmöglich von der Übung profitiert.

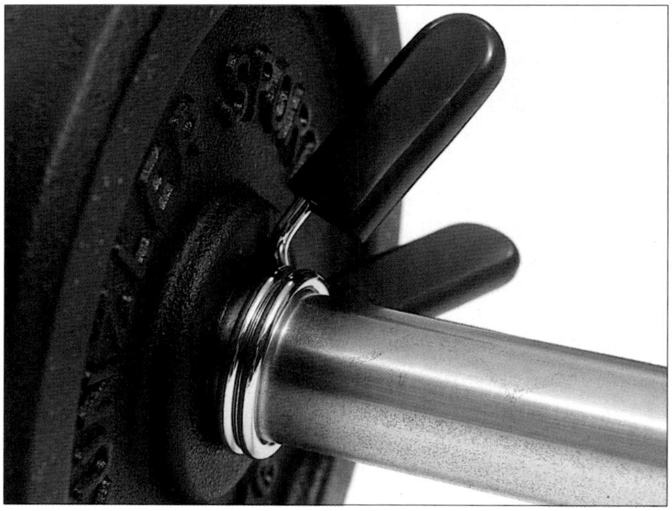

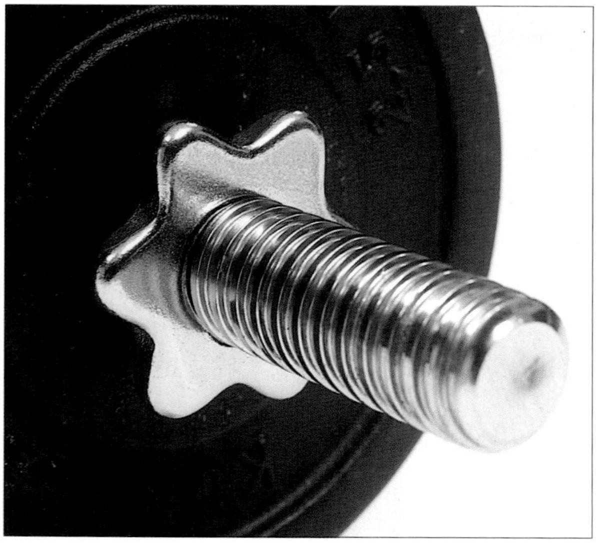

Gerätekunde

Es gibt verschiedene Wege, den Widerstand für das Krafttraining zu erzeugen. Im folgenden sind die gebräuchlichsten wiedergegeben:

- Geräte mit Steckgewichten
- Geräte mit Luftdruck
- Geräte mit Öldruck
- freie Gewichte (Kurz- und Langhanteln)
- elastische Zugbänder aus verschiedenen Materialien (zum Beispiel Expander aus Stahlfedern oder Gummilitzen, *Tubes*, *Rubberbands*)
- Teile des Körpergewichts oder das gesamte Körpergewicht

Auch wenn der Wirkmechanismus in der Muskulatur zur Bewältigung eines Widerstandes immer der gleiche bleibt, ändert sich durch die verschiedenen Geräte doch der Verlauf der Kraft- oder

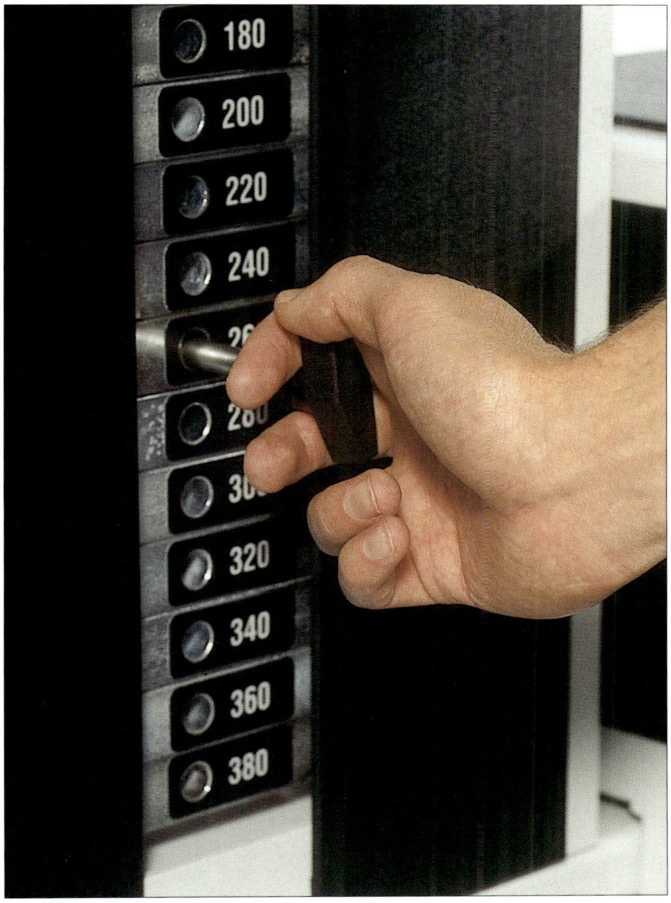

Auslastungskurve. Während zum Beispiel Übungen mit dem Körpergewicht, Teilen davon oder freien Gewichten den Hebelgesetzen unter den normalen Schwerkraftbedingungen entsprechen, verändern sich die Kräfte, die auf den Muskel wirken, durch Einsatz elastischer Zugbänder oder moderner Krafttrainingsmaschinen zum Teil erheblich.

Tubes oder Rubberbands, die zur Intensivierung des Übungseffekts eingesetzt werden, gibt es in verschiedenen Stärkegraden. Diese sind zur besseren Unterscheidung farbig gekennzeichnet und ermöglichen ohne aufwendiges Auf- und Abladen von Hantelscheiben einen schnellen Wechsel des Belastungsgrades. Außerdem haben diese Zugbänder ein geringes Eigengewicht und sind leicht transportabel, um zum Beispiel ein Training im Urlaub oder auf Dienstreisen regelmäßig fortzusetzen. Der Verlauf einer Bewegung wird unter Einsatz eines Zugbands allerdings deutlich unterschiedlich beeinflußt als bei Verwendung einer Hantel. Während der Widerstand einer Hantel die Bewegung noch relativ gleichmäßig erschwert, baut sich der Widerstand durch Benutzen eines Zugbands vom Anfang zum Ende des Bewegungsablaufs hin auf. Hier ist der höchste Punkt der Bewegung entsprechend der schwerste, während bei einer Hantel dieser Bewegungsabschnitt durch die bei vielen Übungen geringer wirksame Schwerkraft leichter sein kann als zum Beispiel der Mittelpunkt der Bewegung. Moderne Trainingsgeräte übertragen das ausgewählte Gewicht durch einen sogenannten Excenter auf die Muskulatur des Trainierenden. Durch seine spezielle Bauweise hält der Excenter die im Muskel erzeugte Spannung relativ konstant.

Die voneinander abweichende Trainingswirkung der unterschiedlichen Geräte macht es sinnvoll, verschiedene Gerätearten im Training miteinander zu kombinieren und zu variieren. Hierdurch kann die Muskulatur in den verschiedenen Zielbereichen optimal trainiert werden, das heißt, sowohl die vom Muskel zu erzeugende Kraft wird gleichmäßiger über den gesamten Bewegungsablauf hinweg entwickelt, als auch den Trainingszielen Kraftausdauer, Hypertrophie und Kraft wird optimal Rechnung getragen.

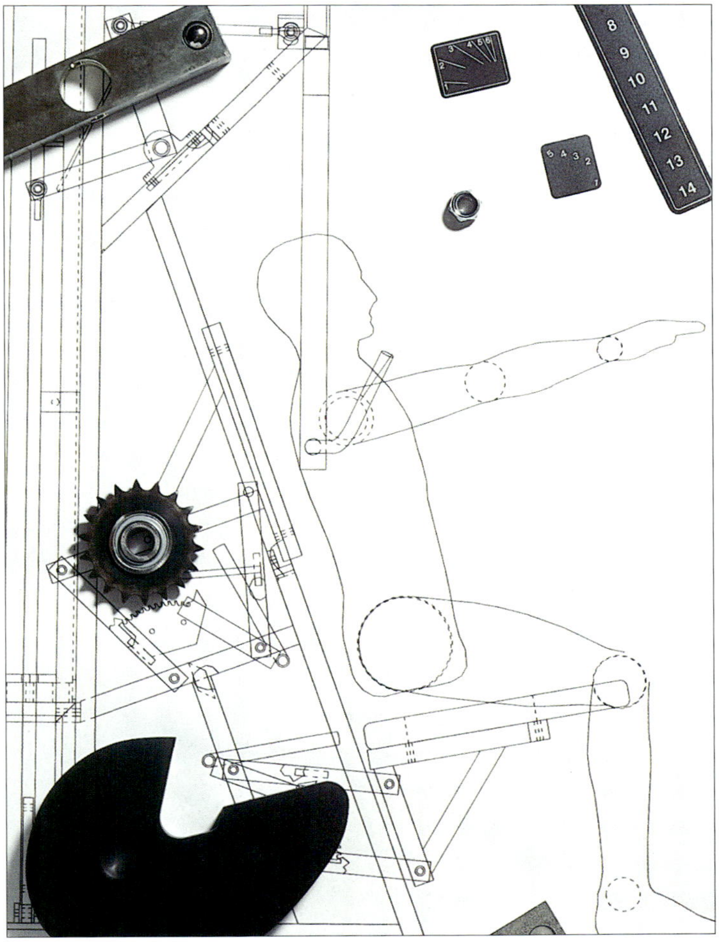

Sortierung des Übungskatalogs

Schulter- und Schultergürtelmuskulatur, Ellbogengelenkmuskulatur
K1 Seitheben, eingelenkig
K2 Frontheben, eingelenkig
K3 Seitheben vorgebeugt, eingelenkig
K4 Nackendrücken mit Kurzhanteln, mehrgelenkig
K5 Nackendrücken, mehrgelenkig
K6 Rudern aufrecht, mehrgelenkig
K7 Schulterheben, eingelenkig,
K8 Latzug in den Nacken, mehrgelenkig
K9 Latzug vor den Körper, mehrgelenkig
K10 Rudern horizontal, mehrgelenkig
K11 Rudern mit Kurzhanteln, mehrgelenkig
K12 Bankdrücken, mehrgelenkig
K13 Schrägbankdrücken, mehrgelenkig
K14 Brustpresse, mehrgelenkig
K15 Pullover, eingelenkig
K16 Butterfly, eingelenkig
K17 Flyings, eingelenkig

Wirbelsäulenumspannende Muskulatur
K35 Bauchpressen, mehrgelenkig
K36 Bauchpressen schräg, mehrgelenkig
K37 Bauchmaschine, mehrgelenkig
K38 Taillenwender, mehrgelenkig
K39 Beckenheben, mehrgelenkig
K40 Rückenstreckermaschine, mehrgelenkig
K41 Römische Liege, mehrgelenkig
K42 Rumpfstrecken nach hinten, mehrgelenkig

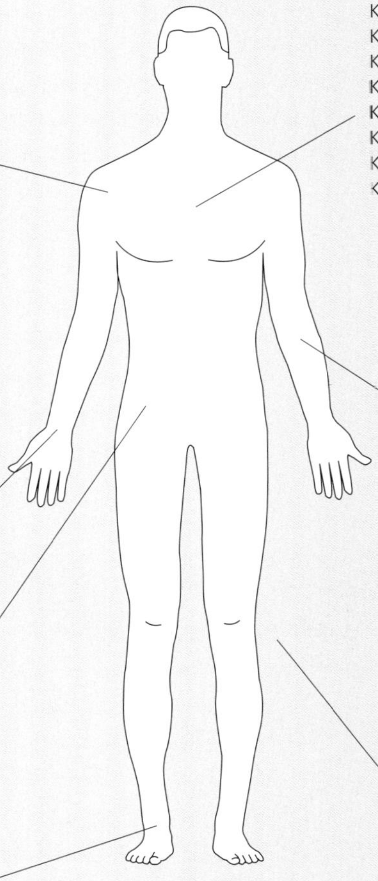

Ellbogengelenkmuskulatur
K18 Langhantelcurl, eingelenkig
K19 *Kurhantelcurl,* sitzend, eingelenkig
K20 Kurzhantelcurl, stehend, eingelenkig
K21 Scottcurl, eingelenkig
K22 Konzentrationscurl, eingelenkig
K23 Bizepsmaschine, eingelenkig
K24 Armstrecken am Seilzug, eingelenkig
K25 Kurzhantelstrecken über Kopf, eingelenkig
K26 Kickback, eingelenkig
K27 Bankdrücken eng, eingelenkig
K28 Dipmaschine, eingelenkig
K29 Stirnpressen, eingelenkig
K30 Stirnpressen mit Kurzhantel, eingelenkig

Handgelenkmuskulatur
K31 Unterarmbeugen mit Langhantel, eingelenkig
K32 Unterarmbeugen mit Kurzhantel, eingelenkig
K33 Unterarmstrecken mit Langhantel, eingelenkig
K34 Unterarmstrecken mit Kurzhantel, eingelenkig

Hüftgelenkmuskulatur
K49 Adduktion, sitzend, eingelenkig
K50 Abduktion, sitzend, eingelenkig
K51 Adduktion, stehend, eingelenkig
K52 Abduktion, stehend, eingelenkig
K53 Hüftpendel, Gesäß, eingelenkig

Hüft-, Knie-, und Sprunggelenkmuskulatur
K43 Kniebeuge, mehrgelenkig
K44 Frontalkniebeuge, mehrgelenkig
K45 Beinpressen, mehrgelenkig
K46 Beinstrecken, eingelenkig
K47 Beinbeugen, liegend, eingelenkig
K48 Beinbeugen, sitzend, eingelenkig

Sprunggelenkmuskulatur
K54 Wadenheben, eingelenkig

Die Übersicht auf dieser Doppelseite soll den Umgang mit dem Übungskatalog Kraft erleichtern, speziell wenn Sie nach einiger Trainingserfahrung Ihre Programme selbst, Ihren Bedürfnissen entsprechend, zusammenstellen möchten. Dabei ist die Zuordnung zu den jeweiligen Gelenkbereichen nach primär dynamisch beteiligter Muskulatur zu verstehen. Der Hinweis eingelenkig/mehrgelenkig zeigt an, ob die gesamte Bewegung in einem oder in mehreren Gelenken gleichzeitig stattfindet. Dennoch können an den als eingelenkig gekennzeichneten Übungen auch Muskeln direkt und verkürzend beteiligt sein, die mehr als ein Gelenk umspannen. So ist zum Beispiel die Übung K18 als eingelenkige Übung aufgeführt, einer der hauptsächlich an der Bewegung beteiligten Muskeln, der zweiköpfige Armbeuger (m. biceps brachii), umspannt aber sowohl das Schulter- als auch das Ellbogengelenk. Die Bewegung bei dieser Übung findet jedoch nur im Ellbogengelenk statt. Der Hinweis »eingelenkig« stellt also eine Hilfe zur Kontrolle der korrekten Übungsausführung dar, denn hier soll die Bewegung von außen nur in einem Gelenk beziehungsweise in einer Gelenkachse zu beobachten sein. Außerdem muß bei diesen eingelenkigen Übungen, sofern sie an Trainingsmaschinen mit einem festen Drehpunkt durchgeführt werden, darauf geachtet werden, daß der Drehpunkt beziehungsweise die Drehachse des Körpers mit der des Trainingsgeräts in einer Linie verläuft. Hierdurch wird eine unnötige Belastung der beteiligten Gelenke vermieden.

Übungskatalog: Allgemeiner Aufbau

Die im folgenden Übungskatalog beschriebenen Kraftübungen sind nach Muskelgruppen- und Gelenkzugehörigkeit zusammengestellt. Dabei wurde im Körper von oben nach unten sortiert, also von der Schulter- und Nackenregion bis zur Sprunggelenkmuskulatur. Gerade die mehrgelenkigen Übungen erschweren hier allerdings eine eindeutige Zuordnung und Reihenfolge. Bei der Kniebeuge (K43) zum Beispiel befinden sich drei Gelenkachsen – Hüft-, Knie- und Sprunggelenke – dynamisch in Aktion. Zusätzlich wird nahezu die gesamte Rumpf- und Rückenmuskulatur statisch zur Stabilisierung eingesetzt. Bei solchen Übungen wurde für die Reihenfolge stets die schwerpunktmäßig dynamisch eingesetzte Muskulatur berücksichtigt.

Die Sortierung, die auf der vorangegangenen Seite im Bausteinsystem dargestellt ist, erleichtert Ihnen später das selbständige Zusammenstellen eines ausgewogenen Trainingsplans. Jede Übung wird im folgenden Grundmuster beschrieben:

Variante:
Hier finden sich Abwandlungen der Grundübung, mit denen Sie das Training abwechslungsreicher gestalten können. Einige der hier vorgestellten Variationen sind eher für Fortgeschrittene geeignet und auch so gekennzeichnet. Meist wird der Muskel in der Variante in einem etwas anderen Winkel oder mit einer anderen Kraftkurve belastet.

Tip:
Die Tips sind sowohl für Einsteiger als auch für bereits fortgeschrittene Trainierende häufig eine große praktische Hilfe. Manchmal sind es eben Kleinigkeiten, die den Nutzen oder die Qualität einer Übung noch einmal deutlich steigern können.

Muskelmensch in Front- und Rückansicht:
Die rot eingefärbten Muskelbereiche geben einen schnellen Überblick über die zu trainierenden Muskelpartien.

K-Nr. und Bezeichnung der Übung:
Die Numerierung ermöglicht ein schnelles und platzsparendes Erfassen der verschiedenen Übungen im Trainingsplan.

Hauptsächlich beteiligte Muskulatur:
Mit Hilfe der hier gemachten Angaben kann der interessierte Leser sich in Verbindung mit dem Kapitel *Anatomie* die funktionellen Zusammenhänge der Übung verdeutlichen. Außerdem kann die Ausgewogenheit des Programms besser nachvollzogen und beurteilt werden, so daß die Übungen, die dem Training der zur Abschwächung neigenden, phasischen Muskulatur dienen, ausgewählt werden können.

Ausgangsposition:
Hier wird die Grundhaltung mit eventuellen Besonderheiten für die jeweilige Übung beschrieben. Besonders betont werden Hinweise, die eine Fehlbelastung des Körpers verhindern helfen.

Übungsausführung:
Die Übungsausführung beschreibt detailliert den Ablauf der positiven und negativen Bewegungsphase. Auch hier stehen Hinweise im Vordergrund, die zu einer sicheren und schonenden Bewegung verhelfen. Außerdem wird die Effektivität für den Zielmuskel beziehungsweise die Zielmuskeln besonders berücksichtigt.

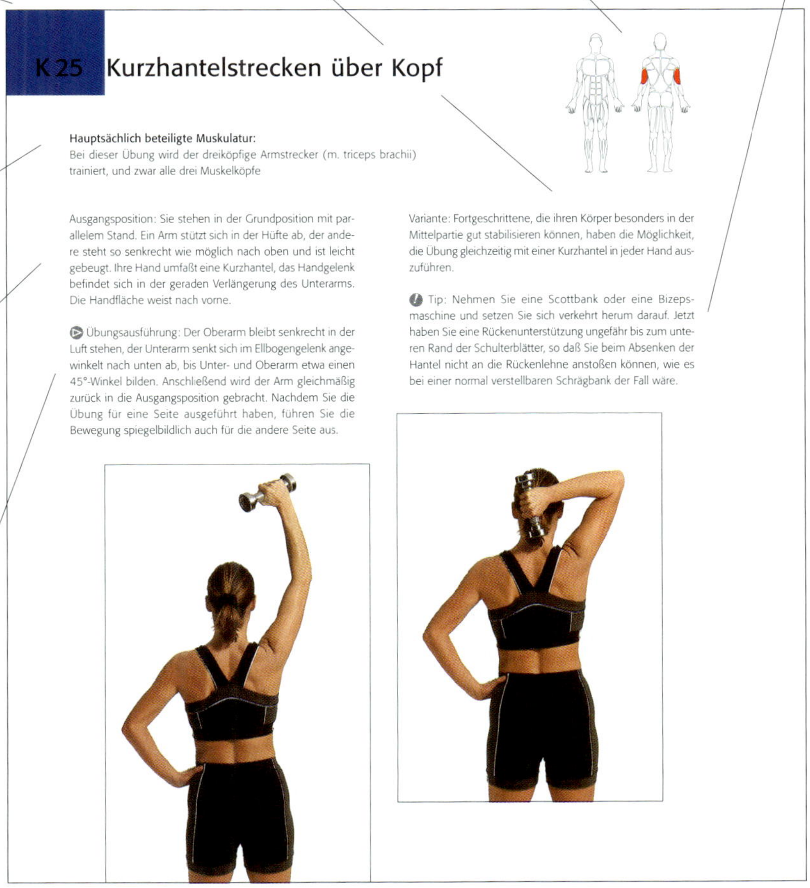

K 25 Kurzhantelstrecken über Kopf

Hauptsächlich beteiligte Muskulatur:
Bei dieser Übung wird der dreiköpfige Armstrecker (m. triceps brachii) trainiert, und zwar alle drei Muskelköpfe

Ausgangsposition: Sie stehen in der Grundposition mit parallelem Stand. Ein Arm stützt sich in der Hüfte ab, der andere steht so senkrecht wie möglich nach oben und ist leicht gebeugt. Ihre Hand umfaßt eine Kurzhantel, das Handgelenk befindet sich in der geraden Verlängerung des Unterarms. Die Handfläche weist nach vorne.

Übungsausführung: Der Oberarm bleibt senkrecht in der Luft stehen, der Unterarm senkt sich im Ellbogengelenk angewinkelt nach unten ab, bis Unter- und Oberarm etwa einen 45°-Winkel bilden. Anschließend wird der Arm gleichmäßig zurück in die Ausgangsposition gebracht. Nachdem Sie die Übung für eine Seite ausgeführt haben, führen Sie die Bewegung spiegelbildlich auch für die andere Seite aus.

Variante: Fortgeschrittene, die ihren Körper besonders in der Mittelpartie gut stabilisieren können, haben die Möglichkeit, die Übung gleichzeitig mit einer Kurzhantel in jeder Hand auszuführen.

Tip: Nehmen Sie eine Scottbank oder eine Bizepsmaschine und setzen Sie sich verkehrt herum darauf. Jetzt haben Sie eine Rückenunterstützung ungefähr bis zum unteren Rand der Schulterblätter, so daß Sie beim Absenken der Hantel nicht an die Rückenlehne anstoßen können, wie es bei einer normal verstellbaren Schrägbank der Fall wäre.

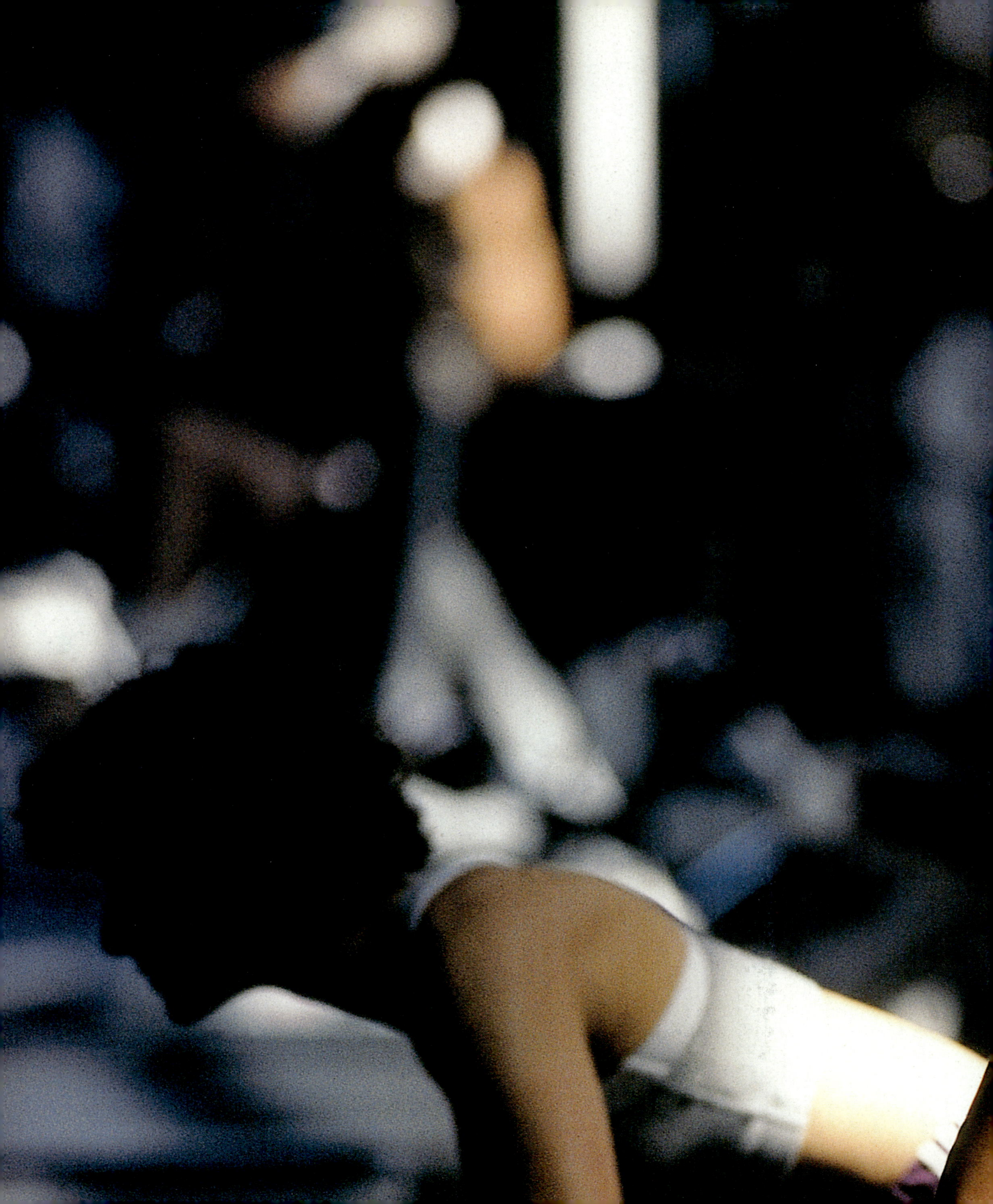

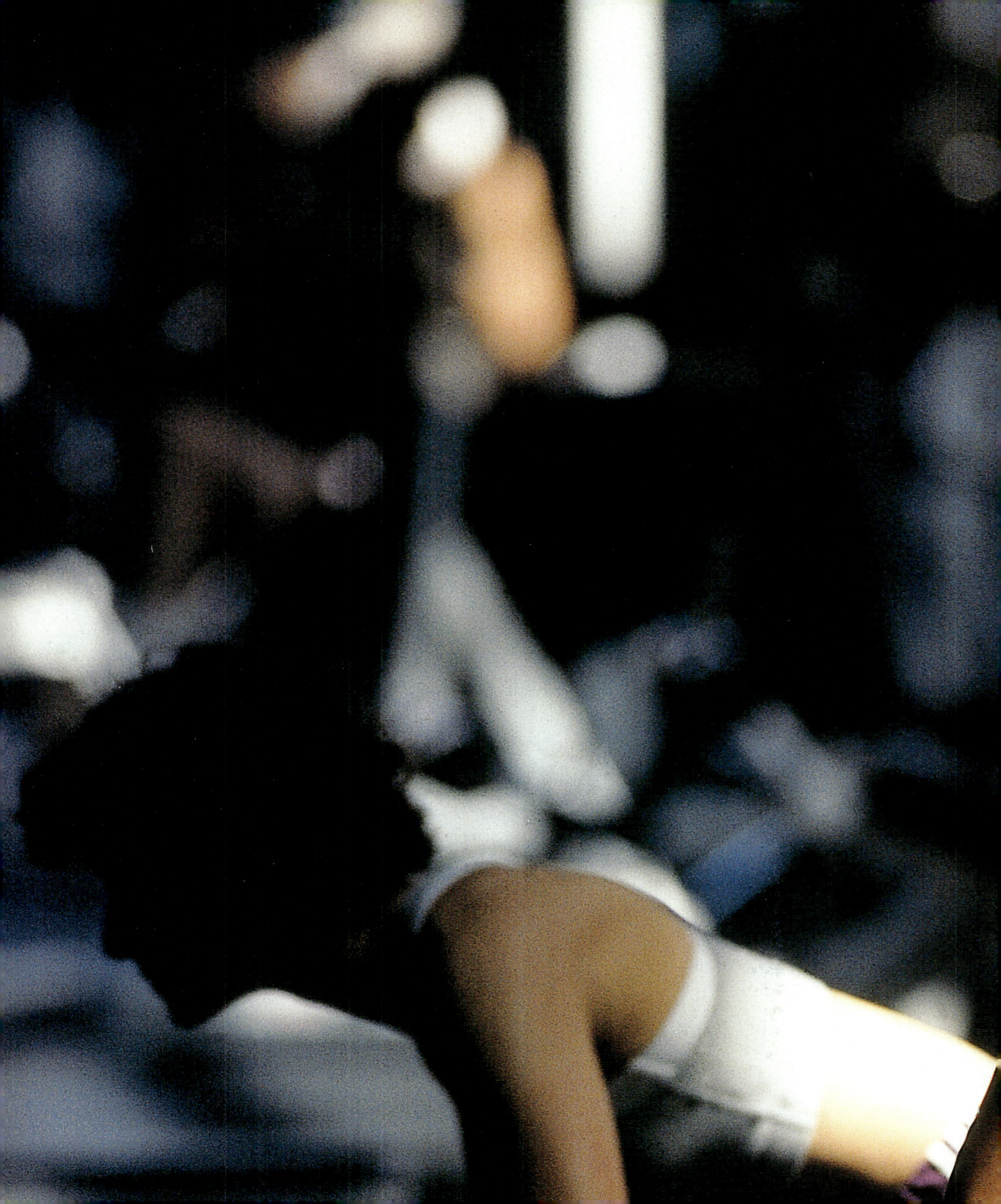

Übungskatalog: Allgemeiner Aufbau

Die im folgenden Übungskatalog beschriebenen Kraftübungen sind nach Muskelgruppen- und Gelenkzugehörigkeit zusammengestellt. Dabei wurde im Körper von oben nach unten sortiert, also von der Schulter- und Nackenregion bis zur Sprunggelenkmuskulatur. Gerade die mehrgelenkigen Übungen erschweren hier allerdings eine eindeutige Zuordnung und Reihenfolge. Bei der Kniebeuge (K43) zum Beispiel befinden sich drei Gelenkachsen – Hüft-, Knie- und Sprunggelenke – dynamisch in Aktion. Zusätzlich wird nahezu die gesamte Rumpf- und Rückenmuskulatur statisch zur Stabilisierung eingesetzt. Bei solchen Übungen wurde für die Reihenfolge stets die schwerpunktmäßig dynamisch eingesetzte Muskulatur berücksichtigt.

Die Sortierung, die auf der vorangegangenen Seite im Bausteinsystem dargestellt ist, erleichtert Ihnen später das selbständige Zusammenstellen eines ausgewogenen Trainingsplans. Jede Übung wird im folgenden Grundmuster beschrieben:

Variante:
Hier finden sich Abwandlungen der Grundübung, mit denen Sie das Training abwechslungsreicher gestalten können. Einige der hier vorgestellten Variationen sind eher für Fortgeschrittene geeignet und auch so gekennzeichnet. Meist wird der Muskel in der Variante in einem etwas anderen Winkel oder mit einer anderen Kraftkurve belastet.

Tip:
Die Tips sind sowohl für Einsteiger als auch für bereits fortgeschrittene Trainierende häufig eine große praktische Hilfe. Manchmal sind es eben Kleinigkeiten, die den Nutzen oder die Qualität einer Übung noch einmal deutlich steigern können.

Muskelmensch in Front- und Rückansicht:
Die rot eingefärbten Muskelbereiche geben einen schnellen Überblick über die zu trainierenden Muskelpartien.

K-Nr. und Bezeichnung der Übung:
Die Numerierung ermöglicht ein schnelles und platzsparendes Erfassen der verschiedenen Übungen im Trainingsplan.

Hauptsächlich beteiligte Muskulatur:
Mit Hilfe der hier gemachten Angaben kann der interessierte Leser sich in Verbindung mit dem Kapitel *Anatomie* die funktionellen Zusammenhänge der Übung verdeutlichen. Außerdem kann die Ausgewogenheit des Programms besser nachvollzogen und beurteilt werden, so daß die Übungen, die dem Training der zur Abschwächung neigenden, phasischen Muskulatur dienen, ausgewählt werden können.

Ausgangsposition:
Hier wird die Grundhaltung mit eventuellen Besonderheiten für die jeweilige Übung beschrieben. Besonders betont werden Hinweise, die eine Fehlbelastung des Körpers verhindern helfen.

Übungsausführung:
Die Übungsausführung beschreibt detailliert den Ablauf der positiven und negativen Bewegungsphase. Auch hier stehen Hinweise im Vordergrund, die zu einer sicheren und schonenden Bewegung verhelfen. Außerdem wird die Effektivität für den Zielmuskel beziehungsweise die Zielmuskeln besonders berücksichtigt.

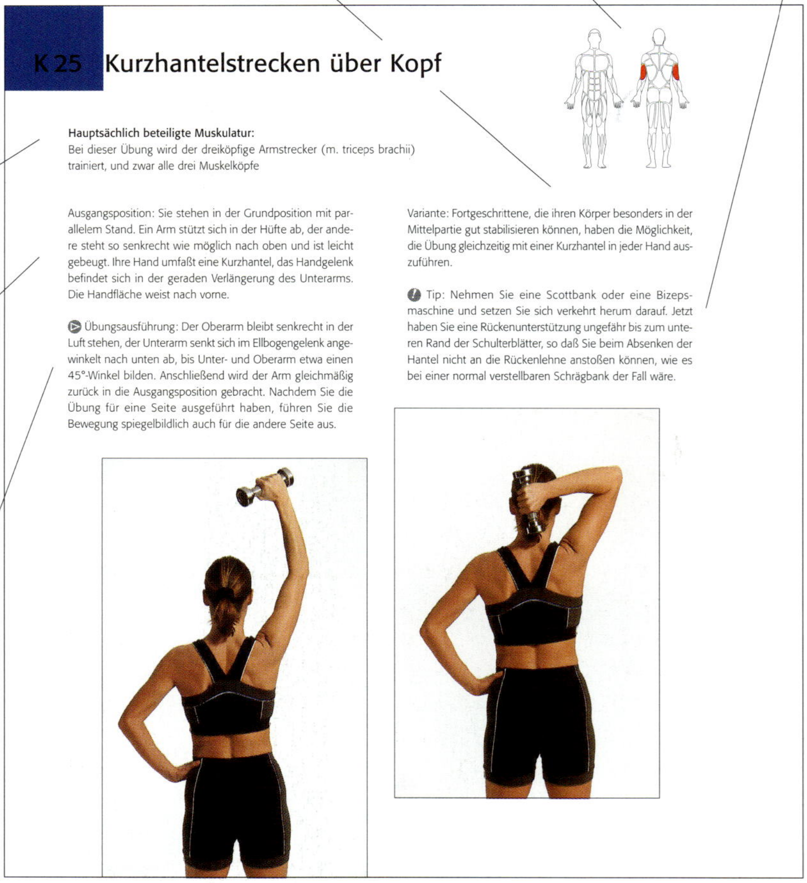

K 25 Kurzhantelstrecken über Kopf

Hauptsächlich beteiligte Muskulatur:
Bei dieser Übung wird der dreiköpfige Armstrecker (m. triceps brachii) trainiert, und zwar alle drei Muskelköpfe

Ausgangsposition: Sie stehen in der Grundposition mit parallelem Stand. Ein Arm stützt sich in der Hüfte ab, der andere steht so senkrecht wie möglich nach oben und ist leicht gebeugt. Ihre Hand umfaßt eine Kurzhantel, das Handgelenk befindet sich in der geraden Verlängerung des Unterarms. Die Handfläche weist nach vorne.

Übungsausführung: Der Oberarm bleibt senkrecht in der Luft stehen, der Unterarm senkt sich im Ellbogengelenk angewinkelt nach unten ab, bis Unter- und Oberarm etwa einen 45°-Winkel bilden. Anschließend wird der Arm gleichmäßig zurück in die Ausgangsposition gebracht. Nachdem Sie die Übung für eine Seite ausgeführt haben, führen Sie die Bewegung spiegelbildlich auch für die andere Seite aus.

Variante: Fortgeschrittene, die ihren Körper besonders in der Mittelpartie gut stabilisieren können, haben die Möglichkeit, die Übung gleichzeitig mit einer Kurzhantel in jeder Hand auszuführen.

Tip: Nehmen Sie eine Scottbank oder eine Bizepsmaschine und setzen Sie sich verkehrt herum darauf. Jetzt haben Sie eine Rückenunterstützung ungefähr bis zum unteren Rand der Schulterblätter, so daß Sie beim Absenken der Hantel nicht an die Rückenlehne anstoßen können, wie es bei einer normal verstellbaren Schrägbank der Fall wäre.

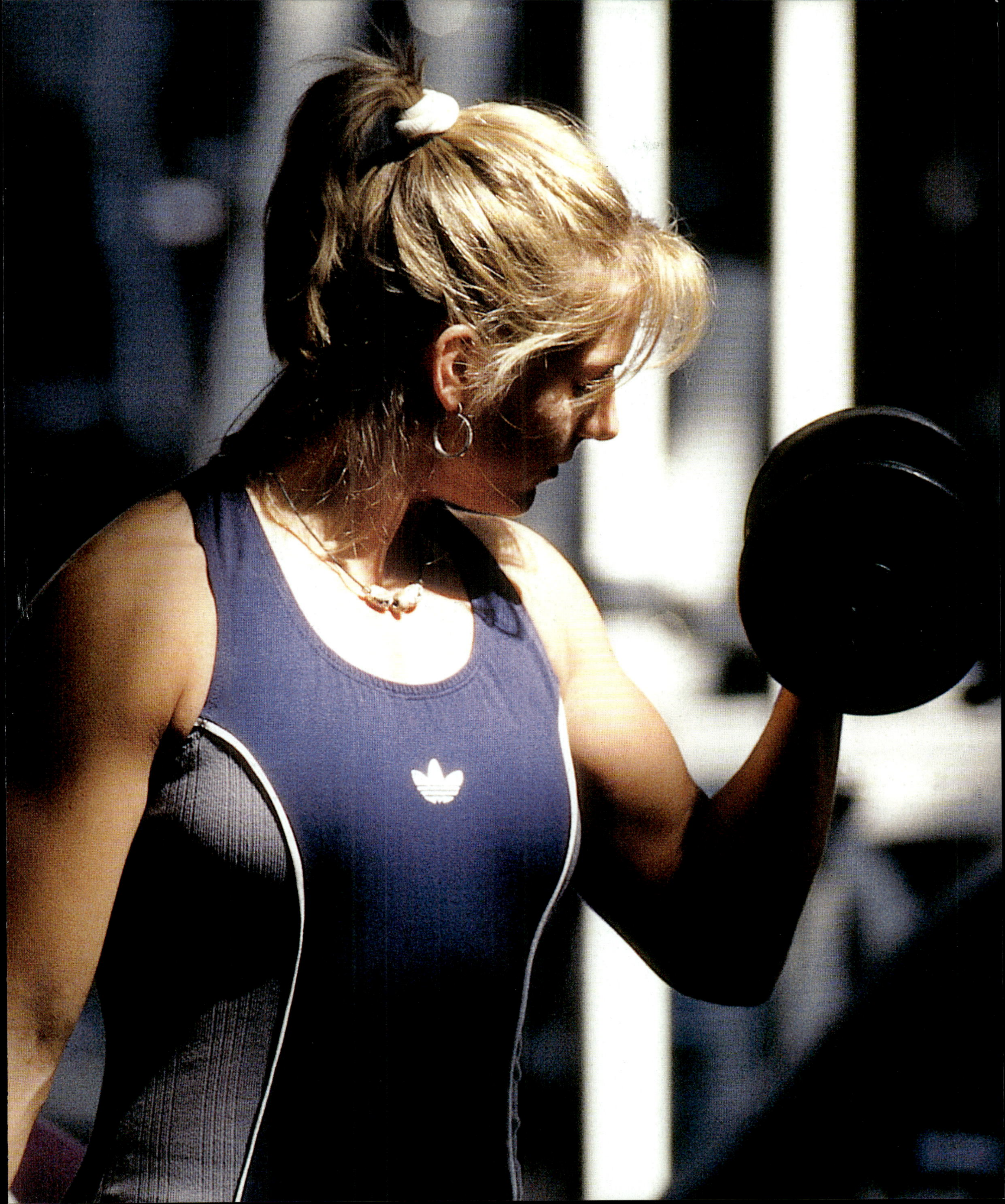

K 1 Seitheben

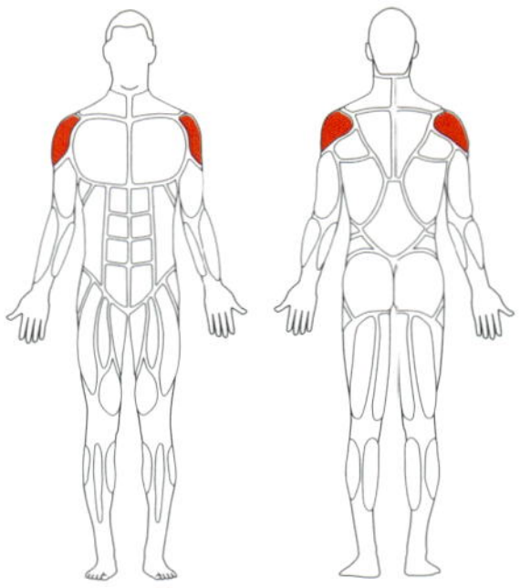

Hauptsächlich beteiligte Muskulatur:
Beim Seitheben mit Kurzhanteln wird primär der Deltamuskel (m. deltoideus), vor allem sein seitlicher Muskelkopf, trainiert.

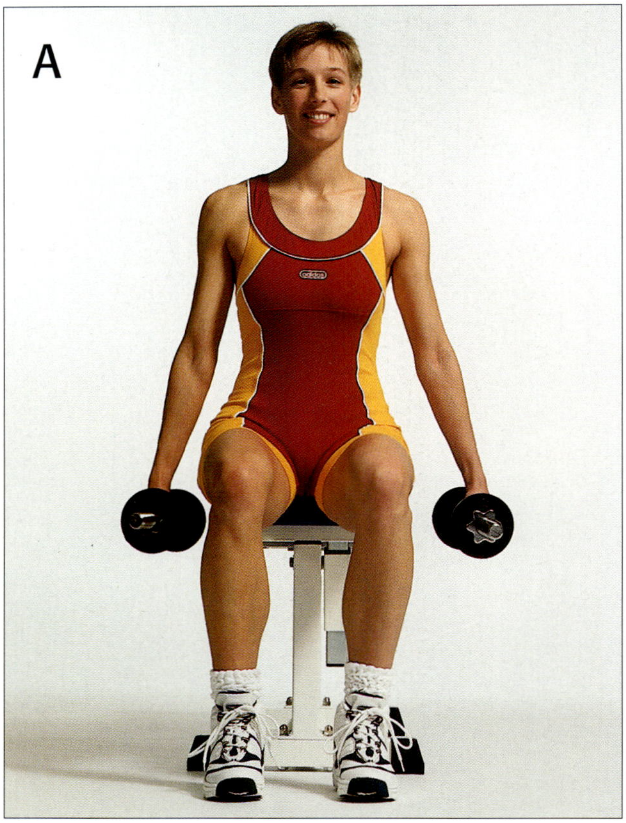

Ausgangsposition: Nehmen Sie im Sitzen die Grundhaltung ein. Die Arme sind leicht gebeugt. Die Hände umschließen jeweils den Griff der Kurzhantel und die Handflächen weisen nach innen. Der Abstand zwischen den Händen und den Oberschenkeln beträgt in der Ausgangsposition ca. 10 cm. Trainieren Sie an eine Rückenlehne gestützt, wird das Mitschwingen des Oberkörpers automatisch vermieden. So wird die Bewegung sehr isoliert vom Zielmuskel ausgeführt, wodurch häufig ein etwas geringeres Gewicht nötig ist.

▶ Übungsausführung: Ziehen Sie die Arme gleichzeitig und gleichmäßig in einem halbkreisförmigen Bogen bis auf Schulterhöhe nach oben. Die Arme bewegen sich in einer Ebene mit dem übrigen Körper genau seitlich nach oben. Achten Sie darauf, daß die Handgelenke fest bleiben, also in Verlängerung der Unterarme gehalten werden. Behalten Sie die Arme vom Anfangspunkt bis zum Endpunkt der Bewegung leicht gebeugt und ziehen Sie die Ellbogen auf eine Höhe mit den Handgelenken. Wenn Sie die Arme über Schulterniveau anheben,

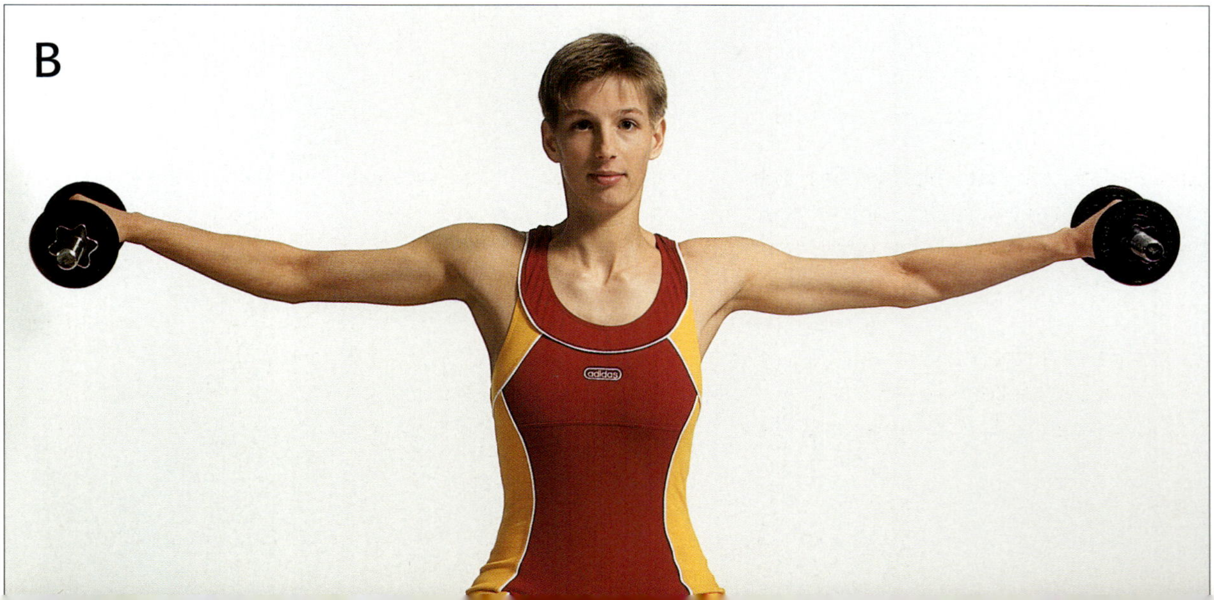

VARIANTE

A

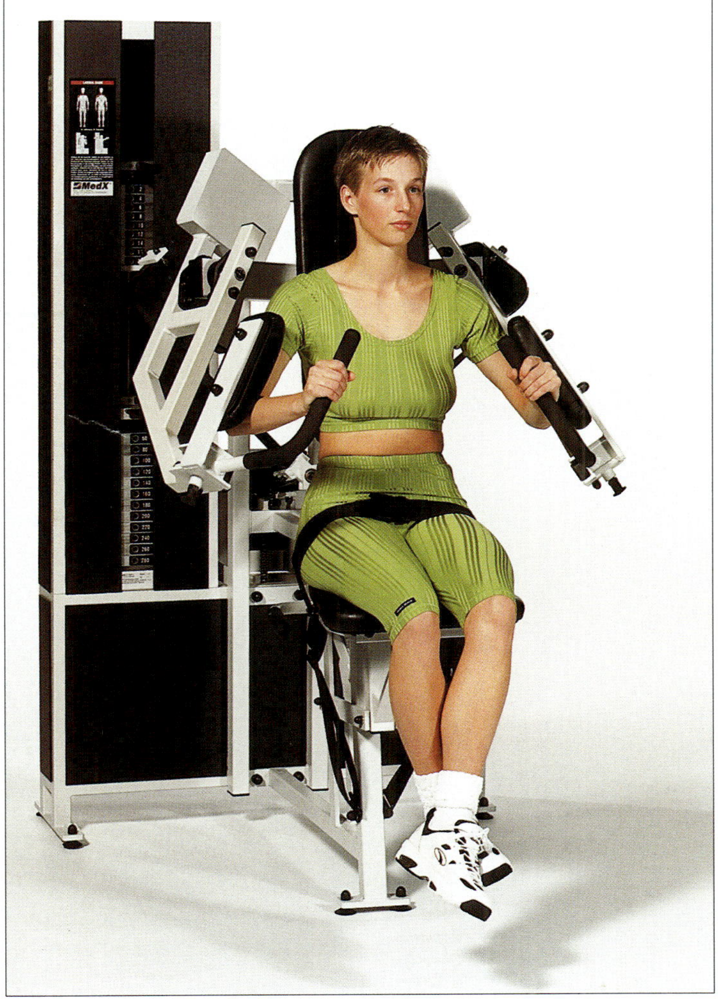

B

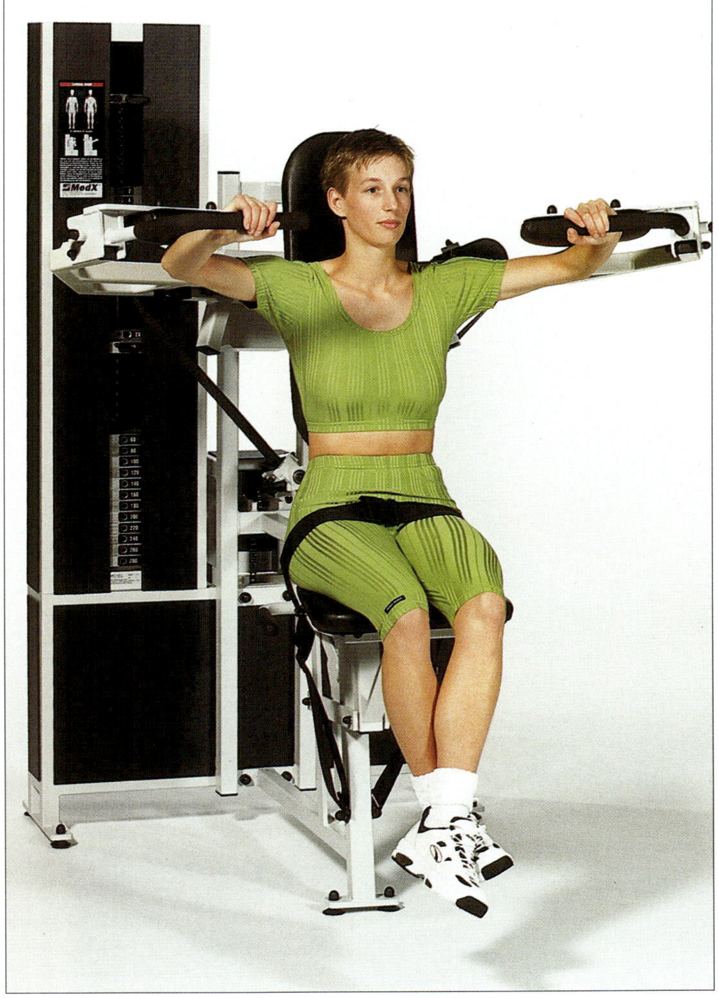

wird die Belastung zu einem Großteil vom oberen Anteil des Kapuzenmuskels (m. trapezius) übernommen und dadurch die beabsichtigte Übungswirkung verfälscht; strecken Sie die Arme durch, werden die Ellbogengelenke überlastet.

Variante: Das Seitheben kann auch an einer Maschine ausgeführt werden. Stellen Sie die Sitzhöhe so ein, daß sich die Drehpunkte Ihrer Schultergelenke auf einer Höhe mit den Drehgelenken der Maschine befinden. Übertragen sie die Kraft nicht über die Hände auf die Hebelarme des Geräts, sondern über die Polsterauflage an den Ellbogen.

! Tip: Für das optimale Bewegungsgefühl stellen Sie sich vor, Sie leeren in einem großen Bogen eine Kaffeekanne aus. Dadurch dreht sich der Oberarm im Schultergelenk nach vorn, und der seitliche Schultermuskel wird besonders betont.

K 2

Frontheben mit Kurzhanteln

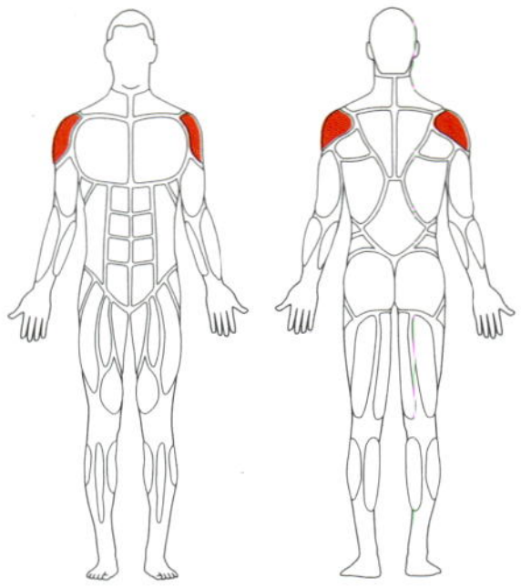

Hauptsächlich beteiligte Muskulatur:
Beim Frontheben wird in erster Linie der Deltamuskel (m. deltoideus), speziell sein vorderer Muskelkopf, trainiert.

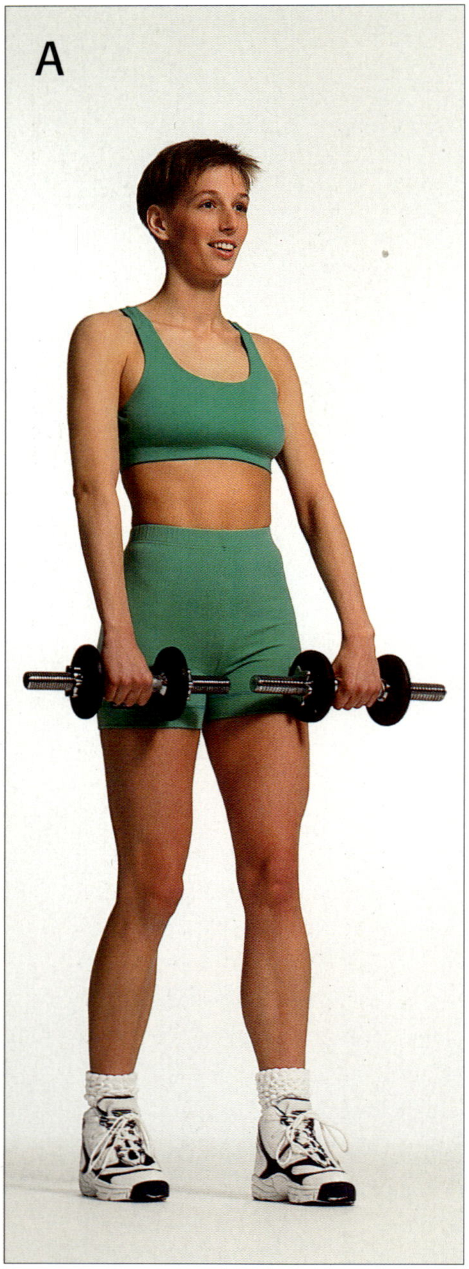

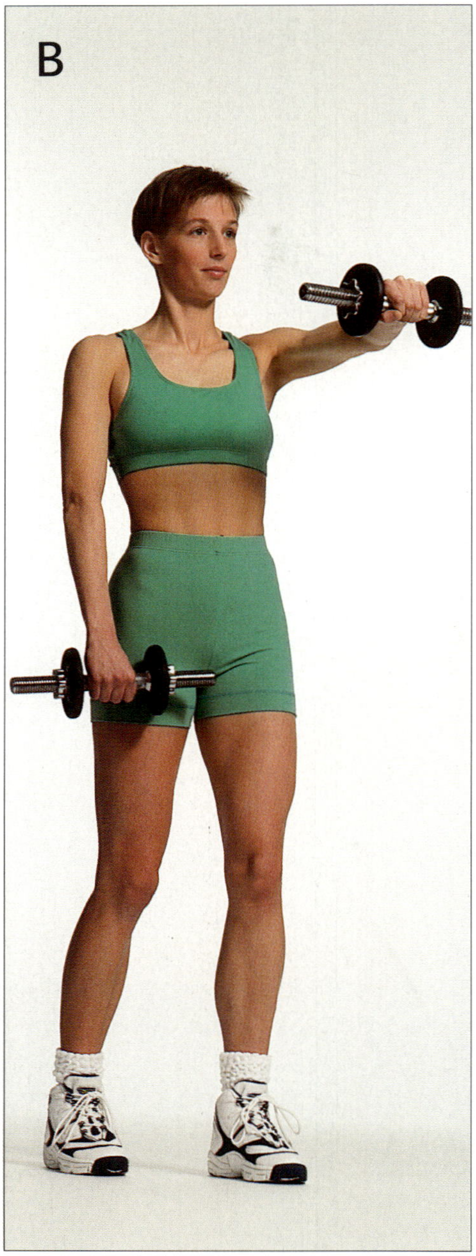

Ausgangsposition: Begeben Sie sich in die Grundposition mit parallelem Stand. Die Arme befinden sich mit den Handrücken nach vorne in einer Linie vor dem Körper. Die Handgelenke sind gerade, und der Kopf bildet die natürliche Verlängerung der Wirbelsäule.

▶ Übungsausführung: Ziehen Sie beide Arme abwechselnd vor dem Körper nach oben. Achten Sie darauf, daß Ihre Arme leicht gebeugt sind. Halten Sie unbedingt die Grundspannung aufrecht. Die Arme werden etwa schulterbreit auseinander gehalten. Während sich die eine Hantel nach oben bewegt, wird die andere abgelassen und umgekehrt. In der Endposition zeigen die Handrücken nach oben.

Variante: Sie können die Hanteln beim Frontheben auch gleichzeitig anheben und absenken. Der Oberkörper ist dabei leicht vorgebeugt. Die Bewegung wird ungefähr auf Augenhöhe gestoppt. Für diese Variante stehen Sie besser in der Grundposition in Schrittstellung.

! Tip: Wenn Sie ein Mitschwingen des Oberkörpers sicher verhindern wollen, lehnen Sie sich mit dem Rücken gegen eine Wand. Die Füße sind dann ungefähr eine Fußlänge vor der Wand positioniert.

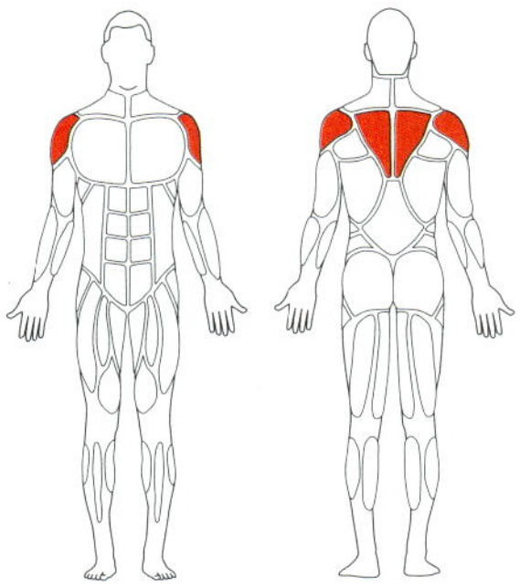

Seitheben vorgebeugt

K 3

Hauptsächlich beteiligte Muskulatur:
Primär werden der hintere Kopf des Deltamuskels (m.deltoideus) sowie der große Rautenmuskel (m. rhomboideus major) und der mittlere Anteil des Kapuzenmuskels (m. trapezius) trainiert.

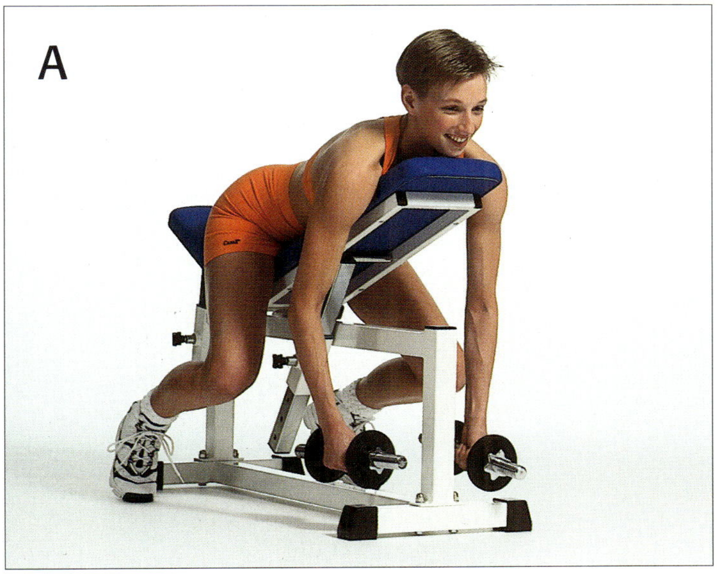

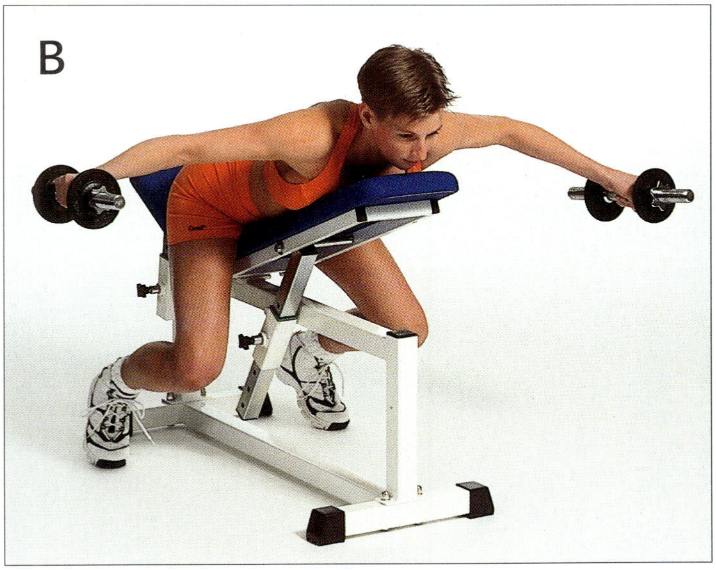

Ausgangsposition: Idealerweise wird diese Übung bäuchlings liegend auf einer Schrägbank mit leicht angehobener Lehne ausgeführt (ca. 30°). Ist die Rückenlehne der Bank länger als Ihr Oberkörper, stützen Sie den Kopf mit der flachen Stirn auf der Bank ab. Andernfalls stabilisieren Sie den Kopf durch die Kraft Ihrer Muskulatur in der natürlichen Verlängerung der Wirbelsäule. Sie halten in beiden Händen je eine Kurzhantel vor dem Körper. Die Hände befinden sich in der Ausgangsposition jeweils ca. 10 cm weiter als Schulterbreite entfernt unter der Schrägbank; die Handrücken zeigen nach außen. Halten Sie in der Ausgangsstellung die Arme im Ellbogengelenk leicht gebeugt.

▶ Übungsausführung: Führen Sie beide Arme gleichzeitig und gleichmäßig in einer kreisrunden Bewegung bis auf Schulterhöhe nach oben. Während der gesamten Ausführung bleiben die Arme in der Schulterachse und behalten ihre leichte Anbeugung bei. Behalten Sie mit Ihrem Oberkörper zu jedem Zeitpunkt der Bewegung Kontakt zur Auflagefläche.

Variante: Steht Ihnen keine Schrägbank zur Verfügung, können Sie die Übung auch im Stehen vorgebeugt ausführen. Dabei sind die Beine deutlich angebeugt und der Oberkörper im gleichen Winkel wie bei der Schrägbankvariante vorgebeugt. Bei dieser Technik ist es sehr wichtig, eine gute Grundspannung im gesamten Körper aufzubauen, da andernfalls der Oberkörper leicht mitschwingen kann.

! Tip: Verwenden Sie für diese Übung zunächst relativ leichte Gewichte. Bei Einsatz schwererer Gewichte kommt es zur Mithilfe von größeren und stärkeren Muskeln, die mit dem vorgebeugten Seitheben gar nicht beübt werden sollen, wie zum Beispiel dem breiten Rückenmuskel (m. latissimus dorsi) oder dem oberen Anteil des Kapuzenmuskels (m. trapezius).

K 4 Nackendrücken mit Kurzhanteln

Hauptsächlich beteiligte Muskulatur:
Neben dem vorderen Kopf des Deltamuskels (m.deltoideus) werden noch der dreiköpfige Armstrecker (m. triceps brachii) und der obere Anteil des Kapuzenmuskels (m. trapezius) beansprucht.

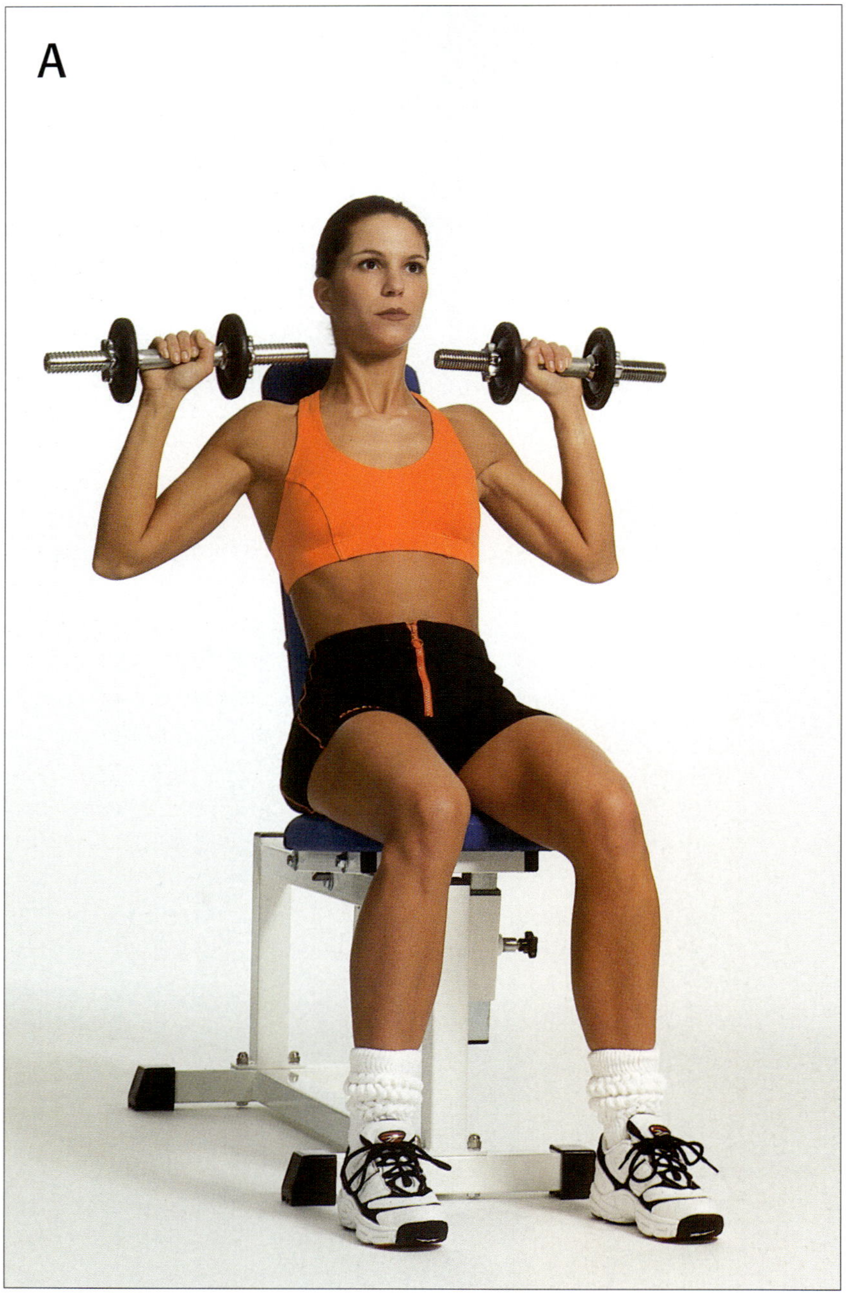

Ausgangsposition: Sie sitzen auf einer Bank mit Rückenlehne in 90°-Stellung. Kopf und Oberkörper liegen fest an der Lehne an, die Beine stehen ungefähr in Schulterbreite auf dem Boden. Reicht die Länge der Rückenlehne zur Stütze des Kopfes nicht aus, halten Sie ihn in der natürlichen Verlängerung der Wirbelsäule. In jeder Hand halten Sie je eine gleich schwere Kurzhantel möglichst auf Ohrhöhe. Die Handflächen weisen nach vorne und die Hände sind jeweils 10–20 cm seitlich von der Schulter entfernt. Arme und Hanteln befinden sich in der Schulter- beziehungsweise Körperachse.

▶ Übungsausführung: Führen Sie die Hanteln durch Strecken der Arme gleichmäßig und parallel nach oben. Die Bewegungskurve der Hanteln beschreibt einen leichten Bogen. In der Endposition befinden sich die Hände in einer Linie senkrecht über der Schulter, und die Arme sind leicht im Ellbogengelenk gebeugt.

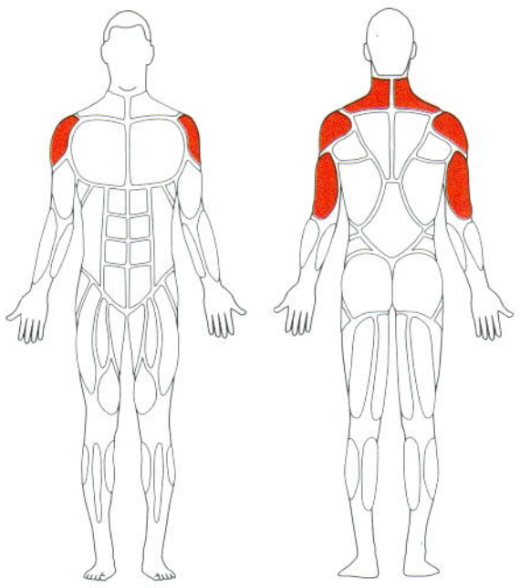

Nackendrücken mit Kurzhanteln

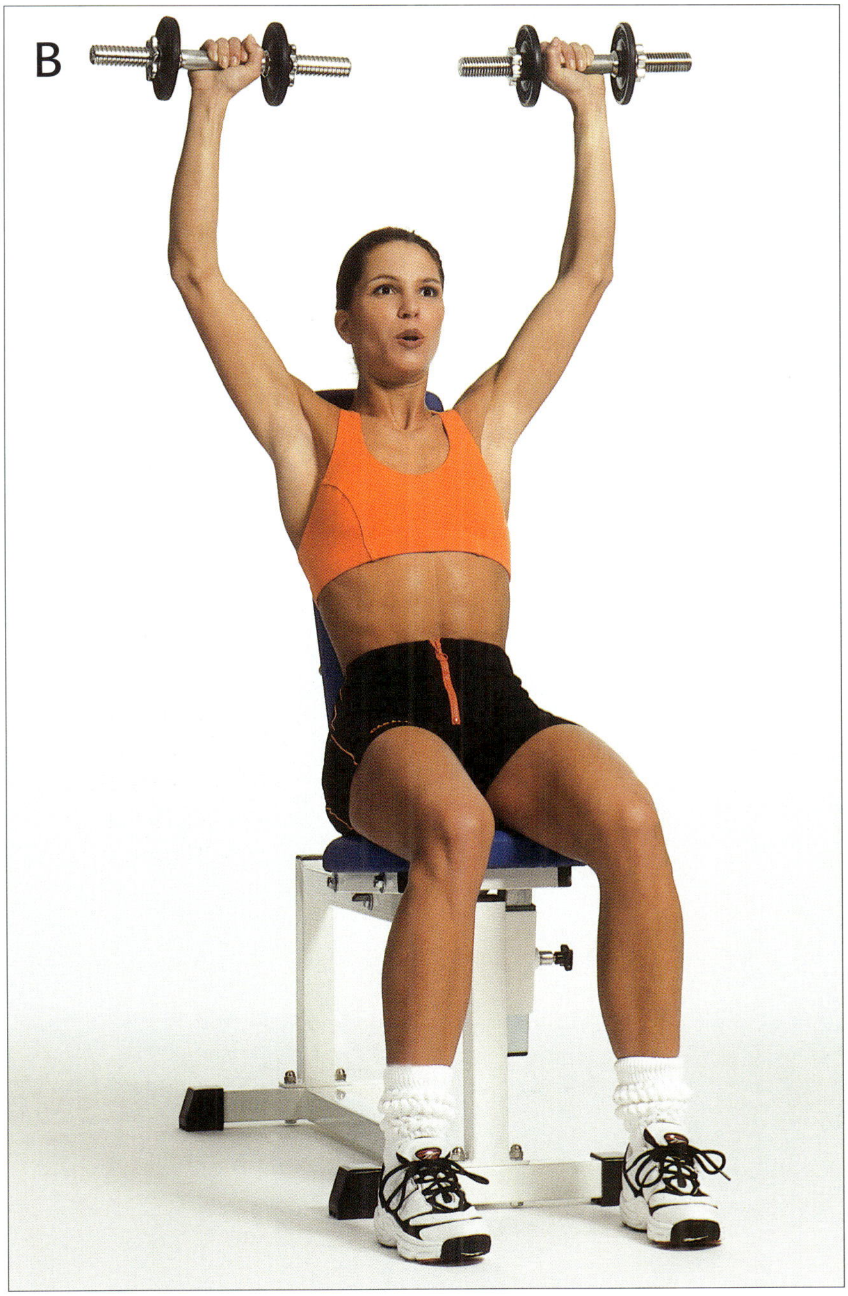

Variante: Halten Sie die Hände mit den Hanteln ca. 20 cm vor dem Körper in der gleichen Ausgangshöhe wie bei der Grundübung. Die Hände befinden sich jeweils genau vor der Schulter, und die Handflächen weisen zum Gesicht des Trainierenden. Während Sie nun die Arme strecken, führen Sie gleichzeitig die Hanteln wieder in die Schulterachse zurück. Dabei drehen sich die Hände, so daß die Endposition genau der Endposition der Grundübung entspricht. Diese Variante ist nur Fortgeschrittenen zu empfehlen, da sie koordinativ recht anspruchsvoll ist. Nach ihrem Erfinder Arnold Schwarzenegger wird sie »Arnoldpressen« genannt.

Tip: Führen Sie diese Übung unbedingt vor einem Spiegel aus, um die Gleichmäßigkeit der Bewegung zu überprüfen. Steht Ihnen keine Bank mit Rückenlehne zur Verfügung, trainieren Sie die Übung im Stehen. Achten Sie auf die korrekte, parallele Grundposition und die Grundspannung im Körper.

K 5 Nackendrücken

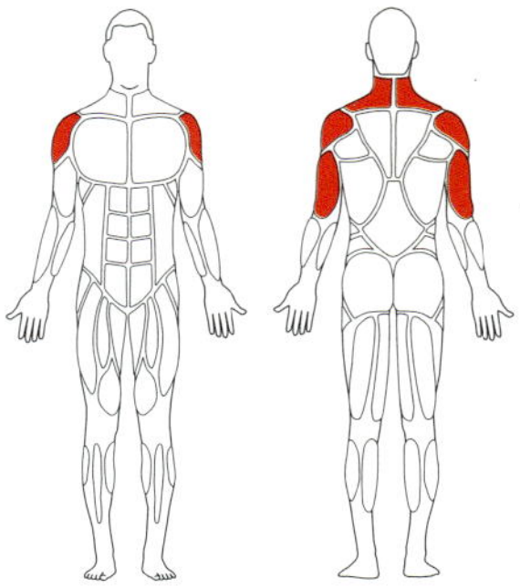

Hauptsächlich beteiligte Muskulatur:
Hierbei werden die gleichen Muskeln wie bei K4 beansprucht.

Ausgangsposition: Sie sitzen mit dem kompletten Rücken an der Rückenlehne der Trainingsmaschine abgestützt. Stellen Sie je nach Gerät die Sitzhöhe oder die Griffstangen so ein, daß sich die Hände in der Ausgangsposition ungefähr auf Schulterhöhe befinden. Ihre Handflächen zeigen nach innen, und Ihre Arme befinden sich seitlich vor dem Körper. Die Handgelenke bleiben dabei fest und in Verlängerung der Unterarme. Auch der Kopf ist an die Rückenlehne angelehnt. Die Beine stehen wenn möglich am Boden auf. Andernfalls kreuzen Sie die Unterschenkel.

▶ Übungsausführung: Drücken Sie die Hände gegen den Widerstand in einer gleichmäßigen Bewegung nach oben. In der höchsten Position bleiben die Arme im Ellbogengelenk leicht gebeugt. Achten Sie während der gesamten Bewegung auf die Grundspannung in Bauchmuskulatur und Rücken und halten Sie den gesamten Körper an die Rückenlehne angelehnt. Denken Sie daran, auch die Handgelenke während der gesamten Bewegungsausführung fest in einer Linie mit den Unterarmen zu halten.

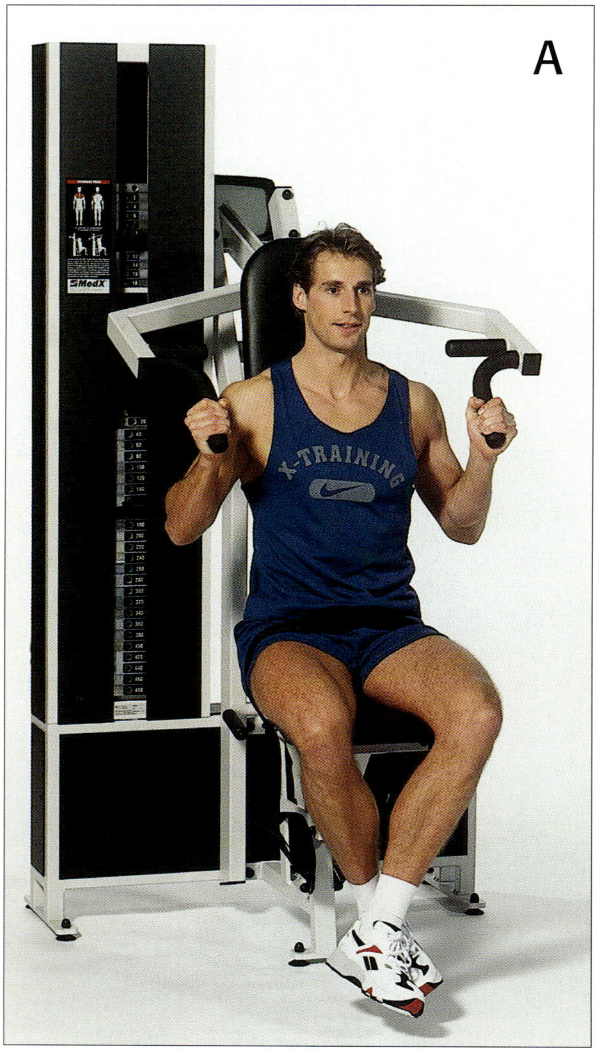

A

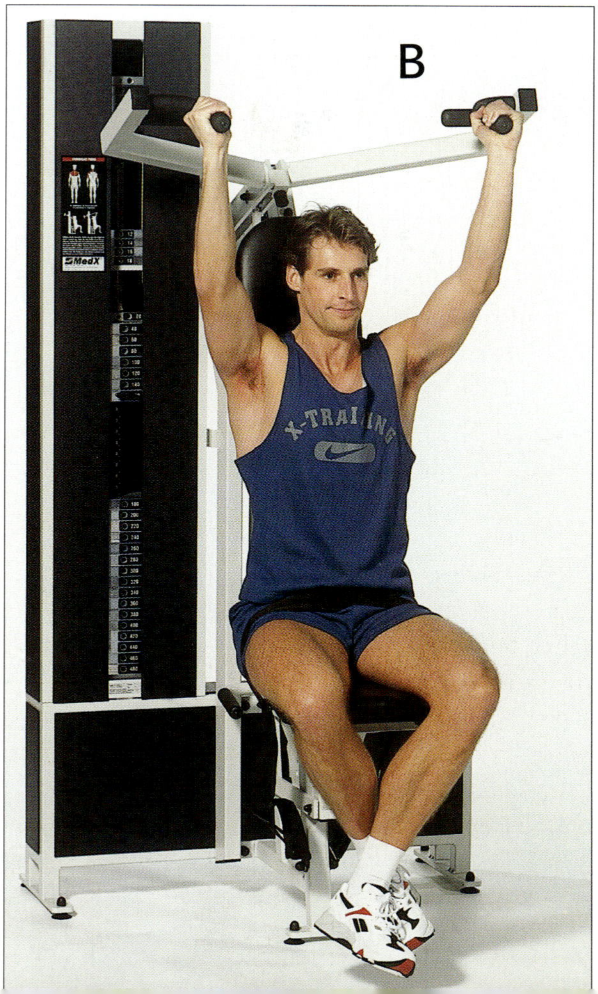

B

VARIANTE

A

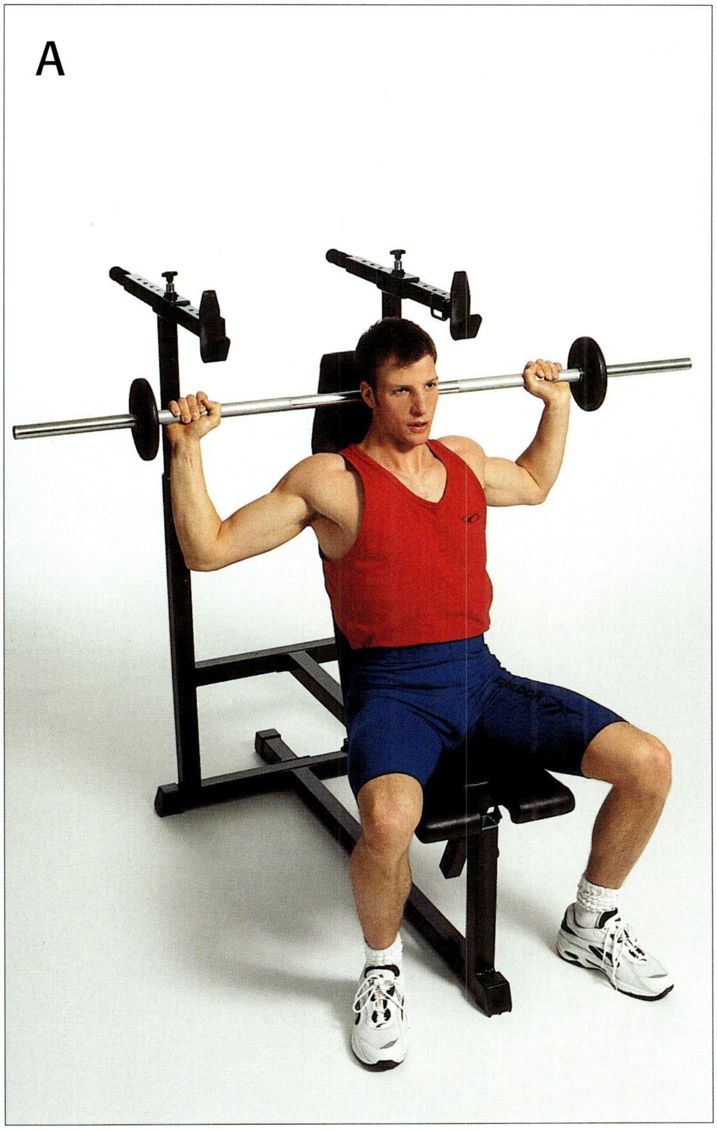

B

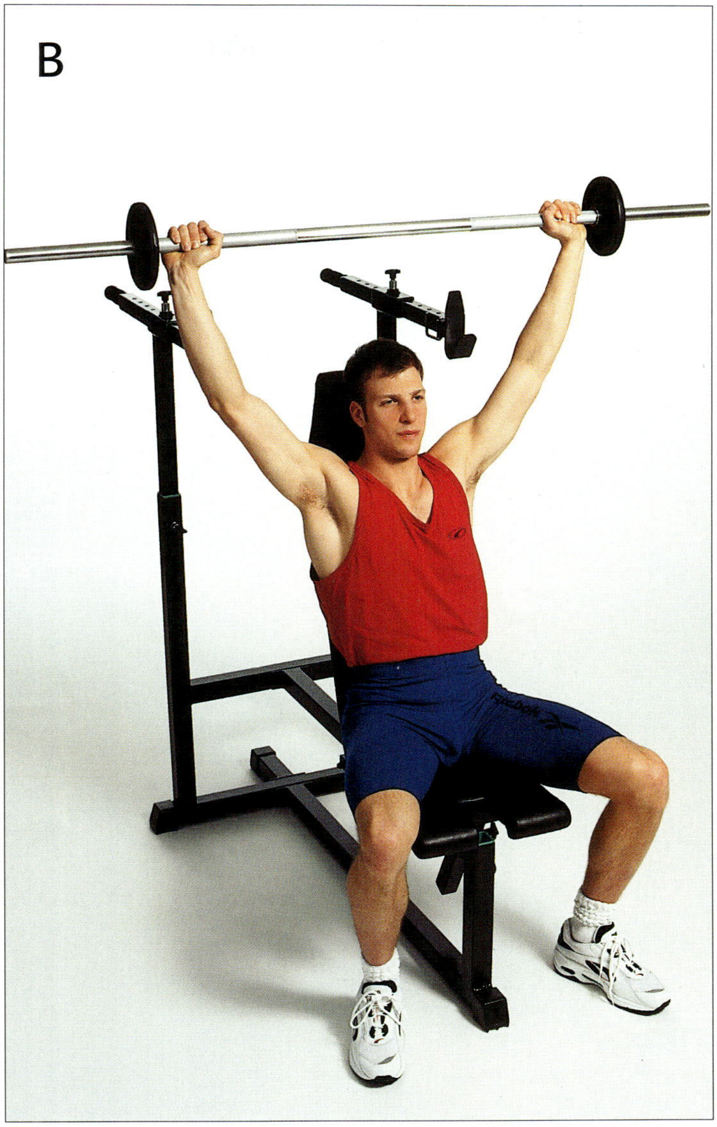

Variante: Sie können das Nackendrücken auch mit einer Langhantel an einer Hantelbank mit senkrecht geneigter Rückenlehne ausführen. Greifen Sie die Hantel so, daß die Unterarme senkrecht zu den Oberarmen stehen, wenn diese sich parallel zum Boden befinden und halten sie Ihre Handgelenke in der geraden Verlängerung der Unterarme. Achten Sie darauf, daß Rücken und Kopf vollständig am Bankrücken anliegen. Senken Sie die Hantel im Verlauf der Bewegung hinter Ihren Kopf nicht tiefer als auf Ohrhöhe ab, und halten Sie Ihren Kopf, auch wenn sich die Hantel dahinter befindet, in der natürlichen Verlängerung der Wirbelsäule.

! Tip: Sollte sich diese Übung für Sie in den Schultergelenken nicht gut anfühlen, bleiben Sie bitte bei Übung K4 – Nackendrücken mit Kurzhanteln.

K 6 Rudern aufrecht

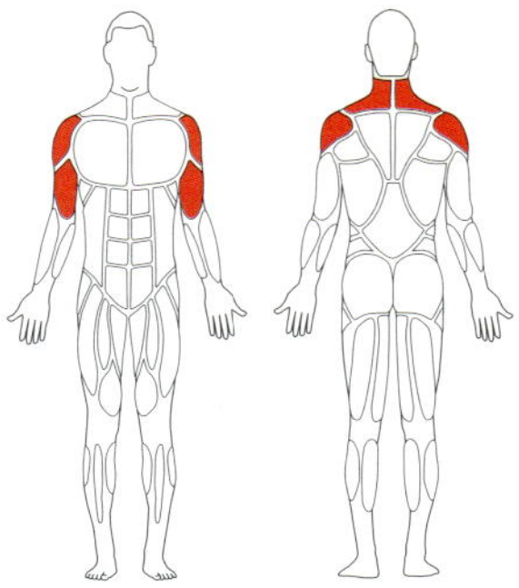

Hauptsächlich beteiligte Muskulatur:
Hierbei werden der obere Anteil des Kapuzenmuskels (m. trapezius), der Deltamuskel (m. deltoideus) sowie der große Rautenmuskel (m. rhomboideus major) und der zweiköpfige Armbeuger (m. biceps brachii) beansprucht.

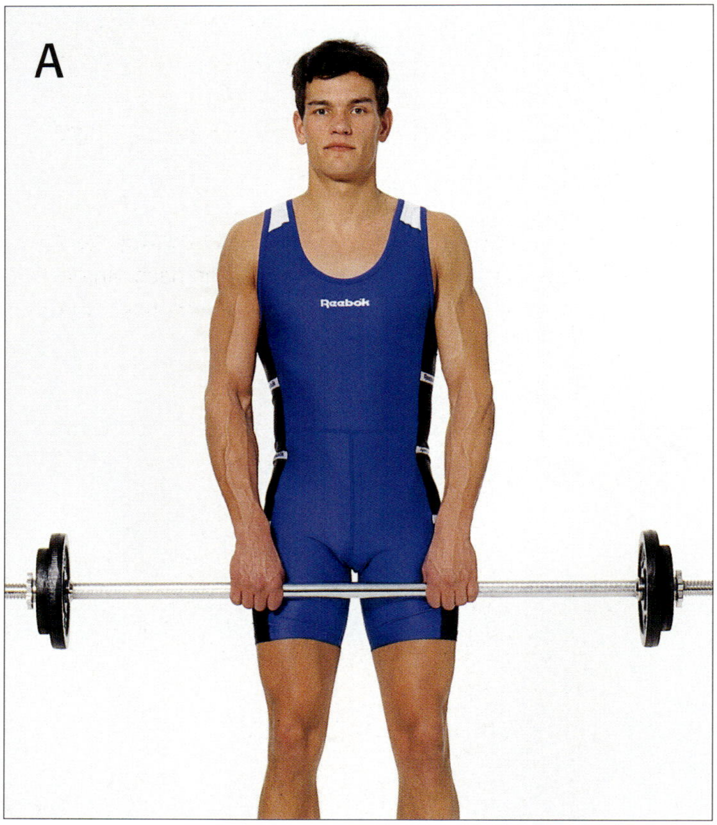

A

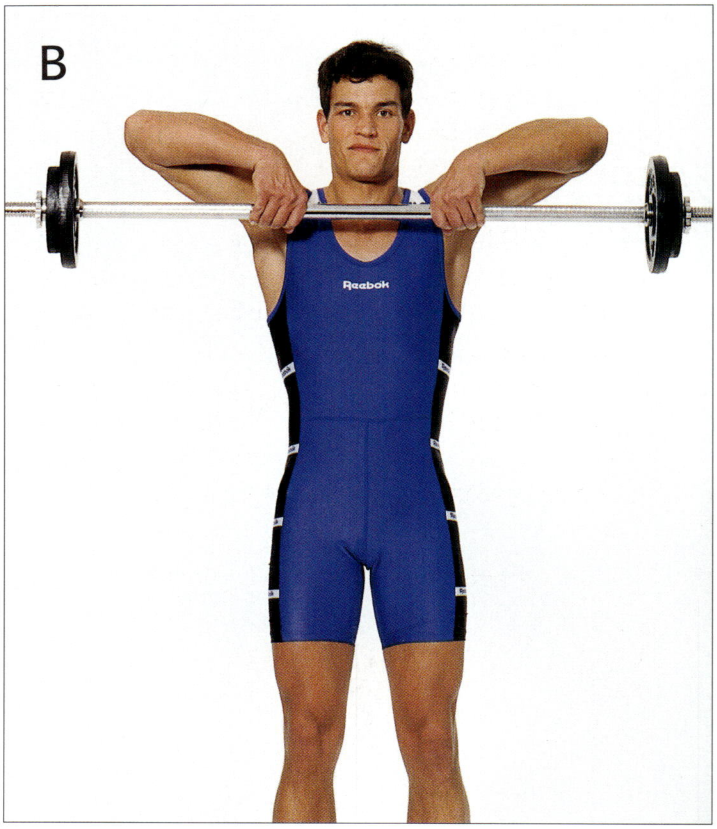

B

Ausgangsposition: Sie stehen aufrecht in der parallelen Grundposition. Die Arme hängen leicht gebeugt seitlich vor dem Körper herunter und halten eine Langhantel oder *SZ-Hantel*. Die Handflächen weisen zu den Beinen hin, die Hände befinden sich ungefähr schulterbreit voneinander entfernt.

Übungsausführung: Ziehen Sie die Hantel dicht am Körper, aber ohne Körperberührung, geradlinig nach oben. Die Ellbogen ziehen nach außen-oben und befinden sich zu jedem Zeitpunkt über den Händen und der Hantel. In der Endposition befinden sich die Hände in der Höhe zwischen Kinn und Brust und die Ellbogen ungefähr auf Ohrhöhe. Die Hantel wird genau umgekehrt wieder abgesenkt, das heißt, die Ellbogen ziehen als letztes nach unten.

Variante: Diese Übung läßt sich ebenso sehr gut am Kabelzug mit einem geraden oder gebogenen Griff durchführen. Die Technik ist dabei mit der der Langhantelübung identisch.

Tip: Um ein optimales Bewegungsgefühl zu entwickeln, stellen Sie sich vor, daß Ihre Ellbogen von einem Seil nach außen-oben gezogen würden.

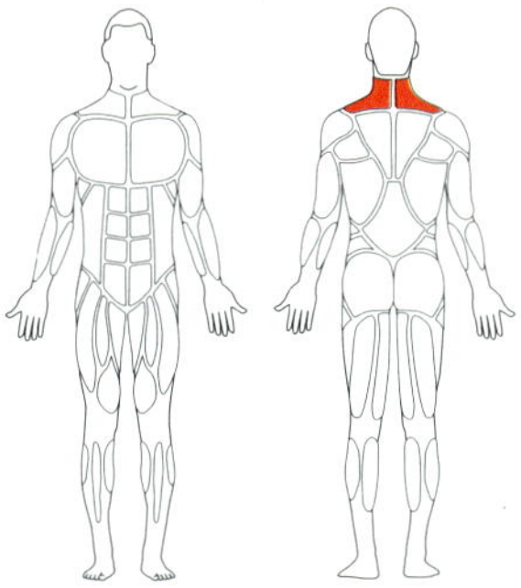

Schulterheben mit Kurzhanteln

Hauptsächlich beteiligte Muskulatur:
In erster Linie wird der obere Anteil des Kapuzenmuskels (m. trapezius) belastet.

Ausgangsposition: Sie stehen in der parallelen Grundposition. In jeder Hand halten Sie eine Kurzhantel seitlich am Körper mit leicht gebeugtem Arm. Ihre Handflächen zeigen nach innen zum Körper. Die Schultern lassen Sie vom Gewicht der Hantel bewußt so tief wie möglich nach unten ziehen.

Übungsausführung: Ziehen Sie beide Schultern gleichzeitig und gleichmäßig in einer geraden Linie nach oben, als wollten Sie mit den Schultern Ihre Ohren berühren. Die Arme behalten dabei den gleichen Beugewinkel wie in der Ausgangsposition bei, das heißt, die Schultern bewegen sich um genau das Stück nach oben, um das sich auch die Hanteln nach oben bewegen. Senken Sie die Hanteln genauso gleichmäßig wieder in die Ausgangsposition ab.

Variante: Sie können die Hanteln auch mit dem Handrücken nach vorne halten. Hierdurch dreht sich der Arm etwas im Schultergelenk, was eine leichte Auswärtsdrehung der Schulterblätter und damit einen etwas veränderten Übungseffekt bewirkt.

Tip: Als Fortgeschrittener können Sie die Bewegung in einer leichten Kreisbewegung von vorne-unten nach hinten-oben ausführen. Das ist zwar schwerer zu koordinieren, trainiert die Muskulatur dafür noch intensiver.

A

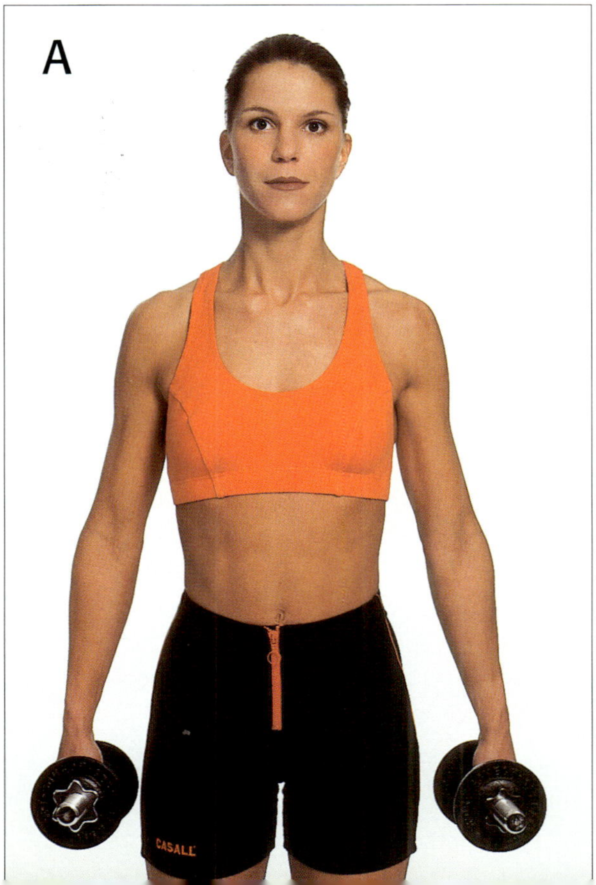

B

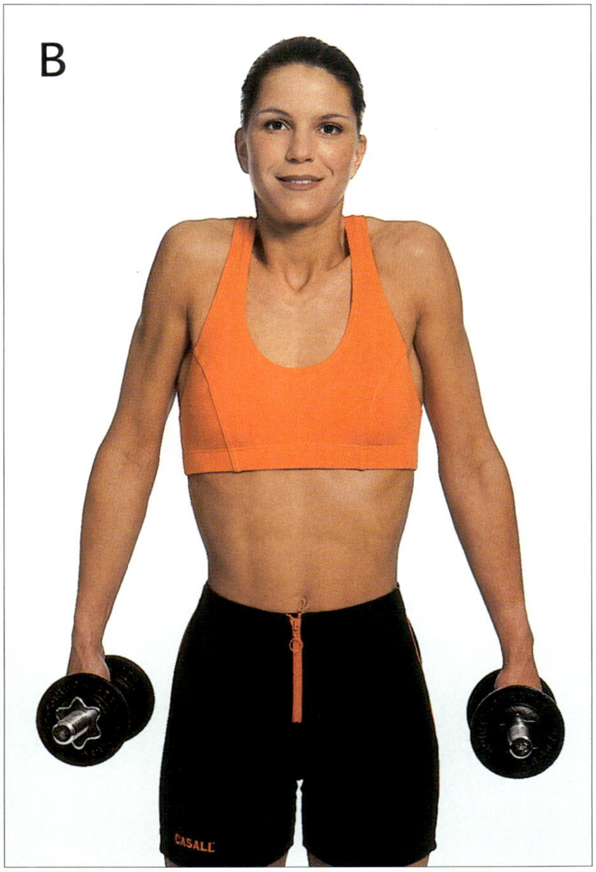

K 8 Latzug in den Nacken

Hauptsächlich beteiligte Muskulatur:
Der Rückenzug in den Nacken trainiert primär den breiten Rückenmuskel (m. latissimus dorsi). Unterstützend wirken der untere und mittlere Anteil des Kapuzenmuskels (m. trapezius), der große Rautenmuskel (m. rhomboideus major), ...

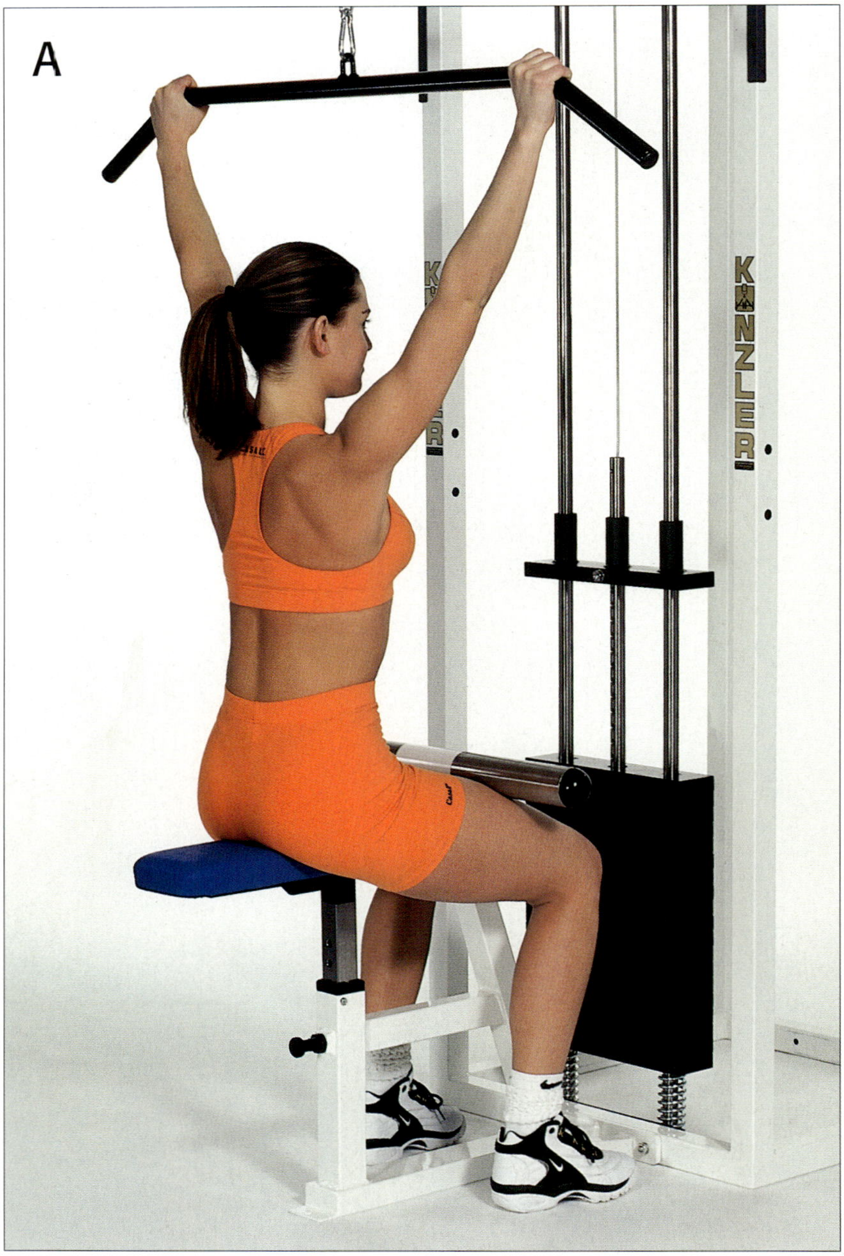

Ausgangsposition: Sie sitzen mit dem Gesicht zum Gerät an einer Rückenzugmaschine. Die Füße stehen auf dem Boden auf, die Beine sind bei höheren Gewichten unter einer variablen Polsterrolle oder Halterung fixiert. Das Becken sollte sich nach Möglichkeit in der Höhe über den Knien befinden. Der Oberkörper steht senkrecht zur Sitzfläche und befindet sich genau unter der Zugstange. Halten Sie Ihren Kopf in der natürlichen Verlängerung Ihrer Wirbelsäule. Die Hände greifen die gebogene Zugstange gleichmäßig hinter dem Knick. Achten Sie besonders darauf, daß sich beide Hände gleich weit von der Mitte entfernt befinden. Ihre Handflächen weisen dabei zur Maschine. Die Arme sind leicht gebeugt, die Schultern etwas nach oben gezogen.

▶ Übungsausführung: Ziehen Sie die Zugstange in einer gleichmäßigen Bewegung hinter Ihren Kopf bis auf den Nacken. Im Idealfall weicht dabei weder Ihr Oberkörper noch Ihr Kopf nach vorne aus. Ziehen Sie gleichzeitig mit den Armen die Schultern nach unten. Beim Zurückführen der Arme nach oben heben Sie ebenso den Schultergürtel nach oben an.

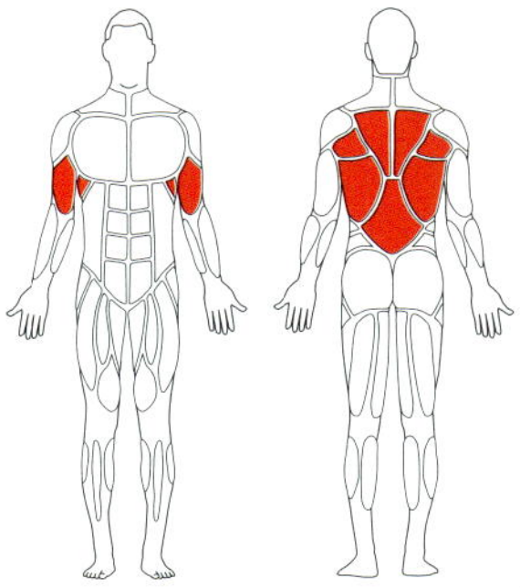

Latzug in den Nacken K 8

... der große und kleine Rundmuskel (Mm. teres major et minor), der untere Anteil des Untergrätenmuskels (m. infraspinatus) sowie der zweiköpfige Oberarmbeuger (m. biceps brachii). Statisch belastet wird die Rückenstreckermuskulatur (m. erector spinae).

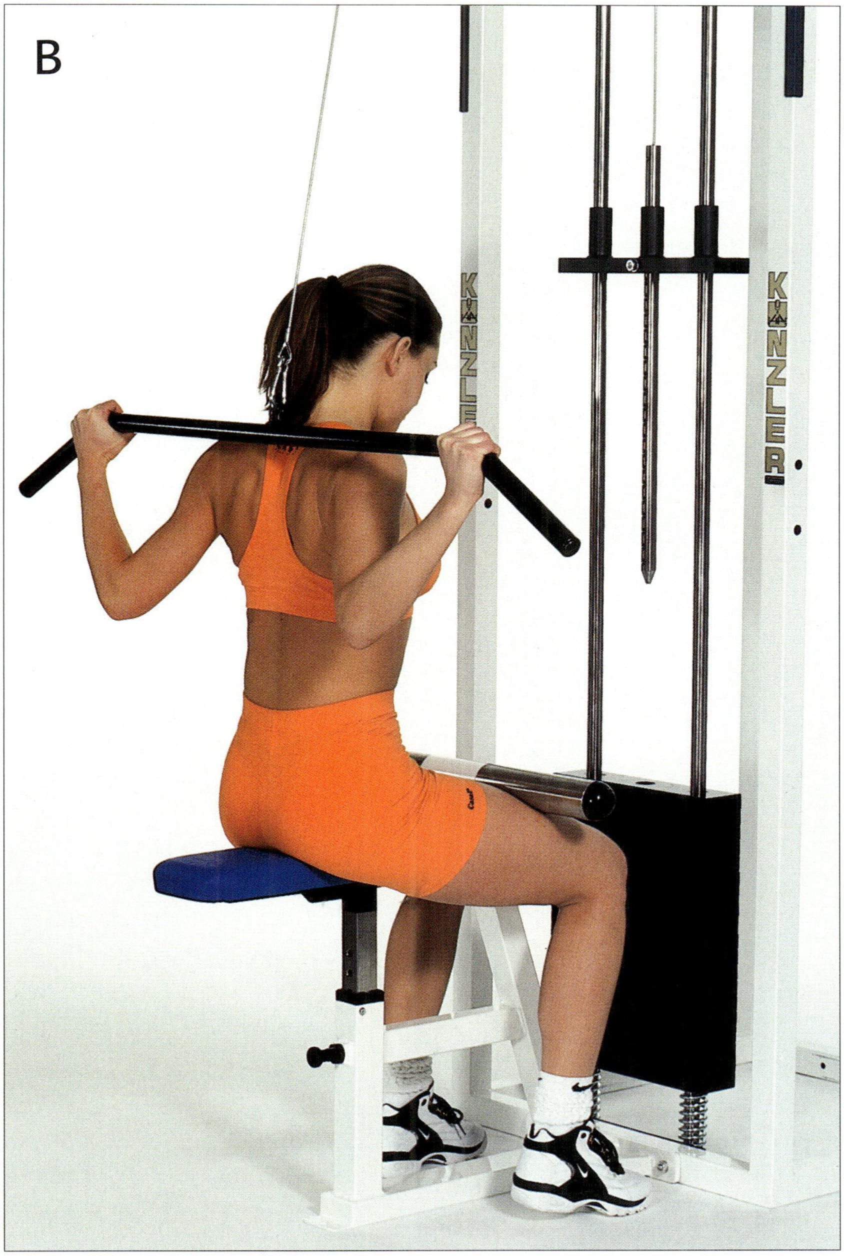

Variante: Sie können die Griffweite variieren. In der Grundübung sollte der Griff so gewählt werden, daß die Unterarme senkrecht zu den Oberarmen stehen, wenn diese sich parallel zum Boden befinden. Greifen Sie auf jeder Seite etwa 10 cm enger oder weiter, wird auch der Übungseffekt etwas verändert. Für diese Übung gibt es spezielle Griffe, die Ihnen eine Variation der Handhaltung ermöglichen. Befindet sich der Handgriff zum Beispiel in T-Form zur Zugstange, weisen die Handflächen während der gesamten Bewegung zueinander, wodurch die Muskulatur auf etwas unterschiedliche Weise gefordert wird.

! Tip: Ist es Ihnen durch mangelnde Mobilität im Schultergürtel nicht möglich, die Zugstange hinter den Kopf zu führen, ohne dabei den Kopf stark nach vorne zu neigen oder den Oberkörper zu krümmen, führen Sie den Latzug wie bei K9 beschrieben vor dem Körper aus.

K 9 Latzug vor den Körper

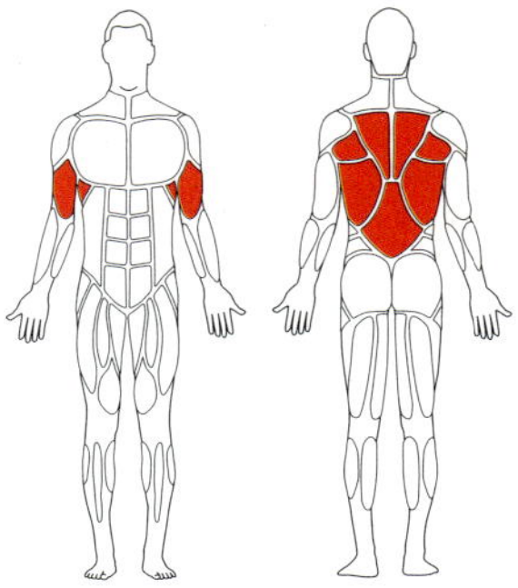

Hauptsächlich beteiligte Muskulatur:
Bei den verschiedenen Varianten werden in erster Linie die gleichen Muskeln wie in K8 beschrieben trainiert. Durch den unterschiedlichen Trainingswinkel verschiebt sich die prozentuale Lastverteilung für den einzelnen beteiligten Muskel ein wenig.

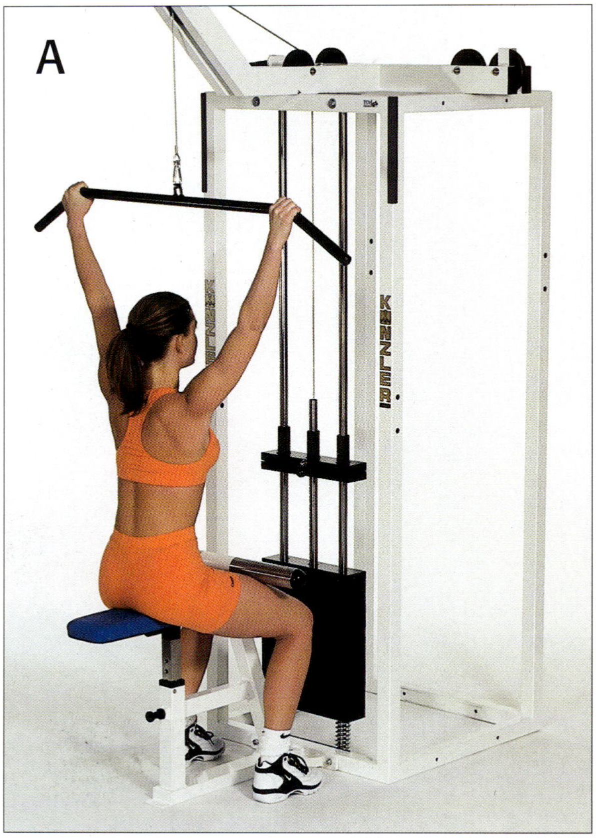

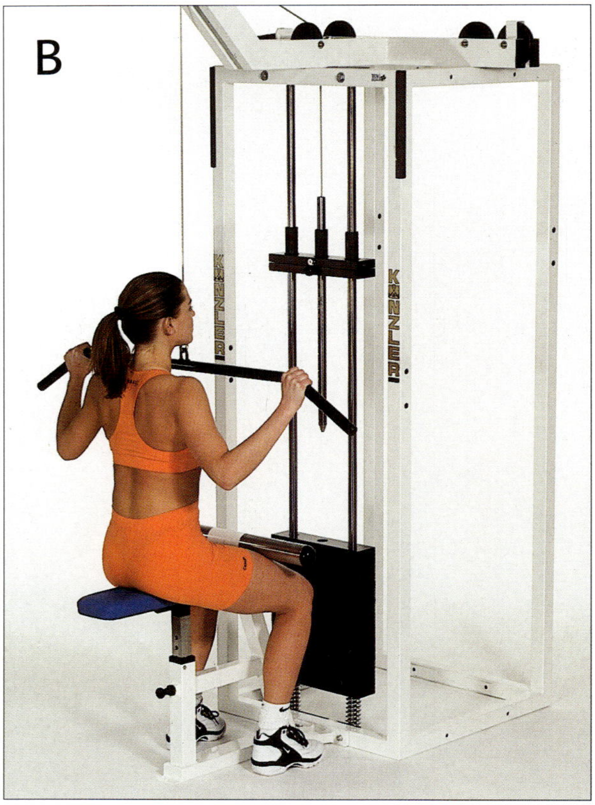

Ausgangsposition: Sie sitzen mit dem Gesicht zur Maschine an einem Rückenzugturm. Die Füße stehen fest auf dem Boden, die Knie befinden sich unterhalb der Beckenachse, und die Beine sind gegebenenfalls durch eine Beinrolle fixiert. Der Oberkörper ist in einem leichten Winkel nach hinten geneigt, der Kopf bildet die natürliche Verlängerung der Wirbelsäule. Das Becken befindet sich genau unter der Zugstange, die Schulterachse befindet sich durch die leichte Neigung des Oberkörpers etwas dahinter. Die Hände greifen die Zugstange weiter als schulterbreit gleichmäßig hinter dem Knick. Die Schultern sind leicht nach oben-vorne gezogen.

▶ Übungsausführung: Ziehen Sie die Zugstange in einer gleichförmigen Bewegung auf den Körper zu, als wollten Sie durch den Körper hindurch ziehen. Die Stange berührt die Brust im oberen Bereich. Während der Bewegung ziehen die Ellbogen nach außen und die Schultern nach hinten-unten. Die Zugstange wird auf die gleiche Weise wieder in die Ausgangsposition zurückgeführt, ohne daß der Oberkörper seinen Neigungswinkel verändert.

Latzug vor den Körper

Variante: Sie können den Latzug vor dem Körper auch mit einem engen Untergriff, das heißt, die Handflächen weisen zum Körper, oder einem engen neutralen Griff, bei dem die Handflächen zueinander weisen, ausführen. In dieser Variante wird die Armbeugemuskulatur stärker an der Bewegung beteiligt, aber auch der breite Rückenmuskel (m. latissimus dorsi) hat einen längeren Arbeitsweg.

Tip: Achten Sie am Ende der Bewegung darauf, also in der Position mit langen Armen, den Schultergürtel aktiv mit anzuheben und während der Bewegung aktiv wieder abzusenken. Ein Teil der an der Bewegung beteiligten Muskulatur hat nämlich nicht nur die Funktion, die Arme nach unten zum Körper zu führen, sondern auch den Schultergürtel abzusenken.

VARIANTE

A

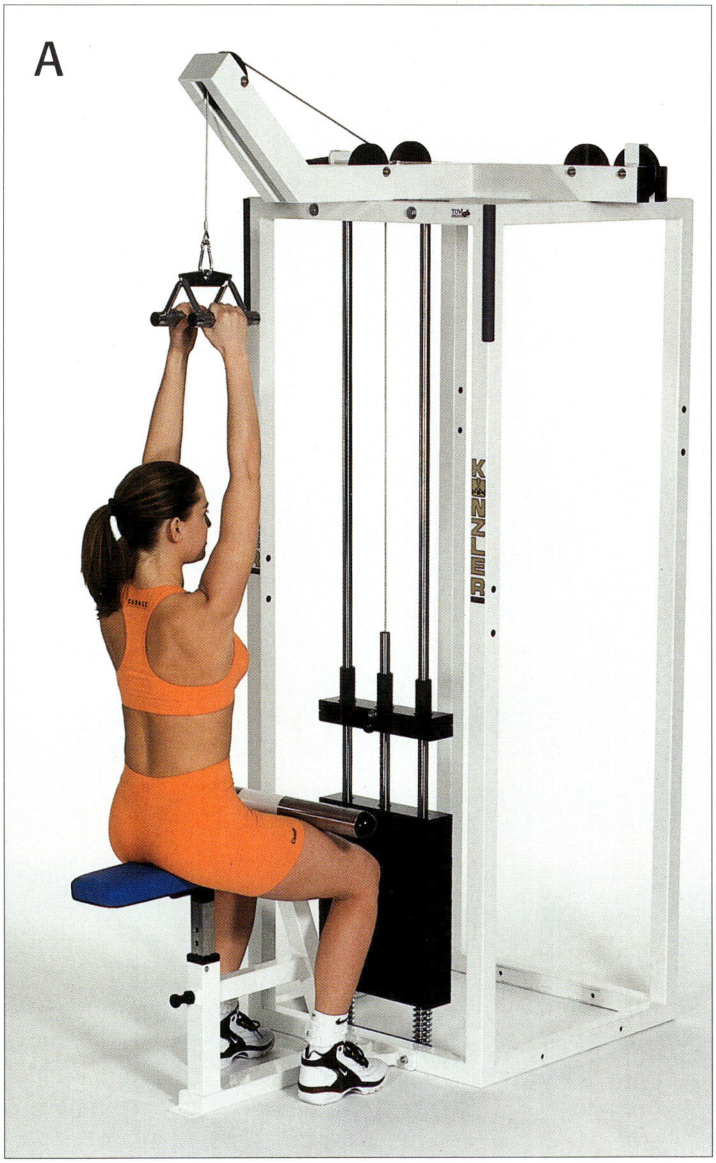

B

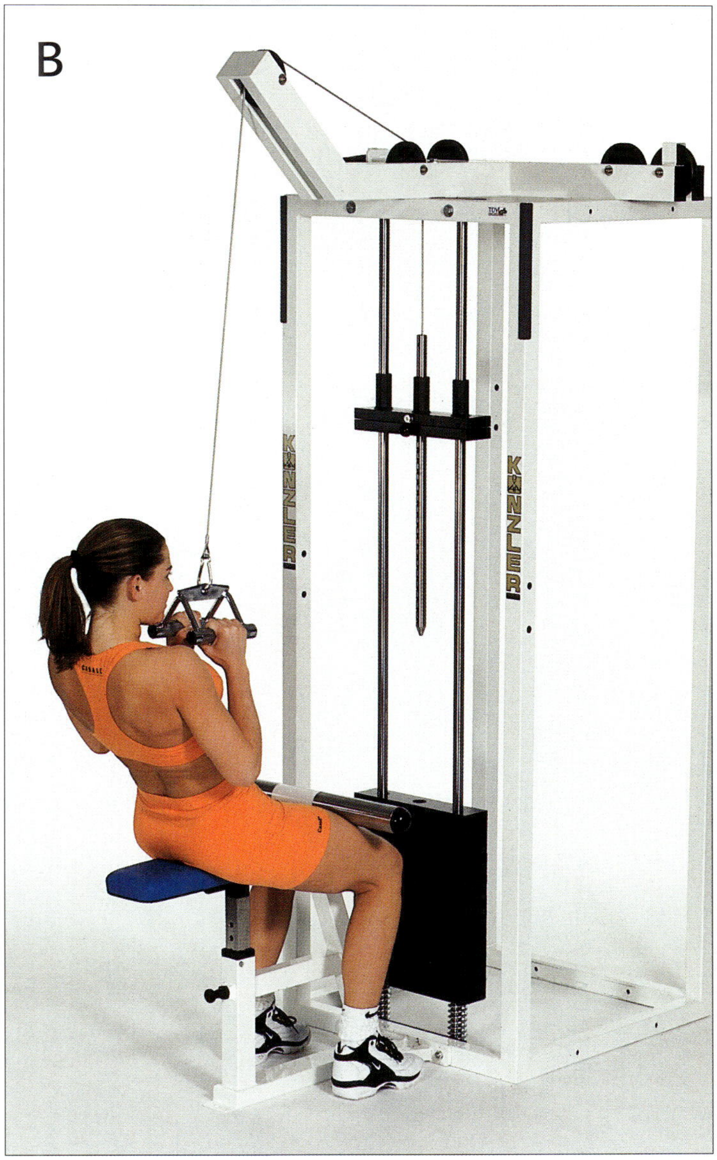

K 10 Rudern horizontal

Hauptsächlich beteiligte Muskulatur:
Neben dem breiten Rückenmuskel (m. latissimus dorsi) werden schwerpunktmäßig der mittlere Anteil des Kapuzenmuskels (m. trapezius) und der große Rautenmuskel (m. rhomboideus major) belastet. Zusätzlich wirken die bei K8 aufgezählten Muskeln unterstützend. Auch der hintere Kopf des Deltamuskels (m. deltoideus) wird mittrainiert.

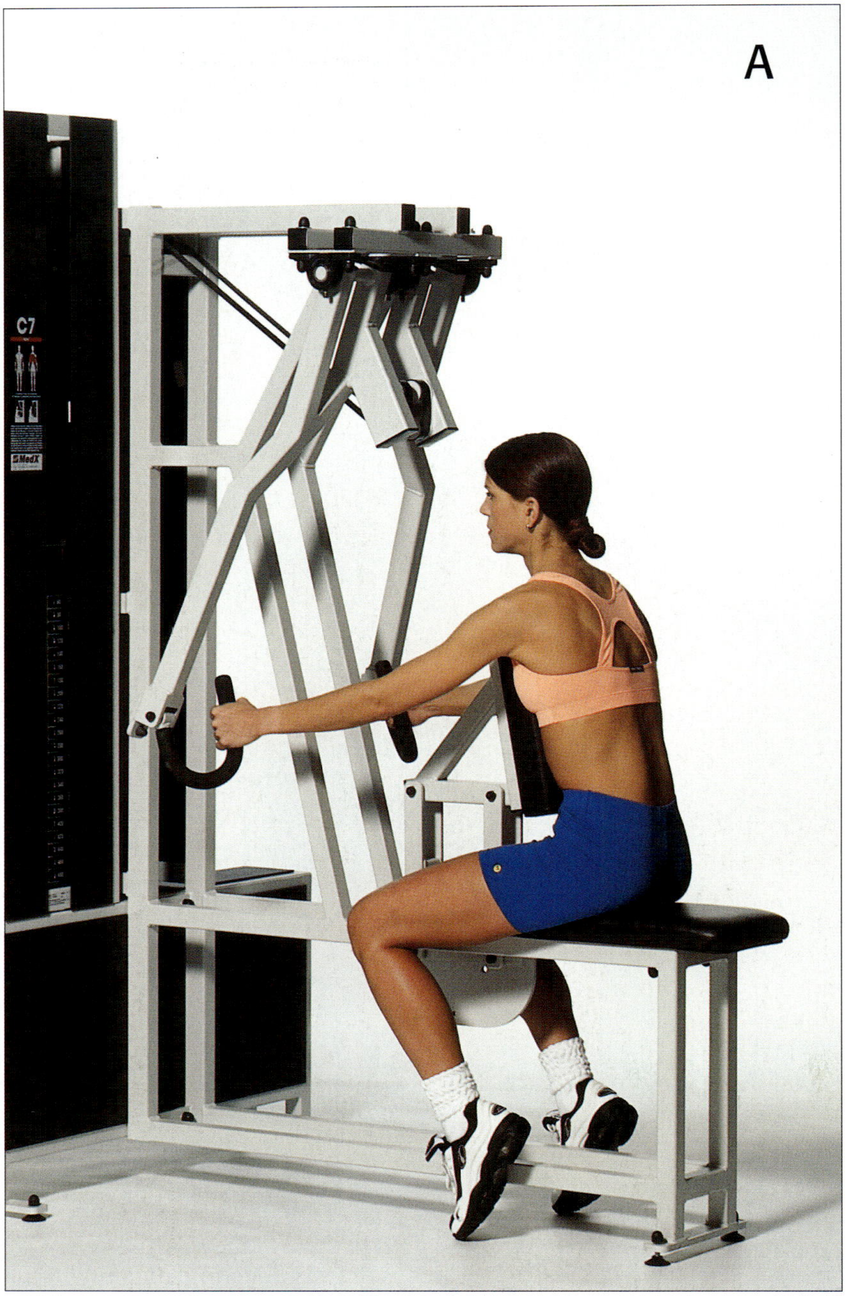

Ausgangsposition: Sie sitzen an einer Rudermaschine mit einem in der Höhe einstellbaren Sitz und einem variablen Brustpolster. Ihr Oberkörper stützt sich vollflächig an dem Brustpolster ab. Ihre Füße stehen möglichst auf dem Boden, und Ihre Knie befinden sich in der Höhe tiefer als Ihr Becken. Ihre Hände packen die Handgriffe unter Schulterhöhe, die Handflächen sind zueinander gerichtet, die Arme sind leicht gebeugt. Ihre Schultern sind in der Ausgangsposition so weit wie möglich nach vorne gezogen. Der Kopf befindet sich in der natürlichen Verlängerung der Wirbelsäule.

▶ Übungsausführung: Ziehen Sie die Arme ohne zu verkrampfen nah am Körper vorbei. Gleichzeitig mit den Armen bewegen sich auch die Schultern nach hinten. In der Endposition sind die Schulterblätter so nah wie möglich zusammengezogen. Anschließend führen Sie die Griffe wieder möglichst weit nach vorne, das heißt, Sie machen nicht nur die Arme lang, sondern bringen auch die Schultern wieder vor. Hierbei ziehen die Schulterblätter weit auseinander.

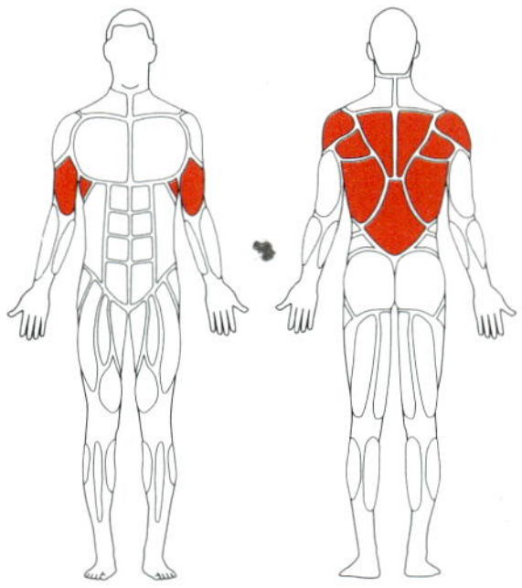

Rudern horizontal K 10

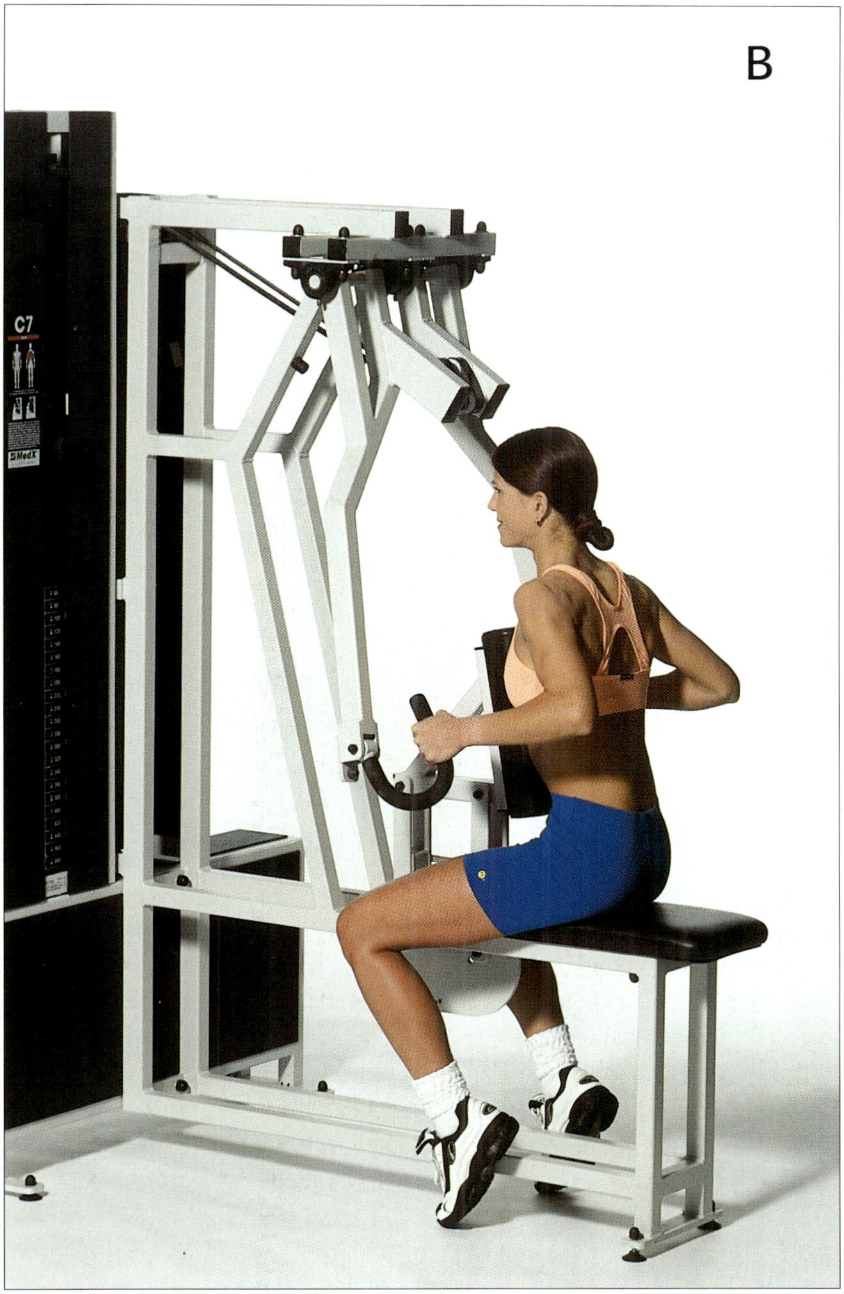

Variante: Für diese Übung gibt es schon durch die unterschiedliche Bauweise der Maschinen eine Vielzahl von Variationen. Ein größerer Unterschied in der Belastung der Muskulatur ergibt sich zum Beispiel bei den Maschinen, bei denen sich die Griffe parallel zum Boden knapp unter Schulterhöhe befinden. Hier werden die Ellbogen nicht nah am Körper vorbeigezogen, sondern nach hinten-außen. Bei dieser Variante wird der breite Rückenmuskel (m. latissimus dorsi) nicht so intensiv belastet. Dafür werden alle anderen oben aufgeführten Muskeln intensiver trainiert.

Tip: Achten Sie bei folgenden Maschinen unbedingt darauf, daß Ihre Beine deutlich angebeugt sind: Maschinen mit langer Sitzfläche, bei denen die Füße vor dem Körper auf zwei kleinen Plattformen abgestützt werden, der Griff an einem Kabelzug befestigt ist und bei denen die Bruststütze fehlt. Andernfalls neigt das Becken durch den Zug der Oberschenkelbeuger dazu, nach hinten zu kippen, wodurch der Rücken im Lendenbereich überlastet wird. Um den Rücken zu schonen, ist es bei diesen Maschinen sehr wichtig, den Oberkörper während der gesamten Übungsausführung völlig ruhig zu halten.

K 11 Rudern mit Kurzhantel

Hauptsächlich beteiligte Muskulatur:
Das Rudern mit Kurzhantel belastet die in K10 beschriebenen Muskelgruppen.

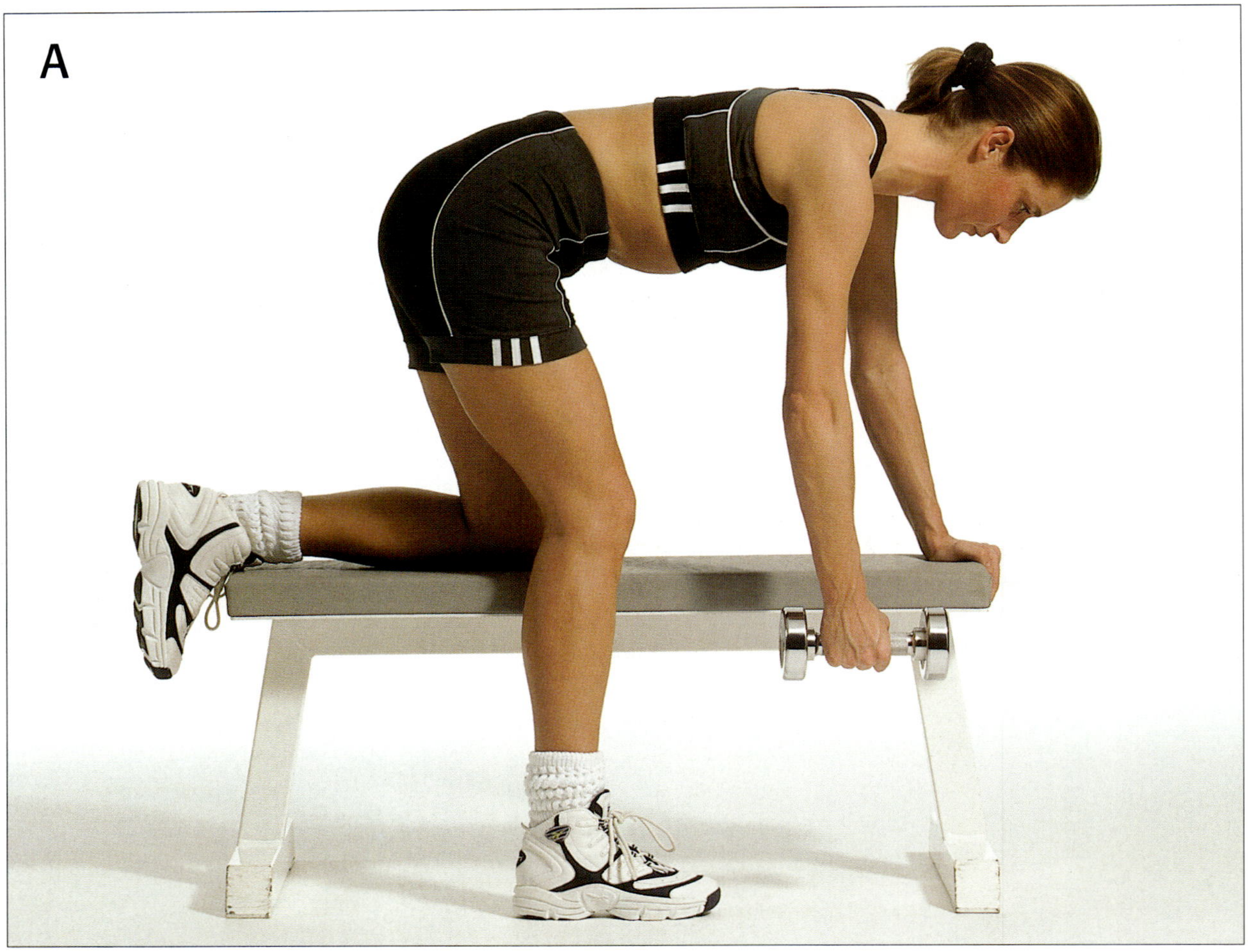

Ausgangsposition: Ihr linkes Bein stützt sich auf das eine Ende einer Trainingsbank, die linke Hand auf das andere Ende. Der Oberkörper verläuft parallel zum Boden oder in einem leichten Winkel nach oben, wobei sich der Schultergürtel etwas höher als das Becken befindet. Das rechte Bein ist leicht gebeugt und stützt den Körper zur Seite hin ab. Die rechte Hand umfaßt eine Kurzhantel, die Handfläche weist nach innen. Der rechte Arm ist leicht gebeugt und zieht in der Schulter nach unten. Ihr Kopf befindet sich in der natürlichen Verlängerung der Wirbelsäule. Schultergürtel und Becken stehen parallel zueinander.

▶ Übungsausführung: Ziehen Sie die Hantel seitlich dicht am Körper vorbei. Der Ellbogen zieht nach hinten-oben und die Schulter wird so weit wie möglich angehoben, ohne daß sich der Oberkörper verwringt. Der Unterarm zeigt während der gesamten Bewegung senkrecht nach unten. Beim Zurückführen der Hantel wird der Arm ebenfalls dicht am Körper vorbeigeführt, und die Schulter zieht so weit es geht mit nach unten. Nachdem Sie auf diese Weise einen Satz durchgeführt haben, nehmen Sie die gespiegelte Position ein und führen die Übung für die andere Körperseite aus.

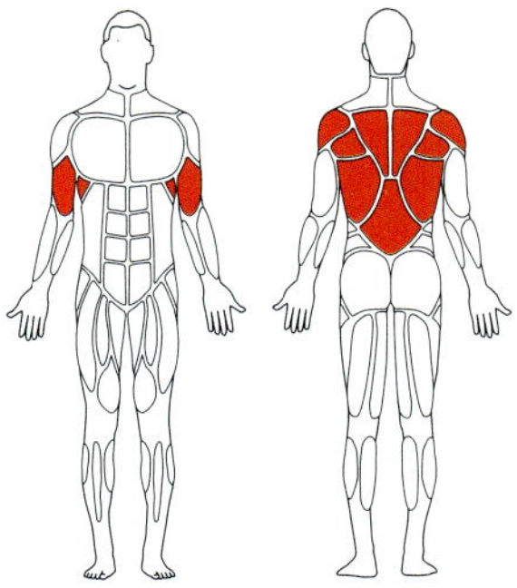

Rudern mit Kurzhantel K 11

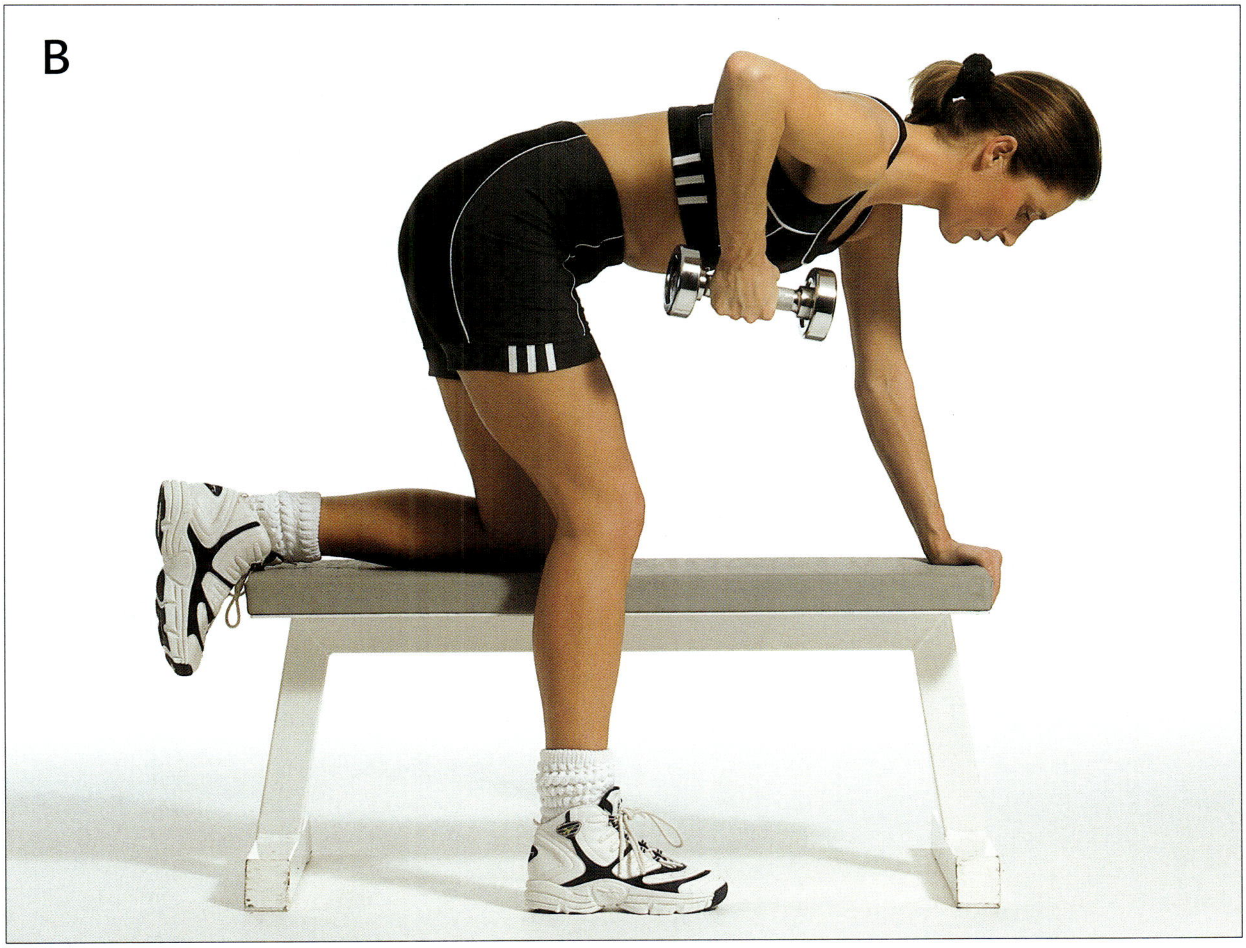

Variante: Sie können auch ein deutlich leichteres Gewicht, als Sie es für die Grundübung verwenden, nach oben ziehen, indem Sie den Ellbogen nach außen ziehen, der Oberarm also in einer Linie mit der Schulterachse geführt wird. Der Handrücken zeigt bei dieser Technik nach vorn, wobei das Ende der Bewegung erreicht ist, wenn sich die Hand ungefähr auf Schulterhöhe befindet und die Schulter maximal nach oben gezogen ist. Diese Variante belastet den breiten Rückenmuskel (m. latissimus dorsi) weniger, dafür werden die anderen beteiligten Muskeln stärker in die Übung einbezogen.

Tip: Steht Ihnen eine verstellbare Schrägbank zur Verfügung, stellen Sie zur Unterstützung der richtigen Übungsausführung die Rückenlehne auf einen Neigungswinkel von ungefähr 45°. Das Knie stützt sich dann auf der Sitzfläche auf und der gebeugte Arm mit dem Unterarm entsprechend auf der geneigten Rückenlehne. Auf diese Weise ist der Körper deutlich besser stabilisiert, und es fällt Ihnen erheblich leichter, Ihren Schultergürtel parallel zum Becken zu halten, wodurch eine wirbelsäulenbelastende Verwringung im Lendenwirbelbereich vermieden wird.

K 12 Bankdrücken

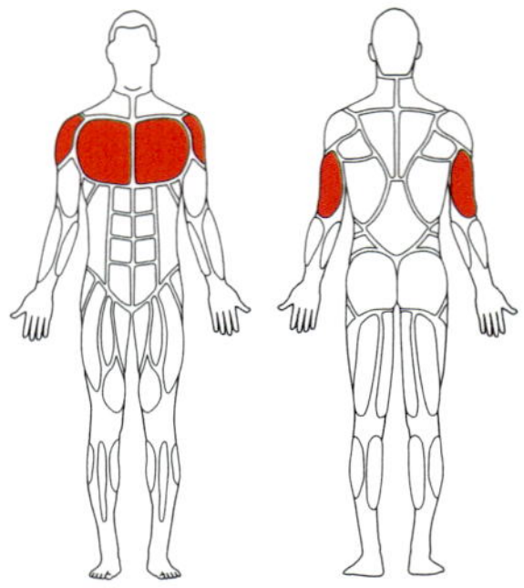

Hauptsächlich beteiligte Muskulatur:
Hierbei wird vor allem der große Brustmuskel (m. pectoralis major) trainiert. Dazu kommen der vordere Kopf des Deltamuskels (m. deltoideus), der dreiköpfige Armstrecker (m. triceps brachii) und der kleine Brustmuskel (m. pectoralis minor).

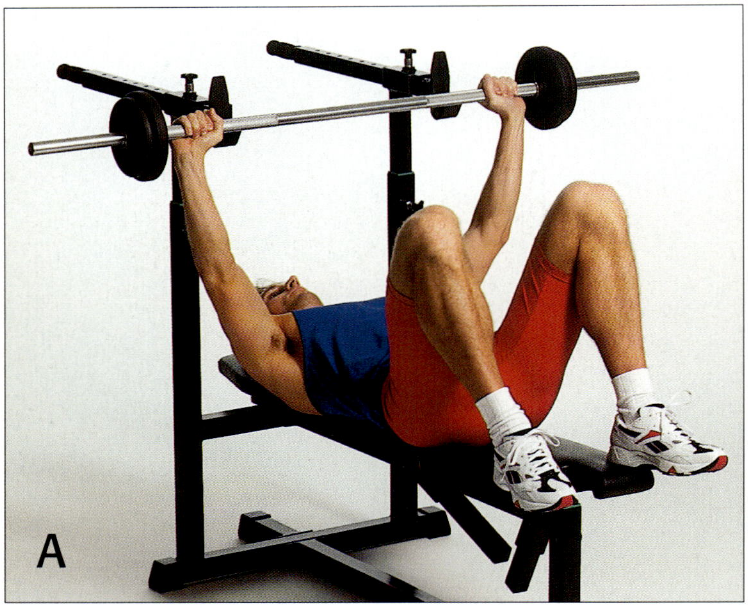

A

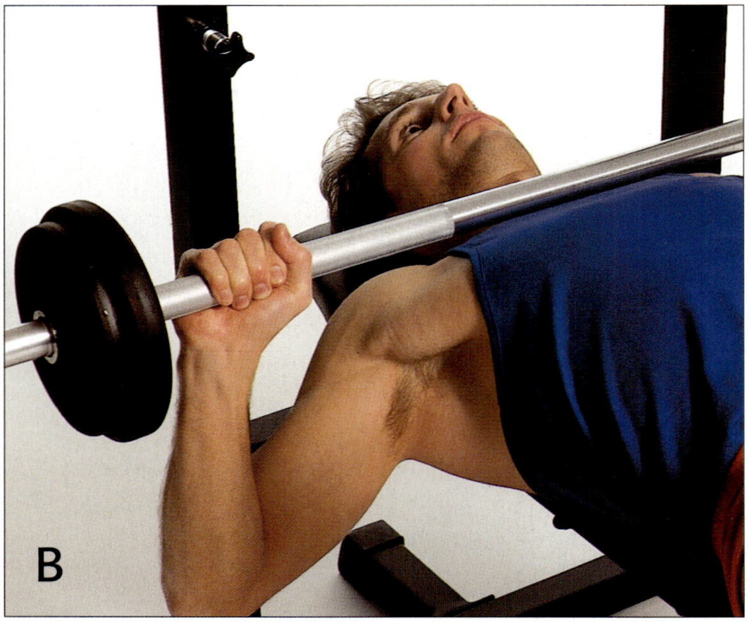

B

Ausgangsposition: Sie liegen mit dem Rücken auf einer Flachbank, Ihr Blick ist gerade nach oben gerichtet, Ihre Beine stehen am Ende der Bank gebeugt auf. Sie liegen mit den Augen unter der Hantelstange, die Arme greifen die Hantel für die Grundübung so weit, daß die Unterarme senkrecht zu den Oberarmen stehen, wenn sich die Oberarme parallel zum Boden befinden. Die Ablagen für die Hantel sollten so hoch eingestellt sein, daß Ihre Arme in der Ausgangsposition leicht gebeugt sind. Ihre Handgelenke sind fest und bilden eine Linie mit den Unterarmen, die Handflächen weisen in Richtung der Füße.

Übungsausführung: Heben Sie die Hantel in einer gleichmäßigen Bewegung aus der Ablage und fixieren Sie sie mit leicht gebeugten Armen über der Brust. Senken Sie das Gewicht jetzt in einer gleichmäßigen Bewegung zur Brust ab. Die Hantel berührt die Brust sanft ungefähr in der Mitte des Brustbeins und wird anschließend völlig ruckfrei wieder nach oben gedrückt, wobei die Arme in der Endposition wieder leicht gebeugt sind.

Variante: Variieren Sie die Griffweite auf jeder Seite ungefähr 10 cm nach innen oder nach außen, werden die einzelnen an der Bewegung beteiligten Muskeln in unterschiedlichen Relationen belastet. Dies gilt insbesondere für den großen Brustmuskel (m. pectoralis major) und den dreiköpfigen Armstrecker (m. triceps brachii).

Tip: Zur Entlastung der Lendenwirbelsäule können die angezogenen Beine verschränkt werden, insbesondere bei einem verkürzten Lendendarmbeinmuskel (m. iliopsoas). Führen Sie diese Übung in jedem Falle mit einem Trainingspartner durch. Hierdurch läßt sich das Unfall- und Verletzungsrisiko erheblich reduzieren. Achten Sie bei der Sicherung des Gewichts als Hilfeleistender unbedingt auf einen stabilen Stand, um eine Überbelastung Ihres Rückens oder eine eigene Verletzung zu vermeiden.

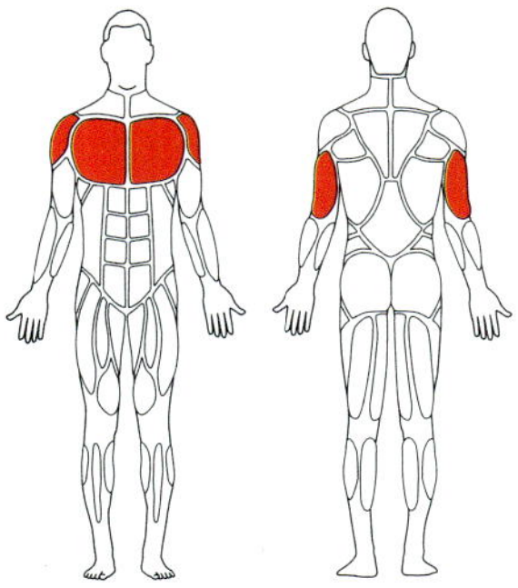

Schrägbankdrücken K 13

Hauptsächlich beteiligte Muskulatur:
Beim Schrägbankdrücken werden die gleichen Muskelgruppen wie bei K12 belastet. Der große Brustmuskel (m. pectoralis major) wird allerdings verstärkt im oberen Bereich beansprucht.

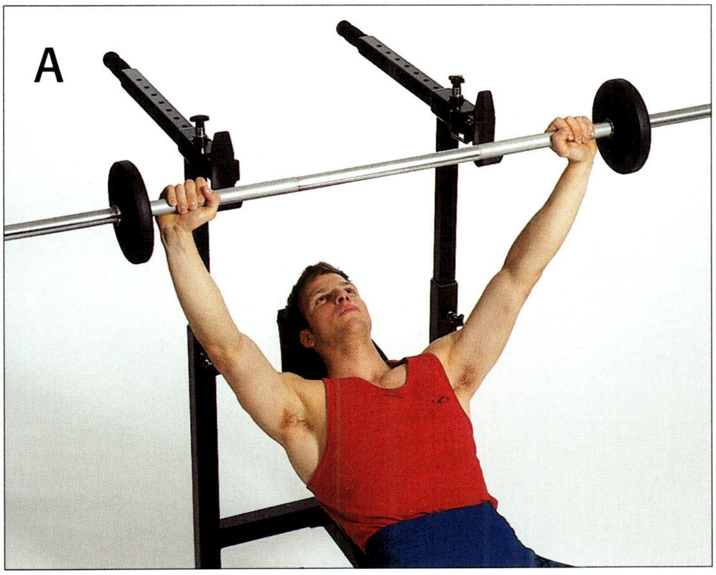

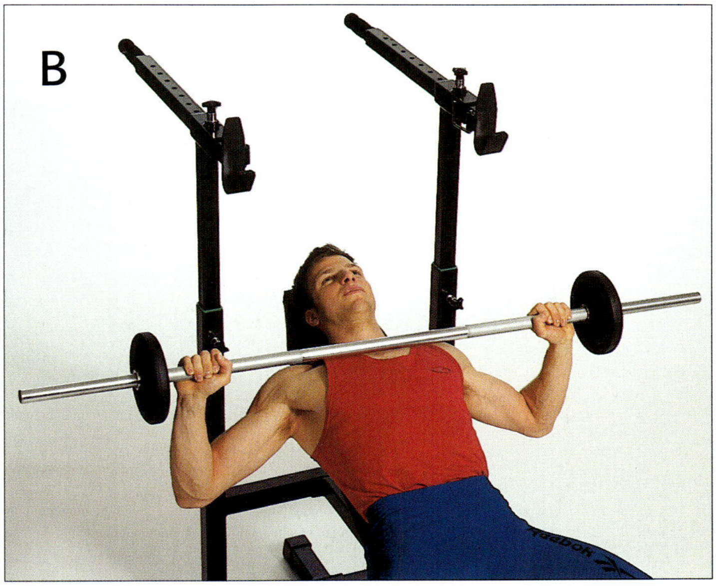

Ausgangsposition: Sie liegen mit dem Rücken auf einer Schrägbank, deren Rückenlehne zwischen 30° und 45° geneigt ist. Die Beine stützen sich entweder auf dem Boden oder auf einer dafür vorgesehenen Plattform am unteren Ende der Bank ab. Die Hände greifen in der schon für das Bankdrücken beschriebenen Griffbreite und -weise an die Hantel. Auch beim Schrägbankdrücken befinden sich die Augen ungefähr unter der Hantelstange. Bauen Sie eine Grundspannung in der Bauchmuskulatur und im unteren Bereich des Rückenstreckers auf. Die Hantelstange soll so in der Ablage liegen, daß die Arme vor dem Herausheben der Stange ein wenig gebeugt sind.

▶ Übungsausführung: Heben Sie die Langhantel aus der Ablage heraus und fixieren Sie diese nun senkrecht mit leicht gebeugten Armen über dem oberen Bereich Ihres Brustmuskels. Senken Sie die Hantelstange langsam ab, bis sie den Brustmuskel leicht berührt, und heben Sie diese durch Strecken der Arme wieder an. In der Endposition sind die Arme wieder leicht gebeugt. Achten Sie darauf, daß die Handgelenke während der gesamten Bewegung gerade in Verlängerung der Unterarme bleiben. Behalten Sie Ihre Grundspannung in der Körpermitte aufrecht.

Variante: Variieren Sie die Griffweite auf jeder Seite um etwa 10 cm nach innen oder nach außen, um die Relation der an der Übung beteiligten Muskeln zu verändern. Verändern Sie die Neigung der Rückenlehne zwischen 30° und 45° um unterschiedliche Bereiche des großen Brustmuskels (m. pectoralis major) anzusprechen.

! Tip: Steht Ihnen keine Schrägbank mit Plattform am Fußende zur Verfügung und ist die Bank so hoch, daß Sie die Füße nicht optimal gegen den Boden stemmen können, stellen Sie eine Trainingsbank quer vor das Ende der Bank und legen Ihre Füße darauf ab.

K 14 Brustpresse

Hauptsächlich beteiligte Muskulatur:
Hierbei wird vor allem der große Brustmuskel (m. pectoralis major) trainiert. Dazu kommen der vordere Kopf des Deltamuskels (m. deltoideus), der dreiköpfige Armstrecker (m. triceps brachii) und der kleine Brustmuskel (m. pectoralis minor).

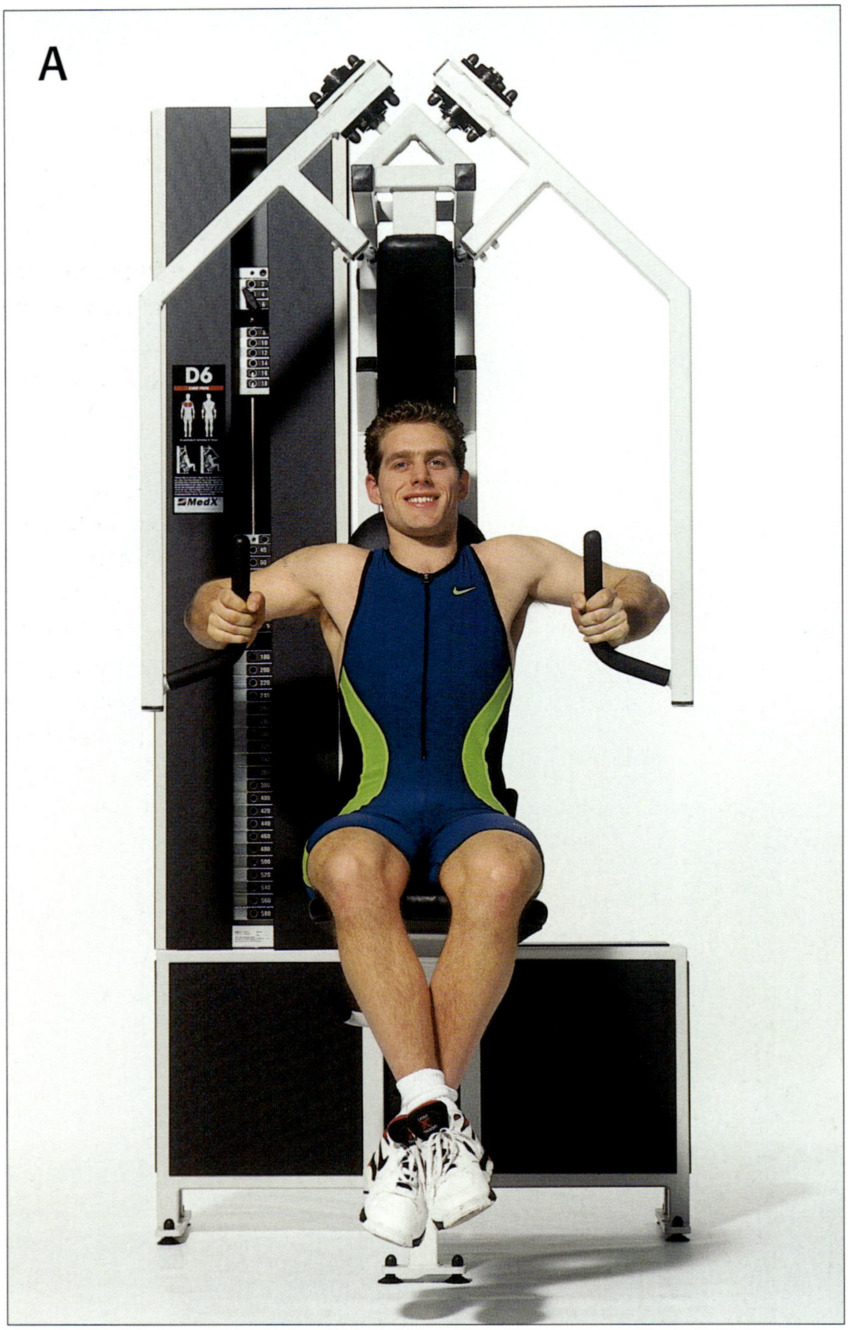

Ausgangsposition: Plazieren Sie sich so, daß Ihre Schulterachse einige Zentimeter über den Griffen liegt, die Griffe sich also ungefähr in der mittleren Höhe des Brustbeins befinden. Setzen Sie beide Füße auf dem Boden auf, sofern der Sitz für Ihre Beinlänge tief genug positioniert ist. Andernfalls kreuzen Sie die Unterschenkel. Der Oberkörper liegt komplett an der Rückenlehne an, und der Kopf befindet sich in der natürlichen Verlängerung der Wirbelsäule. Die Arme sind leicht gebeugt und fixieren die Griffe vor dem Körper. Die Handflächen befinden sich in neutraler Griffposition, sie weisen also nach innen und sind gestreckt.

▶ Übungsausführung: Führen Sie die Arme langsam und gleichmäßig zum Körper zurück. Die Ellbogen bleiben dabei ungefähr auf einer Höhe knapp unterhalb des Schulterniveaus. Stoppen Sie das Rückführen der Arme, wenn sich die Hände, von der Seite betrachtet, in einer Linie mit der Brust befinden. Beginnen Sie nun verzögerungsfrei und ohne Schwung das Strecken der Arme und führen Sie die Griffe so in die Ausgangsposition zurück, daß die Arme noch leicht gebeugt sind.

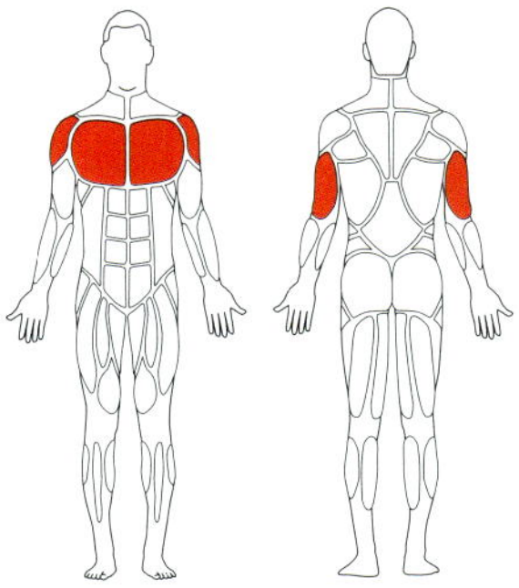

Brustpresse K 14

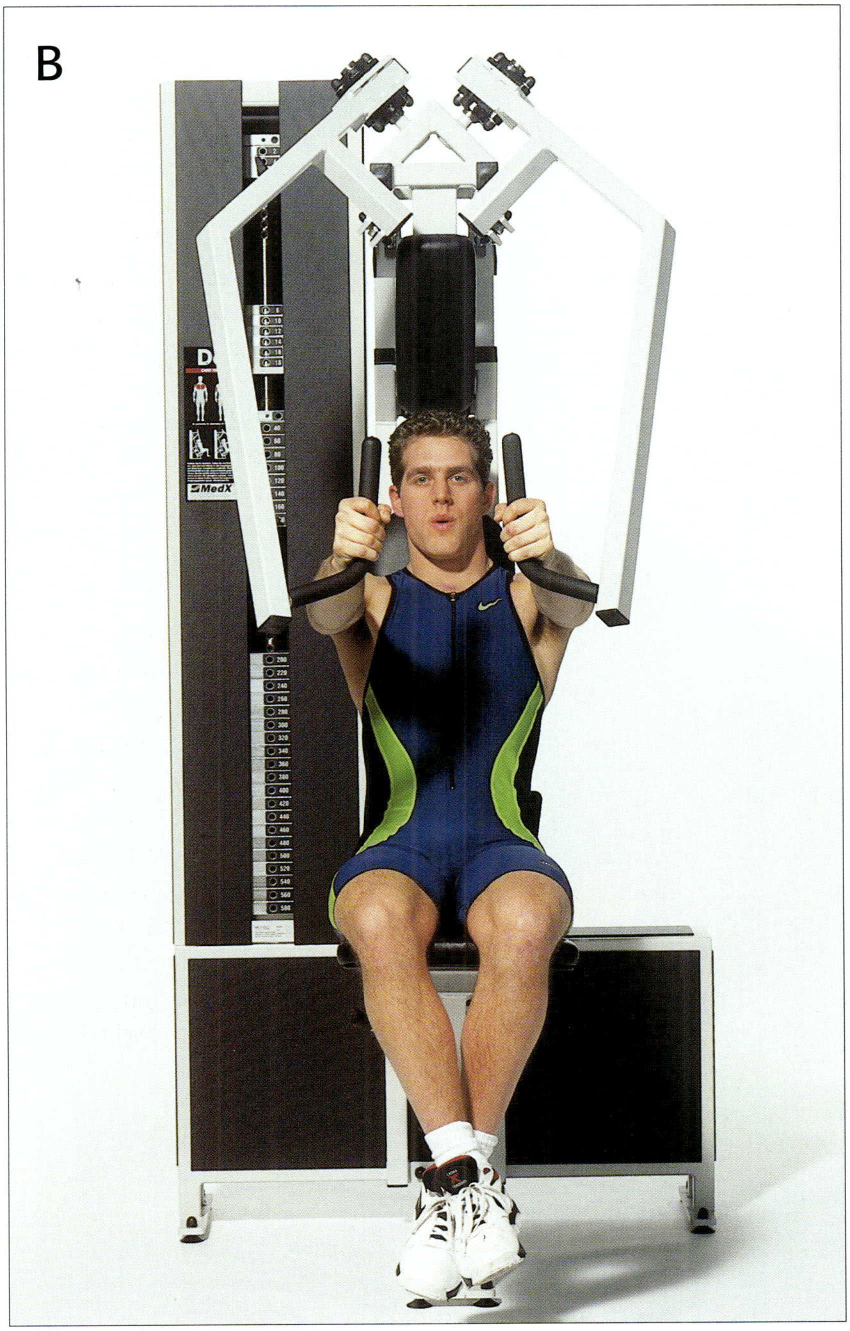

B

Variante: An vielen Brustpressen können Sie diese Übung auch mit Obergriff – also mit nach unten gerichteten Handflächen – ausführen. Hier ist es in der Regel auch möglich, die Griffweite zu variieren. In der Grundübung sollte sie so bemessen sein, daß Unter- und Oberarm auf halbem Weg einen rechten Winkel bilden. Greifen Sie etwa 10 cm weiter außen oder innen, wird die Brustmuskulatur wie auch die Armstreckermuskulatur entsprechend stärker mit einbezogen.

! Tip: Moderne Brustpressen sind meist mit einer sogenannten Einstiegshilfe ausgestattet. Dadurch kann das Gewicht durch die Kraft der Beine erst einmal in die Ausgangsposition gebracht werden. Das schont vor allem die Schultergelenke, die andernfalls beim ersten Anheben des Gewichts aufgrund der fehlenden Vorspannung in der Muskulatur und des ungünstigen Winkels unnötig belastet werden. Fehlt eine solche Einstiegshilfe an der Brustpresse, sollten Sie sich für die erste Wiederholung und damit das erste Anheben des Gewichts von einem Trainingspartner helfen lassen.

K 15 Pullover

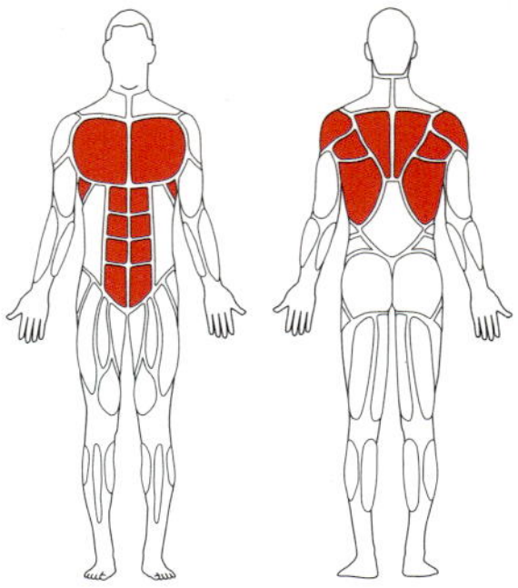

Hauptsächlich beteiligte Muskulatur:
Mit der »Überzug« oder »Pullover« genannten Übung wird beinahe die gesamte Oberkörpermuskulatur direkt oder indirekt trainiert: sowohl der breite Rückenmuskel (m. latissimus dorsi) als auch der große Brustmuskel (m. pectoralis major), ...

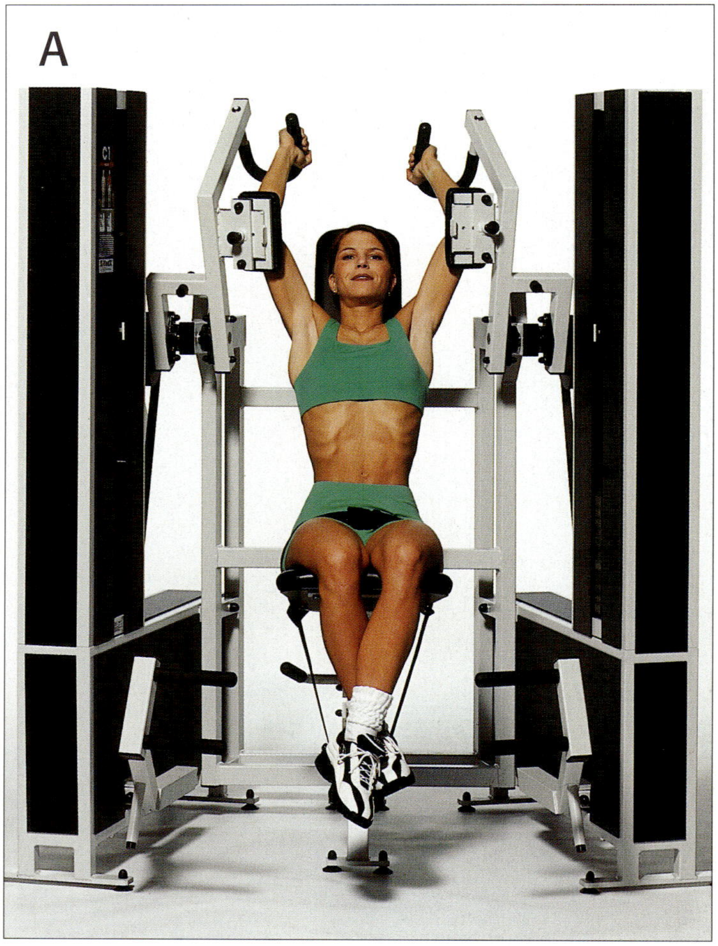

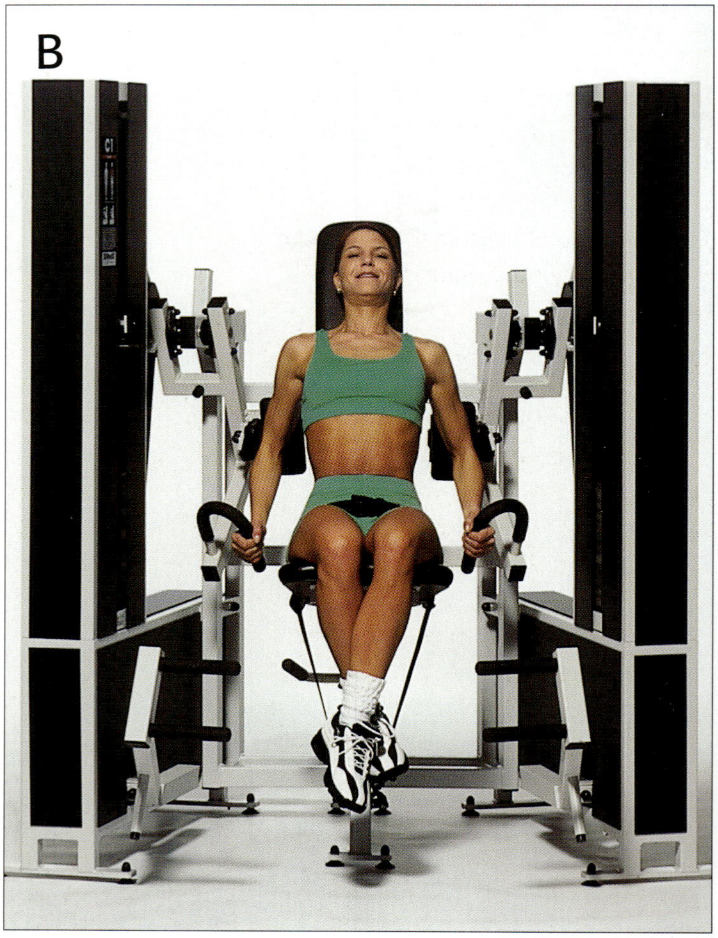

Ausgangsposition: Wenn Sie mit einer Pullover-Maschine trainieren, achten Sie darauf, daß die Höhe des Sitzes verstellbar ist. Positionieren Sie den Sitz so, daß Ihre Schulterachse in einer Linie mit der Drehachse der Maschine verläuft. Besteht die Möglichkeit, das Becken mit einem Gurt zu fixieren, sollten Sie diese nutzen, auch wenn Ihr Trainingsgewicht relativ niedrig ist. Ihr Oberkörper ist vollständig an der Rückenlehne abgestützt. Der Kopf liegt an und befindet sich in der natürlichen Verlängerung der Wirbelsäule. Hat das Gerät eine Einstiegshilfe, bringen Sie die Armhebel so weit nach vorne, daß Sie die Griffe bequem greifen können. Je nach Gerätetyp liegen die Ellbogen auf einem Polster auf oder schweben frei. In der Ausgangsposition befinden sich die Oberarme in der senkrechten Verlängerung des Oberkörpers.

... der gerade Bauchmuskel (m. rectus abdominis), der untere und mittlere Anteil des Kapuzenmuskels (m. trapezius), der große Rautenmuskel (m. rhomboideus major) und der dreiköpfige Armstrecker (m. triceps brachii).

VARIANTE

Übungsausführung: Ziehen Sie die gebeugten Arme in einer halbkreisförmigen Bewegung vor dem Körper nach unten. In der Endposition befinden sich die Oberarme etwas hinter der Körperachse. Von hier aus lassen Sie die Arme langsam und gleichmäßig wieder in die Ausgangsposition zurückführen.

Variante: Die Übung kann auch mit dem Rücken auf einer Flachbank liegend ausgeführt werden. Die Hände halten gemeinsam eine Kurzhantel an einem Ende fest, und die Arme befinden sich in der Ausgangsposition leicht gebeugt kurz vor der Senkrechten über dem Körper. Senken Sie nun die Kurzhantel in einem halbkreisförmigen Bogen hinter den Kopf ab. Halten Sie Ihre Arme immer im gleichen Beugewinkel. Die Endposition ist erreicht, wenn sich die Oberarme in Verlängerung des Oberkörpers befinden. Von hier aus werden die Arme mit der Kurzhantel ruckfrei im Bogen wieder in die Ausgangsposition zurückgezogen.

Tip: Wollen Sie den dreiköpfigen Armstrecker (m. triceps brachii) stärker an der Bewegung beteiligen, können Sie die Arme während der Abwärtsbewegung deutlich anbeugen und in der Aufwärtsbewegung wieder strecken.

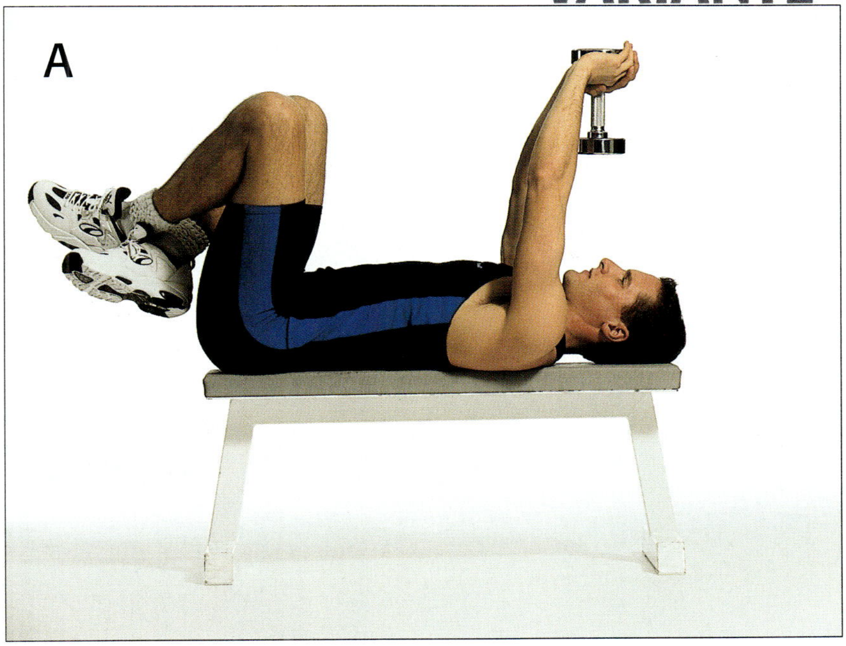

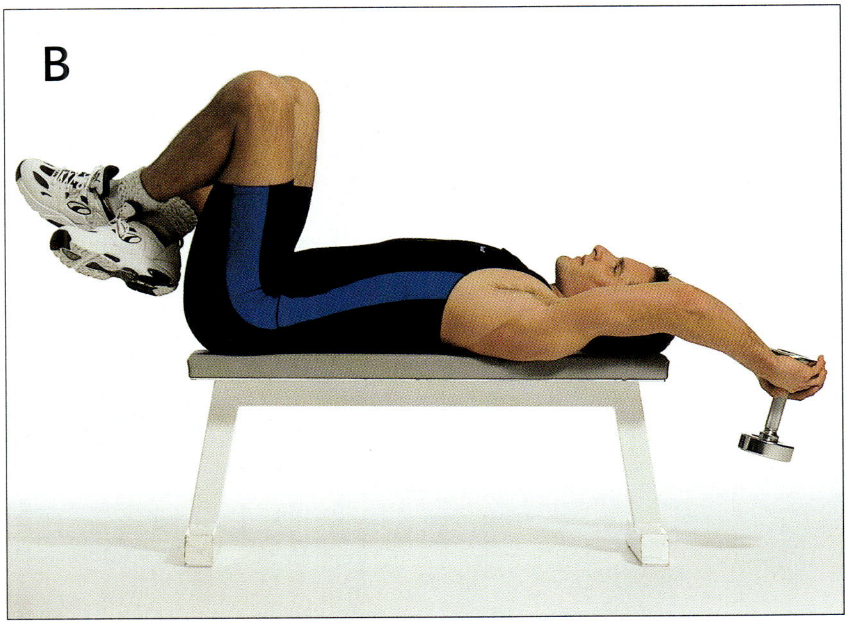

K 16 Butterfly

Hauptsächlich beteiligte Muskulatur:
An der Butterfly-Maschine werden der große und kleine Brustmuskel (Mm. pectoralis major et minor) recht isoliert trainiert. Hinzu kommt der vordere Muskelkopf des Deltamuskels (m. deltoideus).

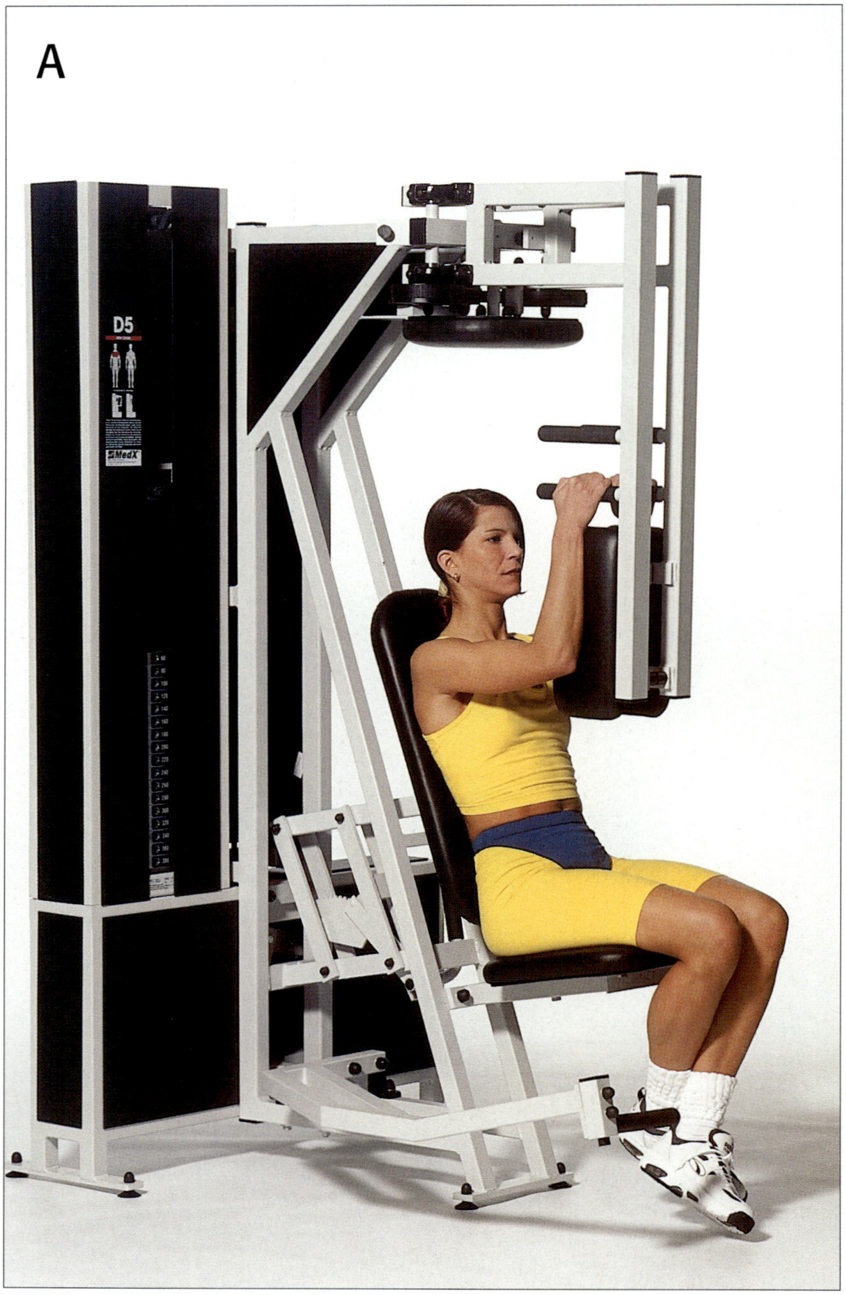

Ausgangsposition: Sie sitzen mit dem gesamten Oberkörper an der Rückenlehne angelehnt. Reicht die Länge der Rückenlehne zur Stütze des Kopfes nicht aus, halten Sie ihn in der natürlichen Verlängerung der Wirbelsäule. Die Füße sind auf dem Boden aufgesetzt oder, wenn das nicht möglich ist, im Bereich der Unterschenkel überkreuzt. Ist das Gerät mit einer Einstiegshilfe ausgestattet, betätigen Sie diese mit Ihren Beinen, so daß die Armhebel ohne Widerstand vor dem Körper zusammengeführt werden können. Die Unterarme sind so an den Griffen plaziert, daß sie senkrecht zum Boden stehen, die Oberarme verlaufen parallel zum Boden. Diese Armhaltung erreichen Sie durch entsprechende Einstellung der Sitzhöhe. In der Ausgangsposition halten Sie die Griffe geschlossen vor dem Körper zusammen. Die Kraft verteilt sich je nach Bauart des Geräts auf die Fläche der Unterarme und die Ellbogen.

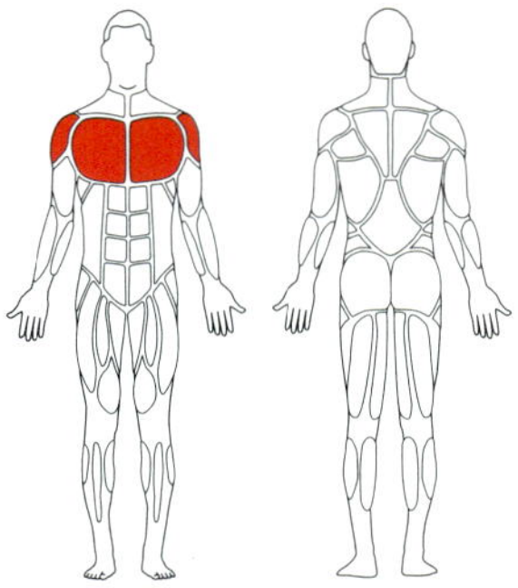

Butterfly K 16

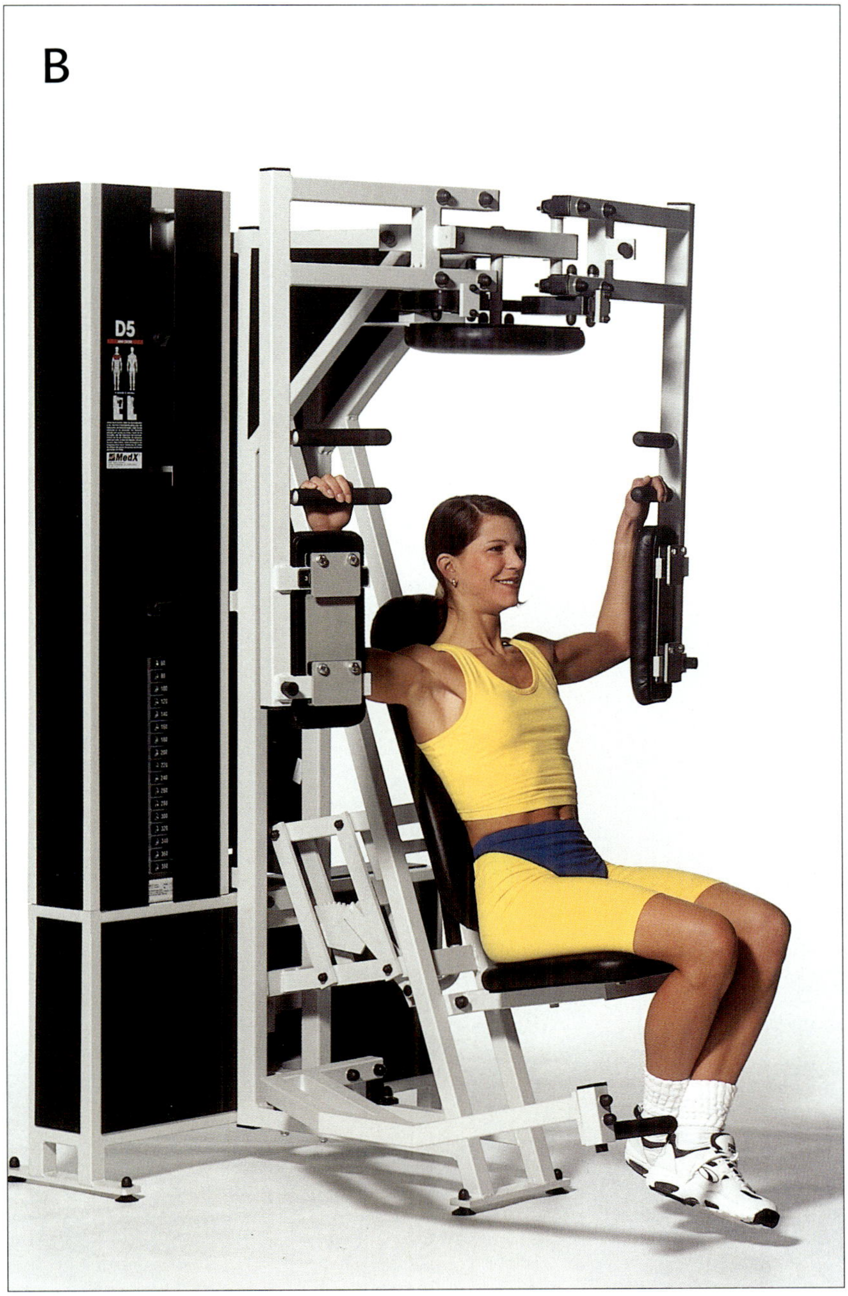

Übungsausführung: Führen Sie die Arme gleichmäßig und parallel in die geöffnete Position. In der Endposition befinden sich die Arme seitlich auf Höhe des Körpers. Von hier aus werden die Armhebel wieder verzögerungs- und ruckfrei zur Ausgangsposition zurückgeführt, wo sie sich genau in der Mitte vor dem Körper kurz berühren sollten.

Variante: Je nach Bauart des Geräts können Sie die Griffe nur mit den Händen umfassen. Die Ellbogen sind dann bis knapp unter Schulterhöhe angehoben, und die Unterarme verlaufen in einer parallelen Ebene mit den Oberarmen zum Boden. Auf diese Weise kann die Belastung im Schultergelenk für empfindliche Schultern noch reduziert werden. Ansonsten entspricht der Übungsverlauf der beschriebenen Grundübung.

Tip: Halten Sie die Spannung in der kontrahierten Position für ein bis zwei Sekunden, um den Übungseffekt zu intensivieren.

K 17 Flyings

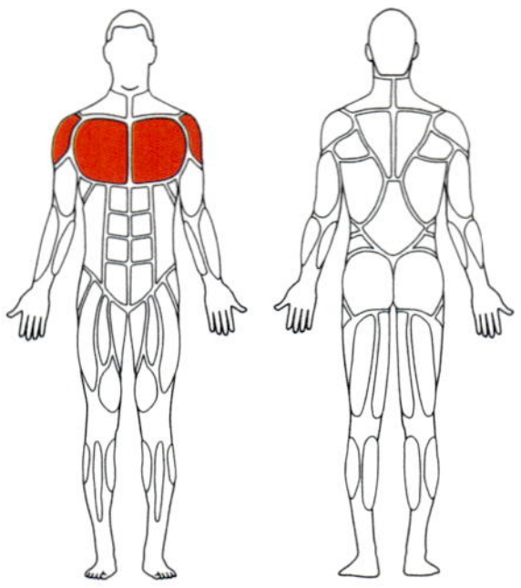

Hauptsächlich beteiligte Muskulatur:
Hier werden die gleichen Muskelgruppen wie bei K16 trainiert.

Ausgangsposition: Sie liegen mit dem Rücken auf einer Flachbank. Ihre Füße stehen bei angewinkelten Beinen am Ende der Bank auf. Senkrecht über den Schultern halten Sie bei leicht gebeugten Armen in jeder Hand eine Kurzhantel. Die Handflächen weisen zueinander und die Handgelenke sind gerade gestreckt.

▶ Übungsausführung: Senken Sie die Hanteln in einem halbkreisförmigen Bogen seitlich zum Körper ab. Während der Abwärtsbewegung verstärkt sich die Beugung der Arme etwas. Die Hanteln dürfen nicht hinter die Schulterachse geraten. Je nach Beweglichkeit können Sie die Hanteln bis auf Schulterhöhe oder einige Zentimeter tiefer absenken. Vom tiefsten Punkt aus heben Sie die Gewichte ruckfrei in einer gleichförmigen Bewegung wieder nach oben.

Variante: Benutzen Sie eine Bank mit verstellbarer Rückenlehne, können Sie die Brustmuskulatur aus verschiedenen Winkeln beüben. In den schrägen Positionen bis circa 45° wird der obere Anteil des großen Brustmuskels (m. pectoralis major) intensiver trainiert.

! Tip: Benutzen Sie für diese Übung eine schmale Bank, damit die Schulterblätter sich leichter zusammenschieben können und die Oberarme in ihrer Abwärtsbewegung nicht von den überstehenden Kanten der Hantelbank gebremst werden. Auf diese Weise kann der Brustmuskel besser gedehnt werden, was zu einer effektiveren Kontraktion am Ende der Bewegung führt.

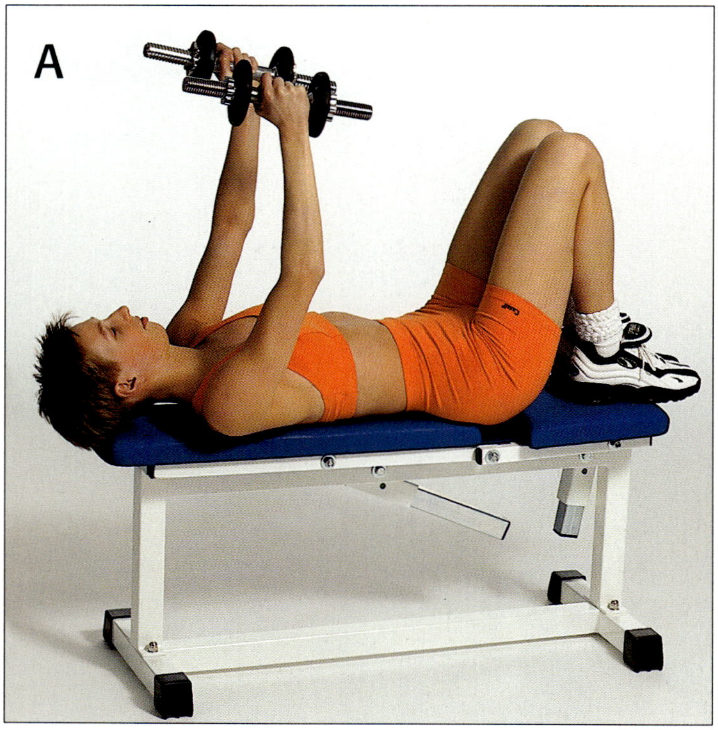

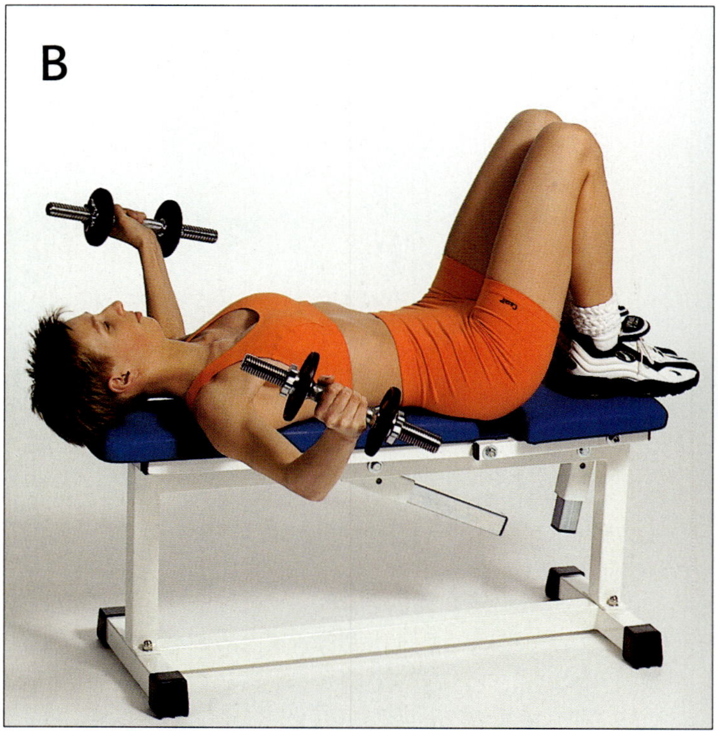

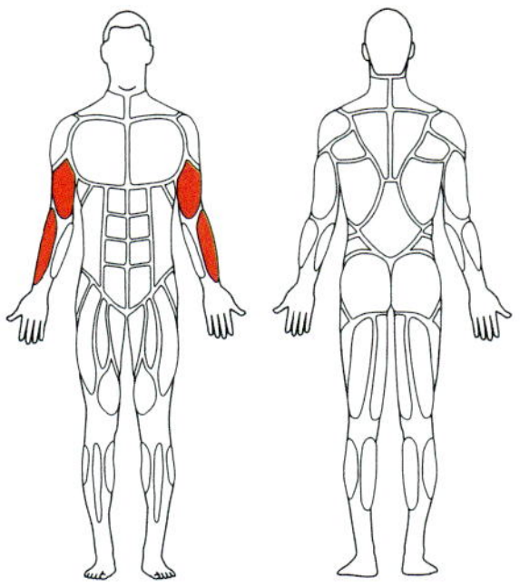

Langhantelcurl K 18

Hauptsächlich beteiligte Muskulatur:
Primär werden durch das Armbeugen an der Langhantel der zweiköpfige Oberarmbeuger (m. biceps brachii) und der Armbeuger (m. brachialis) trainiert.

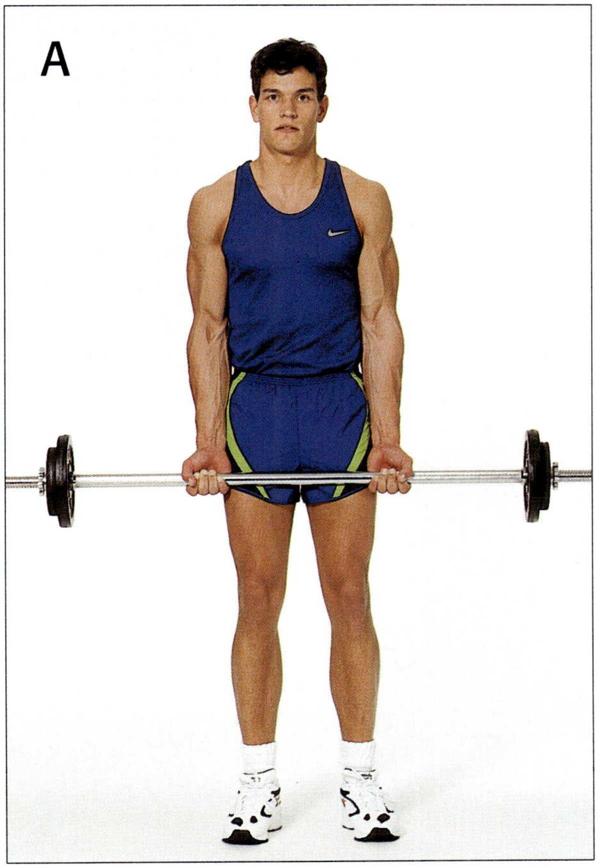

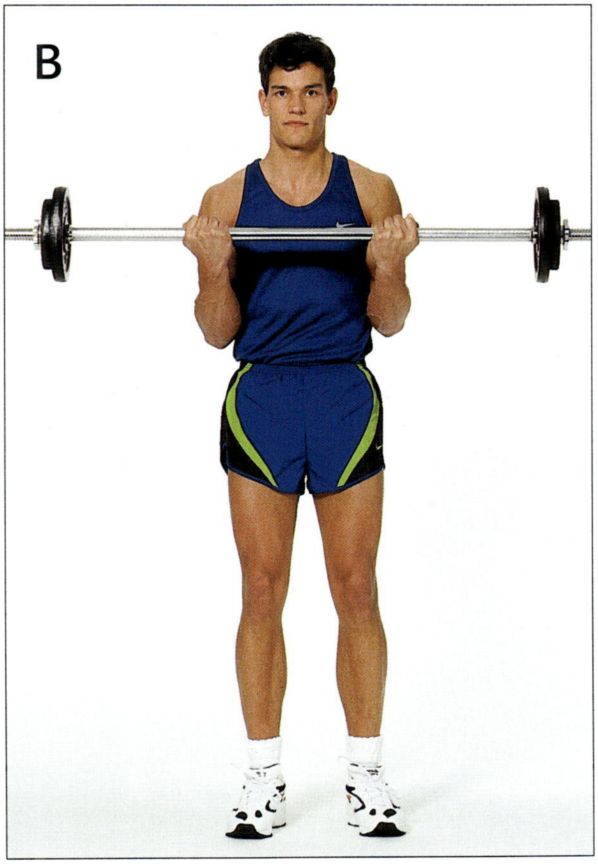

Ausgangsposition: Sie stehen in der parallelen Grundposition. Ihre Arme liegen, leicht gebeugt, seitlich am Körper an. Die Hände greifen die Langhantel schulterweit im Untergriff, die Handflächen weisen also nach vorne. Achten Sie auf gerade Handgelenke und eine korrekte Kopfhaltung.

Übungsausführung: Führen Sie die Hantel im halbkreisförmigen Bogen gleichmäßig nach oben. Die Ellbogen bleiben als Drehachse unbewegt, seitlich am Oberkörper angelehnt. Die Bewegung stoppt oben, wenn die armbeugende Muskelgruppe maximal angespannt ist, ohne daß die Oberarme mit nach vorne geführt werden. Beim Zurückführen der Arme bleiben die Ellbogen ebenfalls am Körper. In der tiefsten Position bleiben die Arme immer ein wenig gebeugt.

Variante: Verwenden Sie anstelle der geraden Langhantel eine gebogene SZ-Hantel und greifen Sie, von der Mitte der Hantel aus gesehen, hinter dem zweiten Knick.

Tip: Neigen Sie dazu, den Oberkörper mitschwingen zu lassen, lehnen Sie sich einfach mit dem Rücken gegen eine Wand. Die Füße befinden sich dann parallel zueinander ungefähr eine Fußlänge vor der Wand.

K19 Kurzhantelcurl, sitzend

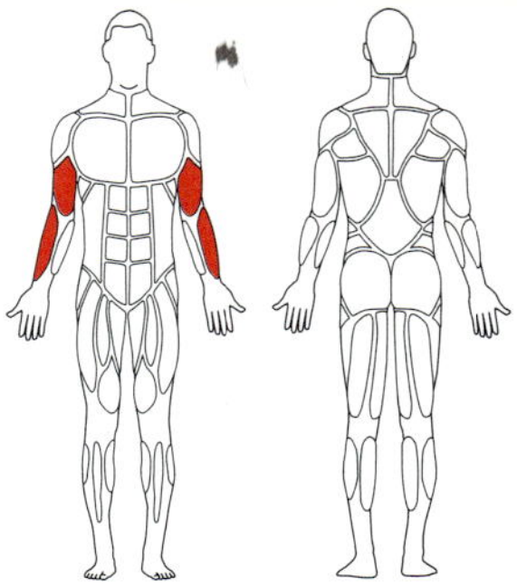

Hauptsächlich beteiligte Muskulatur:
Hier werden der zweiköpfige Oberarmbeuger (m. biceps brachii), der Armbeuger (m. brachialis) und der Oberarm-Speichen-Muskel (m. brachioradialis) trainiert.

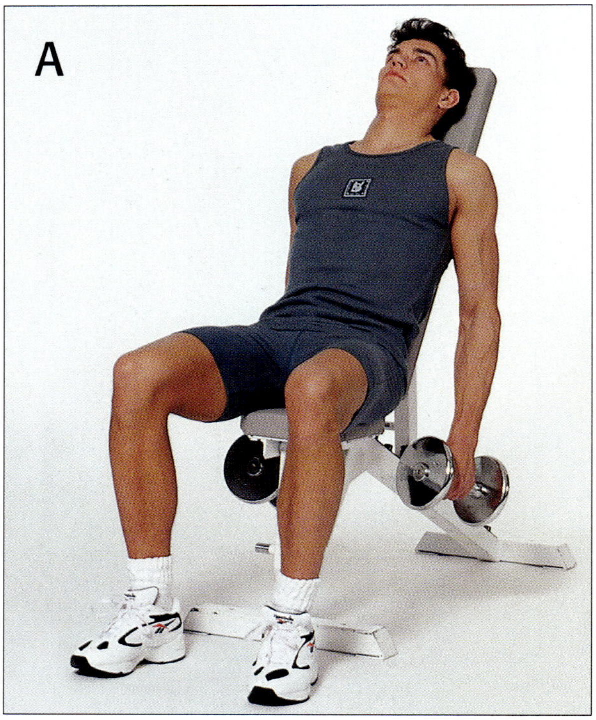

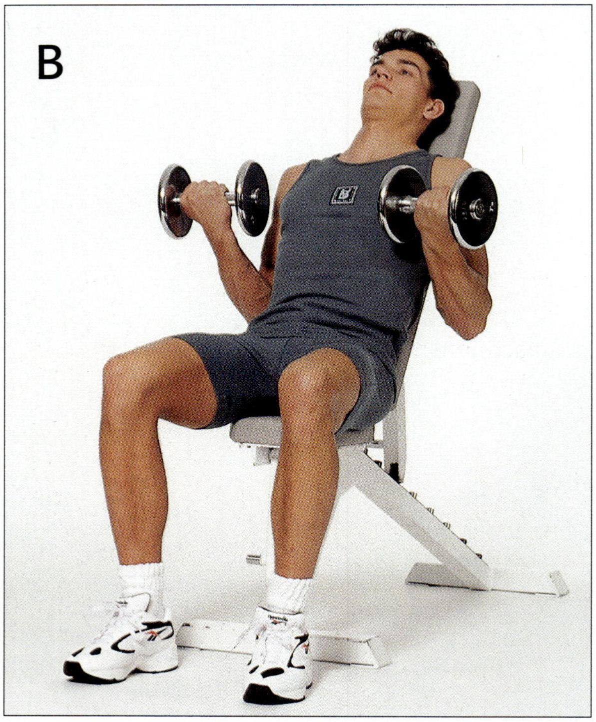

Ausgangsposition: Sie sitzen mit Oberkörper und Kopf an eine um circa 30° nach hinten geneigte Rückenlehne angelehnt auf einer Schrägbank. In beiden Händen halten Sie je eine gleich schwere Kurzhantel in neutraler Griffposition, das heißt, die Handflächen weisen zueinander. Durch die Neigung der Rückenlehne befinden sich die leicht gebeugten Arme hinter der Körperachse.

Übungsausführung: Führen Sie die Hanteln in einer gleichmäßigen, parallelen Bewegung nah am Körper vorbei nach oben. Dabei zeigt der Oberarm weiter nahezu unverändert senkrecht nach unten, während der Unterarm im Ellbogengelenk gedreht nach oben geführt wird. Im Verlauf der Aufwärtsbewegung rotiert der Unterarm um eine Vierteldrehung nach außen. In der Endposition zeigt der Handrücken nach vorne. Bei der Abwärtsbewegung werden die Handflächen wieder nach innen zurückgedreht.

Variante: Sie können die Übung zur Abwechslung auch wechselseitig ausführen, das heißt, während Sie den einen Arm anheben, senken Sie den anderen ab und umgekehrt.

Tip: Um die Auswärtsdrehung des Unterarms, die auch Supination genannt wird, zu erschweren, können Sie die Innenseite der Kurzhantel schwerer beladen als die Außenseite. Das funktioniert natürlich nur bei Kurzhanteln, die Sie selber mit Hantelscheiben beladen können. Durch diesen Trick wird der zweiköpfige Oberarmbeuger (m. biceps brachii), zu dessen Funktionen eben auch die Supination des Unterarms zählt, noch intensiver belastet.

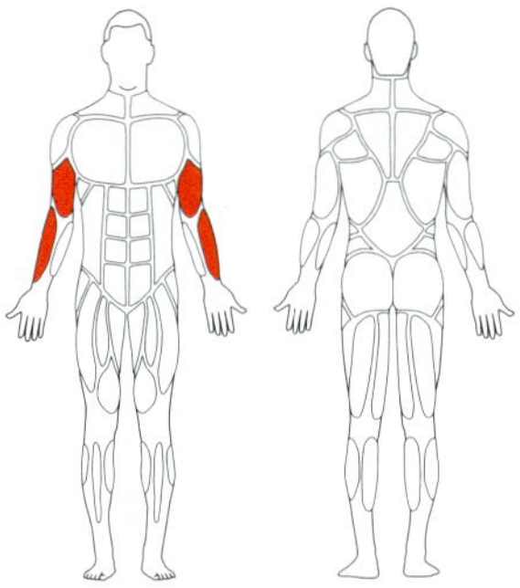

Kurzhantelcurl, stehend K 20

Hauptsächlich beteiligte Muskulatur:
Auch hier werden der zweiköpfige Oberarmbeuger (m. biceps brachii), der Armbeuger (m. brachialis) und der Oberarm-Speichen-Muskel (m. brachioradialis) trainiert.

Ausgangsposition: Stehen Sie in der parallelen Grundposition. Ihre Arme liegen, leicht gebeugt, seitlich am Körper an. Die Hände greifen die Kurzhanteln schulterweit im Untergriff, die Handflächen weisen damit nach innen. Achten Sie auf gerade Handgelenke und eine korrekte Kopfhaltung.

Übungsausführung: Führen Sie die Hanteln in einer gleichmäßigen, parallelen Bewegung nach oben. Dabei bleiben die Oberarme seitlich am Körper angelehnt und die Ellbogengelenke als Drehachse in einer Linie, während der Unterarm im Ellbogengelenk gedreht nach oben geführt wird. In der Endposition zeigt der Handrücken nach vorne.

Variante: Zur Abwechslung können Sie die stehenden Kurzhantelcurls auch wechselseitig ausführen. Ein veränderter Übungseffekt ergibt sich zusätzlich, wenn Sie den Unterarm in der Aufwärtsphase der Bewegung auswärts drehen.

Tip: Neigen Sie dazu, den Körper mitschwingen zu lassen, probieren Sie die Grundposition in Schrittstellung aus oder lehnen Sie zur Stabilisierung den Oberkörper einfach gegen eine Wand und plazieren Sie die parallel stehenden Füße etwa eine Fußlänge vor der Wand.

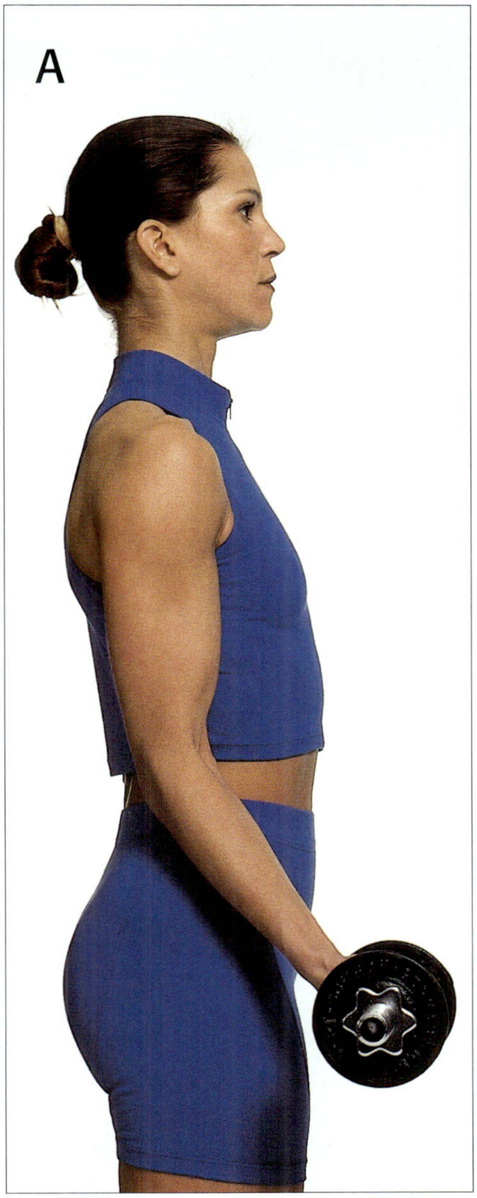

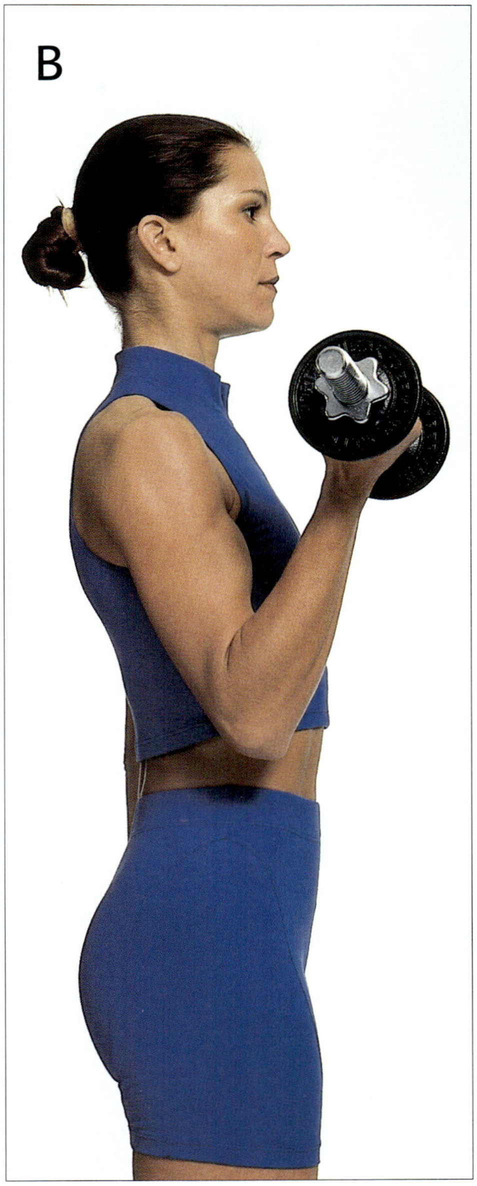

K 21 Scottcurl

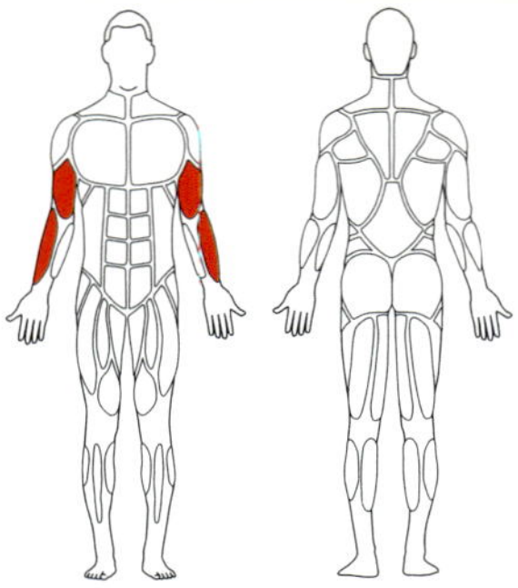

Hauptsächlich beteiligte Muskulatur: Wie bei K20.

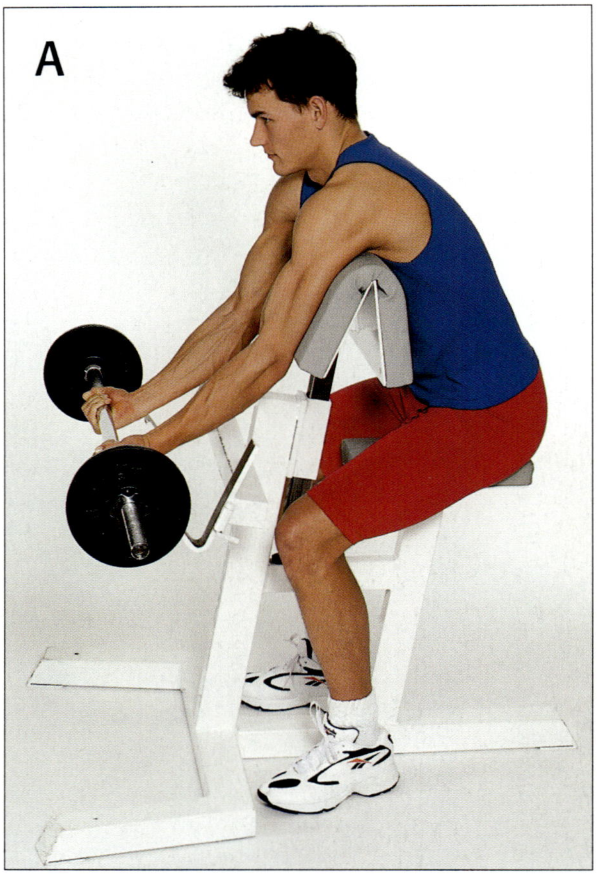

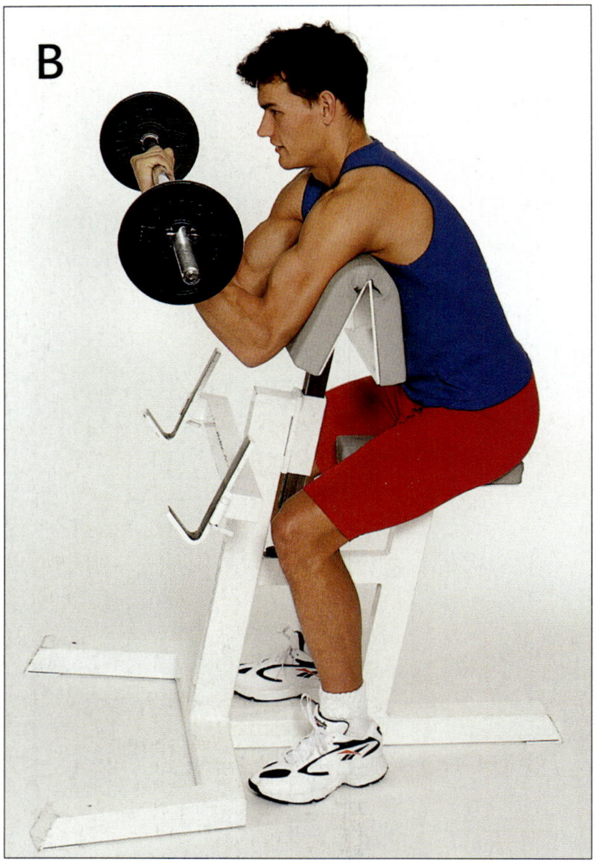

Ausgangsposition: Beim Scottcurl liegen die Oberarme vollflächig mit ihrer Rückseite auf dem Polster der speziellen Scottbank auf. Rücken und Kopf sind gerade, und die Achseln liegen direkt am Rand des Polsters der Scottbank an. Die Hände umfassen eine Langhantel etwa schulterbreit im Untergriff, die Arme sind leicht gebeugt. Halten Sie die Handgelenke gerade in der Verlängerung der Unterarme.

▶ Übungsausführung: Führen Sie die Hantel in einem halbkreisförmigen Bogen so weit nach oben, daß Sie noch Spannung in der armbeugenden Muskelgruppe verspüren. Senken Sie die Hantel anschließend verzögerungsfrei wieder in die Ausgangsposition mit leicht gebeugten Armen ab.

Variante: Sie können den Scottcurl auch jeweils einarmig mit einer Kurzhantel ausführen. Der Vorteil liegt darin, daß Sie sich notfalls selber mit der freien Hand in der Bewegung unterstützen können.

! Tip: Steht Ihnen an der Scottbank keine Hantelablage zur Verfügung, sollten Sie sich die Hantel nach Möglichkeit von einem Trainingspartner angeben lassen.

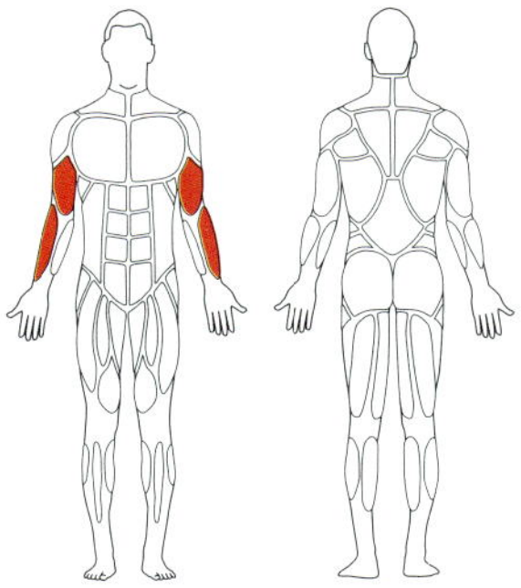

Konzentrationscurl K 22

Hauptsächlich beteiligte Muskulatur:
Hirbei wird die gleiche Muskulatur beansprucht wie bei K 21.

Ausgangsposition: Setzen Sie sich auf das Ende einer Trainingsbank. Die linke Hand stützt sich auf das linke Bein, der Oberkörper ist leicht nach vorne gebeugt und zur linken Seite hin gedreht. In der rechten Hand halten Sie mit leicht gebeugtem Arm eine Kurzhantel im Untergriff. Der rechte Ellbogen liegt locker vor der Innenseite des rechten Oberschenkels.

Übungsausführung: Beugen Sie den rechten Arm im Ellbogengelenk an und führen Sie gleichzeitig den rechten Oberarm einige Zentimeter nach links. In der Endposition hat sich der rechte Ellbogen ungefähr 10–20 cm vom rechten Oberschenkel entfernt, und der Unterarm ist zum Oberarm hin maximal angebeugt. Aus dieser Position, die Sie für ein bis zwei Sekunden halten sollten, senken Sie die Hantel in der genau umgekehrten Bewegung wieder ab. Nachdem Sie einen Satz mit dem rechten Arm durchgeführt haben, trainieren Sie spiegelbildlich den linken Arm.

Variante: Für einen etwas veränderten Übungseffekt beginnen Sie genau wie in der Grundübung, allerdings in neutraler Griffposition. Während der Bewegung drehen Sie dann den Unterarm um eine Vierteldrehung nach außen. Hierdurch wird der zweiköpfige Oberarmbeuger (m. biceps brachii) in seiner Fähigkeit den Unterarm auswärts zu drehen zusätzlich gefordert, was die Übung für ihn noch intensiver macht.

Tip: Um ein optimales Bewegungsgefühl zu erreichen, hilft die Vorstellung, daß Sie jemandem den Trainingszustand Ihres Oberarmes demonstrieren wollen, indem Sie die Armbeuger fest vor dem Körper anspannen. Genau dieses Gefühl sollte sich auch beim Konzentrationscurl einstellen. Da es sich um eine sehr isolierte Bewegung handelt, benötigen Sie für diese Übung im Vergleich deutlich weniger Gewicht als bei den anderen beschriebenen Kurzhantelübungen für den Armbeuger.

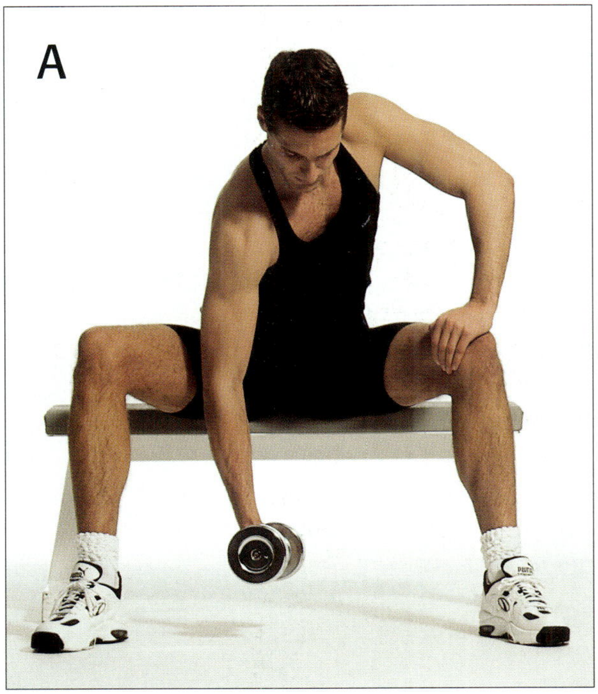

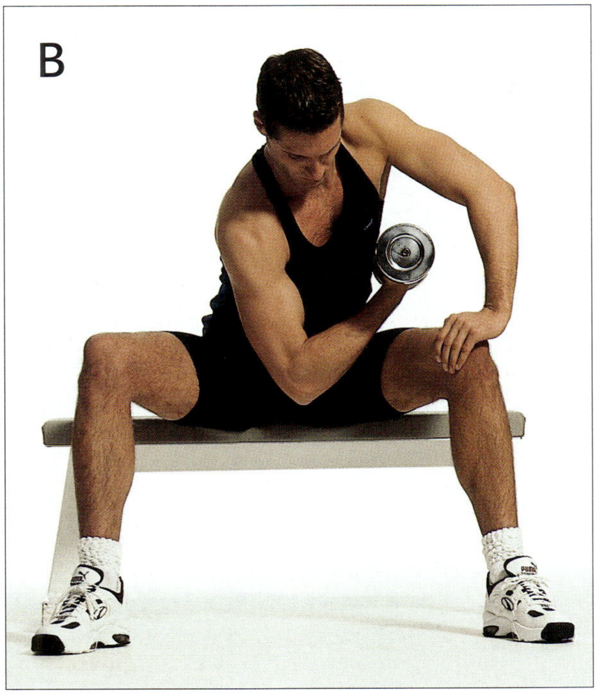

K 23 Bizepsmaschine

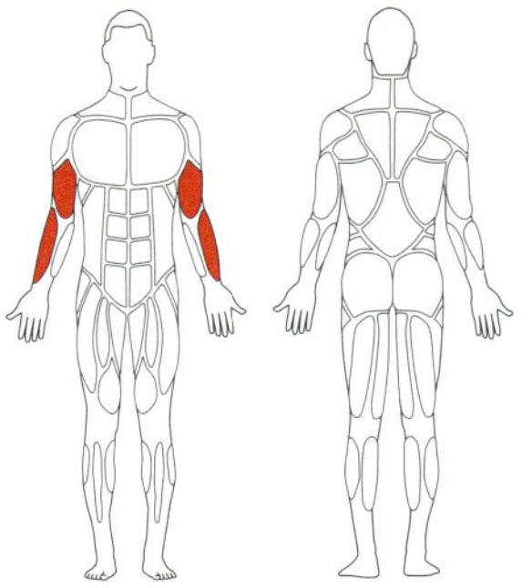

Hauptsächlich beteiligte Muskulatur:
Hierbei werden die gleichen Muskelgruppen belastet wie bei K20.

Ausgangsposition: Setzen Sie sich aufrecht mit gerader Wirbelsäule an die Maschine. Stellen Sie die Sitzhöhe so ein, daß der Oberarm mit seiner Rückseite vollflächig auf dem Polster der Maschine aufliegt. Achten Sie unbedingt darauf, daß sich die Ellbogengelenke genau auf Höhe der Drehachse der Maschine befinden und die Arme in der Ausgangsposition nicht gestreckt, sondern leicht gebeugt sind. Die Hände fassen die dafür vorgesehenen Griffe im Untergriff.

▶ Übungsausführung: Führen Sie den Griff oder die Griffe der Maschine gleichmäßig nach oben und senken Sie sie anschließend genauso gleichmäßig wieder ab. Achten Sie darauf, daß sich die Oberarme während der Bewegung nicht vom Polster der Maschine lösen.

Variante: Durch die verschiedenen Maschinentypen ergeben sich unterschiedliche Griffbreiten. An einigen Bizepsmaschinen besteht auch die Möglichkeit, neutral oder im Obergriff zu fassen und damit die armbeugenden Muskeln in unterschiedlicher Gewichtung zu beteiligen.

! Tip: Läßt sich das Gerät nicht so einstellen, daß sich die Ellbogenachse mit der Drehachse der Maschine in einer Linie befindet, verzichten Sie lieber auf ein Training an diesem Gerät und geben einer freien Hantel den Vorzug.

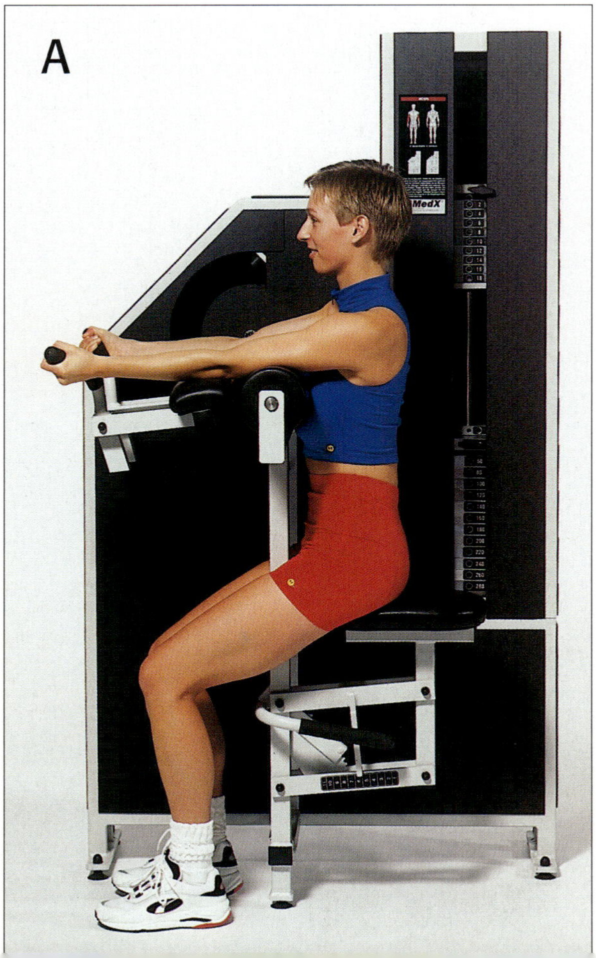

A

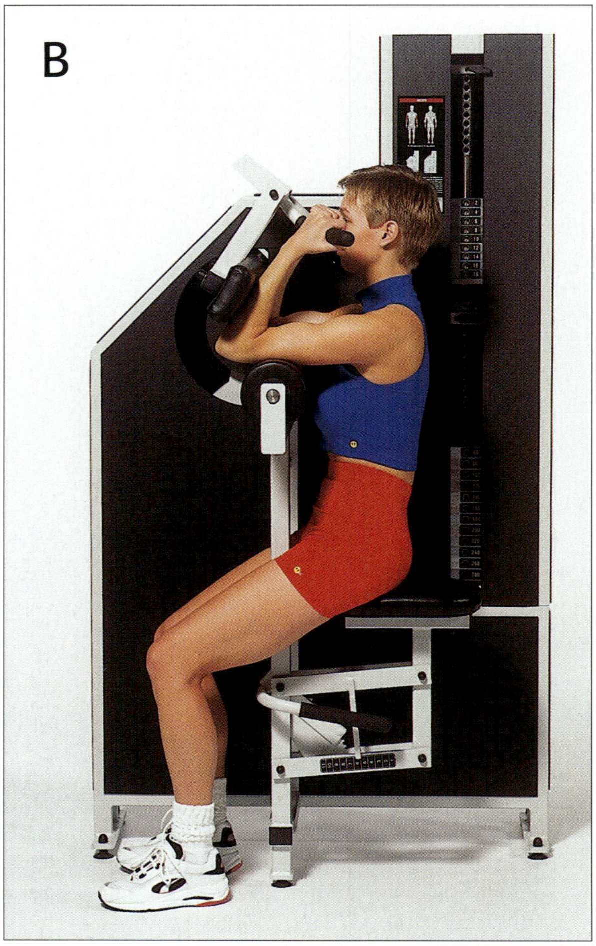

B

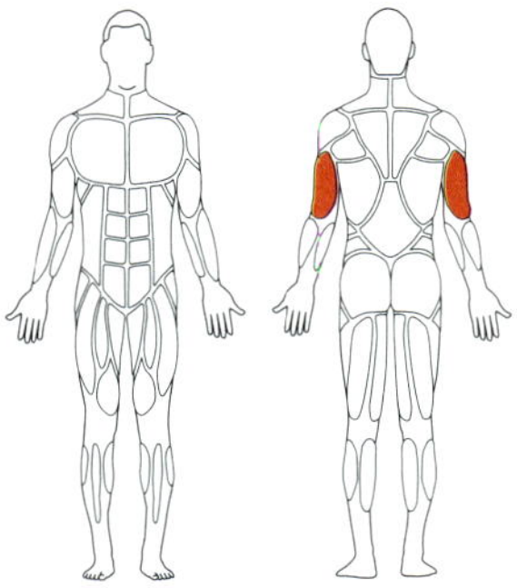

Armstrecken am Seilzug K 24

Hauptsächlich beteiligte Muskulatur:
Beim Armstrecken am Seilzug wird der dreiköpfige Armstrecker (m. triceps brachii), speziell der seitliche und mittlere Muskelkopf trainiert.

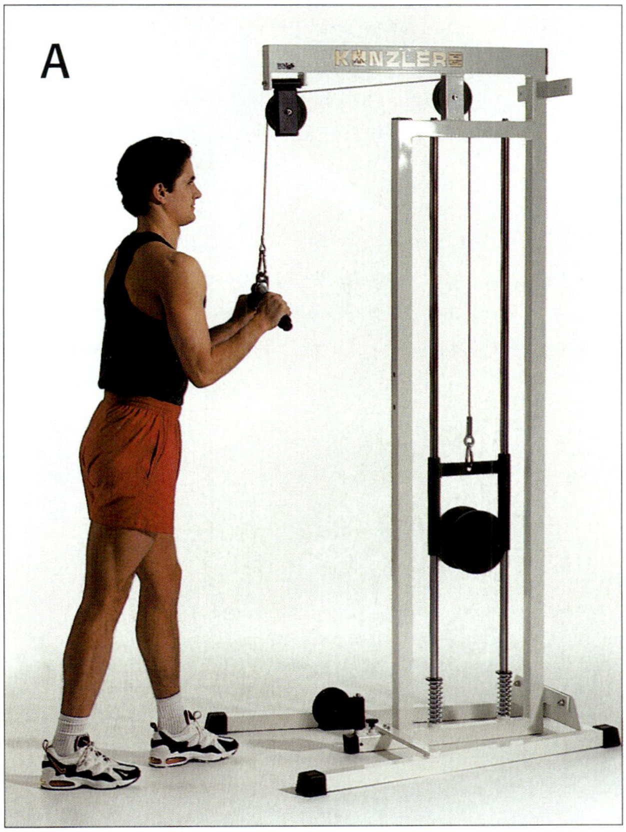

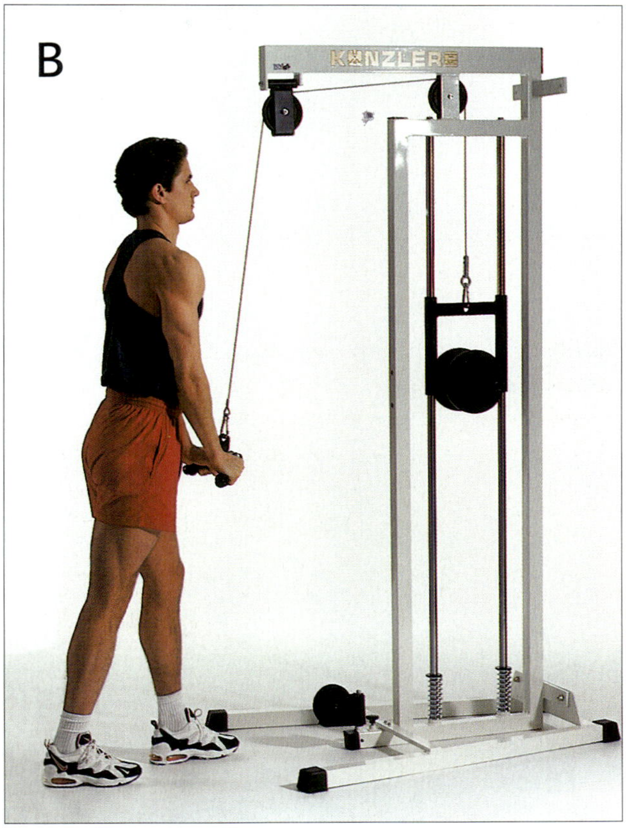

Ausgangsposition: Sie stehen in der Grundposition mit parallelem Stand oder in Schrittposition, die Oberarme liegen seitlich am Körper an. Der Unterarm befindet sich ungefähr in einem 45°-Winkel zum Oberarm, und die Hände fassen eine drehbar gelagerte, gebogene Zugstange im Obergriff.

Übungsausführung: Strecken Sie die Arme in einer gleichmäßigen, halbkreisförmigen Bewegung, bis sie nahezu vollständig gestreckt sind. Während der Übungsausführung bleibt die Ellbogenachse völlig unbewegt am Oberkörper. Führen Sie die Zugstange anschließend auf dem genau umgekehrten Weg wieder in die Ausgangsposition zurück. Achten Sie auf Ihre geraden und gestreckten Handgelenke.

Variante: Das Armstrecken am Seilzug läßt sich auch mit anderen Zuggriffen, zum Beispiel einer geraden Zugstange oder einem Einzelgriff, ausführen. Mit beiden kann die Übung gut im Untergriff ausgeführt werden, wodurch der lange Muskelkopf des dreiköpfigen Oberarmstreckers (m. triceps brachii) etwas intensiver angespannt werden kann.

Tip: Fällt es Ihnen schwer, den Oberkörper bei der Bewegung nicht mitschwingen zu lassen, nehmen Sie die Grundstellung in Schrittposition ein. Achten Sie allerdings bei dieser Schrittstellung darauf, daß das Becken nicht nach hinten ausweicht, sondern immer parallel zum Schultergürtel bleibt.

K 25 Kurzhantelstrecken über Kopf

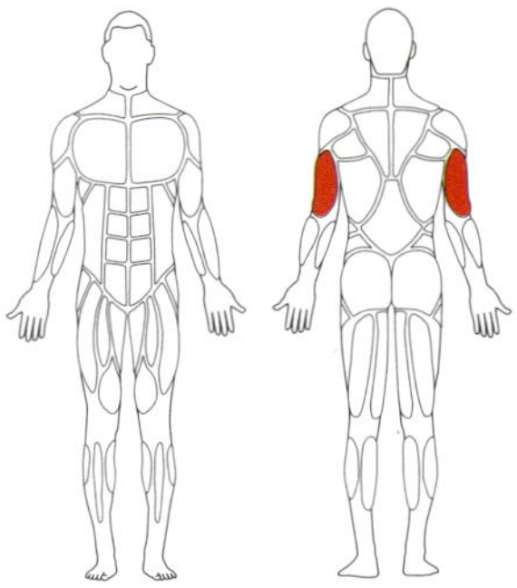

Hauptsächlich beteiligte Muskulatur:
Bei dieser Übung wird der dreiköpfige Armstrecker (m. triceps brachii) trainiert, und zwar alle drei Muskelköpfe.

Ausgangsposition: Sie stehen in der Grundposition mit parallelem Stand. Ein Arm stützt sich in der Hüfte ab, der andere steht so senkrecht wie möglich nach oben und ist leicht gebeugt. Ihre Hand umfaßt eine Kurzhantel, das Handgelenk befindet sich in der geraden Verlängerung des Unterarms. Die Handfläche weist nach vorne.

▷ Übungsausführung: Der Oberarm bleibt senkrecht in der Luft stehen, der Unterarm senkt sich im Ellbogengelenk angewinkelt nach unten ab, bis Unter- und Oberarm etwa einen 45°-Winkel bilden. Anschließend wird der Arm gleichmäßig zurück in die Ausgangsposition gebracht. Nachdem Sie die Übung für eine Seite ausgeführt haben, führen Sie die Bewegung spiegelbildlich auch für die andere Seite aus.

Variante: Fortgeschrittene, die ihren Körper besonders in der Mittelpartie gut stabilisieren können, haben die Möglichkeit, die Übung gleichzeitig mit einer Kurzhantel in jeder Hand auszuführen.

! Tip: Nehmen Sie eine Scottbank oder eine Bizepsmaschine und setzen Sie sich verkehrt herum darauf. Jetzt haben Sie eine Rückenunterstützung ungefähr bis zum unteren Rand der Schulterblätter, so daß Sie beim Absenken der Hantel nicht an die Rückenlehne anstoßen können, wie es bei einer normal verstellbaren Schrägbank der Fall wäre.

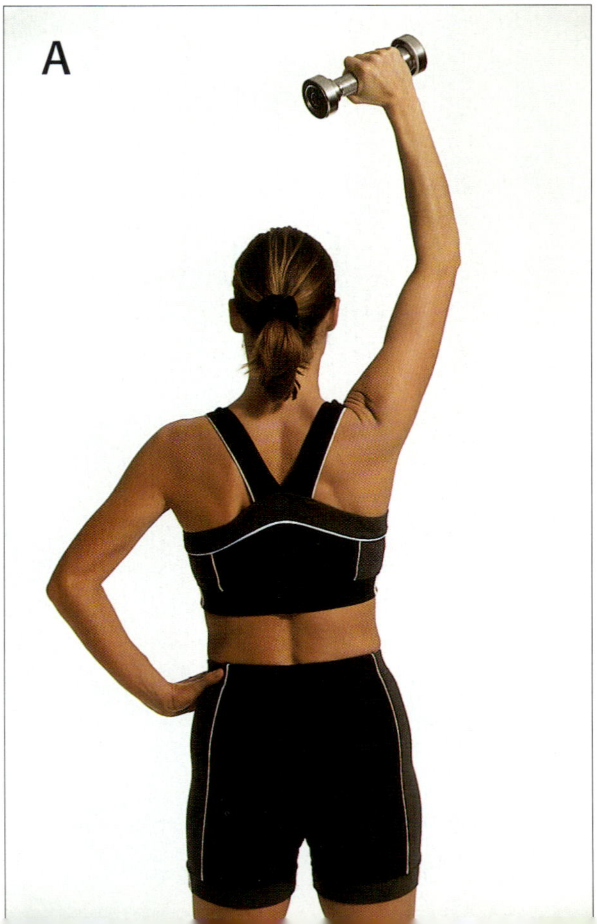

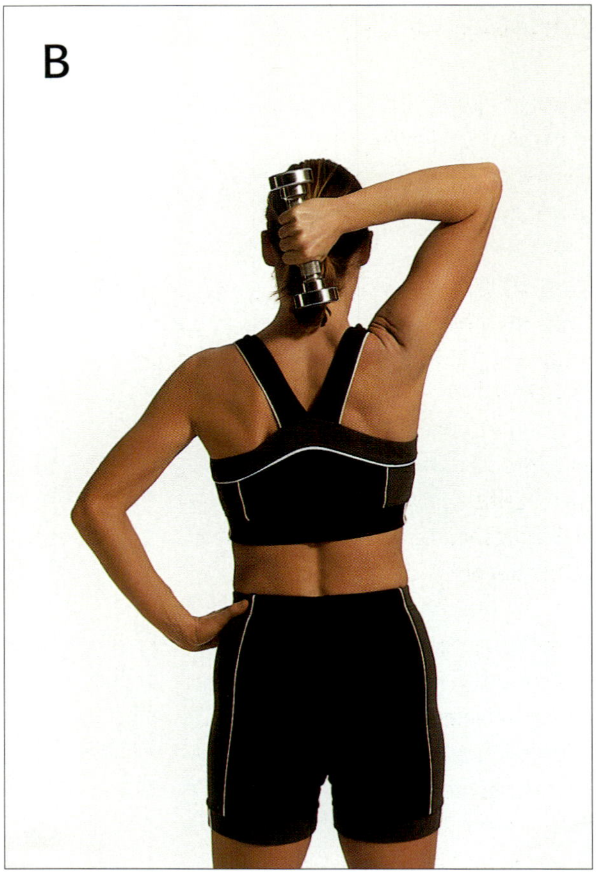

Kickback K 26

Hauptsächlich beteiligte Muskulatur:
Auch hierbei wird die bei K25 genannte Muskelgruppe trainiert.

Ausgangsposition: Ihr linkes Bein stützt sich mit Knie und Unterschenkel auf das eine Ende einer Trainingsbank, die linke Hand auf das andere Ende. Der Oberkörper verläuft parallel zum Boden oder in einem leichten Winkel nach oben, das heißt, der Schultergürtel befindet sich etwas höher als das Becken. Das rechte Bein ist leicht gebeugt und stützt den Körper nach rechts hin ab. Die rechte Hand umfaßt eine Kurzhantel, die Handfläche weist nach innen. Der rechte Oberarm steht parallel zum Boden oder zeigt, wenn möglich, schräg nach oben, der rechte Unterarm bildet mit dem Oberarm einen rechten Winkel.

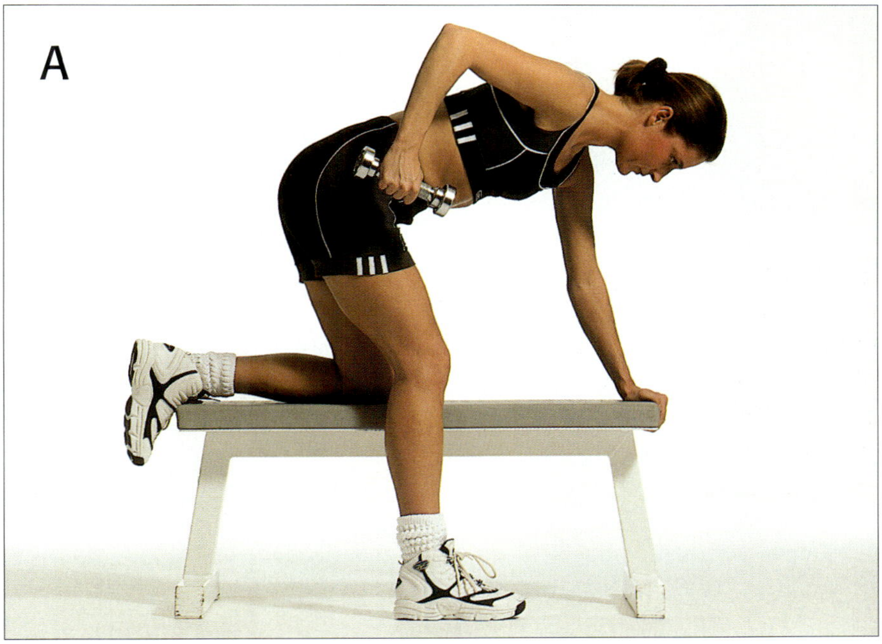

Übungsausführung: Bringen Sie langsam Ihren rechten Arm in die Gerade, bis er nahezu vollständig gestreckt ist. Dabei bleibt der Oberarm unbewegt und das Ellbogengelenk auf einer Höhe. Anschließend senken Sie den Unterarm wieder langsam in die Ausgangsposition ab. Nachdem Sie die Übung für den rechten Arm ausgeführt haben, wiederholen Sie sie spiegelbildlich für die linke Seite.

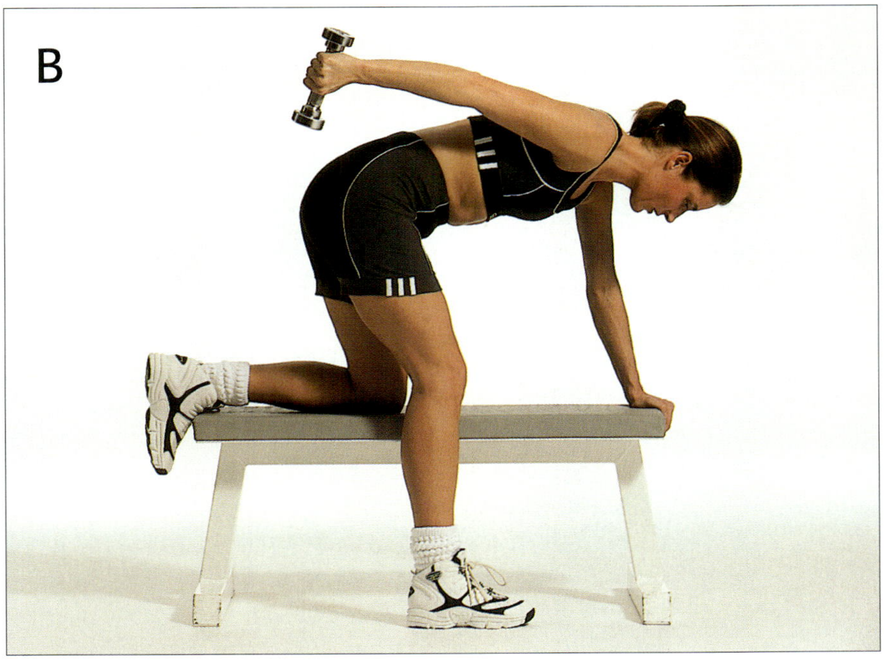

Variante: Führen Sie die Übung mit beiden Armen gleichzeitig aus, indem Sie bäuchlings auf einer Schrägbank mit etwa 45° geneigter Rückenlehne liegen.

Tip: Steht Ihnen eine verstellbare Schrägbank zur Verfügung, stellen Sie die Rückenlehne auf einen Neigungswinkel von ca. 45°. Das Knie stützt sich dann auf der Sitzfläche auf und der gebeugte Arm mit dem Unterarm auf der geneigten Rückenlehne. Auf diese Weise ist der Körper besser stabilisiert.

K 27 Bankdrücken, eng

Hauptsächlich beteiligte Muskulatur:
Das enge Bankdrücken belastet neben dem dreiköpfigen Armstrecker (m. triceps brachii) den großen Brustmuskel (m. pectoralis major).

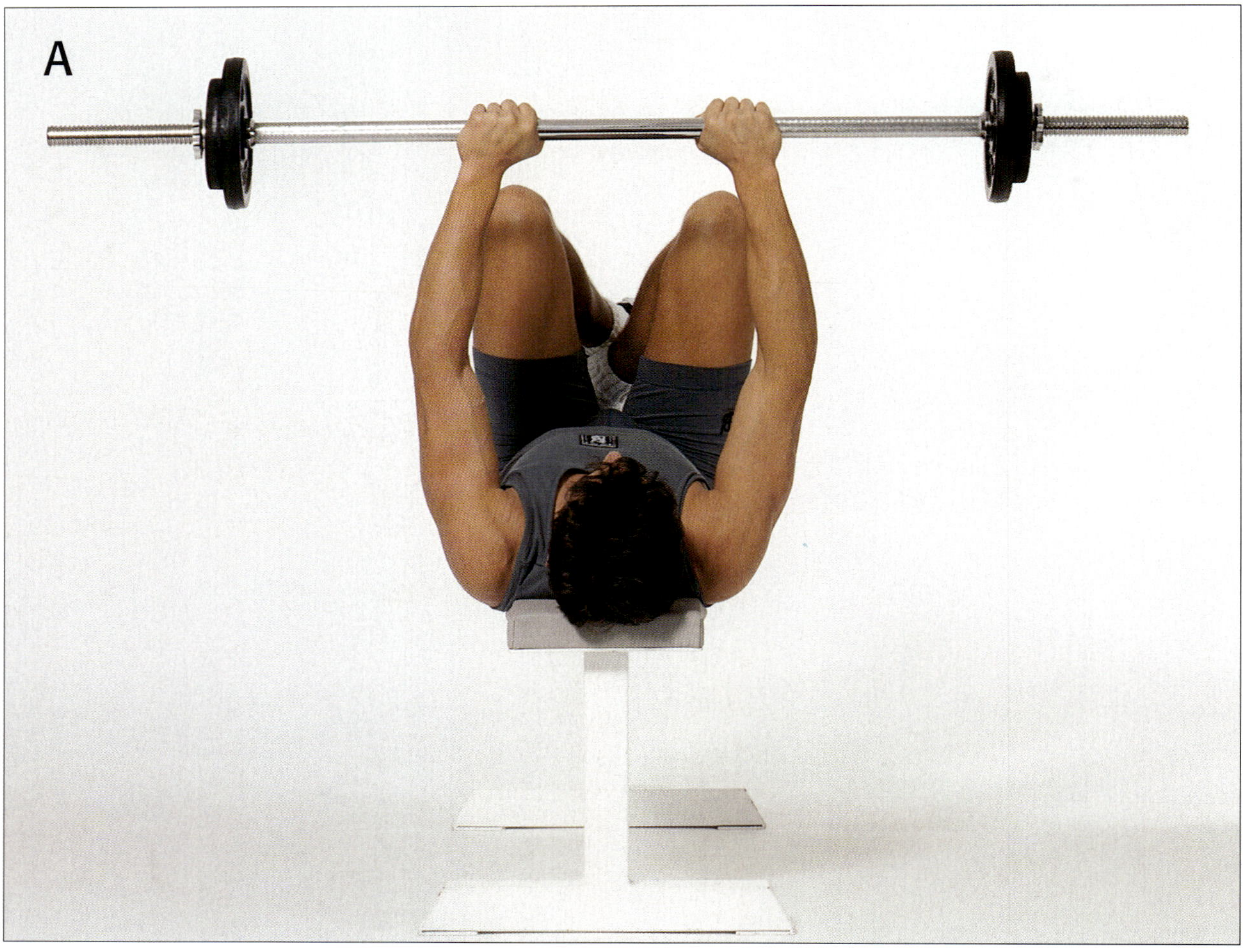

Ausgangsposition: Sie liegen mit dem Rücken auf einer Flachbank, Ihr Blick ist gerade nach oben gerichtet, Ihre Beine sind zum Körper angezogen und an den Unterschenkeln überkreuzt. Sie liegen mit den Augen unter der Hantelstange, die Arme greifen die Hantel ungefähr schulterweit. Die Ablagen für die Hantel sollten auf gleicher Höhe so eingestellt sein, daß Ihre Arme in der Ausgangsposition leicht gebeugt sind. Ihre Handgelenke sind fest und bilden eine Linie mit den Unterarmen, die Handflächen weisen in Richtung der Füße.

▶ Übungsausführung: Heben Sie die Hantel in einer gleichmäßigen Bewegung aus der Ablage und fixieren Sie sie mit leicht gebeugten Armen über der Brust. Senken Sie das Gewicht jetzt in einer gleichmäßigen Bewegung zur Brust ab. Die Hantel berührt die Brust sanft ungefähr am unteren Ende des Brustbeins und wird anschließend völlig ruckfrei wieder nach oben gedrückt, wobei die Arme in der Endposition wieder leicht gebeugt sind. Die Ellbogen werden bei der Übungsausführung relativ nah am Körper vorbeigeführt.

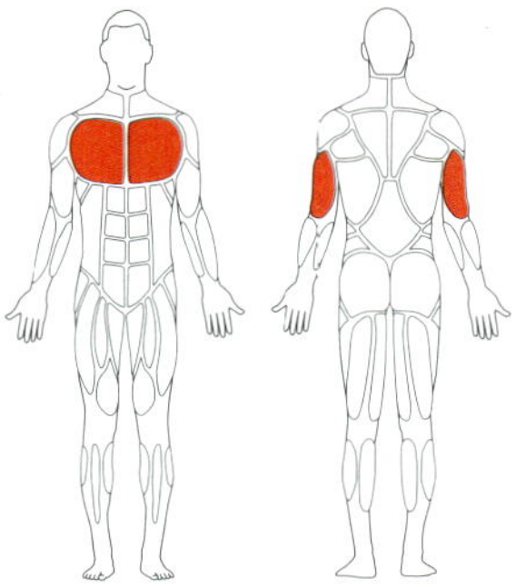

Bankdrücken, eng K 27

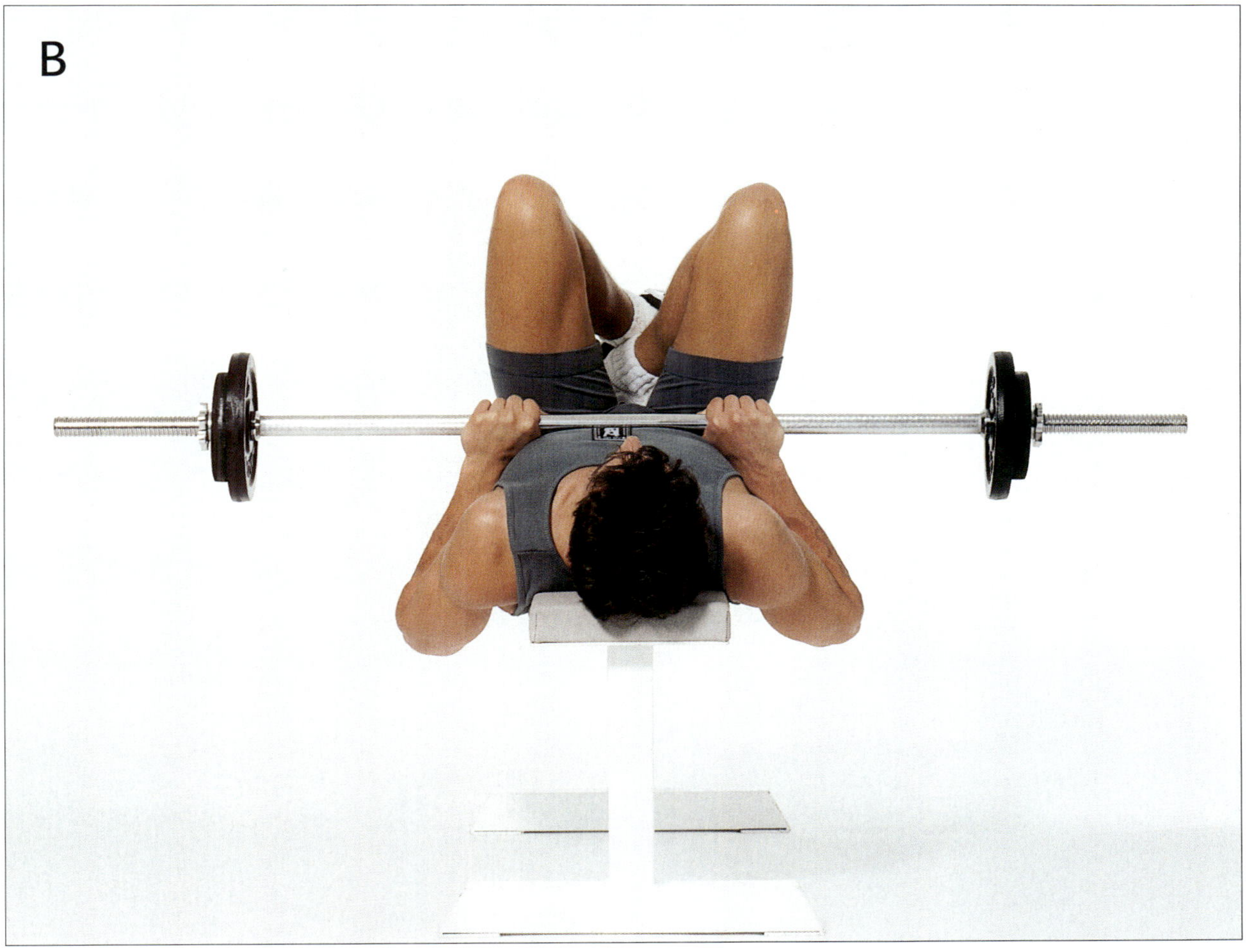

Variante: Greifen Sie die Hantel nicht im Ober-, sondern im Untergriff. Führen Sie die Übung ansonsten exakt wie beschrieben aus. Hierdurch kann der lange Kopf des dreiköpfigen Oberarmstreckers (m. triceps brachii) etwas vollständiger und intensiver kontrahieren. Sie können das enge Bankdrücken auch mit einer SZ-Hantel durchführen. Die Muskulatur wird hierdurch zwar auf die gleiche Weise belastet, allerdings können die Handgelenke so ein wenig entlastet werden. Eine noch größere Bewegungsfreiheit und Enlastung im Bereich der Handgelenke bietet die Übungsausführung mit Kurzhanteln. Diese erfordert allerdings ein gutes Bewegungsgefühl zum Ausbalancieren der Hanteln.

! Tip: Erliegen Sie nicht der Versuchung, die Hantel enger als schulterbreit greifen zu wollen. Hierbei wird der Armstrecker nicht effektiver trainiert, da sich der Anbeugewinkel im Ellbogengelenk nicht verändert, sondern es werden lediglich die Handgelenke unnötig belastet.

K 28 Dipmaschine

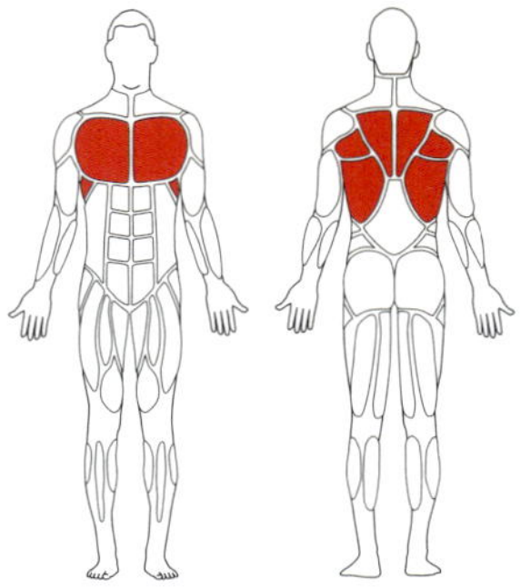

Hauptsächlich beteiligte Muskulatur:
Die Dipmaschine trainiert einen Großteil der gesamten Oberkörpermuskulatur. Neben dem dreiköpfigen Armstrecker (m. triceps brachii) und dem großen Brustmuskel (m. pectoralis major) werden der breite Rückenmuskel (m. latissimus dorsi), der untere und mittlere Teil des Kapuzenmuskels (m. trapezius) und der große Rautenmuskel (m. rhomboideus major) belastet.

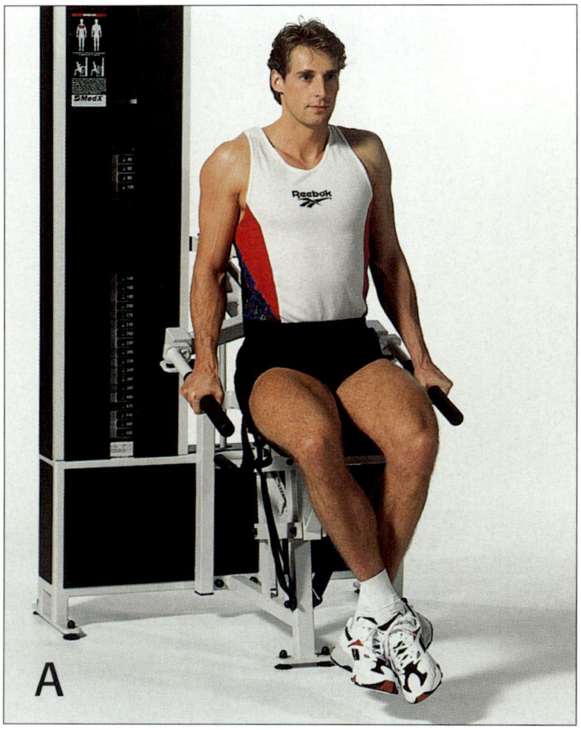

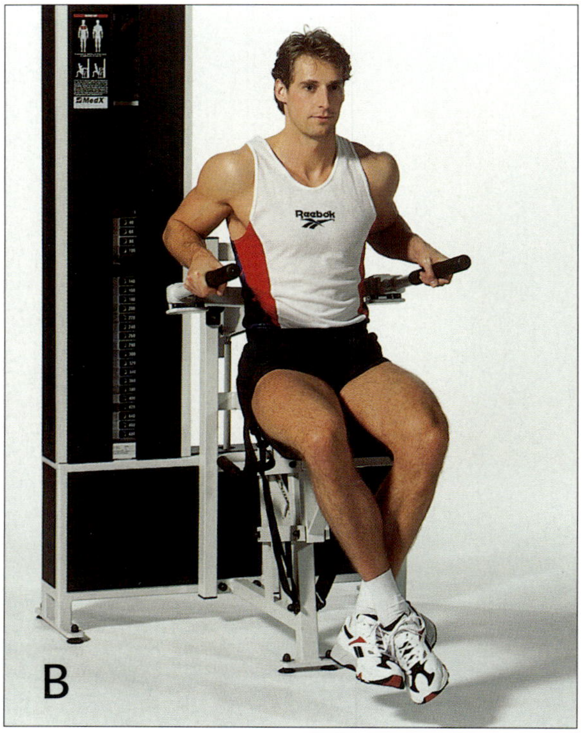

Ausgangsposition: Sie sitzen mit geradem Oberkörper an der Rückenlehne der Maschine. Hat die Maschine eine Einstiegshilfe, betätigen Sie sie mit den Beinen, so daß das Gewicht ohne Kraftaufwand der Arme in die Ausgangsposition befördert wird. Die Arme sind leicht gebeugt seitlich am Körper, und die Hände fassen die vorgesehenen Griffe etwa schulterbreit in neutraler Griffhaltung.

▶ Übungsausführung: Beugen Sie die Arme im Ellbogengelenk bis zu einem 45°-Winkel. Führen Sie die Arme dicht am Oberkörper vorbei und lassen Sie Oberkörper und Kopf an der Rückenlehne angelehnt. Strecken Sie nun die Arme bis zur leicht gebeugten Haltung in der Ausgangsposition.

Variante: An manchen Dipmaschinen besteht die Möglichkeit, den Handgriff im Obergriff zu fassen. Diese Maschinen eignen sich besonders für die Variante mit abgespreizten Ellbogen, die den breiten Rückenmuskel (m. latissimus dorsi) stärker in die Bewegung einbezieht. Die Arme werden hierbei also nicht nah am Körper vorbei geführt, sondern sie sind absichtlich vom Körper abgewinkelt.

! Tip: Wenn möglich, sollten Sie sich bei Gewichten, die in der Nähe Ihres Körpergewichts liegen, mit einem Gurt festschnallen, damit der Körper nicht abheben kann.

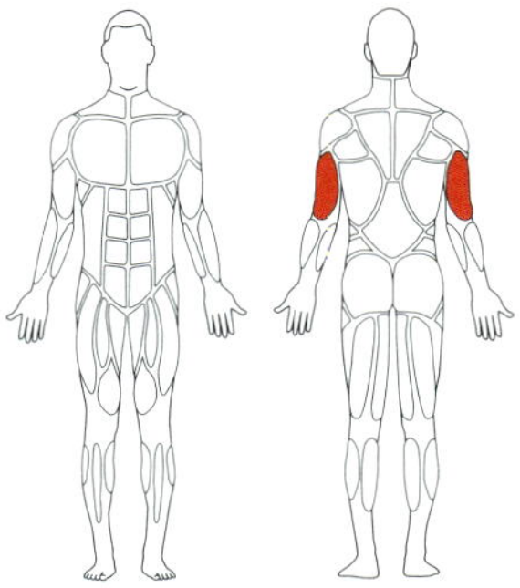

Stirnpressen K 29

Hauptsächlich beteiligte Muskulatur:
Hierbei wird der dreiköpfige Armstrecker (m. triceps brachii) in allen drei Teilen trainiert.

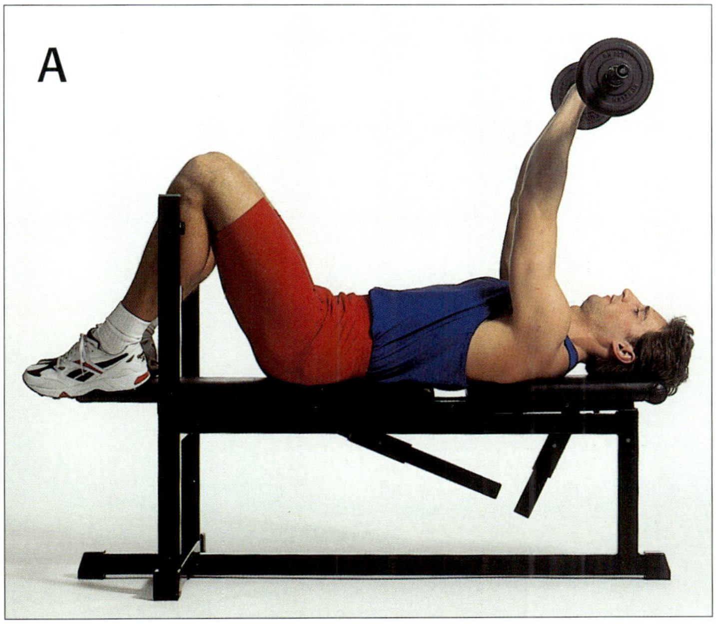

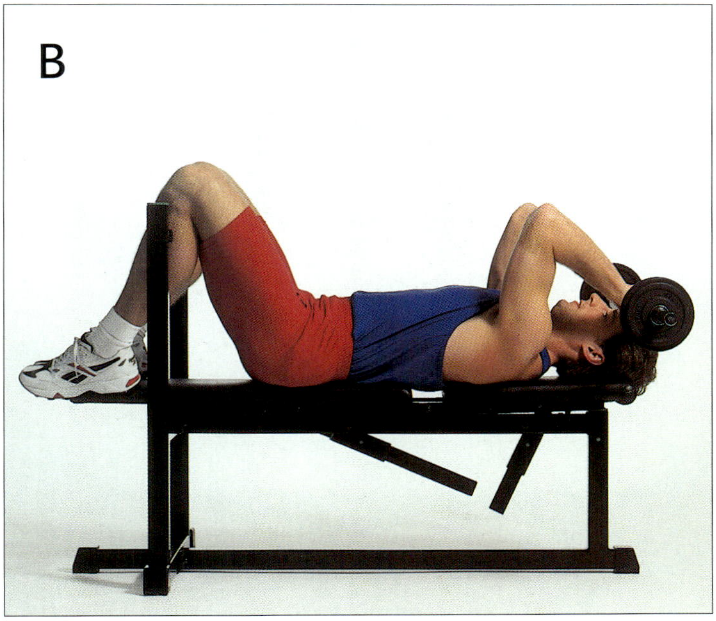

Ausgangsposition: Sie liegen mit dem Rücken auf einer Flachbank, Ihr Blick ist gerade nach oben gerichtet und Ihre Füße stehen mit gebeugten Beinen am Ende der Bank auf. Lassen Sie sich eine SZ-Hantel von einem Trainingspartner angeben und fixieren Sie sie im oberen Bereich der Brust über Ihrem Körper. Ihre Handgelenke sind fest und bilden eine Linie mit den Unterarmen, die Handflächen weisen in Richtung der Füße, die Hände greifen im Obergriff, von der Mitte aus gesehen, hinter dem zweiten Knick der Hantel.

▶ Übungsausführung: Senken Sie die Hantel in einem halbkreisförmigen Bogen zur Stirn hin ab, indem Sie den Unterarm zum Oberarm im Ellbogengelenk beugen. Der Oberarm bleibt dabei unverändert in der Ausgangsposition, nur der Unterarm bewegt sich. Kurz bevor die Stirn berührt wird, stoppen Sie die Bewegung ab, lenken sie um und führen die Unterarme wieder in die Ausgangsstellung mit leicht gebeugten Armen zurück. Die Handgelenke bleiben während der Bewegung in der geraden Verlängerung der Unterarme.

Variante: Der Trainingseffekt läßt sich deutlich verändern, wenn Sie die Hantel nicht zur Stirn hin absenken, sondern knapp hinter den Kopf führen. Dafür müssen natürlich die Oberarme ein wenig mit in Richtung Kopf bewegt und anschließend wieder aufgerichtet werden.

! Tip: Wenn Sie ohne Trainingspartner trainieren, sollten Sie mit dem Kopf nicht ganz am Ende der Bank liegen, so daß Sie die Hantel notfalls noch am Bankende ablegen können und nicht fallen lassen müssen. Ist die Trainingsbank für diese Positionierung zu kurz, stellen Sie sich – falls vorhanden – eine zweite Bank ans Kopfende.

K 30 Stirnpressen mit Kurzhantel

Hauptsächlich beteiligte Muskulatur:
Hierbei werden die gleichen Muskeln wie bei K 29 beansprucht

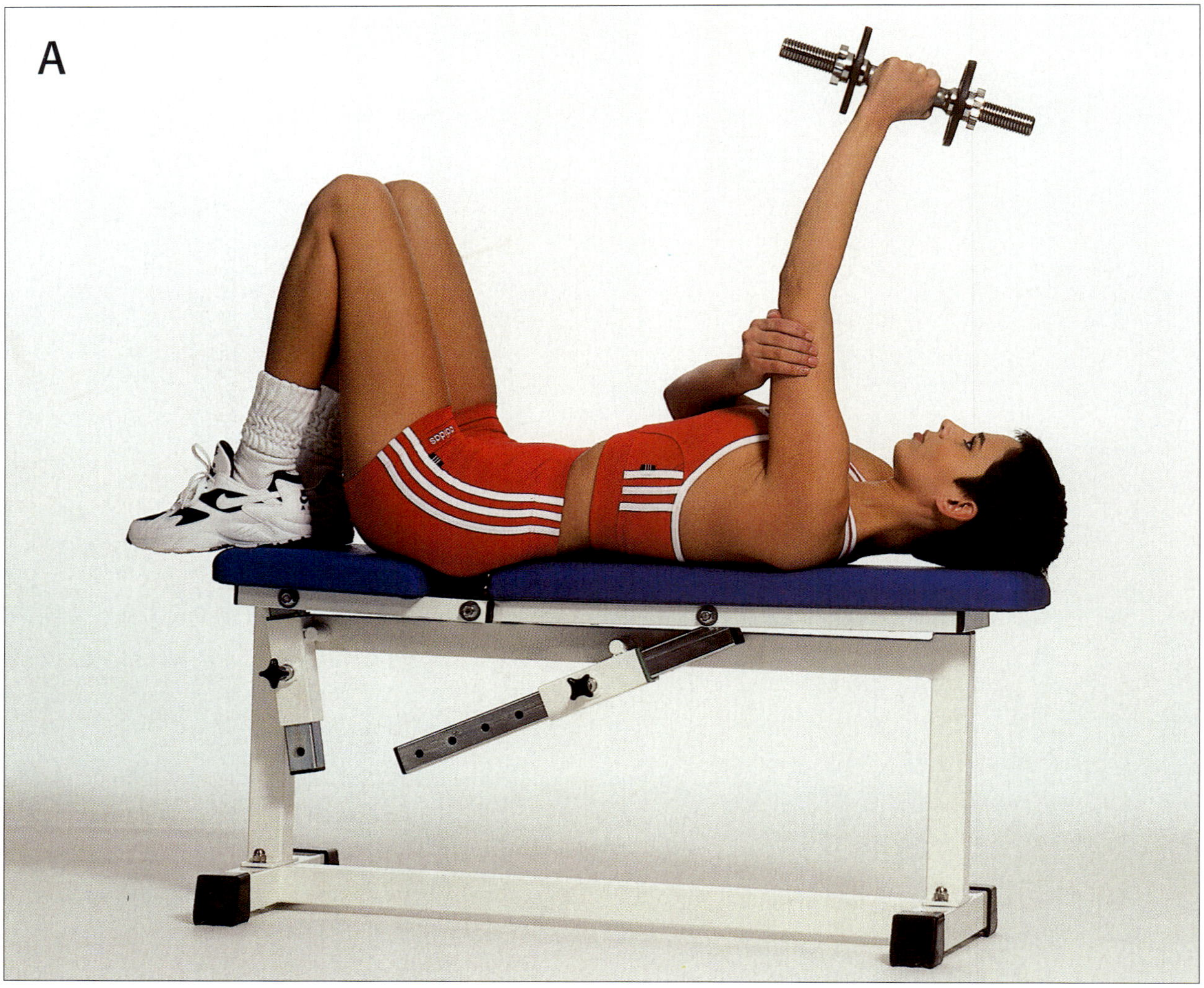

Ausgangsposition: Sie liegen mit dem Rücken auf einer Flachbank, Ihr Blick ist gerade nach oben gerichtet, Ihre Beine sind zum Körper angezogen, und die Füße stehen auf dem Ende der Bank. In einer Hand halten Sie eine Kurzhantel in neutraler Griffposition. Ihr Arm steht leicht gebeugt senkrecht nach oben und fixiert die Kurzhantel im oberen Bereich der Brust über Ihrem Körper. Ihr Handgelenk ist fest und bildet eine Linie mit dem Unterarm. Die andere Hand fixiert den Oberarm des trainierenden Arms in der senkrechten Position.

▶ Übungsausführung: Senken Sie die Hanteln in einem halbkreisförmigen Bogen neben den Kopf ab, indem Sie den Unterarm zum Oberarm hin im Ellbogengelenk beugen. Der Oberarm bleibt dabei unverändert in der Ausgangsposition, nur

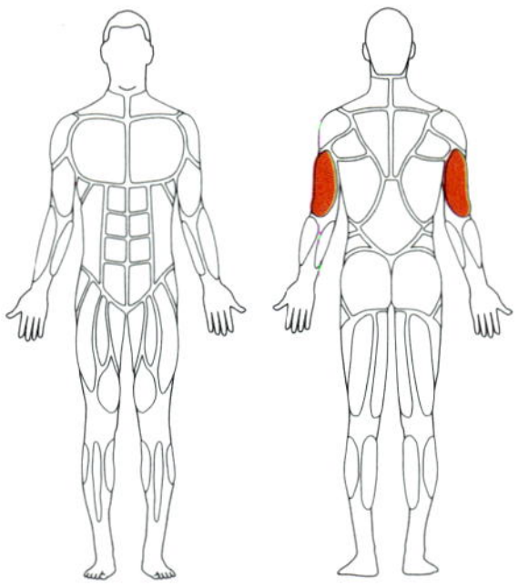

Stirnpressen mit Kurzhantel K 30

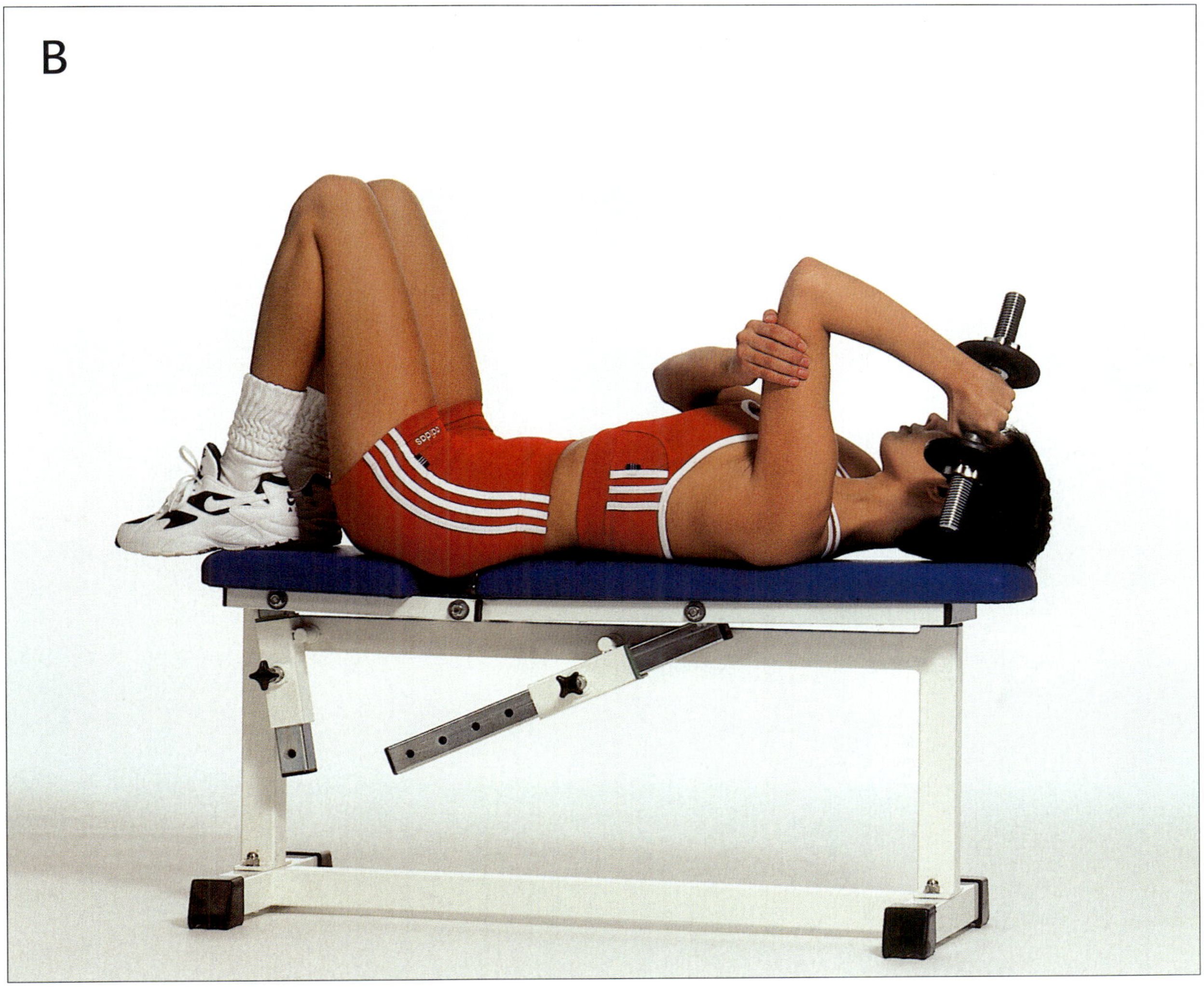

der Unterarm bewegt sich. Wenn die Hand sich auf Stirnhöhe befindet, stoppen Sie die Bewegung ab, lenken sie um und führen den Unterarm anschliessend wieder in die Ausgangsstellung mit leicht gebeugtem Arm zurück. Achten Sie während der gesamten Übungsausführung darauf, daß Ihr Handgelenk nicht abknickt, sondern sich stets in der geraden Verlängerung des Unterarms befindet.

Variante: Sie können die Übung auch beidarmig ausführen. Achten Sie hierbei besonders auf die Fixierung der Oberarme.

! Tip: Experimentieren Sie ein wenig mit der Stellung der Hand zwischen einer neutralen Griffposition und einer Richtung Fußende zeigenden Handfläche, um die für Sie angenehmste Stellung herauszufinden.

K 31 Unterarmbeugen mit Langhantel

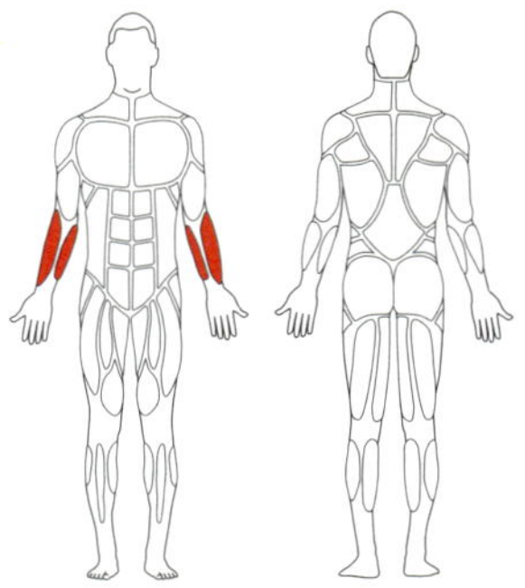

Hauptsächlich beteiligte Muskulatur:
Das Unterarmbeugen mit der Langhantel wird primär durch die Handgelenksbeuger (Mm. flexores carpi ulnaris et radialis) ermöglicht.

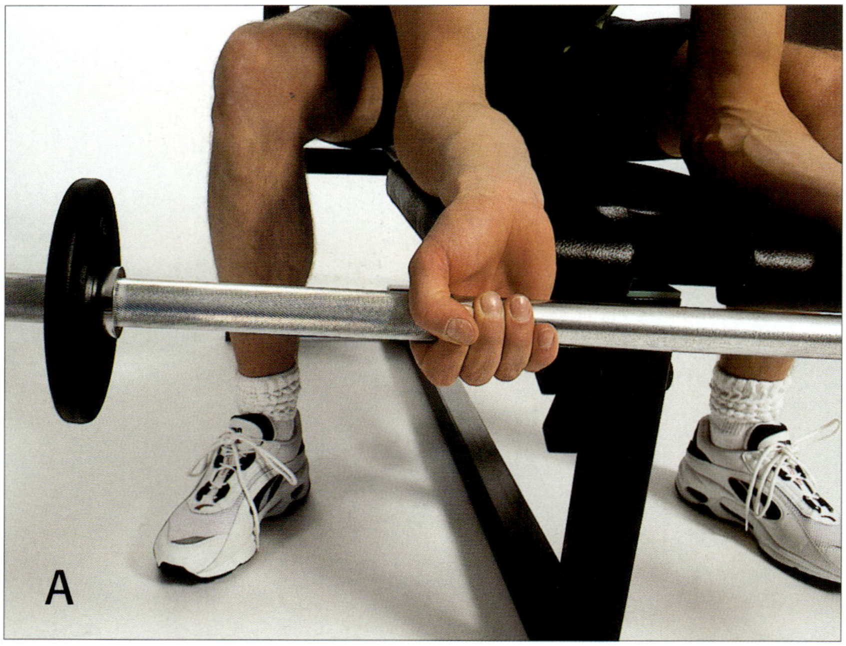

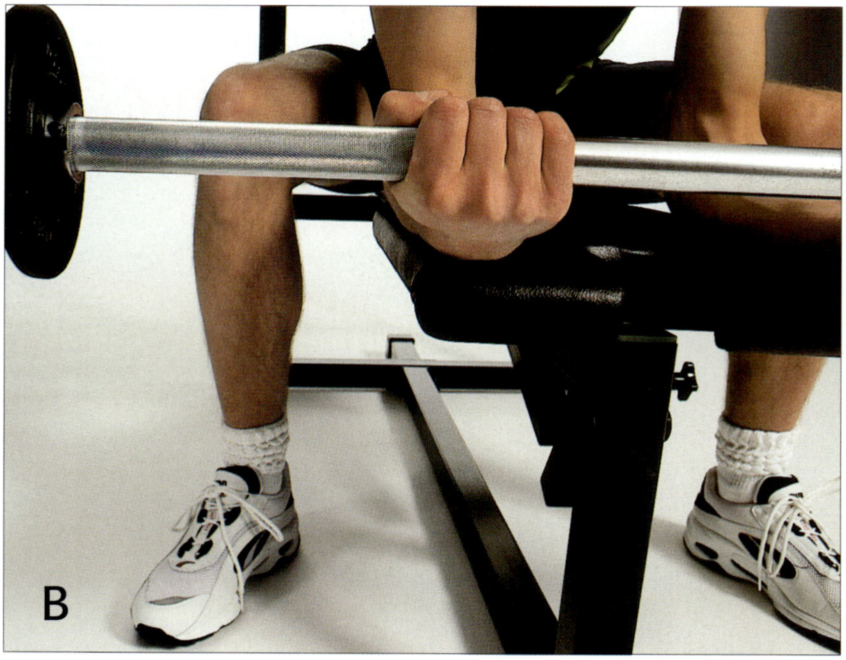

Ausgangsposition: Sie sitzen längs auf einer Trainingsbank. Ihre Arme sind deutlich angebeugt und die Unterarme liegen vollflächig auf der Bank auf, so daß die Handgelenke und Hände frei über der Kante der Bank stehen. Ihre Hände umgreifen in Schulterbreite eine Langhantel im Untergriff. In der Ausgangsposition sind dabei die Hände im Handgelenk abgewinkelt, wobei die Handflächen also nach vorne-oben zeigen. Ihre Hände sind leicht geöffnet, die Hantel liegt also nicht vollflächig in den Händen, sondern wird nur von den Fingern gehalten.

▶ Übungsausführung: Schließen Sie zunächst unter Kraftaufwand die Hände, indem Sie die Hantel nach oben rollen, und führen Sie dann ohne Verzögerung kontinuierlich die Hantel weiter nach oben. Dabei beugen Sie die Hände im Handgelenk zum Unterarm hin an. Anschließend senken Sie die Hantel gleichmäßig nach unten ab, bis sie sich wieder in der Ausgangsposition, nur von den Fingern gehalten, befindet.

Variante: Sie können die Langhantel auch aus der stehenden Grundstellung im parallelen Stand oder rücklings am Ende einer Trainingsbank sitzend hinter dem Rücken greifen. Dabei zeigt der Handrücken zum Körper und die Hantel wird in der Ausgangsposition nur von den Fingern gehalten. Die Hantel wird durch das Schließen der Hände nach oben gerollt und anschließend in der geschlos-

VARIANTE

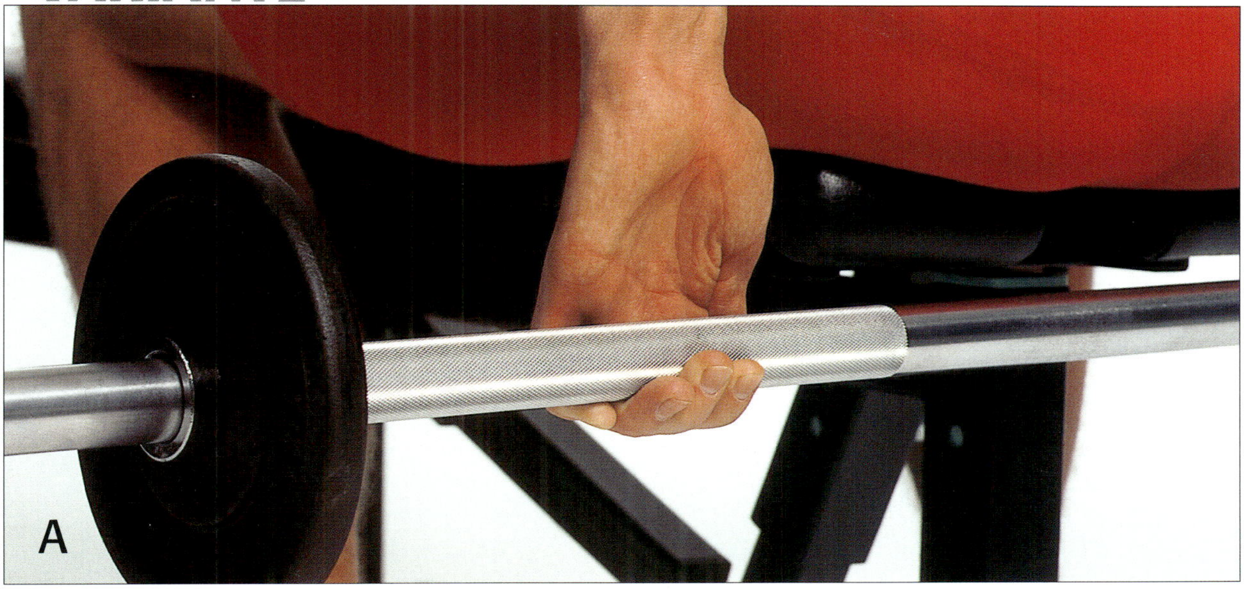
A

senen Hand in einem halbkreisförmigen Bogen durch Anbeugen der Hand im Handgelenk weiter nach oben geführt. Die Bewegung wird dann genau umgekehrt wieder zurück in die Ausgangsposition geführt.

Tip: Tasten Sie sich langsam an diese Übung heran. Verwenden Sie zunächst deutlich weniger Gewicht, als Sie schaffen könnten, damit sich neben der Muskulatur vor allem die Gelenke an den ungewohnten Reiz gewöhnen können.

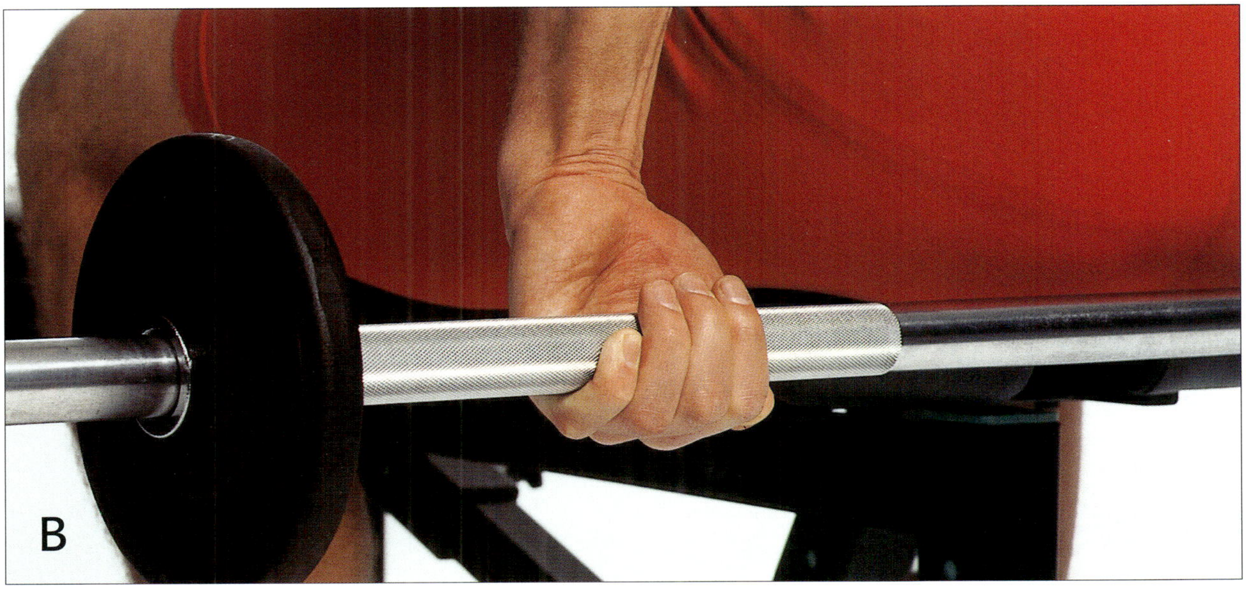
B

K 32 Unterarmbeugen mit Kurzhantel

Hauptsächlich beteiligte Muskulatur:
Es werden die bei K31 beschriebenen Muskeln trainiert.

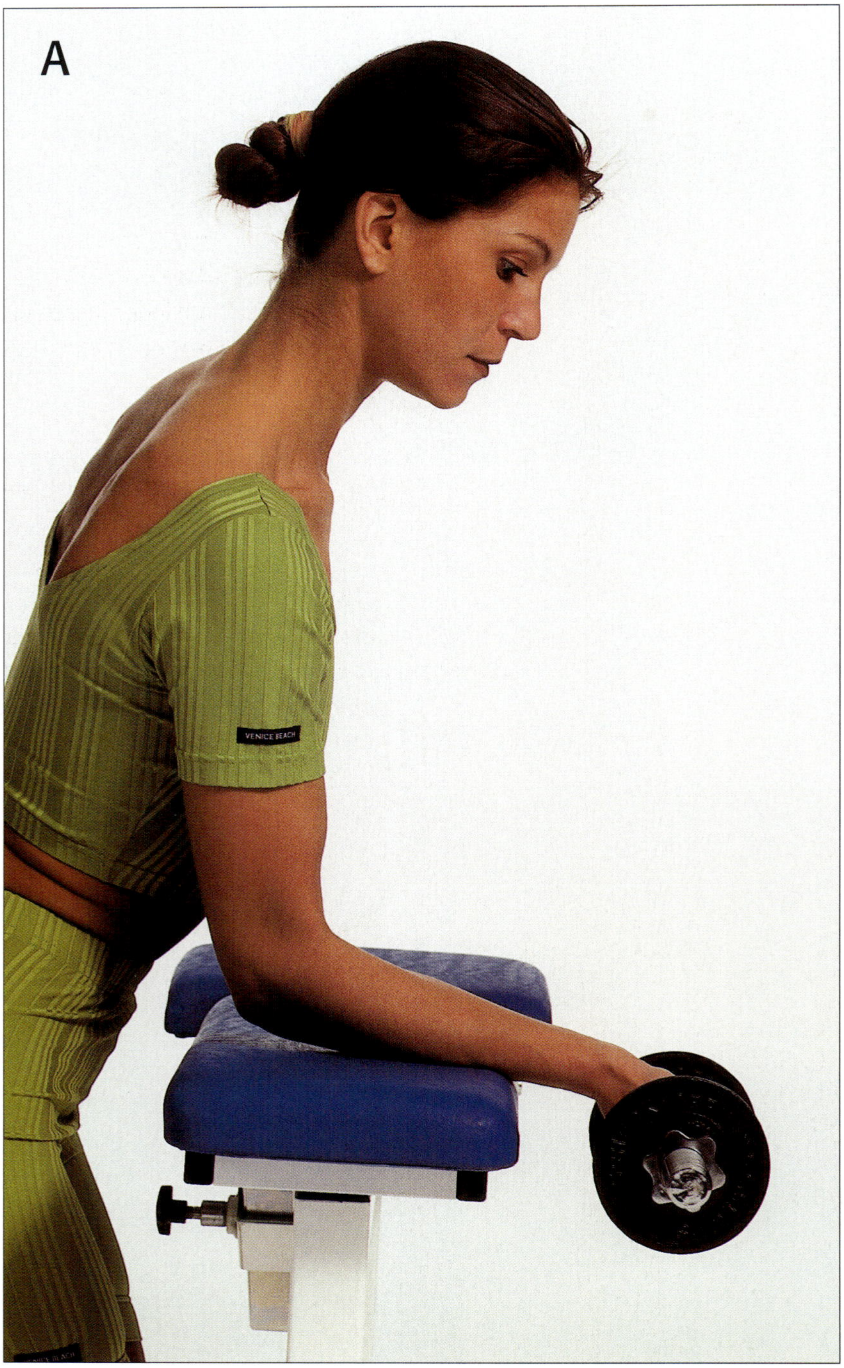

Ausgangsposition: Sie knien auf einer Matte vor einer querstehenden Trainingsbank. Ihr Arm ist deutlich angebeugt, der Unterarm liegt vollflächig auf der Bank auf, so daß das Handgelenk und die Hand frei über der Kante der Bank stehen. Sie halten eine Kurzhantel im Untergriff. In der Ausgangsposition ist die Hand im Handgelenk abgewinkelt, die Handfläche zeigt also nach vorne-oben. Ihre Hand ist leicht geöffnet, die Hantel liegt also nicht vollflächig in der Hand, sondern wird nur von den Fingern gehalten. Die andere Hand hält sich an der Kante der Trainingsbank fest oder ist in der Hüfte abgestützt.

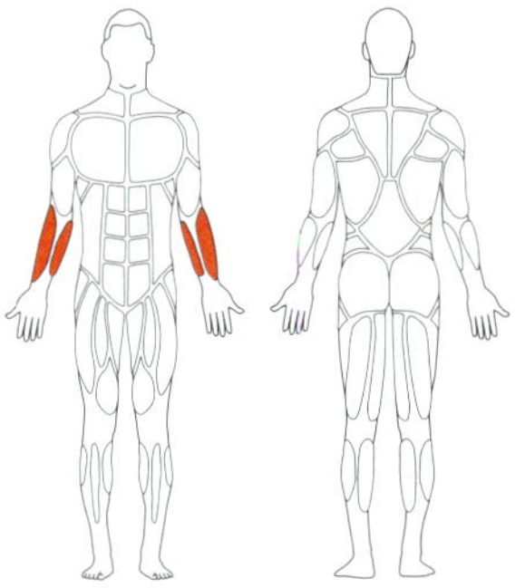

Unterarmbeugen mit Kurzhantel K 32

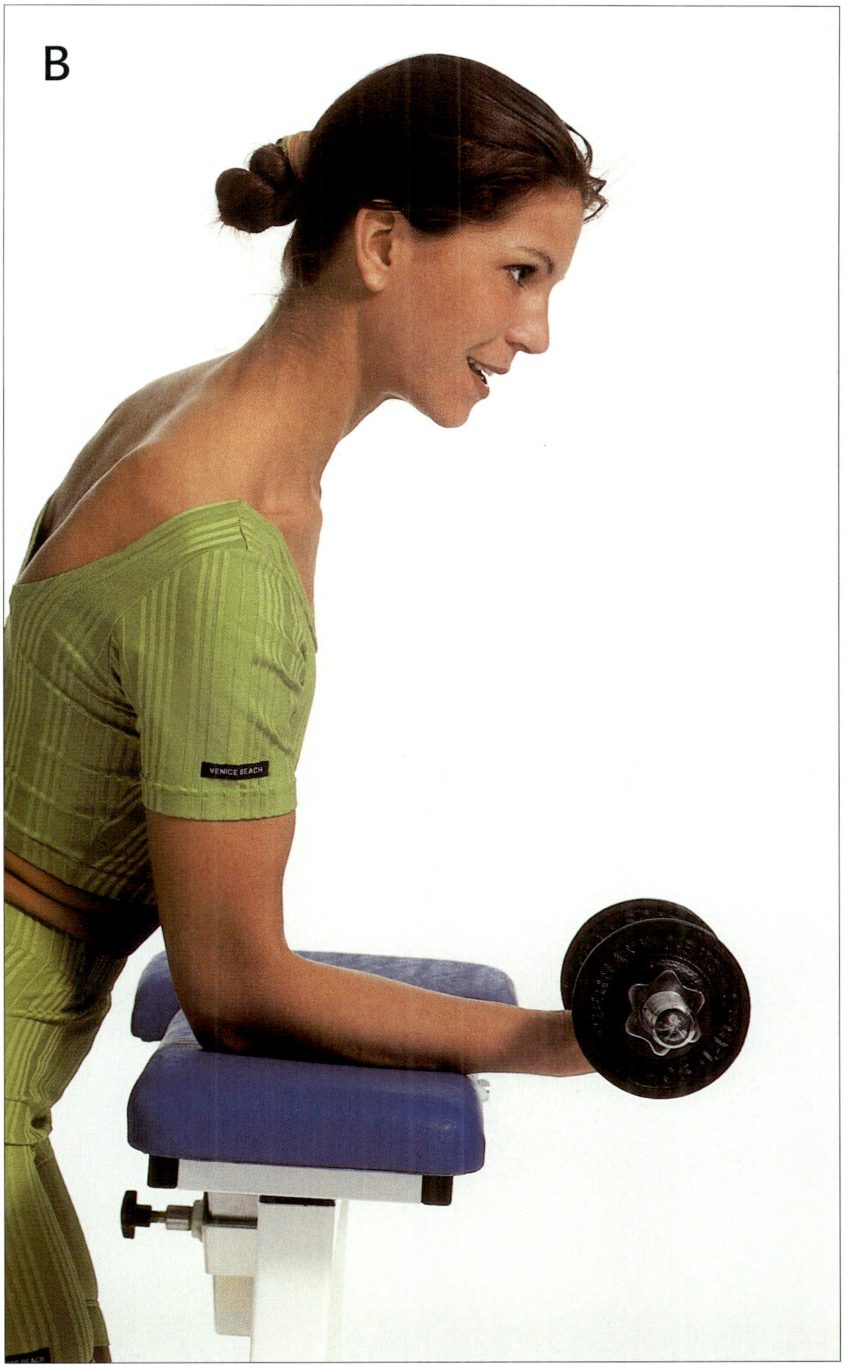

Übungsausführung: Schließen Sie zunächst unter Kraftaufwand die Hand, indem Sie die Hantel nach oben rollen, und führen Sie ohne Verzögerung die Hantel kontinuierlich weiter nach oben. Beugen Sie die Hand im Handgelenk zum Unterarm hin an. Anschließend senken Sie die Hantel wieder gleichmäßig nach unten ab, bis sie sich wieder in der Ausgangsposition, nur von den Fingern gehalten, befindet.

Variante: Als Variation können Sie die Übung mit beiden Händen gleichzeitig durchführen.

Tip: Öffnen Sie die Hand in den ersten Trainingseinheiten mit dieser Übung nicht zu stark, da für den Ungeübten sonst die Gefahr besteht, daß die Hantel vollständig aus den Fingern abrutscht und zu Boden fällt.

K 33 Unterarmstrecken mit Langhantel

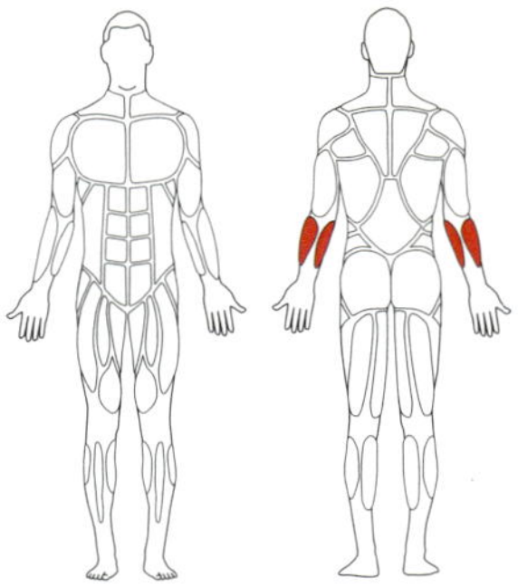

Hauptsächlich beteiligte Muskulatur:
Das Unterarmstrecken mit Langhantel geschieht in erster Linie durch den Einsatz der Handgelenksstrecker (Mm. extensores carpi ulnaris et radialis).

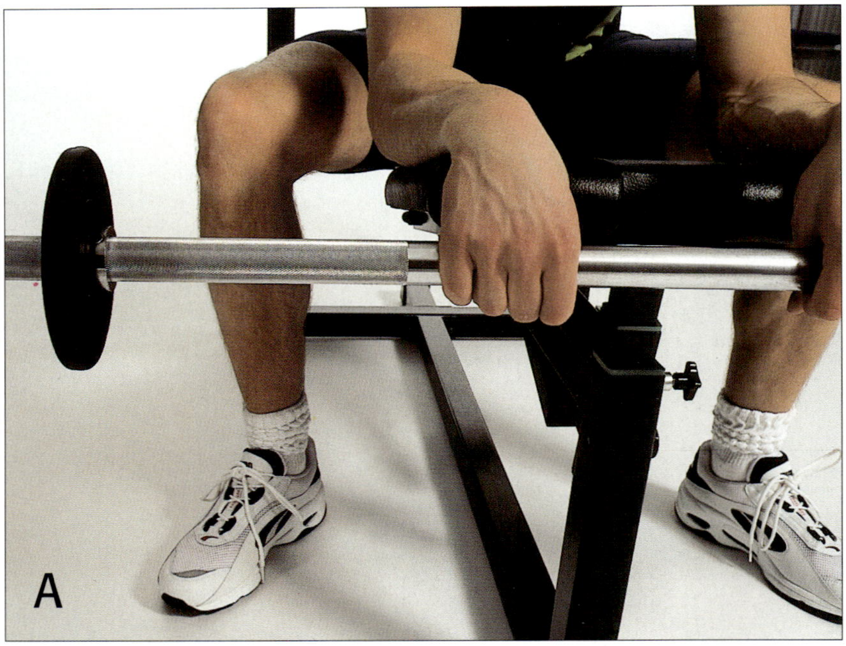

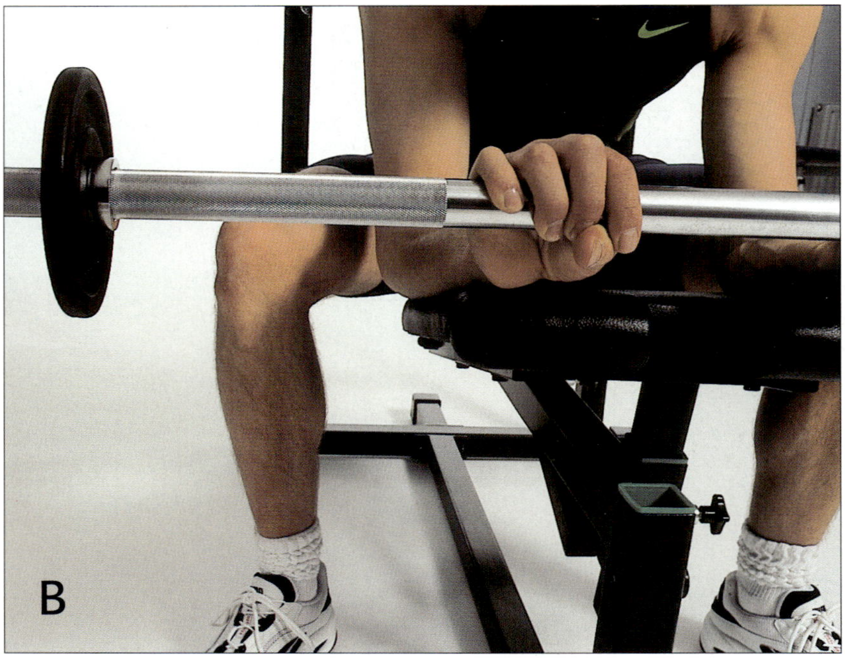

Ausgangsposition: Sie sitzen längs auf einer Trainingsbank, Ihre Arme sind deutlich angebeugt, die Unterarme liegen vollflächig auf der Bank auf, so daß die Handgelenke und Hände frei über der Kante der Bank stehen. Ihre Hände umgreifen in Schulterbreite eine Langhantel im Obergriff. In der Ausgangsposition ist die Hand im Handgelenk angewinkelt, der Handrücken zeigt nach vorne-oben.

▶ Übungsausführung: Ziehen Sie beide Hände mit der Hantel in einer gleichmäßigen halbkreisförmigen Bewegung so weit wie möglich nach oben, so daß die Handrücken in Ihre Richtung weisen. Von hier aus senken Sie die Hanteln wieder langsam in die Ausgangsposition ab. Achten Sie darauf, daß Sie auch in der untersten Position eine Spannung halten. Gedreht wird nur im Handgelenk.

Variante: Führen Sie die Bewegung an einem Kabelzug von unten mit einem geraden, kugelgelagerten Griff aus. Die Kraftübertragung durch das Kabel verändert die Spannungsentwicklung in der Muskulatur im Vergleich zu einer freien Langhantel.

! Tip: Arbeiten Sie mit einer Langhantel, sollten Sie sich das Gewicht nach Möglichkeit am Ende eines Satzes von einem Trainingspartner abnehmen lassen. Andernfalls kann die isolierte Ermüdung in den Handgelenksstreckern dazu führen, daß Sie die Kontrolle über das Gewicht verlieren und die Hantel zu Boden fällt.

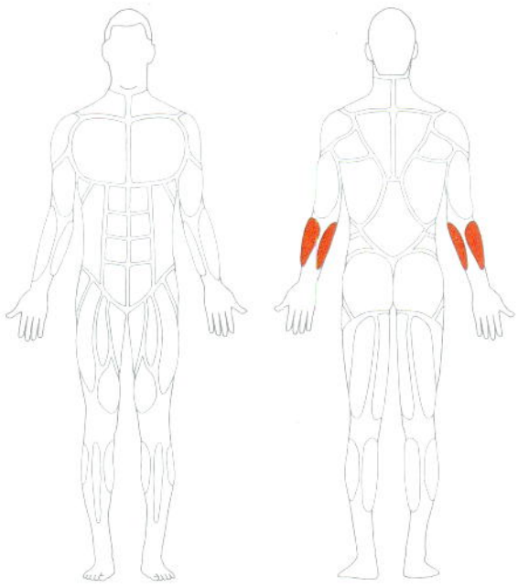

Unterarmstrecken mit Kurzhantel K 34

Hauptsächlich beteiligte Muskulatur: Wie bei K33.

A

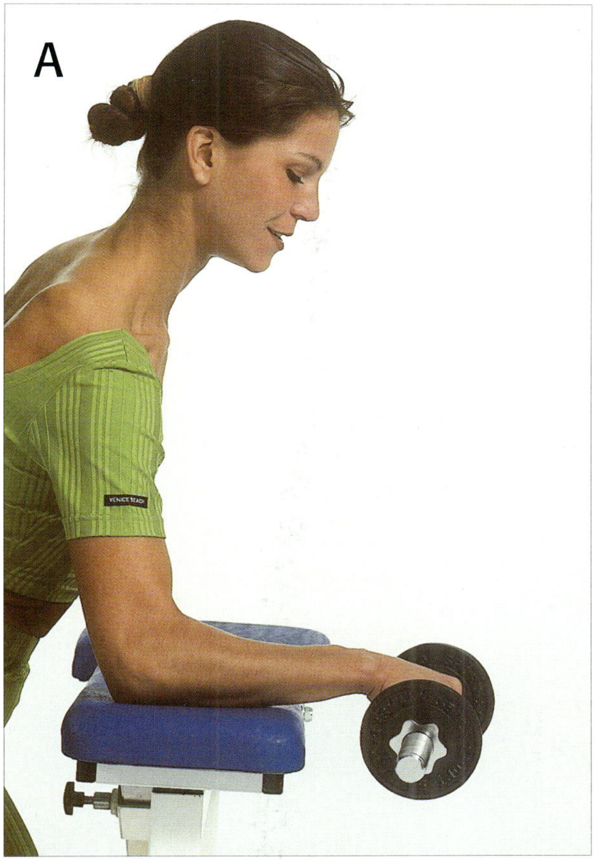

B

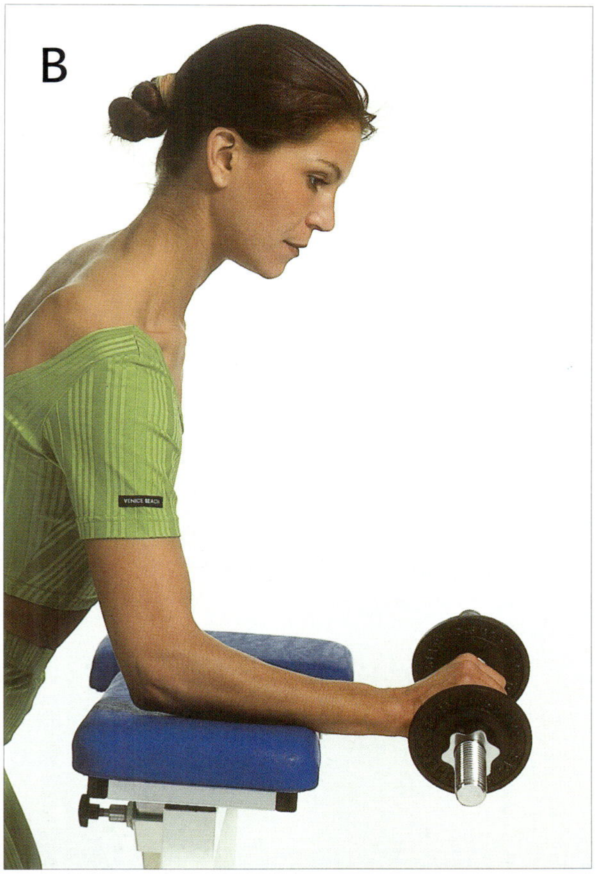

Ausgangsposition: Sie knien auf einer Matte vor einer querstehenden Trainingsbank. Ihr Arm ist deutlich angebeugt, der Unterarm liegt vollflächig auf der Bank auf, so daß das Handgelenk und die Hand frei über der Kante der Bank stehen. Sie halten eine Kurzhantel im Obergriff. In der Ausgangsposition ist die Hand im Handgelenk angewinkelt, der Handrücken zeigt also nach vorne-oben.

▶ Übungsausführung: Ziehen Sie die Hand mit der Hantel in einer gleichmäßigen, bogenförmigen Bewegung so weit wie möglich nach oben, so daß der Handrücken in der Endposition in Ihre Richtung weist. Von hier aus senken Sie die Hantel wieder langsam in die Ausgangsposition ab. Achten Sie darauf, daß Sie auch in der untersten Position eine Spannung halten. Gedreht wird während der gesamten Bewegung nur im Handgelenk.

Variante: Als Variante können Sie diese Übung auch beidarmig durchführen.

! Tip: Umfassen Sie die Hantelstange in der unteren Position nur locker und festigen Sie den Griff erst während der Aufwärtsbewegung. Auf diese Weise wird das Handgelenk entlastet.

K 35 Bauchpressen

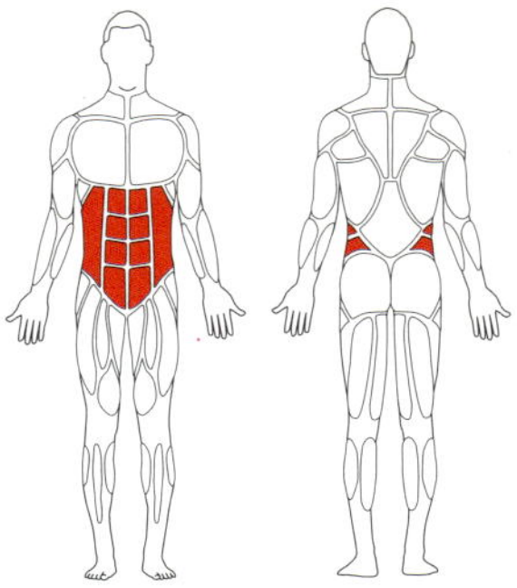

Hauptsächlich beteiligte Muskulatur:
Primär belastet wird der gerade Bauchmuskel (m. rectus abdominis). Unterstützend wirken der äußere und innere schräge Bauchmuskel (Mm. obliquus externus et internus abdominis) sowie der querverlaufende Bauchmuskel (m. transversus abdominis).

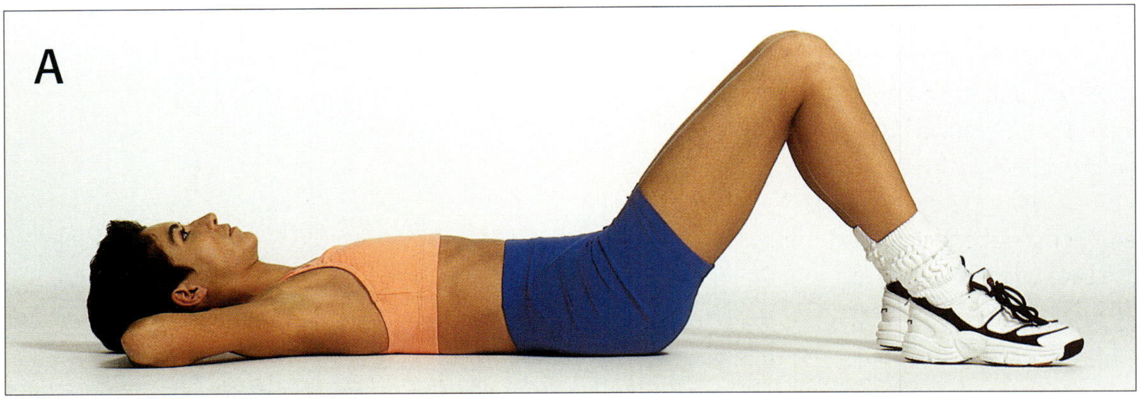

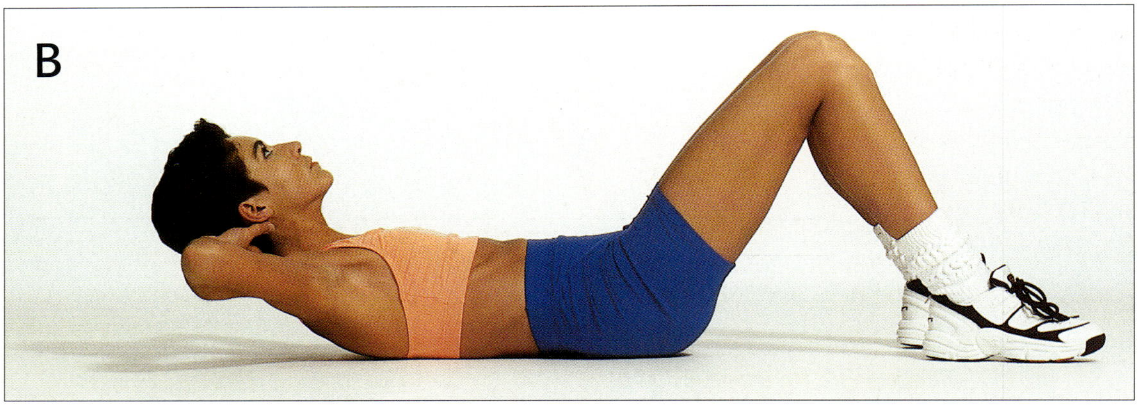

Ausgangsposition: Sie liegen auf dem Rücken, die Füße stehen bei angewinkelten Beinen hüftbreit auf dem Boden auf. Die Arme sind angewinkelt und befinden sich seitlich am Kopf. Die Füße drücken nach unten in den Boden.

▶ Übungsausführung: Rollen Sie den Oberkörper einige Zentimeter nach oben-vorne auf. Die Hände liegen während der Bewegung ohne Zugkraft locker seitlich am Kopf an. Der Kopf behält immer den gleichen Abstand zum Körper bei. Senken Sie anschließend den Körper genauso langsam und gleichmäßig wieder ab, ohne ihn ganz abzusetzen.

Variante: Um den Schwierigkeitsgrad der Übung zu erleichtern, können Sie die Arme auch gekreuzt auf der Brust ablegen. Noch leichter wird die Ausführung, wenn Sie Ihre Arme leicht gebeugt, in Vorhalte, seitlich an den Beinen vorbeischieben. Diese Technik empfiehlt sich für Einsteiger, da sich das Gewicht der Arme nicht so stark bemerkbar macht und die Gefahr ausgeschaltet wird, mit den Händen am Kopf zu ziehen.

! Tip: Für die optimale Kopfhaltung sollte der Blick während der gesamten Übung zur Decke gerichtet sein.

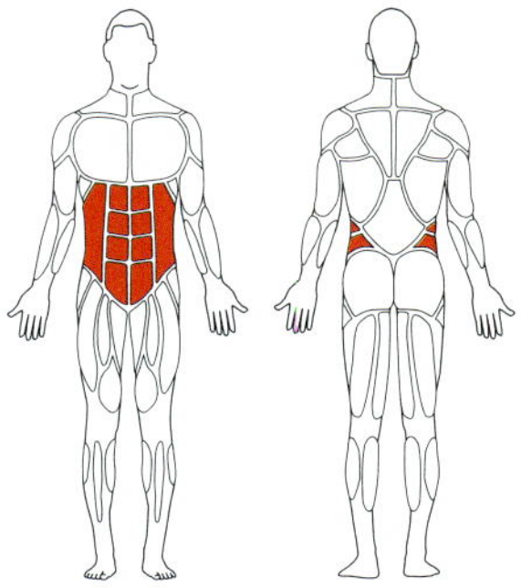

Bauchpressen, schräg K 36

Hauptsächlich beteiligte Muskulatur:
Das schräge Bauchpressen belastet den geraden Bauchmuskel (m. rectus abdominis) sowie den äußeren und inneren schrägen Bauchmuskel (Mm. obliquus externus et internus abdominis) und den querverlaufenden Bauchmuskel (m. transversus abdominis) der jeweils trainierten Seite.

Ausgangsposition: Sie liegen auf dem Rücken, die Beine stehen rechtwinklig am Boden, die Fußspitzen sind angezogen, die Fersen drücken in den Boden. Die Arme befinden sich gebeugt am Kopf, wobei die Fingerspitzen die Schläfe berühren oder gegebenenfalls leicht die Halswirbelsäule stützen, ohne daran zu ziehen. Die Schultern sind bereits leicht angehoben.

▶ Übungsausführung: Ziehen Sie nun aus der Bauchmuskulatur heraus eine Schulter in Richtung der gegenüberliegenden Hüfte. Auf diese Weise rollt sich der Oberkörper einige Zentimeter schräg nach oben-vorne auf. Senken Sie ihn dann genauso langsam und gleichmäßig wieder ab und beginnen Sie die Übung erneut.

Variante: Eine etwas leichtere Variante besteht darin, den einen Arm nicht gewinkelt am Kopf zu halten, sondern leicht gebeugt am gegenüberliegenden Bein vorbei zu schieben. Sie können zur Stabilisierung der Körperhaltung auch das jeweilige Bein, zu dem die Bewegung ausgeführt wird, über das andere schlagen.

! Tip: Versuchen Sie nicht, mit dem Ellbogen des gewinkelten Arms das Knie des gegenüberliegenden Beins zu erreichen. Das erhöht lediglich die Verdrehung der Wirbelsäule, ohne den Übungseffekt zu verbessern.

A

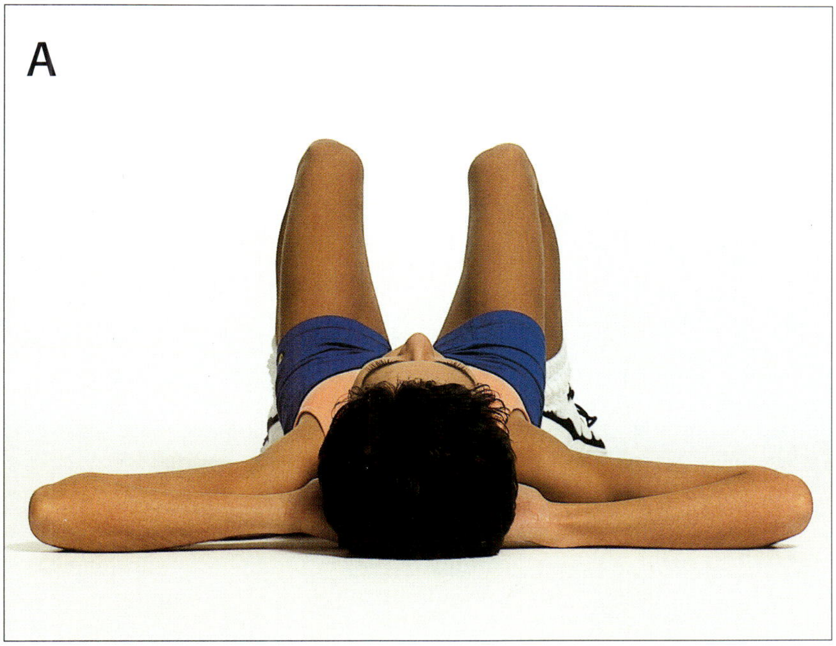

B

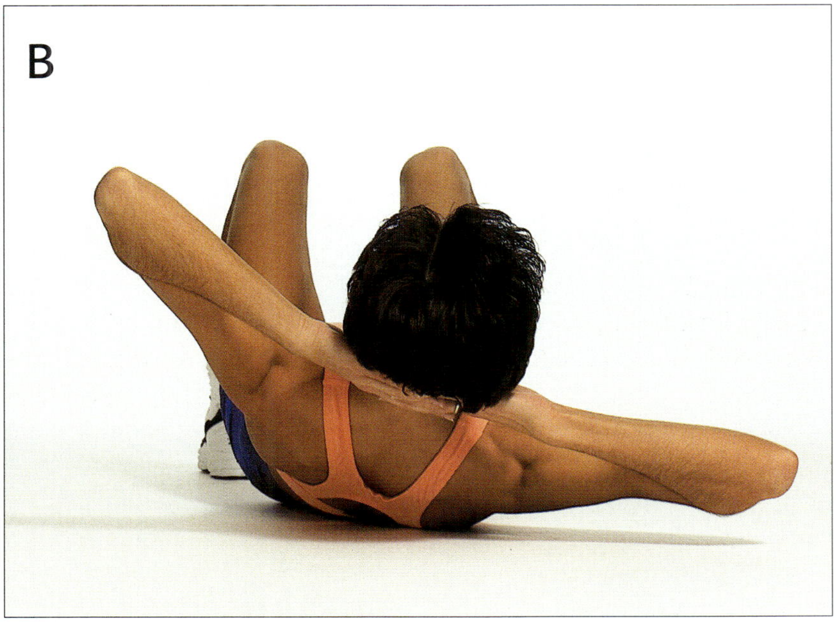

K 37 Bauchmaschine

Hauptsächlich beteiligte Muskulatur:
Bei dieser Übung werden die gleichen Muskeln beansprucht wie bei K 35.

A

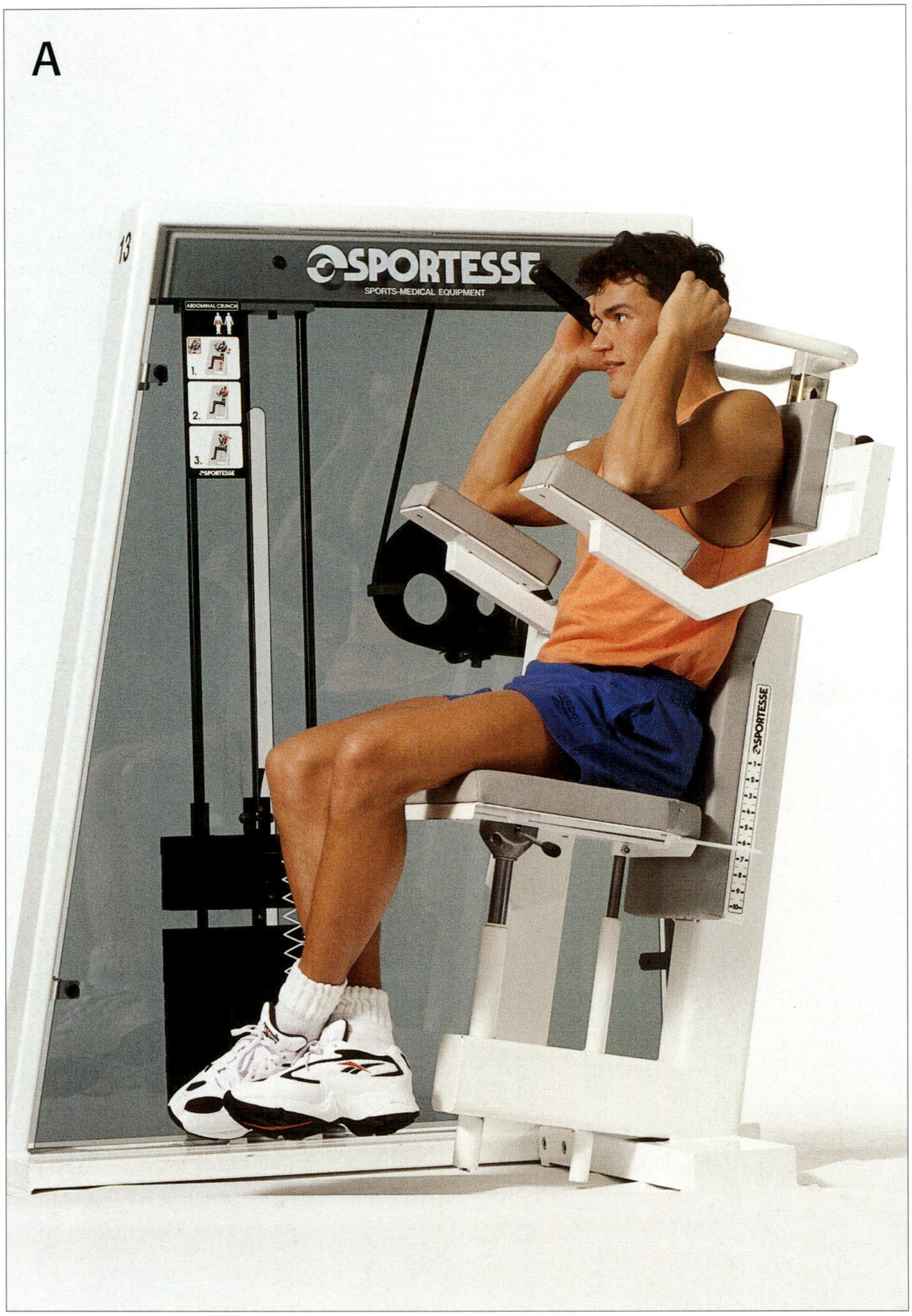

Ausgangsposition: Setzen Sie sich so in die Maschine, daß Ihr Becken nach hinten fixiert ist und das Polster der Maschine von vorne ungefähr in Schulterhöhe anliegt. Um diese Position einnehmen zu können, lassen sich Polster oder Sitz in der Höhe verstellen. Die Beine sind gebeugt und möglichst nach unten gegen eine Fußplatte abgestützt. Wenn die Maschine einen Gurt zur Fixierung der Oberschenkel oder des Beckens hat, legen Sie diesen an.

▷ Übungsausführung: Rollen Sie den Oberkörper langsam und gleichmäßig ein, ohne daß Sie das Becken aus seiner Fixierung lösen. Der Kopf wird im gleichen Maße wie die übrige Wirbelsäule mit eingerollt. Hat das Gerät Handgriffe, achten Sie darauf, daß Sie nicht mit den Armen, sondern nur aus der Bauchmuskulatur heraus die Kraft für die Bewegung entwickeln. Am tiefsten Punkt der Bewegung sollte die Bauchmuskulatur maximal angespannt sein. Führen Sie den Oberkörper nun in einer gleichmäßig aufrollenden Bewegung wieder so weit zurück, daß er noch ganz leicht abgerundet bleibt, und beginnen Sie die Bewegung dann erneut.

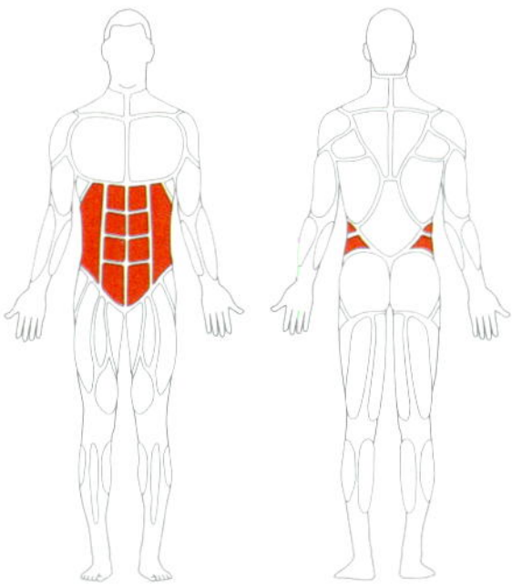

Bauchmaschine K 37

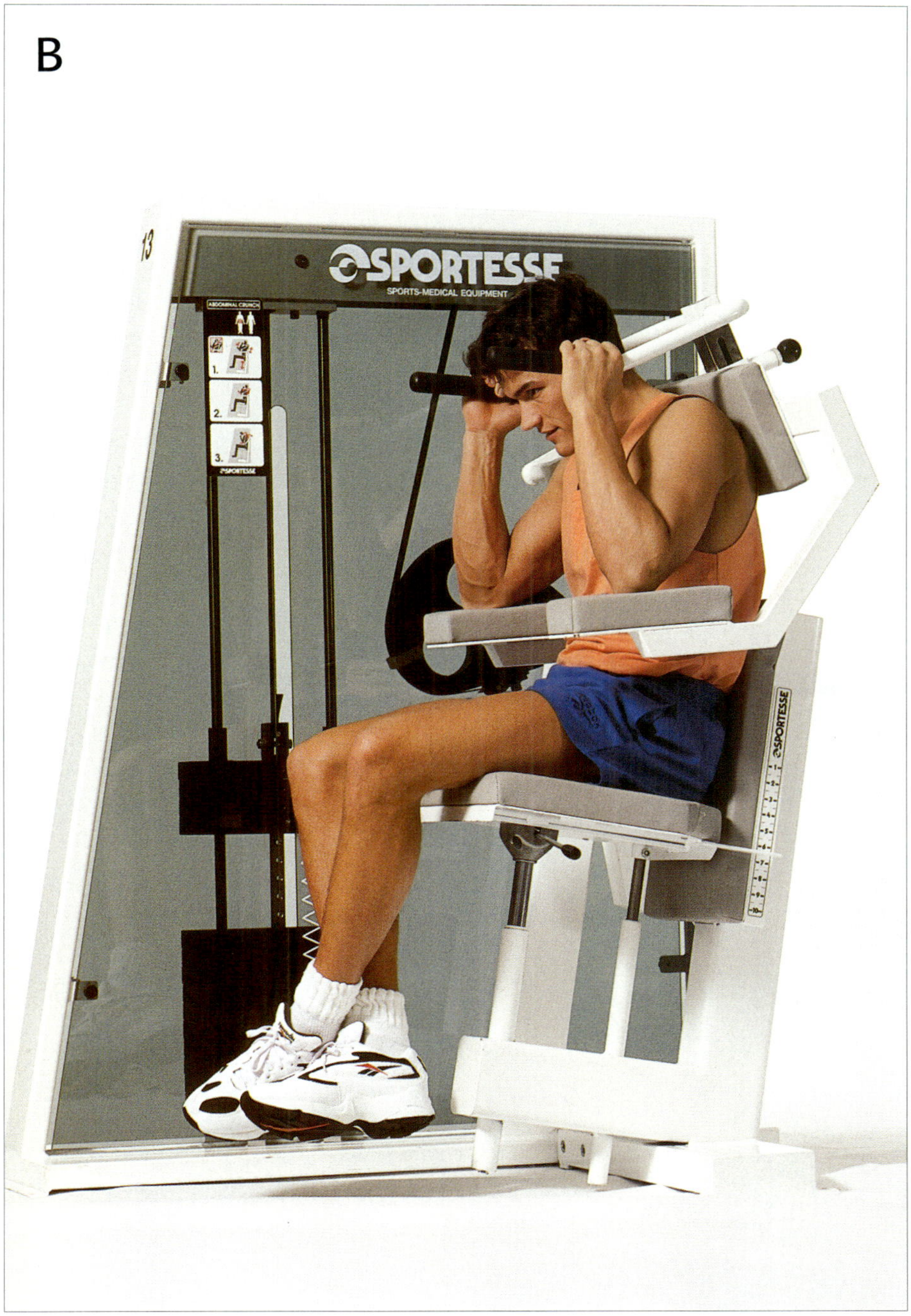

Variante: Je nach Bauart der Maschine ergeben sich unterschiedliche Fixierungen des Körpers und speziell des Beckens. Auch die Kraftübertragung des Oberkörpers auf die Maschine kann unterschiedlich erfolgen. Üblich ist das beschriebene Polster vor der Schulter, in Form einer Rolle, eines durchgehenden Polsters oder zwei einzelner Polster, die jeweils an einer Schulter aufsitzen. Möglich ist aber auch die Kraftübertragung durch die Ellbogen. Hier stützen sich die Ellbogen auf die dafür vorgesehenen Polster auf, die Arme sind stark angebeugt, und die Hände greifen die über den Ellbogenpolstern liegenden Handgriffe. Der Rücken lehnt an ein dafür vorgesehenes Polster, die Arme drücken den Oberkörper an dieses Rückenpolster heran, und der Oberkörper rollt mit dem Polster nach vorne ein.

! Tip: Um ein gleichmäßiges Einrollen der Wirbelsäule zu gewährleisten, ist es sinnvoll sich vorzustellen, daß Sie einem Gegenstand hinterherschauen, der zu Boden fällt. Auf diese Weise wird der Kopf gleichmäßig mit nach unten geführt und in der Umkehrung der Bewegung entsprechend wieder aufgerichtet. Steht Ihnen eine Fußplatte an der Bauchmaschine zur Verfügung, sollten Sie sich fest dagegen abstützen. Andernfalls kreuzen Sie die Unterschenkel und konzentrieren sich darauf, das Becken gegen das Polster zu drücken.

K 38 Taillenwender

Hauptsächlich beteiligte Muskulatur:
Hierbei werden die gleichen Muskeln wie bei K 36 trainiert.

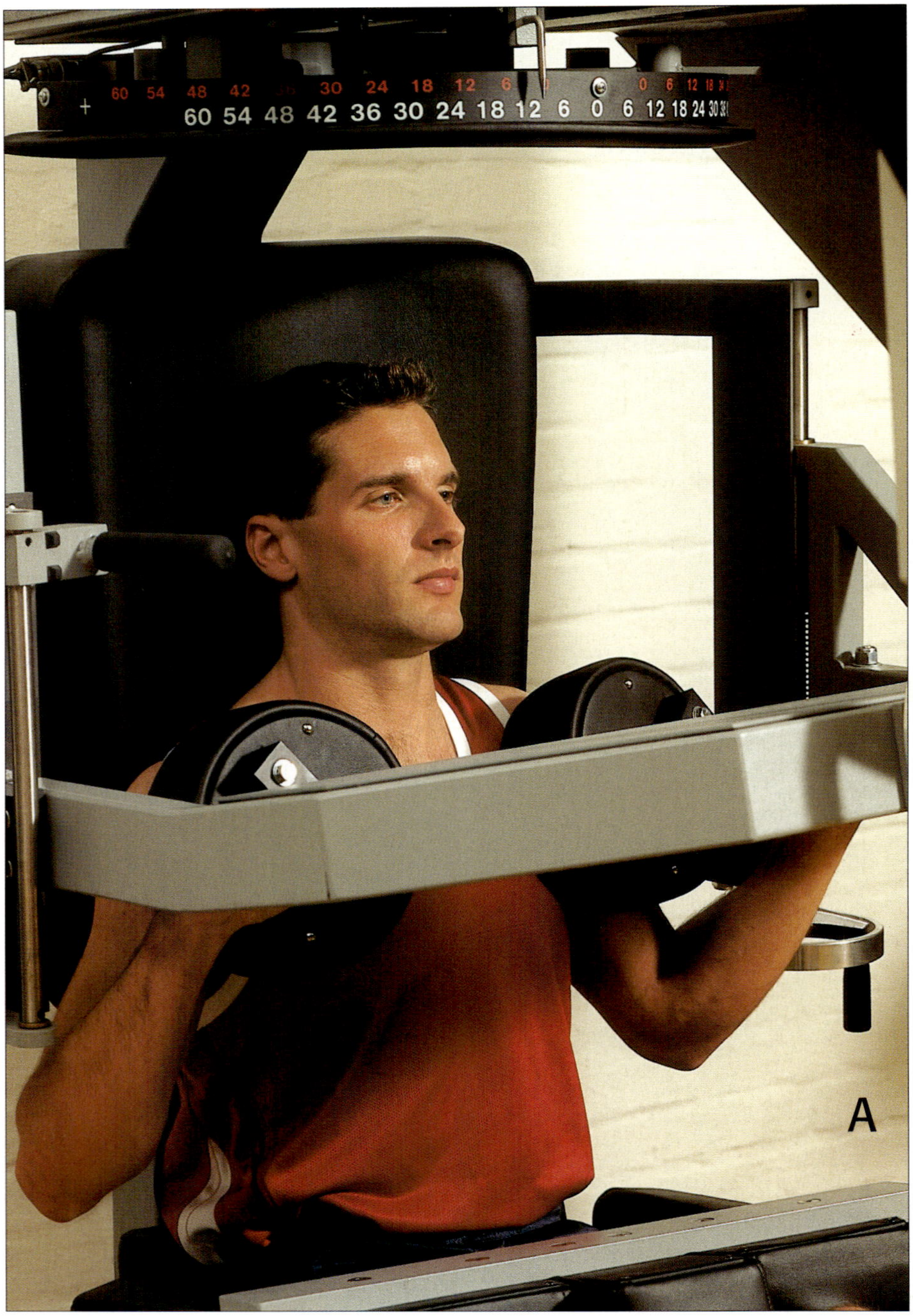

Ausgangsposition: Sie sitzen mit lotrechter Wirbelsäule auf dem drehbar gelagerten Sitz des Taillenwenders. Achten Sie darauf, daß sich Ihre Wirbelsäulenachse genau über der Drehachse der Maschine befindet. Der Kopf wird in natürlicher Verlängerung der Wirbelsäule gehalten, und die Hände fixieren den Oberkörper an den dafür vorgesehenen Griffen. Die Füße stehen auf der entsprechenden Plattform.

▶ Übungsausführung: Der maximale Bewegungswinkel bei dieser Übung beträgt ungefähr zweimal 35°, insgesamt also 70°. Die Drehung zu einer Seite darf also nicht einmal die Hälfte eines rechten Winkels betragen. Sie drehen den Oberkörper langsam und gleichmäßig zu der zu belastenden Seite. Dabei bleibt der Schultergürtel möglichst starr in einer Achse, und der Kopf folgt der Bewegung, indem er während des gesamten Übungsverlaufs senkrecht zum Schultergürtel bleibt.

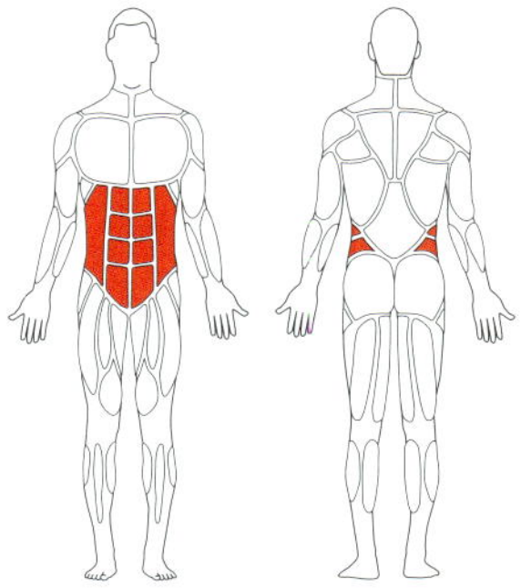

Taillenwender K 38

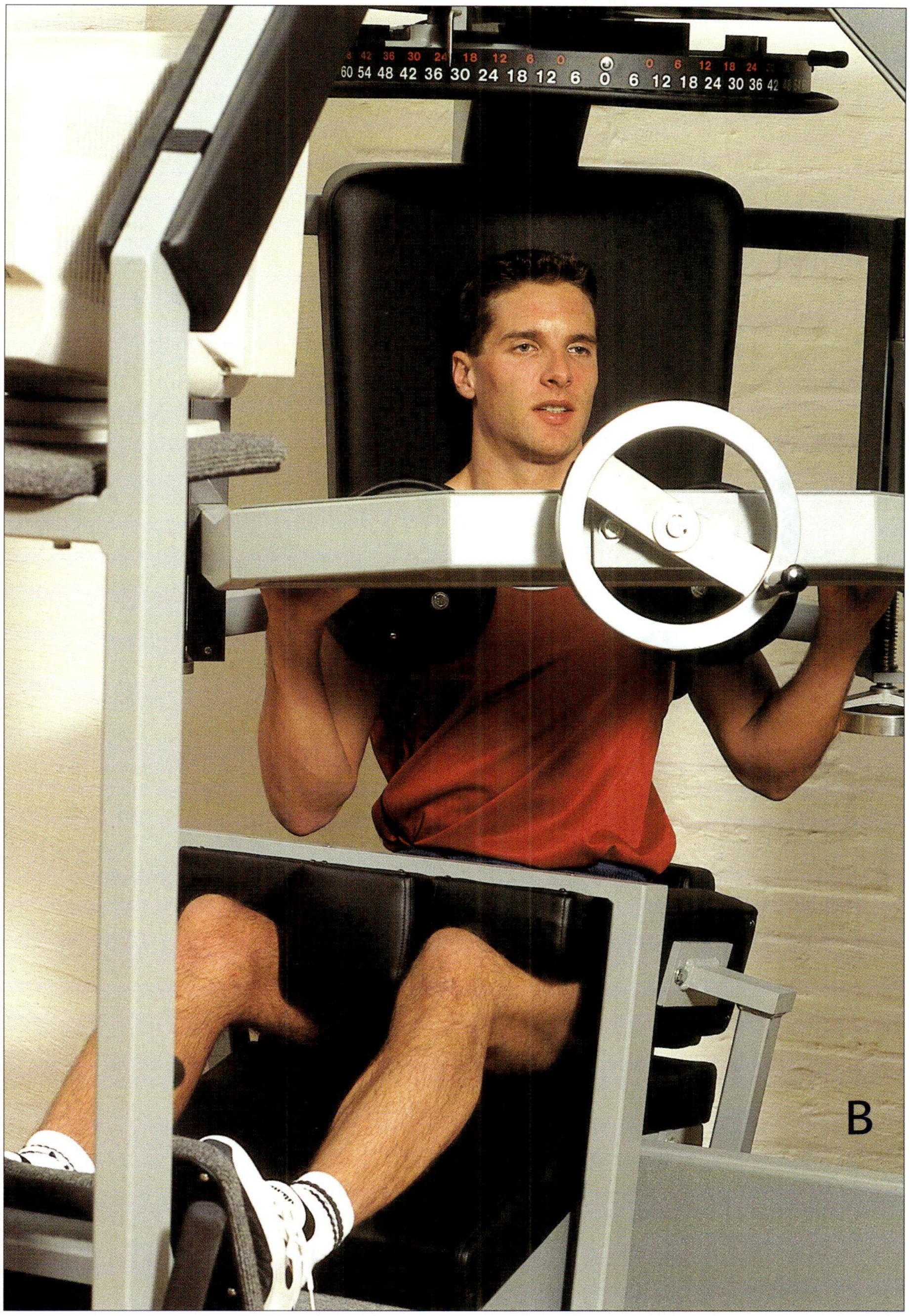

Variante: Mancher Gerätehersteller bietet gegenläufige Taillenwender an, das heißt, während sich der Schultergürtel unter Last in die eine Richtung bewegt, dreht sich das Becken ebenfalls unter Last in die gegenüberliegende Richtung. Diese Geräte erfordern allerdings ein besseres Bewegungsgefühl, um ein zu starkes Verwringen des Körpers zu verhindern.

❗ Tip: Lassen Sie sich von einem Beobachter den maximalen Bewegungsausschlag von insgesamt 70° ansagen und markieren Sie sich eventuell optische Anhaltspunkte im Raum, die ein Einhalten dieses Winkels ermöglichen. Ein deutliches Übersteigen des empfohlenen Rotationswinkel soll vermieden werden, da ansonsten die Knorpelflächen Ihrer Wirbelgelenke einem unnötigem Druck und Ihre Zwischenwirbelscheiben einer ungünstigen Zugspannung ausgesetzt sind, was zu einem vorzeitigen Verschleiß führen kann.

K 39 Beckenheben

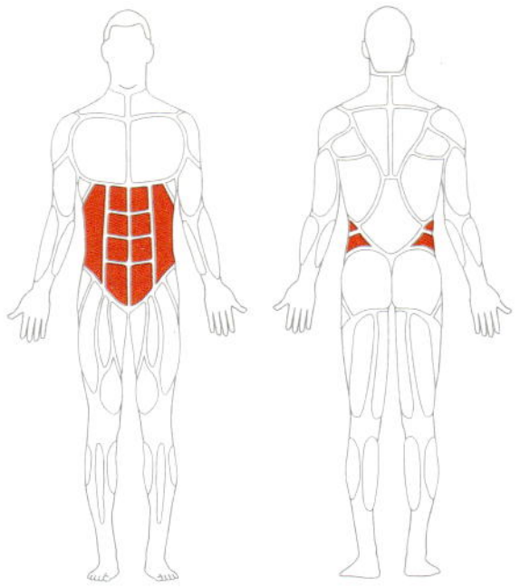

Hauptsächlich beteiligte Muskulatur:
Hierbei wird die bei K35 beschriebene Muskulatur belastet.

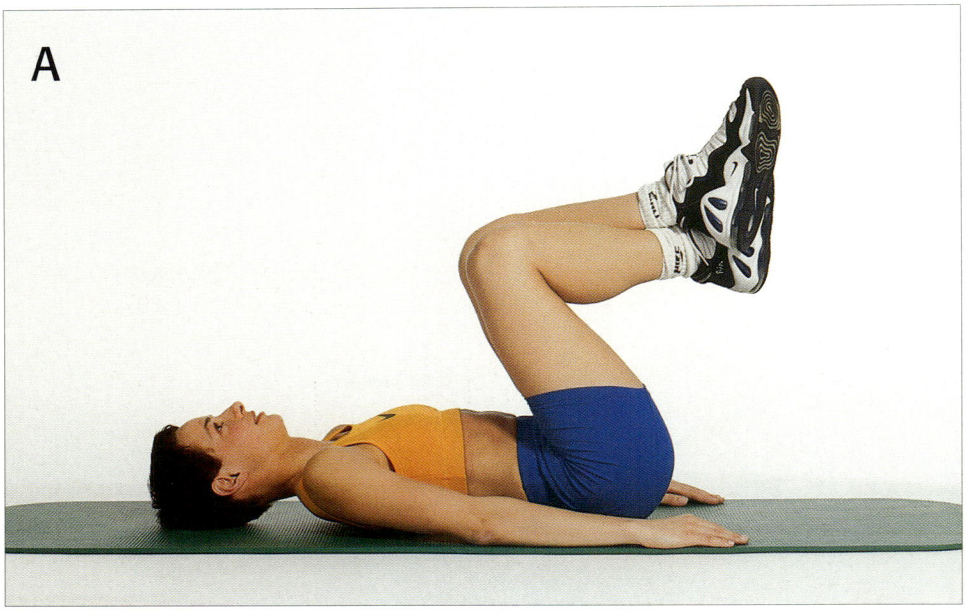

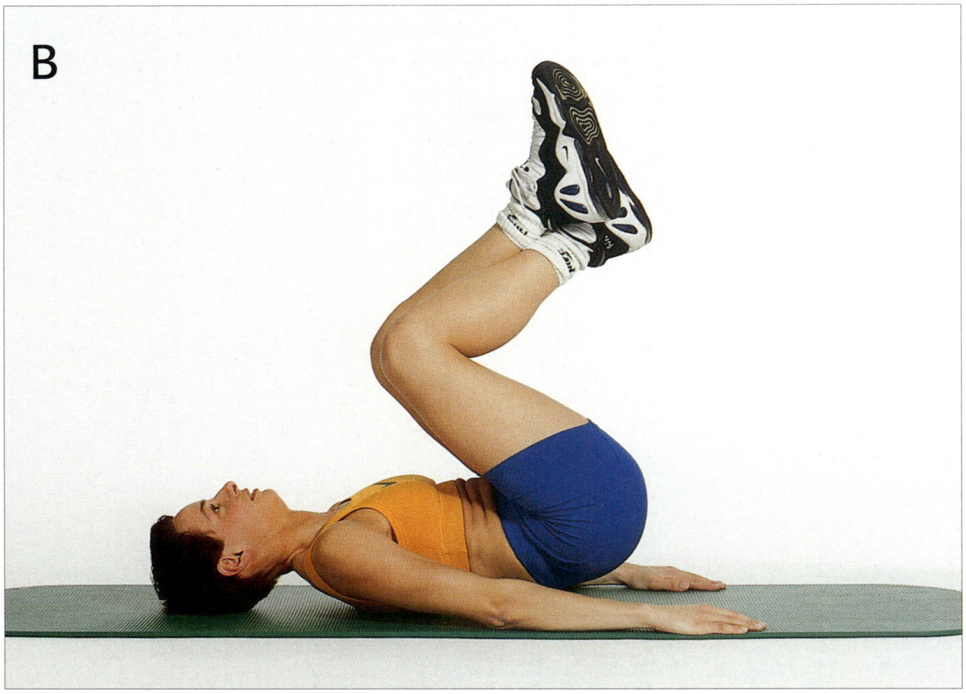

Ausgangsposition: Sie liegen mit dem Rücken auf einer Gymnastikmatte, der Kopf liegt dabei entspannt am Boden auf, die Arme befinden sich mit den Handflächen nach unten seitlich neben dem Körper. Die Beine sind zum Bauch hin angezogen und die Unterschenkel übereinandergeschlagen.

Übungsausführung: Heben Sie das Becken in einer rollenden Bewegung einige Zentimeter nach oben und zum Kopf hin an. Senken Sie es dann wieder ab, ohne den Boden zu berühren.

Variante: Strecken Sie die Beine locker gebeugt nach oben und schieben Sie das Becken nach oben, als ob es jemand an den Füßen hochziehen würde.

Tip: Um eine größere Stabilität im Oberkörper zu erzielen, plazieren Sie Ihre Gymnastikmatte an das Ende einer Hantelbank, damit Sie sich an den Standbeinen der Bank mit beiden Händen festhalten können.

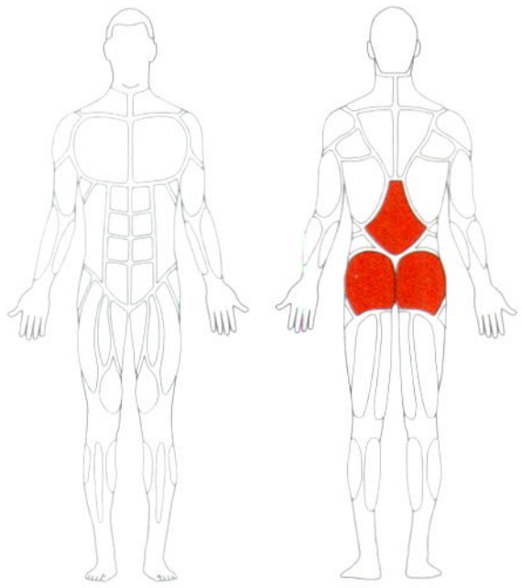

Rückenstreckermaschine K 40

Hauptsächlich beteiligte Muskulatur:
In erster Linie die Rückenstreckermuskulatur (m. erector spinae). Außerdem wird der große Gesäßmuskel (m. glutaeus maximus) mitbelastet.

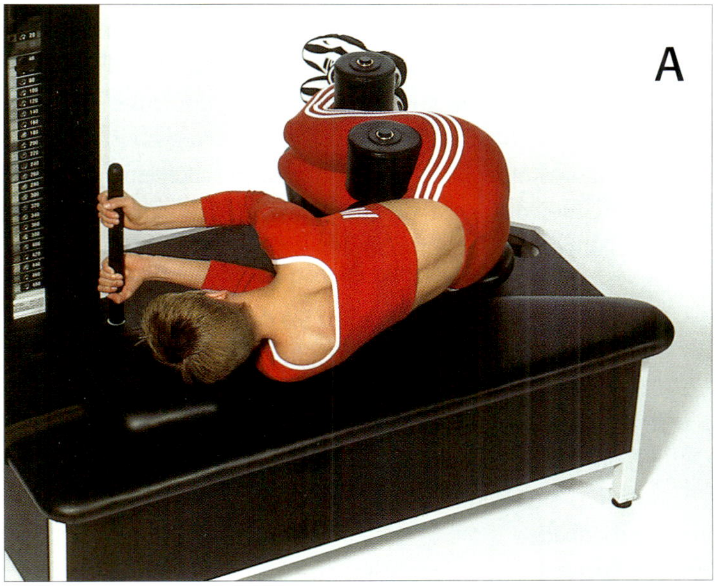

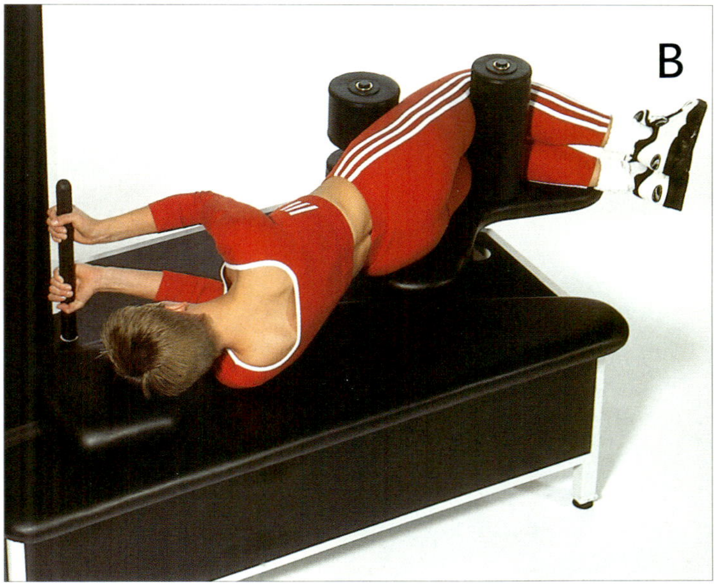

Ausgangsposition: Sie liegen seitlich auf der Maschine und plazieren Ihr Becken so vor der Hüftrolle, daß sich der Drehpunkt der Hüfte genau über der Drehachse des Geräts befindet. Die zweite Rolle wird am Oberschenkel knapp oberhalb der Kniekehle positioniert. Der Oberkörper wird durch sein eigenes Gewicht und den Handgriff fixiert, der mit gebeugten Armen im Untergriff umfaßt wird. Die Beine sind so weit angezogen, daß der Rücken im Lendenbereich eine leichte Rundung aufweist.

Übungsausführung: Strecken Sie den Körper in der Hüfte nach hinten, bis sich der Oberkörper in einer Linie mit den Oberschenkeln befindet. Der Oberkörper bleibt während der Übungsausführung brettgerade, und der Kopf bleibt in der Verlängerung der Wirbelsäule. Führen Sie den Körper nur so weit nach vorne, daß das Gewicht nicht aufsetzt und der Rücken im Lendenbereich seine Spannung behält.

Variante: An einem anderen Maschinentyp liegen Sie nicht wie beschrieben seitlich im Gerät, sondern sitzen auf der Maschine. Die Drehachse Ihrer Hüfte ist so plaziert, daß sie mit der Drehachse der Maschine übereinstimmt. Das Rückenpolster zur Kraftübertragung liegt auf Höhe der Schulterblätter auf. Achten Sie darauf, daß Ihr Becken frei beweglich bleibt und die Wirbelsäule in der Endposition ihre natürliche Krümmung hat.

Tip: Steigern Sie die Gewichte äußerst langsam, da mit dieser Übung besonders viele passiv ernährte Strukturen belastet werden, die eine längere Anpassungszeit haben als die aktiv ernährte Muskulatur.

K 45 Beinpressen

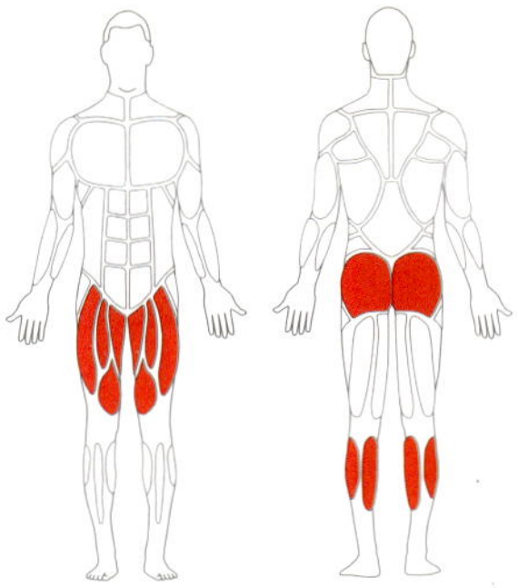

Hauptsächlich beteiligte Muskulatur:
Im Bereich des Unterkörpers wird die bei K43 beschriebene Muskulatur trainiert. Die Muskulatur des Oberkörpers wird allerdings deutlich geringer als dort erwähnt eingesetzt.

Ausgangsposition: Oberkörper und Kopf sind vollständig an der Rückenlehne angelehnt, unabhängig davon, in welcher Position die Beinpresse benutzt wird. Die Füße stehen in Hüftbreite auf der dafür vorgesehenen Fußplatte auf, Fußspitze, Knie und Oberschenkel befinden sich in einer Linie, und die Beine sind im Kniegelenk leicht gebeugt. Mit einer Einstiegshilfe können Sie das Gewicht durch eine Hebeltechnik anfangs in die angehobene Position bringen, damit sich in der beteiligten Muskulatur schon in der ersten Wiederholung durch die gewichtsbelastende Absenkphase die erforderliche Vorspannung aufbauen kann und die Gelenke nicht unnötig belastet werden.

Übungsausführung: Senken Sie die Fußplatte langsam und gleichmäßig zum Körper hin ab, ohne das Becken zu bewegen. Stoppen Sie die Bewegung, wenn die Beine im Kniegelenk einen rechten Winkel erreicht haben. Strecken Sie den Körper wieder, um in die Ausgangsposition mit leicht gebeugten Beinen zu gelangen.

Variante: Plazieren Sie die Füße auf einer ausreichend großen Fußplatte höher oder weiter auseinander, um die beteiligte Muskulatur unterschiedlich stark mit einzubeziehen. Achten Sie aber immer darauf, daß Fußspitze, Knie und Oberschenkel sich in einer Linie befinden.

Tip: Hat die von Ihnen benutzte Beinpresse keinen entsprechenden Vorspannmechanismus, lassen Sie sich beim ersten Anheben des Gewichts am besten von einem Trainingspartner helfen. Hierdurch wird die Belastung der beteiligten Gelenke erheblich reduziert.

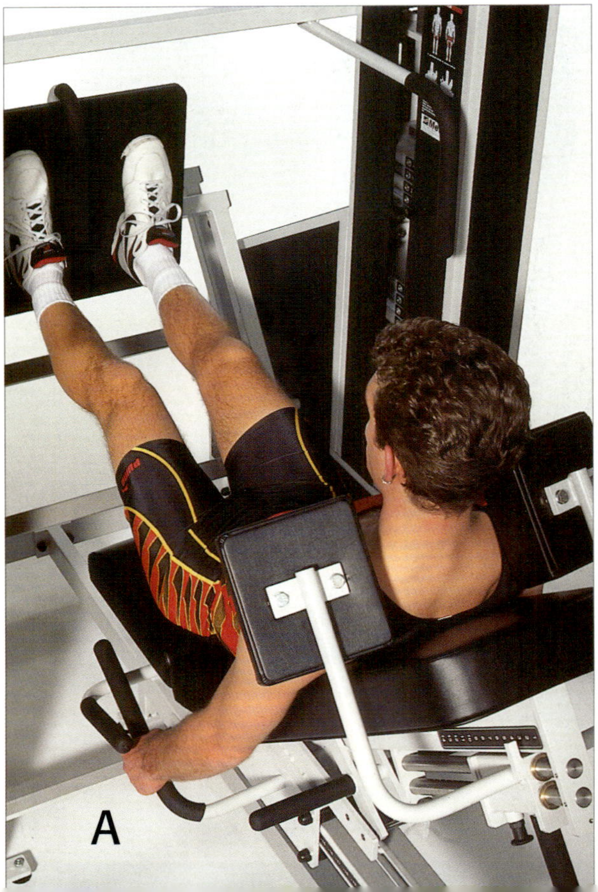

A

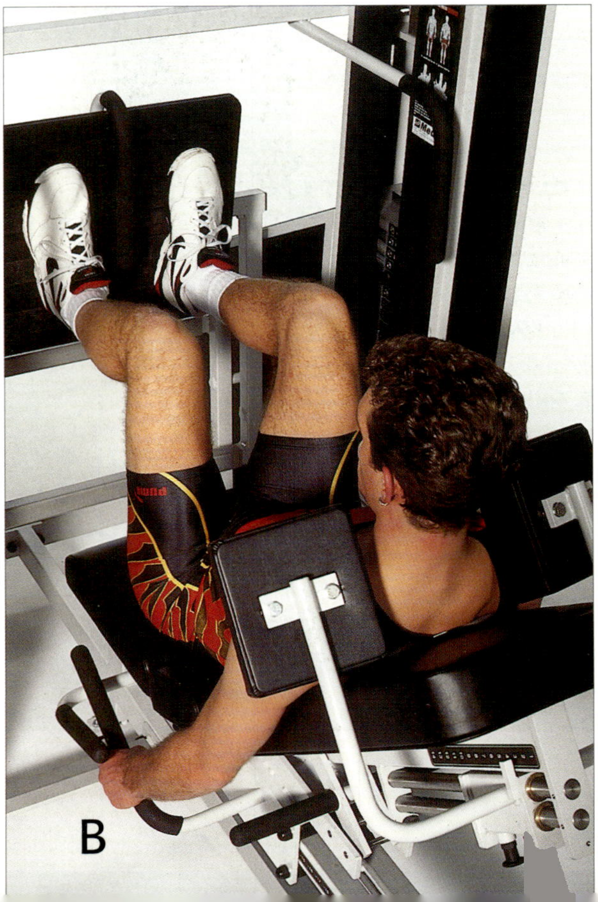

B

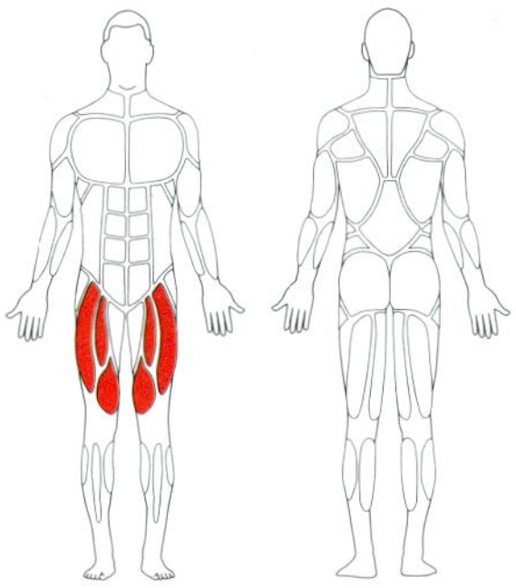

Beinstrecken

Hauptsächlich beteiligte Muskulatur:
Primär wird der vierköpfige Schenkelstrecker (m. quadriceps femoris) trainiert.

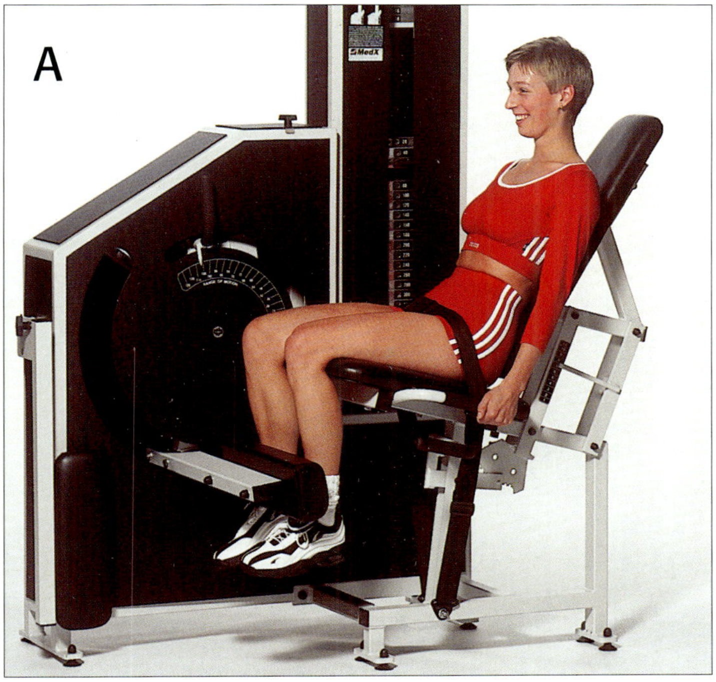

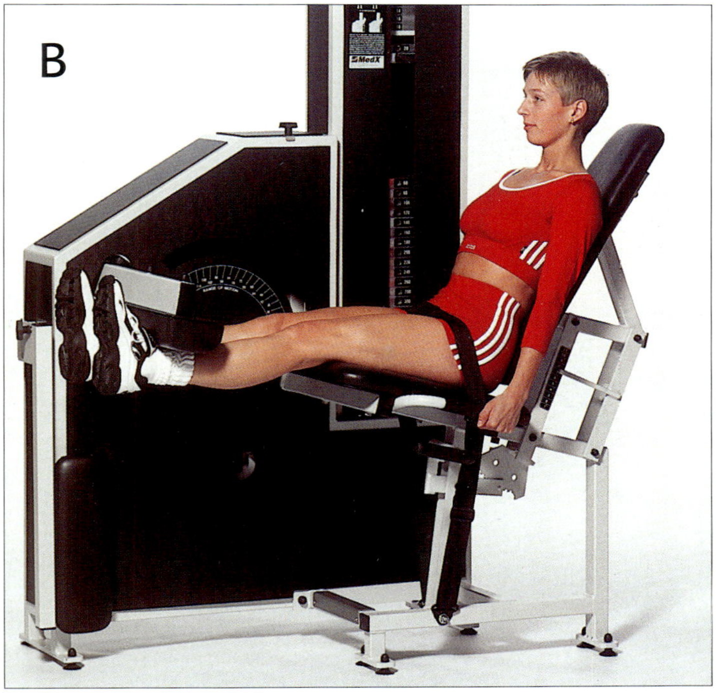

Ausgangsposition: Setzen Sie sich so auf die Sitzfläche, daß die Drehachse Ihrer Kniegelenke mit der Drehachse der Maschine übereinstimmt. Stellen Sie dann die Rückenlehne so ein, daß sie in dieser Position genau am Rücken anliegt und das Becken abstützt. Die Fußrolle sollte entsprechend eingestellt sein, daß sie in der Beuge von Fuß und Unterschenkel liegt. Ziehen Sie Ihre Fußspitze zum Schienbein hin an, um das Kniegelenk zu stabilisieren. Ihre Hände fixieren den Körper an den dafür vorgesehenen Griffen am Gerät. Die Beine sind in der Ausgangsposition im Kniegelenk maximal 90° angebeugt.

Übungsausführung: Bringen Sie die Beine gleichmäßig und langsam bis in eine annähernd gestreckte Position. Senken Sie die Unterschenkel aus dieser Position genauso gleichmäßig wieder in die Ausgangsposition ab.

Variante: Bei dieser Übung sollten Sie die Stellung der Fußspitzen nicht variieren, da sich aus einer so verdrehten Position insbesondere für die Kniegelenke eine unnötige Belastung ergibt.

Tip: Verfügen Sie über ein modernes Trainingsgerät mit Bewegungsbegrenzer, an dem Sie die Start- und Endposition einstellen können, sollten Sie die Startposition auf 90° und die Endposition in der annähernd gestreckten Beinposition fixieren. Auf diese Weise können Sie die Beine am Ende der Bewegung nicht überstrecken und vermeiden hierdurch ebenfalls eine Überbelastung der Kniegelenke.

K 47 Beinbeugen, liegend

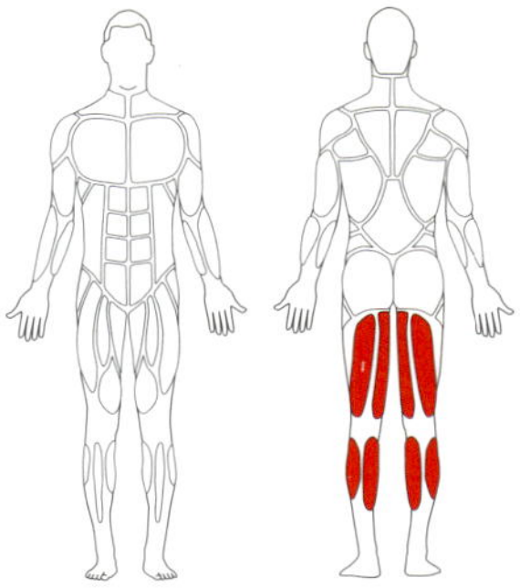

Hauptsächlich beteiligte Muskulatur:
Vor allem werden der zweiköpfige Oberschenkelbeuger (m. biceps femoris), der Halbsehnenmuskel (m. semitendinosus) und der Plattensehnenmuskel (m. semimembranosus) trainiert. Bei zum Schienbein angezogener Fußspitze wird zusätzlich der Zwillingswadenmuskel (m. gastrocnemius) mit einbezogen.

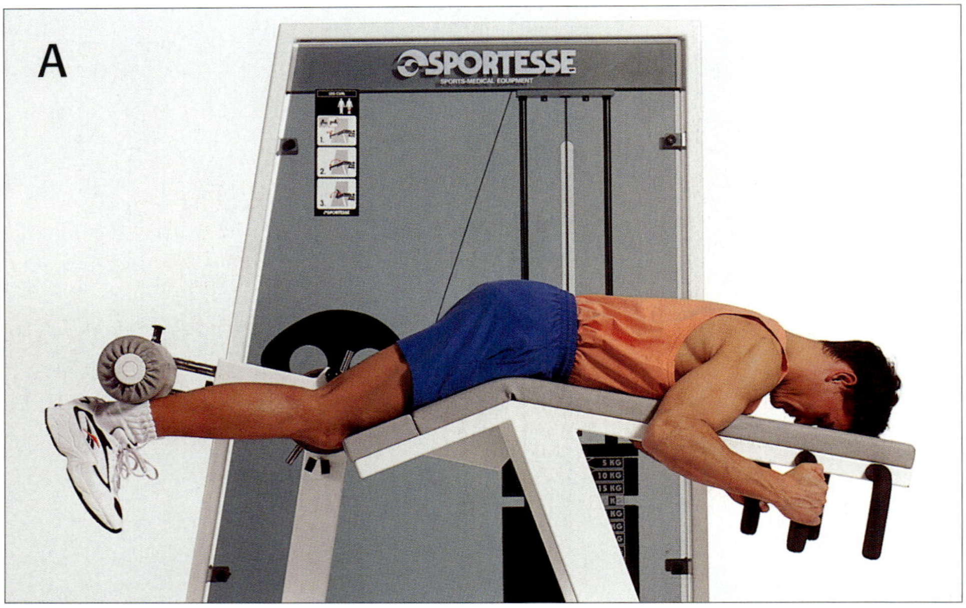

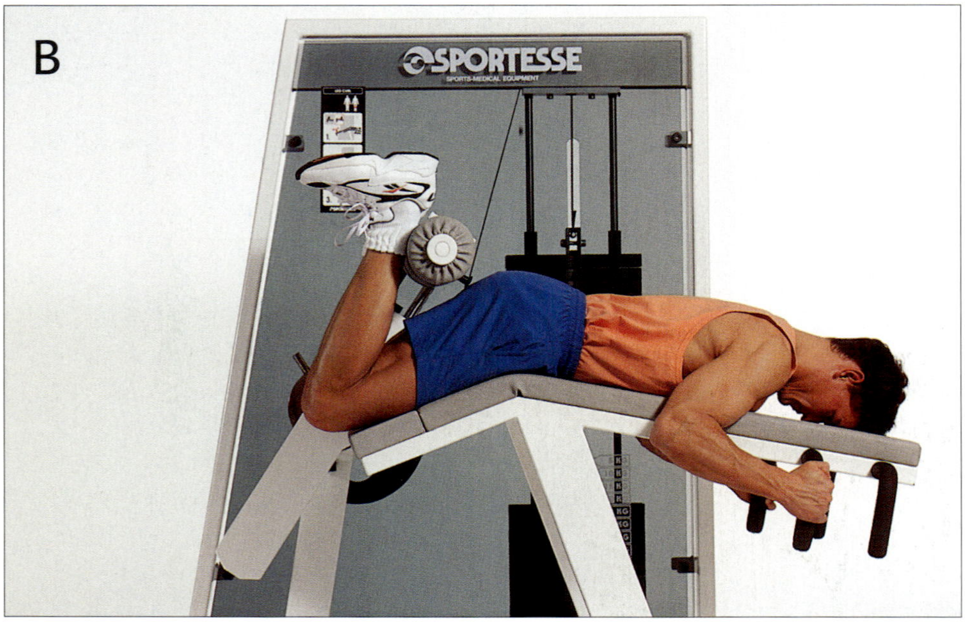

Ausgangsposition: Sie liegen bäuchlings auf dem Gerät. Die Drehachse Ihrer Knie befindet sich in einer Linie mit der Drehachse der Maschine. Fixieren Sie die Beinrolle knapp unterhalb der Waden. Die Fußspitzen sind zum Schienbein hin angezogen, und die Beine sind leicht gebeugt.

▶ Übungsausführung: Führen Sie die Beinrolle in einer langsamen, gleichmäßigen Bewegung so weit wie möglich nach oben. Achten Sie unbedingt darauf, daß Sie die Hüfte nicht von der Liegefläche abheben. Vom höchsten Punkt aus senken Sie das Gewicht genauso langsam wieder in die Ausgangsposition mit leicht gebeugten Beinen ab.

Variante: Führen Sie diese Übung mit angezogenen Fußspitzen aus, wird der Zwillingswadenmuskel (m. gastrocnemius) aktiv an der Bewegung beteiligt. Strecken Sie den Fuß im Sprunggelenk, nehmen Sie dem Zwillingswadenmuskel seine gute Einsatzmöglichkeit und isolieren dafür die beinbeugende Muskulatur des Oberschenkels stärker.

! Tip: Ein gerolltes Handtuch oder ähnliches, das Sie sich unter das Becken legen, kann zur Entlastung der Wirbelsäule im Lendenbereich beitragen.

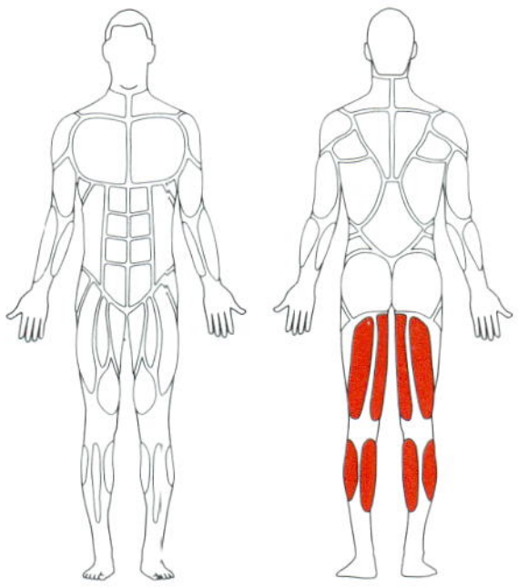

Beinbeugen, sitzend K 48

Hauptsächlich beteiligte Muskulatur:
Hierbei werden die gleichen Muskeln belastet wie bei K 47.

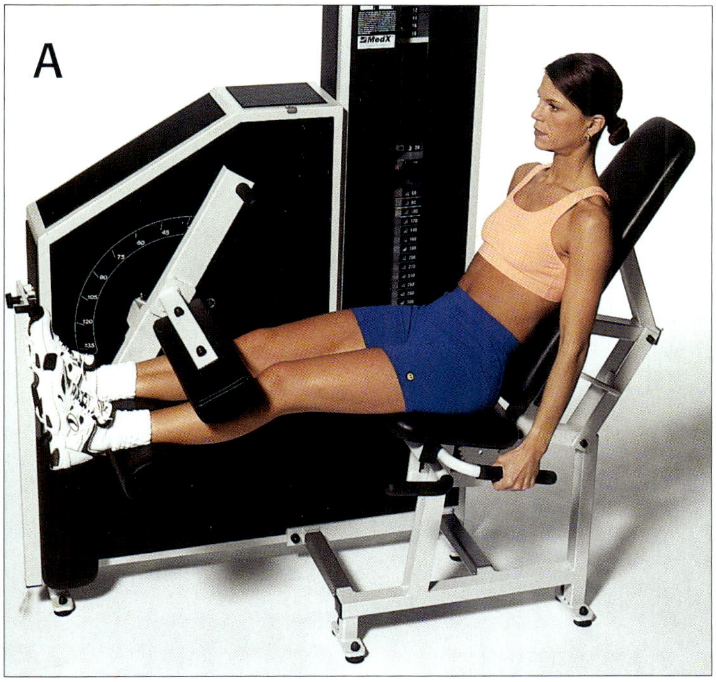

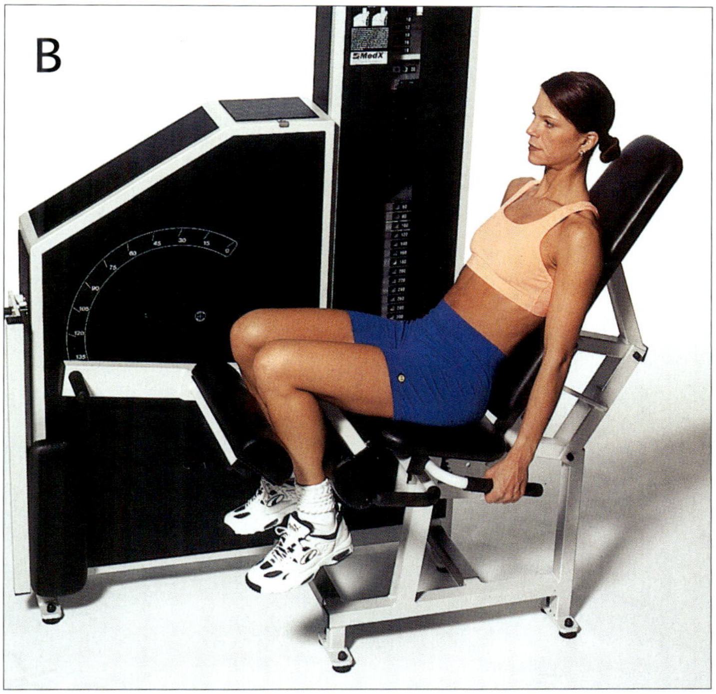

Ausgangsposition: Setzen Sie sich so auf die Sitzfläche, daß die Drehachse Ihrer Kniegelenke mit der Drehachse der Maschine übereinstimmt. Stellen Sie dann die Rückenlehne so ein, daß sie in dieser Position genau am Rücken anliegt und das Becken abstützt. Stellen Sie die Fußrolle oder das Beinpolster so ein, daß es knapp unterhalb der Wade auf der Rückseite des Unterschenkels liegt. Ziehen Sie Ihre Fußspitze zum Schienbein hin an. Ihre Hände fixieren den Körper an den dafür vorgesehenen Griffen am Gerät. Die Beine sind in der Ausgangsposition im Kniegelenk leicht gebeugt. Möglicherweise hat das von Ihnen benutzte Gerät noch ein zusätzliches Polster, das die Oberschenkel an der Sitzfläche fixieren soll. Stellen Sie es so ein, daß der Oberschenkel Halt hat, aber nicht unnötig gedrückt wird.

Übungsausführung: Führen Sie die Beinrolle beziehungsweise das Beinpolster in einer langsamen, gleichmäßigen Bewegung so weit wie möglich nach unten. Nur der Unterschenkel sollte sich bei der Übungsausführung bewegen. Aus der angewinkelten Endposition heraus führen Sie das Gewicht genauso langsam wieder in die Ausgangsposition mit leicht gebeugten Beinen zurück.

Variante: Führen Sie die Übung mit dem im Sprunggelenk gestreckten Fuß aus, nehmen Sie dem Zwillingswadenmuskel seine gute Einsatzmöglichkeit und isolieren dafür die beinbeugende Muskulatur des Oberschenkels stärker.

Tip: Achten Sie darauf, ob sich die Fußrolle am Unterschenkel verschiebt. Wenn ja, sitzen Sie noch nicht richtig im Drehpunkt. Überprüfen und verändern Sie Ihre Sitzposition, bis sich die Rolle nicht mehr verschiebt.

K 49 Adduktion, sitzend

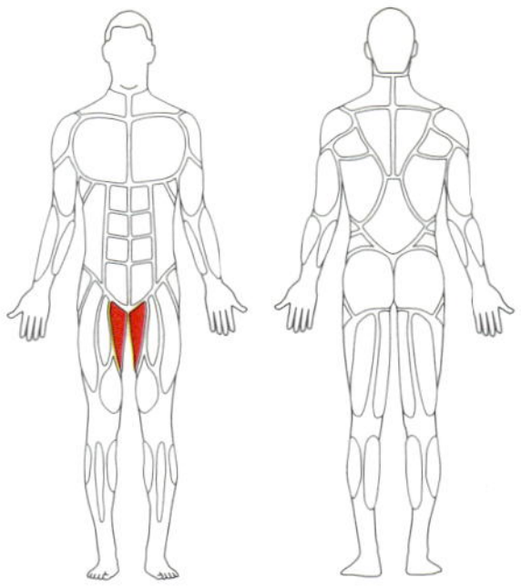

Hauptsächlich beteiligte Muskulatur:
Die Adduktion des Beins ermöglichen der Kammuskel (m. pectineus), der lange, kurze und große Schenkelanzieher (Mm. adductores longus, brevis et magnus) und der schlanke Muskel (m. gracilis), unterstützt vom unteren Anteil des großen Gesäßmuskels (m. glutaeus maximus).

Ausgangsposition: Sie sitzen mit dem Rücken vollständig an die Rückenlehne angelehnt auf der dafür vorgesehenen Sitzfläche, der Kopf befindet sich in natürlicher Verlängerung der Wirbelsäule. Die Beine liegen mehr oder weniger stark gebeugt von außen an den Beinpolstern an. Diese liegen in der Regel im Kniebereich, knapp oberhalb oder ober- und unterhalb des Kniegelenks. Moderne Geräte haben eine Einstiegshilfe, die einen unbelasteten Einstieg in die Position mit auseinandergespreizten Beinen ermöglicht. Die Hände fixieren den Körper an den entsprechenden Griffen am Gerät.

Übungsausführung: Führen Sie die Beine gleichzeitig und gleichmäßig parallel zur Mitte zusammen, bis die Beinpolster sich berühren. Die Bewegung findet ausschließlich aus dem Hüftgelenk statt und wird genauso gleichmäßig wieder in die Ausgangsposition zurückgeführt, bis Sie einen leichten Dehnreiz auf der Innenseite Ihrer Oberschenkel verspüren.

Variante: Je nach Maschinentyp ergeben sich geringfügig unterschiedliche Muskelbelastungen durch unterschiedliche Beugewinkel in Hüft- und Kniegelenk.

Tip: Diese sogenannte »Frauenübung« ist durchaus auch für Männer geeignet.

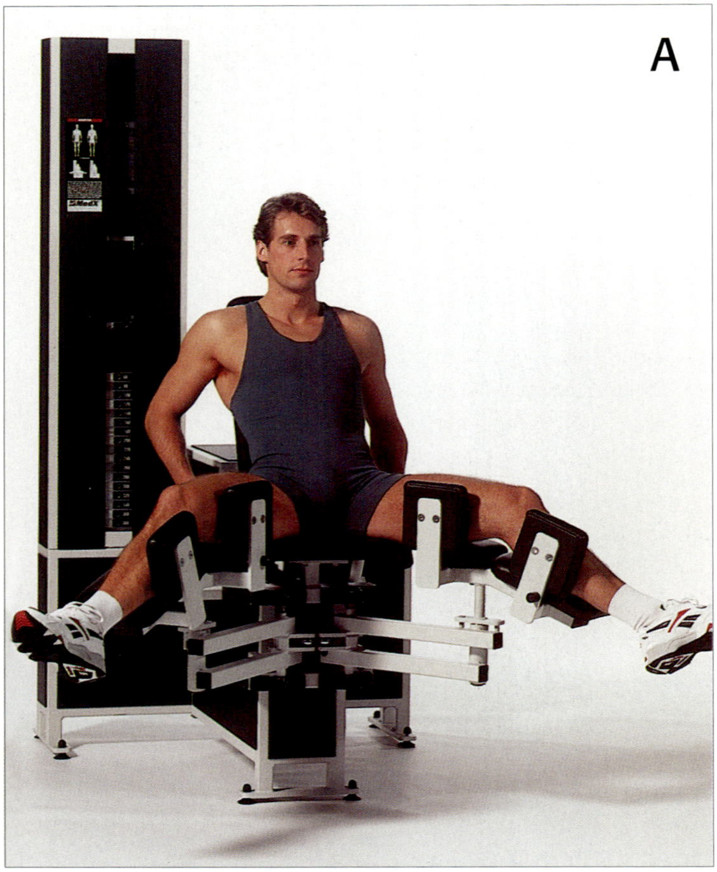

A

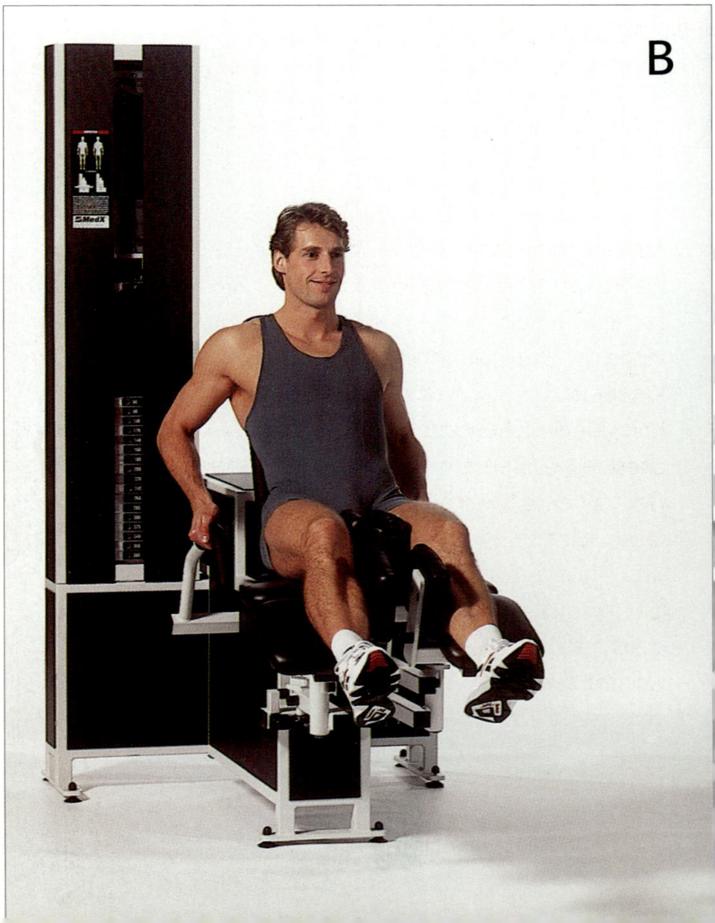

B

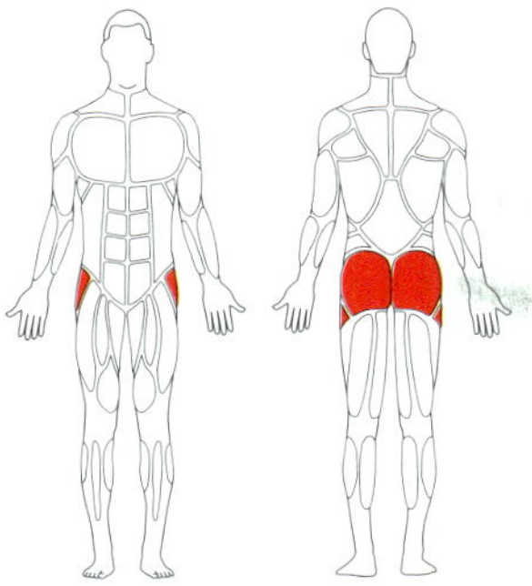

Abduktion, sitzend

Hauptsächlich beteiligte Muskulatur:
Den Hauptteil der Kraft zur Abduktion des Oberschenkels liefern der mittlere und kleine Gesäßmuskel (Mm. glutaeus medius et minimus) sowie der obere Anteil des großen Gesäßmuskels (m. glutaeus maximus).

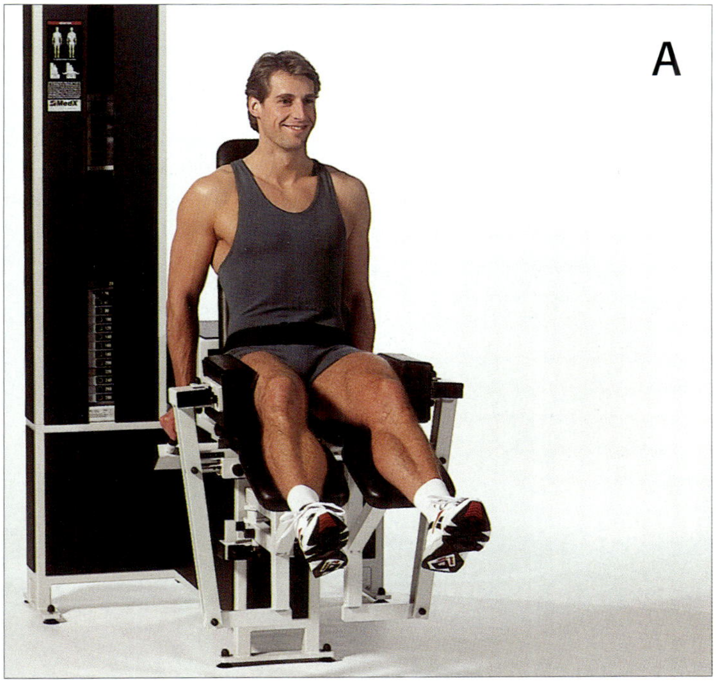

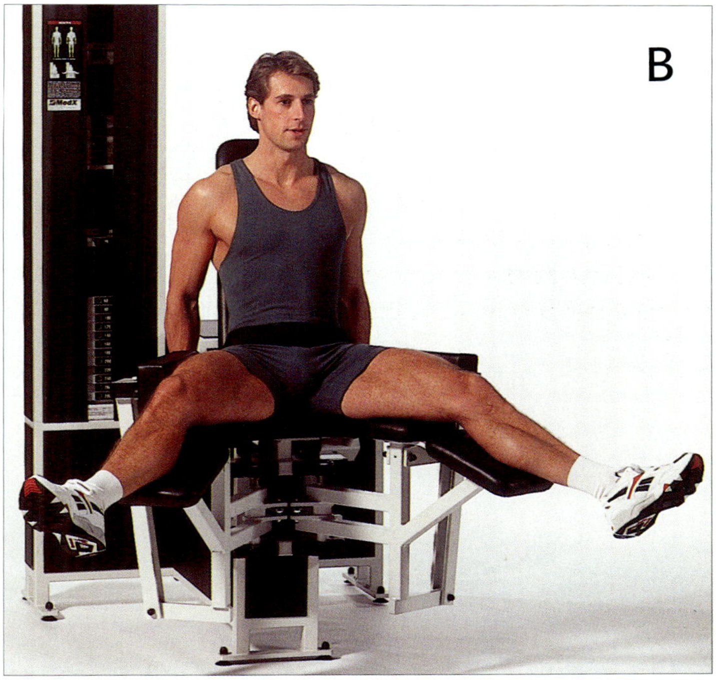

Ausgangsposition: Sie sitzen mit dem Rücken vollständig an die Rückenlehne angelehnt auf der dafür vorgesehenen Sitzfläche. Die Beine liegen mehr oder weniger stark gebeugt von innen an den Beinpolstern an. Diese liegen in der Regel im Kniebereich, knapp oberhalb oder ober- und unterhalb des Kniegelenks. Die Hände fixieren den Körper an den entsprechenden Griffen am Gerät. In der Ausgangsposition ist das Gewicht bereits leicht angehoben, so daß die zu trainierende Muskulatur schon unter Spannung steht.

▶ Übungsausführung: Führen Sie die Beine gleichzeitig und gleichmäßig parallel so weit wie möglich nach außen. Die Bewegung findet ausschließlich aus dem Hüftgelenk statt und wird genauso gleichmäßig wieder in die Ausgangsposition zurückgeführt.

Variante: Je nach Maschinentyp sind die Beine im Kniegelenk unterschiedlich stark gebeugt, und auch die Beugung im Hüftgelenk ist unterschiedlich. Hieraus ergeben sich geringfügige Unterschiede in der Belastung der Muskulatur.

! Tip: Gerade wenn Sie die Hüftmuskulatur erst kurze Zeit trainieren, kommt es leicht zu Krämpfen in der trainierten Muskulatur, da Sie eine so isolierte Kontraktion in der Hüftmuskulatur aus dem Alltag kaum kennen. Ist dies bei Ihnen der Fall, sollten Sie Ihre Hüftmuskulatur nach jedem Satz dehnen. Denken Sie daran, sich vor dem Training ebenfalls Aufzuwärmen. Kommt es dennoch zum Krampf, hilft zunächst nur ein sofortiger Abbruch der Übung und ein anschließendes Dehnen des verkrampften Muskels (siehe Kapitel *Stretching*). Zur Unterstützung der Krampflösung können Sie den Muskel sanft massieren.

K 51 Adduktion, stehend

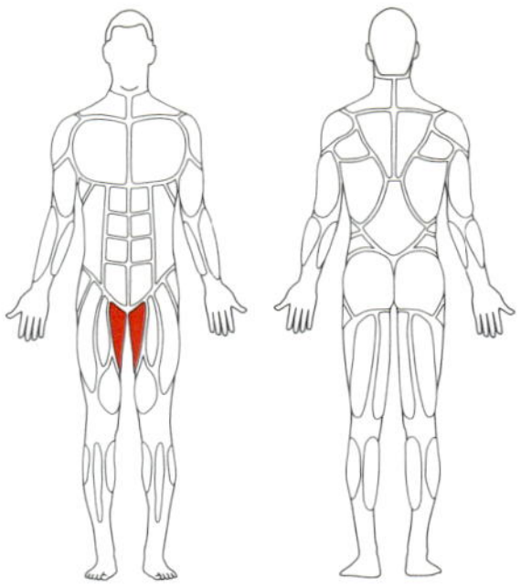

Hauptsächlich beteiligte Muskulatur:
Hier werden ebenfalls die bei K49 beschriebenen Muskelgruppen belastet.

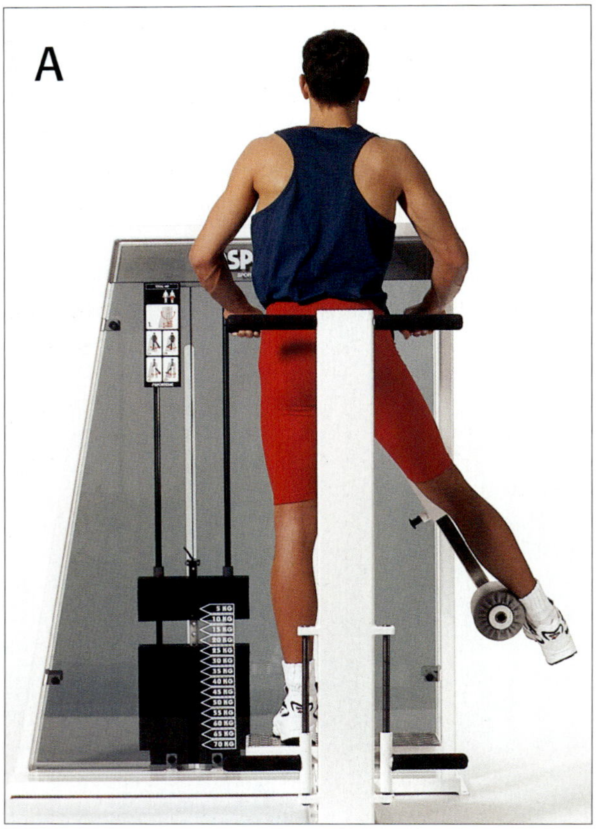

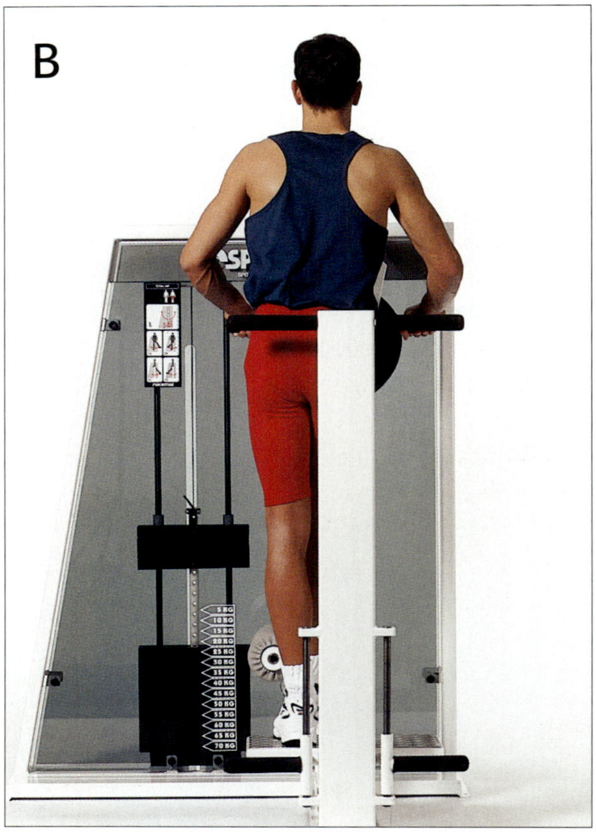

Ausgangsposition: Sie stehen aufrecht auf der Plattform des sogenannten Hüftpendels. Ihr Körper befindet sich in der stehenden Grundposition mit der entsprechenden Körperspannung. Die Hände fixieren und stabilisieren die Körperhaltung an den vorgesehenen Griffen. Achten Sie darauf, daß die Achse des Hüftgelenks der zu trainierenden Seite mit der Drehachse des Geräts übereinstimmt und die Hüftachse parallel zur Schulterachse steht. Sie können Ihre Position in der Regel sowohl durch die Höhe der Plattform als auch durch Ihre Stellung auf der Plattform verändern. Das trainierende Bein liegt von außen über der Fußrolle. In der Ausgangsposition sollten Sie einen leichten Dehnreiz in der Innenseite des trainierenden Beins empfinden. Beide Beine sind leicht gebeugt.

▶ Übungsausführung: Führen Sie das leicht gebeugte Bein mit der Fußrolle gleichmäßig aus der Ausgangsposition zur Körpermitte. In der Endposition steht das trainierende Bein genau vor dem Standbein, ohne daß die Hüfte eindreht. Der übrige Körper bleibt während der gesamten Übungsausführung möglichst unbewegt und hält dabei die Grundspannung aufrecht.

Variante: Beugen Sie den Oberkörper im Hüftgelenk leicht vor.

! Tip: Korrigieren Sie Ihre Haltung wenn möglich durch einen Kontrollblick in den Spiegel. Achten Sie unbedingt darauf, daß Ihre Hüfte der Bewegung nicht ausweicht, sondern daß sie immer parallel zur Schulterachse bleibt.

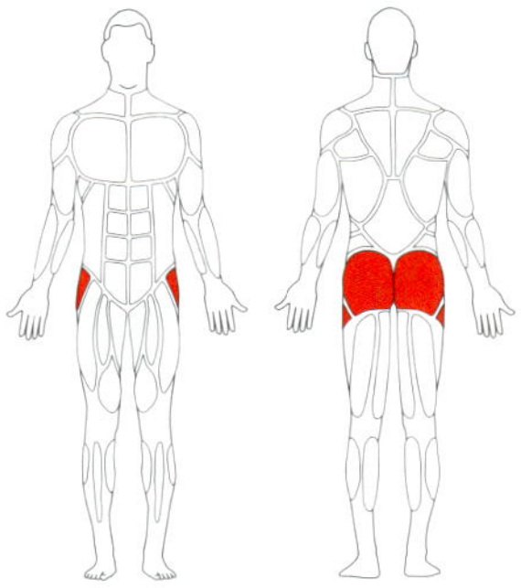

Abduktion, stehend K 52

Hauptsächlich beteiligte Muskulatur:
Hier werden ebenfalls die bei K50 beschriebenen Muskelgruppen belastet.

Ausgangsposition: Stellen Sie sich in der stehenden Grundposition so auf die Plattform des Hüftpendels, daß das Hüftgelenk der trainierenden Seite sich in einer Achse mit der Drehachse des Geräts befindet. Verändern Sie, wenn möglich, die Höhe der Plattform und Ihre Standposition, damit die Achsengerechtheit gewährleistet ist. Fixieren Sie die aufrechte Körperhaltung mit den Händen an den vorgesehenen Griffen. Spannen Sie die Gesäß- und Bauchmuskulatur und den Rückenstrecker an, um eine Grundspannung im Körper aufzubauen. Sie sollten beachten, daß die Fußrolle nur so hoch eingestellt ist, daß Ihre Hüftachse noch parallel zur Schulterachse verläuft. Wie bei der stehenden Adduktionsübung sollten Sie auch hierbei in der Ausgangsposition einen leichten Dehnreiz in der Innenseite des trainierenden Beins verspüren. Ihre etwas gebeugten Beine kreuzen sich in der Ausgangsposition leicht, so daß die Rolle sich in einer Linie mit dem Standbein befindet.

Übungsausführung: Drücken Sie die Fußrolle mit dem leicht gebeugten Bein aus der Ausgangsposition seitlich nach oben. Heben Sie dabei das Bein nur so weit an, daß Sie Ihre Hüfte in der Endpostion noch parallel zum Schultergürtel halten können, ohne daß sich die Hüfte eindreht. Halten Sie Ihren Körper ansonsten während der gesamten Übung möglichst unbewegt.

Variante: Drehen Sie das trainierende Bein in der Hüfte etwas stärker ein, so daß die Fußspitze leicht nach innen zeigt.

Tip: Führen Sie die Übung zuerst mit dem schwächeren und dann mit dem stärkeren Bein durch und kontrollieren Sie die Ausführung im Spiegel.

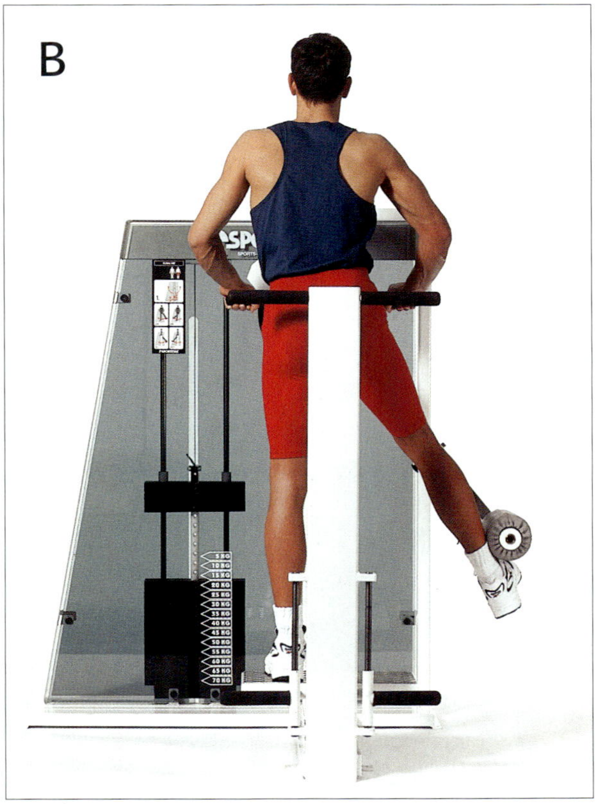

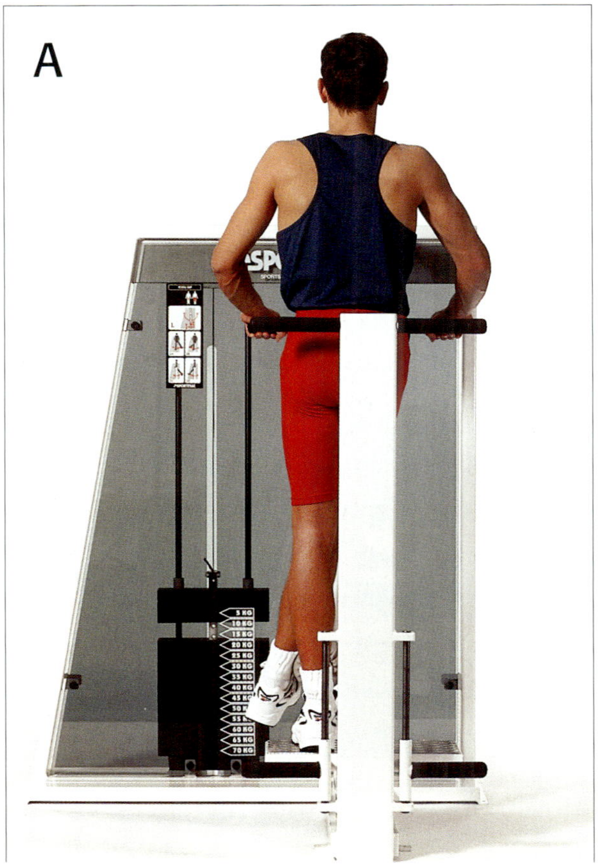

G 1 Seitheben mit Tube

A

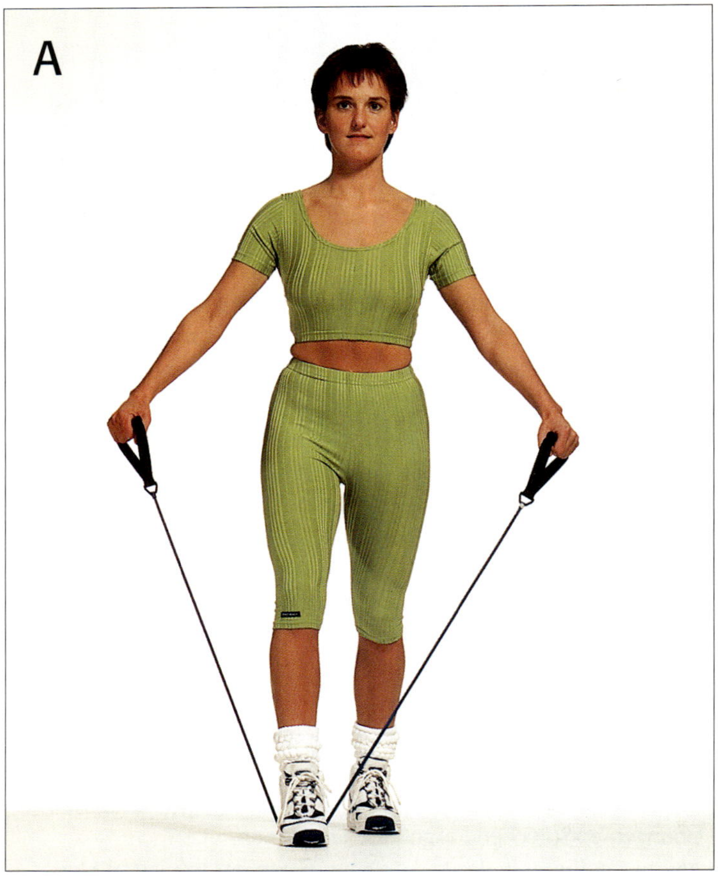

B

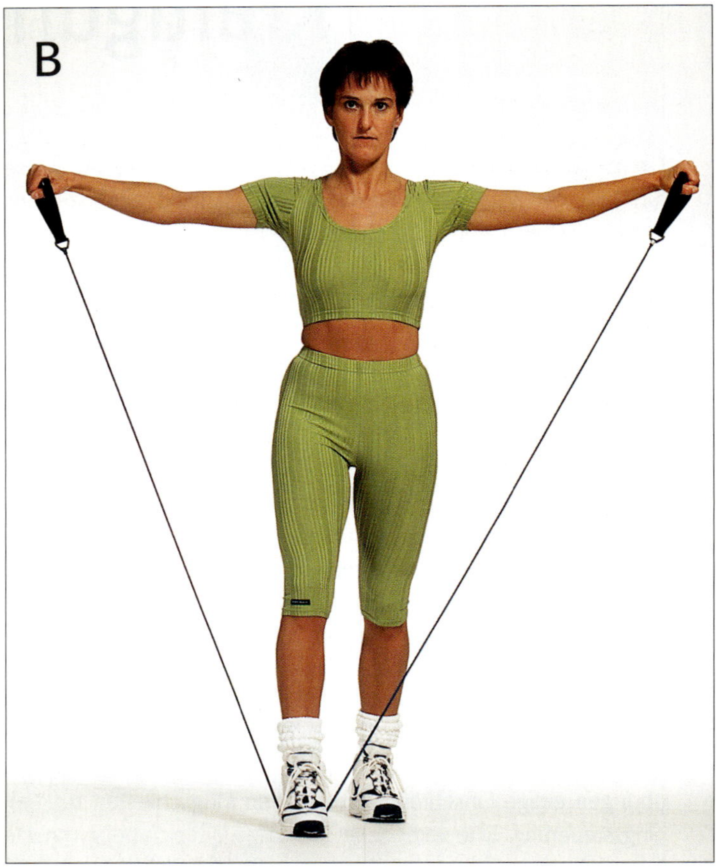

Ausgangsposition: Nehmen Sie die Grundhaltung ein, gehen Sie dabei aber leicht in die Schrittstellung. Achten Sie darauf, daß Becken und Schultergürtel trotzdem parallel zueinander verlaufen. Der vordere Fuß steht auf der Mitte des Tubes, die beiden Handgriffe werden rechts und links seitlich am Körper gehalten. Die Arme sind leicht gebeugt.

▶ Übungsausführung: Ziehen Sie die Arme gleichzeitig und gleichmäßig in einem seitlichen halbkreisförmigen Bogen bis auf Schulterhöhe nach oben. Die Arme bewegen sich in einer Ebene mit dem übrigen Körper, sie werden also nicht vor dem Körper geführt, sondern genau seitlich nach oben. Achten Sie dabei darauf, daß die Handgelenke fest bleiben, also in Verlängerung des Unterarms gehalten werden. Behalten Sie die Arme vom Anfangs- bis zum Endpunkt der Bewegung leicht gebeugt, und ziehen Sie die Ellbogen auf einer Höhe mit den Handgelenken. Bei der Übungsaufführung sollte unbedingt beachtet werden, daß die Handgelenke fest sind, die Wirbelsäule gerade ist, Becken und Schultergürtel parallel gehalten werden und die Arme leicht gebeugt sind. Denn häufige Fehler bei dieser Übung sind das Abknicken der Handgelenke und ein Verdrehen der Wirbelsäule, das heißt, das Becken steht nicht parallel zum Schultergürtel. Außerdem könnten die Arme über Schulterniveau angehoben werden, wodurch die Belastung allerdings zu einem Großteil vom oberen Anteil des Kapuzenmuskels (m. trapezius) übernommen würde. Wenn Sie die Arme durchstrecken, werden die Ellbogengelenke überlastet.

Seitheben mit Tube

Variante: Das Seitheben mit Tube kann auch durchgeführt werden, indem Sie sich mit beiden Füßen auf das Tube stellen. Dabei stehen die Beine wieder in der parallelen Grundstellung. Diese Variante sorgt für eine größere Anspannung, da die freien Enden des Tubes kürzer sind und sich daher in der Endposition auf Schulterhöhe stärker dehnen.

Tip: Große Sportler oder Sportler mit langen Armen sollten bedenken, daß sie bei gleichem Stärkegrad des Tubes mehr Kraft aufwenden müssen als kleinere Sportler, da sich das Tube stärker ausdehnt und dadurch mehr Spannung entwickelt.

VARIANTE

A

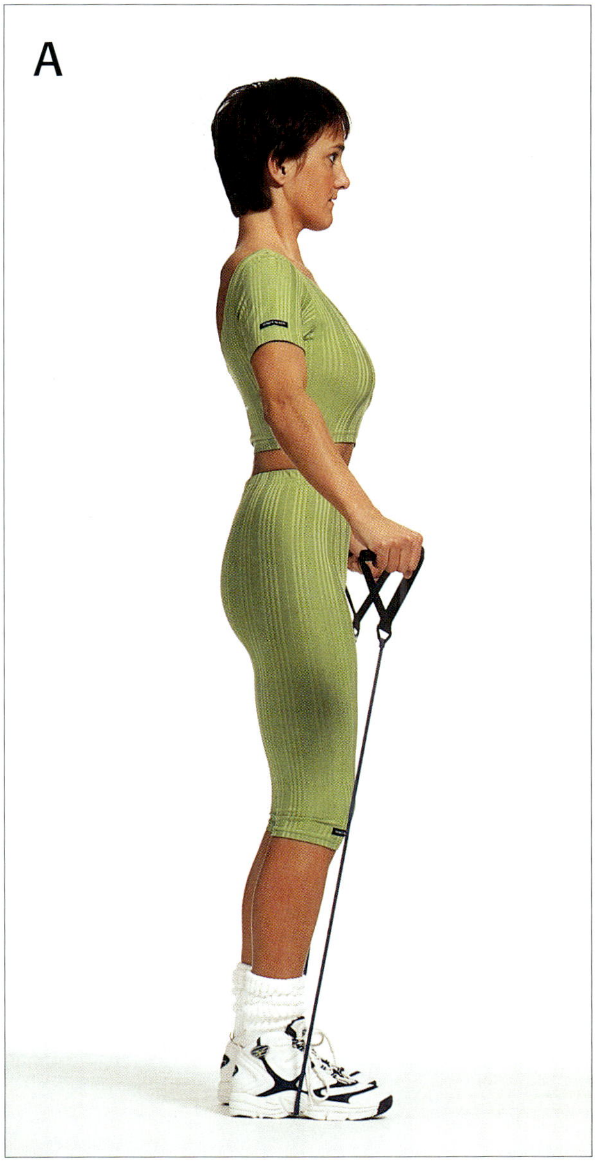

B

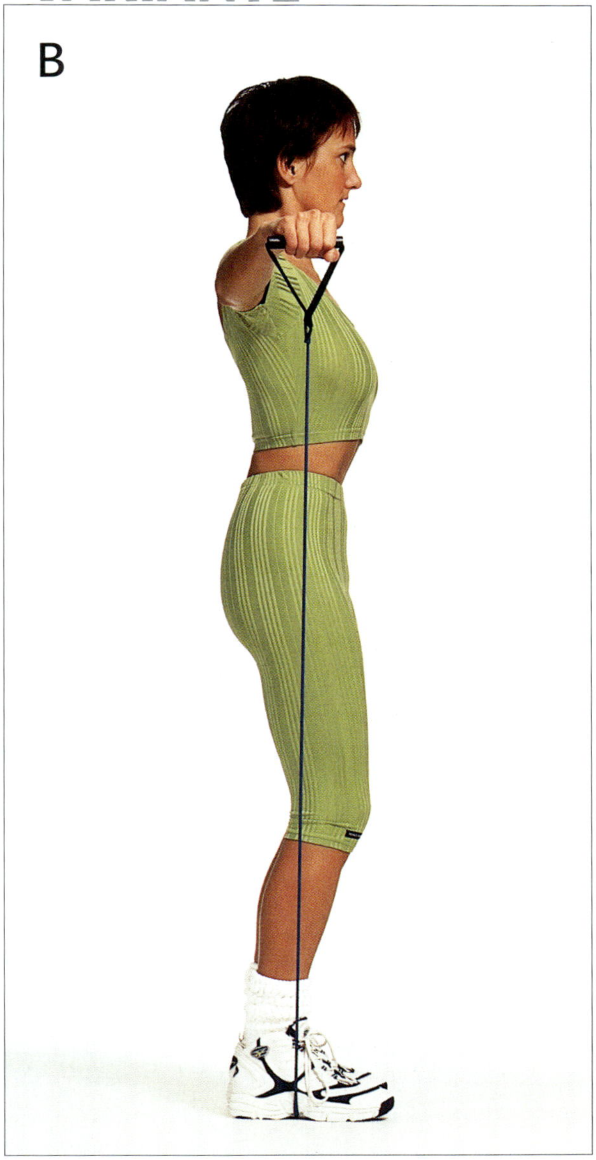

G 2 Frontheben mit Tube

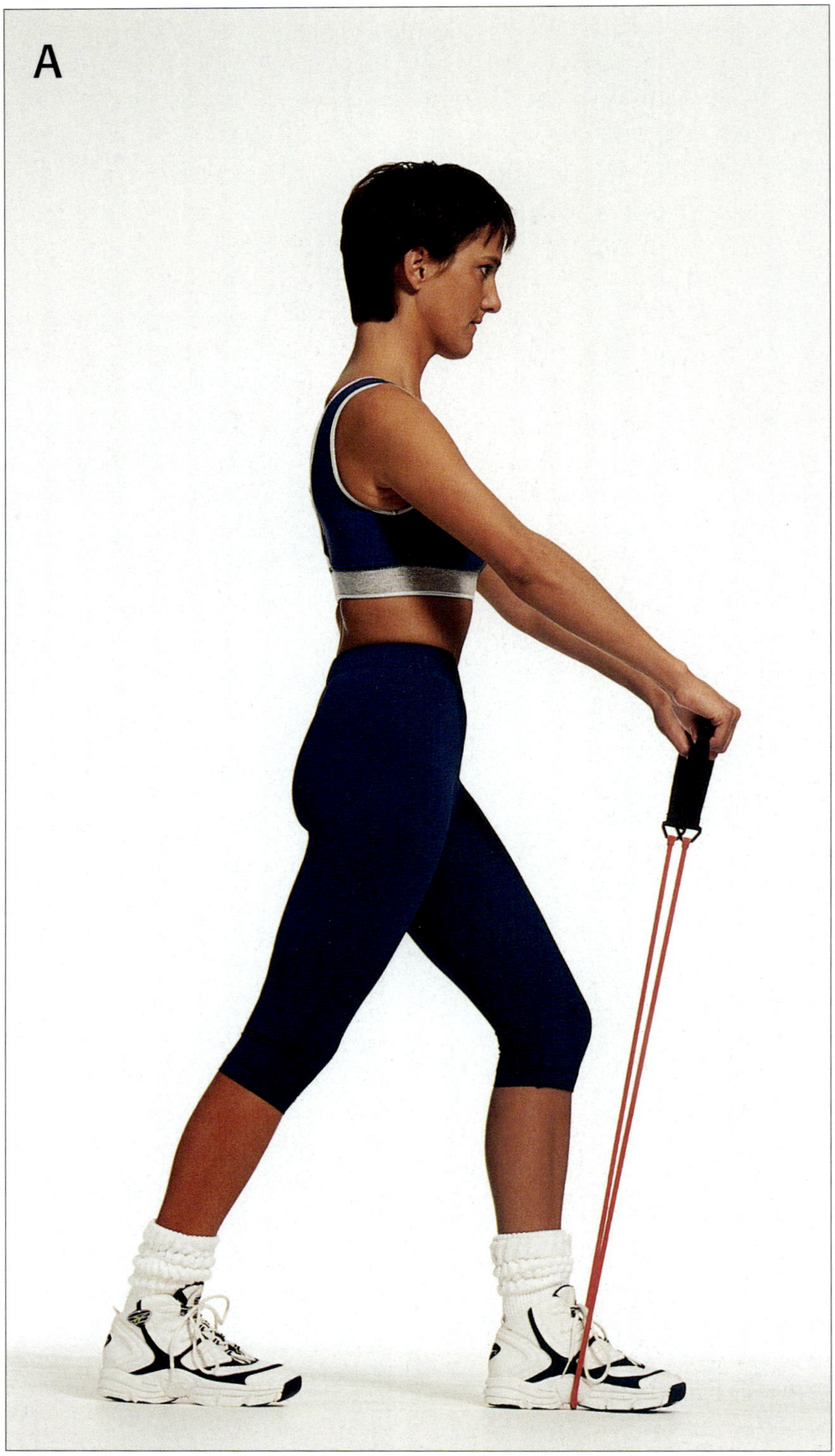

Ausgangsposition: In der Grundposition stehen Sie in Schrittstellung. Der vordere Fuß fixiert das Tube in der Mitte am Boden. Der Handrücken zeigt nach vorne.

▶ Übungsausführung: Ziehen Sie beide Arme gleichmäßig und parallel vor dem Körper nach oben. Achten Sie darauf, daß Ihre Arme leicht gebeugt sind. Halten Sie unbedingt die Grundspannung aufrecht. Der Oberkörper ist leicht vorgebeugt. Die Bewegung wird ungefähr auf Schulterhöhe gestoppt. In der Endposition zeigt der Handrücken nach oben. Die Arme werden ungefähr auf Schulterbreite auseinandergehalten. Lehnen Sie den Oberkörper in keinem Falle nach hinten, und halten Sie die Handgelenke in Verlängerung der Unterarme.

B

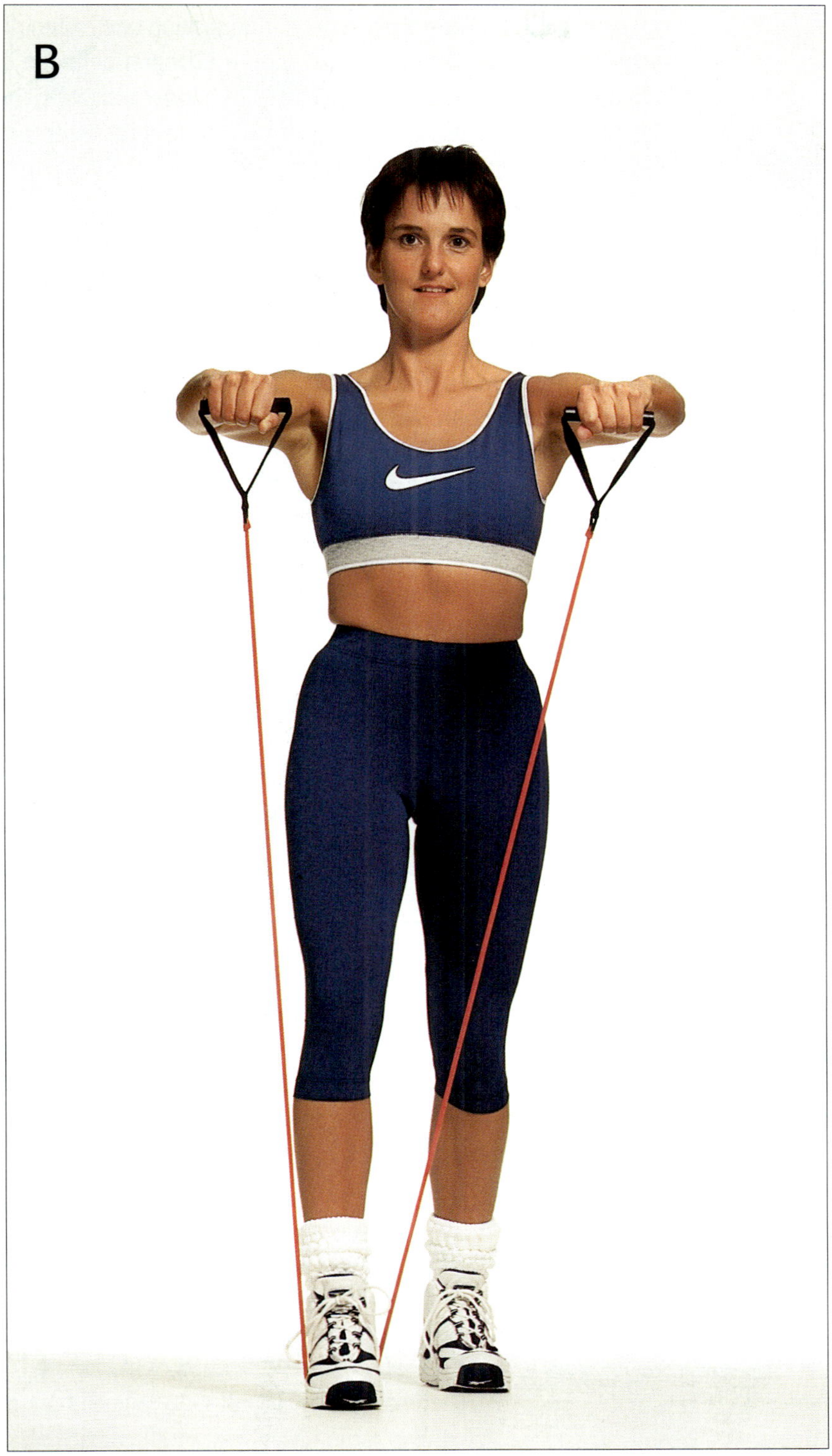

Variante: Sie können das Frontheben auch jeweils mit nur einem Arm ausführen. Achten Sie bei dieser Technik darauf, daß Sie den Oberkörper während der Armbewegung nicht verdrehen, insbesondere während der letzten, schwereren Wiederholungen. Wird der rechte, vordere Schultermuskel beübt, fixieren Sie das Tube mit dem rechten, vorderen Fuß in der Mitte, die linke Hand liegt mit dem Griff des anderen Endes auf dem linken Oberschenkel auf. Trainieren Sie den linken, vorderen Schultermuskel, führen Sie diese Variation genau gespiegelt aus. In einer weiteren Variation führen Sie den einen Arm nach oben, während der andere heruntergeführt wird, und umgekehrt, das heißt, Sie befinden sich in einem steten Wechselrhythmus. Für diese Technik empfiehlt sich als Ausgangsposition die Grundhaltung im Parallelstand, so daß die Spannung in den freien Enden des Tubes entsprechend größer wird.

Tip: Senken Sie die Arme nur so weit ab, daß Sie noch eine deutliche Spannung im Schultermuskel spüren.

G 7 Bankdrücken auf Step mit Tube

A

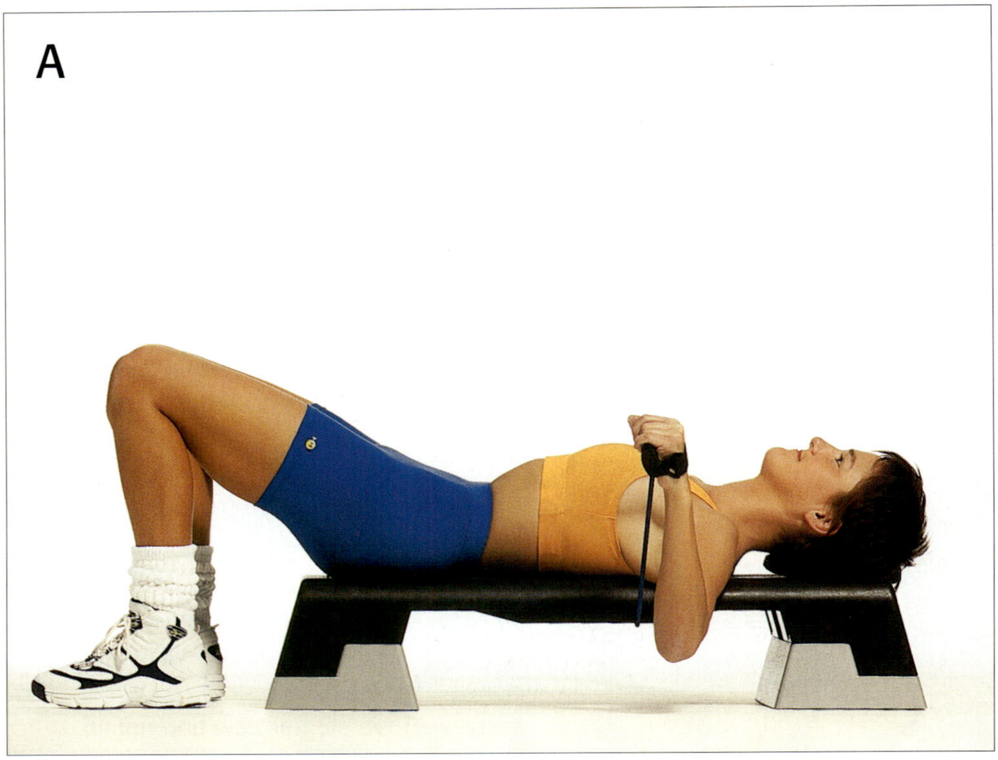

B

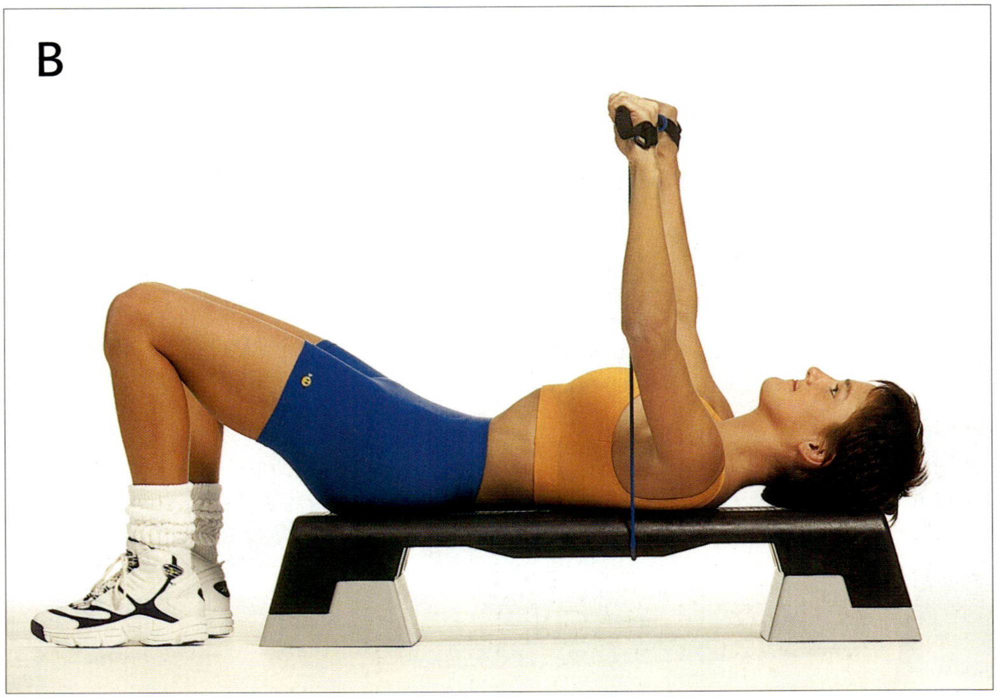

Ausgangsposition: Sie liegen mit dem Rücken auf einem Step. Die Beine sind angewinkelt, und die Füße stehen vollflächig vor dem unteren Ende des Steps auf. Das Tube wurde unter dem Step hindurchgeführt. Es liegt ungefähr unter der Mitte des Brustbeins, und die Hände befinden sich in dieser Ebene etwas weiter als schulterbreit neben dem Körper. Die Handflächen zeigen nach vorne.

▶ Übungsausführung: Führen Sie die Hände in einem halbkreisförmigen Bogen nach oben. In der Endposition befinden sich die Hände schulterweit auseinander, und die Arme sind leicht gebeugt. Vermeiden Sie in jedem Falle ein Hohlkreuz (Körperspannung nicht vergessen!) und strecken Sie die Arme nicht ganz durch.

Variante: Steht Ihnen kein Step zur Verfügung, können Sie diese Übung ebenso im Sitzen oder Stehen ausführen. Dafür liegt der mittlere Teil des Tubes im oberen Bereich hinter dem Rücken. Die freien Enden werden direkt unter den Achselhöhlen nach vorne geführt, der Handrücken zeigt während der Bewegung nach oben. Achten Sie auch hier auf eine korrekte Körperhaltung.

! Tip: Um den Übungseffekt zu erhöhen, können Sie das Tube einmal vollständig um die Hand wickeln. Damit das Tube durch die Wicklung nicht in die Handinnenseite einschneidet, fassen Sie das Plastikteil des Griffs so weit wie möglich außen an. Dadurch steht es nach innen über. Legen Sie nun das Tube über das vorstehende Plastikteil.

Liegestütz G 8

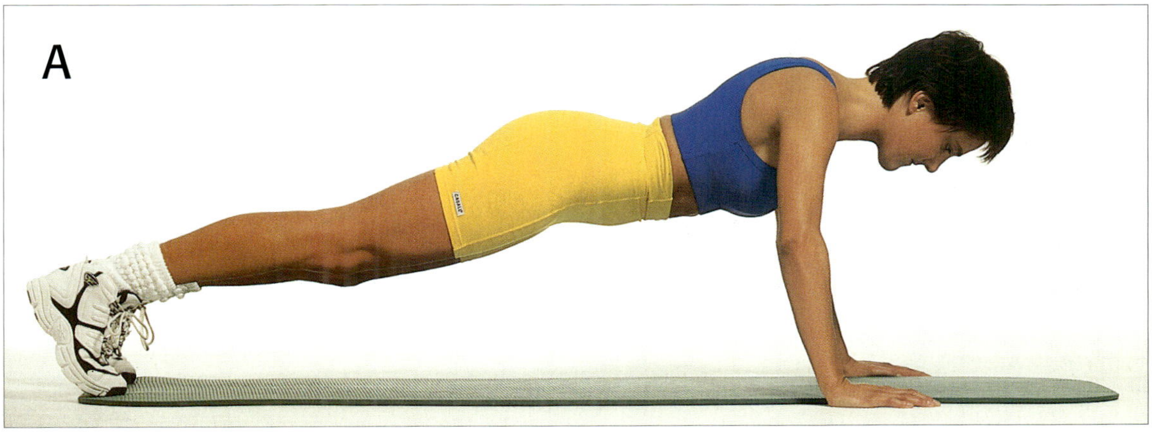

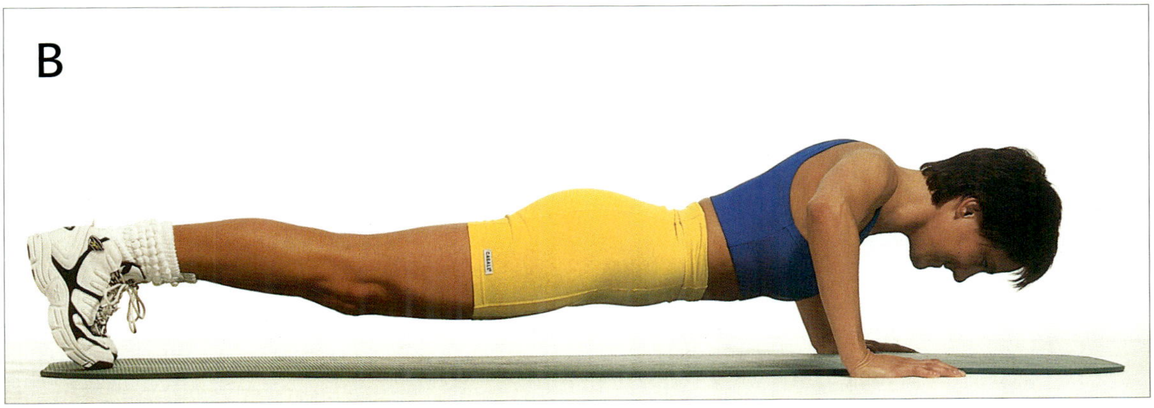

Ausgangsposition: Der gesamte Körper ist brettgerade und vollständig gestreckt. Nur die Fußspitzen und die Handflächen liegen auf. Die Hände befinden sich knapp unterhalb der Schulterachse und liegen etwas weiter als schulterbreit vollflächig auf; die Fingerspitzen zeigen nach vorne. Halten Sie die Arme leicht gebeugt.

▶ Übungsausführung: Senken Sie Ihren Körper gleichmäßig nach unten ab. In der Endposition sind die Arme ungefähr rechtwinklig gebeugt. Die Fußspitzen bilden den Drehpunkt der Bewegung. Während der gesamten Bewegung bleibt der Körper gestreckt und unter Spannung. Der vollständige Liegestütz empfiehlt sich nur für Fortgeschrittene! Lassen Sie den Körper nicht durchhängen, strecken Sie die Arme nicht komplett, und halten Sie den Kopf in Verlängerung der Wirbelsäule!

Variante: Sind Sie Einsteiger/Untrainierter oder fällt Ihnen der vollständige Liegestütz zu schwer und Sie können die korrekte Haltung nicht beibehalten, dann verändern Sie die Ausgangsposition in den *Vierfüßlerstand*. Die Knie sollten durch eine Gymnastikmatte gepolstert sein. Beim Absenken des Körpers streckt sich das Hüftgelenk etwas und beim Anheben beugt es wieder an.

! Tip: In der klassischen Ausführung ergibt sich durch den Liegestütz eine gewisse Belastung der Handgelenke. Um diese zu vermeiden, können Sie sich auch auf die Fäuste stützen. Allerdings entsteht dadurch ein hoher Druck auf die Fingerknöchel. In den verschiedenen Kampfsportarten wird diese Technik deshalb auch gerne zur Abhärtung der Fingerknöchel eingesetzt.

G 9 Armbeugen mit Tube

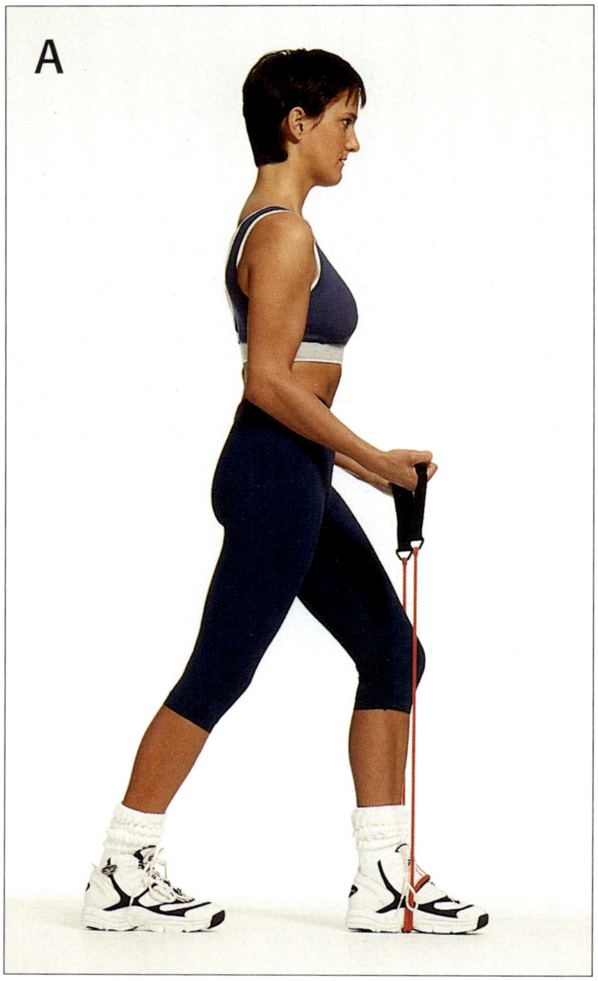

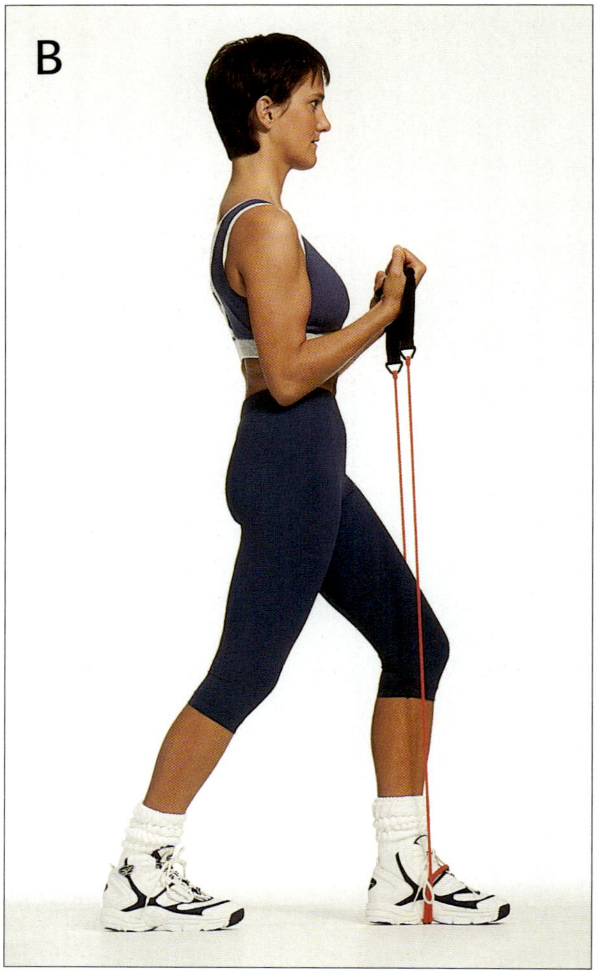

Ausgangsposition: Nehmen Sie die Grundposition in Schrittstellung ein. Der vordere Fuß fixiert das Tube in der Mitte am Boden. Die Arme befinden sich seitlich am Körper und sind so weit gebeugt, daß das Tube leicht unter Spannung steht. Die Hände bilden eine gerade Linie mit den Unterarmen.

▶ Übungsausführung: Führen Sie die beiden Enden des Tubes gleichzeitig in einer gleichmäßigen Bewegung nach oben. Bewegt wird nur der Unterarm, der Oberarm bleibt am Körper angelehnt. Beugen Sie den Oberkörper nicht nach hinten und halten Sie die Ellbogen dicht am Körper.

Variante: Führen Sie die Unterarme wechselseitig nach oben. Zur Verstärkung des Übungseffekts können Sie sich auch in der parallelen Grundposition mit beiden Füßen auf das Tube stellen.

! Tip: Um die Armbeugemuskulatur optimal zu isolieren, stellen Sie sich einfach vor, Ihre beiden Ellbogen wären durch den Körper mit einer Achse verbunden. Die Ellbogen bilden die Drehgelenke, die Achse selbst bleibt unbewegt.

Armstrecken mit Tube: Kickback

Ausgangsposition: Stellen Sie die Füße auf Schrittlänge auseinander. Beugen Sie das vordere Bein deutlich und lehnen Sie den Oberkörper so weit vor, daß er sich in Verlängerung zu Ihrem hinteren Bein befindet. Becken und Schultergürtel stehen parallel zueinander. Das Tube ist unter dem vorderen Fuß fixiert. Der jeweils nicht trainierende Arm hält das eine Ende des Tubes und stützt sich auf dem vorderen Bein ab. Der andere Arm wird im Oberarm so weit angehoben, daß sich der Ellbogen deutlich hinter dem Rücken befindet, und so weit gestreckt, daß Sie bereits einen leichten Zug in der Armstreckermuskulatur verspüren. Die Handfläche des trainierenden Arms weist nach vorne und leicht nach innen.

Übungsausführung: Strecken Sie den trainierenden Arm vollständig, ohne ihn im Ellbogen zu überstrecken. Das einzige, was bei dieser Übung bewegt wird, ist der Unterarm des trainierenden Arms. Der Bewegungsausschlag ist dabei relativ klein, da Sie den Unterarm wieder nur so weit zurückführen sollten, daß Sie die Spannung in der Rückseite des Oberarms noch spüren. Bewegen Sie den Oberkörper nicht mit und halten Sie den Kopf unbedingt in der natürlichen Verlängerung der Wirbelsäule.

Variante: Je kürzer Sie das Ende des Tubes auf der Trainingsseite lassen, um so höher wird die Muskelbelastung. Sie können diese Übung auch gut durchführen, indem Sie das Tube zum Beispiel um einen Baum, eine Türklinke oder einen anderen fest verankerten Halt legen und mit beiden Armen gleichzeitig arbeiten. Sie können den Übungseffekt erhöhen, wenn Sie sich ein Stück weiter vom Haltepunkt des Tubes entfernt aufstellen.

Tip: Drehen Sie den Handrücken bei der Aufwärtsbewegung leicht nach außen, so daß er in der Endposition nach oben und die Handfläche entsprechend nach unten und nicht nach innen zeigt. Hierdurch wird ein Teil der Armstreckermuskulatur noch intensiver trainiert.

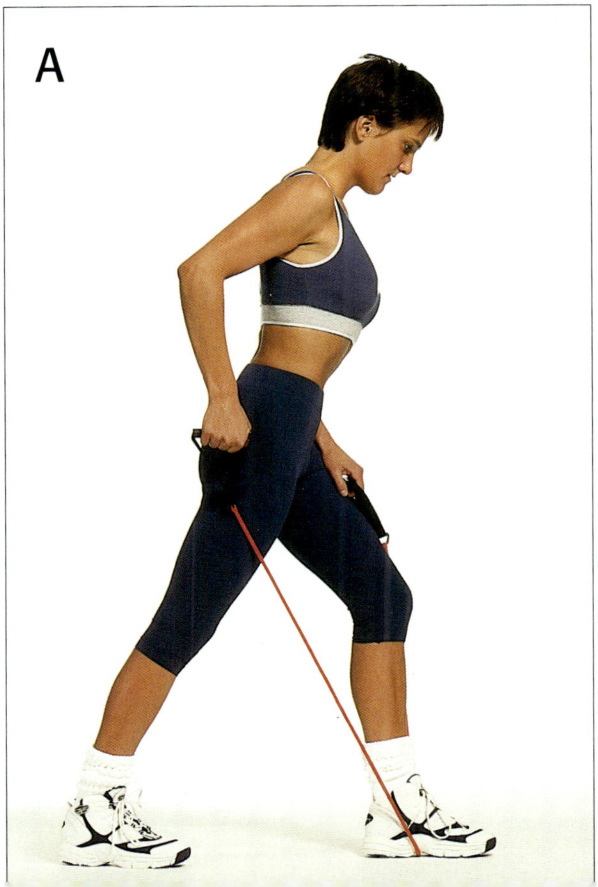

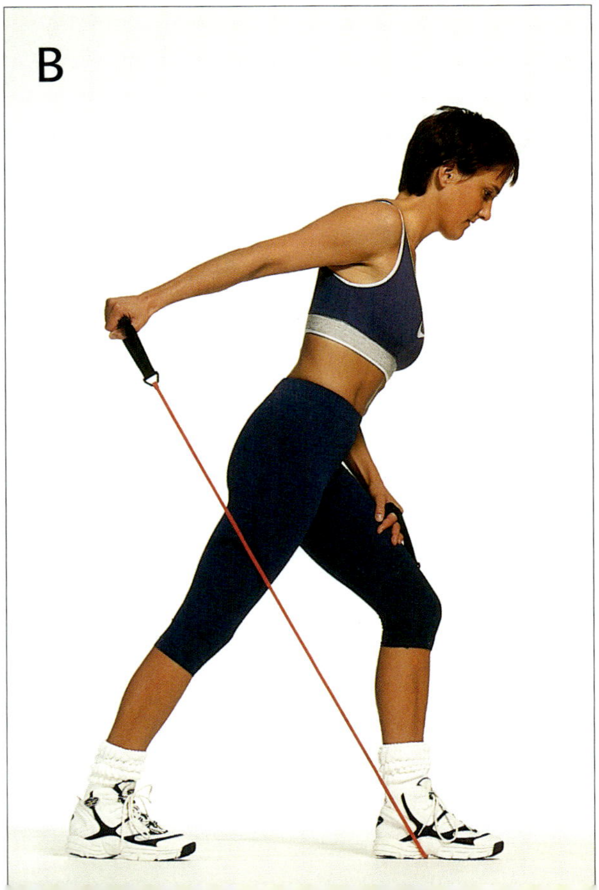

G 11 Dips

Ausgangsposition: Für diese Übung benötigen Sie eine stabile Plattform, einen Stuhl, eine Mauer oder ähnliches. Diese Auflagefläche sollte mindestens eine Höhe von 30 cm haben; im Idealfall ist sie ungefähr kniehoch. Greifen Sie mit der Handfläche von oben um die Kante der Plattform. Der Griff ist schulterbreit. Die Arme sind leicht gebeugt, und die Beine befinden sich ungefähr im Winkel von 90° zum Körper. Halten Sie den Rücken kerzengerade.

▶ Übungsausführung: Senken Sie den Körper langsam ab, indem Sie die Arme anbeugen. In der Endposition bilden die Arme einen Winkel von etwa 90°. Achten Sie unbedingt darauf, daß der Rücken während der Übungsausführung gerade bleibt und der Kopf sich in der natürlichen Verlängerung der Wirbelsäule befindet.

Variante: Steht Ihnen eine weitere Plattform oder ähnliches zur Verfügung, können Sie die Übung auch ausführen, indem Sie Ihre Füße auf die zweite Plattform legen. Die Beine sind dann nur leicht gebeugt. Diese Technik ist eher für Fortgeschrittene zu empfehlen, da sich die Arme so stärker anbeugen lassen, wodurch die Übung erschwert wird.

! Tip: Achten Sie darauf, daß Ihre Unterlage einen festen Stand hat. Diese Übung läßt sich auch sehr gut auf Reisen durchführen, wenn Ihnen Ihr übliches Trainingsgerät nicht zur Verfügung steht.

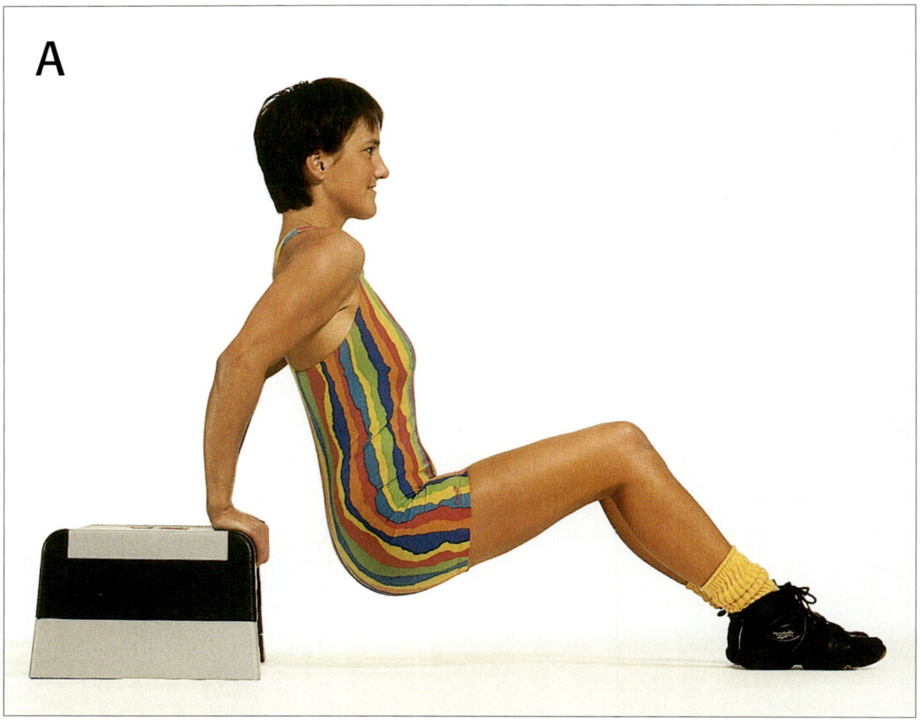

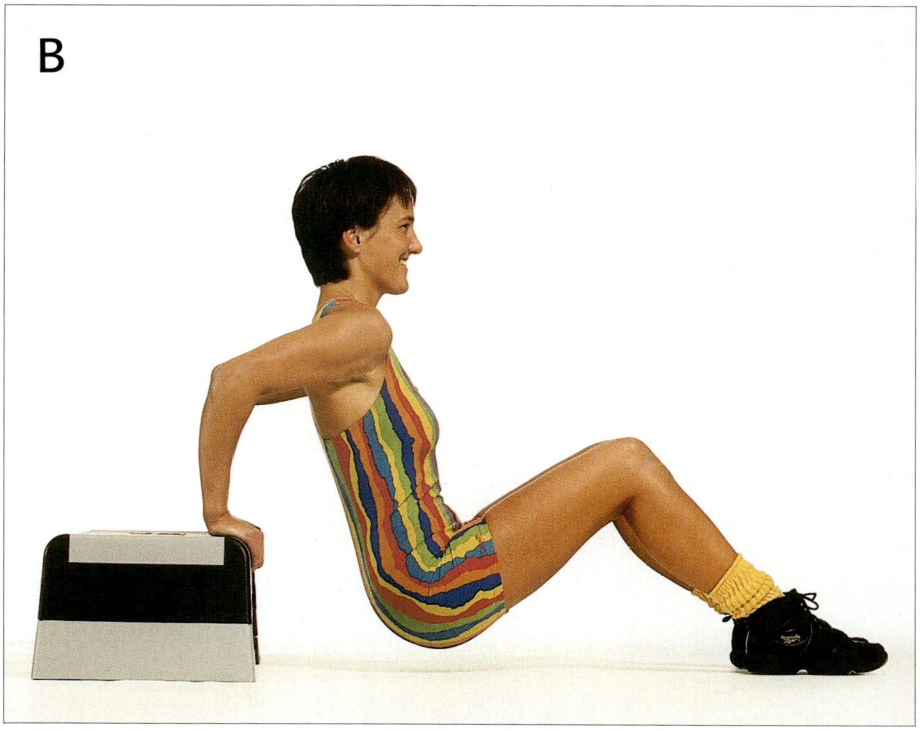

Rückenstreckerkräftigung in Bauchlage G 12

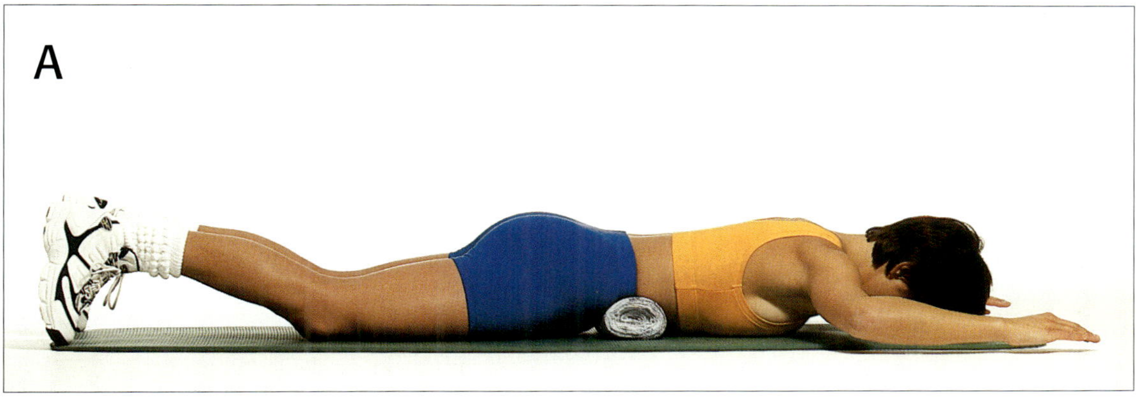

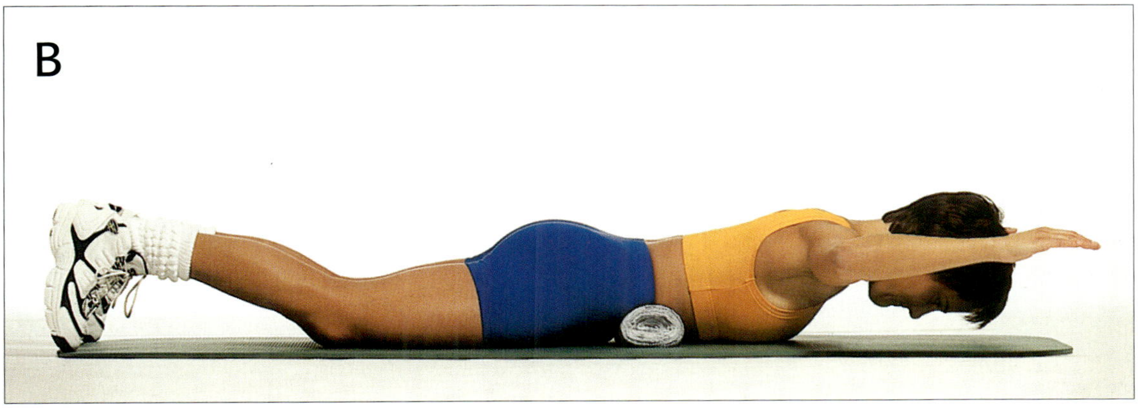

Ausgangsposition: Sie liegen in Bauchlage flach auf dem Boden. Die Fußspitzen drücken in den Boden, die Fersen schieben nach hinten, und der ganze Körper – insbesondere die Gesäßmuskulatur – befindet sich in einer Grundspannung, also einem leicht angespannten Zustand. Ihre Arme bilden ein »U«, wobei die Oberarme in Verlängerung der Schulterachse gehalten werden und die Unterarme rechtwinklig angebeugt sind.

▶ Übungsausführung: Heben Sie Arme und Schultergürtel nur wenige Zentimeter vom Boden ab. Achten Sie darauf, daß Ihr Lendenbereich in der Endposition nicht überstreckt ist und der Kopf die natürliche Verlängerung der Wirbelsäule bildet. Die Stirn zeigt zum Boden. Die Ellbogen bleiben auch in der angehobenen Position auf Schulterhöhe. Da es in dieser Übung um eine statische Kräftigung geht, halten Sie die Position einige Sekunden, bevor Sie den Oberkörper wieder vollständig ablegen.

Variante: Um bei dieser Übung, die die Muskulatur primär statisch beansprucht, ebenfalls Wiederholungen zählen zu können, nehmen Sie folgende Erweiterung vor: Führen Sie die Arme bei angehobenem Schultergürtel nach vorne in der Körperebene zusammen und bringen Sie sie wieder in die Ausgangsposition zurück. Halten Sie den Oberkörper in der statischen Spannung, während Sie die Arme im fließenden Rhythmus vor- und zurückführen.

! Tip: Neigen Sie bei dieser Übung zur Überstreckung im Lendenwirbelbereich, hilft es, sich ein gerolltes Handtuch oder eine zusammengefaltete weiche Gymnastikmatte unter den Bauch zu legen.

G 13 Bankstellung rücklings

A

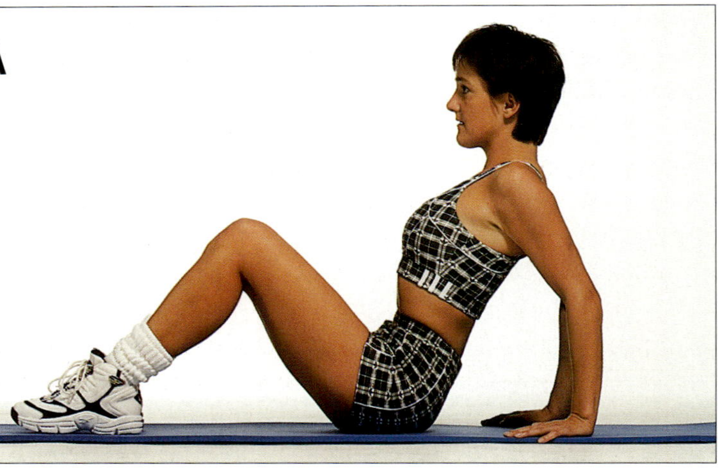

B

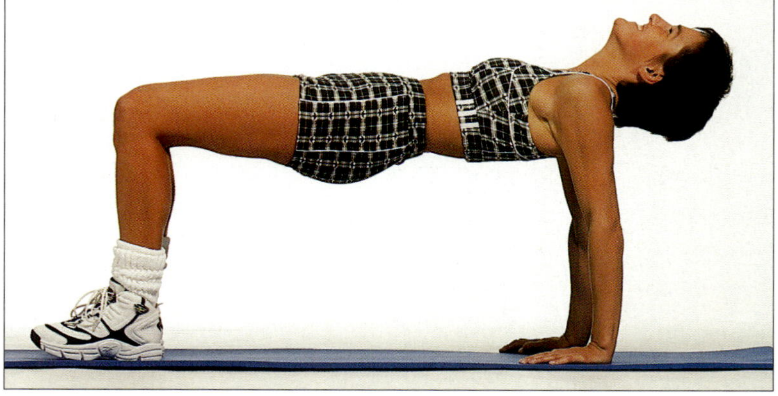

Ausgangsposition: Sie sitzen mit rechtwinklig vor dem Körper aufgestellten Beinen auf einer Gymnastikmatte. Die Hände stützen sich knapp hinter dem Gesäß auf, die Finger zeigen nach vorne und sind ein wenig nach außen gerichtet.

Übungsausführung: Heben Sie das Becken an, bis sich Oberschenkel und Oberkörper auf einer geraden Linie befinden. Richten Sie den Blick zur Decke. So halten Sie den Kopf in der natürlichen Verlängerung der Wirbelsäule. Diese Übung kann sowohl statisch als auch dynamisch ausgeführt werden. Halten Sie entweder die Spannung in der Endposition für einige Sekunden, bevor Sie den Oberkörper wieder vollständig absenken, oder heben und senken Sie das Becken in einem gleichmäßigen Rhythmus, wobei das Gesäß den Boden in der Mittelposition nicht berühren sollte.

Variante: In der statischen Variante können Sie abwechselnd jeweils einen Unterschenkel anheben und in Verlängerung des übrigen Körpers bringen. Die Fußspitze des gestreckten Beins ist dann angezogen, die Ferse schiebt nach vorne. Hierdurch werden zusätzlich zur Muskulatur auch die Körperwahrnehmung und das Gleichgewichtsgefühl geschult.

VARIANTE

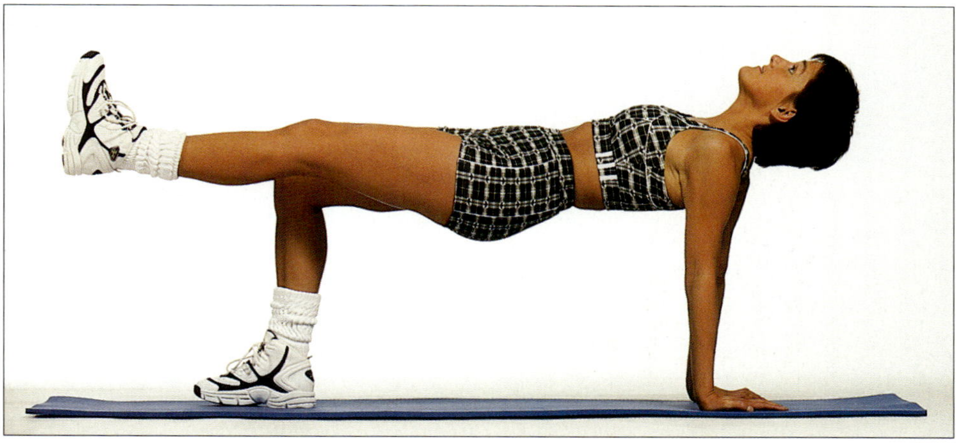

Tip: Probieren Sie aus, wie sich der Übungseffekt in der Schulter verändert, wenn Sie die Hände nicht mit den Fingerspitzen nach vorne, sondern nach hinten aufstellen. Wählen Sie die Handhaltung, die für Sie angenehmer ist.

Bein-Armheben diagonal in Bauchlage G 14

Ausgangsposition: Sie befinden sich in Bauchlage und bauen die Grundspannung auf, indem Sie die Fußspitzen in den Boden stemmen, die Fersen nach hinten schieben und Gesäß- und Bauchmuskulatur anspannen. Ihre Arme liegen gestreckt vor dem Körper, Ihre Stirn berührt den Boden. Die Hände sind gestreckt, die Handflächen weisen nach unten.

▶ Übungsausführung: Heben Sie gleichzeitig einen Arm und das gegengleiche Bein (zum Beispiel rechter Arm/linkes Bein) wenige Zentimeter vom Boden ab. Achten Sie darauf, daß das Becken komplett am Boden bleibt, die Hüfte also nicht ausgedreht wird. Auch die Stirn behält Bodenkontakt. Ziehen Sie das angehobene Bein und den angehobenen Arm ganz lang, so als wollten Sie beide auseinanderziehen. Möchten Sie diese Übung statisch ausführen, halten Sie die beschriebene Endposition für einige Sekunden. Als dynamische Übung heben und senken Sie Arm und gegengleiches Bein im gleichmäßigen Rhythmus an, setzen es in der abgesenkten Position aber nicht ganz ab.

Variante: Führen Sie die Übung dynamisch, aber abwechselnd aus. Sie heben also das rechte Bein/den linken Arm, setzen langsam ab, heben dann das linke Bein/den rechten Arm, setzen ab, und wiederholen das Ganze.

! Tip: Achten Sie besonders bei der statischen Variante auf Ihre Atmung. Der Atem soll immer frei fließen. Konzentrieren Sie sich auf Ihren Atem und zählen Sie die Atemzüge. Legen Sie sich ein gerolltes Handtuch unter den Bauch, um ein Überstrecken im Lendenwirbelbereich zu verhindern.

A

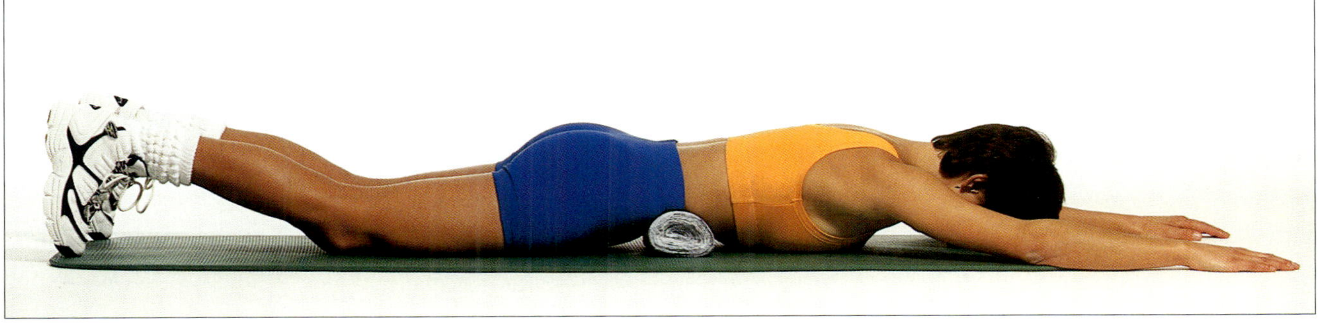

B

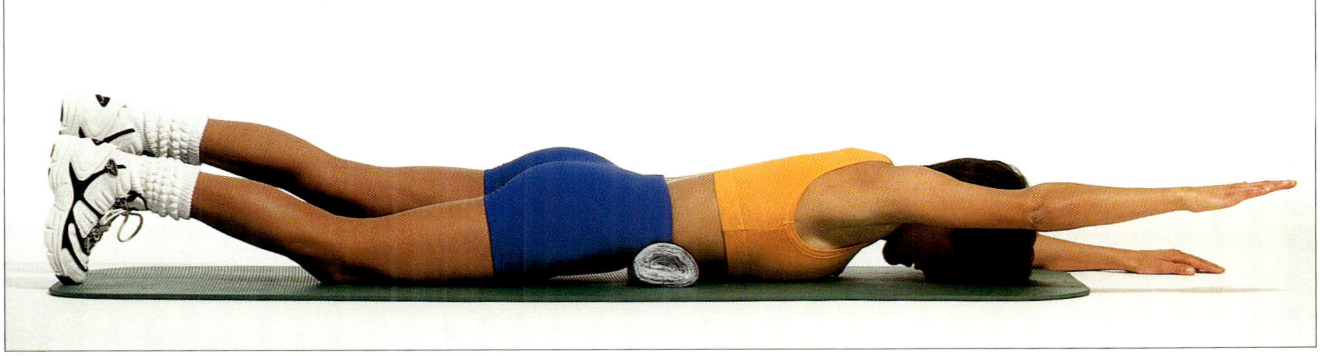

G 15 Beinstrecken mit Rubberband

A

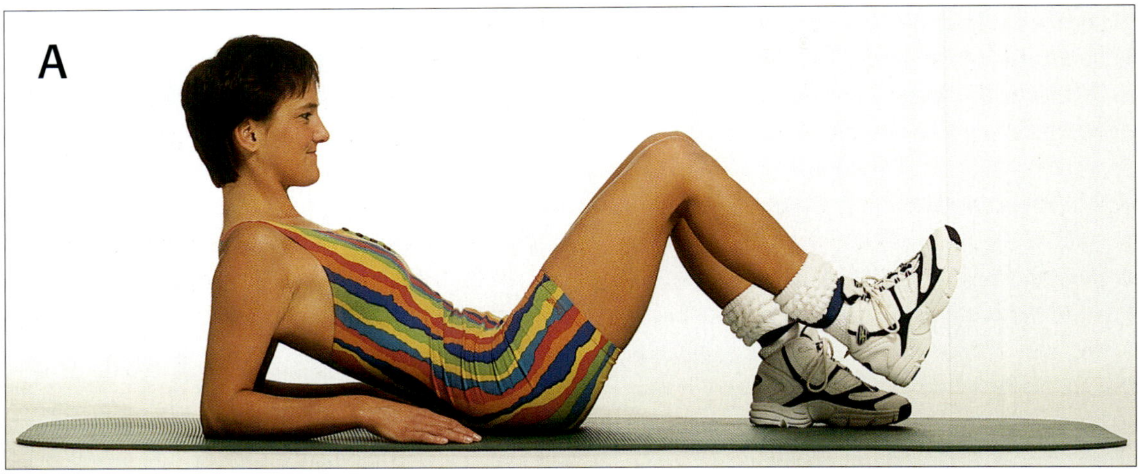

Ausgangsposition: Sie sitzen auf dem Boden, der Oberkörper ist nach hinten gelehnt und wird von den rechtwinklig gebeugten Armen abgestützt. Das Rubberband liegt von außen um beide Fußgelenke. Ein Fuß ist vor dem Körper aufgestellt, der andere ist leicht vom Boden angehoben, so daß das Rubberband unter Spannung steht. Die Beine sind rechtwinklig angebeugt, und die Fußspitze des angehobenen Beins ist zum Schienbein hin angezogen.

▶ Übungsausführung: Strecken Sie nun das angehobene Bein vollständig, ohne es zu überstrecken. Führen Sie das Bein anschließend nur so weit zurück, daß der Fuß nicht aufsetzt und die Spannung im Rubberband erhalten bleibt. Während der gesamten Übungsausführung bleibt der übrige Körper völlig unbewegt.

Variante: Sie können diese Übung auch im Sitzen auf einem Stuhl, einem Step oder dem Boden ausführen.

! Tip: Führen Sie die Übung auf einem Stuhl oder Step sitzend aus, können Sie das trainierende Bein mit beiden Händen umfassen und abstützen. Auf diese Weise können Sie den Übungseffekt besser auf den Beinstrecker konzentrieren.

B

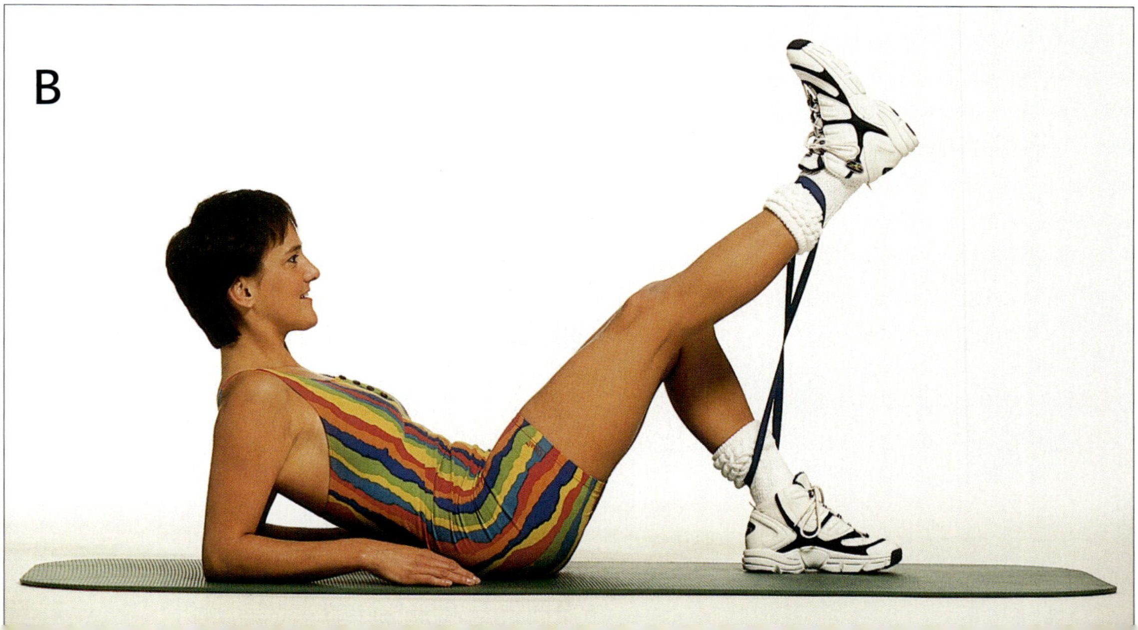

Beinbeugen mit Rubberband G 16

Ausgangsposition: Sie liegen mit Grundspannung auf dem Bauch. Das Rubberband liegt von außen um beide Fußgelenke und ist in der Mitte einmal gekreuzt. Eine Fußspitze drückt fest in den Boden, die andere ist leicht angehoben.

▶ Übungsausführung: Beugen Sie das angehobene Bein im Knie an, und führen Sie es in einem halbkreisförmigen Bogen gleichmäßig in Richtung Gesäß. Der Winkel der Endposition liegt zwischen einer 90°-Anbeugung und der Gesäßberührung. Beachten Sie, daß nur ein Unterschenkel bewegt wird und der übrige Körper die Grundspannung hält.

Variante: Um den Übungseffekt zu intensivieren, können Sie das Rubberband beim unbewegten Bein über die Ferse um den Mittelfuß legen. Auf diese Weise spannt sich das Band noch stärker, und es kann daher in der Endposition nicht mit nach oben rutschen.

! Tip: Um den Rücken zu entlasten, können Sie eine gerollte Gymnastikmatte oder ein gerolltes Handtuch unter den Bauch in den Hüftknick legen.

A

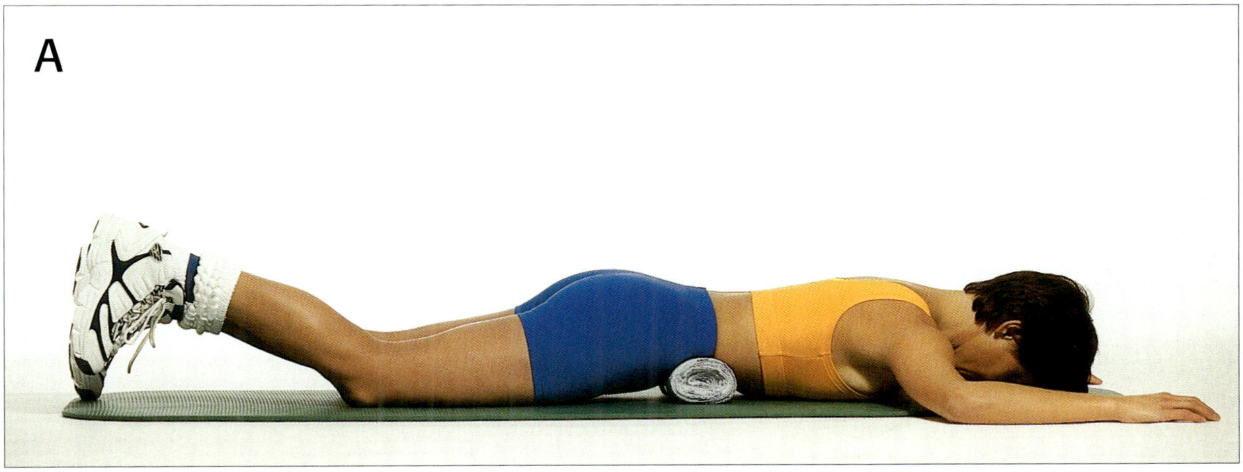

B

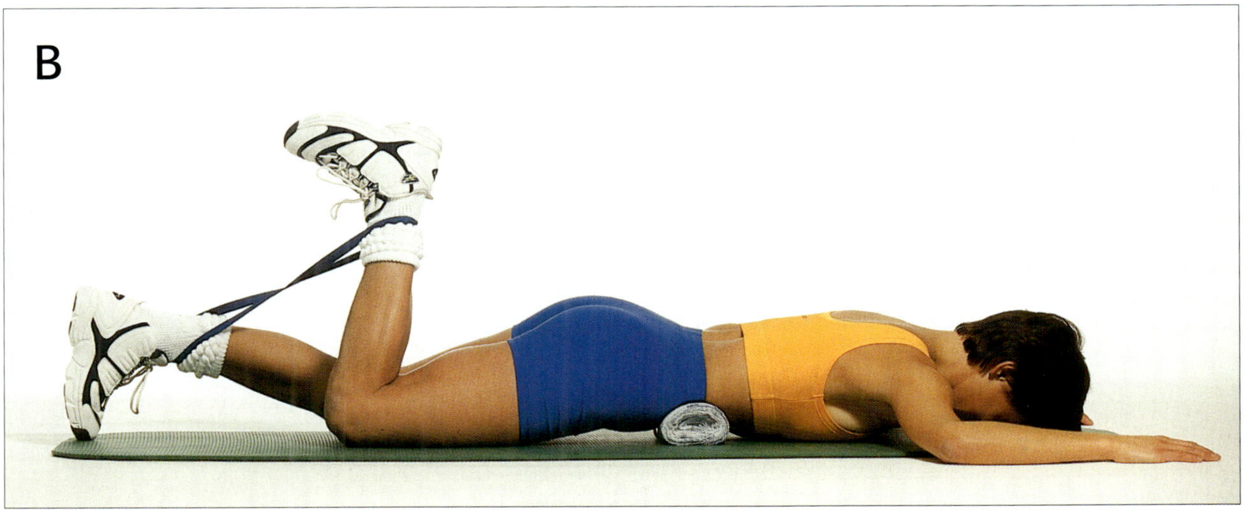

G 17 Kniebeugen

Ausgangsposition: Sie stehen in der parallelen Grundstellung, die Beine sind also leicht gebeugt, die Füße stehen hüftbreit auseinander, die Fußspitzen zeigen leicht nach außen, Bauch und Po sind angespannt, die Schultern leicht nach hinten genommen, und der Kopf bildet die natürliche Verlängerung der Wirbelsäule. Der Blick geht gerade nach vorne. Die Hände stützen sich in der Hüfte oder auf den Oberschenkeln auf.

Übungsausführung: Beugen Sie die Beine in den Knien an und senken Sie den Körper nach unten ab. Der Oberkörper lehnt sich im Verlauf der Bewegung leicht nach vorn. In der Endposition sind die Beine ungefähr im 90°-Winkel angebeugt. Achten Sie unbedingt auf die korrekte Atmung, das heißt, atmen Sie in der Abwärtsphase der Bewegung ein und in der Aufwärtsphase gleichmäßig wieder aus. Nach Streckung der Beine sollten Sie sich wieder exakt in der Ausgangsposition befinden. Während der gesamten Bewegung bilden Fußspitze, Knie und Oberschenkel von vorne gesehen eine Linie.

Variante: Um die Schenkelanzieher (Adduktoren) stärker an der Bewegung zu beteiligen, wählen Sie einen weiteren Stand. Denken Sie aber auch hier daran, daß Fußspitze, Knie und Oberschenkel von vorne eine Linie bilden.

Tip: Steht Ihnen kein Spiegel zur Verfügung, um den 90°-Winkel in der Endposition zu überprüfen, achten Sie unbedingt darauf, daß sich Ihre Knie nicht über die Fußspitzen schieben oder, anders ausgedrückt, daß Sie Ihre Fußspitze auch in der Endposition der Bewegung noch vor dem Knie sehen können. Ist dies von Anfang an nicht möglich, schieben Sie wahrscheinlich Ihr Becken zu weit vor und halten den Oberkörper zu aufrecht. Beugen Sie also einfach das Hüftgelenk stärker an.

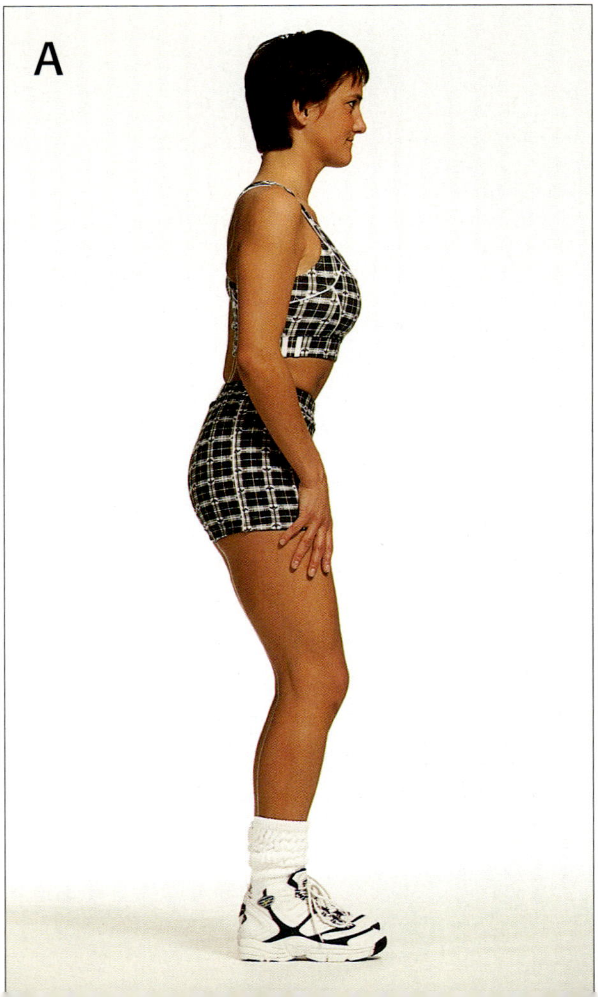

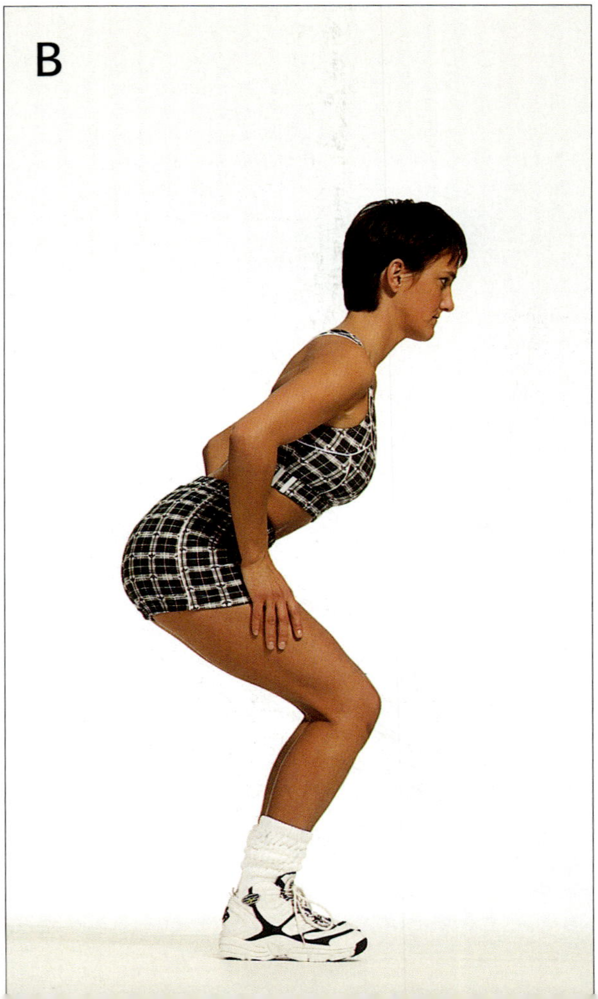

Ausfallschritt

A

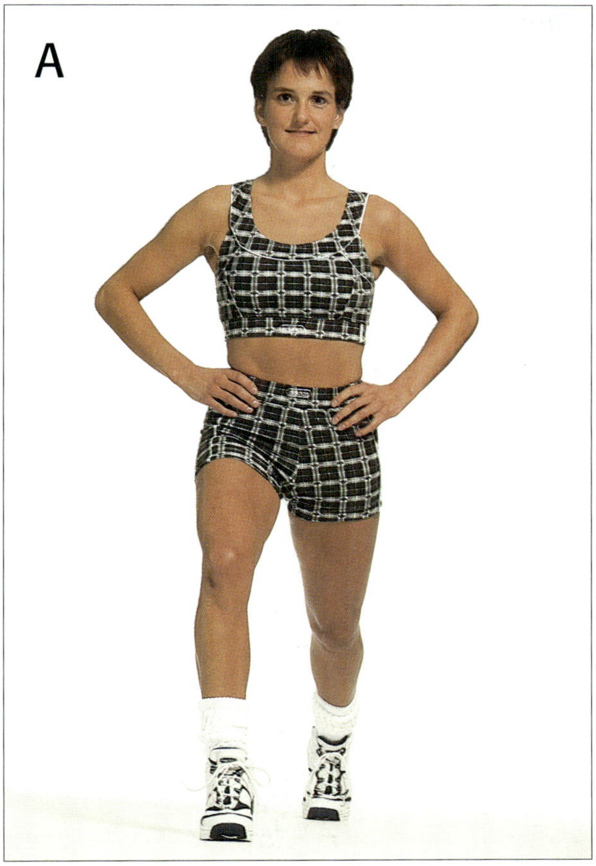

B

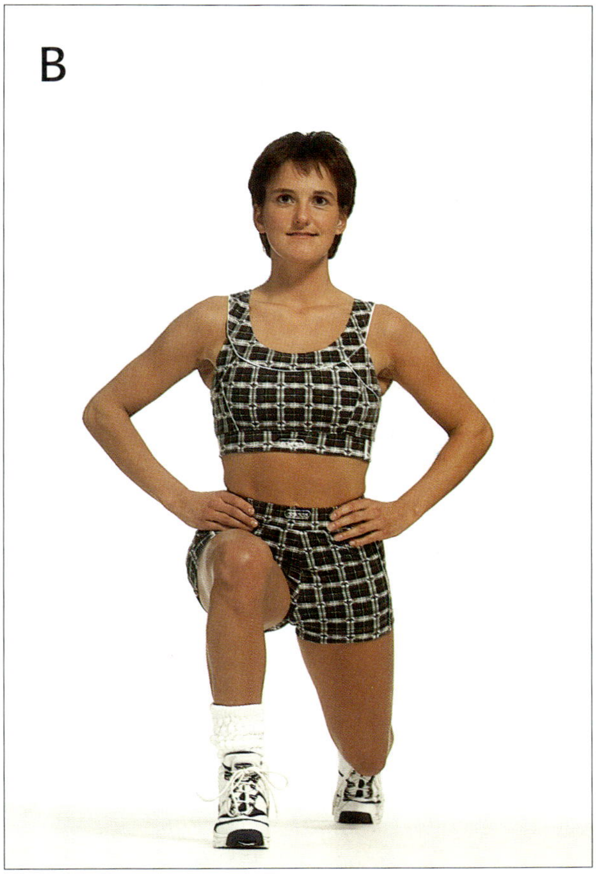

Ausgangsposition: Begeben Sie sich in eine weite Schrittposition. Becken und Schultergürtel stehen zueinander parallel. Beide Beine sind leicht gebeugt. Der gesamte Körper hält eine Grundspannung. Der Oberkörper ist aufrecht, die Hände stützen in die Hüfte.

Übungsausführung: Beugen Sie nun beide Beine an und senken Sie den Körper ab. Der Oberkörper bleibt aufrecht, so daß Ihr Körperschwerpunkt in der Mitte zwischen den Füßen liegt. Die Ferse des hinteren Beins löst sich vom Boden; in der Endposition hat nur noch die Fußspitze Bodenkontakt. In der untersten Position ist das vordere Bein höchstens zu 90° angebeugt, das Knie ragt also nicht über die Fußspitze hinaus. Die Aufwärtsbewegung stoppt rechtzeitig vor der vollständigen Streckung der Beine ab.

Variante: Um den Übungseffekt zu erhöhen, können Sie leichte Gewichte in den Händen halten. Da Ihre Hände in dieser Variante den Körper nicht mehr durch das Aufstützen in den Hüften stabilisieren können, sollten Sie diese Variante erst durchführen, wenn Sie die Grundübung sicher beherrschen.

Tip: Experimentieren Sie ein wenig, indem Sie Ihren Körperschwerpunkt etwas nach vorne oder hinten verlagern. Auf diese Weise können Sie nicht nur die beteiligten Muskeln etwas unterschiedlich trainieren, sondern entwickeln ebenso ein gutes Gefühl dafür, wie Sie Ihre Gelenke bei der Ausführung optimal schonen können.

G 19 Beinheben im Vierfüßlerstand

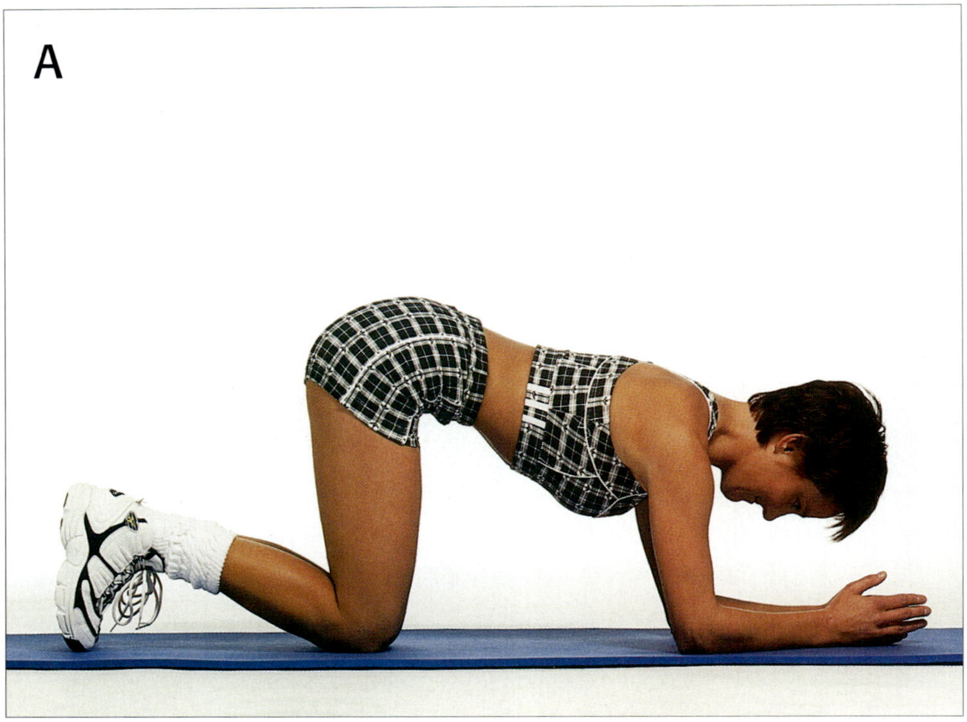

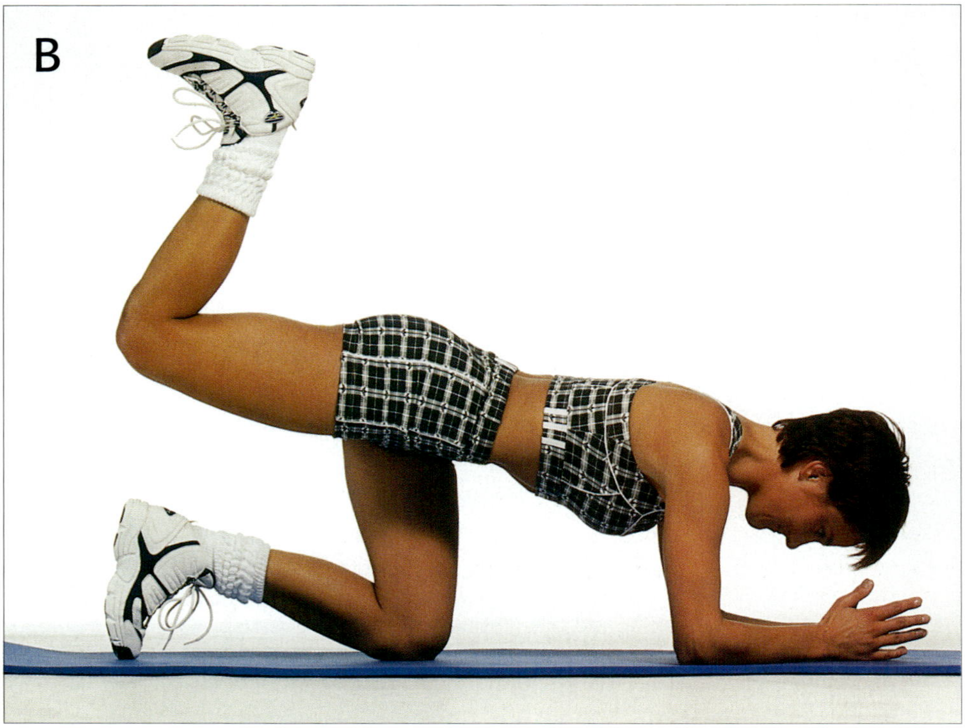

Ausgangsposition: Nehmen Sie den Vierfüßlerstand ein, das heißt, der Körper stützt sich mit Blick nach unten auf die Unterarme und Unterschenkel (Knie und Fußspitze). Ihre Hüfte ist ungefähr rechtwinklig angebeugt. Die Wirbelsäule ist lang und der Kopf bildet die natürliche Verlängerung der Wirbelsäule. Das eine Bein ist leicht angehoben und gebeugt. Verlagern Sie Ihr Gewicht gleichmäßig auf die Unterarme und das abstützende Bein.

▶ Übungsausführung: Heben Sie das gebeugte Bein gleichmäßig nach oben an. In der Endposition bildet der Oberschenkel die Verlängerung der Wirbelsäule, und der Unterschenkel zeigt nach oben. Der Beugewinkel im bewegten Bein bleibt also während der gesamten Übung gleich groß. Führen Sie das Bein anschließend in die Ausgangsposition zurück und stoppen Sie es jeweils ab, kurz bevor das Knie den Boden berührt. Halten Sie während der gesamten Bewegung das Becken parallel zum Schultergürtel, bewegen Sie also nur das trainierende Bein. Auch der Kopf macht keine Ausweichbewegung.

Variante: Fortgeschrittene können sich eine kleine Kurzhantel in die Kniekehle des bewegten Beins legen, um den Übungseffekt zu erhöhen.

! Tip: Vergessen Sie nicht Ihre fließende Atmung.

Adduktorentraining in Seitlage G 20

A

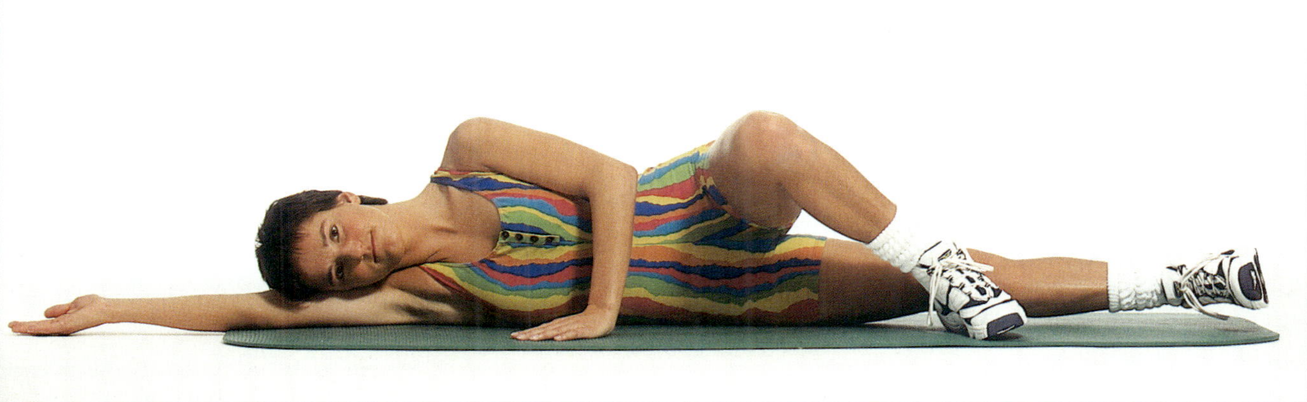

B

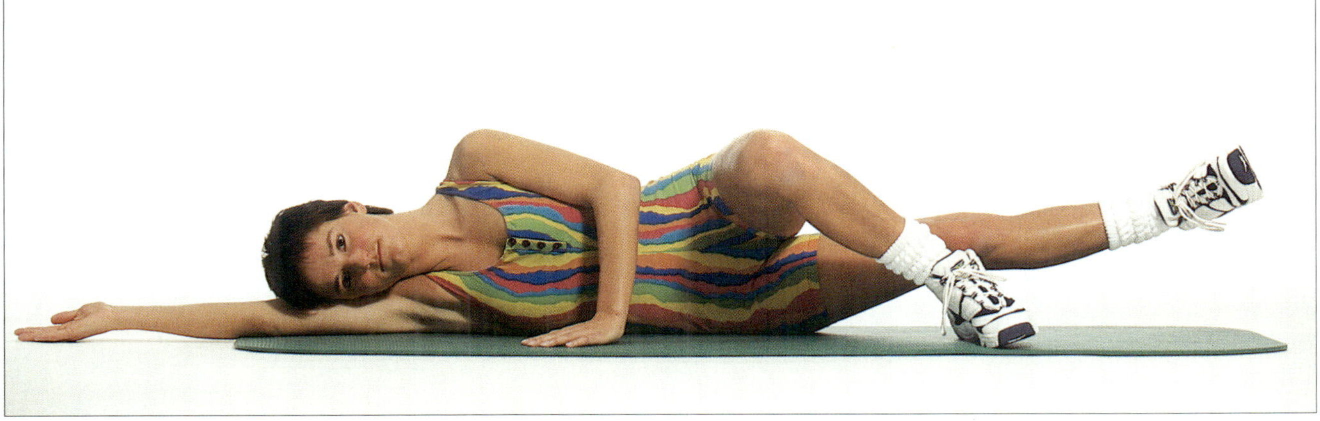

Ausgangsposition: Sie liegen auf der Seite. Der Kopf liegt locker auf dem langgestreckten unteren Arm, das obere Bein steht rechtwinklig gebeugt vor dem Körper auf dem Boden auf und stabilisiert so die Seitenlage. Das untere Bein befindet sich annähernd gestreckt und etwas angehoben in Verlängerung des Oberkörpers kurz über dem Boden. Der obere Arm stützt den Körper nach vorne hin ab.

▶ Übungsausführung: Heben Sie das untere Bein so weit wie möglich vom Boden ab und führen es wieder zurück, wobei Sie jeweils kurz vor dem Boden abstoppen. Achten Sie darauf, daß Ihr Oberkörper keine Ausweichbewegungen macht.

Variante: Legen Sie das vordere Bein rechtwinklig gebeugt auf einen Step. Auf diese Weise liegt der Körper stabiler, und Sie können sich noch besser auf den Übungseffekt konzentrieren.

! Tip: Verlagern Sie Ihren Körperschwerpunkt leicht nach vorne. Hierdurch dreht sich der Oberschenkel etwas im Hüftgelenk nach innen, was die Übung effektiver macht.

G 21 Abduktorentraining in Seitlage

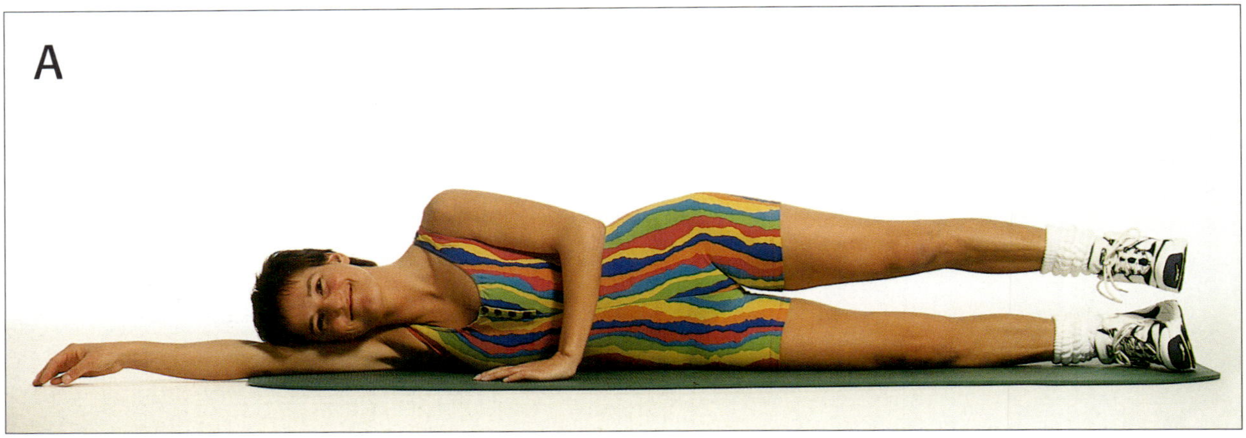

Ausgangsposition: Sie befinden sich in Seitlage, der Kopf stützt sich auf den ausgestreckten unteren Arm, der obere Arm stützt den Körper nach vorne ab. Die Beine befinden sich leicht gebeugt in Verlängerung des Oberkörpers parallel übereinander. Die Fußspitzen sind angezogen.

Übungsausführung: Heben Sie das obere Bein 30–40 cm vom unteren ab. Die Knie bleiben parallel, die Hüfte weicht nicht aus. Bauch und Po stehen unter ständiger Spannung. Setzen Sie das obere Bein während einer Wiederholungsserie nicht wieder ab, sondern stoppen Sie die Abwärtsbewegung kurz vor der Berührung mit dem unteren Bein.

Variante: Fortgeschrittene können zur Intensivierung des Übungseffekts ein Rubberband um die Fußgelenke legen. Mit Rubberband können Sie die Übung auch stehend aus der parallelen Grundstellung heraus ausführen.

Tip: Verändern Sie die Stellung des bewegten Oberschenkels im Hüftgelenk ein wenig, um die Muskulatur auf etwas unterschiedliche Weise zu belasten.

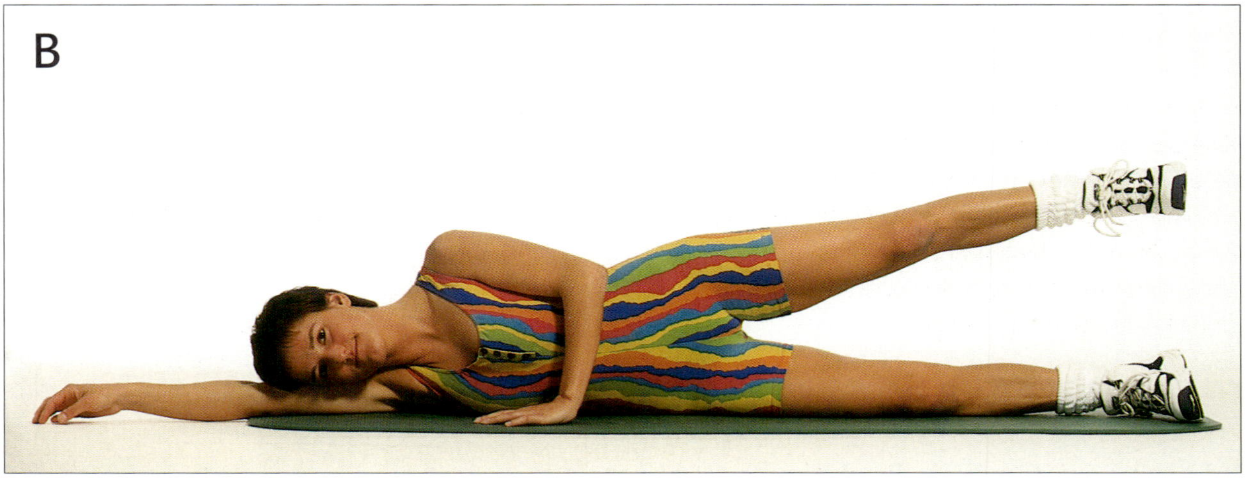

Wadenheben auf Step oder Stufe G 22

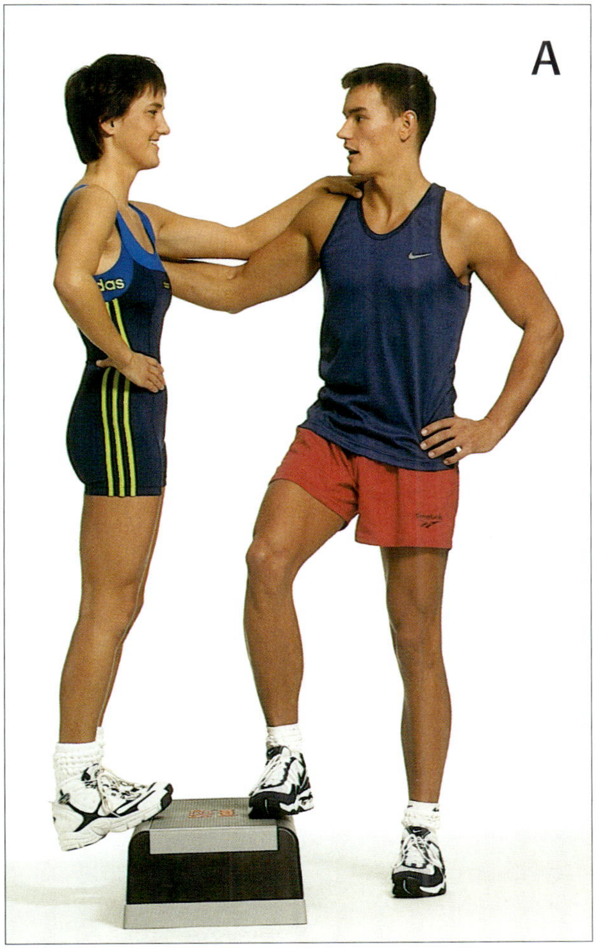

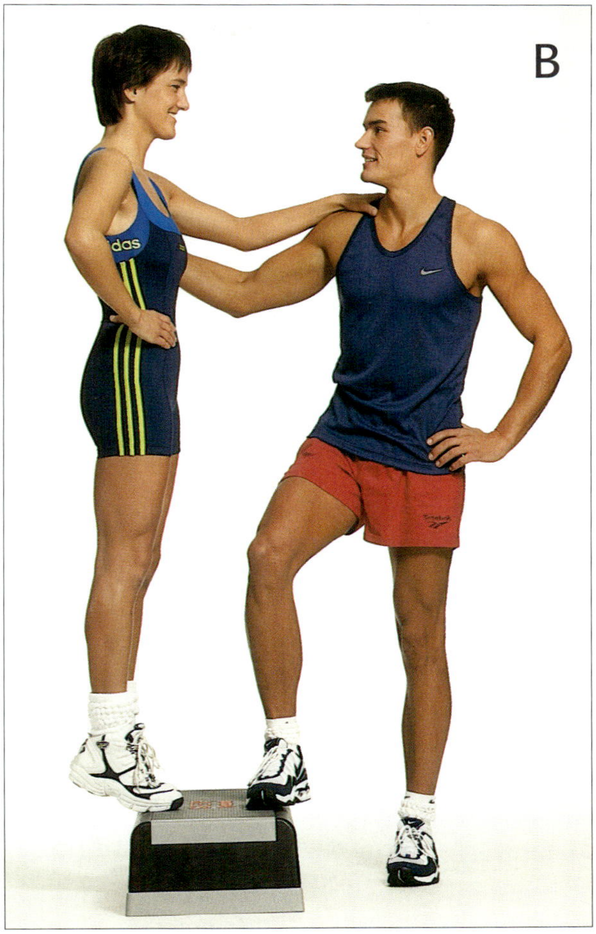

Ausgangsposition: Sie stehen mit beiden Fußspitzen ungefähr bis zur Mitte des Fußballens in der parallelen Grundstellung auf der Kante eines Steps oder einer Stufe. Der Rest des Fußes steht nach hinten über. Denken Sie an die Grundspannung in Po und Bauch. Ihre Hände brauchen einen Halt, um den Körper im Gleichgewicht zu halten, zum Beispiel eine Wand, einen Pfeiler, einen Partner oder notfalls einen Besenstiel.

▷ Übungsausführung: Senken Sie den Körper in den Fußgelenken so weit wie möglich nach unten ab, und stellen Sie sich anschließend so hoch wie möglich auf die Zehenspitzen. Die einzige Bewegung findet in den Sprunggelenken statt. Der Körperschwerpunkt bleibt über den Füßen, so daß die Bewegung nach oben und nicht nach vorne gerichtet ist.

Variante: Fortgeschrittene können die Übung auch auf nur einer Fußspitze ausführen. Das zweite Bein ist dann leicht angebeugt und angehoben.

! Tip: Stellen Sie sich bei dieser Übung einfach vor, Sie wollen eine Pralinenschachtel von einem hohen Schrank herunterholen. So fällt es Ihnen sicher leichter, in die vollständige Streckung der Fußgelenke zu kommen.

G 23 Partnerübung Schulter

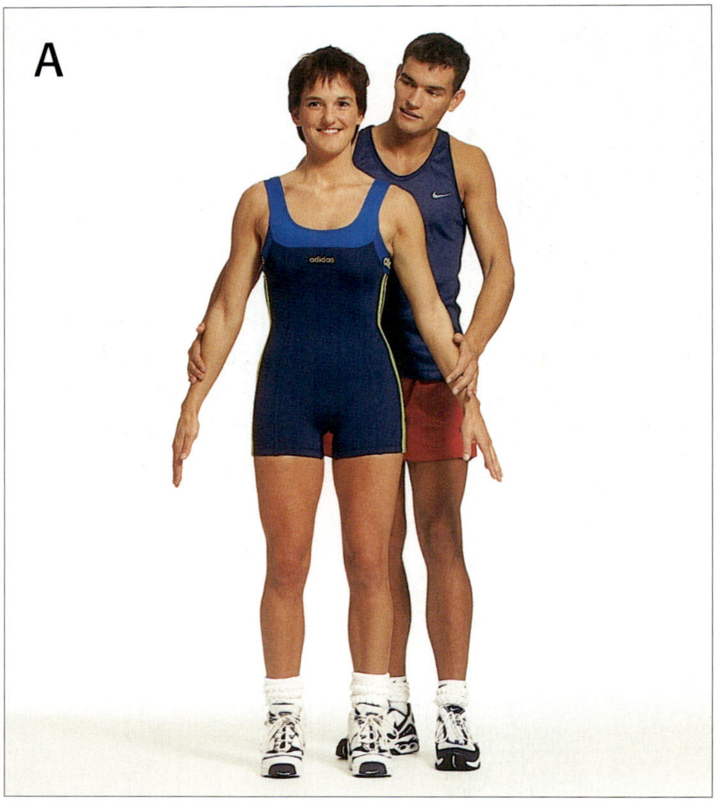

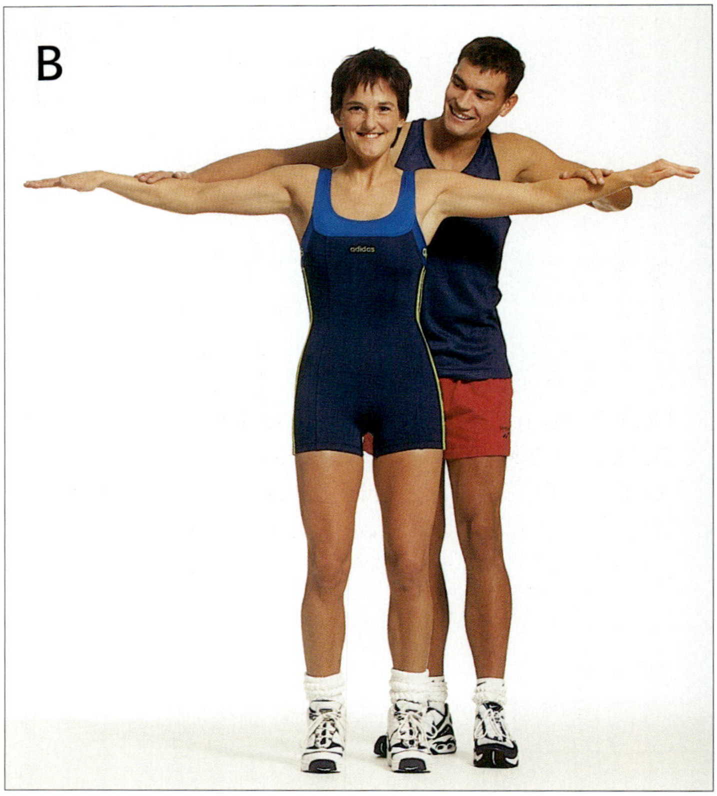

Ausgangsposition: Der Trainierende steht mit dem Rücken zum helfenden Partner in der parallelen Grundstellung. Die Arme befinden sich leicht gebeugt seitlich am Körper. Der Helfer steht ebenfalls in der parallelen Grundstellung und umfaßt die Unterarme des Trainierenden knapp oberhalb der Handgelenke von außen. Die Trainingspartner stehen dicht zusammen, ohne daß sich jedoch die Oberkörper berühren.

Übungsausführung: Der Trainierende führt die leicht gebeugten Arme seitlich in einer Achse mit dem Körper gegen den Widerstand des Partners nach oben, bis die Arme die Horizontale erreicht haben. Anschließend gibt er der Kraft des Trainingspartners langsam nach, bis die Arme sich wieder in der Ausgangsposition befinden. Die Bewegung soll immer flüssig bleiben, der helfende Partner wendet nur soviel Kraft auf, daß der Trainierende seine Arme gerade noch fließend und gleichmäßig nach oben bewegen kann. In der Abwärtsphase drückt der Helfer nur so stark dagegen, daß die Arme in einem langsamen, kontrollierten Tempo zurückgeführt werden können.

Variante: Um unterschiedliche Kraftverhältnisse zwischen Trainierendem und Helfer auszugleichen, kann die Griffstelle am Unterarm variiert werden. Der Helfer hat es um so schwerer, je näher er zum Ellbogen hin, und um so leichter, je näher er zur Hand hin greift.

Tip: Ist der Helfer deutlich kleiner als der Trainierende, hilft es, wenn sich der Helfer auf eine Stufe oder einen Step stellt.

Partnerübung oberer Rücken G 24

Ausgangsposition: Ein Partner sitzt im Schneidersitz, der andere steht im breiten Stand mit etwas gebeugten Beinen dahinter. Der Sitzende hält die Arme leicht gebeugt »U«-förmig über den Kopf. Die Handflächen zeigen nach vorne, und die Hände sind locker zur Faust geschlossen. Der stehende Helfer umfaßt ohne Druck die Handgelenke des Trainierenden von außen.

Übungsausführung: Der Sitzende zieht die Arme gegen den Widerstand des Partners gleichmäßig und ruckfrei nach unten. Auf halber Höhe sollte der Oberarm parallel zum Boden und der Unterarm im rechten Winkel zum Oberarm stehen. Der Kopf bleibt in der natürlichen Verlängerung der Wirbelsäule. In der Endposition bilden Kopf und Arme des Trainierenden von vorne betrachtet ein »W«. Von hier aus werden die Arme in einer fließenden, langsamen Bewegung wieder in die Ausgangsposition über den Kopf geführt. Der helfende Partner achtet bei sich selber auf einen geraden Rücken, auch dann, wenn er den Oberkörper leicht nach vorne beugt. In dem Maße, in dem der Trainierende die Arme nach unten zieht, beugt der Helfende die Knie an, um der Bewegung zu folgen.

Variante: Sie können diese Partnerübung variieren, indem Sie die Arme ungefähr 10 cm enger oder weiter als beschrieben auseinanderhalten. Hierdurch wird die Muskulatur unterschiedlich stark belastet.

Tip: Um unnötige Druckstellen an den Handgelenken des Trainierenden zu vermeiden, soll der Helfende unbedingt darauf achten, daß er seine Kraft nach oben gegen die Bewegung einsetzt und nicht für die Griffstärke. Der Griff sollte so locker wie möglich sein. Eventuell legen Sie ein kleines Tuch oder ähnliches um das Handgelenk des Trainierenden, bevor Sie zugreifen.

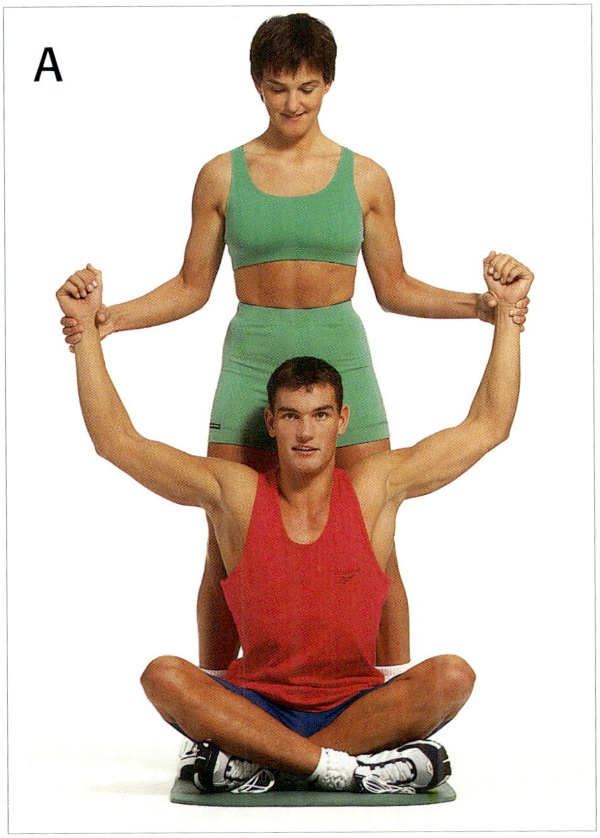

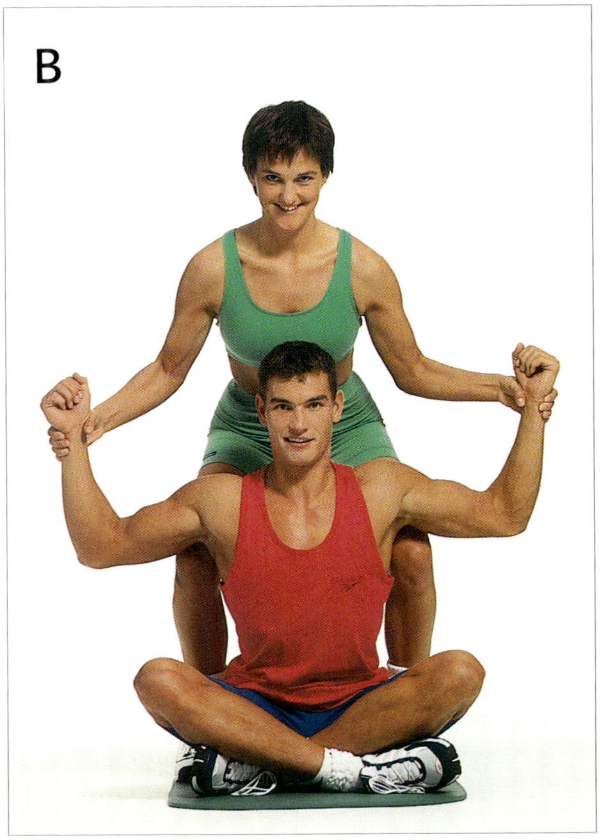

G 25 Partnerübung Brust: Butterfly

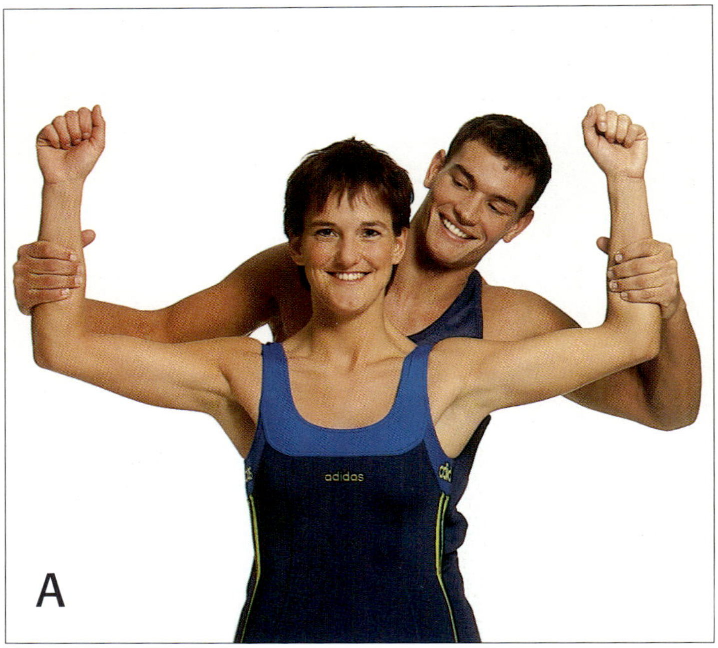

A

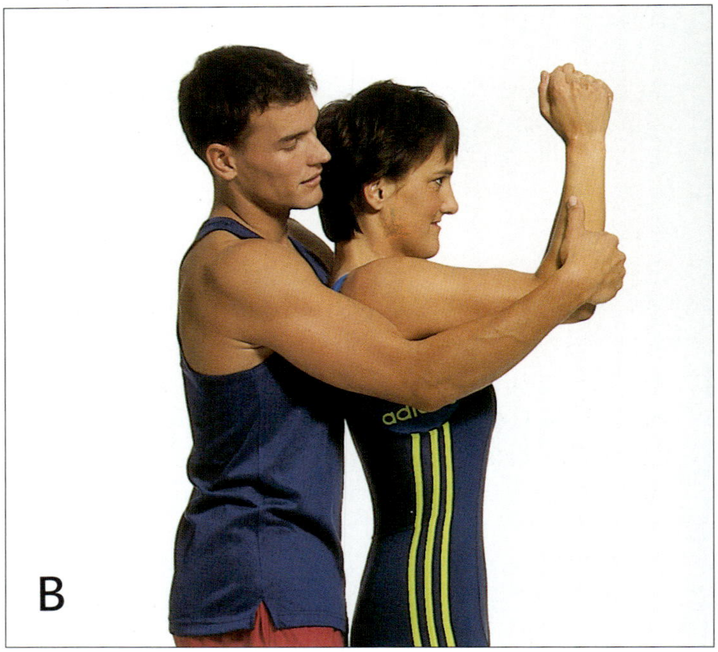

B

Ausgangsposition: Beide Partner stehen in der parallelen Grundposition. Der vordere Partner lehnt sich leicht mit seinem Rücken an die Brust des hinteren Partners. Der Vordere hält die Arme rechtwinklig gebeugt, seitlich in einer Achse mit dem Körper, wobei die Unterarme senkrecht nach oben und die Handflächen nach vorne weisen (U-Halte). Die Hände sind locker zur Faust geschlossen. Der Hintere umfaßt die Unterarme des vorne stehenden Partners etwas oberhalb des Ellbogens von außen und hält die Arme im Ellbogen angehoben.

▶ Übungsausführung: Der vordere Partner führt beide Arme in einer gleichmäßigen, ruckfreien Bewegung gegen den Widerstand des hinteren Partners nach vorne zur Mitte zusammen. Dabei hält er seine Oberarme stets parallel zum Boden, und die Arme bleiben rechtwinklig gebeugt. In der Endposition stehen sich die Unterarme in der Mitte vor dem Körper im Abstand von wenigen Zentimetern gegenüber oder berühren sich. Aus dieser Position heraus zieht der Hintere die Arme durch gleichmäßigen Krafteinsatz wieder in die Ausgangsposition zurück. Der hinten stehende Helfer hält seine Arme während der gesamten Bewegung angehoben und behält den Oberkörper aufrecht. Die Kraft für die Bewegung nimmt er in erster Linie aus der Rückenmuskulatur, die durch diese Übung zusammen mit der hinteren Schulterpartie übrigens auch ihren Trainingsreiz erhält. Beide Partner sollten darauf achten, daß sie sich nicht zu stark gegeneinander lehnen, sondern daß jeder für sich sein Gleichgewicht hält.

Variante: Speziell wenn der helfende Partner deutlich kleiner ist als der Trainierende, bietet es sich an, den Trainierenden auf einen Stuhl zu setzen. Der Helfende geht dann ein wenig in die Hocke und stützt sich nach Möglichkeit am Stuhl ab, um seine Kraft gleichmäßiger zu entfalten.

! Tip: Auch wenn bei Partnerübungen der Spaß häufig im Vordergrund steht, achten Sie bitte darauf, daß diese Übung sehr gleichmäßig und korrekt ausgeführt wird. Vermeiden Sie unbedingt, wie bei allen anderen Kraftübungen, einen ruckartigen Krafteinsatz. Mit dieser Übung gilt es nicht herauszufinden, welcher von den beiden Partnern der stärkere ist. Setzen Sie als Helfer immer nur so viel Kraft ein, daß die Bewegung ständig im Fluß bleibt.

Ausgangsposition: Die Partner stehen sich in der Grundposition im parallelen Stand gegenüber. Es kann auch die Grundposition in Schrittstellung gewählt werden. Dann stehen beide Partner mit dem rechten Bein oder mit dem linken Bein vorne, so daß die Beine versetzt zueinander stehen. Die Entfernung zwischen den beiden Trainierenden beträgt nicht ganz zwei Unterarmlängen. Beide Partner umfassen mit beiden Händen ein kurzes, gerolltes oder gefaltetes Handtuch oder ähnliches. Die Daumen zeigen jeweils nach oben und die Handflächen nach innen. Während die Unterarme des oben am Handtuch fassenden Partners etwas angebeugt sind, hat der unten fassende Partner seine Arme beinahe gestreckt. Die Oberarme beider Partner liegen am Körper an.

Übungsausführung: Der von oben an das Handtuch fassende Partner beugt seine Arme gegen den Widerstand des Partners gleichmäßig und ruckfrei an. Dabei bleiben seine Oberarme völlig unbewegt am Körper angelehnt. Sind die Arme vollständig angebeugt, wird die Bewegungsrichtung umgekehrt und der von unten Fassende streckt seine Arme aktiv gegen den Widerstand des Partners. Durch diese Übungsausführung trainiert der eine Partner seine armbeugende Muskulatur, während der andere seine armstreckende Muskulatur trainiert. Im Anschluß an diese Übungsausführung tauschen die Partner den Griff.

Variante: Verändern Sie ein wenig den Abstand zwischen sich und Ihrem Partner.

Tip: Für eine optimale Übungsausführung sollten die Hände des von oben und des von unten fassenden Partners relativ dicht zusammen liegen. Je weiter die Hände auseinandergreifen, um so geringer ist der Bewegungsradius und der Trainingseffekt.

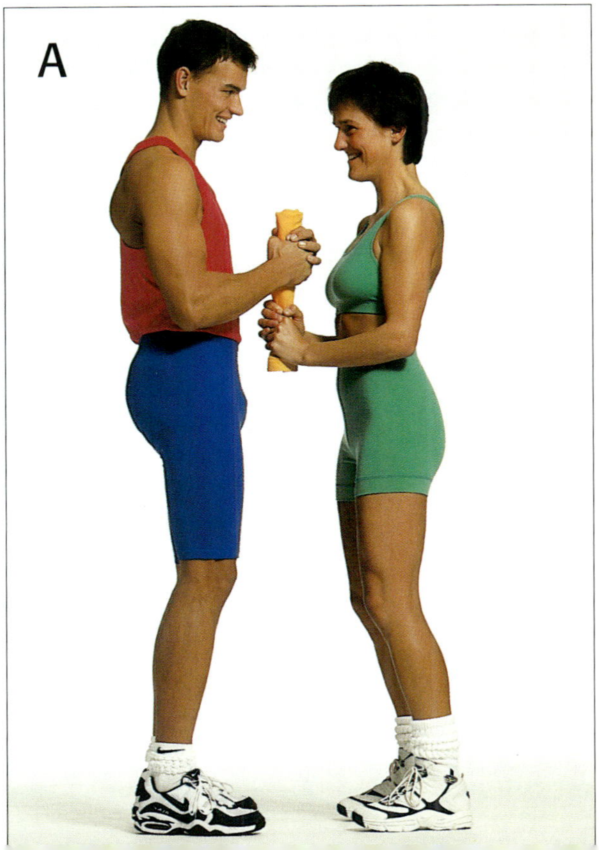

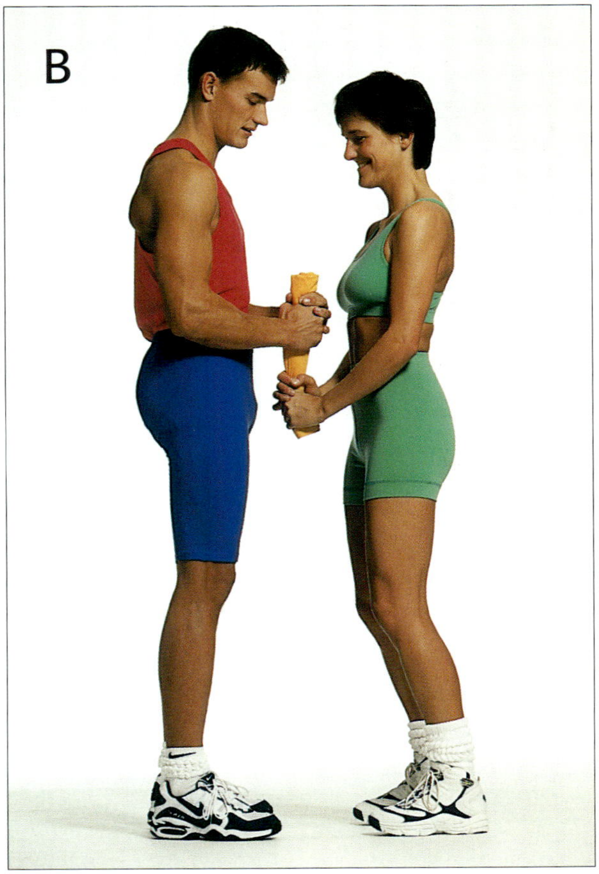

G 27 Partnerübung Oberschenkelbeuger

A

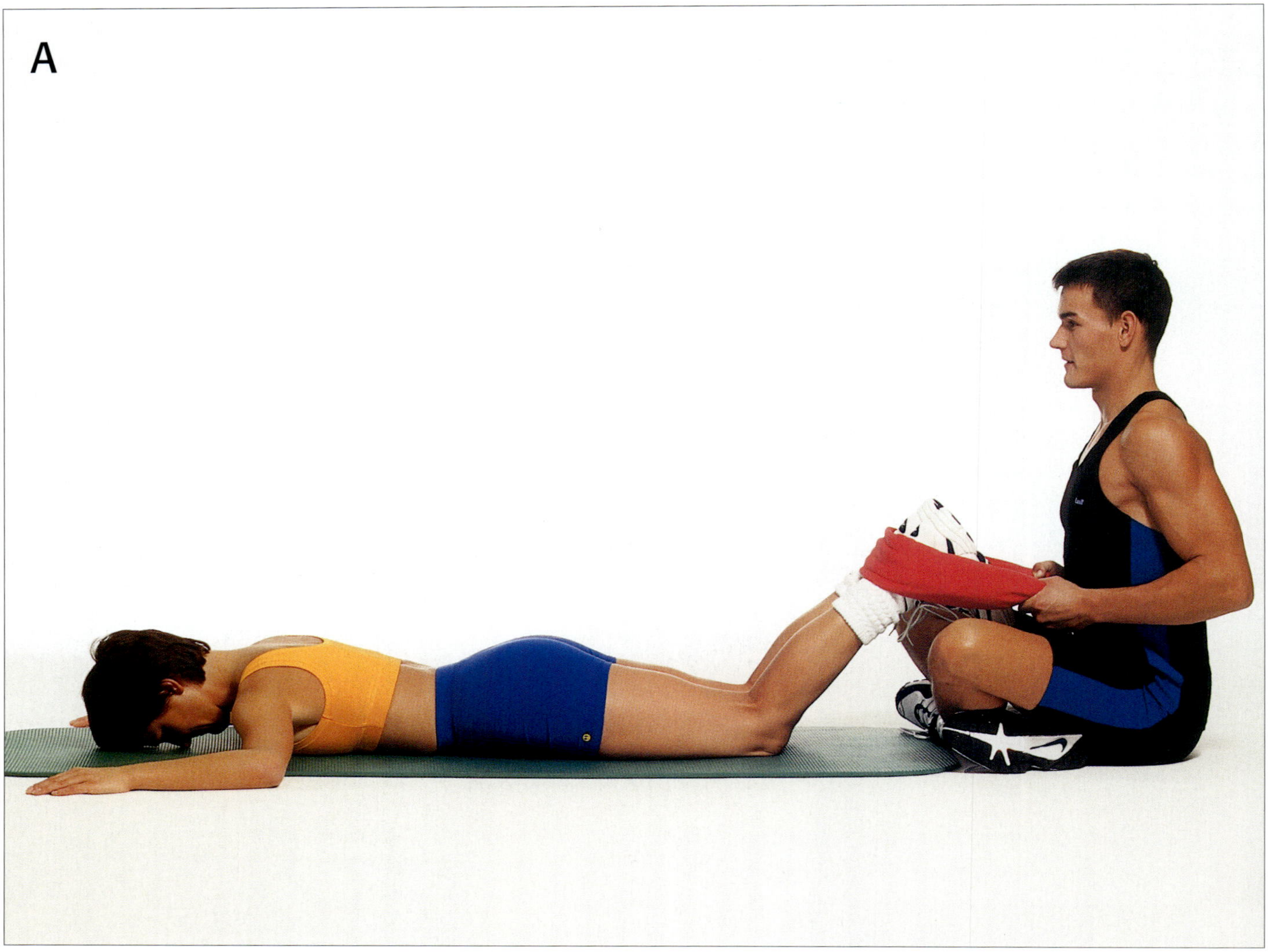

Ausgangsposition: Ein Partner liegt bäuchlings mit Grundspannung auf einer Gymnastikmatte. Der Kopf liegt entspannt mit der Stirn auf der Matte auf. Die Arme befinden sich in U-Halte neben dem Körper auf dem Boden. Die Unterschenkel sind leicht vom Boden abgehoben, und um die Fersen liegt ein langes, gerolltes oder gefaltetes Handtuch oder ein nicht elastisches Seil. Der andere Partner sitzt mit dem Gesicht zum Liegenden so nah an dessen Füßen, daß er, wenn die Beine des Liegenden zum Gesäß hin angezogen sind, die Enden des Handtuchs mit annähernd gestreckten Armen fassen kann. Der Sitzende stellt die Beine deutlich angebeugt ungefähr in Hüftbreite vor dem Körper auf oder geht in den Schneidersitz. Da die Beine des Liegenden in der Ausgangsposition nur leicht gebeugt sind, hat der Sitzende seine Arme deutlich angewinkelt. Seine Schultern sind leicht nach hinten gezogen, und der Kopf bildet die natürliche Verlängerung des geraden Rückens.

▶ Übungsausführung: Während der Liegende seine Beine gegen den über das Handtuch erzeugten Widerstand des sitzenden Partners anbeugt, streckt dieser seine Arme, bis sie nur

Partnerübung Oberschenkelbeuger G 27

B

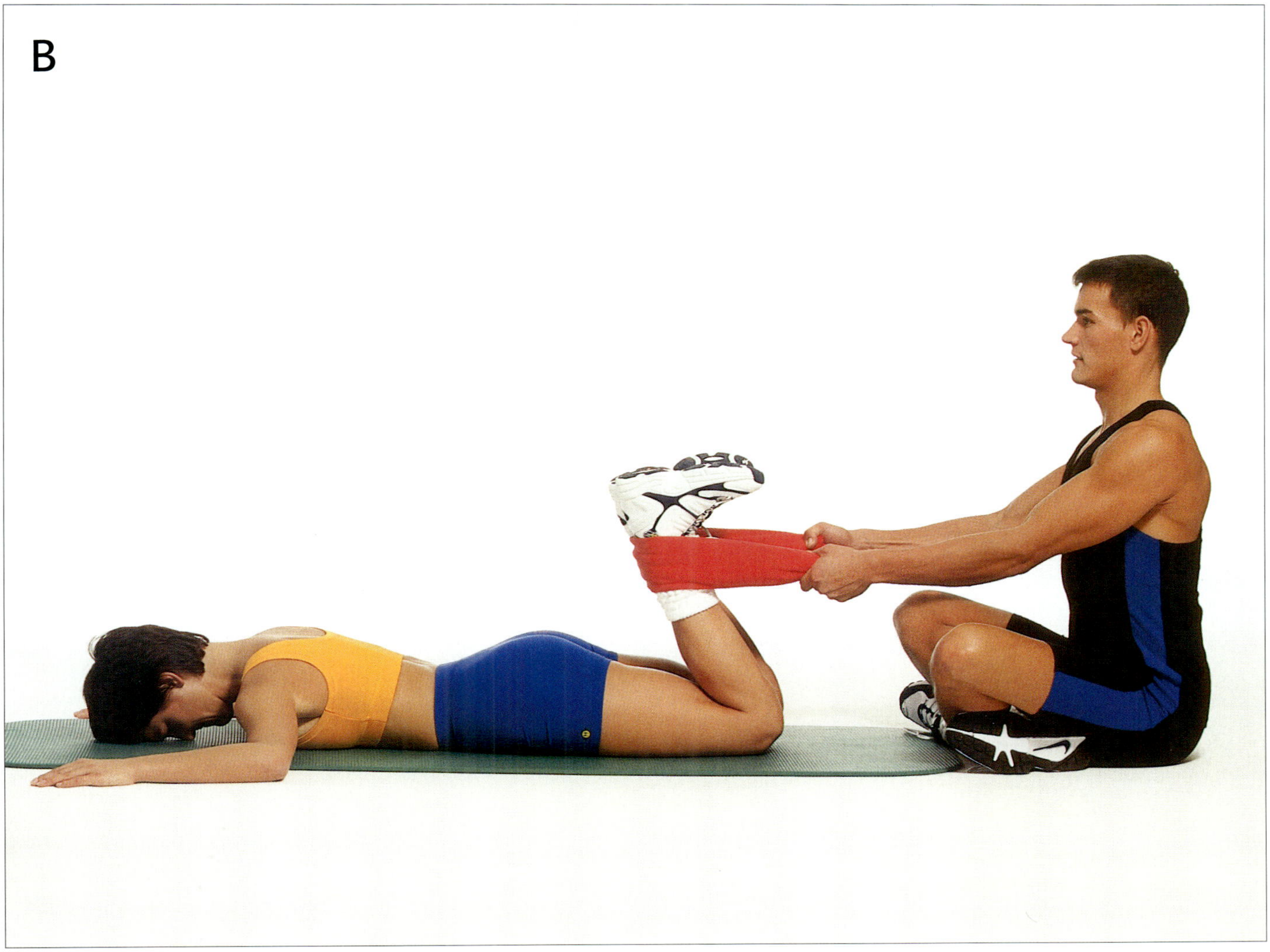

noch leicht gebeugt sind, und nimmt die Schultern dabei leicht nach vorne. In der Endposition sind die Fersen des liegenden Partners dem Gesäß so nah wie möglich angenähert, und der sitzende Partner hat die Arme mit aufrechtem Oberkörper gerade vor dem Körper in Vorhalte. Von hier aus zieht der Sitzende die Arme in einer gleichmäßigen Bewegung wieder an den Körper heran, wobei er die Schultern mit nach hinten nimmt und die Schulterblätter zur Wirbelsäule hin zusammenführt. Die Beine des Liegenden strecken sich wieder bis in die leicht gebeugte Ausgangsposition. Durch diese Übungsausführung trainiert nicht nur der liegende Partner seine beinbeugende Muskulatur, sondern der sitzende Partner trainiert gleichzeitig seine gesamte Rückenmuskulatur und die Armbeuger.

Variante: Der liegende Partner kann diese Übung auch mit nur jeweils einem Bein ausführen.

Tip: Ein gerolltes Handtuch oder ähnliches, das sich der im Liegen Trainierende unter das Becken legt, trägt zur Entlastung der Wirbelsäule im Lendenbereich bei.

G 28 Partnerübung Beinpressen

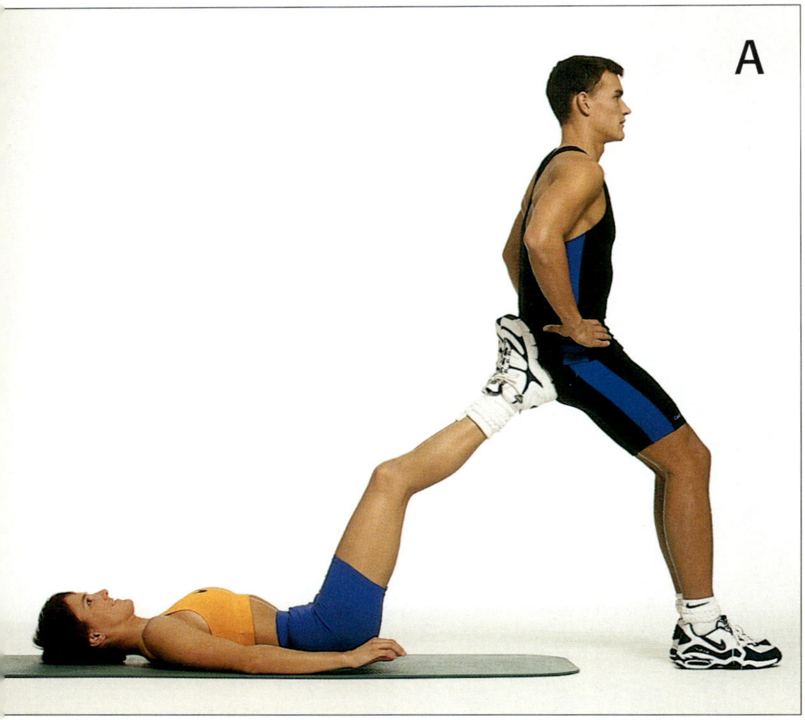

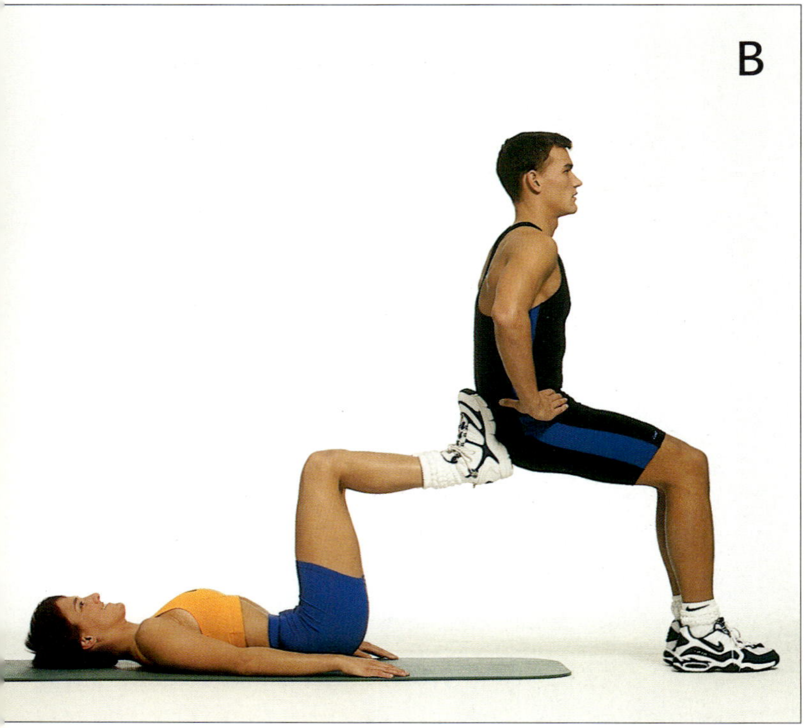

Ausgangsposition: Ein Partner liegt auf dem Rücken und hat die Beine leicht gewinkelt, der andere steht mit dem Rücken zum liegenden Partner davor, hat die Beine ebenfalls angewinkelt und lehnt mit dem Gesäß gegen die Füße des Partners. Der stehende Partner hält seine Hände in die Hüften gestützt und den Kopf in der natürlichen Verlängerung des geraden Rückens. Die Arme des liegenden Partners befinden sich seitlich des Körpers am Boden. Der Abstand zwischen den Trainierenden sollte ungefähr so bemessen sein, daß die Fußsohlen des liegenden Partners bei am Boden gestreckten Beinen ungefähr auf einer Höhe mit den Fußspitzen des stehenden Partners sind. Dies können Sie vor dem Einnehmen der Ausgangsposition ausprobieren.

▶ Übungsausführung: Der auf dem Rücken Liegende beugt die Beine bis 90° an, während der andere aus der Kraft des Beinbeugers heraus gegendrückt. Anschließend drückt der liegende Partner den anderen wieder nach oben, bis in die leicht gebeugte Position der Beine. In der Endposition mit den rechtwinklig gebeugten Beinen soll der am Boden liegende Partner unbedingt darauf achten, daß sein Becken vollständig am Boden aufliegt.

Variante: Bei einem gut ausgeprägten Körpergefühl und Gleichgewichtssinn beider Partner kann die Übung auch so ausgeführt werden, daß der stehende Partner seinen Körper brettgerade behält, indem er seine gesamte Muskulatur statisch anspannt. Der liegende Partner drückt jetzt nicht gegen das Gesäß des stehenden Partners, sondern die Füße liegen im mittleren Rückenbereich auf.

! Tip: Wenn Sie das Beinpressen mit Partner das erste Mal ausführen, werden Sie feststellen, daß es gar nicht so einfach ist, das Gleichgewicht zu halten, und die Übung in fließenden Bewegungen auszuführen. Probieren Sie deshalb erst einmal verschiedene Abstände zwischen liegendem und stehendem Partner aus, bis Sie das Gefühl haben, daß die Übung ohne Gleichgewichtsprobleme fließend ausgeführt werden kann.

Partnerübung Abduktion und Adduktion G 29

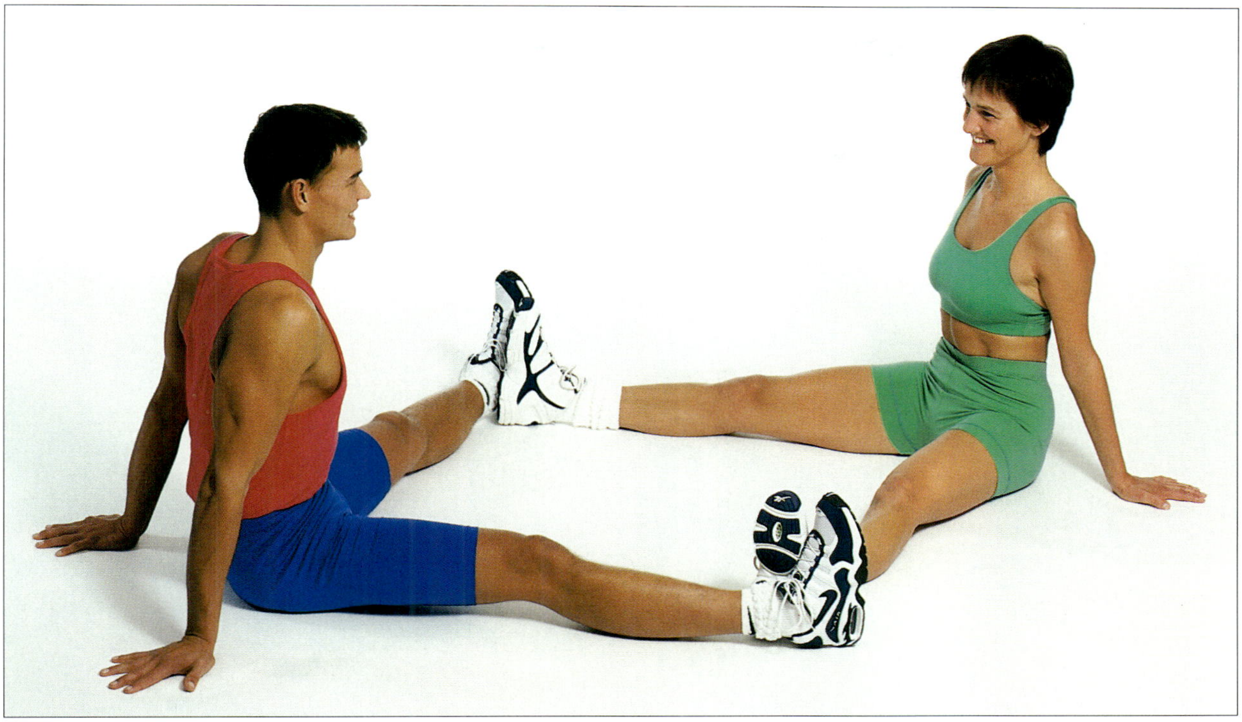

Ausgangsposition: Beide Partner sitzen sich mit geradem Rücken so gegenüber, daß sie sich gegenseitig anschauen können. Die Beine liegen leicht gebeugt am Boden an, und bilden von oben betrachtet jeweils ein »V«. Dabei befinden sich die Füße auf jeder Seite 20–30 cm weiter auseinander als Schulterbreite. Die Partner sitzen so nah zusammen, daß die Beine leicht überlappen, wodurch die Füße des einen Partners mit ihrer Außenkante gegen die Innenseite der Unterschenkel des anderen Partners drücken. Die Hände stützen sich leicht nach hinten ab, der Oberkörper bleibt aber aufrecht und gerade.

Übungsausführung: Auf ein vereinbartes Signal hin, drückt der Partner, dessen Beine von außen an den Beinen des anderen liegen, kräftig nach innen, der andere entsprechend kräftig nach außen. Sind die Partner in etwa gleich stark, werden sich die Beine kaum nach innen oder außen bewegen. Trotzdem entwickelt sich bei dieser Halteposition eine hohe Spannung in der beteiligten Muskulatur. Da es bei dieser Übung keine Wiederholungen zu zählen gibt, können Sie die Dauer am besten durch langsames Zählen oder durch eine Uhr bestimmen. Die ideale Dauer liegt zwischen 30 und 45 Sekunden. Achten Sie bei dieser statischen Beanspruchung aber unbedingt auf eine fließende Atmung, und verkrampfen Sie nicht den gesamten Körper, sondern spannen Sie nur die benötigte Muskulatur der Beine und der Hüfte an. Tauschen Sie nach dem Ende des Satzes die Beinstellung, das heißt, der Partner, der vorher von außen gedrückt hat, drückt jetzt von innen und umgekehrt.

Variante: Steht Ihnen kein Partner für diese Übung zur Verfügung, oder ist Ihr Partner wesentlich stärker oder schwächer als Sie, können Sie diese Übung auch an einem Stuhl ausführen. Dafür umwickeln Sie die Stuhlbeine am besten mit einem Handtuch, damit der entstehende Druck nicht so groß wird.

Tip: Führen Sie diese Übung ohne Schuhe aus, damit durch die harten Sohlen kein unnötiger Druck an den Unterschenkeln des Partners entsteht.

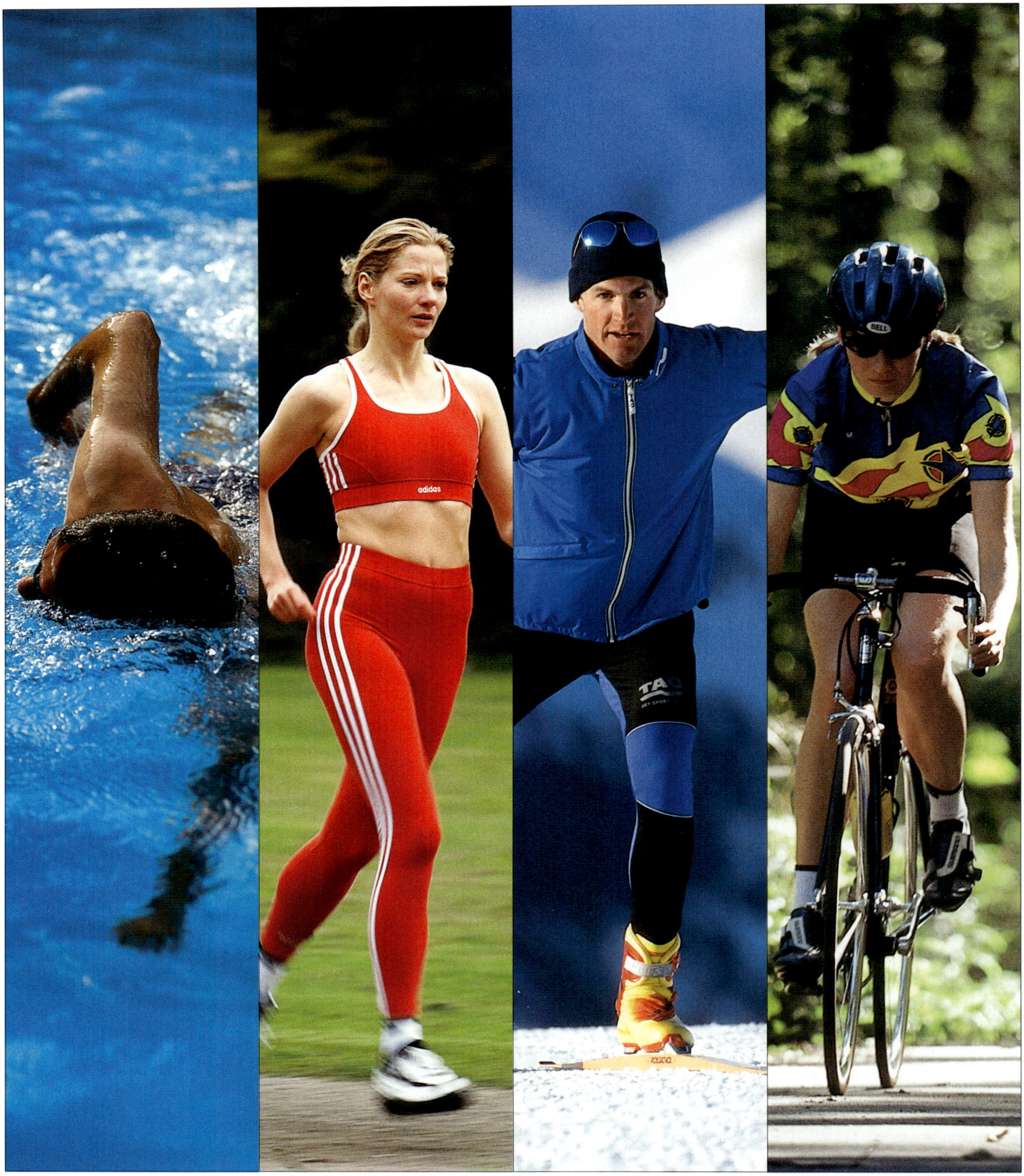
adidas
BELL

Ausdauertraining – wie funktioniert es?

Unter allen zu trainierenden sportmotorischen Fähigkeiten – Kraft, Ausdauer, Beweglichkeit, Schnelligkeit und Koordination – gehört die Ausdauer auf den ersten Blick zu den weniger spektakulären. Geht man allerdings vom gesundheitlichen Nutzen aus, muß sie gewiß an erster Stelle genannt werden. Unzählige Vorteile werden vor allem im *präventiven* Bereich beschrieben. Ein regelmäßig betriebenes, an die persönlichen Leistungsverhältnisse angepaßtes Ausdauertraining hat vielfältige positive Auswirkungen auf das Herz-Kreislauf-System:

- Ökonomisierung der Herzarbeit
- Verringerung der Herzfrequenz durch ein erhöhtes Schlagvolumen
- Vergrößerung des Herzvolumens und -gewichts
- Erhöhung der *Sauerstoffaufnahmekapazität*
- Senkung des Sauerstoffverbrauchs der Herzmuskulatur
- Blutdrucksenkung
- Verbesserung der Fließ- und Gerinnungseigenschaften des Blutes
- Vergrößerung des *Atemminutenvolumens* unter Belastung
- verbesserte Kapazität der aeroben Enzyme
- Verbesserung des *koronaren Gefäßsystems*
- Verminderung des koronaren Risikos um etwa 50 Prozent
- Verbesserte *Kapillarisierung* der Skelettmuskulatur
- vermehrter Glykogengehalt der Skelett- und Herzmuskulatur
- vermehrtes *Mitochondrienvolumen*
- Abnahme der »Streßhormone« *Adrenalin* und *Noradrenalin*
- Senkung des LDL-Cholesterinspiegels
- Erhöhung des HDL-Cholesterinspiegels

Diese Liste läßt sich durchaus noch eindrucksvoll ergänzen. Doch trotz all dieser zum großen Teil unbestrittenen Vorteile führt das Ausdauertraining gerade bei Freizeitsportlern, die gerne mit Gewichten trainieren, immer noch ein Schattendasein. Ein häufiger Grund dafür, daß viele Menschen ein regelmäßiges Ausdauertraining nach kurzer Probephase wieder abbrechen, liegt darin, daß die Intensität im Training zu schnell angehoben wird. Meist wird die Belastungshöhe nicht vorausgeplant. In der Praxis gibt zum Beispiel der Wunsch nach einer Figurverbesserung den Ausschlag, mit Laufen, Schwimmen, Radfahren oder anderen Sportarten zu beginnen. Nimmt man sich eine bestimmte Strecke, die es zu bewältigen gilt, vor, mündet das oft in einer Überlastung. Gerade das prozentual am häufigsten betriebene Laufen kann bei zu langer oder intensiver Anfangsbelastung zu Überbeanspruchungserscheinungen im Bereich der Gelenke und der Muskulatur führen. Die Schmerzen, mit denen sich Überbelastungen bemerkbar machen, sorgen dann oft für einen dauerhaften Abbruch des Trainings.

Genauso wie die Planung des Gewichtstrainings sollten Sie auch Ihr Ausdauertraining ausgehend vom aktuellen Leistungsniveau steuern. Im Kapitel *Trainingssteuerung* finden Sie zwei Tests, die Ihnen eine Eigeneinstufung ermöglichen. Außerdem besteht heute in fast jedem modernen Fitnessclub die Möglichkeit, die Ausdauerleistungsfähigkeit durch einen erfahrenen Trainer testen zu lassen. Liegt Ihr Testergebnis unter dem Durchschnitt, ist es besonders wichtig, die Anfangsdauer und die Belastungshöhe beim Aufnehmen des Trainings niedrig anzusetzen. In den Unterkapiteln zu jeder der hier vorgestellten Ausdauersportarten finden sich aus diesem Grunde spezielle Programme für Untrainierte. Als Faustregel gilt, daß sich Ihre Herzfrequenz in den ersten drei Monaten im unteren Bereich der dort vorgestellten Tabelle befinden sollte. In dieser Startphase ist es ratsam, das Training lieber in drei oder mehr kurze Abschnitte zu untergliedern, anstatt eine längere kontinuierliche Trainingseinheit durchzuführen. In den dazwischenliegenden Pausen sollten Sie sich entweder ausruhen (zum Beispiel beim Schwimmen) oder sich mit geringerer Intensität weiterbewegen (zum Beispiel durch lockeres Gehen zwischen den Laufphasen beim Joggen). Mit fortschreitender Trainingserfahrung und einer verbesserten Ausdauerleistungsfähigkeit können Sie Schritt für Schritt auf diese kurzen Pausen verzichten und die Dauer einer Trainingseinheit stufenweise steigern.

Wer einmal ein vorausgeplantes, regelmäßiges Programm zur Verbesserung seiner Herz-Kreislauf-Leistungsfähigkeit gestartet hat, ist in aller Regel restlos begeistert. Ein Zitat des anerkannten Herz-Kreislauf-Spezialisten Prof. Dr. Wilfried Kindermann faßt eindrucksvoll die positiven Wirkungen des entsprechenden Trainings zusammenfassen: »Ausdauertraining wirkt sauerstoffsparend, blutdrucksenkend, herzrhythmusstabilisierend, stoffwechselfördernd und blutgerinnungshemmend und hat bei richtiger Anwendung keine Nebenwirkungen. Welches Medikament ist ähnlich wirksam und nebenwirkungsfrei?«

Das Herz-Kreislauf-System

Um zu verstehen wie das Ausdauertraining funktioniert, sind gewisse Grundkenntnisse im Aufbau des Herz-Kreislauf-Systems erforderlich. Die wichtigste Funktion, die das Herz und das Gefäßsystem gemeinsam mit der Lunge erfüllen, ist die Versorgung des gesamten Organismus mit Sauerstoff. Letztendlich läßt sich jede positive Anpassung im sogenannten *cardiopulmonalen System* direkt oder indirekt auf einen gesteigerten Sauerstoffbedarf des Organismus beziehungsweise seiner einzelnen Zellen zurückführen. Das Herz ist das Pumpwerk des Herz-Kreislauf-Systems und stellt eine Druck-Saug-Pumpe dar. Die Pumpleistung wird durch eine rhythmische Kontraktion der Herzmuskulatur erbracht. Dabei erstaunt vor allem die absolut zuverlässige Ausdauerleistung der Herzmuskulatur, denn sie kann sich keine längere »Verschnaufpause« als die Zeit zwischen zwei Herzschlägen leisten. Das Herz liegt, hinter dem Brustbein geschützt, zu ungefähr zwei Dritteln auf der linken und zu einem Drittel auf der rechten Seite der Brustmitte. Es ist ein Hohlmuskel, der ungefähr die Größe einer locker geballten Männerfaust hat. Größe und Gewicht sind allerdings abhängig vom Geschlecht, dem Alter und der Beanspruchung. Auch wenn der Herzmuskel dem Skelettmuskel auf dem ersten Blick sehr ähnlich ist, gibt es doch einen gravierenden Unterschied: Während der Skelettmuskel willkürlich zusammengezogen werden kann, wird die Kontraktion des Herzmuskels durch ein recht kompliziertes Zusammenspiel aus Teilen des Nerven- und Hormonsystems und einem eigenen Erregungsbildungssystem gesteuert.

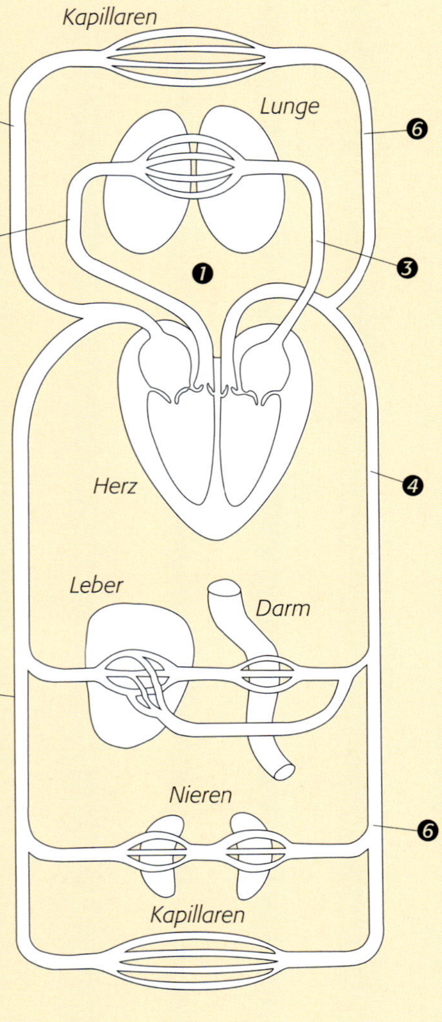

1 Herz-Lungen-Kreislauf
2 Lungenaterie
3 Lungenvene
4 Körperkreislauf
5 Vene
6 Aterie

Das Herz besteht im Grunde aus zwei Einzelpumpen, der linken und der rechten Herzhälfte, die das Blut in den *Körperkreislauf* und die Lunge pumpen. Über das Gefäßsystem wird so jedes Organ und letzten Endes jede einzelne lebende Zelle mit Sauerstoff und Nährstoffen versorgt. Neben dieser Zulieferung müssen verbrauchte beziehungsweise umgewandelte Stoffe auch wieder abtransportiert werden. So wird zum Beispiel der aus der Lunge angelieferte Sauerstoff, nach seiner Umwandlung in der Zelle zu Kohlendioxid, wieder über das Blut zur Lunge zurücktransportiert (siehe nebenstehende Grafik). Wie effektiv das Herz-Kreislauf-System arbeitet, wird auch aus der Tatsache deutlich, daß die gesamte Blutmenge von circa fünf bis sechs Litern den Organismus im Ruhezustand ungefähr einmal pro Minute komplett durchfließt. Über das Blut findet auch ein Teil der Immunabwehr des Körpers sowie ein Wärmetransport statt. Zusammenfassend kann das Herz also als Pumpe, das Gefäßsystem als Transportweg und das Blut als Transportstoff betrachtet werden. Würde man dabei sämtliche Verzweigungen des Transportsystemes in eine Linie bringen, würde sich eine Länge von über hunderttausend Kilometern ergeben.

Da der Vergleich Herz = Pumpe häufig benutzt wird, wird das Gefäßsystem auch gerne mit einem Wasserleitungssystem verglichen. Dieser Vergleich hinkt jedoch ein wenig, da die Kupferrohre einer Wasserleitung ihren Durchmesser nicht aktiv vergrößern oder verkleinern können, wie es das Gefäßsystem kann. Eine Muskelschicht, die sich durch jedes Gefäß zieht, ermöglicht dies. Hieraus erklären sich auch kurzfristige Blutdruckschwankungen. Der Blutdruck ist neben der Herzfrequenz die zweite Meßgröße, die relativ unproblematisch von außen zu bestimmen ist und eine Aussage über den momentanen Zustand des Herz-Kreislauf-Systems zuläßt. Normwerte für den Blutdruck sind bereits im Kapitel *Trainingssteuerung* angegeben worden.

Aufbau der Übungsbeschreibungen

Die folgenden Darstellungen verschiedener Ausdaueraktivitäten (Radfahren, Walking, Jogging, Schwimmen, Inline-Skating, Skilanglauf, Aerobics, Cross-Training) folgen alle einem bestimmten Grundaufbau. Es wird für die jeweilige Sportart praktische Bekleidung und die notwendige Ausrüstung beziehungsweise sinnvolles Zubehör beschrieben. Dann folgt die Erläuterung – sofern vorhanden – der richtigen Einstellung des Geräts und der jeweiligen Grundtechnik. Darüber hinaus gibt es spezielle Tips zur Verbesserung des Stils sowie einen Plan, der über einen Zeitraum von mehreren Wochen eine deutliche Verbesserung der Ausdauer in der jeweiligen Disziplin ermöglicht. Beachten Sie, daß unabhängig davon, ob Sie das Ausdauertraining in eine Trainingseinheit zur Verbesserung sämtlicher Fitnesskomponenten integrieren, oder ob Sie es als separate Trainingseinheit betrachten, sowohl ein Auf- und Abwärmen, als auch ein anschließendes Dehnen der hauptsächlich beanspruchten Muskulatur erfolgen muß.

Der Hauptgrund, aus dem viele Menschen ein einmal begonnenes Ausdauertraining wieder abbrechen, oder erst gar nicht damit beginnen, ist vielleicht in einer mangelnden Motivation zu suchen. Obwohl die eingangs beschriebenen Vorteile, die ein regelmäßig betriebenes Ausdauertraining mit sich bringt, überzeugende Argumente liefern, wird Ausdauertraining häufig als monoton und langweilig betrachtet. Ein Grund hierfür liegt sicher darin, daß es sich bei den Ausdauersportarten im wesentlichen um Individualdisziplinen handelt, die überwiegend einzeln betrieben werden. Um dieser Motivationsfalle zu entgehen oder zumindest um einen Anfang zu finden, ist es für viele Menschen hilfreich, wenn sie sich mit Gleichgesinnten zusammenschließen. Dabei ist es unerheblich, ob Sie sich zum Beispiel einem organisierten Lauftreff anschließen, sich mit dem Partner oder einem Freund zum Schwimmenverabreden. Ist der Anfang erst mal geschafft und stellen sich die ersten Erfolge ein, steigert sich die Motivation praktisch automatisch.

Goldene Ausdauerregeln

- Wärmen Sie sich stets zu Beginn eines Trainings auf und am Ende wieder ab.
- Halten Sie zwischen den Trainingstagen auf Ihre persönlichen Verhältnisse abgestimmte, ausreichende Erholungszeiten ein.
- Trainieren Sie mindestens zwei-, besser dreimal pro Woche.
- Beachten Sie Ihren alters- und leistungsabhängigen optimalen Trainingspuls.
- Steigern Sie den Belastungsgrad erst, wenn Sie physisch und psychisch dazu in der Lage sind.
- Steigern Sie die Belastung zuerst über den zeitlichen Umfang und erst später über die an der Herzfrequenz gemessene Intensität.
- Halten Sie sich über Ihre Trainingsfortschritte durch Wiederholungstests auf dem laufenden.
- Trainieren Sie kürzer, je mehr Muskeln bei Ihrer Sportart beteiligt sind, und länger, je weniger beteiligt sind.
- Trainieren Sie vielseitig (siehe *Cross-Training*), und beugen Sie so physischen und psychischen Überlastungen vor.
- Achten Sie immer auf eine ausreichende Flüssigkeitszufuhr beziehungsweise einen rechtzeitigen und frühen Flüssigkeitsersatz.
- Legen Sie Wert auf eine optimale Bekleidung und Ausrüstung
- Lassen Sie den Spaß und die Freude an der Bewegung nicht zu kurz kommen.

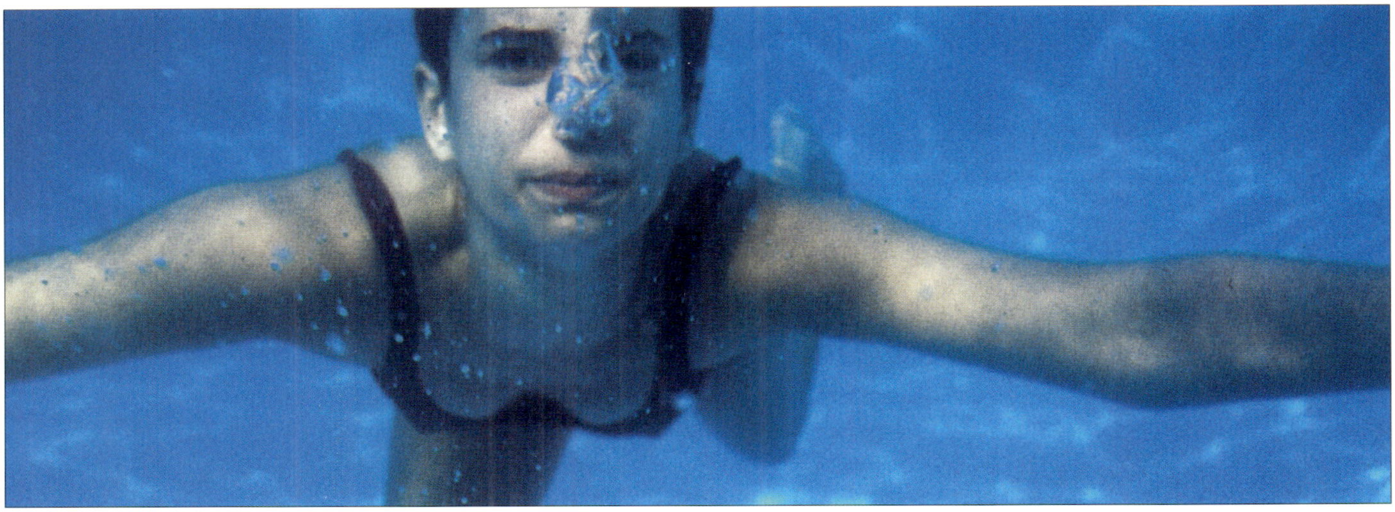

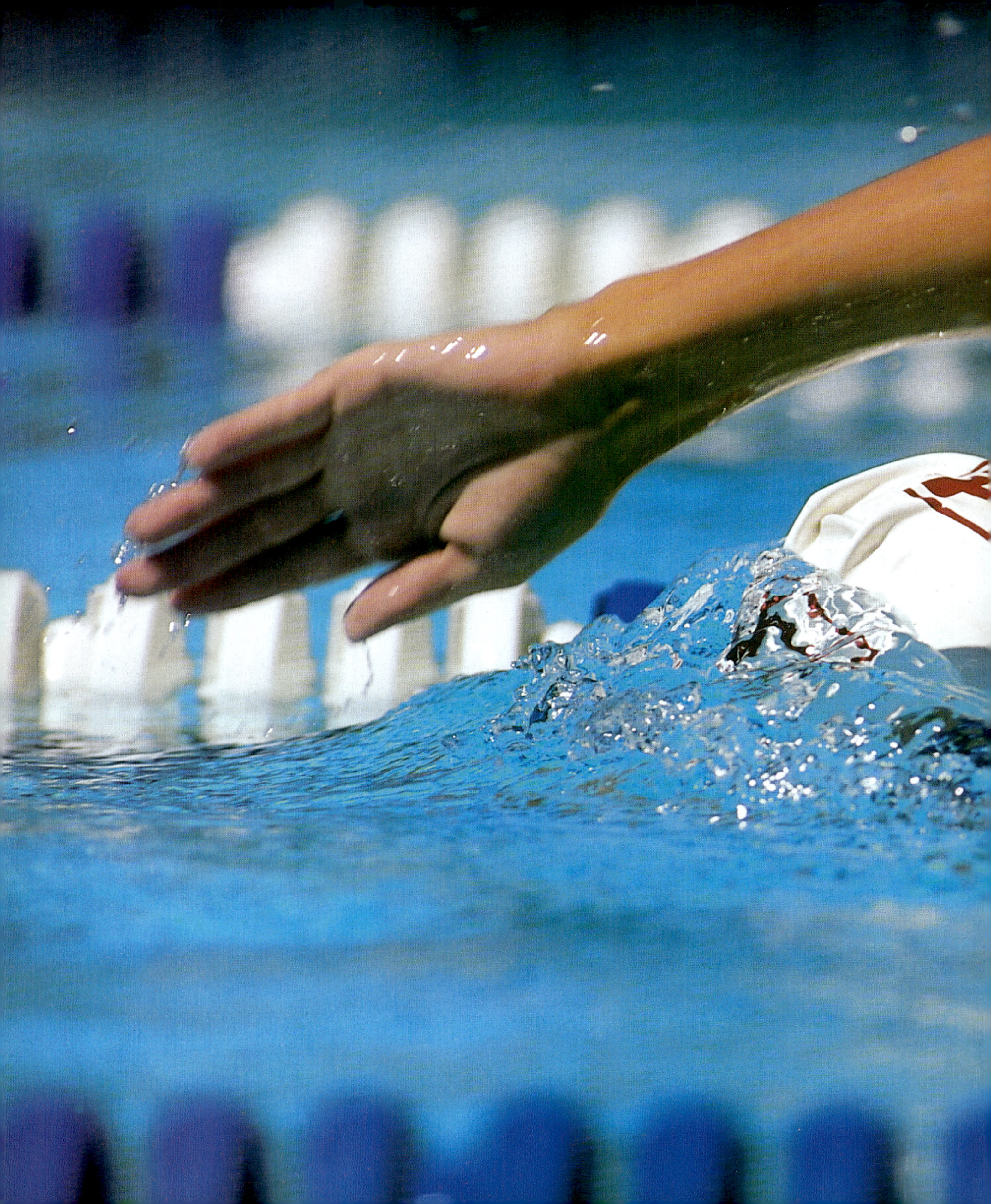

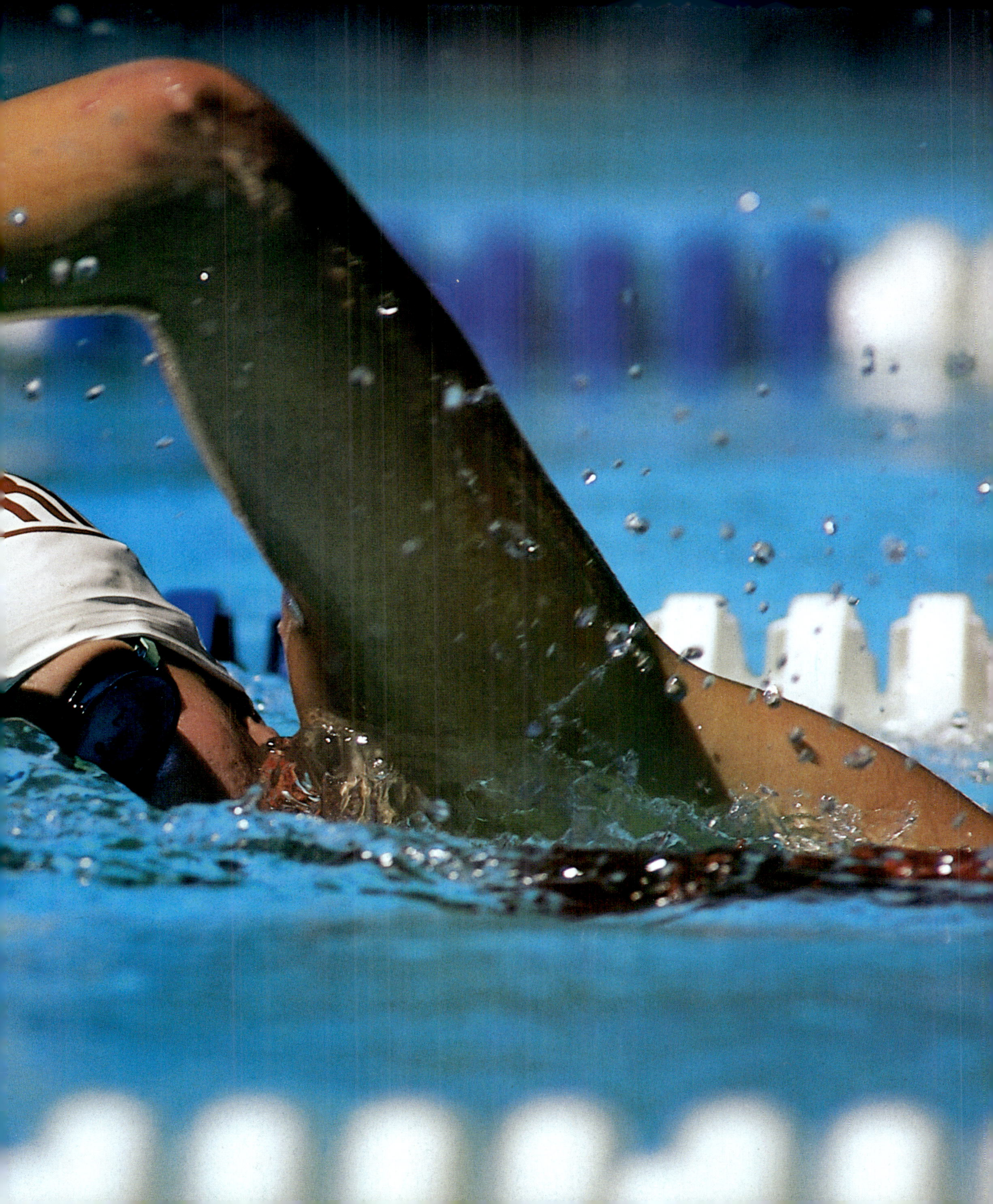

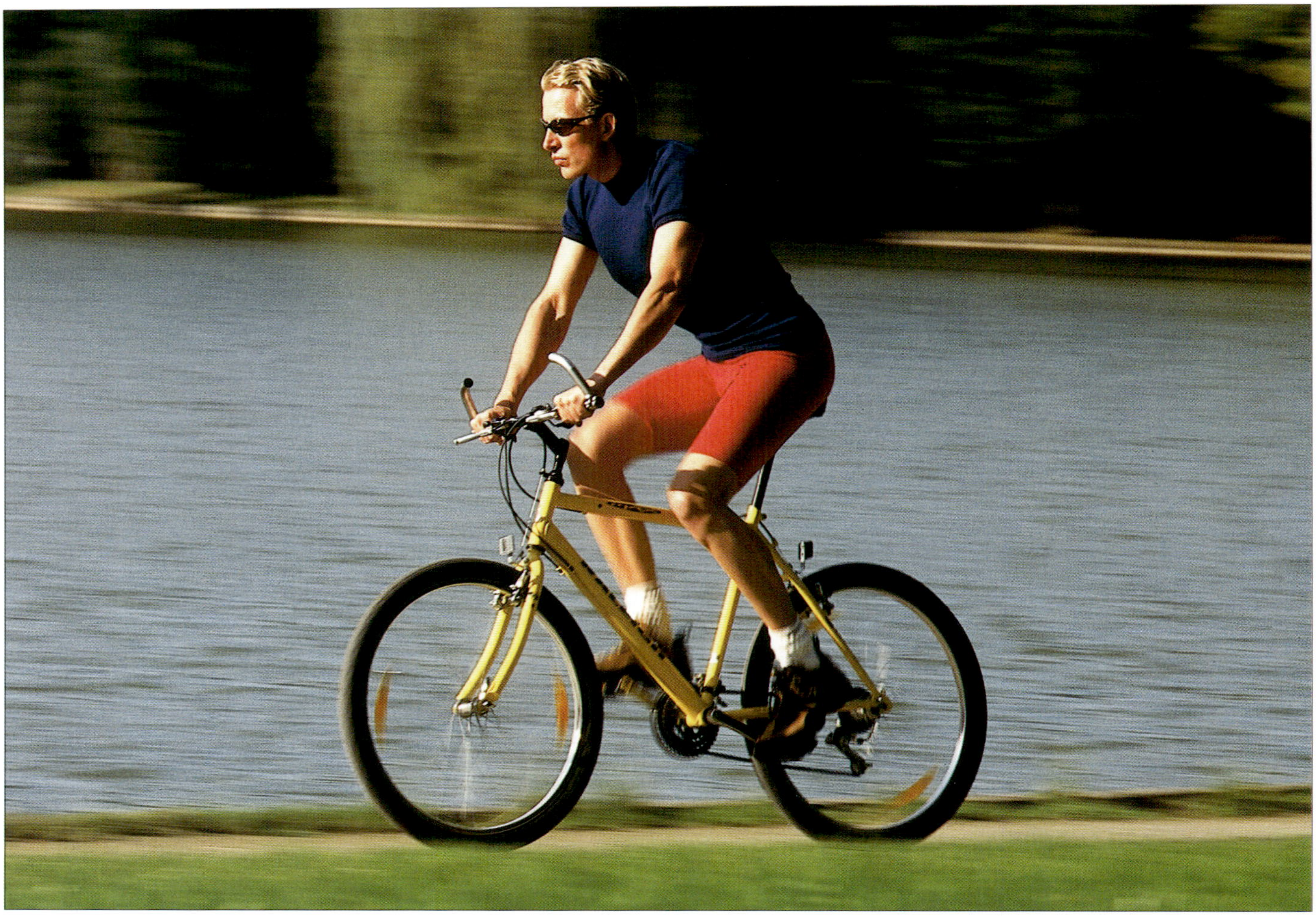

Radfahren

Der Mensch entwickelt sich gegen seine Natur immer mehr zum Sitzmenschen ohne nennenswerte körperliche Beanspruchung, aber mit steigender psychischer Belastung. Bewegungsmangel und psychosozialer Streß gehören zu den wichtigsten Risikofaktoren für das Auftreten von *Zivilisationskrankheiten*. Den größten Nutzen zur Vermeidung der koronaren Herzerkrankung hat man nachweislich durch Sportarten, mit denen man die Ausdauer trainiert. Eine Sonderstellung nimmt hierbei das Radfahren ein, da das Körpergewicht des Sportlers vom Sattel getragen wird. Aus diesem Grund ist das Radfahren eine geeignete Einstiegssportart für Personen mit Gelenkbeschwerden und Übergewicht. Aufgrund der einfachen Belastungssteuerung bietet sich das Radfahren auch für bislang inaktive Menschen als ideale Einstiegssportart an.

Jan Ullrich hat zudem mit seinem Tour-de-France-Sieg im Jahr 1997 eindrucksvoll gezeigt, daß man Radsport auch als Leistungs- und Hochleistungssport betreiben kann. Unabhängig davon, ob der Radsport als Gesundheits- oder als Leistungssport betrieben wird, verbessert sich das körperliche und seelische Wohlbefinden des Sportlers bei regelmäßiger Aktivität und richtiger Dosierung.

Bekleidung

Auch wenn Sie sich nicht wie ein Radprofi kleiden wollen, gibt es in bezug auf die Auswahl der Bekleidung einiges zu beachten. Der Fahrtwind ist aufgrund der höheren Geschwindigkeit beim Fahrradfahren stärker als beim Gehen oder Laufen. An warmen Tagen hat der Fahrtwind eine angenehm kühlende Wirkung, bei kühler Witterung begünstigt er jedoch das Auskühlen des Körpers. Die

Kleidung sollte daher eng am Körper anliegen und gegen jede Witterung ausreichend schützen. Sie benötigen daher zunächst Kurz- oder Langarm-T-Shirts als Oberbekleidung. Achten Sie darauf, daß das T-Shirt nicht zu sehr flattert und daß es vor allem den gesamten unteren Rücken bedeckt. Bei kühlem Wetter tragen Sie zwei dünne Pullover übereinander und ziehen bei Wind oder Regen noch eine atmungsaktive Jacke darüber.

Anstatt teurer Radsporthosen kann man als Einsteiger in diese Sportart *Tights* oder eine enganliegende Jogginghose anziehen. Sobald Sie aber regelmäßig trainieren und viele Kilometer im Sattel verbringen, sollten Sie Ihre Ausrüstung um einige nützliche Bekleidungsstücke erweitern.

Radsporthose

Die enganliegende Radsporthose aus Wolle oder dehnbarem Kunststoffgewebe ist das wichtigste Kleidungsstück des Radsportlers. Die Hose besitzt einen weichen Leder- oder Kunststoffeinsatz und eine Polsterung im Schritt. Durch diese spezielle Konstruktion bewahrt sie sowohl Einsteiger und Untrainierte als auch Profis vor dem Wundscheuern an Beckenknochen, Oberschenkelinnenseiten und im Genitalbereich. Die Hosenbeine der kurzen Sommerhosen sollten mindestens ein Drittel, besser zwei Drittel des Oberschenkels bedecken und ohne Falten anliegen. Während der kälteren Jahreszeiten schützt man die Beine durch eine bis zu den Knöcheln reichende, lange Radhose oder durch sogenannte Beinlinge, die wie Strümpfe bis über die Hosenbeine der kurzen Radhose gestreift werden. Bei den langen Hosen ist darauf zu achten, daß sie im Kniegelenksbereich nicht einschnüren und dadurch die Durchblutung behindern. Die Unterwäsche sollte aus speziellem Mischgewebe bestehen, das den Schweiß nicht aufsaugt, sondern nach außen transportiert.

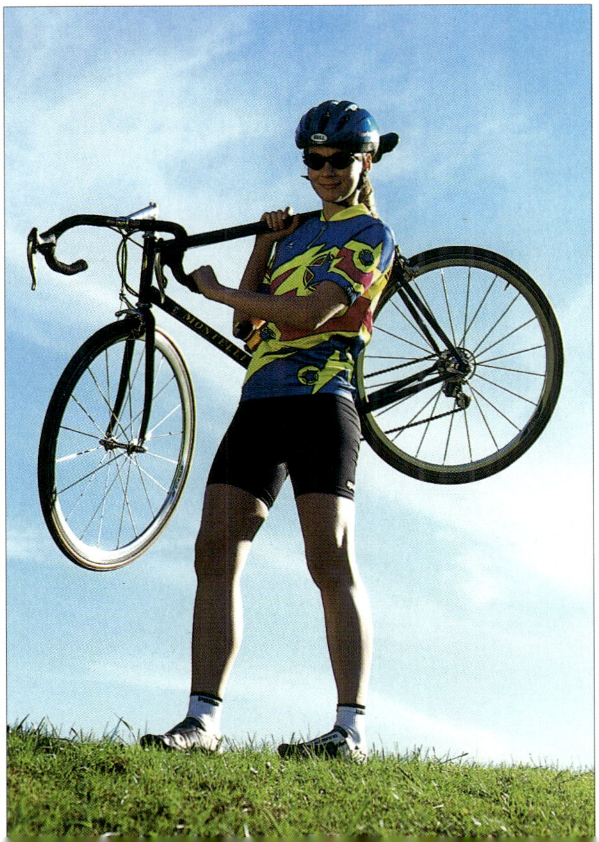

Schuhe

Anfangs reicht ein Turnschuh mit einer festen Sohle völlig aus. Der Schuh muß Ihnen einen festen und sicheren Halt auf den Pedalen geben. Wenn Sie aber regelmäßig trainieren, dann lohnt sich die Anschaffung von richtigen Radschuhen mit Clip-Pedalen. Bei dieser Art von Pedalen wird der Fuß ähnlich wie bei einer Skibindung eingeklickt, so daß die Pedalriemen zur Fixierung der Füße auf den Pedalen überflüssig sind. Die Clip-Pedale gewährleisten eine feste Verbindung zwischen Schuh und Pedale und ermöglichen so eine optimale Kraftübertragung und einen runden Tritt. Die Schuhe dürfen beim Neukauf eng anliegen, allerdings ohne die Füße einzuengen oder zu drücken. Um die optimale Kraftübertragung vom Fuß auf die Pedale zu gewährleisten, sollte die Sohle relativ steif sein. Achten Sie auch auf ein entsprechendes Belüftungssystem für ein angenehmes Fußklima.

Trikots

Für die verschiedenen Jahreszeiten gibt es Trikots mit kurzem und langem Arm. Trikots sind absolut sinnvoll, denn sie schützen den Körper vor Sonne und Kälte. Ein gutes Trikot liegt eng am Körper an, schützt die Nierengegend und transportiert den entstehenden Schweiß möglichst schnell von innen nach außen. Für das Training in der Dämmerung sind bunte Trikots mit hellen, leuchtenden Farben zu bevorzugen, damit Sie von anderen Verkehrsteilnehmern eher erkannt werden.

Nützliches Zubehör

Auf den Schutzhelm sollten Sie aus Sicherheitsgründen auf keinen Fall verzichten. Besonders empfehlenswert sind sogenannte Hartschalenhelme, die aufgrund ihrer Bauart Stöße effektiv absorbieren können.

Bei Stürzen können Radsport-Handschuhe die Hände vor schweren Abschürfungen schützen. Eine Radlerbrille versüßt das Fahrvergnügen, indem sie die Augen vor zuviel *UV-Licht* schützt und zugleich Staub und lästige Insekten fernhält. Als nützliche Hilfe beim Training entpuppt sich ein *Tachometer* mit diversen Funktionen. Um ungestört eine Pause einlegen zu können, lohnt sich die Anschaffung eines Sicherheitsschlosses.

Ausrüstung

Schätzungen zufolge besitzt jeder zweite Bundesbürger ein Fahrrad. Jährlich setzt der Fahrradhandel etwa fünf Millionen Fahrräder um. Steigende Verkaufszahlen verdeutlichen den Aufwärtstrend. Vor zehn bis fünfzehn Jahren wurde die Kaufentscheidung für ein Fahrrad fast ausschließlich durch Farbe, Ausstattung und Größe bestimmt. Inzwischen ist das Angebot für den Laien kaum noch überschaubar: es gibt *Trekkingräder*, *Mountain-Bikes*, *Rennräder*, *Citycruiser* und vieles mehr. Um sich in diesem permanent wandelnden Markt auszukennen, bedarf es viel Fachwissens. Informieren Sie sich beim Neukauf in Fachzeitschriften und im Fachhandel über die Vor- und Nachteile der verschiedenen Modelle und der maßgeschneiderten Rahmenanpassung.

Grundsätzlich bestimmt der geplante Einsatzbereich die Entscheidung, welches Rad gekauft wird. Ein Rennrad ist aufgrund der schmalen Reifen nur für die Straße geeignet. Selbst kleine Bordsteinkanten entpuppen sich im Alltagsgebrauch schnell als regelrechte Felgenkiller. Die Domäne der Mountain-Bikes ist der Wald und schwieriges Gelände. Aufgrund der Stollenbereifung und der stabilen Bauweise sind die Räder im Vergleich zu den Rennrädern natürlich viel schwerfälliger.

Einen guten Kompromiß hinsichtlich Fahrkomfort, Sportlichkeit und Einsatzgebiet bieten die Hybrid-Bikes oder Trekkingräder. Diese »Zwitter« eignen sich hervorragend für die Straße sowie für Feld- und Waldwege.

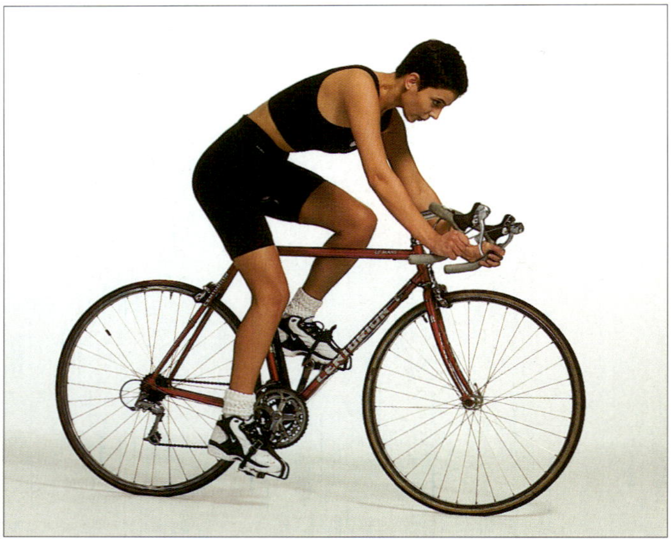

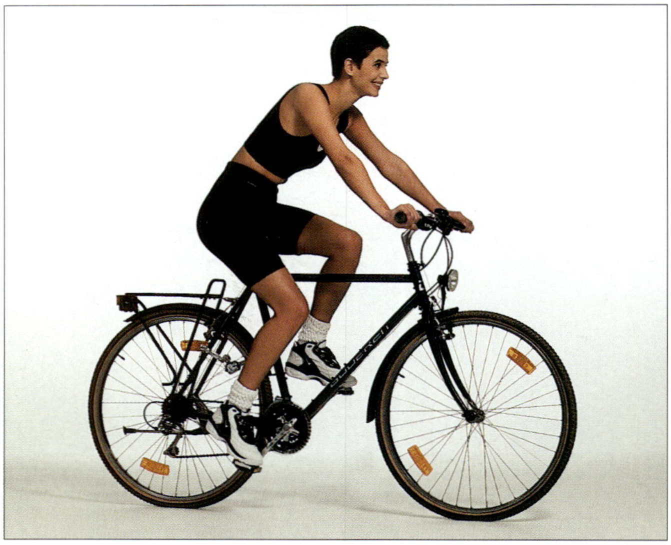

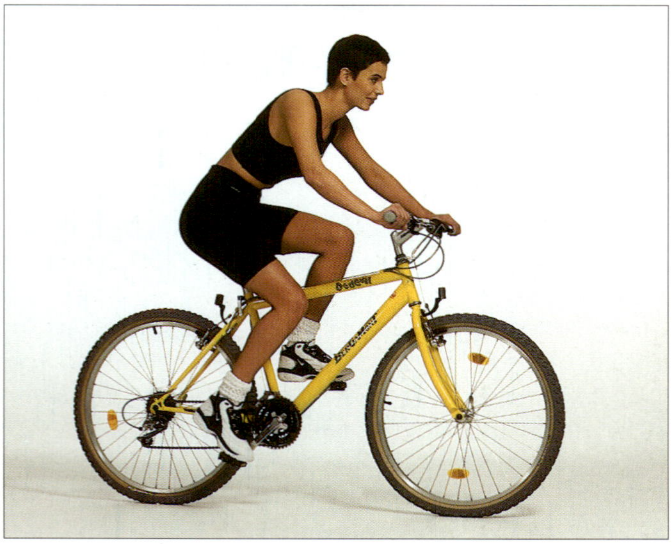

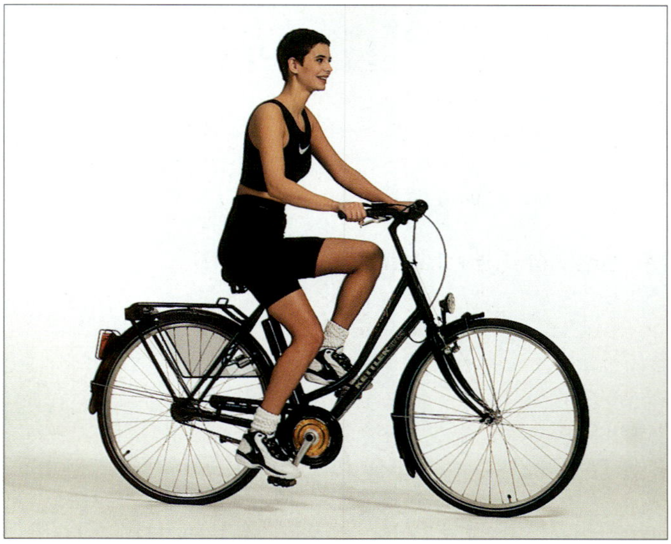

Anpassung des Bikes

Ungeachtet der verschiedenen Fahrradmodelle brauchen Sie ein Bike, das Ihrem individuellen Körperbau gerecht wird. Nur wenn Mensch und Fahrrad ideal aufeinander abgestimmt sind, kann die körperliche Leistungsfähigkeit optimal entfaltet werden. Wichtige Voraussetzungen hierfür sind die Einstellung der richtigen Sitzposition, ein guter Fahrstil und die runde Trittbewegung.

Die richtige Sitzposition

Vorausgesetzt, die Rahmenmaße sind vom Fachhändler auf die Körpergröße abgestimmt, kann man die Feinabstimmung der individuellen Sitzposition durch Veränderungen an Sattel und Lenker erreichen. Eine wichtige Prämisse bei der Einstellung ist, daß Sie während der Fahrt alle Bewegungsabläufe leicht und problemlos ausführen können.

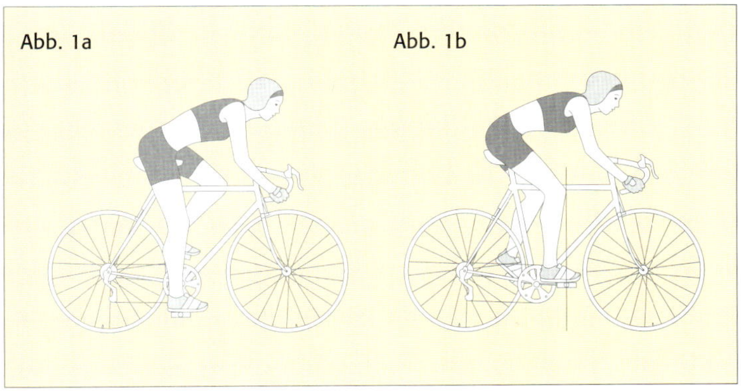

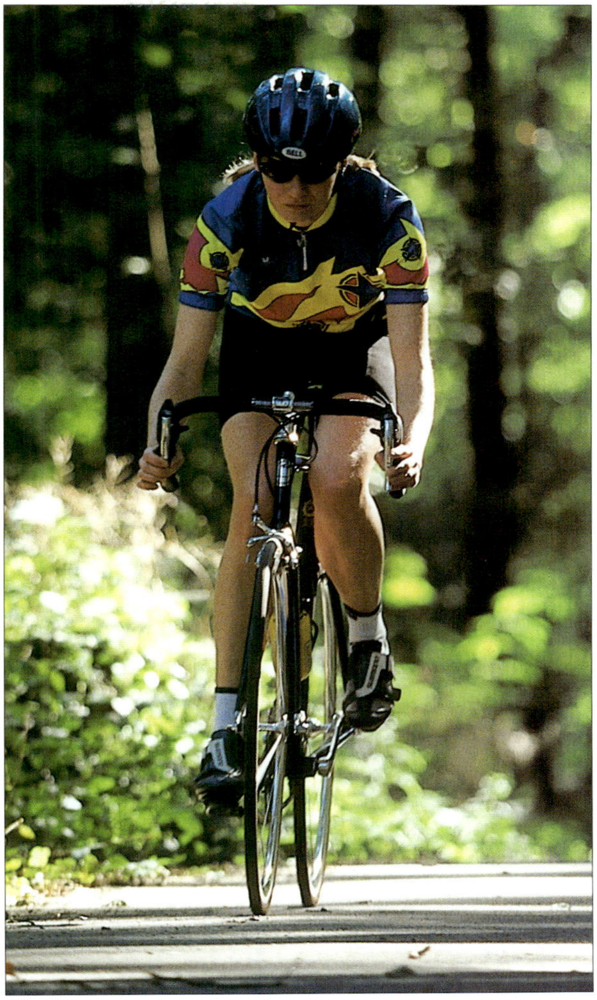

Einstellung der Sattelhöhe

Zur Einstellung der Sattelhöhe setzen Sie sich auf den Sattel und bringen das Pedal in die unterste Position. Wenn Sie die Ferse auf das Pedal aufsetzen, muß das Kniegelenk leicht gebeugt sein (Abb. 1a). Außerdem muß die Fußspitze bei gestrecktem Bein unter das Pedal gelangen können.

Einstellung der Sattelneigung

Der Sattel sollte im Normalfall waagerecht eingestellt werden, also parallel zum Oberrohr (wenn vorhanden) des Rahmens. Am besten stellen Sie die Sattelneigung mit einer Wasserwaage ein. Gewöhnlich befindet sich die Sattelstütze in der Mitte des Sattels. Für eine optimale Sitzposition muß der Sattel nach der richtigen Höheneinstellung oft noch ein wenig vor- oder zurückversetzt werden. Diese Einstellung wird als Sattelstellung bezeichnet. Zur richtigen Satteleinstellung setzen Sie sich erneut auf den Sattel und bringen beide Pedale in eine waagerechte Stellung. Positionieren Sie die Fußballen auf den Pedalen. Die korrekte Sattelstellung ist erreicht, wenn das Kniegelenk genau senkrecht über der Achse des vorderen Pedals steht (Abb. 1b).

Einstellung der Lenkerhöhe

Als Faustregel für die richtige Lenkerhöhe gilt: Der Lenker sollte sich auf Sattelhöhe befinden. Bei Alltags- oder Tourenrädern werden die Lenker im allgemeinen höher als der Sattel eingestellt. Ein sportliches Radfahren zeichnet sich zur Erlangung eines geringeren Luftwiderstands durch eine gebeugte, vorgeneigte Sitzposition aus. Je nach Trainingszustand, Form des Lenkers, Einsatzgebiet des Bikes und *Physiognomie* des Fahrers kann der Lenker im Verhältnis zur Satteleinstellung in bestimmten Fällen auch etwas tiefer als üblich stehen.

Fahrtechnik

Die richtige Beinarbeit und der runde Tritt sind elementare Techniken beim Radfahren. Bei der idealen Beinarbeit bewegen sich die Beine in einer parallelen Ebene zum Rahmen. Jeweils im Wechsel drückt ein Fuß die Pedale nach unten, während der andere Fuß die Pedale aktiv nach oben zieht. Damit bei dieser Bewegung achsengerecht und somit gelenkschonend gearbeitet wird, müssen die Füße gerade auf den Pedalen stehen. Der Fußballen steht dabei genau senkrecht über der Pedalachse.

Diese runde Trittbewegung, das sogenannte *Pedalieren*, ist eine Kunst, die auch Radprofis von Zeit zu Zeit immer wieder neu trainieren müssen. Das Pedalieren können Sie nur erlernen, wenn die Füße auf den Pedalen durch Pedalriemen oder andere Systeme fixiert sind. Viele unerfahrene Radsportler treten das Pedal einfach von oben nach unten, in diesem Fall bringen die Füße nur in einem kleinen Winkelbereich Kraft auf die Pedalen. Sie nutzen also nur einen Teil der gesamten Tretbewegung zum Vortrieb aus. Der Stil wirkt unruhig und abgehackt. Beim perfekten Pedalieren vergrößern Sie den wirksamen Arbeitsbereich durch Heben und Senken der Fußspitze mit Druck nach vorn und Zug nach hinten. Dabei zeigt die Fußspitze während des Tretvorgangs abwechselnd nach oben und nach unten (Abb. 2b). Bei sehr hohen Trittfrequenzen bleibt allerdings kaum noch Zeit, die Fußspitzen im höchsten Punkt anzuheben. In diesem Fall bleibt die Fußspitze waagerecht oder permanent nach unten gerichtet. Beim Pedalieren arbeiten drei Gelenke harmonisch zusammen: das Hüft-, Knie- und das Sprunggelenk. In Abbildung 3 sind die Hauptmuskeln dargestellt, die in den einzelnen Trittphasen am runden Tritt beteiligt sind.

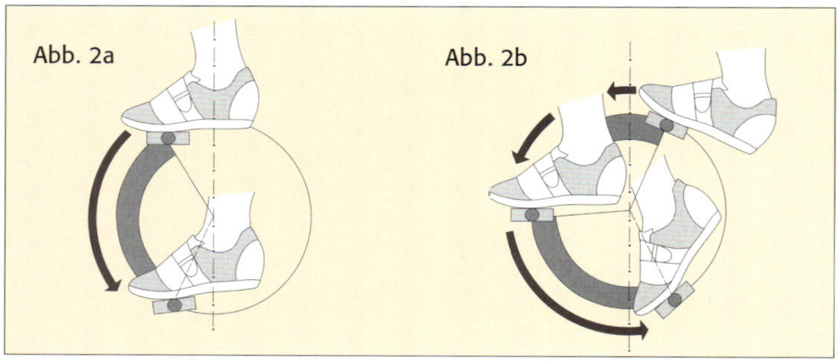

Zum Erlernen des runden Tritts üben Sie die Bewegung zunächst nur mit einem Bein. Sie nehmen den rechten Fuß aus den Pedalriemen und treten nur mit dem linken Fuß. Versuchen Sie das Pedal gleichmäßig zu bewegen. Sobald der Fuß ermüdet und die Bewegungsqualität nachläßt, üben Sie mit dem rechten Fuß. Führen Sie diese Übung zunächst mit langsamer Tretgeschwindigkeit und geringem Krafteinsatz durch. Als nächstes üben Sie das Zusammenspiel beider Beine. Während der rechte Fuß das Pedal nach unten drückt, zieht der linke Fuß das Pedal aktiv nach oben. Bedenken Sie, daß Ihnen viel Tretkraft und somit auch Vortrieb verlorengeht, wenn Sie das Bein nicht aktiv nach oben ziehen, sondern den Fuß passiv auf dem sich von unten nach oben bewegenden Pedal stehen lassen (Abb. 2a und b).

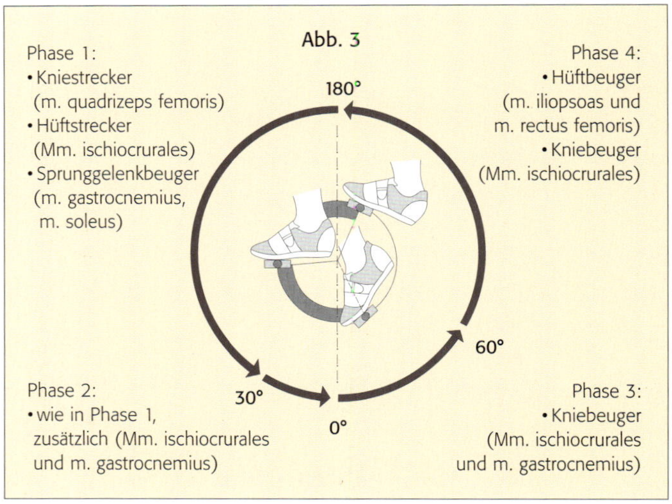

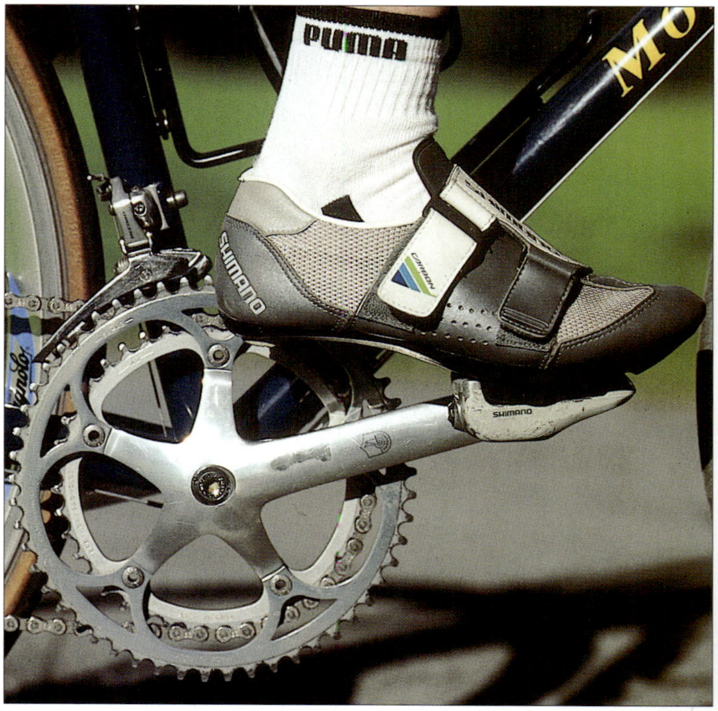

Der gute Fahrstil

Als Grundvoraussetzung eines guten Fahrstils gilt natürlich, daß man den Luftwiderstand auf dem Fahrrad durch eine entsprechende Körperhaltung so gering wie möglich hält. Ein Sportler mit einer schlechten aerodynamischen Haltung muß für die gleiche Leistung mehr Kraft aufwenden als ein Sportler mit günstiger aerodynamischer Körperhaltung. Bedenken Sie aber, daß die Gesundheit im Sport wichtiger ist als die Aerodynamik. Sie sollten die aerodynamische Sitzposition daher nur einnehmen, wenn

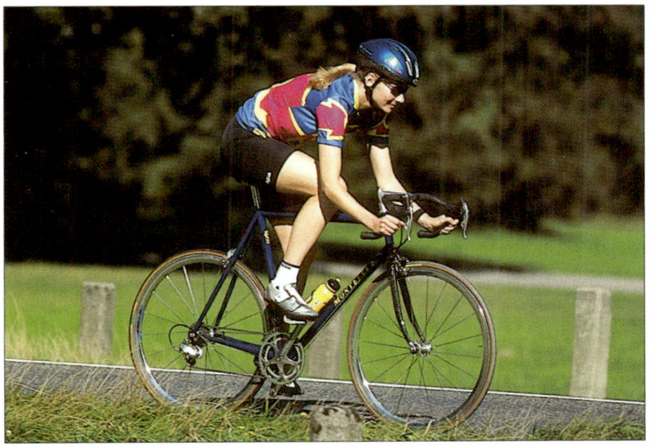

sichergestellt ist, daß sie keine Beschwerden in Rücken-, Schulter- oder Handgelenken verursacht. Wechseln Sie deshalb während der Fahrt häufiger die Griff- und Sitzposition, um Verspannungen der Muskulatur und Überlastungen an den Gelenken vorzubeugen.

Die Körperhaltung wird maßgebend bestimmt durch die Bauart des Fahrrads. Lassen Sie sich daher beim Kauf eines Rades eingehend beraten und verschweigen Sie gesundheitliche Beschwerden nicht. Beim »Kilometerfressen« auf gerader Straße arbeiten die Beine in einer parallelen Auf- und Abbewegung wie ein Uhrwerk. Die Oberkörperhaltung ist dabei möglichst ruhig. Alle Kurven auf der Trainingsstrecke sind so schnell wie nötig und so sicher wie möglich zu meistern. Vor der Kurve sollte die Geschwindigkeit so weit heruntergebremst werden, daß sie sicher durchfahren werden kann. In der Kurve sollte möglichst nicht gebremst werden. Achten Sie darauf, daß das kurveninnere Pedal sich in der obersten Position befindet: bei der Rechtskurve ist somit die rechte Kurbel in der obersten Position, bei der Linkskurve das linke Pedal. Aufgrund der *Zentrifugalkraft* muß der Fahrer sich in die Kurve hineinlehnen. Im Idealfall sollten Fahrer und Fahrrad in der Kurve die gleiche Schräglage haben. Bei unübersichtlichen Kurven ist aus Sicherheitsgründen unbedingt rechts zu fahren. Ebenso sollten Linkskurven höchstens bis zum Mittelstreifen geschnitten werden. Mit Ausnahme von besonders langgezogenen Kurven wird der Tretrhythmus in den Kurven eingestellt. Sobald Sie aus der Kurve herausfahren, können Sie den Tretzyklus wieder aufnehmen und das Fahrrad beschleunigen.

Die Bremsen werden während der Fahrt zur Regulierung und Kontrolle der Geschwindigkeit benutzt. Zum Abbremsen sollten Sie immer Vorder- und Hinterradbremse gleichzeitig benutzen. Achten Sie beim Bremsvorgang zur Vermeidung von Stürzen dar-

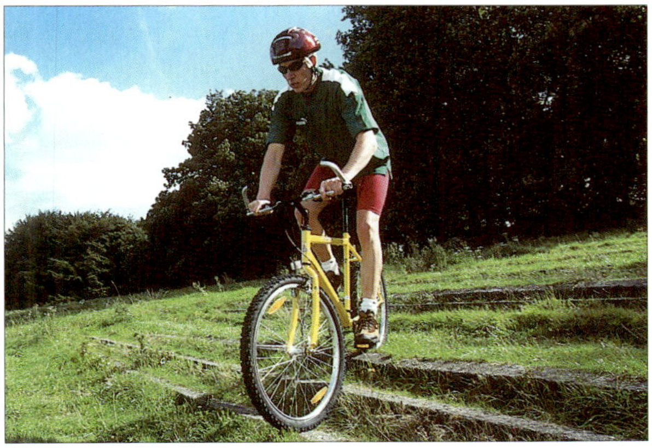

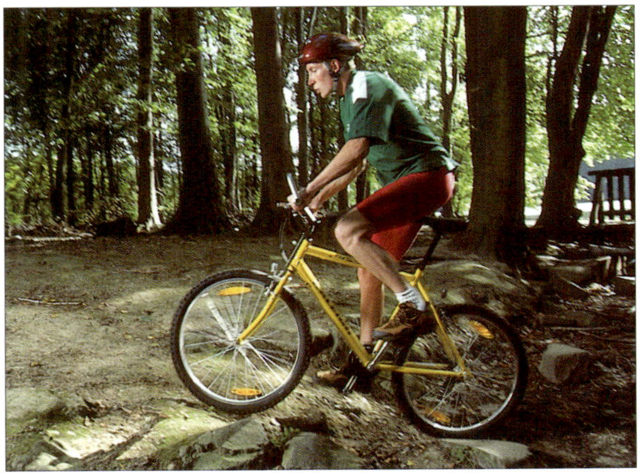

auf, daß die Bremsen nicht blockieren. Grundsätzlich bremst die Vorderradbremse effektiver als die Hinterradbremse, aber sie blockiert auch schneller. Wenn man gezwungen ist, in der Kurve zu bremsen, sollte man aus Sicherheitsgründen immer der Hinterradbremse den Vorzug geben. Bei zu starkem Einsatz der Vorderradbremse rutscht das Vorderrad in der Kurve seitlich weg.

Trainingsplan

Zur Verbesserung der aeroben Leistungsfähigkeit bietet sich beim Fahrradfahren die Dauerleistungsmethode an. Am Anfang Ihres Trainings beginnen Sie mit mindestens zwei Trainingseinheiten pro Woche von 15 bis 20 Minuten Dauer. Sobald die vorgegebene Trainingsstrecke gut zu bewältigen ist, erhöhen Sie Ihre Trainingshäufigkeit von zwei auf drei Trainingseinheiten pro Woche. Versuchen Sie nun die Trainingsstrecke bei gleichbleibender Trainingsherzfrequenz zu verlängern. Über einen längeren Trainingszeitraum erfolgt der stufenförmige Trainingsaufbau vom untrainierten bis hin zum fortgeschrittenen Sportler. Dabei sollte folgendes Grundprinzip eingehalten werden: Zuerst wird die Trainingshäufigkeit pro Woche erhöht, danach erfolgt die Erhöhung des Trainingsumfangs, und am Ende wird die Intensität erhöht. Der Aufbau einer Trainingseinheit gliedert sich in folgende drei Teilbereiche:

1. Aufwärmphase:
Langsames Einfahren bereitet den Sportler auf die eigentliche Anforderung vor. In der Aufwärmphase ist daher mit einer geringeren Herzfrequenz zu arbeiten als in der Haupttrainingsphase. Benutzen Sie zur Überwachung der Trainingsherzfrequenz, die sich von der Maximalen Herzfrequenz (MHF) ableitet, ein Herzfrequenzgerät.

Einsteiger

	1. bis 4. Woche	5. bis 8. Woche	9. bis 12. Woche
Trainingsherzfrequenz	*60–70% der MHF*	*60–70% der MHF*	*60–70% der MHF*
Trainingszeit pro Trainingseinheit	*15–20 min*	*20–30 min*	*30–45 min*
Trainingseinheiten pro Woche	*2*	*2–3*	*3*

Geübte

	1. bis 4. Woche	5. bis 8. Woche	9. bis 12. Woche
Trainingsherzfrequenz	*60–75% der MHF*	*60–75% der MHF*	*60–75% der MHF*
Trainingszeit pro Trainingseinheit	*20–30 min*	*30–45 min*	*45–60 min*
Trainingseinheiten pro Woche	*2–3*	*3*	*3*

Fortgeschrittene

	1. bis 4. Woche	5. bis 8. Woche	9. bis 12. Woche
Trainingsherzfrequenz	*70–85% der MHF*	*70–85% der MHF*	*70–85% der MHF*
Trainingszeit pro Trainingseinheit	*30–45 min*	*40–60 min*	*> 60 min*
Trainingseinheiten pro Woche	*3*	*3–4*	*3–4*

2. Trainingsphase:
Die inhaltliche Gestaltung der Belastungsphase ist abhängig von der Leistungsfähigkeit und dem Trainingsziel des Sportlers. Entsprechend werden die Trainingsmethoden und Belastungsnormative des Sportlers je nach Zielsetzung festgelegt.
3. Cool-Down:
Die Cool-Down-Phase beim Radfahren ist durch langsames Ausfahren gekennzeichnet, wobei die Herzfrequenz deutlich unterhalb der Belastungshöhe im Hauptteil liegt. Den Ausklang einer jeden Trainingseinheit bilden funktionelle Dehnübungen.

Indoor-Cycling/Spinning®-Programm

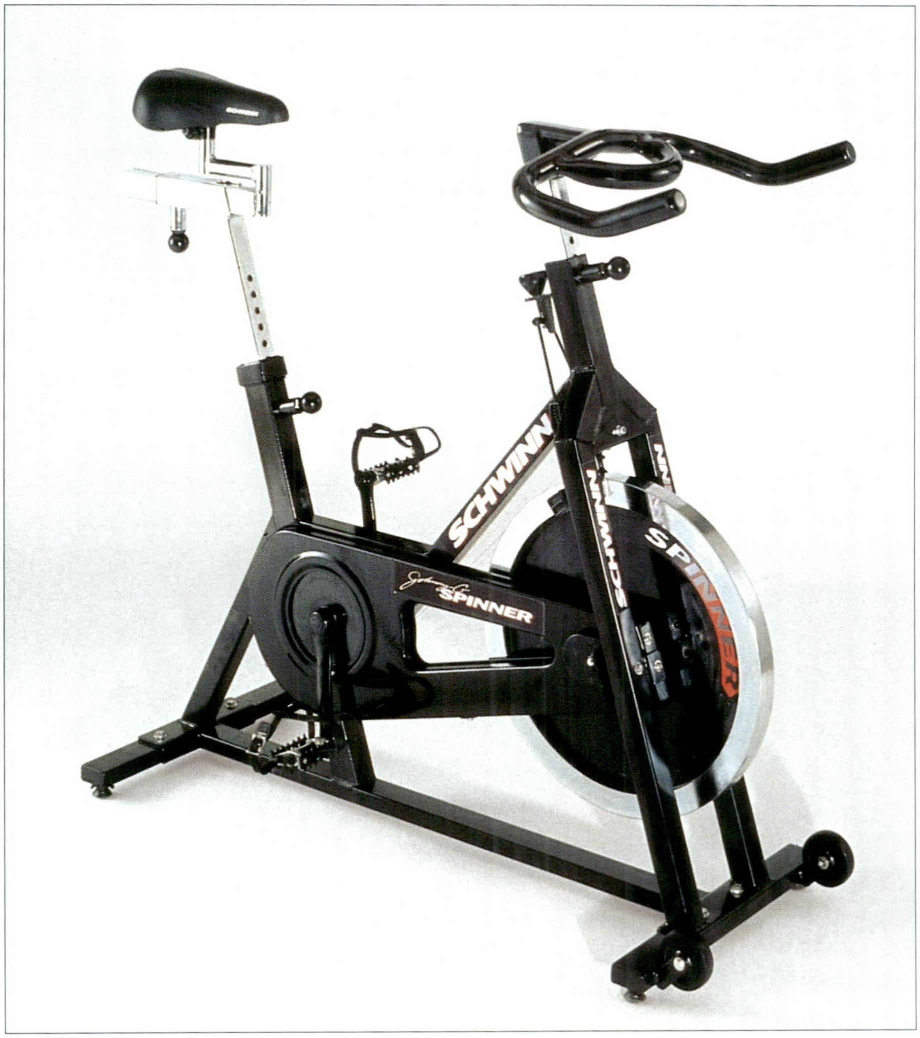

Unter Indoor-Cycling versteht man ein abwechslungsreiches Ausdauertraining auf stationären Fahrrädern (Indoor-Cycle) mit Musikbegleitung. Das Indoor-Cycle wurde speziell für diesen Einsatzbereich entwickelt. Über einen Riemen- oder Kettenantrieb wird ein schweres Schwungrad mit Starrlauf in Gang gebracht. Über eine fein dosierbare Feststellbremse kann der Widerstand des Schwungrads verändert werden. Auf diese Weise ist es möglich, den individuellen Leistungsvoraussetzungen der Teilnehmer gerecht zu werden und das Schwungrad abzustoppen. Die verschiedenen Indoor-Cycles sind vielfach verstellbar, so daß sie auf die körperlichen Voraussetzungen der Teilnehmer eingestellt werden können.

Das Indoor-Cycling, auch Spinning®-Programm genannt, wird vorzugsweise als Gruppentraining durchgeführt. Es ist daher eine gute Alternative zum häufig recht langweiligen Einzeltraining. Während des Kurses wird die Gruppe von einem speziell für das Indoor-Cycling ausgebildeten Trainer betreut. Er motiviert die Gruppe und steuert die Trainingsintensität, damit alle Gruppenmitglieder ihre Trainingsziele erreichen. Auch beim Indoor-Cycling sollte die Intensitätsbestimmung durch den Einsatz eines Herzfrequenzmeßgeräts erfolgen. In der Praxis wählt jedoch der Sportler den Belastungswiderstand und die Trittfrequenz häufig nach seinem subjektiven Empfinden. Zur Vermeidung von Über- und Unterforderungen ist eine objektive Belastungskontrolle nur durch die Verwendung einer Pulsuhr gewährleistet, die zudem gleichzeitig eine individuelle Anpassung der Trainingsprogramme ermöglicht. Auf diese Weise können verschiedene Leistungs- und Altersstufen innerhalb einer Stunde individuell betreut werden. Aus diesem Grund ist das Indoor-Cycling ideal, um den Einstieg in das Ausdauertraining zu finden. Auch für die »Radprofis« kann das Indoor-Cycling eine Trainingseinheit ersetzen oder als Schlechtwetteralternative dienen. Durch die abwechslungsreichen und motivierenden Programme ist Indoor-Cycling eine empfehlenswerte Möglichkeit, seine Ausdauer effektiv und gelenkschonend zu trainieren.

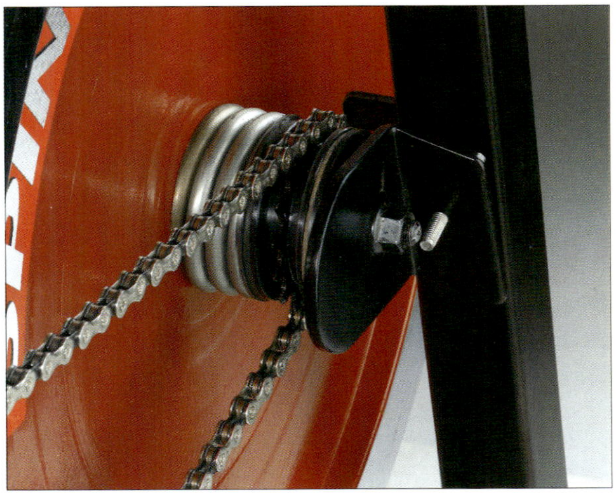

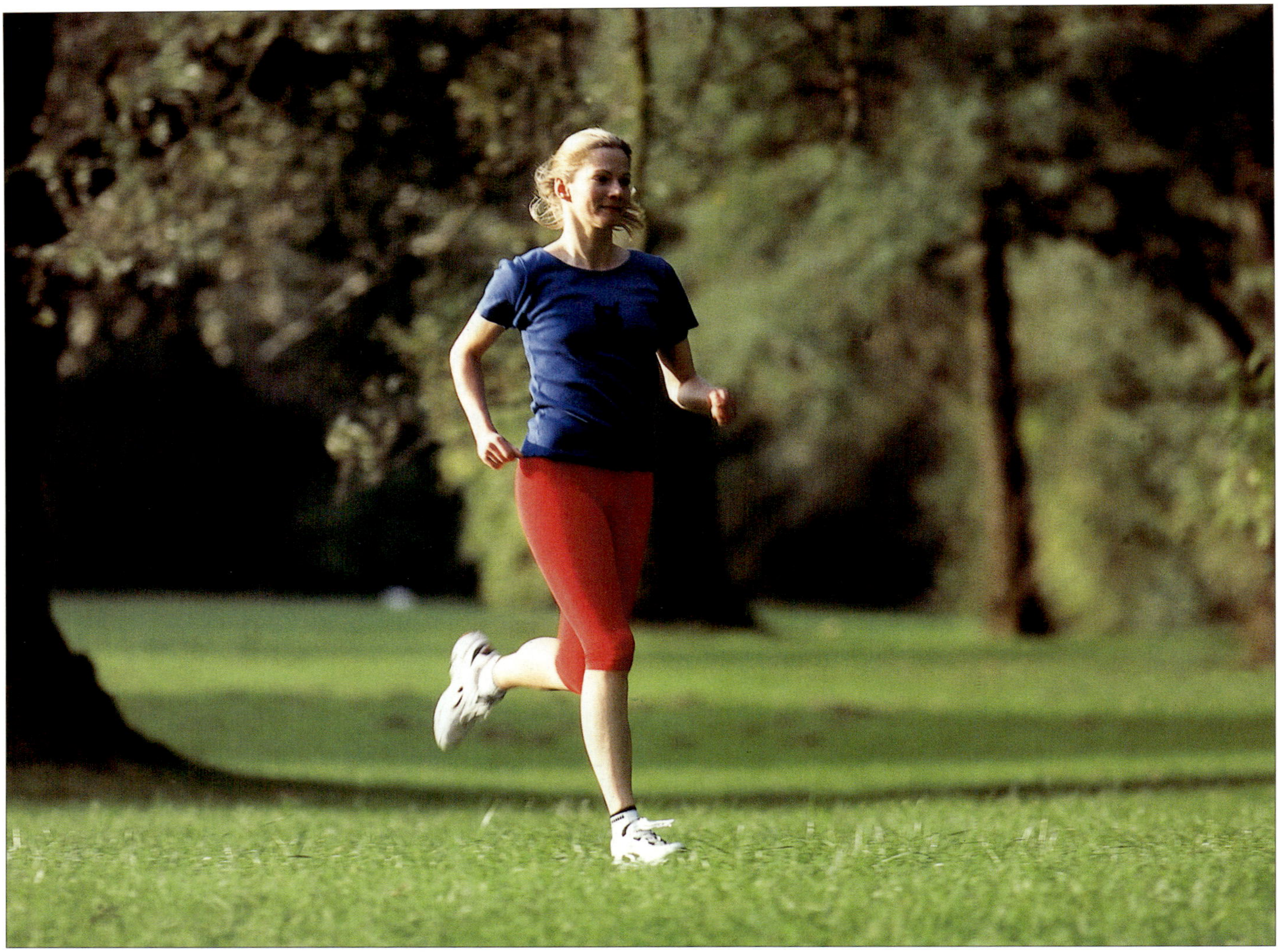

Jogging

Joggen ist weltweit die wohl bekannteste und am häufigsten betriebene Ausdauersportart. Ungefähr 30 Millionen Amerikaner laufen regelmäßig, und in Deutschland absolvieren etwa 1,5 Millionen Laufanhänger mindestens zweimal in der Woche ein Lauftraining. Es gibt viele Gründe, die für die Popularität und den ständig anhaltenden Joggingboom sprechen. Gehen und Laufen sind Bewegungsabläufe, die wir in frühester Kindheit erprobt und automatisiert haben. Sie sind daher beispielsweise im Gegensatz zum Skilanglauf technisch nicht erst noch zu erlernen. Unter Beachtung einiger Tips kann man also nahezu unmittelbar mit dem Lauftraining beginnen. Außerdem ist Jogging relativ unabhängig von Ort und Zeit. Von besonderem Erholungswert ist das Joggen in der freien Natur, es wirkt streßabbauend und ausgleichend auf die Psyche. Aufgrund des geringen Materialbedarfs ist Jogging ebenso wie Walking darüber hinaus ein sehr preiswerter Sport.

Die richtige Ausrüstung

Am allerwichtigsten beim Laufen ist natürlich ein gutes Schuhwerk. Gerade Sportler, die mit der Sportart beginnen, sollten aufgrund des noch nicht ausgefeilten Laufstils und der häufig zu schwachen Stützmuskulatur besonders viel Wert auf gutes Schuhwerk legen. Leider sieht die Praxis anders aus, denn oft werden alte Sportschuhe hervorgeholt, die für den Anfang genügen sollen. Vermeiden Sie solche Fehler, da sich aufgrund des schlechten Schuhwerks schnell Laufbeschwerden einstellen werden. Im Idealfall läßt man sich vor dem Schuhkauf vom Orthopäden untersuchen und erfragt seinen Fußtyp, denn $^{2}/_{3}$ bis $^{3}/_{4}$ der Bevölkerung haben Fußfehlstellungen, wie zum Beispiel Knick-, Senk-, Spreiz- oder Hohlfuß. Beim Schuhkauf muß diese Achsenfehlstellung natürlich berücksichtigt und durch Korrekturen am Schuh ausgeglichen werden. Bei Nichtbeachtung kann sonst im ungünstigsten Fall die Fehlstellung durch den Schuh sogar verstärkt werden, und Sie bekommen Gelenkprobleme. Lassen Sie sich nicht durch höhere Kosten abschrecken, denken Sie daran, daß Joggen und Walken zu den sehr kostengünstigen Sportarten zählen. Am Schuh sollten Sie Ihrer Gesundheit zuliebe nicht sparen. Aber auch der teuerste Schuh ist nicht immer der beste. Oft verbirgt sich hinter dem teuren Schuh nur ein Modetrend oder High-Tech-Material, welches für den Spitzensport entwickelt wurde. Beim Kauf ist man schnell dazu geneigt, einen besonders leichten Schuh zu kaufen, bedenken Sie jedoch, daß die Materialermüdung höher ist. Aus diesem Grund sollten die extrem leichten Schuhe dem Wettkampfsportler vorbehalten sein. Bedenken Sie zudem, daß ein fester Schuh mehr Halt gibt.

Ein Laufschuh ist immer nur so gut, wie er paßt. Daher sollten Sie beim Schuhkauf folgendes beachten:

•Informieren Sie sich über die Sportfachgeschäfte in Ihrer Umgebung, suchen Sie das Geschäft mit der kompetentesten Beratung auf.

•Am besten kaufen Sie die neuen Joggingschuhe nachmittags, denn morgens sind die Füße noch dünn, im Laufe des Tages schwellen sie jedoch an, und wenn Sie abends joggen wollen, dann drückt der Schuh.

•Wenn Sie alte Laufschuhe haben, nehmen Sie diese mit ins Geschäft und zeigen Sie sie dem Verkäufer. Ein guter Verkäufer erkennt anhand des Sohlenabriebs Ihre Lauftechnik.
Tip: Ein guter Laufstil zeichnet sich dadurch aus, daß der Sohlenabrieb hinten außen und vorne innen am größten ist.

•Beim Kauf müssen das Gewicht des Sportlers, der Laufstil und die Bodenbeschaffenheit des Trainingsreviers berücksichtigt werden. Eine dämpfende Sohle hat die Funktion, die Stoßwirkung des Körpers in der Landephase zu kompensieren. Doch je schwerer und schneller der Sportler ist, desto härter muß die Sohle sein. Überprüfen Sie daher bei der Auswahl, ob sich die Sohle im Fersenbereich leicht eindrücken läßt, wenn ja, ist der Schuh kaum geeignet.

•Ein guter Schutz gegen das gerade bei Einsteigern auftretende Umknicken bietet eine seitlich ausgestellte Sohle. Sofern das Laufrevier aus unwegsamen Pfaden mit Wurzelwerk besteht, sollten Sie darüber nachdenken, ob der Schuh über den Knöchel reichen darf, denn dadurch wird das Umknicken erschwert. Auch die Höhe, die Länge und das Material der Fersenkappe sind als stützende Komponenten für den Fuß zu beachten. Die Kappe sollte daher aus festem Kunststoff geformt und mit Kunststoff oder Leder überzogen und verstärkt sein. Der Fersenrand des Schuhs muß weich abgepolstert sein, damit keine Achillessehnenreizungen auftreten können.

•Gehen Sie nicht davon aus, daß der Schuh noch eingelaufen werden muß, denn ein guter Schuh sitzt bei der ersten Anprobe wie angegossen. Ein passender Schuh darf nirgendwo drücken oder einengen. Der Fuß muß einen guten Halt haben, und im vorderen Bereich sollten die Zehen ein bis anderthalb Zentimeter Platz zur Schuhspitze haben.

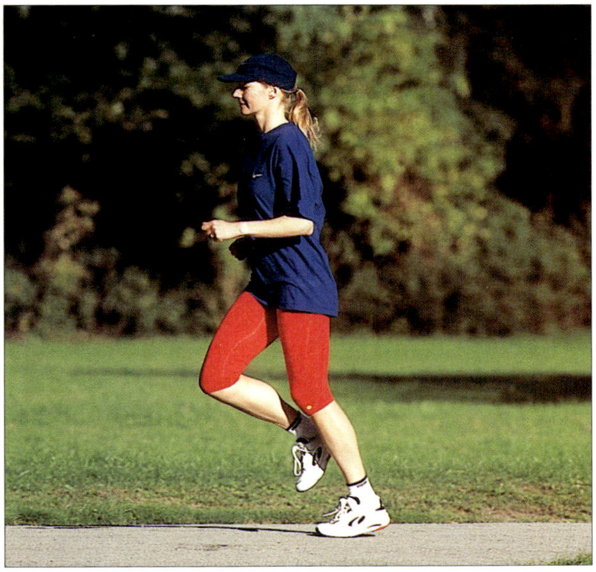

•Bei täglichem Training sollten Sie mehrere Paar Schuhe zur Auswahl haben. Denn nicht jeder Schuh ist für alle Jahreszeiten und alle Bodenbeschaffenheiten gleich gut geeignet. Durch den häufigen Gebrauch vertreten die Laufschuhe viel schneller und werden instabil. Nach einer Trainingseinheit benötigt der Schuh etwa 24 Stunden Pause, damit sich die Materialverformung in der Mittelsohle zurückbildet. Zudem beugen Sie durch den Wechsel der Laufschuhe möglichen Fußbeschwerden vor.

Kleidung

Es gibt kein schlechtes Wetter, nur die falsche Kleidung! Daher richtet sich die optimale Bekleidung nach der Witterung. Leider wird dieser einfache Grundsatz häufig mißachtet, so daß nicht nur die Freude am Training leidet, sondern auch Hitze- oder Kälteschäden die Folgen sein können. Zum einen soll die Kleidung den Schweiß und die Wärme gut nach außen abgeben können, andererseits muß sie Schutz vor Kälte, Wind und Nässe bieten. Bei warmen Außentemperaturen reichen ein T-Shirt oder ein Träger-Shirt sowie eine kurze Hose aus. Bei sehr starker Sonneneinstrahlung ist eine Sportbrille mit entsprechenden Sonnengläsern sowie eine Schirmmütze empfehlenswert. Im Herbst, wenn die Tage kühler werden, zieht man eine Trainingsjacke oder ein Sweatshirt über. Um die Beine vor dem Auskühlen zu schützen, haben sich lange und hautenge Laufhosen, sogenannte »tights« oder »running pants« bewährt. Für Läuferinnen bieten verschiedene Hersteller spezielle Sport- oder Lauf-BH's an.

Wichtiger als die modischen Aspekte der Sportbekleidung ist das verwendete Material. Naturfasern wie Baumwolle nehmen viel Feuchtigkeit auf und sind viel rauher als Kunstfasern, daher unterstützen sie das Wundscheuern der Haut. Das schweißnasse Kleidungsstück bleibt an der Haut kleben, durch die Verdunstung der angestauten Feuchtigkeit droht bei niedrigen Außentemperaturen und starker Windeinwirkung schnell eine lokale Unterkühlung. Teure Kunstfasern hingegen sind glatter, sie scheuern bedeutend weniger auf der Haut. Zudem transportieren sie den Schweiß von der Haut weg nach außen. Die Haut bleibt so angenehm trocken, und die lokale Unterkühlung bleibt aus. Als Einsteiger in diese Sportart können Sie zunächst ruhig auf die vorhandenen Kleidungsstücke zurückgreifen. Auf Dauer sollten Sie sich jedoch geeignetere Bekleidungsstücke anschaffen, um das Risiko eventueller gesundheitlicher Schädigungen durch ungeeignete Kleidung auszuschließen. Erst bei extremen Wetterlagen oder bei Langstreckenwettbewerben ist die High-Tech-Faser ein absolutes Muß, um sich vor gesundheitlichen Schäden zu schützen.

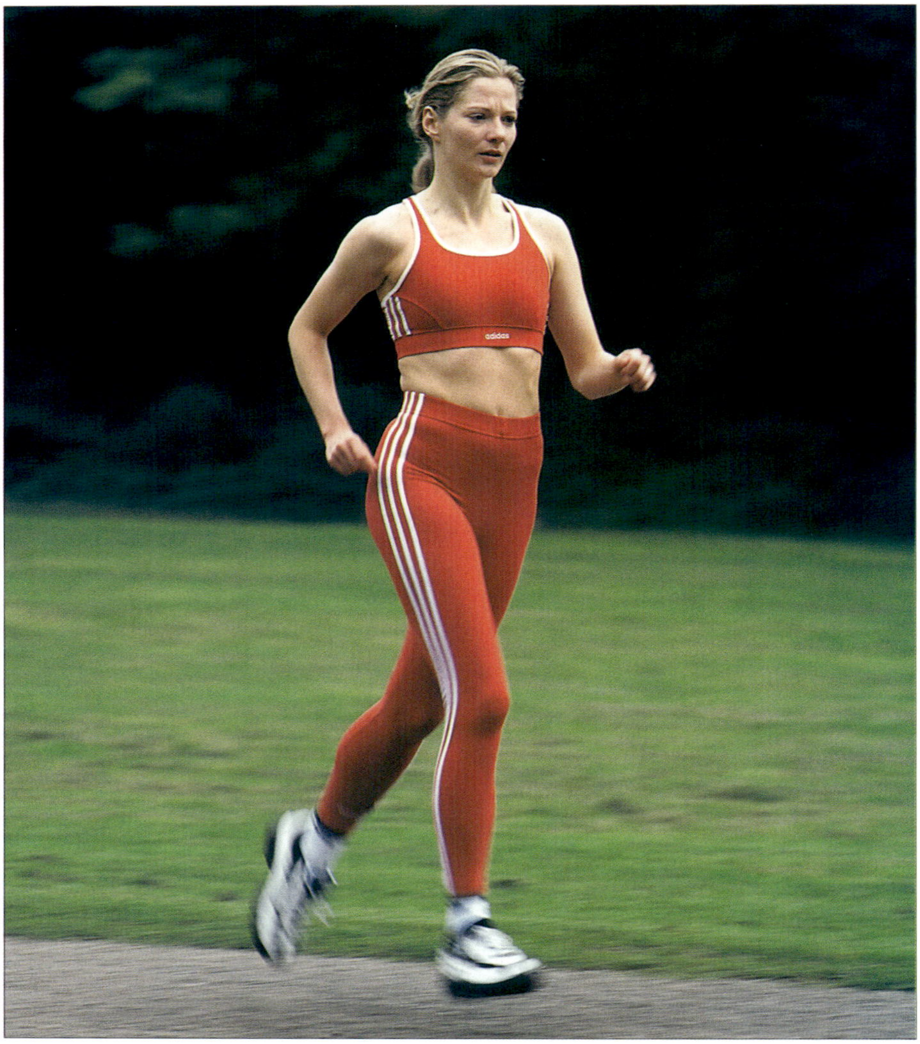

Bekleidungstips

An kalten Trainingstagen kleiden Sie sich am besten nach dem Zwiebelschalensystem. Dazu ziehen Sie mehrere Kleidungsstücke übereinander an. Denn ein Unterhemd, ein T-Shirt und eine Trainingsjacke bieten mehr isolierende und damit wärmende Luftschichten zwischen den Kleidungsstücken als nur ein dickes Sweatshirt und eine Jacke.

Sofern Sie bei Dunkelheit oder in der Dämmerung joggen, was sicherlich in den Wintermonaten regelmäßiger der Fall sein kann, sollten Sie aus Sicherheitsgründen helle Kleidung tragen, darüber eine Leuchtweste oder Leuchtstreifen verwenden. Eine kleine Taschenlampe ist häufig eine große Hilfe und stört nur wenig. Bedenken Sie, daß die meisten Joggerunfälle bei Dunkelheit geschehen.

Techniken

Bei der Lauftechnik handelt es sich um eine funktionale Technik, die für alle Läufer bindend ist. Häufig werden die Begriffe Lauftechnik und Laufstil synonym verwendet. Beim Laufstil dagegen tritt die individuelle Art des Läufers zutage, wie zum Beispiel besonders leichtfüßig oder schwerfällig zu laufen. Mit der Zeit wird jeder Läufer seinen Laufstil entwickeln.

Körperhaltung

Während des Laufes sollte die Körperhaltung locker sein. Der Oberkörper ist möglichst gerade, eventuell leicht vorgebeugt. Der Kopf wird in Verlängerung der Wirbelsäule gehalten, so daß der Blick etwa 10 bis 15 Meter voraus auf den Boden fällt (Abb. 1).

Abb. 1

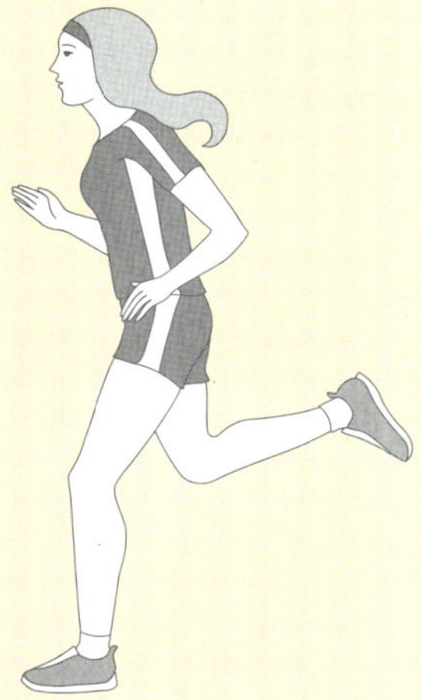

Armtechnik/Armhaltung

Die Arme sind im Ellbogengelenk fast bis zu einem rechten Winkel angebeugt. Sie liegen seitlich am Körper an und schwingen diagonal zur Beinbewegung. Das heißt, der rechte Arm und das linke Bein beziehungsweise der linke Arm und das rechte Bein bewegen sich gleichzeitig in eine Richtung. Diese Technik ist durch das tägliche Gehen normalerweise automatisiert und muß nicht erst erlernt werden. Die Pendelbewegung der Arme nach vorn erfolgt bis etwa auf Brusthöhe, während des Rückschwingens werden die Hände bis auf Gürtelhöhe zurückgeführt. Während der Armpendelbewegung sind die Hände leicht geöffnet oder locker eingerollt. Vermeiden Sie es, die Hand zu einer festen Faust zu ballen (siehe Abb. 2a und b).

Abb. 2a

Abb. 2b

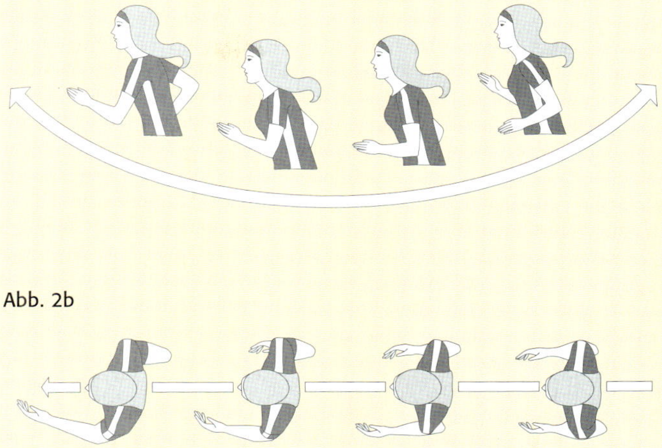

Schritt-/Beintechnik

Während der Aufsetzphase wird der Fuß zuerst mit der Ferse aufgesetzt und über den ganzen Fuß abgerollt. Dabei zeigt die Fußspitze nach vorn in die Laufrichtung. Außerdem sollte man beachten, daß der Auftrittfuß im Kniegelenk leicht gebeugt ist, denn bei überstrecktem Knie werden die Stoßwellen ungefedert auf die weiterlaufenden Gelenke übertragen. Das gebeugte Kniegelenk bewirkt zudem, daß der Fuß näher zum *Körperschwerpunkt* aufgesetzt wird. Für den Läufer ist diese Technik ökonomisch und gelenkschonend.

Der Laufeinsteiger wird erfahrungsgemäß am Anfang kleinere Schritte ausführen und mit einer geringeren Geschwindigkeit laufen. Daher ist der beschriebene Abrollvorgang über die Ferse nur schwer möglich. Der Sportler wird zwangsläufig mit der gesamten Sohle aufsetzen. Nach wenigen Trainingseinheiten werden die Schritte länger und die Geschwindigkeit größer. Mit ein wenig Konzentration ist dann auch der Abrollvorgang über den Ballen möglich. Eine gute Technik zeichnet sich durch einen fast lautlosen Bodenkontakt aus. Sollten Sie jedoch ein lautes Klatschen vernehmen und ist Ihr Laufstil eher trampelnder Art, dann sollten Sie noch an Ihrer Technik arbeiten.

Ein ökonomischer Laufschritt hängt zudem von der Länge und von der Gestaltung des Laufschritts ab. Wenn Sie Ihrem eine ungewohnt große Schrittlänge zumuten, dann ist dies sehr anstrengend und unökonomisch. Beim Laufen steht zunächst einmal die Kraftersparnis im Vordergrund. Versuchen Sie daher nicht,

Ihrem Körper eine bestimmte Schrittlänge aufzuzwingen. Vielmehr sollten Sie so laufen, wie es für Sie am einfachsten ist, dann wird sich schnell die optimale Schrittlänge einstellen. Bedenken Sie immer, daß größere Schritte auch mehr Kraft benötigen. Kleinere Schritte sind daher am Anfang aufgrund der Kraftersparnis günstiger, auch wird der Fuß dann nicht zu weit vor dem Körperschwerpunkt aufgesetzt.

Atmung

Viele Sportler wollen gleich zu Beginn des Lauftrainings den Atemrhythmus an den Schrittrhythmus anpassen. Als erstes sollten Sie darauf achten, daß die Atmung gleichmäßig ist. Erst wenn die Lauftechnik korrekt ist, sollten Sie versuchen, den Atemrhythmus dem Laufrhythmus anzupassen. Bei Laufeinsteigern und langsamen Trabläufen wird häufig der Dreier-Rhythmus bevorzugt. Das

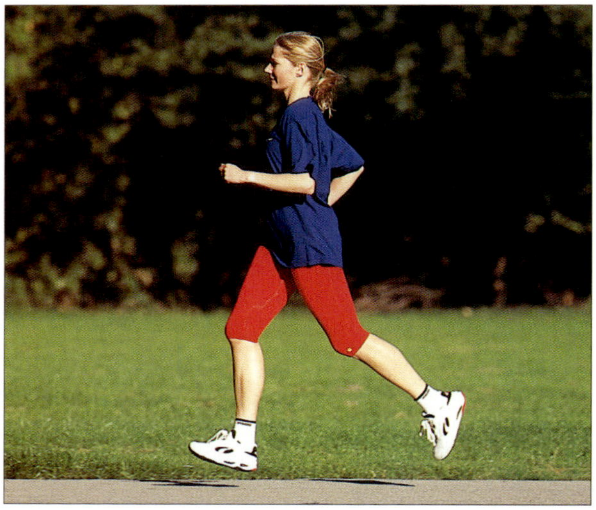

bedeutet, auf drei Schritte ein- und auf die drei folgenden Schritte auszuatmen. Selbstverständlich sind auch Einer-, Zweier- und Vierer-Rhythmen möglich – also ein, zwei oder vier Schritte einatmen und dann ein, zwei oder vier Schritte lang ausatmen. Versuchen Sie Ihren individuellen Atemrhythmus zu finden. Die Nasenatmung ist der Mundatmung vorzuziehen, da die Nase die Luft besser anfeuchtet, säubert und erwärmt. Auf diese Weise kann gerade im Winter grippalen Infekten vorgebeugt werden. Bei höheren Laufgeschwindigkeiten muß man zwangsläufig auch die Mundatmung mit einbeziehen. Um einen optimalen Sauerstoffaustausch zu gewährleisten, sollte der Schwerpunkt der Atemphase bei der Ausatmung liegen.

Abb. 3

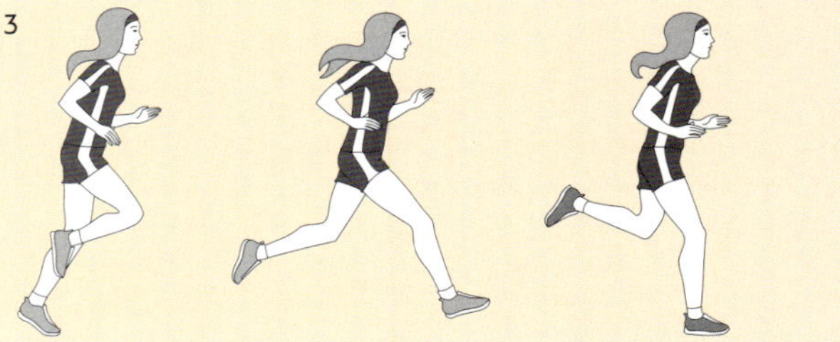

Laufphasen

Beim Laufen unterscheidet man zwei Phasen (Abb. 3):
- die Stützphase (Kennzeichen: Ein Fuß hat Bodenkontakt);
- die Flugphase (Kennzeichen: Beide Füße befinden sich in der Luft, der Läufer hat keinen Bodenkontakt).

Beide Laufphasen werden weiter untergliedert:

Die hintere Stützphase beginnt, wenn der Fuß sich leicht hinter dem Körperschwerpunkt befindet, und endet beim Abheben des Fußes vom Boden. Die vordere Stützphase beginnt mit dem Aufsetzen des Fußes und endet, wenn der Körperschwerpunkt sich leicht vor oder genau über dem stützenden Fuß befindet. Unter Experten besteht bis heute Uneinigkeit darüber, ob der Sportler mit dem Ballen (*Tretstil*) oder besser mit der Ferse (*Schreitstil*) zuerst auf den Boden aufsetzen sollte (Abb. 4). Fest steht, daß es gute Spitzenläufer und Rekordhalter in beiden Stilen gibt. Man ist sich jedoch darüber einig, daß auf kurzen Strecken der Ballenlauf der optimale Stil ist, während die Mittelstreckenläufer eher den Mittelfußbereich aufsetzen. Den Freizeitläufern und den Langstreckenläufern ist, aus biomechanischer Sicht, der Fersenlauf zu empfehlen.

Die Flugphase beginnt mit dem Abdruck des Fußes vom Boden und endet mit der Landung des anderen Fußes. Innerhalb dieser Phase kommt es somit zum Fußwechsel. Während der Flugphase schwingt der Unterschenkel des Beins, das sich vom Boden abdrückt, Richtung Gesäß. Dieser Vorgang geschieht passiv durch die Schwungkraft des Abdrucks. Sobald diese Bewegung aktiv ausgeführt wird, ist die Lauftechnik unökonomisch und kraftraubend.

Abb. 4

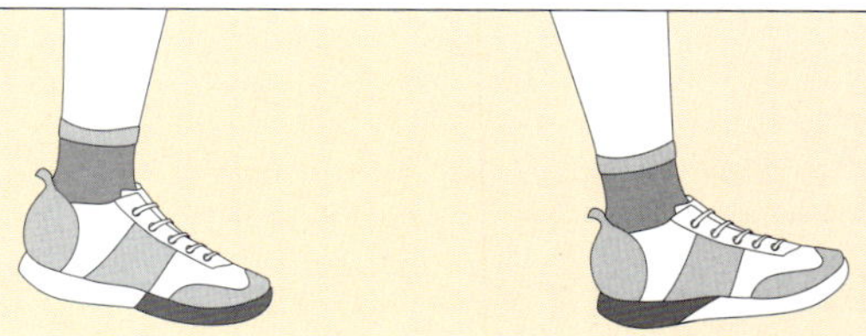

Trainingsplan

Der vorliegende Abschnitt soll Ihnen helfen, Ihr Lauftraining optimal aufzubauen, damit Sie die angestrebten Ziele auch erreichen können. Untrainierte Personen müssen erfahrungsgemäß nach wenigen Minuten Dauerlauf die Belastung aufgrund von Atemnot und muskulärer Ermüdung abbrechen. Auch wenn beim Joggen in erster Linie die Ausdauer trainiert wird: Übersehen Sie bitte nicht, daß es sich auch um ein Gesamtkörpertraining im Sinne von großem muskulären Einsatz handelt! Der erste Trainingsplan zielt daher darauf ab, Sie innerhalb von zwölf Wochen so zu trainieren, daß Sie 2 x 12 Minuten ohne Beschwerden durchlaufen können.

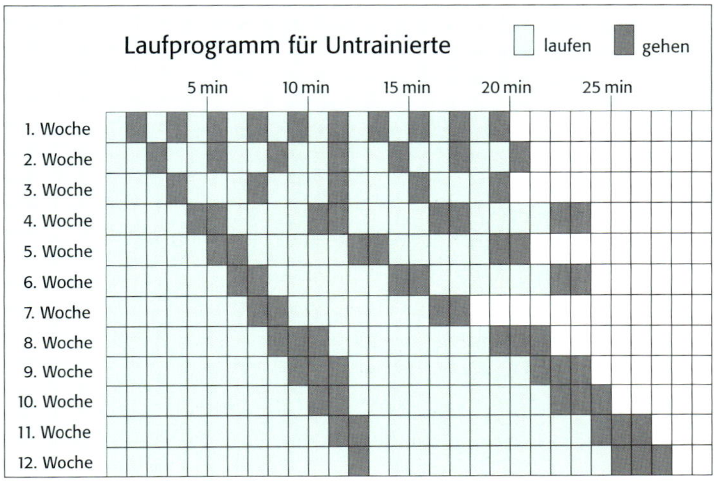

Der Trainingsplan wurde nach dem Prinzip des *Intervalltrainings* erstellt. Danach wechseln systematisch Be- und Entlastungsphasen. Während die Laufintervalle die Belastungsphasen repräsentieren, sind die Erholungsphasen durch Gehen gekennzeichnet. Pro Trainingseinheit laufen Sie in der ersten Woche 10 x 1 Minute im Wechsel mit 10 x 1 Minute gehen. Um die Trainingsanpassung zu berücksichtigen, werden die Laufintervalle von Woche zu Woche länger und die Gehintervalle im Verhältnis kürzer. Auch steigen die Trainingseinheiten stufenweise an: anfänglich 2 bis 3 Einheiten pro Woche, im folgenden Monat jeweils 3 und im letzten jeweils 3 bis 4 Trainingseinheiten. Das Lauftempo wird durch den individuell errechneten Trainingsherzfrequenzbereich vorgegeben. Hierbei ist der Einsatz eines Herzfrequenzgeräts durchaus sinnvoll. Den festgelegten Bereich sollten Sie auf jeden Fall einhalten, damit das Herz-Kreislauf-System weder über- noch unterfordert wird. Innerhalb des Gehintervalls sollten Sie das Tempo so wählen, daß die Herzfrequenz nicht unter 100 Schläge pro Minute absinkt. Sobald die Herzfrequenz unter den geforderten Wert sinkt, sollten Sie das Gehtempo erhöhen oder erneut mit einem Laufintervall beginnen. Der Plan gilt lediglich als Orientierungshilfe. Wenn Sie merken, daß der Plan zu leicht oder zu schwer ist, dann scheuen Sie nicht davor zurück, ihn an Ihre individuelle Belastbarkeit anzupassen, indem Sie die Geh- und/oder die Laufintervalle verändern.

Sobald Sie 10 bis 15 Minuten ohne Unterbrechung laufen können, wechseln Sie zum Minimalprogramm. Geübte Läufer können gleich mit dem Optimalprogramm beginnen.

Beide Programme helfen Ihnen, die erworbene Ausdauer zu stabilisieren und auszubauen. Bedenken Sie bei der Wochentrainingsplanung, daß vier Trainingseinheiten von 15 Minuten einen besseren Trainingseffekt bewirken als eine Trainingseinheit von 60 Minuten. Erhöhen Sie nach und nach die Laufstrecke bei gleichem Trainingsherzfrequenzbereich.

Trainingsprogramm

	Minimal	Optimal
Wöchentlicher Belastungsumfang	*60 min ca. 9–12 km laufen*	*3 h ca. 35–40 km laufen (bei 12km/h)*
Belastungs-intensität	*50–60% der Herz-Kreislauf-Leistung ($Vo_2max.$) HF = 160 – Alter*	*70–80% der Herz-Kreislauf-Leistung HF = 180 – Alter*
Belastungsdauer	*Minimum: 10–12 min Maximum: 30 min*	*Minimum: 30–35 min Maximum: 60–70 min*
Trainingshäufigkeit	*5 x 12 min bis 2 x 30 min pro Woche*	*6 x 30 min bis 3 x 60 min pro Woche*
Wirksam anzuwenden bei	*Männern: $Vo_2max.$ < als 40 ml/kg, oder geringer als 2 W*	*Männern: $Vo_2max.$ < ab 45 ml/kg, oder 3–4 W*
	Frauen: $Vo_2max.$ < als 32 ml/kg, oder geringer als 1,5 W	*Frauen: $Vo_2max.$ < als 38 ml/kg, oder 2–3 W*
Kalorienverbrauch	*ca. 800–900 kcal*	*min. 3 000 kcal*

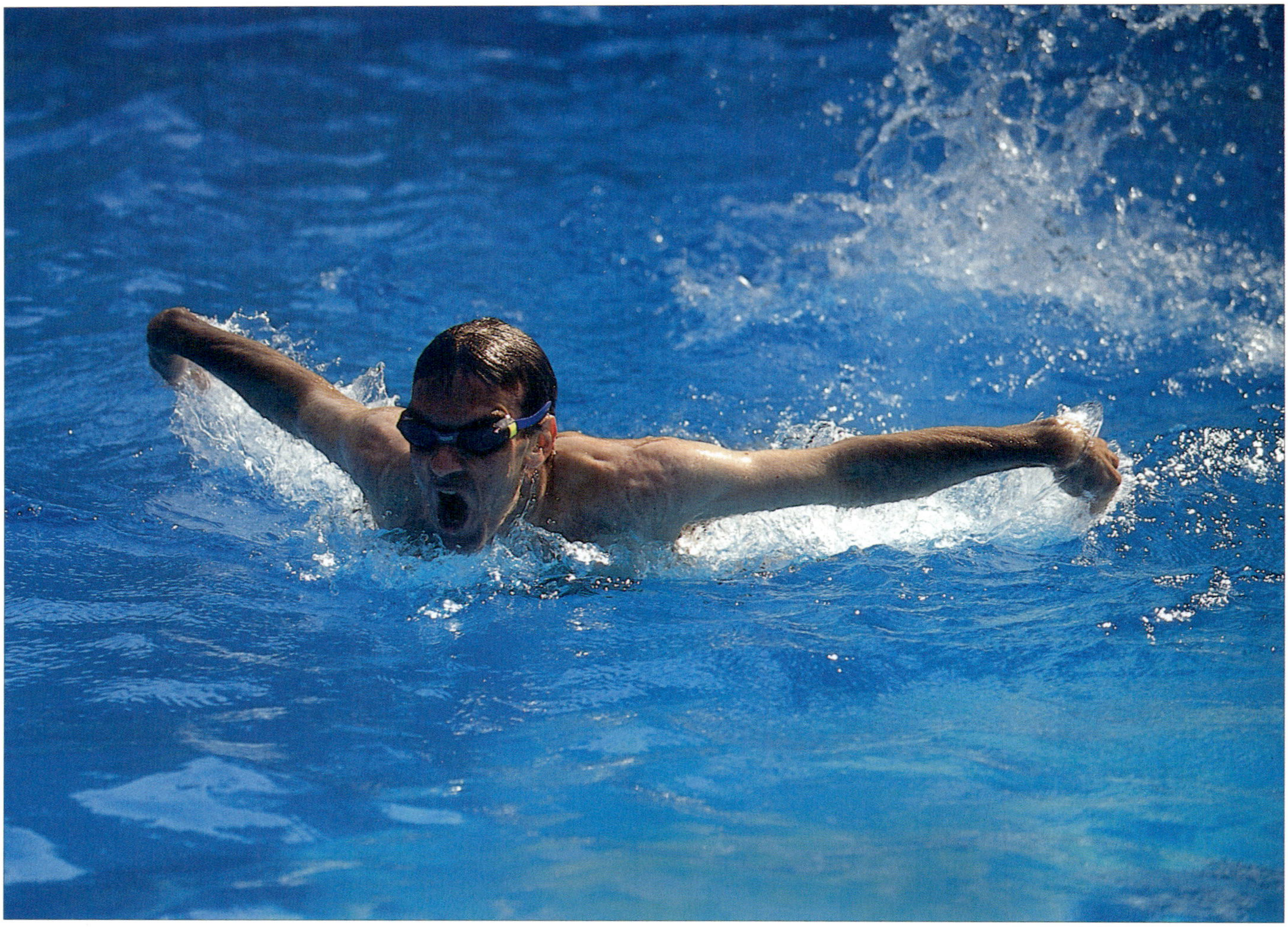

Schwimmen

Die Bewegung im Wasser ist aufgrund der veränderten Wahrnehmung der auf den Körper einwirkenden Kräfte etwas Besonderes. Einerseits erfordert jede Bewegung gegen den Wasserwiderstand einen höheren Aufwand, die Bewegungen sind schwerer als an Land (was Ihnen bei dem Versuch, durchs hüfttiefe Wasser zu joggen schnell bewußt wird). Andererseits ermöglicht der Auftrieb im Wasser allen, auch schwergewichtigen Menschen, fast ohne eigenes Zutun zu schweben oder sanft zu gleiten.

Die Kältewirkung des Wassers und der Wasserdruck fördern die Durchblutung der Muskulatur. So wird einerseits der Pulsschlag reduziert, andererseits kommt es zu einer schnelleren Erholung nach der Belastung. Neben positiven Auswirkungen auf Herz, Kreislauf und Atmung ist die Schonung des Stützgewebes wesentlich. Da beim Schwimmen keine harten Stöße, wie etwa beim Laufen, abgefangen werden müssen, der Auftrieb darüber hinaus zu einer deutlichen Reduktion des Körpergewichts führt, erfahren insbesondere die Gelenke eine starke Entlastung. Daher ist das Schwimmen als Ausdauersportart besonders zu empfehlen. Und nicht zuletzt sollte eine psychophysische Komponente erwähnt werden: Trotz der Anstrengungen und Erschöpfungen trägt das Wasser, läßt Sie entspannen und wirkt beruhigend auf den Organismus. Dies hinterläßt ein Gefühl wohliger Ermüdung. Und das tut sehr gut.

Neben dem Schwimmen gibt es mittlerweile eine Reihe anderer Sportarten, die die erwähnten Besonderheiten des Elements Wasser nutzen. *Aqua-Jogging* wird ebenso im flachen wie im tiefen Wasser ausgeführt, letzteres vornehmlich zu therapeutischen Zwecken nach Verletzungen. Ähnlich verhält es sich mit dem »Aqua-Training«, einer ursprünglich rehabilitativen Gymnastik, vor allem mit Kräftigungs- und Beweglichkeitsübungen. Unter dem Ausdaueraspekt bleibt das klassische Schwimmen jedoch die geeignetste Wassersportart, die auch von den meisten Wassersportinteressierten am einfachsten auszuführen ist.

Wasserbewältigung

Allen Schwimmarten sind einige Prinzipien gemeinsam, die Sie sich bewußt machen und die Sie beherzigen sollten, um einen schnelleren Zugang zu den einzelnen Schwimmtechniken gewinnen zu können.

• Halten Sie die Augen geöffnet, um die Orientierung im Schwimmbecken nicht zu verlieren und aus der Bahn zu geraten.

• Erfahren und nutzen Sie den *hydrostatischen Auftrieb*. Je mehr sich von Ihrem Körper unter Wasser befindet, desto stärker wirkt der Auftrieb: Spielen Sie erst den »toten Mann« (auf dem Rücken liegend Beine und Arme von sich strecken), heben Sie dann Kopf und Arme aus dem Wasser. Spüren Sie, wie Sie förmlich nach unten gezogen werden? Je mehr Sie also den Auftrieb nutzen, desto weniger Kraft verbrauchen Sie, um den Körper an der Wasseroberfläche zu halten. Die Muskeln sind entspannter, und Sie können mehr Kraft für die Vorwärtsbewegung aufwenden. Konkret bedeutet das, daß Sie zum Beispiel beim Kraulen den Kopf möglichst immer im Wasser liegen haben und vor allem beim Brustschwimmen den Kopf ins Wasser legen sollten, um flach und leicht gleiten zu können.

• Wechseln Sie stetig zwischen Anspannung und Entspannung. In allen Schwimmarten findet ein ständiger Wechsel zwischen Phasen des Antriebs und der Erholung statt. Dies gilt für Arme und Beine. Nur wenn Sie Ihren Gliedern die kurze Erholung gönnen, werden diese Sie auch über einen längeren Zeitraum vorwärtstreiben. Beim Gefühl »schwerer Arme« sollten Sie versuchen, bewußter zu entspannen, schwingen Sie die Arme beim Kraulschwimmen also lockerer vor, oder dehnen Sie die Gleitphase beim Brustschwimmen deutlicher aus.

• Machen Sie sich Widerstände bewußt. Beim Schwimmen kommt es darauf an, »positive« Widerstände mit Vortriebswirkung zu suchen und zu nutzen. Sie sollten immer das Gefühl haben, sich mit einer möglichst großen Abdruckfläche mit Armen und Beinen vom Wasser nach vorne abdrücken zu wollen. Andererseits sind es gerade »negative«, das heißt, »bremsende« Widerstände, die es beim Schwimmen zu überwinden gilt. Jede frontal zur Schwimmrichtung weisende Fläche Ihres Körpers bremst Sie. Versuchen Sie diese also möglichst klein zu halten!

Die richtige Ausrüstung

Badeanzug oder Badehose und Handtuch werden Sie wohl besitzen und beim Schwimmbadbesuch kaum vergessen. Wer häufiger schwimmt, dem sei der Kauf einer Schwimmbrille dringend empfohlen, da die notwendigen Desinfektionsmittel im Wasser brennende Reaktionen in den Augen hervorrufen können. Und wer unter Wasser die Augen offen hält, hat auch weniger Angst davor, den Kopf ins Wasser zu legen! Probieren Sie, wenn möglich, schon beim Kauf, ob sich die Brille luftdicht über die Augen pressen läßt.

Für richtiges Schwimmtraining gibt es Hilfsmittel wie Schwimmbretter, Flossen, *Pull-buoys* oder *Paddels*. Sie dienen neben der Wassergewöhnung und -erfahrung vor allem der Verbesserung der Kraft und Technik von isolierten Teilbewegungen. Im Glossar, das Sie im Anhang finden, wird ihr Gebrauch beschrieben. Diese Geräte können im Schwimmbad ausgeliehen werden.

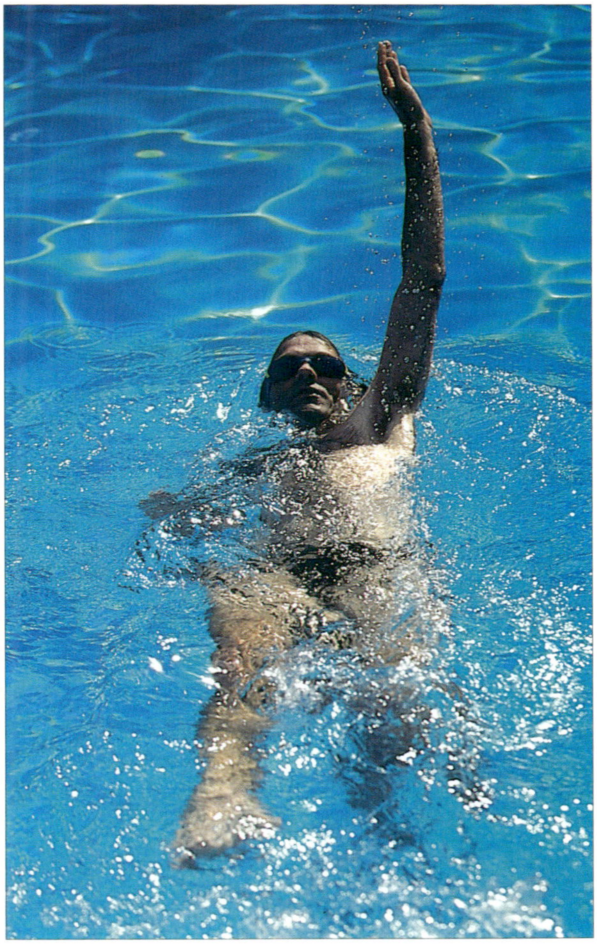

Grundlagen des Schwimmtrainings

Dieses Kapitel soll Ihnen Anregungen bieten, Ihre Schwimmfähigkeit unter dem Fitnessaspekt systematisch zu nutzen und zu erweitern und so Ihre allgemeine Ausdauerfähigkeit zu verbessern helfen. Die folgenden Punkte bieten Ihnen hierzu einen Leitfaden. Und denken Sie daran, daß Sie sich etwas Gutes tun wollen! Verderben Sie sich nicht die Freude am Wasser durch monotone Quälerei, sondern achten Sie auch auf Ihr Wohlbefinden.

Vor intensiverem Schwimmen sollte eine Aufwärm- und eine Dehnphase stehen. Haben Sie sich im Wasser angestrengt, warten Sie nach hoher Belastung einige Minuten mit dem Ausstieg, bis Ihr Puls sich reguliert hat.

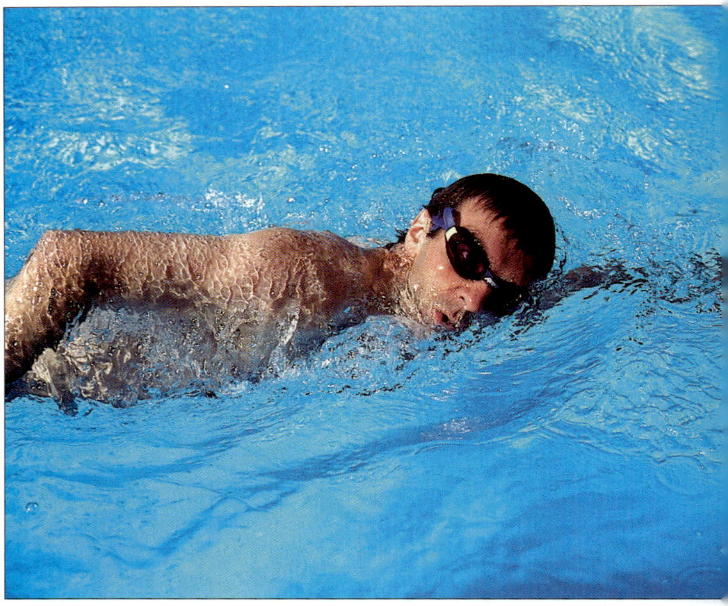

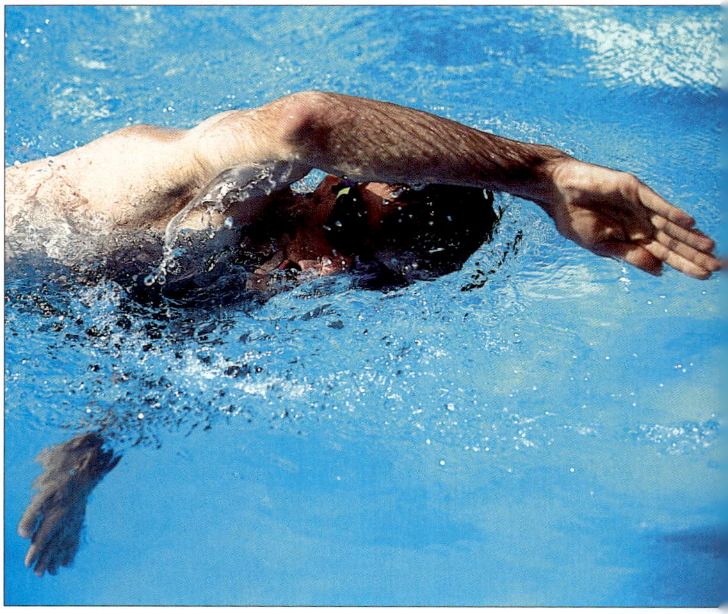

1. Kurze Strecken, aber richtig – die Technik muß stimmen.

Die richtige Technik ist Voraussetzung für ökonomisches und gesundes Schwimmen. Zur Erinnerung und Auffrischung sind auf den kommenden Doppelseiten die Schwimmtechniken mit ihren wichtigsten Bewegungsmerkmalen dargestellt.

• Erspüren Sie sich »Ihre« Technik durch Variationen.

Wichtiger als das minutiöse Nachvollziehen enger Bewegungsvorgaben ist die Entwicklung eines Gespürs für eine gelungene, ökonomische Bewegung. Hierfür sollten Sie einzelne Bewegungselemente in ihrer Ausprägung variieren:

• Schlagen Sie die Beine beim Kraul mit sehr großer, dann mit sehr kleiner *Amplitude*, beziehungsweise mit geringer/hoher Frequenz; ziehen Sie die Arme unter Wasser gestreckt/gebeugt; rollen Sie wenig/stark um die Körperlängsachse; schwimmen Sie eine Bahn Brust mit möglichst wenig Zügen, das heißt, variieren Sie die Länge der Gleitphase etc.

• Spüren Sie die Unterschiede? Finden Sie so ein Maß, bei dem Sie »leicht und zügig« vorankommen. Gewöhnen Sie sich durch folgendes Programm langsam daran, daß die Qualität einer Bewegung nicht durch Ermüdung gemindert wird:

• Schwimmen Sie erst nur wenige Züge, zum Beispiel eine Bahnbreite (10–20 m), in zügigem Tempo. Messen Sie die dafür benötigte Zeit (mit Hilfe eines Partners, einer Wanduhr oder einer wasserdichten Uhr). Die anschließende Pause am Beckenrand sollte etwa das Fünffache der Belastungszeit betragen. Wiederholen Sie dies fünfmal. Erhöhen Sie im Laufe der Trainingseinheiten die Wiederholungszahl bis etwa 15 und reduzieren Sie die Pausenlängen bis 1:1.

• Üben Sie zur Stabilisierung der Techniken darüber hinaus die Arm- und Beinbewegungen isoliert, wie unter 4. dargestellt.

2. Vergrößerung des Umfangs: Dauerschwimmen.

Das nächste Ziel lautet, eine längere Schwimmstrecke durchhalten zu können. Beginnen Sie daher mit einer Technik, die Sie sicher beherrschen.

• Schwimmen Sie mindestens 5 Minuten, das heißt, Strecken über 200 Meter Länge, möglichst ohne Pause. Das Tempo ist ruhig. Sie sollten so schwimmen, daß die Belastung Sie nur gering anstrengt. Erhöhen Sie im Laufe der Wochen den Umfang der Schwimmstrecken, indem Sie über eine längere Zeit schwimmen. Sie werden feststellen, wie rasch Sie den Umfang vergrößern können. Innerhalb einiger Trainingswochen werden Sie in der Lage sein, 800 bis 1000 Meter zu schwimmen.

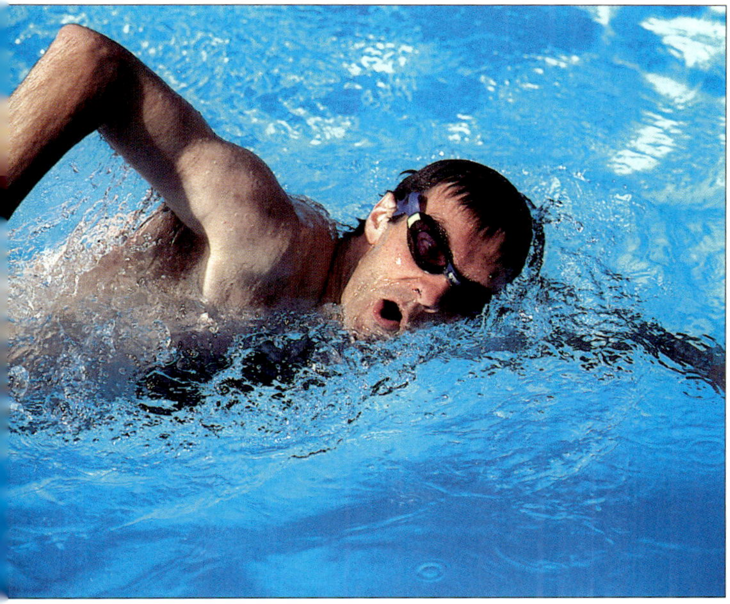

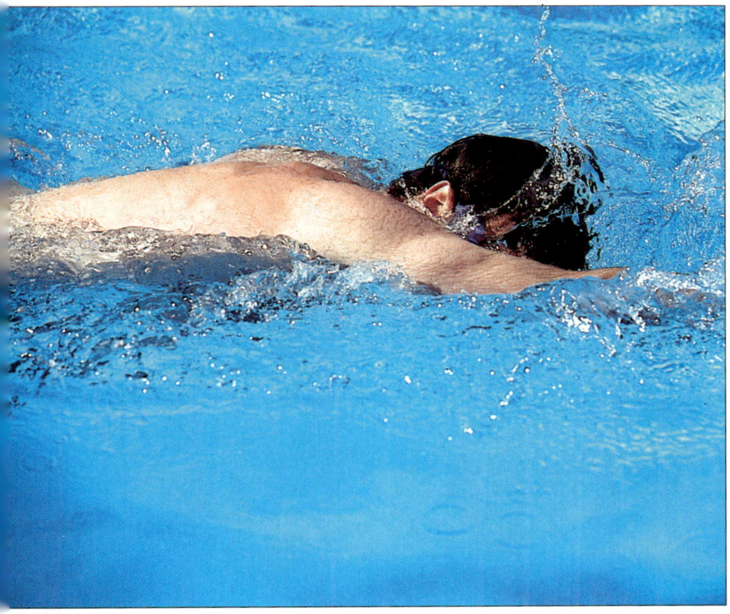

3. Erhöhung der Geschwindigkeit durch Intervalle.

Wenn Sie sich daran gewöhnt haben, Strecken von mehr als 500 Meter durchzuschwimmen, können Sie beginnen, das Tempo auf »Ihrer« Strecke systematisch zu erhöhen. Dabei wird die Gesamtstrecke in Teilabschnitte untergliedert. Diese Teilstücke werden dann, jeweils mit Pausen, etwas schneller durchschwommen als die Gesamtstrecke. Machen Sie sich dafür zu Hause einen Plan, in dem Sie folgende Punkte berücksichtigen:

1. Welche Zeit benötigen Sie für die Gesamtstrecke ?
2. Reduzieren Sie diese Zeit um 8 bis 10 Prozent.
3. Unterteilen Sie die Gesamtstrecke in Teilstücke, zum Beispiel 10 Stück.
4. Teilen Sie die unter Punkt 2 errechnete, reduzierte Zeit durch die Anzahl der Teilstücke. Das ist die Zeit, in der Sie eine Teilstrecke durchschwimmen sollten.
5. Die Pausen zwischen den Teilstrecken betragen jeweils etwa ein Drittel der Schwimmzeit.
6. Merken Sie sich, nach welcher Zeit (Schwimmzeit und Pause) Sie neu starten müssen.

Beispiel: Sie schwimmen 1000 m in 25 min, also 100 m in 150 sec. Sie sollten nun versuchen, zehnmal die 100 m in ca. 2:20 min zu schwimmen. Machen Sie eine Pause von 40 sec, d.h, starten Sie alle 3 min. Allmählich werden die Pausen (30 sec) und die Teilstrecken (50 m/25 m) verkürzt, später nochmals die Schwimmgeschwindigkeit (–10% /–12%) erhöht.

4. Die Abwechslung bringt's.

Wechseln Sie zwischen Dauerbelastungen und Intervallen, wechseln Sie die Länge der Intervalle und auch mal die Geschwindigkeit während eines Dauerschwimmens. Wechseln Sie zwischen den Schwimmarten, und gönnen Sie sich neben der »Kachelzählerei« immer wieder faule Zeiten im Wasser, zum Spielen, Tauchen oder Ausprobieren neuer Techniken. Üben und trainieren Sie auch Arm- und Beinbewegungen isoliert. Dazu sind die anfangs genannten Geräte von großem Nutzen.

• Legen Sie die gestreckten Unterarme auf das Schwimmbrett und führen nur (Brust- oder Kraul-) Beinschläge aus. Beim Rückenschwimmen führen Sie das Schwimmbrett mit beiden Händen unter dem Hinterkopf.

• Flossen an den Füßen erleichtern das Vorwärtskommen bei den Wechselzugtechniken enorm. Das motiviert. Darüber hinaus ermöglichen sie durch eine Stabilisierung der Körperlage eine konzentrierte Aufmerksamkeit auf die Armbewegung.

• Mit dem Pull-buoy zwischen den Oberschenkeln lassen sich die Armbewegungen gezielt verbessern.

• Die Paddels an den Händen dienen nicht nur zur Verbesserung konditioneller Aspekte, sie fördern auch die Sensibilisierung für den »richtigen« Abdruck beim Armzug.

• Kombinieren Sie Elemente verschiedener Schwimmtechniken zur Verbesserung koordinativer Fähigkeiten. Versuchen Sie den Delphinarmzug mit der Beinbewegung des Brustschwimmens zu verbinden, oder wechseln Sie so zwischen Kraulschwimmen in Brust- und Rückenlage, daß der Körper eine kontinuierliche Rollbewegung ausführt.

Wechselzugtechniken

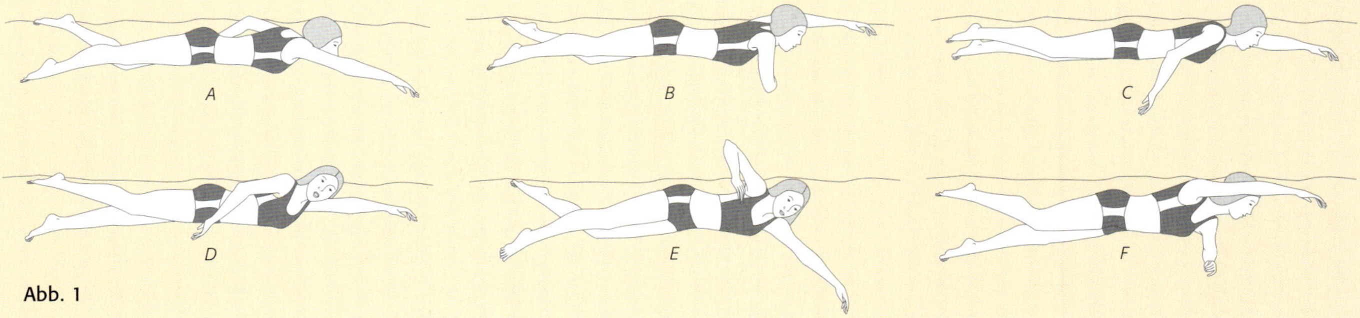

Abb. 1

Kraulschwimmen in Bauchlage

Kraulschwimmer und Kraulschwimmerinnen sind Energiesparer. Richtig ausgeführt, ermöglicht das klassische Kraulen den effektivsten Einsatz der aufgewendeten Kräfte. So bietet sich das Brustkraulen für die möglichst schnelle Überwindung von Strecken genauso an wie für das Schwimmen auf langen Strecken.

Die Technik

Der Rumpf liegt flach im Wasser und führt leichte Rollbewegungen um die Längsachse aus. Der Kopf liegt mit Blick nach unten-vorne auf der Wasseroberfläche (siehe Abb. 1 und 2).

Der Armzug beginnt mit dem Wasserfassen der Hand. Greifen Sie dazu eine Schicht Wasser, an der Sie sich halten und vorwärtsziehen wollen. In der weiteren Zugphase sollte diese Vorstellung, sich mit einer möglichst breiten Abdruckfläche (der Hände und Unterarme) nach vorne ziehen zu wollen, automatisch zu einer Beugung im vorne und hoch gehaltenen Ellbogen führen. In Höhe der Schulter befindet sich die Hand unter dem Körper, das Ellbogengelenk ist rechtwinklig angebeugt. In der anschließenden Druckphase wird der Arm unter dem Brustkorb und dem Bauch nach hinten gestreckt. Atmen Sie während der gesamten Antriebsphase aus.

Das Herausnehmen der Hand leitet in die Erholungsphase des Arms über. Während sich der Körper auf die andere Seite rollt, verlassen Ellbogen und Unterarm das Wasser. Atmen Sie dabei durch den Mund ein. Der Kopf wird hierzu noch ein wenig weitergedreht, bleibt aber auf dem Wasser liegen. Geatmet wird nur auf einer Körperseite. Der hohe Ellbogen wird nun nah am Körper entspannt nach vorne gebracht, Hand und Unterarm schwingen dabei locker hängend mit. Tauchen Sie die Hand dann vor der

Abb. 2
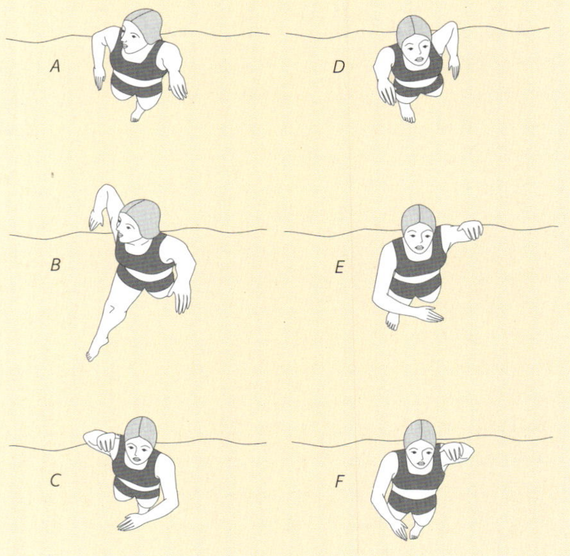

Schulter wieder ein. Im Moment des Eintauchens geht der Gegenarm gerade von der Zug- in die Druckphase über. Der Arm wird nun gestreckt und sinkt im Wasser etwas ab. Mit dem zeitgleichen Herausnehmen des Gegenarms kommt es zu einer Rotation des Körpers auf die Seite des eingetauchten Arms. Nun beginnt die Handinnenfläche wieder mit dem Wasserfassen.

Der wechselseitige Beinschlag dient vor allem der Stabilisierung der Körperlage. Die Bewegung beginnt in der Hüfte. Drücken Sie erst den Oberschenkel abwärts. So kommt es durch den Wasserwiderstand zu einer leichten, passiven Beugung im Kniegelenk. Die anschließende aktive Streckung des Unterschenkels verursacht einen antriebswirksamen »Kick«. Die Füße sind dabei gestreckt und leicht einwärts gedreht. Die Aufwärtsbewegung erfolgt mit gestreckten Beinen und lockeren Füßen. Beim fortlaufenden Sechser-Beinschlag kommen auf einen Armzyklus 3 Schläge mit jedem Bein. Möglich ist auch ein Zweier-Beinschlag.

Kraulschwimmen in Rückenlage

Das Kraulschwimmen in Rückenlage ist die sportlichste Variante der Rückenschwimmtechniken. Diese bieten die Möglichkeit, relativ unbehindert atmen und Wirbelsäule und Nacken entspannen zu können. Der Wechsel der Arme zum Antrieb, der Beinschlag sowie die hohe und flache Wasserlage des Körpers mit seinen Rollbewegungen entsprechen dem Kraulschwimmen in Brustlage.

Die Technik

Der um die Längsachse rollende Körper liegt flach, mit hohem Becken auf dem Rücken. Der Kopf bleibt ruhig, ist leicht zur Brust hin angewinkelt (siehe Abb. 3 und 4).

Die Armbewegung beginnt mit dem Eintauchen eines Arms hinter seiner Schulter, mit der Kleinfingerkante der Hand zuerst. Schieben Sie den Arm nun nach vorne und etwas nach unten. Der Körper rollt dabei leicht auf die Seite dieses Arms. Durch eine Drehung der Hand nach unten, dann nach hinten beginnen Sie mit dem Wasserfassen. Wieder sollte das Gefühl Ihre Bewegung bestimmen, sich am Wasser vorzuziehen beziehungsweise zu drücken. Versuchen Sie, sich mit einer breiten Fläche der Hand, dann mit dem Unter- und schließlich auch mit dem Oberarm vorwärts zu drücken. So kommt es hier auch zu einer Beugung im Ellbogen, der nun entsprechend tief gehalten wird. In Schulterhöhe bilden Hand, Ellbogen und Schulter ein zur Schwimmrichtung senkrecht stehendes Dreieck mit der größten Ellbogenbeugung. Drücken Sie dann die Handfläche und den sich streckenden Unterarm zum Oberschenkel hin. Ein deutliches Abklappen der Hand nach unten unterstützt das Anheben der Schulter und damit das Herausnehmen des Arms aus dem Wasser. Währenddessen beginnt der Gegenarm mit dem Wasserfassen.

Das Rückführen des Arms erfolgt gestreckt in einer Ebene entlang der Schwimmrichtung. Atmen Sie beim Rückführen des einen Arms ein, bei der Rückführung des anderen Arms aus. Die Bewegung der Beine entspricht dem Beinschlag beim Brust-Kraul in umgekehrter Richtung. Auf einen gesamten Armzug kommen wieder sechs Beinschläge.

Abb. 3

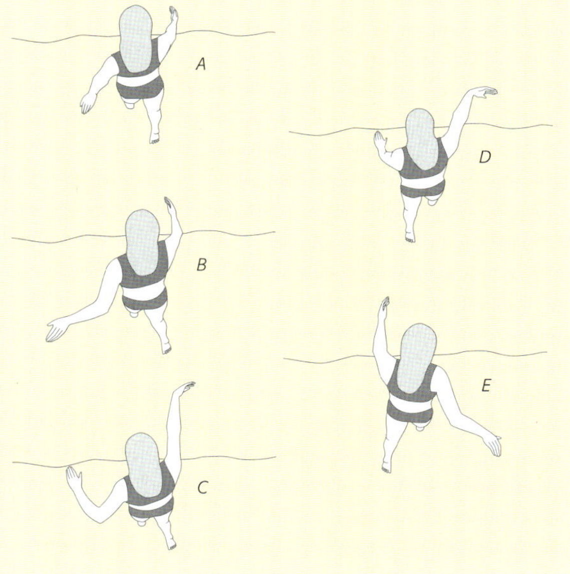

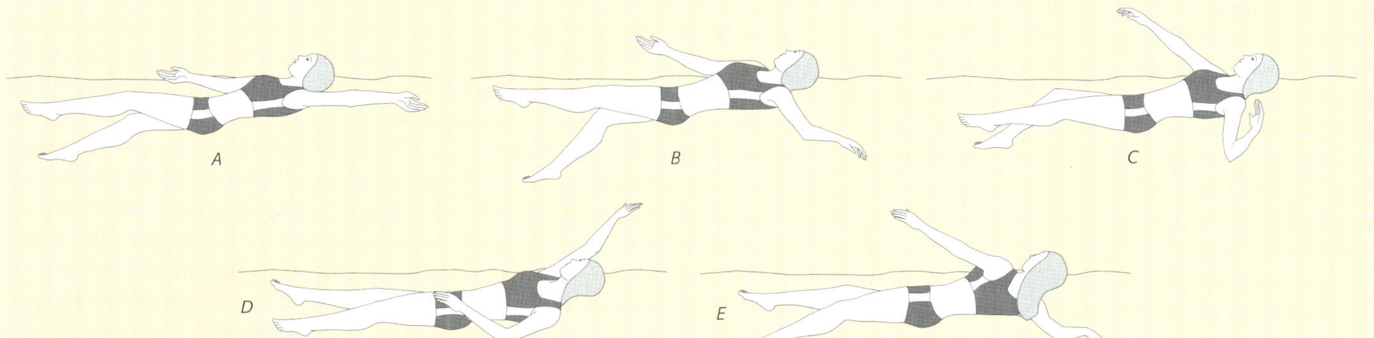

Abb. 4

Gleichzugtechniken

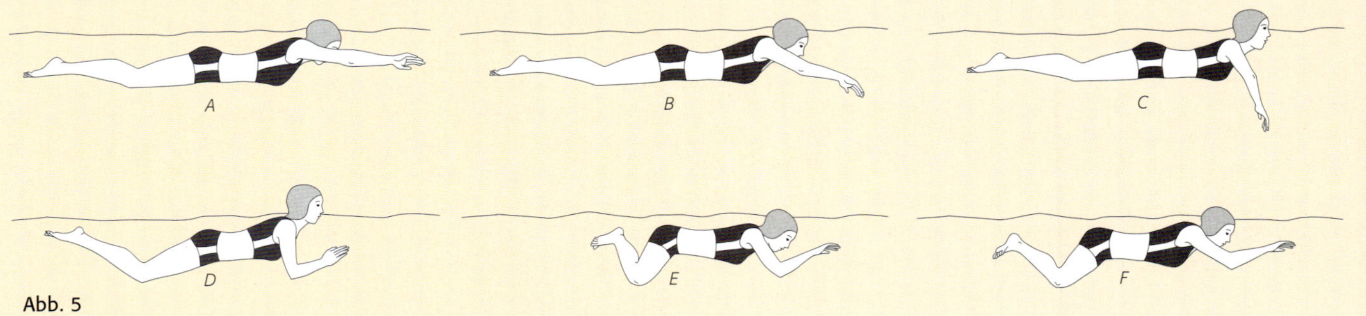

Abb. 5

Klassisches Brustschwimmen

Brustschwimmen ist die beliebteste Schwimmart, ermöglicht sie doch ein relativ »ungestörtes« Atmen beim Schwimmen, eine leichte Orientierung und auch mal ein kleines Gespräch während des Bahnenziehens. Andererseits wird beim Brustschwimmen der Nacken- und Kreuzbereich durch eine häufig falsch ausgeführte Technik, wie zum Beispiel das »Kopf aus dem Wasser«-Halten, besonders belastet.

Die Technik

Die Bewegung beginnt aus der Gleitlage. Dabei liegt der Kopf ruhig zwischen den nach vorne gestreckten Armen. Der Blick geht nach unten zum Boden des Schwimmbeckens. Drehen Sie zum Wasserfassen die Handflächen nach außen, um die Zugphase zu eröffnen (siehe Abb. 5 und 6).

Bei der folgenden Auswärts-Abwärtsbewegung der Hände sollten Sie sich mit einer möglichst breiten Hand-Unterarmfläche vom Wasser nach vorne abdrücken. Dazu ist es wichtig, die Arme in den Ellbogen leicht zu beugen und diese vorne-oben zu halten. Haben die Hände die Schulterlinie erreicht, führen Sie die Hände und Unterarme zügig zusammen. Kopf und Schultern haben nun ihre höchste Stellung erreicht und sind über der Wasserfläche. Dies ist der richtige Zeitpunkt für die Einatmung. Strecken Sie die Arme, indem Sie die Hände nach vorne schieben, und legen Sie dabei den Kopf wieder auf das Wasser. Atmen Sie zum Ende dieser Streckphase hin aus.

Die Beinbewegung beginnt während des Zusammenführens der Arme. Die Füße werden ruhig an das Gesäß gezogen und gebeugt. In das Vorschieben der Arme fällt die sogenannte Schwunggrätsche der Beine. Drehen Sie die Fußzehen dazu auswärts und schwingen Sie sie in einer halbkreisförmigen Bewegung nach außen-hinten-unten. Dabei sollte der »Abdruck« vom Wasser mit Fuß- und Unterschenkelinnenseiten erfolgen. Schließlich werden die Beine zügig, annähernd gestreckt geschlossen. Die Fußsohlen sollten dabei nach innen zeigen.

Das kurze Verharren der nach vorne gestreckten Arme sollte zu einer »erholsamen« Gleitphase führen, die Sie zur Bewegungserfahrung in ihrer Länge variieren können. Tatsächlich sollte das Wasserfassen kurz vor dem endgültigen Schließen der Beine beginnen. Bein- und Armbewegung überlappen also zeitlich kurz.

Abb. 6

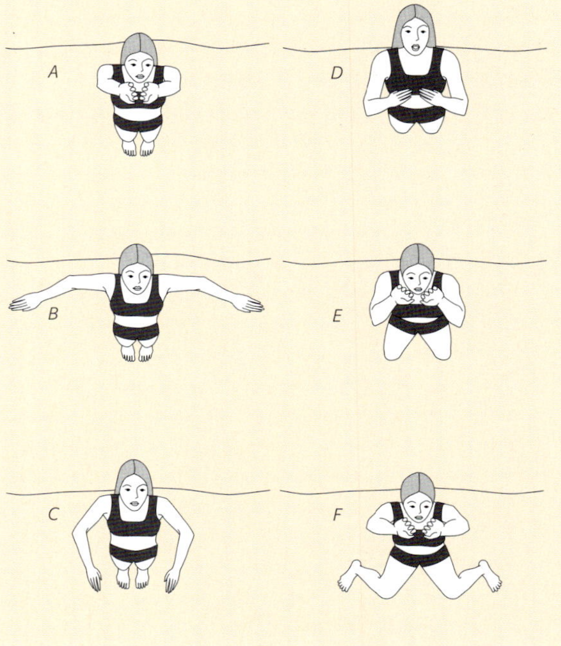

Schmetterlingsschwimmen mit Delphinbewegung

Das sogenannte »Delphinschwimmen« wirkt schön, kraftvoll und schnell. Obwohl der kraftvolle Eindruck stimmt, lassen sich allerdings keine höheren Schwimmgeschwindigkeiten als beim Kraulschwimmen erzielen. Aufgrund der hohen konditionellen wie koordinativen Beanspruchung bietet sich das Delphinschwimmen, insbesondere unter dem Ausdaueraspekt, nur für geübte Schwimmer und Schwimmerinnen an.

Abb. 7

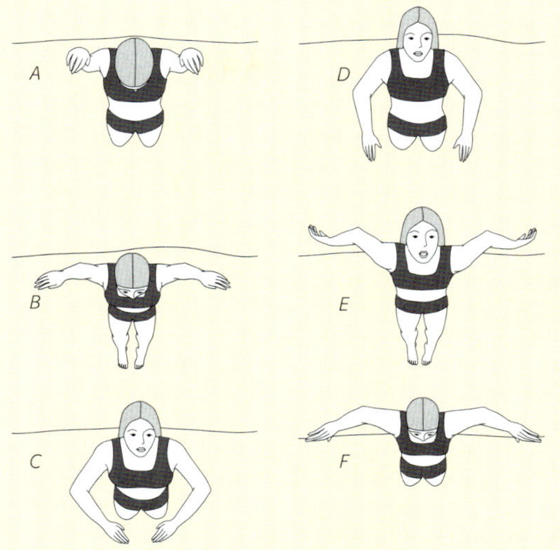

Die Technik

Wichtigstes Merkmal dieser Gleichzug-Schwimmart ist die vom Kopf eingeleitete und gesteuerte wellenförmige Delphinbewegung, für deren Gelingen eine gut aufeinander abgestimmte Arm- und Beinbewegung unerläßlich ist (siehe Abb. 7 und 8).

Die Bewegung der Arme erfolgt gleichzeitig und gleichartig. Die Armbewegung unter Wasser ähnelt dabei dem Armzug beim Kraulschwimmen. Dabei weist die Antriebsphase ein symmetrisches, schlüssellochähnliches Zugmuster auf. Nach dem Wasserfassen beginnt die Zugphase. Die Arme ziehen erst nach außen-unten und hinten. Versuchen Sie den sich zunehmend beugenden Ellbogen hochzuhalten und atmen Sie dabei aus. Die Hände nähern sich weiter ziehend unter der Brust, um schließlich nach hinten, hin zu den Oberschenkeln, zu drücken. Diese Druckphase sollten Sie besonders betonen! Heben Sie dabei den Kopf, um die Überwasser-Rückholphase der Arme einzuleiten, und atmen Sie jetzt ein. Die Arme werden mit dem Ellbogen zuerst aus dem Wasser herausgenommen und zügig weit nach vorne geschwungen. Kopf, Arme und Schultern erreichen an dieser Stelle ihren höchsten Punkt. Wieder leitet der Kopf das folgende Eintauchen ein. Beugen Sie ihn dazu nach vorne-unten zum Wasser hin. Anschließend tauchen die Hände, leicht nach außen gedreht, etwa in Schulterbreite ins Wasser ein.

Während eines Armzyklus führen Sie zwei Beinschläge aus. Der erste Beinschlag erfolgt beim Eintauchen der Arme, der zweite, während die Arme zum Oberschenkel bis zum Armaushub drücken. Auch die Beine werden parallel bewegt. Die Schläge ähneln den des Kraulschwimmens. Der Bewegungsimpuls kommt aus der Hüfte. Die Abwärtsbewegung der Oberschenkel führt zu einer Beugung im Kniegelenk, die durch den anschließenden, peitschenartigen Abwärtsschlag der Unterschenkel aufgehoben wird. So kommt es zu der charakteristischen und notwendigen Wellenbewegung. Gestreckt werden die Beine wieder nach oben gebracht. Halten Sie die Füße locker, bei der Abwärtsbewegung leicht einwärts gedreht.

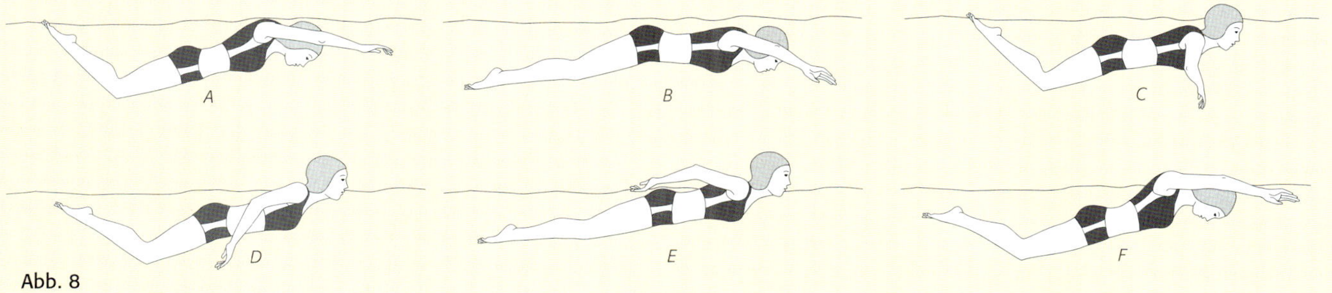

Abb. 8

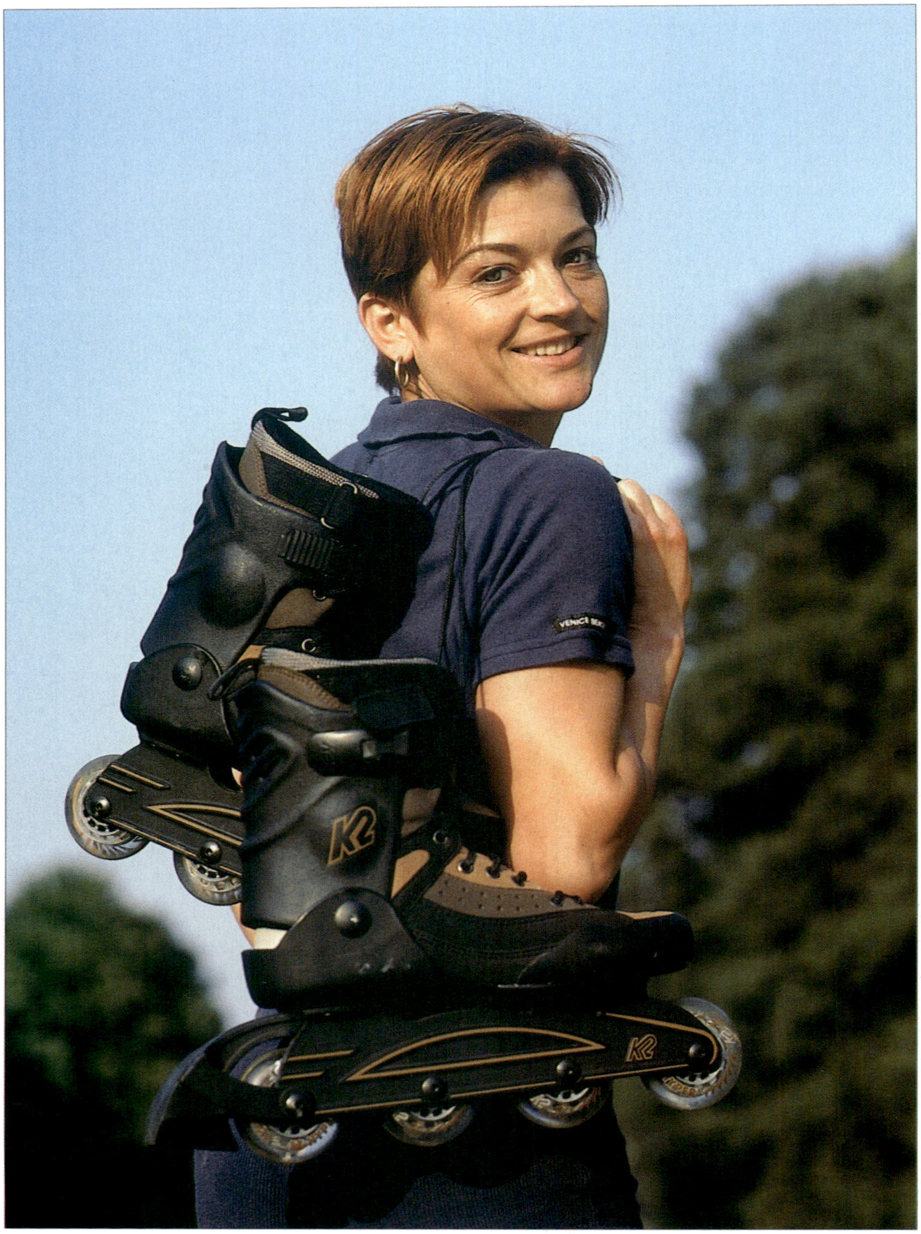

Inline-Skating

Inline-Skating ist eine Sportart, die erst vor wenigen Jahren aus den USA nach Deutschland kam. Die neue Trendsportart verbreitete sich explosionsartig. Inzwischen zählen auch in Deutschland weit mehr als eine Million Menschen zur Inline-Skating-Fangemeinde. Kaum eine andere Sportart kann weltweit größere Zuwachsraten verzeichnen als Inline-Skating. In den USA skaten bereits über 19 Millionen, das sind fast soviel Anhänger wie das Jogging über Jahrzehnte hin gefunden hat.

Beim Inline-Skating bewegt man sich auf Rollschuhen fort. Der Name des Sportgerätes leitet sich von der besonderen Anordnung der Rollen ab. Sie sind in einer Reihe, also »in line« (engl.) angeordnet. Damit unterscheiden sie sich deutlich von den altbekannten Rollschuhen, bei denen die Rollen paarweise nebeneinander angeordnet sind.

Inline-Skating trainiert Ausdauer, Koordination und Kraft und ist durch diese Kombination in unserer bewegungsarmen Zeit eine ideale Sportart. Aufgrund der Sturzgefahr ist es jedoch auch ein potentiell gefährlicher Sport, den man mit Umsicht ausüben sollte. Durch eine entsprechende Schutzausrüstung und durch sicheres Beherrschen der wichtigsten Lauf- und Bremstechniken kann das Verletzungsrisiko jedoch minimiert werden. Die Grundtechniken sind relativ schnell erlernbar. Jeder, der gehen und laufen kann, der kann auch Inline-Skating. Inline-Skating ist daher ein Sport für alle Altersgruppen. Optimale Lernvoraussetzungen bringen alte Schlittschuhhasen mit, da die Eislauftechnik dem Skaten sehr ähnlich ist. Wer auf Nummer Sicher gehen möchte, der bucht einen Einführungskurs bei einer Inline-Skating-Schule.

Die richtige Ausrüstung

Der unaufhaltsame Boom des Inline-Skating wurde durch die Entwicklung neuer High-Tech-Materialien noch unterstützt. Der Fachhandel bietet für die verschiedenen Bereiche (Streethockey, Stunt, Schnellauf, Fitness) entsprechende Modelle an.

Zwar stehen Einsteiger vor dem Kauf einem regelrechten Material- und Begriffsdschungel gegenüber; ein geschulter Verkäufer oder ein Experte aus dem Freundeskreis können jedoch Hilfestellung beim Materialkauf geben ebenso wie die Lektüre von Fach- und Testzeitschriften. Fragen Sie Skate-Freunde, welche Erfahrungen sie mit ihren Skates haben, vielleicht können Sie sogar die ersten Versuche auf geliehenen Skates machen. Wenn die kostengünstige Ausleihe über den Freundeskreis nicht möglich ist, dann besteht häufig die Möglichkeit, die Schuhe und die Schutzausrüstung vom ortsansässigen Sportgeschäft oder von einer Inline-Skating-Schule gegen ein Entgelt zu leihen und so die Skates erst einmal auszutesten. Vielfach wird bei einem anschließenden Kauf die Leihgebühr verrechnet.

Die Skates

Grundsätzlich wird zwischen *Soft-* und *Hardboots* unterschieden. Die Softboots sehen aus wie normale Freizeitschuhe, unter die Rollen montiert wurden. Der Innen- und der Außenschuh sind fest miteinander verbunden. Aufgrund des lederähnlichen Außenmaterials ist die Paßform und der Tragekomfort der Softboots den Hardboots meist überlegen. Bei den Hardboots besteht der Schuh aus einer Außenschale und einem herausnehmbaren Innenschuh. Bei hochwertigen Schuhen besteht die Außenschale aus PU (Polyurethan). Die Hardboots sehen meist sehr futuristisch aus, bieten aber dem Fuß aufgrund der Schalenkonstruktion eine bessere Fixierung im Schuh. Eine Empfehlung, ob man mit Hard- oder Softboots besser fährt, hängt vom Könnensstand, vom Fuß und vom geplanten Einsatzbereich ab. Anprobieren und Preisvergleiche helfen bei der Auswahl am besten.

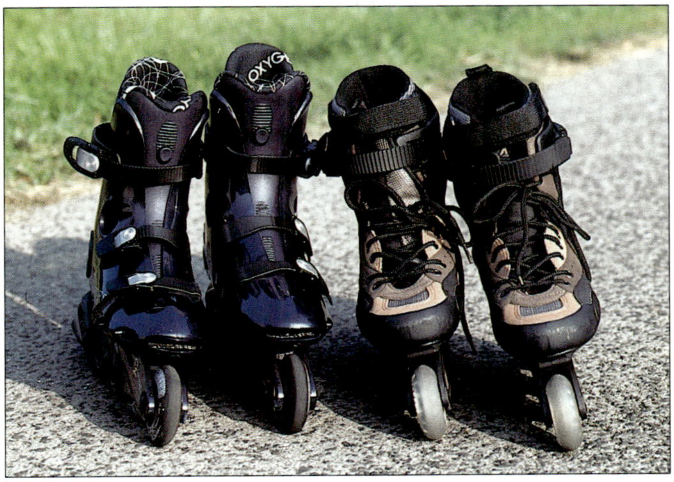

Schale/Außenschuh

Die Form und das Material des Außenschuhs bestimmen den Verwendungszweck. Bei den Softboots wird als Obermaterial Kunststoff oder Leder verwendet. Die Haltbarkeit der Schuhe hängt von der Verwendung hochwertiger Außenmaterialien ab. Gerade zu Beginn der Skater-Karriere wetzt sich der Außenschuh schnell ab, da der Schuh öfter mal Bodenkontakt hat. Im Gegensatz zu Hardboots sind die meisten Softboots schlechter belüftet und haben deshalb ein schlechteres Schuhklima.

Wenn man sich für einen Hardboot entschlossen hat, dann reicht für den Freizeit-Skater eine PU-Schale völlig aus. Engagierte Skater weichen häufig auf High-Tech-Materialien wie »Duralite« oder »Injektion molded PU« aus, da die Schalen stabiler, leichter und robuster sind. Von Schuhen mit einer PVC (Polyvinylchlorid)-Außenschale sollte man besser die Finger lassen. PVC-Schalen sind nicht so elastisch wie PU-Konstruktionen, bei längerer Belastung stellt sich daher schneller eine Materialermüdung ein.

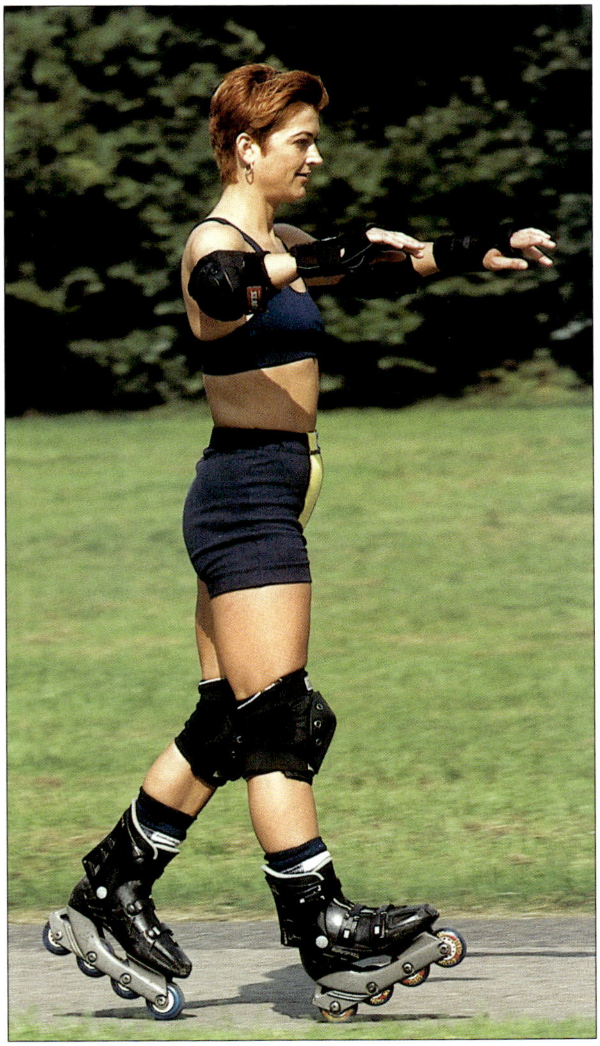

Innenschuh

Der Innenschuh ist aus weichem Schaummaterial gefertigt. Er polstert den Fuß gegen die Hartschale ab und gibt ihm Halt. Aus hygienischen Gründen ist ein herausnehmbarer Innenschuh von Vorteil, da man diesen nach Gebrauch auslüften lassen kann.

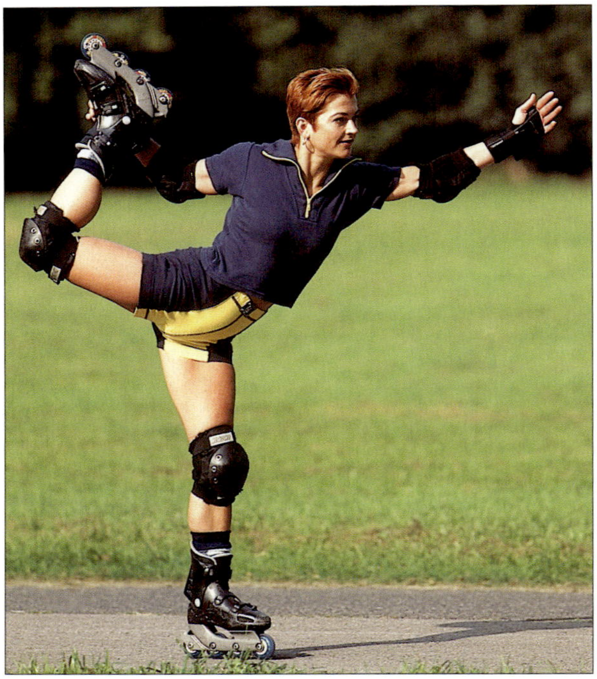

Einige Hersteller bieten sogar Ersatzinnenschuhe an. Verschiedene Modelle verfügen über anatomische Einlagen, bei billigen Modellen findet man anstelle des »Sohlenschmeichlers« harte Pappe oder dünnes Plastik vor.

Laufrollengestell/Schiene (*Frame*)

Das Laufrollengestell verbindet den Schuh mit den Rollen. Je leichter und je steifer die Schiene ist, desto besser sind die Laufeigenschaften der Skates. Die Schienen billiger Skates lassen sich leicht verbiegen und geben daher weniger Stabilität. Fahrgestelle gibt es aus den verschiedensten Materialien, wie Kunststoff, Aluminium, Nylon, Glasfiber, Carbon, Kevlar, Titan sowie aus Mischmaterialien. Reine Nylongestelle findet man häufig bei billigen Skates, Titan- und Carbon-Kevlar-Schienen hingegen bei den Edelflitzern. Bei den meisten Freizeit-Skates ist die Schiene fest mit dem Schuh vernietet, wer sich die Option offenhalten möchte, seinen Schuh später zu tunen, der sollte aufgeschraubte Schienen wählen.

Kugellager

Wie bei allen Zubehörteilen gibt es auch hier große Qualitätsunterschiede. Die Kugellager tragen erheblich zur Fahrqualität bei. Gute Lager laufen leichter und ermöglichen dem Skater, seine Fähigkeiten optimal zu entwickeln. Pro Rolle benötigen Sie zwei Kugellager. Bei den Skatern hat sich die amerikanische Industrienorm *ABEC (Annular Bearing Engineering Committee)* als Qualitätsnorm durchgesetzt. Lager ohne ABEC sind mit Vorsicht zu genießen und meist von schlechterer Qualität. Wenn Sie einen neuen Schuh kaufen mit minderwertigen Kugellagern, dann kann man den Schuh durch den Austausch der Lager tunen. Beim Kugellagerkauf sollten Sie immer auf Qualität achten. Es gibt ABEC 1, 3, 5, 7, 9, je höher die Zahl, desto besser ist das Kugellager. Für den Freizeit-Skater sind Lager ABEC 1 oder 3 völlig ausreichend. Die zwei Kugellager im Zentrum der Rolle werden durch den sogenannten Spacer getrennt. Der Spacer fungiert als Distanz- oder Abstandhalter und vermindert die Reibung. Bei den billigen Schuhen werden Plastikspacer verwendet, zum Teil fehlt sogar der Spacer. Erkundigen Sie sich, ob Ihr Schuh Metallspacer aus Aluminium oder Stahl besitzt, diese sind teurer aber auch belastbarer.

Rockering

Unter Rockering versteht man die Verstellbarkeit der Rollenhöhe. Dadurch läßt sich die Drehfreudigkeit verbessern und der Einsatzbereich des Schuhs erweitern. Bei fast allen Schuhmodellen befinden sich alle Rollen auf einer Höhe (Flat-Rockering). Dies ist die ideale Einstellung für Freizeit-Skater. Der Schuh wird drehfreudiger, wenn die mittleren Rollen tiefer gestellt werden (Positiv-Rockering). Diese Einstellung bietet sich beim Hockeyspielen an. Die Stuntskater stellen die mittleren Rollen hoch (Negativ-Rockering). Dadurch können Sie besser auf Hindernisse und Gegenstände (Treppengeländer, Parkbank, Treppen) aufspringen und auf den Schienen abreiten (grinden). Könner führen während der Rutschpartie sogar kleine Kunststücke aus.

Rollen

Die Rollen unterscheiden sich in Größe, Profil, Härte und Design. Normalerweise wird die Rollengröße (Außendurchmesser) der Rollen in Millimeter (Diameter) angegeben. Beim Kauf sind auf den meisten Inline-Skates Allround-Rollen zwischen 70 und 78 Millimeter montiert. Für schnelles Skaten sollte man Rollen in der Größe 76 bis 82 Millimeter verwenden. Allerdings leidet der Fahrkomfort, da die Rollen aufgrund der schmaleren Lauffläche unruhiger werden. Im Stunt- und Trickbereich werden hingegen kleinere Rollen verwendet. Die Härte wird in *Durometer* gemessen, von 72 bis 100 A. Je höher die Zahl, desto härter der Kunststoff. Bei Freizeit-Skatern ist ein Wert zwischen 76 und 82 A am beliebtesten. Bei diesen Härtegraden geht man einen Kompromiß zwischen vernünftigem Rollverhalten und guter Straßenhaftung ein.

Wenn Sie sich verschiedene Rollenradien anschauen, dann werden Sie feststellen, daß es große Unterschiede gibt. Es gibt sehr spitze Rollen, die wegen der geringen Auflagefläche für den Speedbereich geeignet sind. Rollen mit einer größeren Auflagefläche geben dem Schuh eine entsprechende Laufruhe. Die Fitnessrollen erkennt man leicht an ihrem mittleren Radius, aufgrund der speziellen Oberfläche sind sie schnell und laufruhig. Beim Neukauf der Rollen müssen Sie genau den Einsatzbereich der Rollen abstecken. Aufgrund der großen Rollenauswahl und der damit verbundenen Materialfeinheiten sollten Sie nicht davor zurückschrecken, sich ein paar nützliche Tips vom Fachhändler zu holen.

Bremsen

Die meisten Inline-Skates arbeiten nach dem »Stopper-Prinzip«. Dabei ist ein kleiner Stopper aus Gummi oder Kunststoff am hinteren Teil des Schuhs befestigt. Der Stopper wird durch Vorstrecken des Beins und Druck der Ferse auf die Straße benutzt. Wenn man den Stopper aus »Imagegründen« nicht abbaut und mit der richtigen Bremstechnik die Stopper-Bremse benutzt, dann arbeitet das System zuverlässig und ist kostengünstig. Verschiedene Hersteller haben bereits bessere Systeme entwickelt, die den Bremsweg noch weiter verkürzen. Weitere Systeme befinden sich im Experimentierstadium.

Schutzausrüstung

Auch die besten Skater stürzen einmal. Aus diesem Grund gehört zu den Inline-Skates eine komplette Schutzausrüstung. Machen Sie es sich zur obersten Regel, daß Sie nie ohne Schutzausrüstung skaten. Die Standardausrüstung besteht aus einem Helm, Knie-, Ellbogen- und Handgelenkschützern. Viele Anfänger verzichten beim Kauf einer Schutzausrüstung meist auf den Helm. Sicherlich ist ein Skating- oder ersatzweise ein Fahrradhelm am Anfang sehr gewöhnungsbedürftig, bedenken Sie aber, daß ein Sturz ohne Helm sehr gefährlich werden kann. Für die verschiedenen Disziplinen des Inline-Skating gibt es auch verschiedene Arten der Schutzausrüstung, daher sollte man sich beim Kauf gut beraten lassen.

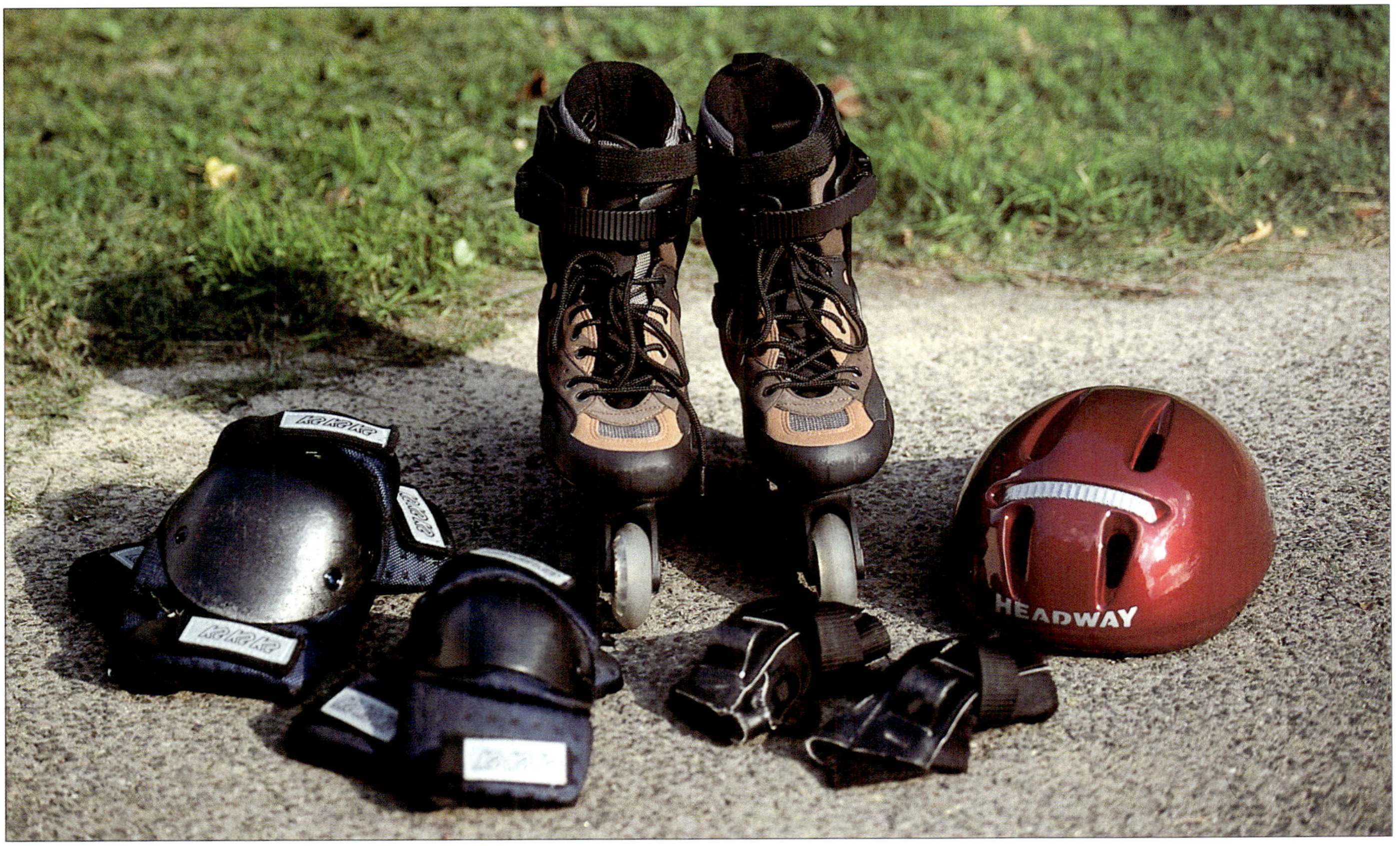

Techniken

Körperhaltung/Grundposition

Wie bei allen Sportarten hängt der Erfolg beim Skaten von der richtigen Körperhaltung ab. Eine falsche Haltung äußert sich immer durch Gleichgewichtsstörungen. Stellen Sie sich möglichst aufrecht hin und verteilen Sie das Körpergewicht gleichmäßig auf die senkrecht stehenden Rollen. Der Blick ist nach vorne gerichtet. Die Skates stehen hüftbreit und parallel, dabei sind die Knie leicht gebeugt. Durch eine kleine Beugung im Hüftgelenk wird das Körpergewicht weiter nach vorne gebracht, vermeiden Sie auf jeden Fall eine Körperrücklage.

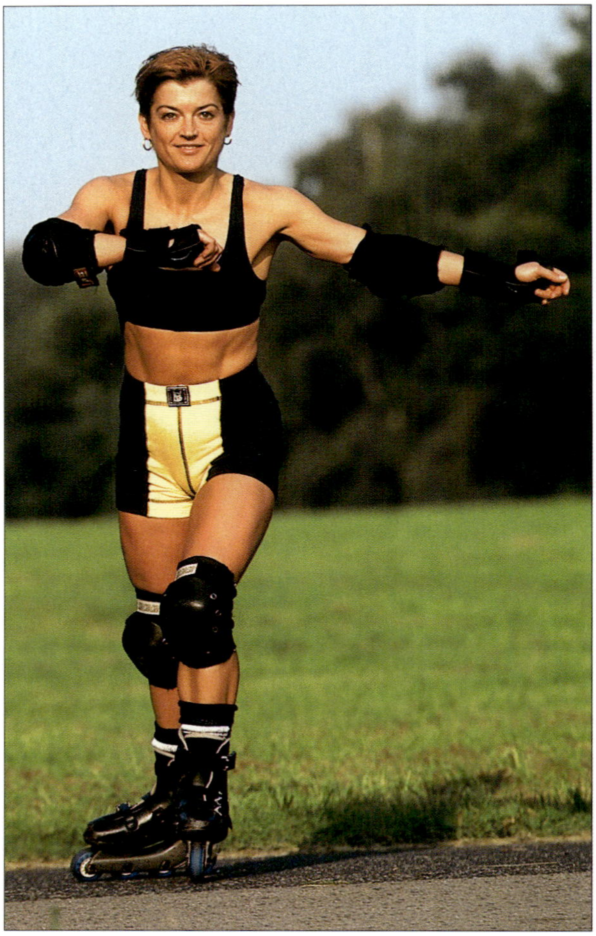

Grundschritt

Ausgehend von der Grundposition stellen Sie Ihre Fersen dicht aneinander, so daß eine nach vorn offene V-Position entsteht. Der Oberkörper nimmt eine leichte Vorneigung ein, die Kniegelenke sind dabei leicht gebeugt, zum Abstoß verlagern Sie das Körpergewicht auf das rechte Bein. Der linke Skate wird auf der Rolleninnenkante nach hinten-außen geführt. Durch diese Bewegung rollt man auf dem rechten Fuß, auf dem jetzt das gesamte Körpergewicht ruht. Zum Wechsel wird der linke Skate nach vorne geführt und parallel zum rechten Skate auf den Boden aufgesetzt. Das Körpergewicht wird auf den linken Fuß verlagert und der rechte Fuß stößt sich von der Rolleninnenkante nach hinten-außen ab. Anhand der Beschreibung ist deutlich geworden, daß beim Grundschritt jeweils im Wechsel ein Bein nach hinten-außen geführt wird, während sich das andere nach vorne bewegt.

Armhaltung

Ähnlich wie beim Gehen oder Laufen entwickelt sich die Armbewegung beim Inline-Skaten normalerweise ganz automatisch. Die Arme schwingen entgegengesetzt zum jeweiligen Abstoßbein. Wenn das rechte Bein vom Boden abstößt, dann schwingen die Arme zur linken Seite, ist das linke Bein das Abstoßbein, dann schwingen die Arme zur rechten Seite.

Die Arme haben die Funktion, den Körper auszubalancieren und Schwung zu holen. Sie bewegen sich daher seitlich vor dem Körper. Wilde Ruderbewegungen mit den Armen sind jedoch kontraproduktiv und sollten unbedingt vermieden werden.

Speedtechnik für Fortgeschrittene

Wenn Ihre Grundtechnik besser und sicherer geworden ist, dann können Sie etwas mehr Dynamik und Geschwindigkeit in das Training bringen, indem Sie die Speedtechnik verwenden. Schon optisch unterscheidet sich die Speedtechnik durch die aerodynamische Körperposition von der Grundtechnik. Während beim normalen Vorwärts-Skaten der Oberkörper leicht nach vorne geneigt ist, nimmt der Speed-Skater eine viel stärkere Oberkörpervorneigung ein. Die Idealposition ist erreicht, wenn vom Kopf bis zum Fuß eine gedachte Diagonale durch den Körper verläuft.

Analog zur Grundtechnik wird das Körpergewicht beim Start zunächst auf das rechte Abstoßbein verlagert. Das rechte Bein ist jedoch stärker gebeugt, und der Abdruck erfolgt kräftiger als bei der Grundtechnik vom gesamten rechten Schuh. Um eine maximale Kraftentfaltung zu erzielen, muß das Abstoßbein aus der Beugung heraus nahezu ganz gestreckt werden. Man spürt deutlich die Hebelwirkung über die größere Bewegungsspannbreite. Besonders wichtig ist das seitliche (nicht nach hinten) Abdrücken des Skates. Während des Abstoßes müssen alle Rollen möglichst lange belastet werden. Absolute Profis belasten beim Abstoßbein die Innenkante und beim Gleitbein die Außenkante des Schuhs. Die Arme schwingen entgegengesetzt zum Abstoßbein nach links. Auf diese Weise bewegen sich Arme und Beine im Einklang und steuern den Skate-Rhythmus. Das Körpergewicht verlagert sich auf das linke Bein. Der rechte Schuh wird vom Boden gelöst und unter dem Körper parallel zum linken Skate auf den Boden aufgesetzt. Die Arme schwingen von der linken Seite herunter und befinden sich jetzt vor dem Körper. Setzen Sie den Skate möglichst mit der Außenkante auf und verlagern Sie das Körpergewicht auf die rechte Seite. Durch den Wechsel wird das linke Bein zum Abstoßbein. Über das fast gestreckte linke Bein erfolgt der kräftige Abdruck zur Seite, dabei sind natürlich auch auf dieser Seite alle Rollen möglichst lange zu belasten.

Mit hoher Geschwindigkeit gleiten Sie jetzt auf der Außenkante des rechten Skates. Während die Arme von der rechten Seite vor den Körper pendeln, führen Sie den linken Skate wieder heran und setzen ihn auf. Nun beginnt der Abstoß erneut vom rechten Fuß. Spätestens wenn Sie den ersten Speedrausch mit der Technik erlebt haben, dann wissen Sie, daß es sich gelohnt hat, diese Technik zu erlernen (Abb. 1).

Beim Speedfahren unterscheidet man zwei verschiedene Armschwungbewegungen. Für Sprints oder Starts eignet sich besonders der bereits beschriebene beidseitige Armschwung. Beim Speedfahren wird die beschriebene Schwungbewegung der Arme jedoch kräftiger ausgeführt, und zudem ist die Bewegungsamplitude größer als bei der Grundtechnik.

Für das Langstreckenlaufen eignet sich besonders der Ein-Arm-Schwung. Bei dieser Technik liegt eine Hand mit der Handfläche nach außen gedreht am Rücken und Becken auf. Um möglichst wenig Luftwiderstand zu bieten, liegt der Arm dicht am Körper an. Der freie Arm schwingt, analog zur Zwei-Arm-Technik, entgegengesetzt zum jeweiligen Abstoßbein.

Abb. 1

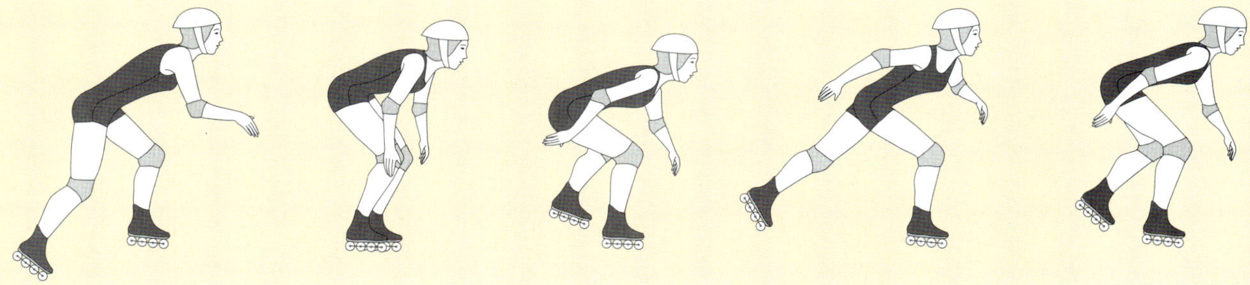

Bremstechnik

Es gibt viele interessante Skate-Techniken zu erlernen, einige sind für die Zuschauer besonders spektakulär, andere bereiten dem Skater besonders viel Freude. Die wichtigsten aller Techniken sind aber die Bremstechniken. Das Skaten kann man nur genießen, wenn man seine eigene Geschwindigkeit auch kontrollieren kann. Je besser Sie bremsen können, desto mehr Spaß werden Sie am Skaten haben.

Für den Anfänger bietet sich der Fersenstop (*Heel-Stop*) an. Diese Methode ist nicht gerade die spektakulärste Methode, aber technisch einfach zu erlernen und sehr wirksam. Wenn Sie noch keine Erfahrung mit dem Bremsen haben, dann probieren Sie die beschriebene Technik zuerst ohne Inline-Skates aus. Eine weitere Vorübung für die Praxis ist der Rasen-Stop. Dabei führen Sie die Bremstechnik mit den Skates unter den Füßen aus. Unter erleichterten Bedingungen erwerben Sie eine erste Bewegungsvorstellung und ein sicheres Gefühl für die Bremstechnik.

Wenn Sie auf Asphalt üben, werden Sie schnell merken, daß richtiges Bremsen gelernt sein muß. Üben Sie so oft wie möglich das Abstoppen. Passen Sie Ihre Geschwindigkeit dem Gelände und dem Stand Ihrer Fähigkeit zu stoppen an. Nur wer richtig stoppen kann, kann auch sicher skaten.

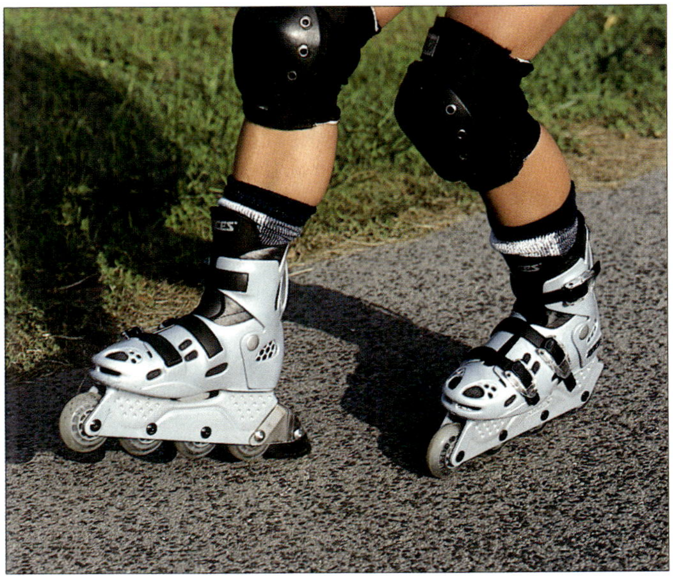

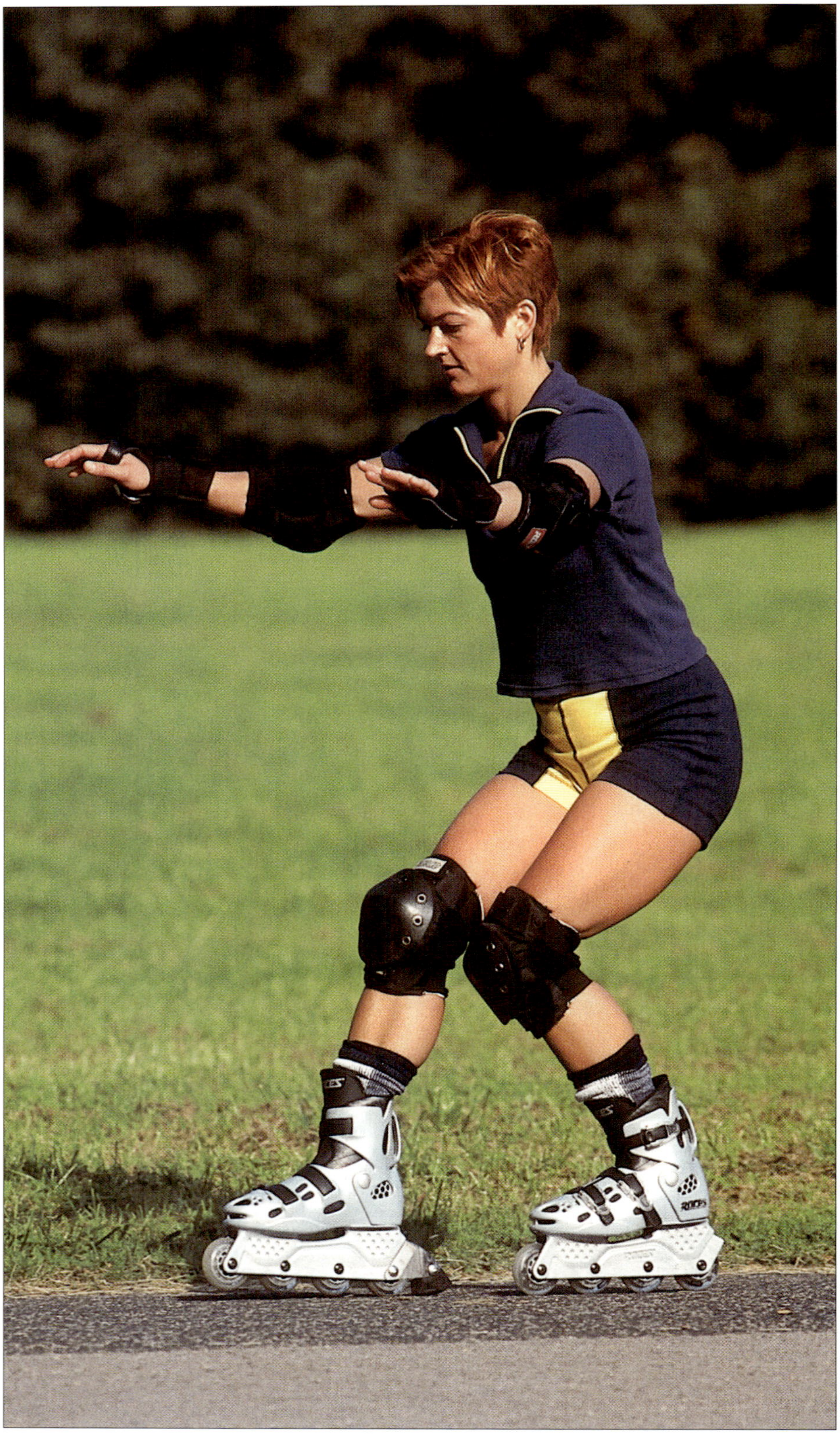

Fersenstop (*Heel-Stop*)

Aus der Vorwärtsbewegung wird der Schuh mit dem Stopper nach vorne geführt, dabei sind die Knie stark gebeugt. Die Schuhspitzen des vorderen Fußes werden angehoben, bis der Stopper Bodenberührung hat und die Geschwindigkeit abbremst. Während des gesamten Bremsvorgangs bleibt das Körpergewicht auf dem hinteren Bein. Sobald der Stopper den Boden berührt, wird mehr Druck auf die Fersenbremse gegeben, und das Kniegelenk wird gestreckt. Je stärker die Ferse belastet wird, desto eher kommt man zum Stehen.

Der Körper bleibt während des gesamten Vorgangs in Vorlage. Die Arme befinden sich dabei ungefähr auf Schulterhöhe und zeigen mit leichter Beugung im Ellbogengelenk in Fahrtrichtung. Um mögliche Verletzungen an den Händen zu vermeiden, sollten die Handflächen während des Abbremsens mit leicht gespreizten Fingern zum Boden zeigen.

Rasen-Stop

Wenn neben der Asphaltstrecke ein Grünstreifen mit Rasen verläuft, dann bietet sich als weitere Bremsvariante der Rasen-Stop an. Bei dieser Art zu stoppen wechselt man vom Asphalt auf den Rasen und läßt sich dort ausrollen. Diese weniger elegante Art zu bremsen eignet sich in der Regel eher für Notsituationen und weniger als Standardmanöver. Sicherlich kann es sich gerade für den Anfänger als vorteilhaft erweisen, von der »Ride the Grass« Variante gehört zu haben und eventuell in der Nähe eines Rasens die ersten Fahrversuche zu unternehmen.

Viele Hersteller haben inzwischen eigene patentierte Bremssysteme, die zum einen die Sicherheit auf Skates deutlich erhöhen, zum anderen den Bremsvorgang erleichtern. Lassen Sie sich vom Verkäufer das jeweilige Bremssystem erklären und probieren Sie vor dem Kauf aus, ob Sie mit dem System zurechtkommen.

Trainingsplan

Beim Inline-Jogging nützen wir die Bewegung auf Rollen dazu, gezielt unsere Ausdauerleistungsfähigkeit zu verbessern. Abgesehen von den Verletzungen aufgrund von Stürzen ist Inline-Jogging auch aus medizinischer Sicht zu befürworten. Im Gegensatz zum Joggen bleibt dem Skater die Flug- und Landephase erspart, bei denen die Gelenke teils hohe Stoßkräfte ertragen müssen.

Bevor Sie das Training mit den Inline-Skates aufnehmen, müssen Ihnen aus Sicherheitsgründen die Lauf- und Bremstechniken in »Fleisch und Blut« übergegangen sein. Für das Training suchen Sie sich eine gut asphaltierte Trainingsstrecke mit wenigen Ampeln, Radfahrern und Fußgängern aus. Beginnen Sie mit 20 Minuten lockerem Inline-Joggen bei mittlerer Intensität, die sich prozentual von der Maximalen Herzfrequenz (MHF) errechnen läßt. Nach jeweils vier Wochen steigern Sie den Trainingsumfang, indem die Strecke um einige Kilometer verlängert wird. Sobald Sie eine Trainingszeit von etwa einer Stunde erreicht haben, kann die Intensität erhöht werden, indem das Training nach dem Intervallprinzip geplant wird. Hierbei wechseln sich nun hohe und mittlere Belastungsphasen ab.

	1. bis 4. Woche	5. bis 8. Woche	9. bis 12. Woche
Trainingsherzfrequenz	*60–75% der MHF*	*60–75% der MHF*	*60–75% der MHF*
Trainingszeit pro Trainingseinheit	*20–30 min*	*30–40 min*	*40–60 min*
Trainingseinheiten pro Woche	*2*	*2–3*	*3*

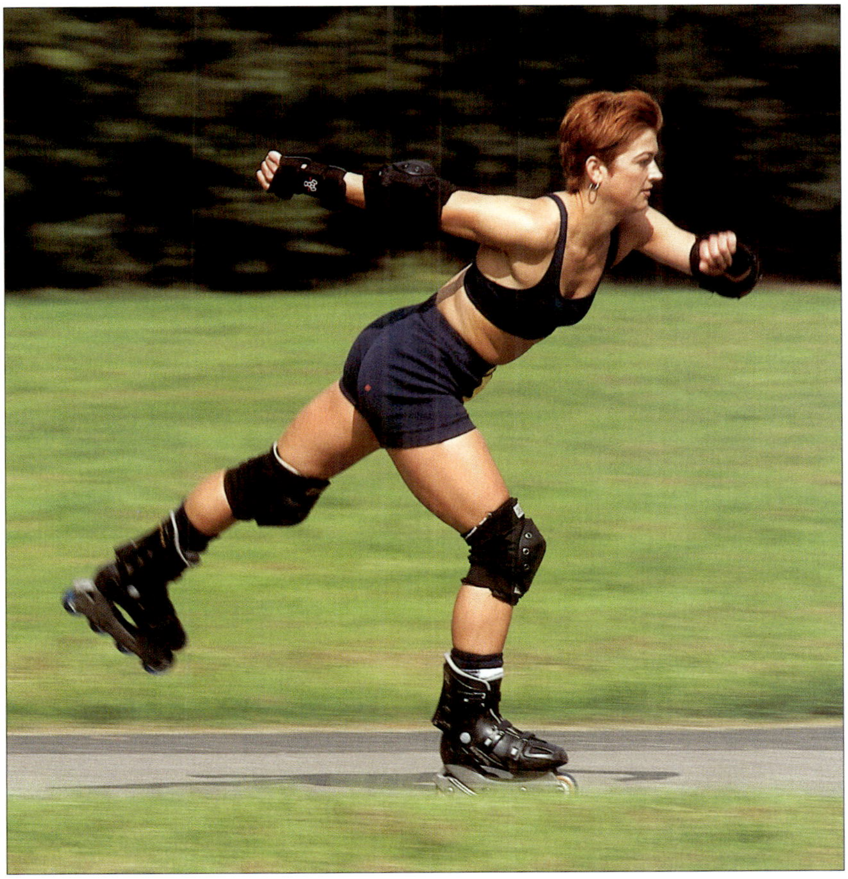

Verhaltensregeln beim Inline-Skating

Das Bundesverkehrsministerium stellt die Skater den Fußgängern gleich, da die Inline-Skates immer noch als Sport- und Spielgeräte eingestuft werden. Aus diesem Grund dürfen die Skater zwar auf den Bürgersteigen fahren, aber nicht auf Radwegen oder öffentlichen Straßen. In der Regel werden die Inline-Skater auf dem Radweg geduldet. Benutzen Sie beim Skaten immer die rechte Seite, Fußgänger werden mit einem ausreichenden Sicherheitsabstand auf der linken Seite überholt. Drosseln Sie beim Überholen die Geschwindigkeit so weit herab, daß Sie jederzeit sicher abstoppen können, ohne den Fußgänger oder sich selbst zu gefährden. Aus Sicherheitsgründen sollten Sie am Anfang Steigungen vermeiden. Die besten Trainingsreviere finden Sie nach Geschäftsschluß auf den Parkplätzen der großen Kaufhäuser. Auf geteerten Wegen oder Straßen an Seen, Flüssen oder Talsperren macht das Skaten besonders viel Spaß.

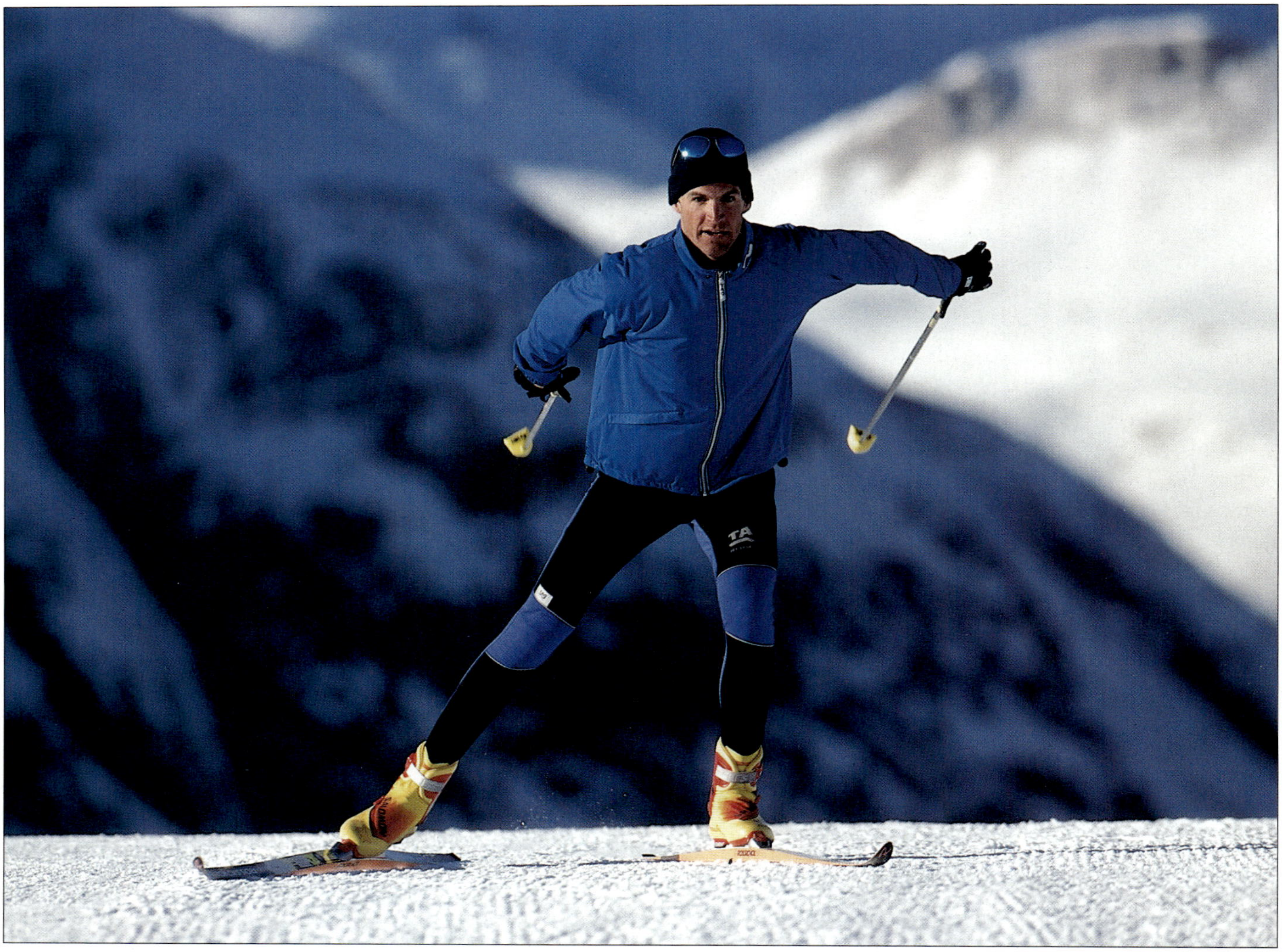

Skilanglauf

Anhand von Felszeichnungen und archäologischen Skifunden im nördlichen Europa sowie in Rußland und Asien ist bekannt, daß der Skilauf eine jahrtausendealte Fortbewegungsform ist. Unsere Vorfahren nutzten den Ski als Alltagsgerät, zum Reisen, zur Kriegsführung und für die Jagd. Bereits Mitte des 19. Jahrhunderts entstand aus der »Kulturtechnik Skilauf« eine Wettkampf- und Freizeitsportart. Inzwischen betreiben Millionen von Anhängern diesen Wintersport. Die schöne Schneelandschaft und die kristallklare Luft bereichern das Vergnügen. Zudem präsentiert sich der Skilanglauf aufgrund der gleitenden Fortbewegungsart als besonders gelenkfreundliche Ausdauersportart. Ähnlich wie beim Jogging ist eine hohe Trainingswirkung hinsichtlich der Ausdauerleistung zu erzielen. Der gesamte Körper wird bei der komplexen Bewegung trainiert. Neben der dynamischen Beinarbeit wird auch die Muskulatur von Armen, Brust und Rücken zur Stabilisation benötigt.

Die richtige Ausrüstung

Langlaufbekleidung

Die Langlaufbekleidung muß den Sportler gegen Kälte, Wind und Nässe schützen und sollte zudem atmungsaktiv sein. Um einen geringen Strömungswiderstand zu liefern, muß die Kleidung eng am Körper anliegen. Außerdem sollte sie bequem sein und eine große Bewegungsfreiheit ermöglichen. Es ist zweckmäßiger, mehrere dünne Kleidungsstücke übereinander zu tragen anstatt ein besonders dickes Kleidungsstück. Der »Zwiebelschalen-Look« hat hinsichtlich der Wärmeregulation große Vorteile.

Sportliche Skilangläufer tragen ein- oder zweiteilige Laufanzüge, die trotz enganliegender Paßform eine große Bewegungsfreiheit bieten. Um einen Wärmestau zu vermeiden, sollte das Material atmungsaktiv sein. Die einteiligen Anzüge haben den Vorteil, daß »Hemd und Hose« nicht verrutschen können. Man vermeidet daher nackte und entblößte Körperstellen, an denen Nässe und Kälte eindringen können. Die verschiedenen Modelle haben zum Teil Verstärkungen im Lenden- und Kniebereich. Unter dem Rennanzug sollten Sie Unterwäsche aus Thermogewebe tragen. Durch die speziellen Materialien wird der Schweiß nach außen geführt, so daß der Körper trocken bleibt. Knielange, dünne Strümpfe schützen Füße und Unterschenkel vor Kälte. Falls erforderlich, können auch zwei dünne Socken zum Kälteschutz übereinander getragen werden. Auf Omas dicke Strickstrümpfe mit grobem Muster sollten Sie besser verzichten, da diese den Fuß zu sehr einengen und durch Druckstellen die Gefahr der Blasenbildung besteht. Außerdem gibt es die Möglichkeit, sich mit speziellen Schuhüberzügen vor Kälte und Nässe zu schützen. Damit Ohren und Hände nicht frieren, sollten Sie sich eine ohrenbedeckende Mütze und warme Handschuhe anschaffen. An wärmeren Tagen können Sie statt der Mütze ein schweißaufnehmendes Stirnband verwenden. Der typische Skilanglauf-Handschuh ist ein atmungsaktiver und feuchtigkeitsabweisender Fingerhandschuh mit Verstärkungen zwischen Daumen und Zeigefinger.

Der richtige Langlaufski

Der Markt bietet vielfältige Ausrüstungsangebote. Nachfolgend sollen daher einige grundlegende Informationen zum Material gegeben werden, die Ihnen beim Kauf hilfreich sein können. Der kurze Ratgeber versteht sich als Wegweiser und ersetzt natürlich keine fachmännische Kaufberatung durch den Fachhändler. Wenn Sie die Kosten für eine Neuanschaffung scheuen, können Sie sich das Material von Skischulen und guten Sportfachgeschäften wochen- oder tageweise leihen.

Die Wahl der Skier ist stark vom Einsatzbereich abhängig. Einsteiger und Untrainierte benötigen einen anderen Ski als fortgeschrittene Skilangläufer. Weiterhin wird die Auswahl durch die jeweilige Technik (Klassisch oder Skating) bestimmt. Ganz allgemein unterscheidet man Wax-, Nowax-, Allround- und Skating-Skitypen.

Für fortgeschrittene Langläufer, die mit den klassischen Techniken (Diagonalschritt, Doppelstockschub etc.) laufen, ist der Wachsski (WAX) erste Wahl. Der Ski hat eine glatte Belagfläche, die zwecks Verbesserung der Gleit- und Steigeigenschaften an den beiden Gleitzonen (vorne und hinten) mit *Gleitwachs* und in der Abdruckzone (Skimitte) mit *Haftwachs* (Steigwachs) behandelt wird. Weitere funktionale Kennzeichen sind die *Biegelinie* und die *Skihärte*.

Der Name Nowax-Ski (»wenig Wachs/nicht Wachsski«) wird häufig mißverstanden. Natürlich muß auch der Nowax-Ski in gewissen Zeitabständen mit Wachsentferner gereinigt und mit einem Gleitmittel schneller gemacht werden. Der Ski ist für Einsteiger, Skiwanderer und Freizeitläufer konzipiert, die vorzugsweise klassische Techniken laufen und die sich nicht unbedingt näher mit dem Wachsen beschäftigen möchten. Durch Verwendung verschiedener Beläge und Belagstrukturen in der Abdruckzone des Ski soll der Abdruckwiderstand ohne die Zuhilfenahme von Haftwachs gesichert werden. Aus diesem Grund entfällt das Wachsen. Bisher ist es jedoch noch nicht gelungen, eine Belagstruktur zu entwickeln, die bei allen Schneeverhältnissen und Temperaturen in Abdruck- und Gleitleistung mit einem optimal präparierten Wachsski konkurrieren kann. Die Ski haben deshalb nicht immer die optimalen Steig- und Gleiteigenschaften. Sie bieten dem Einsteiger dennoch einen guten Kompromiß.

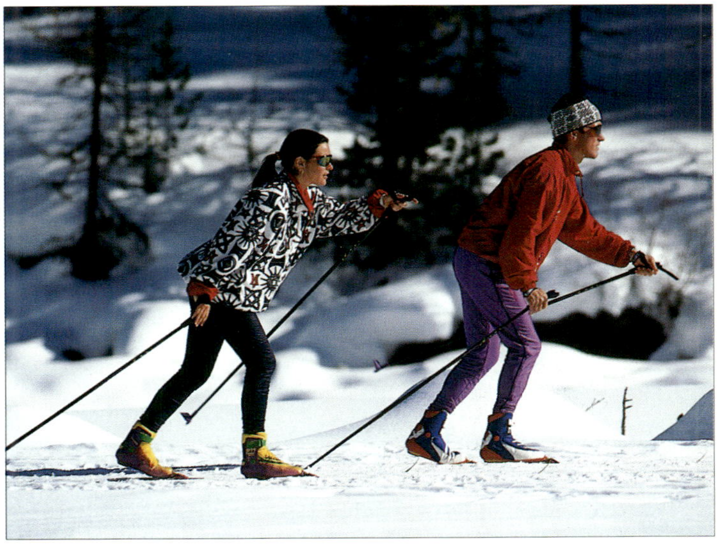

Anfänger und Freizeitläufer, die mit einem Paar Ski sowohl skaten als auch klassisch laufen wollen, sind mit einem Allroundski als Kompromißlösung gut beraten. Es handelt sich der Bauart nach um einen klassischen Haftwachsski, allerdings etwa fünf bis zehn Zentimeter kürzer als ein herkömmlicher klassischer Ski, da diese aufgrund der Länge das Skaten erschweren. Mittlerweile gibt es viele Liebhaber der Skatingtechniken (d.h. aller Bewegungsformen des Schlittschuhschritts). Skating-Ski sind aufgrund der speziellen Technik zum Teil kürzer, steifer und haben verstärkte Seitenwangen. Je nach Schneeverhältnis können sie auch weicher sein und eine andere Biegelinie haben. Außerdem sieht die Biegelinie des Skating-Ski keine funktionale Haftwachszone vor. Die Wahl der Skilänge hängt von der Größe und dem Gewicht des Läufers, vom Leistungsstand und vom geplanten Einsatzbereich ab.

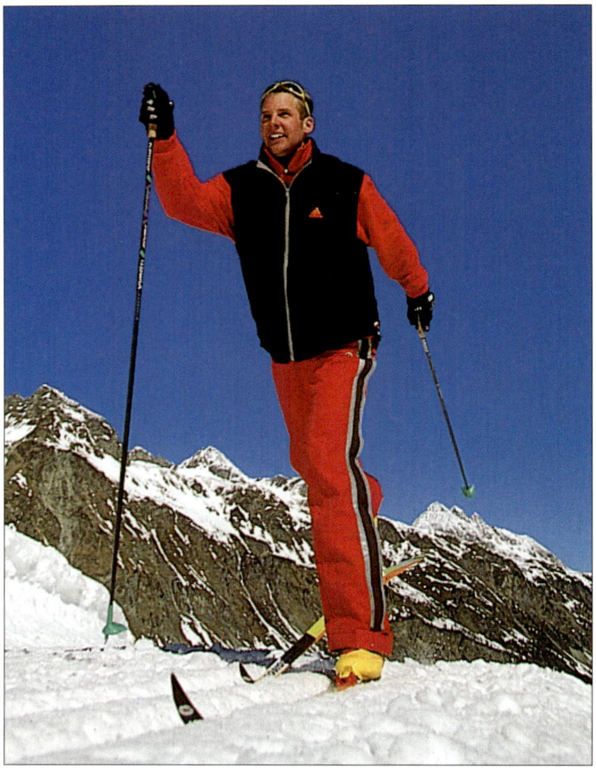

Skistöcke

In früheren Jahren verwendete man möglichst lange Skistöcke. Inzwischen werden kürzere gewählt, da diese biomechanisch günstiger sind und höhere *Bewegungsfrequenzen* ermöglichen. Die Wahl der richtigen Stocklänge hängt stark von der Arm- und Oberkörperkraft des Sportlers und der persönlichen Lauftechnik ab. Aus diesem Grund wählen gut trainierte Läufer mit Leistungsambitionen meist längere Skistöcke als weniger trainierte Freizeitsportler. Auch bei relativ flachem Streckenprofil greift man eher zu etwas längeren Skistöcken. Zur Bestimmung der richtigen Stocklänge hat sich folgende Faustformel bewährt: Die Stöcke für die klassischen Techniken sollen bei den Freizeitläufern die Körpergröße minus 15 Prozent nicht überschreiten. Die Skating-Stöcke sind etwas länger, sie sollten mit Körpergröße minus zehn Prozent berechnet werden. Bei einem geringen Gewicht ist es ratsam, daß die Stöcke extrem steif sein und eine hohe Bruchfestigkeit aufweisen. Bei diesen Anforderungen sind für Skilangläufer Stöcke aus Aluminium oder Carbon-/Kevlar-Fiber-Composite empfehlenswert. Karbonstöcke sind leichter als Aluminiumstöcke, aber auch teurer.

Schuhe und Bindungssysteme

Bei den Freizeitläufern haben sich halbhohe Langlaufschuhe durchgesetzt. Die Schuhe ermöglichen eine optimale Abrollbewegung, schützen den Knöchel und geben dem Fuß einen sicheren Halt. Ein guter Schuh sollte durch geeignete Sohlen eine gute Isolierung gegen Kälte aufweisen. Ein angenehmes Fußklima ist gewährleistet, wenn der Schuh atmungsaktiv und wasserdicht ist. Bei den fortgeschrittenen Skatern geht der Trend zu Spezial-Skatingschuhen, die eine bessere Kraftübertragung ermöglichen sollen.

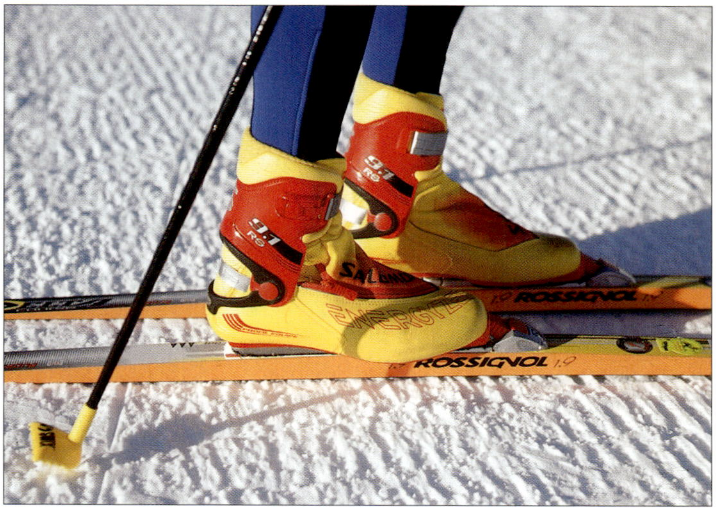

Die Skilanglaufbindung sichert den Ski am Schuh. Der Läufer überträgt seine Kraft über diese Einheit auf den Ski, um ihn fortzubewegen und zu steuern. Eine gute Bindung zeichnet sich durch eine hohe Führungsstabilität aus, ohne dabei die Bewegungsfreiheit der Füße beim Abstoß zu sehr einzuschränken. Bei uns haben sich das Salomon-System und die norwegische Rottefella-NNN-Bindung (auch als Rossignol-Bindung bekannt) durchgesetzt. Beide Firmen haben das altbewährte Prinzip der »gummigepufferten Abstoßbewegung« aufgegriffen und verbessert. Durch die Federwirkung des Gummipuffers kehrt der Ski nach dem Abdruck schneller an die Schuhsohle zurück. Dadurch ist der Ski besser zu kontrollieren. Die Bindung kann durch Gummipuffer unterschiedlicher Härtegrade individuell auf die Techniken und Vorlieben des Sportlers eingestellt werden. Bei den klassischen Techniken stellt man die Bindung weich ein, beim Skating hingegen hart.

Techniken

Diagonalschritt

Bei Freizeitläufern ist nach wie vor der Diagonalschritt sehr beliebt. Die Technik findet Anhänger auf jedem Leistungsniveau. Durch die alltagsnahe Bewegung (Kreuzkoordination von Armen und Beinen) ist diese klassische Technik relativ leicht zu erlernen. Ein weiterer Vorteil der klassischen Techniken ist der breite Anwendungsbereich. Im Gegensatz zu den Skating-Techniken ist der Diagonalschritt nicht unbedingt an spezielle Loipen gebunden. Daher steht die Ursprungsform des Skilanglaufs im Mittelpunkt der folgenden Seiten.

Abb. 1

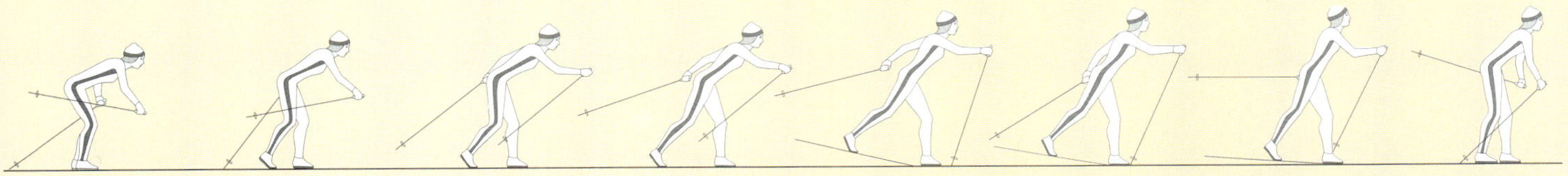

Der Diagonalschritt erhielt seinen Namen durch die diagonale Arbeit von Arm und Bein (siehe Abb. 1). Für Hobbysportler eignet sich diese Technik für einen Langlauf vor allen Dingen in der Ebene sowie bei leichten bis mittelschweren Anstiegen. Eine wichtige Voraussetzung für diese Lauftechnik ist, daß der Ski vorher mit Wachs präpariert wurde (oder alternativ über eine Steighilfe verfügt). Mit dieser Unterstützung kann der kräftige Beinabdruck optimal in Vortrieb umgesetzt werden.

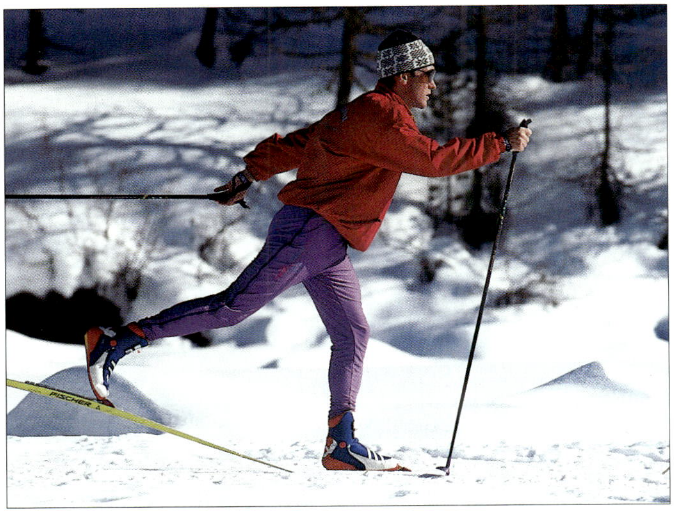

In der Grundstellung stehen die Füße etwa hüftbreit nebeneinander. Um den Abdruck vorzubereiten, nimmt der Sportler in Sprung-, Knie- und Hüftgelenk eine leichte Beugung ein. Der Oberkörper ist leicht gerundet und verlagert dadurch den Körperschwerpunkt nach vorne. Die Abdruckphase wird durch das sogenannte »Druckpunktnehmen« eingeleitet. Dabei kommt es zu einer leichten Tiefbewegung durch Beugen des rechten Abdruckbeins. Hieraus ergibt sich eine Körpergewichtsverlagerung auf das rechte Abstoßbein und eine größere Vorspannung der vorderen Oberschenkelmuskulatur. Der Abdruck erfolgt durch eine explosive Streckbewegung aus dem Hüft-, Knie- und Sprunggelenk. Dies muß mit Gefühl erfolgen, da durch einen rohen Kraftabdruck der Ski sonst durch die zu geringe Haftreibung nach hinten wegrutschen kann. Der Oberkörper und das Abdruckbein bilden am Ende der Bewegung eine durchgehende Linie. Gleichzeitig stößt sich der Sportler auf der linken Seite mit dem Skistock vom Boden ab. Der Stockeinsatz ist bereits wieder beendet, noch bevor das rechte Bein völlig gestreckt ist. Während der Abdruckphase wird das Körpergewicht vom rechten Abstoßbein auf das linke Gleitbein verlagert. Sobald der Ski vom Schnee abhebt, ist die Abdruckphase beendet. Nun beginnt die Gleitphase. Der Läufer gleitet ohne stützenden Stockeinsatz auf dem leicht gebeugten linken Bein. Der rechte vordere Arm ist mit einer leichten Ellbogenbeugung nach vorn geschwungen, der hintere Arm schwingt automatisch nach dem Stockeinsatz noch leicht aus. Diese Phase erfordert vom Läufer ein gutes Balancegefühl.

Die passive Gleitphase ist beendet, sobald der mit dem Arm nach vorne schwingende, rechte Stock eingesetzt wird. Er wird je nach Tempo etwa auf Höhe der Fußspitze oder kurz davor leicht schräg nach hinten (spitzer Winkel) eingestochen. Nun beginnt für den rechten Arm die Zugphase und für das rechte Bein die Vorschwungphase. Während der Schwungphase wird das rechte Bein aktiv nach vorne gebracht und ungefähr in Höhe des Gleitbeins in die Spur gesetzt, an diesem vorbeigeschoben und abrupt abgebremst, um dadurch einen weiteren Vortriebsimpuls zu bewirken. Nur bei optimaler Ausführung kann man diesen Impuls nutzen. Wenn Sie noch keine oder nur wenig Erfahrung mit der Technik gemacht haben, dann legen Sie nach dem ersten Versuch an dieser Stelle eine kurze Pause bis zum Stehen ein, bevor Sie mit der Abdruckphase des linken Beins und der Zugphase des linken Arms beginnen. Die Bewegungsabläufe finden jeweils im Wechsel statt und fügen sich zu einer fließenden Bewegung zusammen.

Kleine und mittlere Anstiege können Sie ohne weiteres mit dem Diagonalschritt bewältigen. In diesem Fall verkürzt sich die Gleitphase, während sich die Abdruckphase verlängert und frühzeitiger einsetzen sollte. Durch die verringerte Gleitphase verkürzt sich auch der Arbeitsweg der Stöcke und die Amplituden werden entsprechend kürzer. Beachten Sie, daß beim Abdruck der Körperschwerpunkt leicht nach vorne verlagert wird, um die Bewegung optimal zu unterstützen.

Arm- und Stockarbeit

Beim Diagonalschritt kommt der richtigen Arm- und Stockarbeit eine wichtige Bedeutung zu. Die Stöcke werden parallel zum Körper geführt und knapp neben der Loipe eingesetzt. Beim Einstecken weist der Stock einen spitzen Winkel nach hinten auf. Der Arm ist beim Stockeinsatz leicht gebeugt. Solange die Hand beim Stockeinsatz vor dem Körper arbeitet, spricht man von der Zugphase, erreicht die Hand den Körper, beginnt die Schubphase. Während der biomechanisch ungünstigeren Zugphase ist das Ellbogengelenk leicht gebeugt. In der Schubphase wird der Arm zunehmend gestreckt. Die Stockschlaufen laufen über den Handrücken. Sie müssen in der Länge so eingestellt werden, daß der Skistock beim Auspendeln nach hinten nur zwischen Daumen und Zeigefinger geführt werden kann. Sobald der Stockgriff beim Vorschwung den Körper passiert, schließt sich die Hand und umfaßt den Stock mit einem festen Griff.

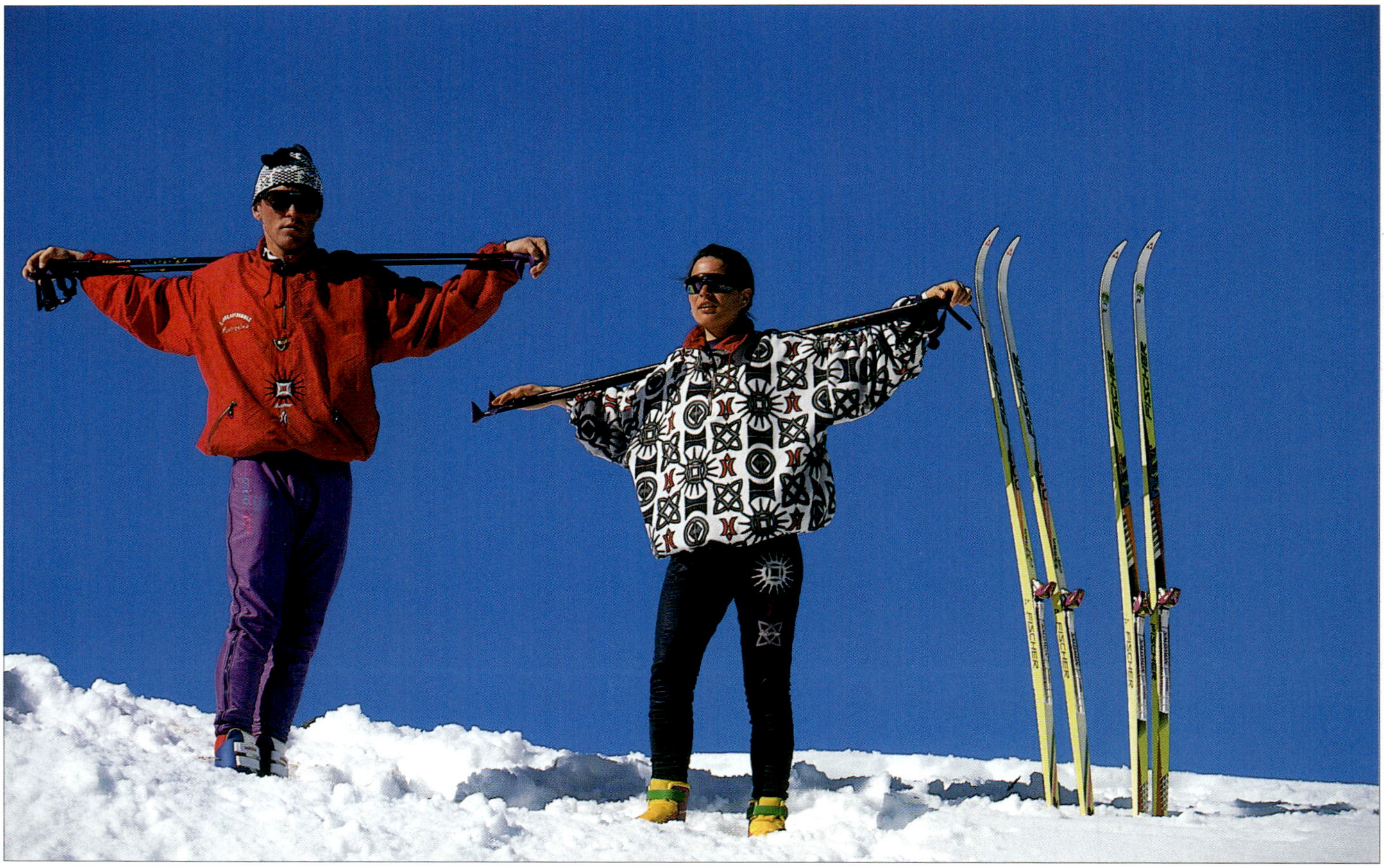

Trainingsplan

Normalerweise ist die Skisaison für den Fitness-Sportler auf nur wenige Wochen im Winterurlaub beschränkt. Aus diesem Grund ist eine längerfristige Trainingsplanung nicht sinnvoll. Dennoch sollen hier einige Trainingsempfehlungen gegeben werden:

- Berechnen Sie Ihren Ziel-Herzfrequenzbereich (= 70% der Maximalen Herzfrequenz) für die geplanten Trainingseinheiten (220 – Lebensalter, davon 70%).
- Beginnen Sie zunächst mit kleinen Skiwanderungen. So gewöhnen Sie sich besser an die Ski und erlangen schnell die erforderliche »Brettsicherheit«.
- Auch wenn Sie im Urlaub sind und natürlich jeden Tag für Ihr Training nutzen wollen, sollten Sie regenerative Phasen oder Ruhetage mit in das Training einplanen.
- Verlängern Sie nach und nach die Trainingsstrecke, ohne den definierten Trainingsherzfrequenzbereich zu verlassen.
- Halten Sie sich außerhalb der Skisaison durch andere Ausdauersportarten wie Laufen, Fahrradfahren, Skaten, Schwimmen etc. fit. Auf diese Weise reduzieren Sie Ihr persönliches Verletzungsrisiko und können sich optimal auf das darauffolgende Schneetraining vorbereiten. Für das Hauptziel des Sommertrainings, das darin besteht, eine gute Grundlagenausdauer zu schaffen, eignen sich prinzipiell alle in der Tabelle dargestellten Sportarten. Im Fitness- und Freizeitsport sollte das Ausdauertraining möglichst abwechslungsreich und sportartenübergreifend angelegt sein.

Der Ausdauer- und Techniktransfer der semispezifischen Sportarten und Trainingsmittel auf die Skilanglauftechniken ist höher als bei den allgemeinen Sportarten, da Teilbewegungen wie auch der gesamte Bewegungsablauf den Skilanglauf-Techniken ähnlich ist. In der langen schneelosen Zeit dienen die semispezifischen Trainingsmittel und Ausdauersportarten dazu, die im Schnee erworbenen technischen Fertigkeiten zu erhalten wie auch zu verbessern.

Semispezifische Trainingsmittel

Inline-Skating: Aufgrund der engen Bewegungsverwandtschaft vom Inline-Skating mit den Schlittschuhschritt-Techniken bereitet diese Sommersportart recht gut auf den Wintereinsatz vor. Bevor Sie das Training mit Inline-Skates aufnehmen, sollten Sie aus Sicherheitsgründen die Lauf- und Bremstechniken beherrschen. Suchen Sie sich für das Training eine gut asphaltierte Trainingsstrecke aus.

Slide-Aerobic: Das Slide schult die Abstoß- und Gleitbewegung sowie die Gewichtsverlagerung. Der Bewegungsablauf ist dem Schlittschuhschritt sehr ähnlich. (Die Bewegungstechnik wird ausführlich im Abschnitt *Aerobic* erklärt.)

Ergänzende Sportarten

	Allgemeine Ausdauer	Semispezifische Ausdauer
Radfahren	●	
Walking	●	
Jogging	●	
Schwimmen	●	
Aerobic/ Skigymnastik	●	
Rudern	●	
Inline-Skating		●
Gleitbrett/Slide		●
Rollski/Skiroller		●
Stockläufe		●

Stockläufe: Beim Laufen vorzugsweise am Hang werden begleitend die Skistöcke eingesetzt. Dadurch wird die Arm- und Rumpfmuskulatur sowie das Herz-Kreislauf-System langlaufspezifisch beansprucht.

Skiroller: Wie der Name vermuten läßt, handelt es sich beim Skiroller um einen Ski auf Rädern. Der Rollski ist so konzipiert, daß er so nah wie möglich den spezifischen Bedingungen des Skilaufens entspricht. Für die verschiedenen Einsatzbereiche gibt es spezielle Modelle (Skating-Skiroller, Klassischer Skiroller etc.). Je nach Einsatzgebiet ist der Ski zwischen 60 und 90 Zentimeter lang und etwa 600 bis 700 Gramm schwer. Der Skiroller ermöglicht das ganze Jahr über ein nahezu sportartspezifisches Training. Durch das Gerät lassen sich zudem die verschiedenen Skilanglauftechniken auf dem Asphalt trainieren. Sowohl das Technik- als auch das Koordinationstraining mit den Skirollern kommt den realen Skibedingungen sehr nah. Gerade im Leistungsbereich ist der Skiroller ein wichtiges semispezifisches Trainingsmittel, um sich gezielt auf die kommende Skisaison vorzubereiten. Jedoch kann das tatsächliche Schneetraining dadurch nicht ersetzt werden.

Aerobics

»Aerobic« ist eine aerobe Fitnessgymnastik mit Musik. 1982 als Mode aus den USA gekommen, ist Aerobic heute mit unterschiedlichen Trends wie Step-, Slide- und Box-Aerobic, die im folgenden vorgestellt werden, auch in Deutschland zu einer überaus beliebten Sportart für beide Geschlechter geworden.

In erster Linie wird eine Verbesserung der Organleistungsfähigkeit (Herz-Kreislauf-Training) angestrebt, aber auch die motorischen Komponenten Kraft, Beweglichkeit und koordinative Fähigkeiten werden stark entwickelt. Daher ist Aerobic die ideale Ergänzung, aber auch Alternative zu den Ausdauersportarten wie Radfahren, Schwimmen oder Joggen.

Anregende Musik, Gruppenmotivation und qualifizierte Anleitung beziehungsweise auch Korrektur durch geschultes Fachpersonal lassen Sie die wichtigsten Grundregeln und Schrittkombinationen, ja *Choreographien* erleben.

Sofern Sie über die entsprechende Geräteausstattung verfügen, können Sie Ihr Aerobic-Training natürlich auch zu Hause durchführen. Beim Training in den eigenen vier Wänden sind Sie dabei unabhängig von festgelegten Kurszeiten. Allerdings verzichten Sie auch auf die Korrekturen und das motivierende Gruppenerlebnis.

Die richtige Ausrüstung

Für ein angenehmes und fußschonendes Aerobic-Training benötigen Sie einen gut gedämpften Schuh. Auf keinen Fall sollten Sie die Aerobic-Übungen barfuß, auf Socken oder mit dünnen Gymnastik-Schläppchen ohne Dämpfung und Fußbett ausführen. Ein guter Aerobic-Schuh gibt dem Fuß einen sicheren Halt, ohne ihn einzuengen oder zu drücken. Lassen Sie sich daher beim Neu-

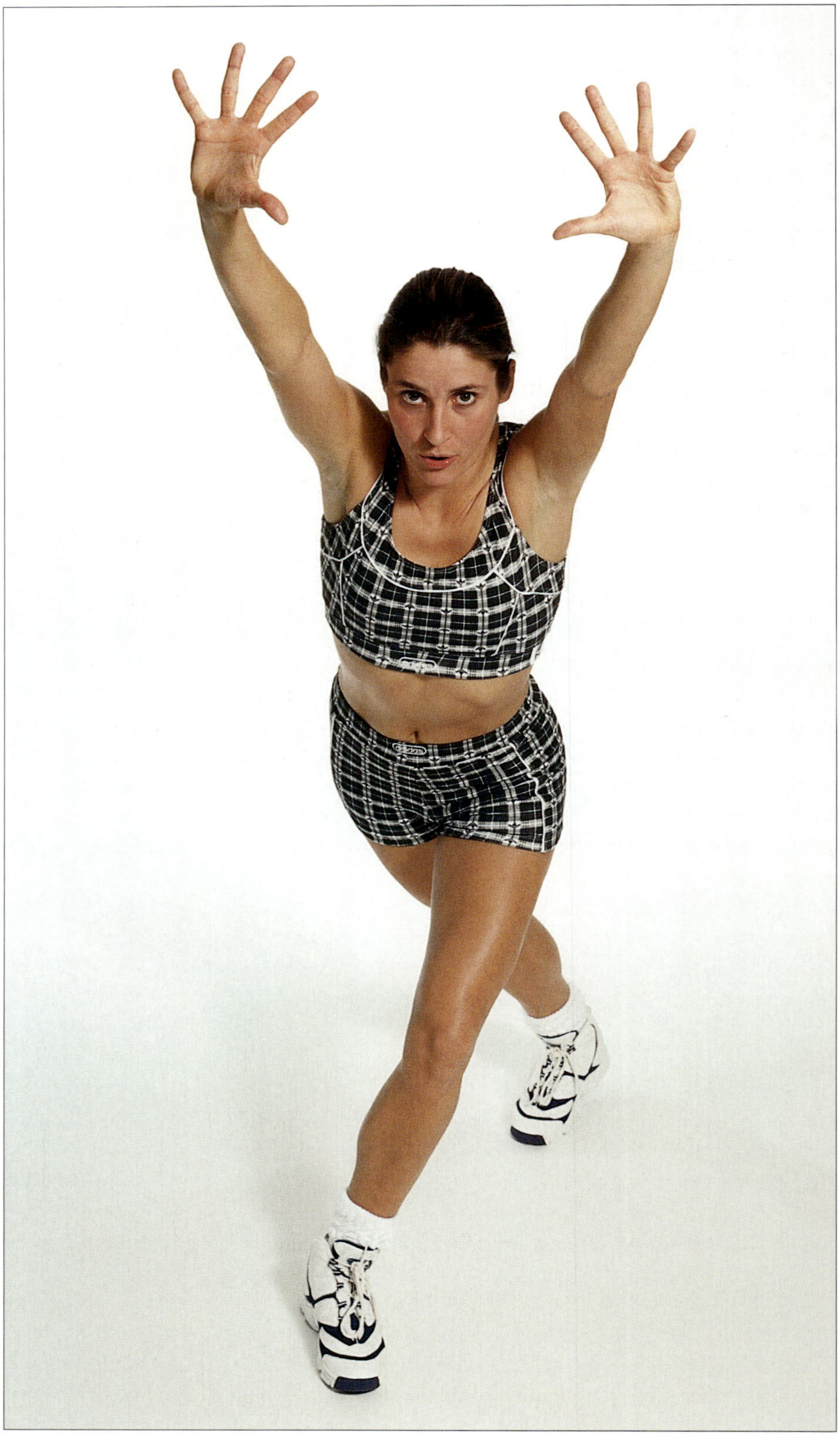

kauf der Schuhe im Sportgeschäft durch Fachpersonal beraten. Die folgende Checkliste nennt die wichtigsten Eigenschaften eines guten Aerobic-Schuhs:

- Stabilisierung des Fußes, gelenkhohe Fixierung
- gute Stoßdämpfung, Fußgewölbeunterstützung
- gutes Fußklima, gute Belüftung
- leicht und bequem
- Biegezone im Vorderfußbereich
- Einkerbung im Bereich der Achillessehne

Bei der Auswahl der Bekleidung kommt es vor allem darauf an, daß diese bequem ist und Sie sich darin wohl fühlen. Ob Sie modischen Trends folgen möchten oder eher ein klassisches Outfit bevorzugen, bleibt Ihnen überlassen. Leggings oder Shorts mit T-Shirt oder enganliegende Bodys, die viel Bewegungsfreiheit zulassen und nicht verrutschen können: Alles ist möglich.

Musikauswahl

Wie eng Musik mit Bewegung zusammenhängt, kennt jeder aus der Tanzstunde oder der Diskothek. Beim Aerobic-Training wird die Bewegung stark durch den Rhythmus der Musik unterstützt. Über die rhythmische Vorgabe der Musik kann die Intensität für das Ausdauertraining optimal dosiert werden. Außerdem wirkt die Musik auf den Trainierenden motivierend und steigert dadurch die Leistungsbereitschaft. Für ein effektives Ausdauertraining ist es wichtig, die Übungsinhalte möglichst ohne Unterbrechung durchzuführen. Wählen Sie aus diesem Grund eine Musik aus, die ein gleichbleibendes Tempo aufweist, ohne Sie zu überfordern.

Um zu überprüfen, ob die ausgewählte Musik für das Training geeignet ist, zählen Sie für die Dauer einer Minute die Baßschläge des Liedes mit. Wenn das Lied 118 bis 122 Schläge pro Minute aufweist, ist die Musik optimal für das Step- und Slide-Training geeignet. Auf kommerziellen Aerobic-Tonträgern sind die Taktschläge in *bpm* angegeben. Die Abkürzung bpm kommt aus dem Englischen und bedeutet *»beats per minute«*, Schläge pro Minute. Die bpm-Zahl gibt das Musiktempo an und gibt damit Aufschluß über das Tempo und die Intensität des Übens. Für die Praxis bedeutet dies, daß jeder Baßschlag genau einem Schritt in der Bewegungsfolge entspricht. Wählen Sie keine Songs mit höherer bpm-Zahl, da sonst leicht die Bewegungstechnik der Übungen vernachlässigt wird und damit die Verletzungsgefahr steigt. Zudem wird schnell die individuelle Belastungsgrenze überschritten.

In der Slide-Aerobic werden keine Schritte im ursprünglichen Sinne ausgeführt. Sie haben zwei Schläge Zeit, um zur gegenüberliegenden Seite zu kommen. Warten Sie zwei weitere Schläge ab und stoßen Sie sich dann zur anderen Seite ab. Diesen Rhythmus halten Sie wechselseitig ein. Wenn Sie mit einer höheren Intensität arbeiten wollen, sparen Sie die Pause ein und gleiten ohne Unterbrechung im Zwei-Schläge-Takt von links nach rechts. Gehen Sie vorsichtig mit der zweiten Zählvariante um. Mit der höheren Geschwindigkeit steigt das Verletzungsrisiko. Zudem ist es schwer, die Technik sauber auszuführen. Wenn Sie diese Grundregeln beachten, dann können Sie selbständig mit dem Training beginnen.

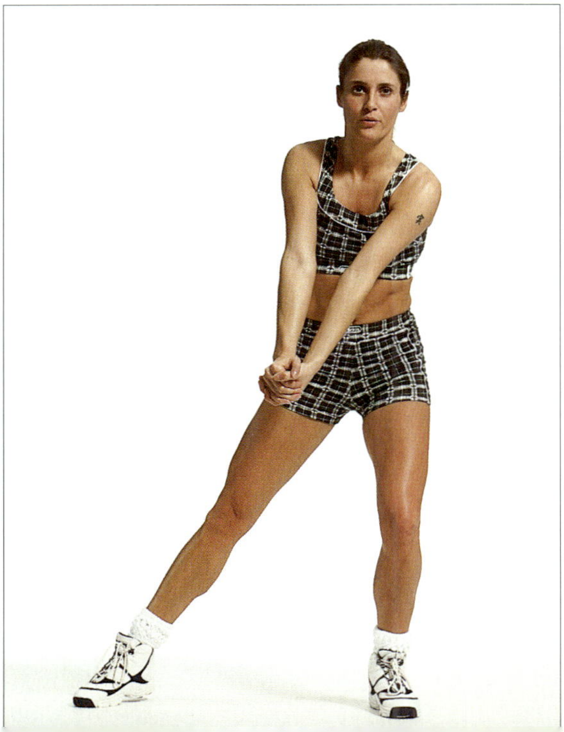

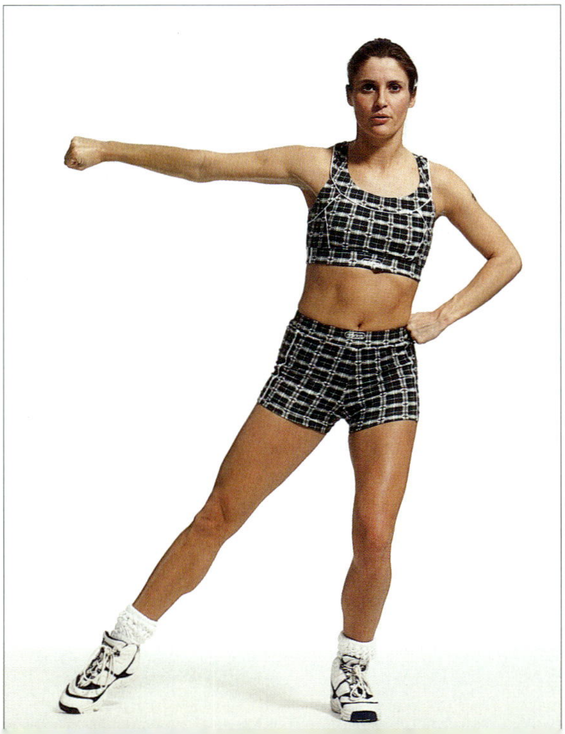

Step-Aerobic

Step-Aerobic eignet sich gleichermaßen für Frauen und Männer, für Jung und Alt, für Einsteiger und für Aufsteiger. Durch den kraftvollen und athletischen Bewegungsstil ist diese Aerobic-Variante insbesondere bei Männern sehr beliebt. Step-Aerobic ist eine sehr junge Trainingsform, die sich aus der klassischen Aerobic zu Beginn der neunziger Jahre in den USA entwickelt hat. Das Step-Training zeichnet sich durch ein variantenreiches Auf- und Absteigen auf einer höhenverstellbaren, rutschfesten Plattform, ähnlich einer Treppenstufe, aus. Gleichzeitig können verschiedene Armbewegungen ausgeführt werden. Beim Step-Training werden verschiedene Schrittfolgen und Armbewegungen zusammengestellt sowie kleinere Choreographien erlernt. Um die Belastung an Bändern, Sehnen und Gelenken so gering wie möglich zu halten, sollten Sie während des Auf- und Absteigens nur Gehbewegungen durchführen. Diese Trainingsform wird als *Low-Impact* (leichter Stoß/Aufprall) bezeichnet. Auf keinen Fall dürfen Sie wie beim »High-Impact-Training« springen oder hüpfen. Durch die höhenverstellbaren Bausteine wird die Trainingsform jedem Trainingszustand gerecht. Step-Aerobic ist sehr vielseitig und stellt ein optimales Training für Ausdauer, Koordination, Kraft und Beweglichkeit dar.

Die richtige Technik

Bevor Sie mit dem Step-Training beginnen, überprüfen Sie zunächst, ob die höhenverstellbaren Elemente des Steps fest eingerastet sind. Denken Sie daran, daß eine gute Schrittechnik das Verletzungsrisiko vermindert und die Sicherheit am Step erhöht. Sobald die Bewegungsqualität beim Auf- und Absteigen nachläßt, sollten Sie kurz pausieren oder das Training beenden, um Unfälle zu vermeiden. Für ein effektives und abwechslungsreiches Ausdauertraining empfiehlt es sich, die nachfolgend beschriebenen Schritte miteinander zu kombinieren.

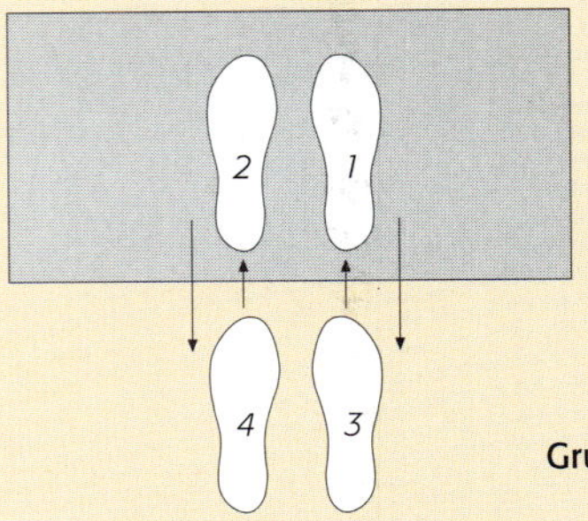

Abb. 1 Grundschritt

Grundposition und Grundschritt

In der Grundposition mit einseitiger Führung (Basic-Step single lead) stehen die Füße etwa hüftbreit auseinander, und die Fußspitzen zeigen nach vorn. Um die Wirbelsäule zu fixieren, sind die Knie- und Hüftgelenke leicht gebeugt, zudem ist die Bauch- und Gesäßmuskulatur fest angespannt. Der Oberkörper ist aufgerichtet, und der Kopf befindet sich in Verlängerung der Wirbelsäule. In dieser Körperhaltung beginnen Sie mit den ersten Step-Schritten. Dazu stehen Sie in einem Abstand von etwa 20 bis 30 Zentimeter frontal vor dem querliegenden Step. Der Oberkörper nimmt eine leichte Vorneigung ein, die gesamte Rumpfmuskulatur bleibt angespannt. Steigen Sie zuerst mit dem rechten Fuß mittig auf die Plattform. Achten Sie darauf, daß Sie dabei die ganze Fußsohle aufsetzen. Um die Bewegung gelenkfreundlich auszuführen, sollte sich das Kniegelenk möglichst über dem Sprunggelenk befinden.

Der linke Fuß wird nun hüftbreit neben den rechten Fuß auf die Plattform gesetzt. Um wieder in die Ausgangsposition zu gelangen, steigt zuerst der rechte Fuß und dann der linke Fuß nach hinten vom Step herunter (Abb. 1). Beim Heruntersteigen wird zuerst der Ballen (Fußspitze) aufgesetzt, danach wird der Fuß bis zur Ferse abgerollt. Während der Bewegung werden die leicht angewin-

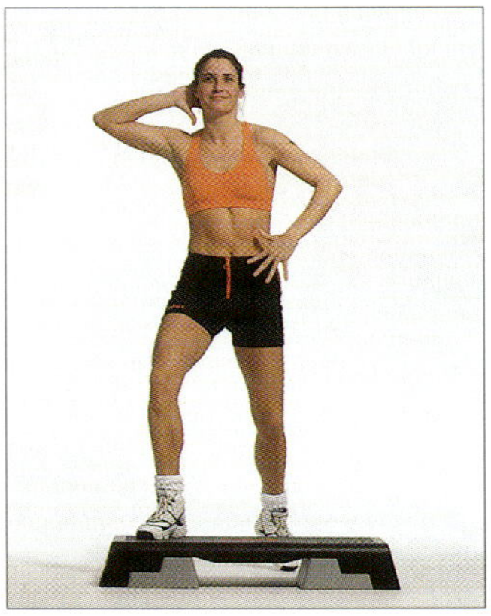

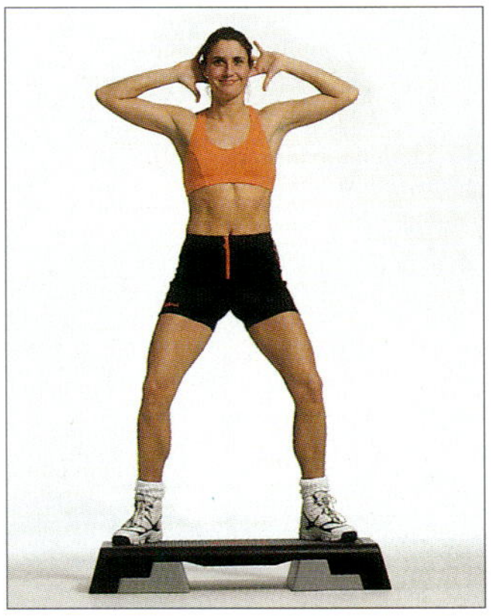

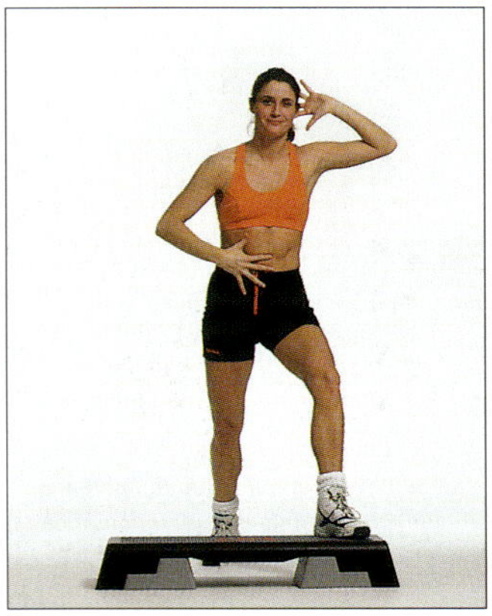

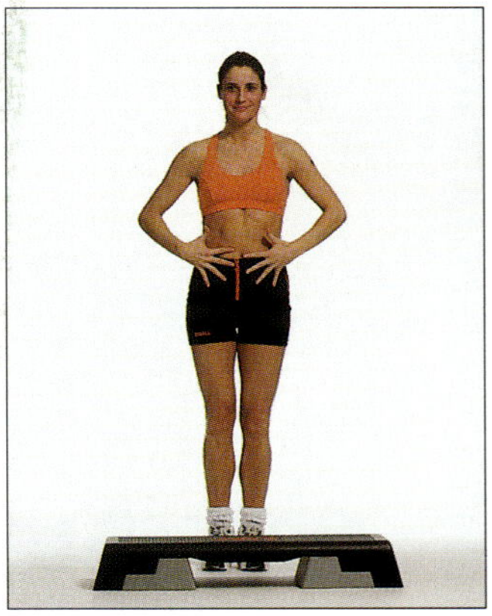

kelten Arme gegengleich zur Beinbewegung locker mitgeschwungen. Zur Variation können die Arme auch mit leicht gebeugtem Ellbogengelenk bis auf Schulterhöhe nach vorne geführt werden. In diesem Fall schwingen die Arme mit dem gleichseitigen Arm nach vorn. Wenn der rechte Fuß aufsteigt, dann schwingt auch der rechte Arm nach vorne, wenn das rechte Bein absteigt, dann schwingt der rechte Arm wieder zurück. Um die Intensität der Übung zu erhöhen, kann die Armbewegung dynamischer ausgeführt werden. Der koordinative Aspekt der Armbewegung wird erhöht, indem verschiedene Armbewegungen ausgeführt werden.

Damit die Bewegung nicht zu einseitig wird, sollte das Auftaktbein nach einem festgelegten Intervall gewechselt werden. Beginnen Sie das Aufsteigen mit dem rechten Bein, und wechseln Sie nach vier bis acht Wiederholungen zum linken Bein. Eine schöne Variation zum beschriebenen Grundschritt ist der Grundschritt mit wechselnder Führung. Zur Ausführung der Schrittvariante setzen Sie analog zum Grundschritt zuerst den rechten Fuß und danach den linken Fuß mittig auf die Plattform auf. Nacheinander werden die Füße zurück nach hinten in die Ausgangsstellung geführt. Zuerst der rechte, dann der linke Fuß. Im Gegensatz zum Grundschritt wird der linke Fuß nur kurz neben dem rechten Fuß ohne Belastung aufgetippt. Nach dem kurzen Bodenkontakt wird der linke Fuß sogleich wieder auf den Step gesetzt. Danach folgt der rechte Fuß. Bei der Abwärtsbewegung wird zuerst der linke Fuß zum Boden geführt, der rechte Fuß folgt und tippt nur kurz auf den Boden auf. Die Beine arbeiten jetzt im Wechsel und werden gleich stark belastet.

Eine weitere Schrittvariante ist der sogenannte V-Step. Bei dieser Schrittform beschreiben die Füße während der Bewegung den Buchstaben V (Abb. 2). Ausgehend von der Grundstellung stellen Sie den rechten Fuß möglichst weit nach rechts außen und den linken Fuß nach links außen auf den Step. In gleicher Abfolge steigen Sie vom Step herunter in eine nahezu geschlossene Fußposition. Es würde an dieser Stelle jedoch zu weit führen, alle möglichen Bewegungskombinationen aufzuführen. Dies sollte dem Bereich der Choreographie vorbehalten bleiben (siehe Fotoreihe).

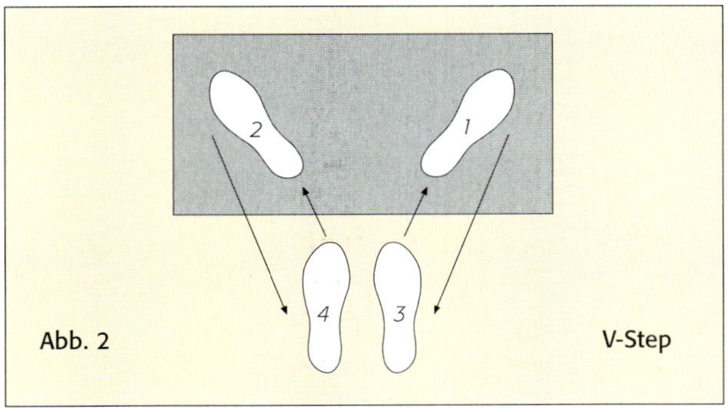

Abb. 2 **V-Step**

Grundregeln auf einen Blick

- Die Höhe des Steps ist immer gemäß der individuellen Leistungsfähigkeit einzustellen.
- Überprüfen Sie, ob die Bauteile des Steps fest eingerastet sind.
- Der Oberkörper ist leicht nach vorn geneigt, der Rücken bleibt in seiner *physiologischen* Form.
- Die Kniegelenke bleiben immer leicht gebeugt.
- Der gesamte Fuß wird sanft in der Mitte des Steps aufgesetzt.
- Führen Sie keine Drehbewegungen auf dem belasteten Bein aus.
- Beim Absteigen vom Step die Füße mit den Fußballen zuerst auf den Boden aufsetzen und über den gesamten Fuß bis zur Ferse abrollen.

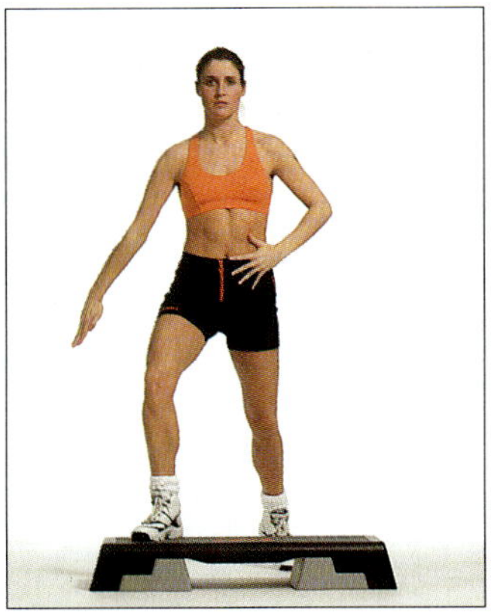
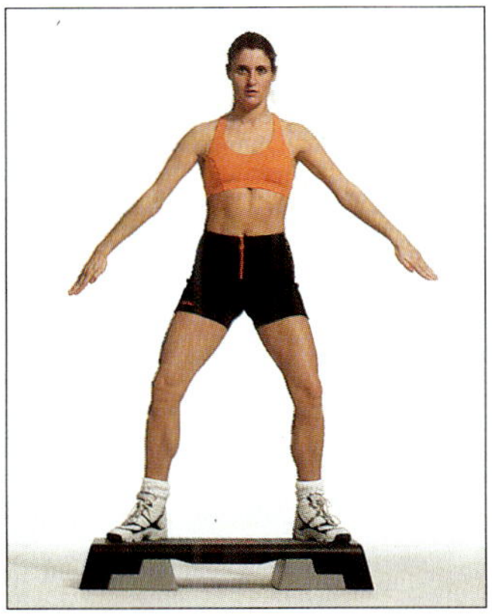
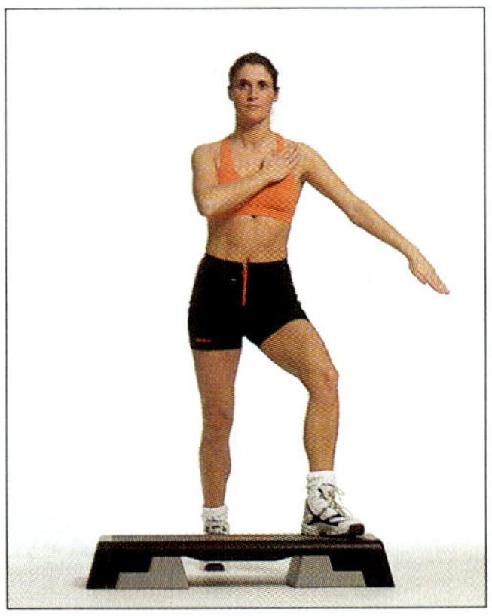
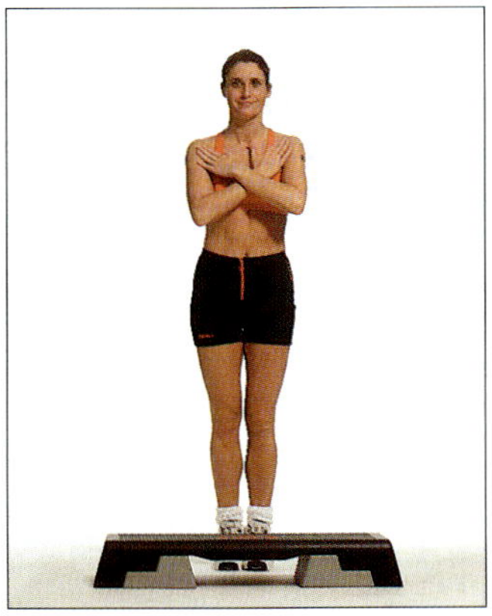

Slide-Aerobic

Bereits vor hundert Jahren nutzten skandinavische Wintersportler Slide-ähnliche Bewegungsformen für ihr Training, indem sie auf ein am Boden liegendes, gewachstes Scheunentor Holzstücke zur seitlichen Begrenzung nagelten und darauf die typischen Eisschnellauf-Bewegungen ausführten. Seit den fünfziger Jahren nutzt die Physiotherapie diese Trainingsform zur Behandlung bei Sprung, Knie- und Hüftgelenksverletzungen. In den Fitness-Studios ist Slide-Aerobic eine sehr junge Aerobic-Variante, die im Gegensatz zu vielen anderen Trainingsformen vorzugsweise seitliche Bewegungsmuster trainiert. Gerade innerhalb der traditionellen Sportarten wie Fußball oder Tennis ereignen sich die meisten Sportverletzungen bei seitlichen Bewegungen oder durch Fremdeinwirkung von der Seite. Das Slide-Training hilft daher, Verletzungen vorzubeugen. Durch die Seitwärtsbewegungen auf dem Slide wird effektiv die Rumpf-, Gesäß- und die gesamte Beinmuskulatur beansprucht. Ausdauer und Gleichgewicht werden zudem verbessert.

Für dieses Bewegungsprogramm benötigen Sie einen Gleitteppich (*Slide*) und spezielle Gleitsocken (*Booties*) aus Nylon. Die Gleitsocken werden einfach als Schuhüberzüge über die Turnschuhe gezogen. Aus Sicherheitsgründen ist der Gleitteppich an der Unterseite mit einem rutschfesten Material überzogen. Um das Gleitvergnügen zu ermöglichen, ist die Oberfläche mit einem speziellen Harz-Polymer überzogen. An den Seiten ist die Kunststoffmatte durch zwei Endrampen begrenzt, die zum Einleiten und Abstoppen der Bewegung dienen. Bei genauer Betrachtung der Rampen fällt auf, daß diese um zehn Grad nach oben geneigt sind und eine Schrägstellung von vier Grad besitzen (leichte V-Form). Durch die Neigung wird die Abstoppbewegung sanft und gelenkschonend verlangsamt. Die Schrägstellung der Rampen ist für die korrekte Haltung von Fuß-, Knie- und Hüftgelenk wichtig.

Wenn Sie den Slide für das Heimtraining einsetzen möchten, dann muß dieser auf einer rutschfesten, aber glatten Unterlage ausgebreitet werden, mit genügend Abstand zu Möbeln oder Wänden. Für die etwa 160 bis 180 Zentimeter lange und ungefähr 50 Zentimeter breite »Rutschmatte« benötigen Sie etwa zwei bis drei Quadratmeter Platz. Für Leistungssportler gibt es Slides bis zu einer Länge von 240 Zentimetern. Das Gerät läßt sich mit wenigen Handgriffen zusammenrollen und kann daher leicht im Auto mitgenommen oder im Schrank verstaut werden. Beim Kauf müssen Sie entscheiden, ob die Endrampen in der Länge verstellbar oder fest mit der Oberfläche verschweißt sein sollen. Durch verstellbare Endrampen kann das Gerät individuell auf die Beinlänge und den Trainingszustand des Trainierenden eingestellt werden. Allerdings können durch falsche Einstellungen auch Verletzungen provoziert werden. Im Privatbereich, wo normalerweise immer dieselbe Person das Gerät benutzt, bietet sich in jedem Fall ein nicht verstellbarer Slide an.

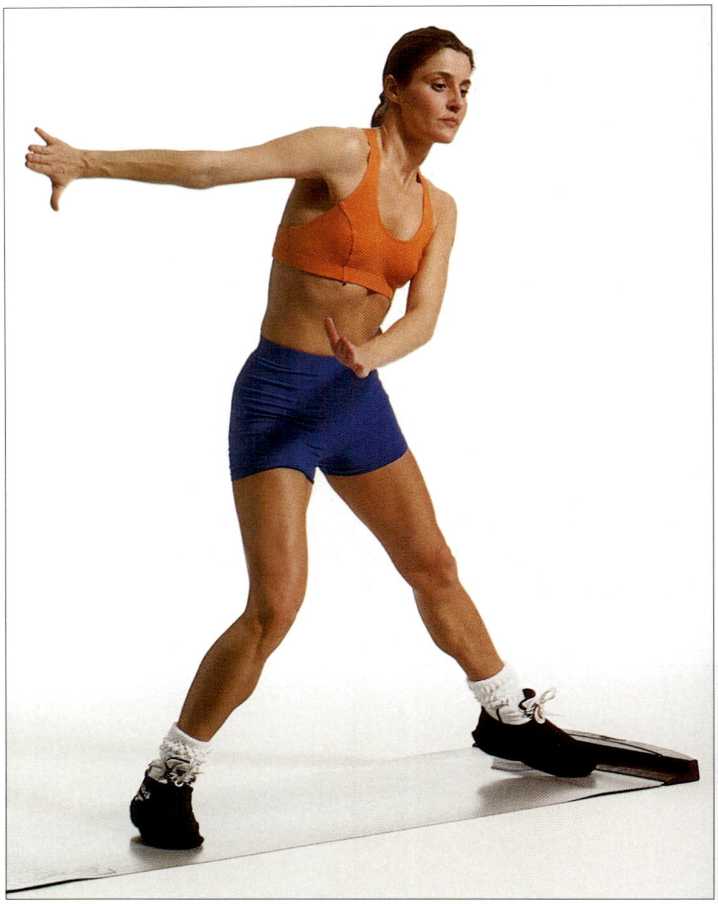

Die richtige Technik

Vorbereitung zum Grundschritt

Um sich mit dem Gerät vertraut zu machen, werden die Bewegungen auf dem Slide langsam und kontrolliert ausgeführt. Vergewissern Sie sich, daß die Abdruckrampen in der Ausgangsstellung nach vorn leicht geöffnet sind (V-Form). Stellen Sie sich mit beiden Füßen auf die linke Seite des Slides. Der linke Fuß steht dabei auf der Rampeninnenseite und drückt sich von dieser mit einem leichten bis mittleren Krafteinsatz ab. Durch den Abdruck rutschen Sie mit beiden Beinen in Richtung der gegenüberliegenden rechten Abdruckrampe, ohne gegen diese zu stoßen. Während des Gleitvorgangs wird das Körpergewicht über beide Füße zentriert. Der Körper nimmt dabei eine leichte Vorneigung ein. Hüft- und Kniegelenke sind während des Abdrucks leicht gebeugt. Wiederholen Sie die Übung noch zwei- bis dreimal von der linken Seite, bevor Sie die Übung von der rechten Abdruckrampe mit dem rechten Bein ausführen. Sobald die Beinbewegung sicher ausgeführt wird, können die Arme unterstützend hinzugenommen werden. Nehmen Sie bei jedem Tiefgehen (Abdruck- und Gleitphase) die Arme seitlich bis auf Schulterhöhe hoch und senken Sie diese wieder ab, wenn sich die Beine schließen.

Grundschritt

Nach und nach verstärken Sie den Abdruck, bis Sie ohne Pause von einer Seite zur anderen gleiten können. Für Ihr Training ist es wichtig, daß Sie sich fest von der Rampe abstoßen, damit das Gleitbein die gegenüberliegende Rampe leicht erreichen kann. Dazu muß der gesamte Körper unter Spannung stehen. Durch den fehlenden Zwischenstopp ist der Grundschritt schneller und dynamischer als die Vorübung. Daher müssen die Armbewegungen dem neuen Tempo angepaßt werden: Wenn Sie sich von der linken Rampe abdrücken, dann nehmen Sie beide Arme zur linken Seite bis auf Schulterhöhe hoch. Mit der Gleitbewegung zur gegenüberliegenden Seite schwingen die Arme harmonisch vor dem Körper bis zur rechten Schulterhöhe durch.

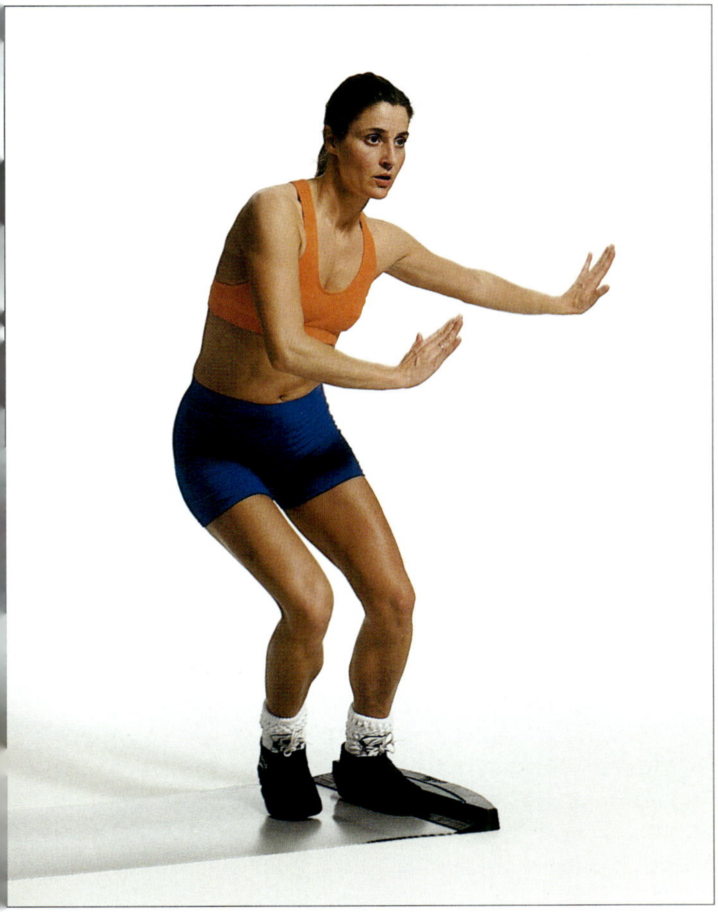

Grundregeln auf einen Blick

- Am Anfang schauen die Augen auf das Gerät, sobald die Bewegung automatisiert ist, wird der Kopf in Verlängerung der Wirbelsäule gehalten.
- Ganzkörperspannung aufbauen und halten, insbesondere in der Bauch-, Gesäß- und Rumpfmuskulatur.
- Die Knie und die Fußspitzen zeigen während der Bewegung in einer Linie immer leicht nach außen.
- Um die Stabilität zu erhöhen, sind die Beine beim Gleiten möglichst lange geöffnet.
- Erst wenn der stoppende Fuß fest auf der gegenüberliegenden Rampe steht, wird das andere Bein herangezogen.
- Beim Gleiten sind die Kniegelenke gebeugt, beim Schließen strecken Sie die Kniegelenke, ohne diese jedoch vollständig durchzustrecken (Hoch-Tief-Bewegung).
- Während des Gleitvorgangs ist das Körpergewicht über beide Füße zentriert.
- Die Geschwindigkeit wird über das nachziehende Bein kontrolliert.

Box-Aerobic

In der neu entwickelten Box-Aerobic werden einfache Elemente aus der klassischen Aerobic mit Grundschlägen und Schritten aus der Boxschule kombiniert. Das Training zeichnet sich durch eine ausgewogene Oberkörper- und Beinarbeit aus. Die Trainingswirkung der Box-Aerobic auf die motorischen Grundfähigkeiten sind für Fitness-Sportler von großer Bedeutung. Box-Aerobic trainiert mit einfachen Mitteln und absolut gelenkschonend Ausdauer, Kraft, Schnelligkeit und Koordination. Im Gegensatz zum Boxen schließt die Box-Aerobic den unmittelbaren Schlagabtausch aus und reduziert so die Verletzungsgefahr. Durch das friedfertige Schattenboxen lassen sich alle boxspezifischen Schlag- (*Punsh*, *Jab*, *Uppercut* etc.) und Schrittbewegungen (*V-Slip*, *Shadow* etc.) trainieren, ohne daß jemand zu Schaden kommt.

Indem Sie die verschiedenen Schlag- und Schrittbewegungen kombinieren, erhalten Sie Ihre erste Box-Aerobic-Choreographie. Zur musikalischen Unterstützung bietet sich House Music mit etwa 120 bis 130 bpm an. Die vorgeschlagene Musik läßt ungefähr zwei Schritte pro Sekunde zu und erleichtert so eine gleichmäßige Bewegungsausführung. Dadurch ist gewährleistet, daß die Bewegungen sicher und mit geringem Verletzungsrisiko durchgeführt werden können. Am Anfang ist es gar nicht so leicht, die Arm- und Beinbewegungen dem Tempo der Musik anzupassen. Mit ein wenig Übung werden die Bewegungen aber schnell automatisiert.

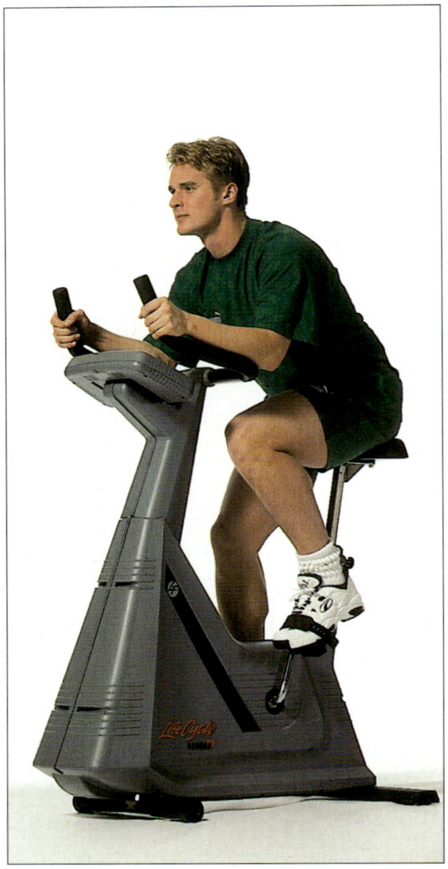

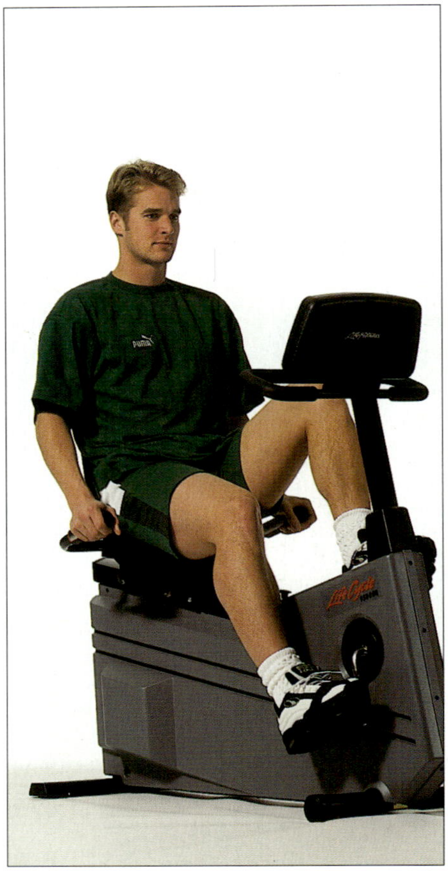

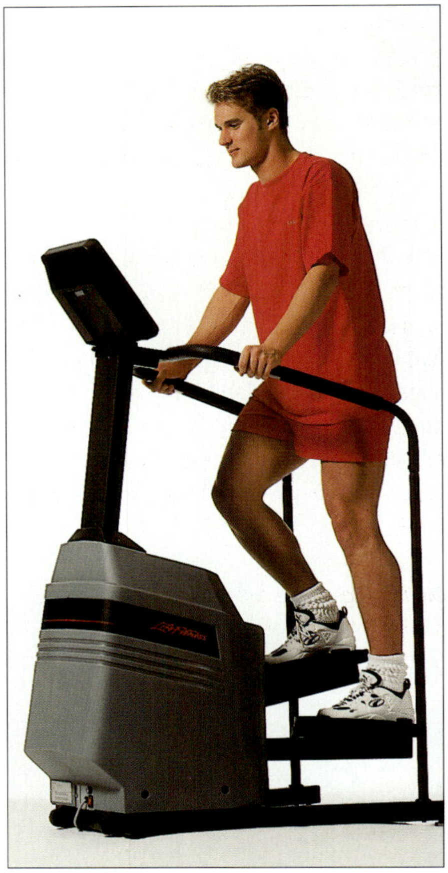

Cross-Training

Im Bereich des Fitnesstrainings wird der aus dem Englischen stammende Begriff Cross-Training nicht streng nach seiner ursprünglichen Bedeutung im medizinisch-therapeutischen Bereich verwandt. Dort nutzt man die Trainingswirkung des Cross-Trainings (auch Crossing-Effekt, *kontralateraler Transfer*) aus, um den Funktionszustand verletzter Strukturen zu verbessern. Wenn zum Beispiel der linke Arm verletzungsbedingt durch einen Gips ruhiggestellt ist, dann kann durch ein spezielles Training der gesunden Seite der Funktionsverlust (*Atrophie*, Kraft, Koordination etc.) innerhalb des ruhiggestellten Arms vermindert werden. Im Hochleistungssport nutzt man diesen Effekt zur Technikverbesserung der Sportler aus.

Im Fitnessbereich versteht man unter Cross-Training statt dessen ein Intervalltraining mit wechselnden Übungsinhalten. Variationen sind durch einen Wechsel der Übungsinhalte möglich, so daß unterschiedliche grundmotorische Fähigkeiten trainiert werden können. Am häufigsten wird diese Trainingsform zum Training der Ausdauer und der Kraft verwendet. Als Organisationsformen für das Cross-Training kommt neben dem Einzeltraining auch das Gruppentraining zur Anwendung.

Innerhalb des Gruppentrainings werden die Teilnehmer während des gesamten Kurses von einem Trainer begleitet. Er hat die Aufgabe, die Gruppe zu motivieren und gegebenenfalls Fehler zu korrigieren. Im Einzeltraining begleitet der Trainer die Sportler normalerweise nicht über die gesamte Trainingseinheit. Aus diesem Grund übernehmen die Trainierenden im Einzeltraining eine höhere Eigenverantwortung, indem sie selbständig die Trainingsvorgaben (Trainingsherzfrequenz, Gewichte, Wiederholungen, Zeit etc.) überprüfen müssen.

Indoor-Cross-Cardiotraining

Das traditionelle Ausdauertraining im Fitness-Studio wird in der Regel als stationäres Training an Cardiogeräten durchgeführt. Beim Cross-Cardiotraining wird dabei schwerpunktmäßig mit der Intervallmethode trainiert, die durch einen planmäßigen Wechsel von Belastungs- und Erholungsphasen gekennzeichnet ist. Die Belastungsphasen werden im Wechsel auf verschiedenen Cardiogeräten gesetzt, wobei der Sportler durch die beim Gerätewechsel entstehenden Pausen die notwendigen Erholungsphasen erhält. Zum Beispiel radelt der Sportler zehn Minuten auf dem Fahrradergometer, macht während des Wechsels zum Ruderergometer ein bis zwei Minuten Pause (aktive Erholung) und rudert an diesem Gerät wiederum zehn Minuten mit der vorgegebenen Trainingsherzfrequenz, die anhand der Maximalen Herzfrequenz (MHF) errechnet wird. Durch den Gerätewechsel erzielt man bei kürzeren Belastungsintervallen eine vielseitigere Muskelbelastung.

Training an Cardiogeräten

• bedingt geeignet •• geeignet ••• hervorragend geeignet

Gerätetyp	Übergewichtige	Sitzmenschen	Personen mit Rückenproblemen	Einsteiger/ Untrainierte
Fahrradergometer	•••	•	•	•••
Stepper	••	•••	•••	••
Laufband	•	•••	••	•
Ruderergometer	•••	•••	•	•
Climber	•••	•••	•••	••
Liegefahrrad	•••	•	••	•••
Crossrobics	•••	•••	••	••
Gymnastik/Aerobics	•••	•••	••	••
Skitrainer	•••	•••	•••	•
Handkurbelergometer	••	•	••	••

Die Trainingsempfehlung hilft den genannten Zielgruppen bei der Auswahl geeigneter Cardiogeräte.

Elemente der Trainingsplanung

	Einsteiger/Untrainierte	Geübte	Fortgeschrittene
Trainingsmethode	extensive Intervallarbeit	extensive Intervallarbeit	extensive und intensive Intervallarbeit
Auswahl möglicher Ergometerkombinationen	– Fahrrad/Stepper – Fahrrad/Crossrobics – Laufband/Stepper – ...	– Fahrrad/Stepper – Fahrrad/Skitrainer – Laufband/Stepper – ...	– Ruderergometer/ Skitrainer – Climber/Crossrobics – Stepper/Ruderergometer – Skitrainer – ...
Belastungsdauer	10–20 min	20–30 min	30–60 min
Belastungsintensität	60–70% der MFH	60–75% der MFH	60–85% der MFH
Belastungsintervalle	2–4 Intervalle von jeweils 4–5 min, 1 min Pause zwischen den Intervallen	2–6 Intervalle von jeweils 5–10 min, 1–2 min Pause zwischen den Intervallen	2–8 Intervalle von jeweils 5–15 min, 1–3 min Pause zwischen den Intervallen

Aufgrund der Übungsvielfalt ist das Training kurzweilig und sehr motivierend. Zudem wird das Verletzungsrisiko aufgrund zu einseitiger Belastungen erheblich reduziert.

Das Gruppentraining wird inhaltlich identisch durchgeführt. Die Teilnehmer verteilen sich auf die verschiedenen Cardiogeräte und wechseln nach dem vorgegebenen Belastungsintervall zu einem anderen Ergometertyp. Die Auswahl der Trainingsgeräte sowie die Festlegung des Belastungsgefüges, wie Trainingsumfang, Intensität und Pausengestaltung, hängen vom Trainingszustand und von der Zielsetzung der Teilnehmer ab. Die beiden Tabellen erleichtern die Trainingsplanerstellung für verschiedene Zielgruppen.

Das Grobraster soll den einzelnen Zielgruppen als Hilfestellung bei der Erstellung eines individuellen Trainingsplans dienen. Die Trainingsempfehlung zur Trainingsmethode und zu den Belastungsnormativen sind entsprechend den einzelnen Leistungsstufen anzupassen.

Indoor-Cross-Cardiotraining

Trainingsbeispiele

	Gerätekombination (Ergometer)	Belastungsintensität	1. Belastungsintervall	Pause	2. Belastungsintervall
Einsteiger/Untrainierte	– Fahrrad/Stepper	60–70% der MFH	4 min Fahrrad	1 min	4 min Stepper
	– Fahrrad/Crossrobics	60–70% der MFH	5 min Fahrrad	1 min	5 min Crossrobics
	– Laufband/Stepper	60–70% der MFH	5 min Walken auf dem Laufband	1 min	5 min Stepper
Geübte	– Fahrrad/Stepper – Fahrrad/Skitrainer	60–75% der MFH	7 min Fahrrad	1–2 min	7 min Stepper oder Skitrainer
	– Laufband/Stepper	60–75% der MFH	9 min Laufen auf dem Laufband	1–3 min	9 min Stepper
	Fahrrad/Stepper/ Rudern	60–75% der MFH	10 min Fahrrad	1–3 min	10 min Stepper
Fortgeschrittene	– Fahrrad/Stepper	60–85% der MFH	10 min Fahrrad	1–3 min	10 min Stepper
	– Stepper/Climber/ Liegefahrrad	60–85% der MFH	5 min Stepper	1–3 min	15 min Climber
	– Skitrainer/Crossrobics/ Ruderergometer/ Climber	60–85% der MFH	10 min Skitrainer	1–3 min	10 min Crossrobics

Die dargestellten Trainingspläne können lediglich einen Empfehlungscharakter haben. Je nach Trainingszustand und Zielsetzung sind mehr als die drei angezeigten Beispielintervalle möglich. Sofern Sie während der Trainingseinheit bemerken, daß Sie durch die vorgegebenen Belastungsnormative über- oder unterfordert werden, sollten Sie diese entsprechend Ihren individuellen Voraussetzungen und angestrebten Zielen verändern.

Pause	3. Belastungsintervall	Pause	4.–8. Belastungsintervall	Pause	Trainingsdauer
1 min	4 min Fahrrad	1 min	...	...	15 min
1 min	5 min Fahrrad	1 min	...	...	18 min
1 min	5 min Walken auf dem Laufband	1 min	...	...	18 min
1–2 min	7 min Stepper oder Skitrainer	1–2 min	...	...	ca. 27 min
1–3 min	9 min Stepper	1–3 min	...	...	ca. 36 min
1–3 min	10 min Rudern	1–3 min	...	...	ca. 39 min
1–3 min	10 min Fahrrad	1–3 min	...	...	ca. 39 min
1–3 min	15 min Liegefahrrad	1–3 min	...	...	ca. 54 min
1–3 min	10 min Ruderergometer	1–3 min	10 min Climber	1–3 min	ca. 52 min

Outdoor-Cross-Cardiotraining

Beim Outdoor-Cross-Training ist durch das Naturerlebnis die entspannende Wirkung höher als beim Indoor-Training. Zudem stärkt die Bewegung an der frischen Luft das Immunsystem. Natürlich werden auch hierbei, entsprechend der Grundidee des Cross-Trainings, typische Ausdauersportarten wie Walking, Laufen, Radfahren, Schwimmen, Rudern, Skating etc. nach dem Intervallprinzip miteinander kombiniert. Die nebenstehende Trainingsempfehlung zeigt, welche Ausdauersportarten für die einzelnen Zielgruppen geeignet sind:

Das Radfahren eignet sich besonders für übergewichtige Menschen, da das Rad die Last des Körpergewichts trägt. Aufgrund der geringen Stoßbelastung profitieren auch Personen mit Gelenkbeschwerden von der Entlastungshaltung durch das Trainingsgerät. Durch die einfache Belastungssteuerung ist das Radfahren zudem für inaktive Menschen als ideale Einstiegssportart geeignet. Personengruppen, die berufsbedingt viel sitzen müssen, sollten jedoch anstelle des Radfahrens besser Walking, Jogging oder Schwimmen als Ausdauerdisziplin wählen. Durch diese Sportarten schaffen sie einen Ausgleich zu den langen Sitzintervallen im Beruf.

Das Inline-Skaten gehört ebenso zu den komplexen Sportarten, da neben der Ausdauer Kraft und Koordination trainiert werden. Als Fun-Sportart mit geringer Stoßbelastung eignet sie sich daher optimal, um bewegungsarme Tage im Büro auszugleichen.

Trainingsempfehlung

● bedingt geeignet ●● geeignet ●●● hervorragend geeignet

Disziplin/ Ausdauersportart	Übergewichtige	Sitzmenschen	Personen mit Rückenproblemen	Einsteiger/ Untrainierte
Fahrradfahren	●●●	●	●	●●●
Laufen	●	●●●	●●	●
Walking	●●	●●●	●●●	●●●
Rudern	●●●	●●●	●	●
Schwimmen	●●●	●●●	●●●	●●
Skilanglauf	●●●	●●●	●●●	●
Inline-Skating	●●	●	●●	●●

Die Trainingsempfehlung hilft den genannten Zielgruppen bei der Auswahl der geeigneten Ausdauerdisziplinen.

Bedenken Sie aber, daß Inline-Skating wegen der hohen Sturzgefahr eine potentiell gefährliche Sportart ist.

Skilanglauf, als Ausdauersportart mit einer sehr hohen Trainingswirkung, ist als Saisonsportart auf die Wintermonate beschränkt. Zum Erlernen der verschiedenen Techniken buchen Sie am besten einen Skikurs in einer anerkannten Skischule. Außerhalb der Skisaison sollten Sie sich durch andere Ausdauersportarten fit

Trainingsbeispiele

	Kombination Ausdauerdisziplinen	Belastungsintensität	1. Belastungsintervall	Pause	2. Belastungsintervall
Einsteiger/Untrainierte	–Walking/Laufen	60–70% der MFH	5 min Walking	1 min	5 min Laufen
Geübte	–Fahrrad/Inline-Skating	60–75% der MFH	10 min Fahrrad	1–3 min	10 min Inline-Skating
Fortgeschrittene	–Schwimmen/Fahrrad/ Laufen	60–85% der MFH	15 min Schwimmen	1–3 min	15 min Fahrrad

halten, um Verletzungen und Überbelastungen zu vermeiden.

Das Rudern ist eine Ausdauersportart, die besonders im Sommer sehr viel Spaß macht. Allerdings ist die Rudertechnik sehr komplex und stellt erhöhte Ansprüche an die koordinativen und konditionellen Fähigkeiten des Sportlers. Die komplexe Beanspruchung der gesamten Skelettmuskulatur ist grundsätzlich als positiv zu beurteilen, dennoch sollten ungeübte Personen oder solche mit Rückenproblemen besser auf wirbelsäulenschonende Sportarten wie Walking oder Schwimmen ausweichen. Sofern Sie diese schöne Sportart erlernen möchten, achten Sie darauf, daß Sie die Technik von einem kompetenten Trainer vermittelt bekommen.

Das Grobraster soll den einzelnen Zielgruppen als Hilfestellung bei der Erstellung eines individuellen Trainingsplans dienen. Die Trainingsempfehlungen zur Trainingsmethode und den Belastungsnormativen sind entsprechend den einzelnen Leistungsstufen anzupassen.

Elemente der Trainingsplanung

	Einsteiger/Untrainierte	Geübte	Fortgeschrittene
Trainingsmethode	extensive Intervallarbeit	extensive Intervallarbeit	extensive und intensive Intervallarbeit
Auswahl möglicher Kombinationen von Ausdauersportarten	– Fahrrad/Walking – Schwimmen/ Walking – Walking/Laufen	– Walking/Laufen – Fahrrad/Laufen – Inline-Skating/ Fahrrad	– Inline-Skating/ Fahrrad – Schwimmen/ Fahrrad/Laufen
Belastungsdauer	15–20 min	20–30 min	30–60 min
Belastungsintensität	60–70% der MFH	60–75% der MFH	60–85% der MFH
Belastungsintervalle	2–4 Intervalle von jeweils 4–5 min, 1 min Pause zwischen den Intervallen	2–6 Intervalle von jeweils 5–10 min, 1– min Pause zwischen den Intervallen	2–8 Intervalle von jeweils 5–20 min, 2–4 min Pause zwischen den Intervallen

Die dargestellten Trainingspläne für den Outdoor-Bereich haben lediglich einen Empfehlungscharakter. Grundsätzlich sind je nach individuellem Trainingszustand und Zielsetzung mehr als die drei angezeigten Beispielintervalle möglich.

Pause	3. Belastungsintervall	Pause	4.–8. Belastungsintervall	Pause	Trainingsdauer
1 min	5 min Walking	1 min	entfällt	...	18 min
1–3 min	10 min Fahrrad	1–3 min	...	...	ca. 39 min
1–3 min	15 min Laufen	1–3 min	...	...	ca. 54 min

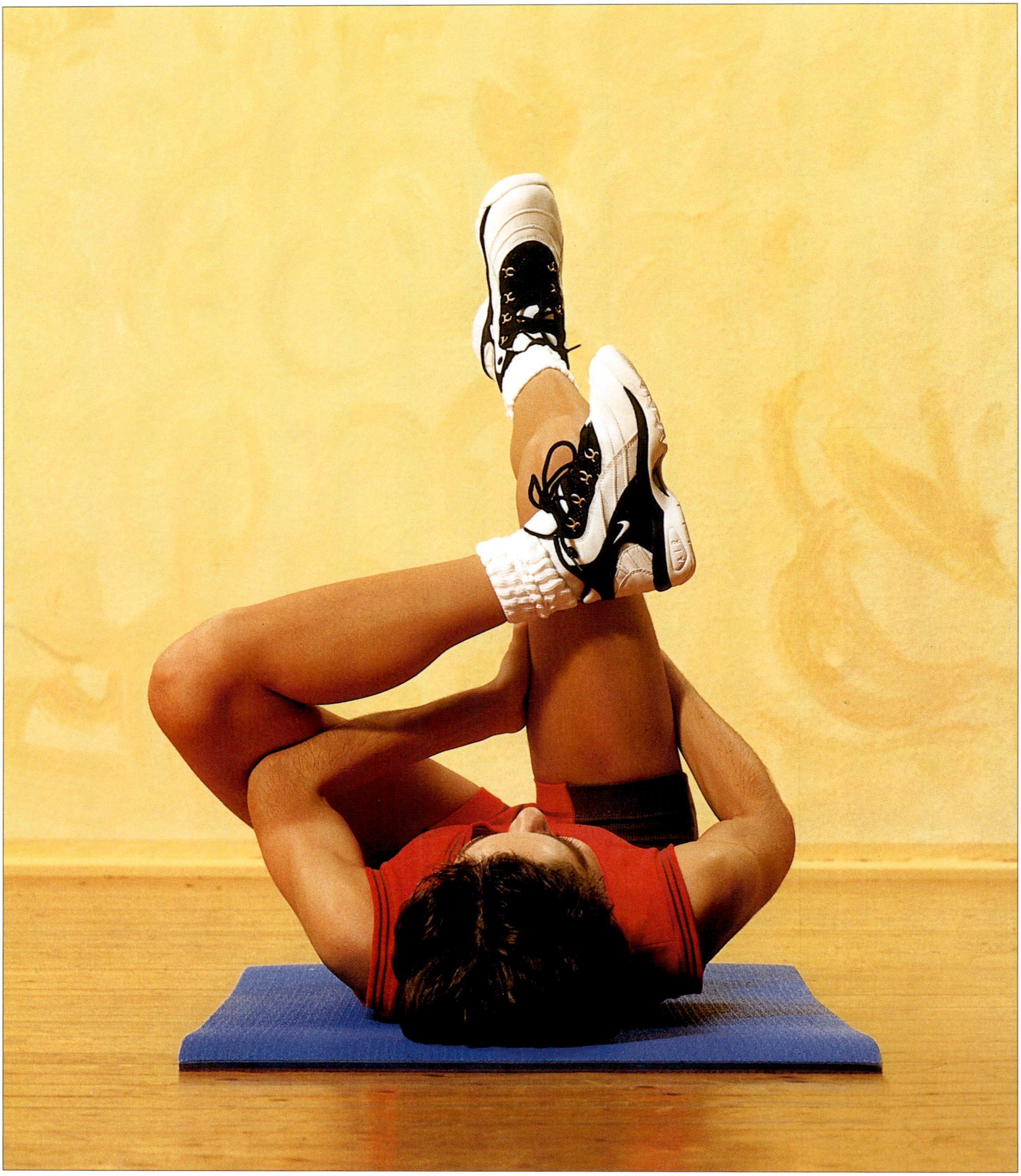

Beweglichkeitstraining – wie funktioniert es?

Zu einem ganzheitlichen Fitnessprogramm gehört gleichermaßen die Ausbildung der Beweglichkeit. Vor allem nach Übungen, die der Kräftigung dienen sollen, ist ein anschließendes Training der Flexibilität wichtig, um die trainierte Muskulatur zu dehnen, da sie sich andernfalls verkürzen kann.

Beweglichkeit wird als die Fähigkeit definiert, Bewegungen mit großer Schwingungsbreite aus eigener Kraft oder durch den Einfluß äußerer Kräfte in einem oder in mehreren Gelenken ausführen zu können. Dabei setzt sich Beweglichkeit gleichermaßen aus der Dehnfähigkeit der Muskulatur, der Sehnen, der Bänder und des Gelenkkapselapparats sowie der Gelenkigkeit, die durch die Struktur des Gelenks selbst bestimmt wird, zusammen.

Man unterscheidet verschiedene Arten von Beweglichkeit: die aktive Beweglichkeit, bei der ein Muskel nur dadurch gedehnt wird, daß sich der Antagonist (Gegenspieler) zusammenzieht. Demgegenüber wird die Muskulatur bei der passiven Beweglichkeit durch äußere Kräfte, zum Beispiel die Schwerkraft oder die Kraft eines Partners, gedehnt. Je nachdem, ob die Dehnung gehalten wird oder wippend beziehungsweise federnd erfolgt, differenziert man zusätzlich zwischen statischem und dynamischem Dehnen. Eine aus der Kraft des Gegenspielers erzeugte Dehnung hat ein geringeres Bewegungsausmaß als eine passiv unterstützte Dehnung. Im Fitnesstraining hat sich in jüngerer Zeit vor allem das passive, statische Dehnen, daß auch als »Streching« bekannt ist, durchgesetzt.

Obwohl der präventive und gesundheitliche Nutzen eines regelmäßig betriebenen Dehntrainings von niemandem ernsthaft in Frage gestellt wird, führt es bei vielen Sportlern immer noch ein Schattendasein. Hierfür dürfte vor allem der Umstand verantwortlich sein, daß häufig keine positive praktische Selbsterfahrung vorliegt. Dies liegt wiederum nicht zuletzt daran, daß bis zum heutigen Tage immer wieder unfunktionelle Übungen unterrichtet werden. Immerhin ist hier aber Stück für Stück eine Besserung in Sicht. Richtig betrieben, bietet das Stretching unter anderem folgende Vorteile:

- Verspannungen lösen sich, wodurch sich das allgemeine Wohlbefinden steigert.
- Altersbedingten Beweglichkeitseinschränkungen wird langfristig vorgebeugt.
- Eine gesteigerte Beweglichkeit und Geschmeidigkeit verbessert unser Körperbewußtsein.
- Durch Dehnungsreize werden die Durchblutung und der Stoffwechsel der Muskulatur und des Bindegewebes angeregt.
- Die Verletzungsgefahr wird geringer, da Muskulatur, Sehnen und andere Strukturen des Bewegungsapparats zunehmend an Elastizität gewinnen.
- Durch einen erweiterten Bewegungsspielraum in den Gelenken wird die Trainierbarkeit des Muskels im Kraftbereich über einen längeren Arbeitsweg möglich.
- Dehnübungen nach dem Training fördern die Regeneration durch eine Normalisierung des *Muskeltonus* und eine gesteigerte Durchblutung.

Funktionsweise der Dehnreflexe

Wie schon für das Krafttraining beschrieben wurde, ist auch hier der folgende Zusammenhang ausschlaggebend: Der einzelne Muskel hat die Funktion, zwei durch ein Gelenk miteinander verbundene Knochen einander anzunähern, indem der Ansatz des Muskels zum Ursprung hin bewegt wird. Gedehnt wird der entsprechende Muskel einfach, indem seine Funktion umgekehrt wird, das heißt, der Ansatz wird vom Ursprung so weit wie möglich entfernt.

Wird eine Dehnung mit Kraft oder hoher Geschwindigkeit durchgeführt, gibt es im menschlichen Körper einen Mechanismus, der die Muskulatur vor einer Zerrung oder sogar dem Zerreißen schützen soll. Es handelt sich um einen Reflexmechanismus zwischen Rückenmark und Muskulatur. Er wird durch kleine Meßorgane, die sogenannten *Muskelspindeln*, möglich. Diese sind in der Muskulatur verteilt und registrieren sowohl die Geschwindigkeit als auch das Ausmaß einer Muskeldehnung. Liegen entweder die Geschwindigkeit oder die Stärke der Muskeldehnung über dem Sollwert der Muskelspindel, löst diese ein reflexartiges Zusammenziehen der gedehnten Muskelfasern aus, wodurch eine weitere Dehnung erschwert wird. Bei einer schnelleren und intensiveren Dehnung fällt diese als *reflektorische Kontraktion* bezeichnete Schutzreaktion des Muskels entsprechend stärker aus. Als Folge wird es zunehmend schwerer, den betreffenden Muskel weiter zu dehnen.

Funktionsweise der Dehnreflexe

Diese reflektorische Kontraktion hat übrigens schon so manchem von uns das Leben gerettet. Wenn Sie zum Beispiel völlig übermüdet auf der Autobahn einnicken, holt Sie der Schutzreflex der Muskelspindeln wieder in den Wachzustand zurück und verbessert damit Ihre Überlebenschancen erheblich. In dem Moment, in dem Sie im Sitzen in den Schlaf gleiten, entspannt die Stützmuskulatur Ihres Kopfes. Der Kopf fällt mit seinem Gewicht regelrecht zur Seite, und die gegenüberliegende Muskulatur wird ruckartig gedehnt. In ihr wird also die reflektorische Kontraktion ausgelöst, die den Kopf heftig zurückzieht und Sie aufschrecken und damit aufwachen läßt.

Die Dehnungsempfindlichkeit der Muskelspindel ist übrigens nicht konstant, sie kann über das Nervensystem unterschiedlich empfindlich „eingestellt" werden. Einflußfaktoren für die Empfindlichkeit können zum Beispiel die Umgebungstemperatur (kalt = empfindlich, warm = weniger empfindlich) oder der psychische Anspannungszustand (Streß = empfindlich, Entspannung = weniger empfindlich) sein. Im Stretching wird die Empfindlichkeit der Muskelspindel durch die fließende, entspannte Atmung und die Dauer der Dehnung (20–30 sec) herabgesetzt, so daß die Dehnung leichter fällt.

Außerdem ist die Muskelspindel nervlich mit der antagonistischen Muskulatur, also der Muskulatur des Gegenspielers, verbunden. So löst zum Beispiel eine Kontraktion des Oberschenkelstreckers eine reflektorische Entspannung der Oberschenkelbeuger aus.

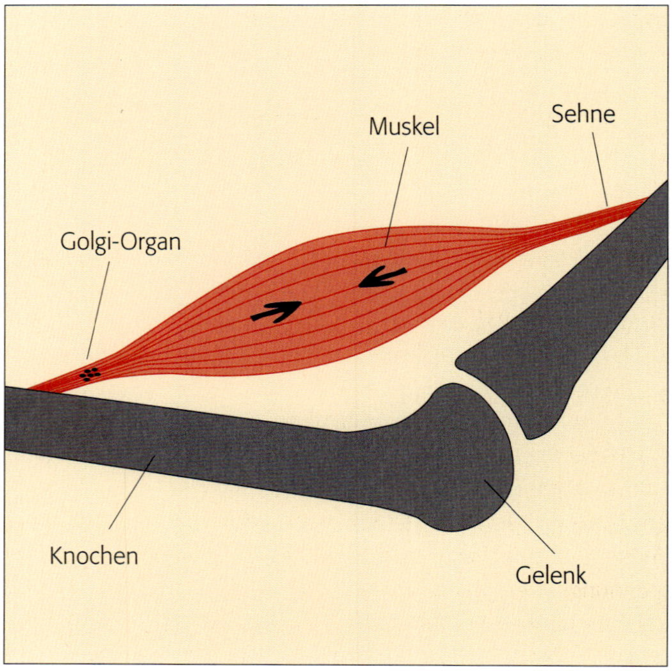

Bei fixierten Knochen erhöht sich die Spannung in der Sehne und im Golgi-Organ durch das willkürliche Anspannen des Muskels.

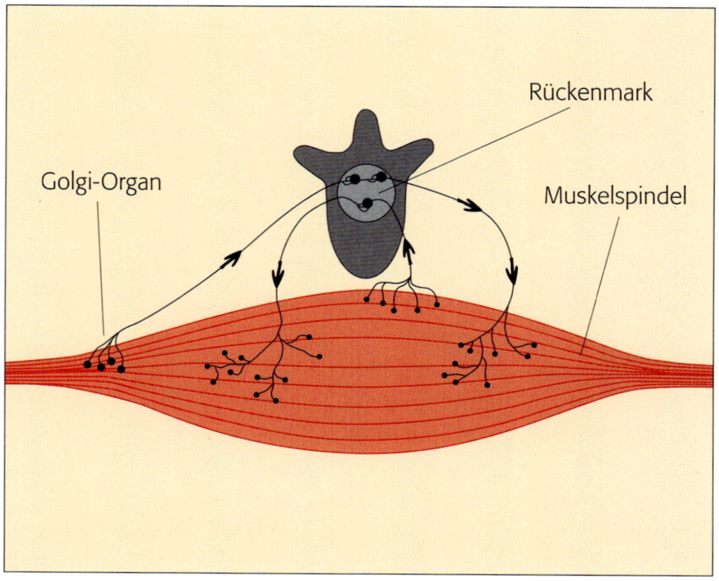

Das Zusammenspiel von Nerv und Muskel im einfachen Reflexbogen – Informationen werden ohne Gehirnbeteiligung verarbeitet.

Nicht nur die Muskulatur hat ihren Dehnungs- und Längenmesser in Form der Muskelspindel, auch die Sehne hat einen Spannungsmesser, die sogenannten *Golgi-Sehnenorgane*, die allerdings eine der Muskelspindel genau entgegengesetzte Wirkung entfalten. Treten im Golgi-Organ zu hohe Spannungswerte auf, bewirken sie eine Entspannung des gedehnten Muskels. Hierdurch soll bei besonders hohen Spannungswerten im gedehnten Muskel verhindert werden, daß dieser durch seinen Schutzreflex, nämlich sich zusammenzuziehen, ein noch größeres Risiko eingeht, zu reißen oder sich zu zerren. Dabei können die hohen Spannungswerte in der Sehne entweder durch besonders starken Zug in der gedehnten Endposition des Muskels und der Sehne entstehen, oder aber wenn sich der Muskel vor einer Dehnung besonders stark anspannt. In beiden Fällen wird an der Sehne gezogen, wenn auch aus unterschiedlichen Richtungen.

Dehnmethoden

Unter Berücksichtigung der dargestellten Dehnreflexe leiten sich für den fitnessorientierten Sportler drei gängige Dehnmethoden ab. Das federnde, dynamische Dehnen wird hier bewußt ausgeklammert. Es erlebt zwar im Leistungssport immer wieder eine Renaissance, ist aber für den Freizeit- und Fitness-Sport nicht zu empfehlen, da es schlecht zu kontrollieren ist und daher eine potentielle Verletzungsgefahr birgt.

1. Das aktive, statische Dehnen – zum Beispiel das Zurückführen der Arme in einer Ebene mit der Schulter durch die Kraft der Rückenmuskulatur und zur Dehnung der Brustmuskulatur – macht sich die reflektorische Entspannung des Antagonisten zunutze. Die Endposition wird bei fließendem Atem für ungefähr 10 bis 15 Sekunden gehalten.

2. Das Stretching oder das passive, statische Dehnen reduziert die Dehnungsempfindlichkeit der Muskelspindel durch langsame und kontrollierte Einnahme der Dehnposition. Hierbei wird der bewußte Entspannungseffekt während der 20 bis 30 Sekunden dauernden Dehnung durch die ruhige, fließende Atmung unterstützt. Eine schmerzfreie Intensivierung der Dehnung beziehungsweise eine Erweiterung der Endposition wird in der Phase der Ausatmung und der Atempause zwischen Aus- und Einatmung angestrebt.

3. Das postisometrische Dehnen, auch als Anspannungs-Entspannungs-Dehnen bekannt, macht sich die spannungshemmende Wirkung des Golgi-Sehnenorgan-Reflexes zunutze. Hierfür wird der zu dehnende Muskel durch eine passive, gehaltene Dehnung in die Endposition gebracht, bis ein leichter Zug zu spüren ist. Dann wird der gedehnte Muskel für etwa 6 bis 8 Sekunden kräftig gegen den passiven Widerstand angespannt. Jetzt wird der Muskel für zwei bis vier Sekunden wieder entspannt, um anschließend durch passives Stretching über die vorherige Endposition hinaus weiter gedehnt zu werden.

Alle im Übungskatalog vorgestellten Dehnübungen können sowohl als Stretching-Übung als auch als postisometrisches Dehnen betrieben werden. Lediglich für Übungen, die die Hals- und Nackenmuskulatur dehnen, empfiehlt sich das postisometrische Dehnen nicht. Im Verlauf einer optimalen Fitnesstrainingseinheit kann das Dehnen vorbereitend direkt nach dem Aufwärmen, zwischen den Kräftigungsübungen oder aber nach den gesamten Kräftigungsübungen im Block durchgeführt werden. Achten Sie aber immer darauf, daß zumindest die jeweils im Training gekräftigte Muskulatur anschließend gedehnt wird.

Typisch verkürzte Muskulatur

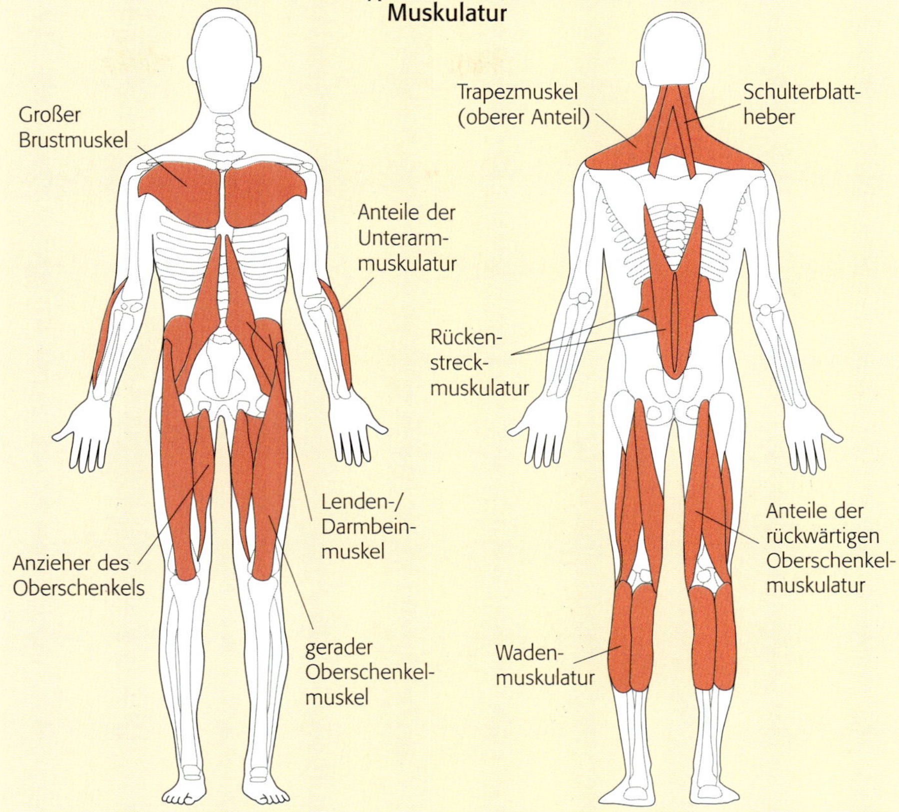

Muskuläre Dysbalance

Wie Sie schon im Kapitel *Krafttraining* erfahren haben, findet sich unter den Skelettmuskeln neben der sogenannten phasischen Muskulatur, die eher dynamisch arbeitet und zum Spannungsverlust neigt, auch die sogenannte tonische Muskulatur, die vor allem Haltefunktionen ausübt und zur Verkürzung neigt. Das Ungleichgewicht, das sich bei einseitiger Belastung wie auch bei Fehl- oder Überbelastung zwischen phasischer und tonischer Muskulatur ergeben kann, die sogenannte muskuläre Dysbalance, ist zum einen durch gezielte Kräftigungsübungen für die phasische Muskulatur, zum anderen durch gezielte Dehnübungen für die tonische Muskulatur auszugleichen. Im folgenden wird dargestellt, welche Muskeln im einzelnen zur Verkürzung neigen. Dem anschließenden Übungskatalog können Sie entnehmen, wie diese optimal gedehnt werden.

Genau wie bei den zur Abschwächung neigenden Muskelgruppen kann der Verkürzung der betroffenen Muskulatur durch

Sortierung des Übungskatalogs

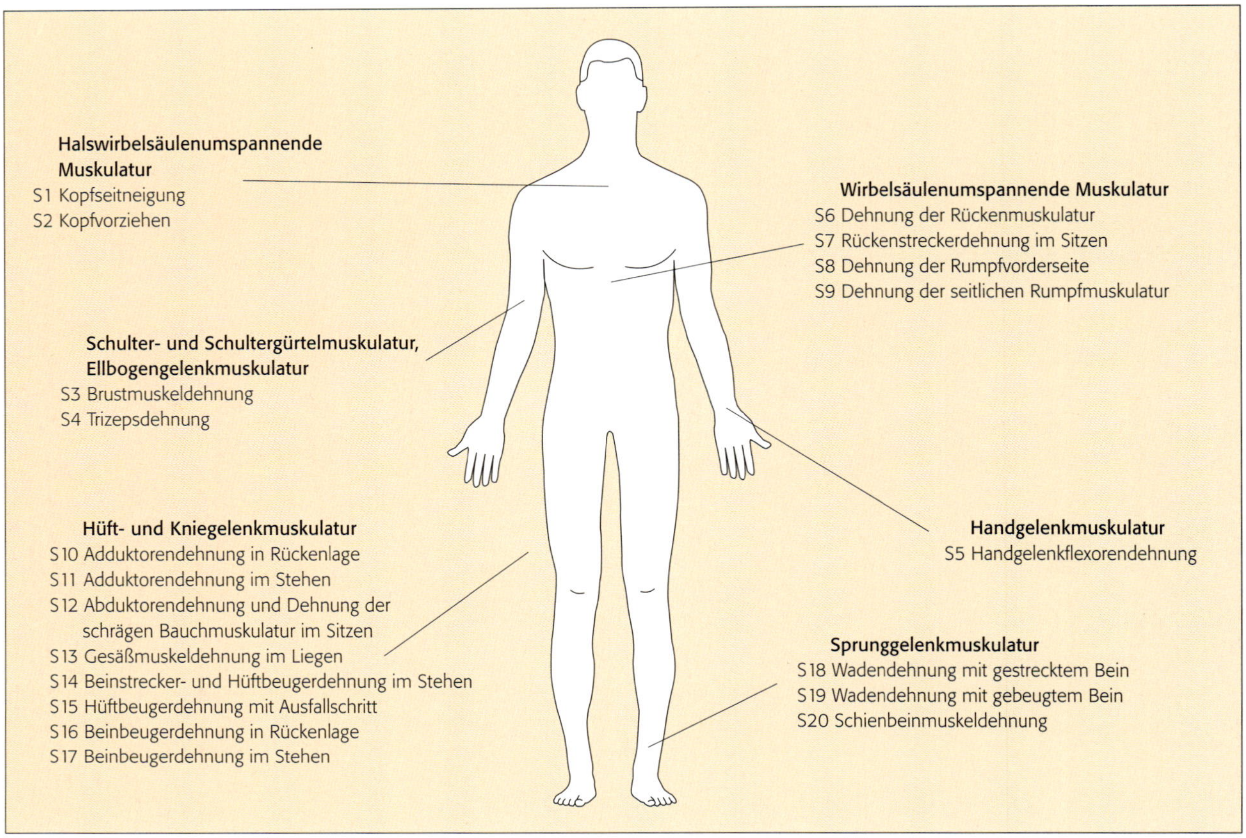

Dehnübungen zwar entgegengewirkt werden, wodurch jedoch die mögliche Ursache für die Verkürzung noch nicht identifiziert ist. Unabhängig davon, ob Bewegungsmangel, einseitige Arbeitshaltung, langes und häufiges Sitzen, psychische Belastungen oder andere Faktoren ursächlich zugrunde liegen, ist die dauerhafte Beseitigung einer muskulären Dysbalance nur möglich, wenn die Hintergründe erkannt und ausgeschaltet oder verringert werden.

Gerade die überwiegend sitzende Arbeitshaltung vieler Menschen trägt zur Verkürzung der Muskeln bei, die in dieser Position nicht beansprucht werden. Dies ist zum Beispiel die hüftbeugende Muskulatur, die in der Folge das Becken auch im Stand in die Hohlkreuzhaltung zieht, und die Brustmuskulatur, die durch ihre Verkürzung für nach vorne hängende Schultern sorgt. Um ursächlich etwas gegen diese Art der Muskelverkürzung zu unternehmen, empfiehlt sich ein häufiger Wechsel der Sitzposition und wenn möglich ein Wechsel zwischen Sitzen und Stehen. Eine Verkürzung der Muskulatur kann ebenso durch einseitige sportliche Belastungen forciert werden. Für Sportler verschiedener Disziplinen finden sich daher im Kapitel *Programme* einige Hinweise, wie durch ergänzende Dehnübungen ein Ausgleich geschaffen werden kann.

Goldene Regeln

Damit Sie Ihre Beweglichkeit gelenkschonend und mit Spaß verbessern können, beachten Sie bitte die folgenden Hinweise:

1. Auch vor dem Stretching muß die Muskulatur gründlich aufgewärmt sein.
2. Dehnen Sie niemals in einen schmerzhaften Bereich hinein.
3. Wippen oder federn Sie nicht.
4. Wenn Sie die Dehnübung vor der Muskelkräftigung oder zwischen den Kräftigungsübungen ausführen, halten Sie die Dehnposition maximal 10 bis 15 Sekunden. Dehnen Sie im Anschluß an die Kräftigungsübungen, halten Sie die Dehnposition für 20 bis etwa 30 Sekunden aufrecht.
5. Atmen Sie in jedem Falle während des Dehnens tief und gleichmäßig ein und aus. Hierdurch unterstützen Sie den Entspannungseffekt.
6. Der zu dehnende Muskel soll gewichtsentlastet sein.
7. Dehnen Sie soweit in die Endposition einer Dehnübung hinein, bis Sie einen leichten Zug im zu dehnenden Muskel verspüren, und intensivieren Sie die Dehnung in der Ausatemphase, solange die Dehnposition schmerzfrei bleibt.

Übungskatalog: Allgemeiner Aufbau

Die Grafik auf der linken Seite erleichtert es Ihnen, eigene Übungen sinnvoll zu kombinieren. Suchen Sie sich möglichst aus jedem Muskelbereich mindestens eine Übung aus, und berücksichtigen Sie bei der Zusammenstellung besonders die zur Verkürzung neigenden Muskelgruppen sowie die Muskeln, die Sie im vorangegangenen Gewichtstraining gekräftigt haben.

Die Dehnübungen im folgenden Übungskatalog sind ähnlich wie im Kraftteil nach Muskelgruppen- und Gelenkzugehörigkeit zusammengestellt. Auch hier wird entlang des Körpers von oben nach unten sortiert, also von der Schulter-/Nackenregion bis zur Sprunggelenkmuskulatur. Während im Übungskatalog Kraft auf die Ausgangsposition und die Übungsausführung separat eingegangen wird, ist die korrekte Dehnposition im Übungskatalog Beweglichkeit in der Grundhaltung beschrieben. Sollte Ihre Beweglichkeit zur Zeit stärker eingeschränkt sein, benötigen Sie zur Einnahme der richtigen Grundhaltung bei einigen Übungen ein Handtuch als »Armverlängerung«. Um eine gelenkschonende Übungsausführung zu gewährleisten, ist es bei allen Übungen im Stand erforderlich, daß Sie folgende einheitliche Grundhaltung einnehmen:

Hüftbreiter Stand, die Füße stehen parallel zueinander; die Knie sind leicht gebeugt. Halten Sie Bauch und Gesäß unter leichter Spannung, um den Oberkörper zu fixieren. Der Kopf steht in natürlicher Verlängerung der Wirbelsäule gerade zwischen den Schultern. Die Schultern sind parallel. Atmen Sie ruhig und gleichmäßig. Auch sollten Sie bei der Dehnung zweigelenkiger Muskeln beachten, daß ein Gelenk in der Endstellung fixiert wird, während der Muskel über das freie Gelenk gedehnt wird. Jede Übung wird im folgenden Grundmuster beschrieben.

S-Nr. und Bezeichnung der Übung:
Die Numerierung ermöglicht ein schnelles und platzsparendes Erfassen der verschiedenen Übungen im Trainingsplan.

Variante:
Gestalten Sie Ihr Training mit den hier zu findenden Abwandlungen der Grundübungen abwechslungsreicher. Absolvieren Sie Ihr Stretching im Freien, zum Beispiel nach dem Lauftraining, finden Sie hier für viele Übungen beziehungsweise Muskelgruppen eine stehende Variante, damit Sie sich nicht auf den Boden legen müssen.

Grundhaltung:
Hier wird Ihnen die korrekte Einnahme der Dehnposition beschrieben. Besonderes Gewicht wurde auf eine gelenkschonende Übungsausführung gelegt. Insbesondere auf eine natürliche und schonende Haltung der Wirbelsäule und Kniegelenke wird immer wieder hingewiesen.

Tip:
Die Tips können Ihnen helfen, schon nach kurzer Zeit auf Kleinigkeiten zu achten, durch die der Trainingseffekt der Übung erhöht wird.

S 9 Dehnung der seitlichen Rumpfmuskulatur

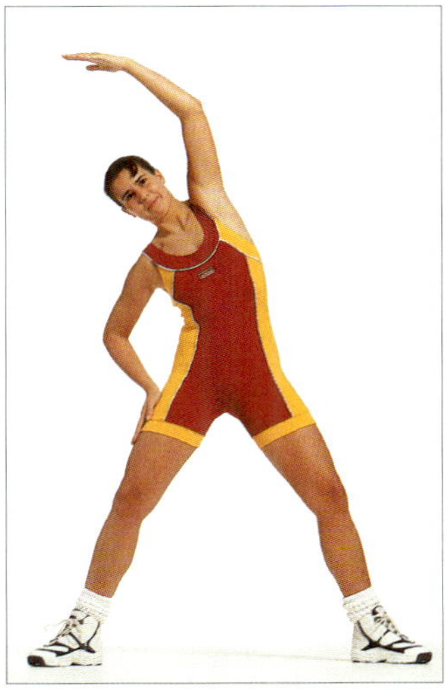

Variante: Legen Sie sich auf einer Matte auf den Rücken. Beide Arme liegen in Schulterhöhe seitlich auf dem Boden. Stellen Sie beide Beine nacheinander auf, so daß die Füße auf dem Boden stehen. Legen Sie jetzt beide Beine im rechten Winkel auf einer Seite ab; die Beine bleiben dabei geschlossen. Die Schultern bleiben während der Übungsausführung auf dem Boden.

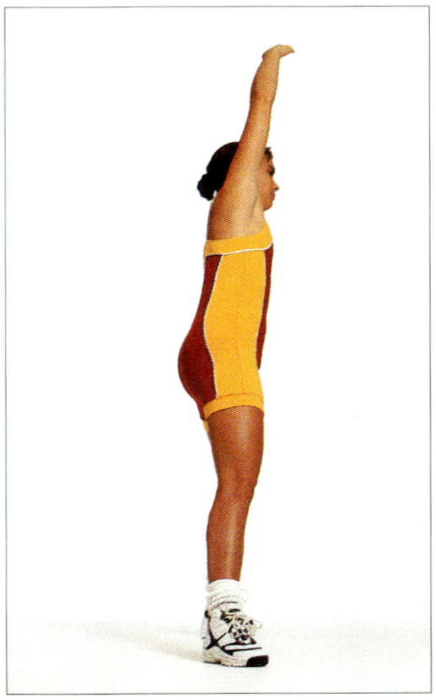

Grundhaltung. Der Kopf steht gerade zwischen den Schultern. Stützen Sie sich mit einem Arm auf dem Oberschenkel ab. Der andere, leicht gebeugte Arm zieht über den Kopf schräg nach oben. Machen Sie dabei den Körper lang.

Tip: Der Oberkörper kippt weder nach vorne noch nach hinten, sondern bleibt gerade in der seitlichen Achse.

10 BEWEGLICHKEIT

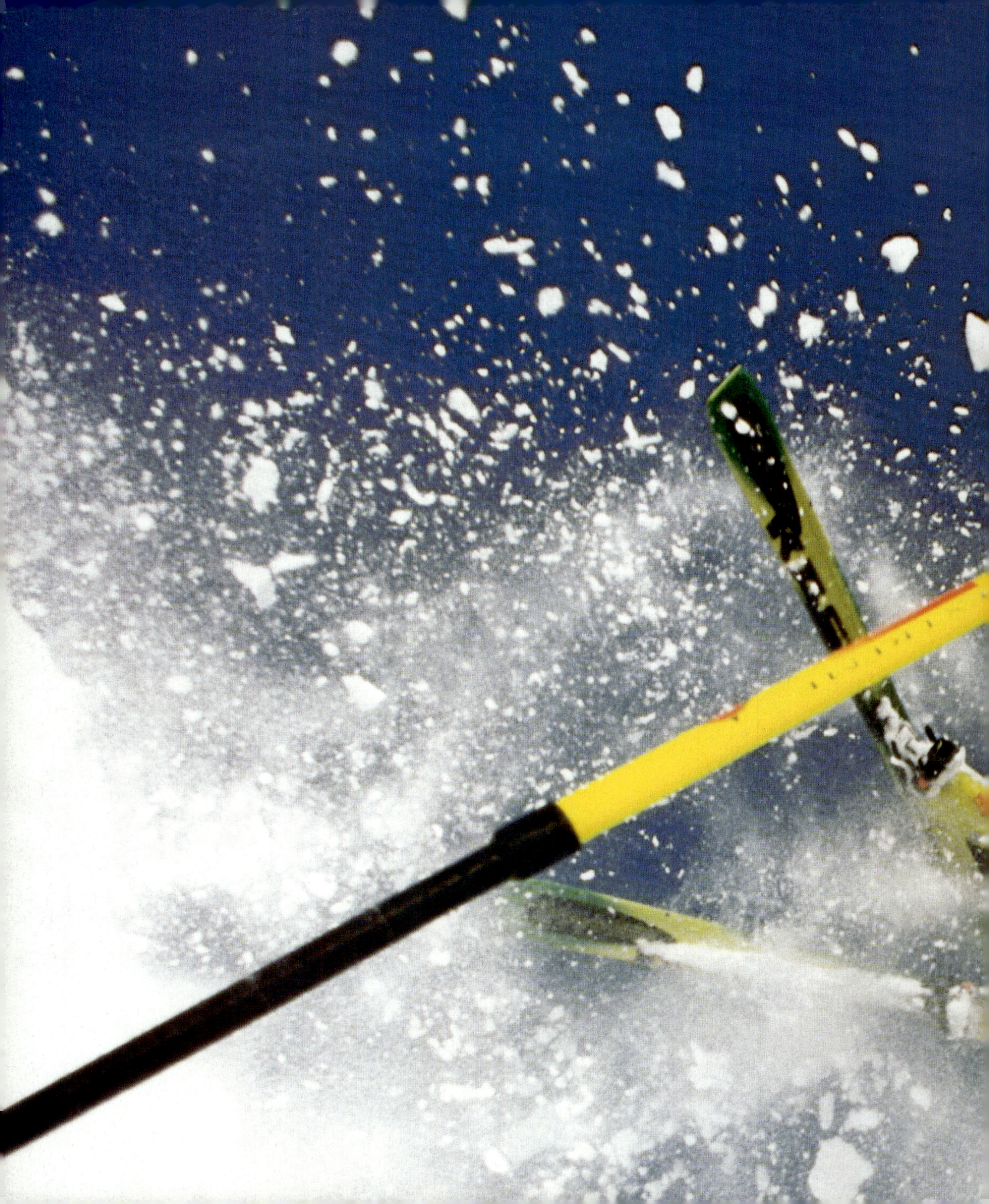

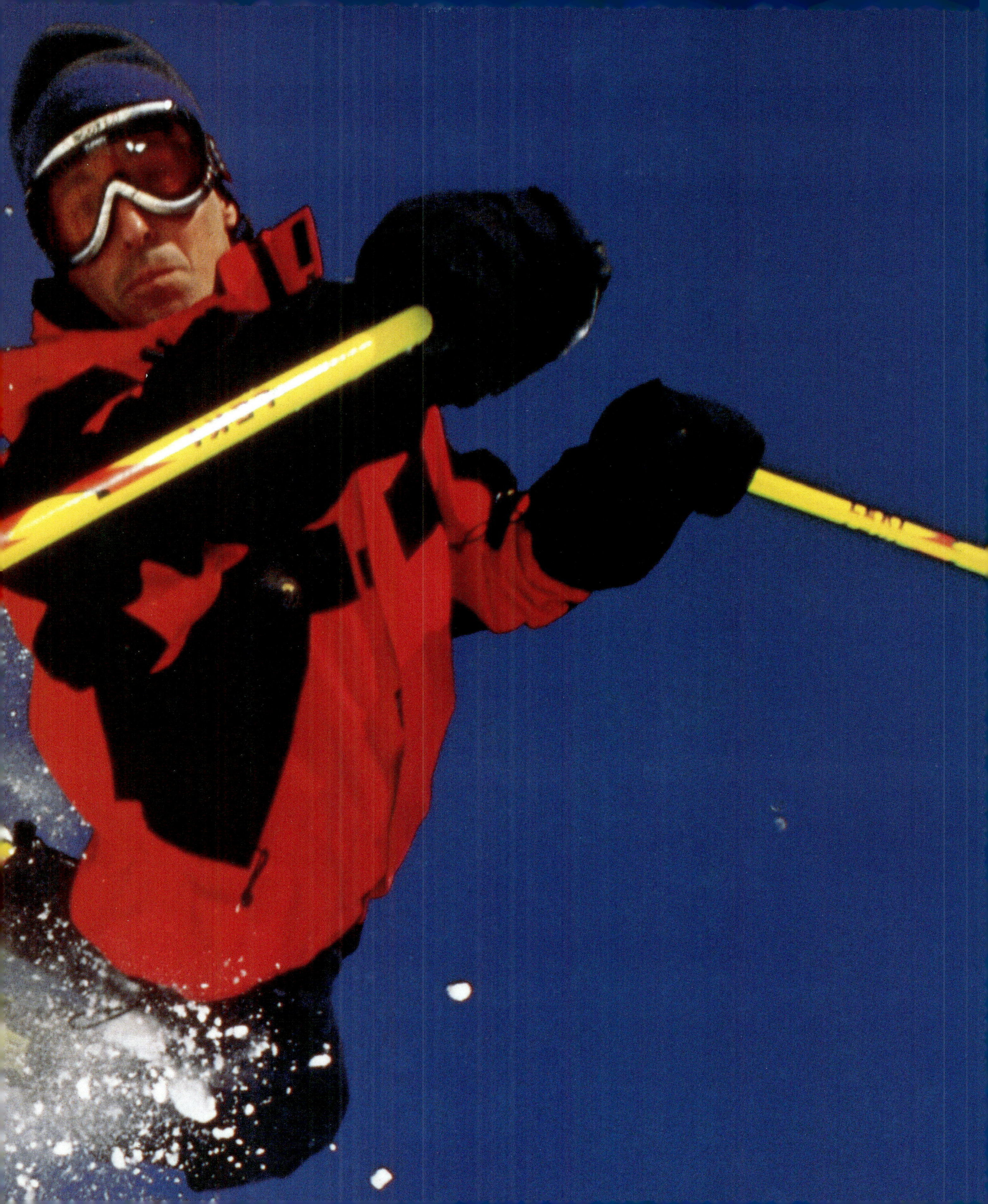

S 1 Kopfseitneigung

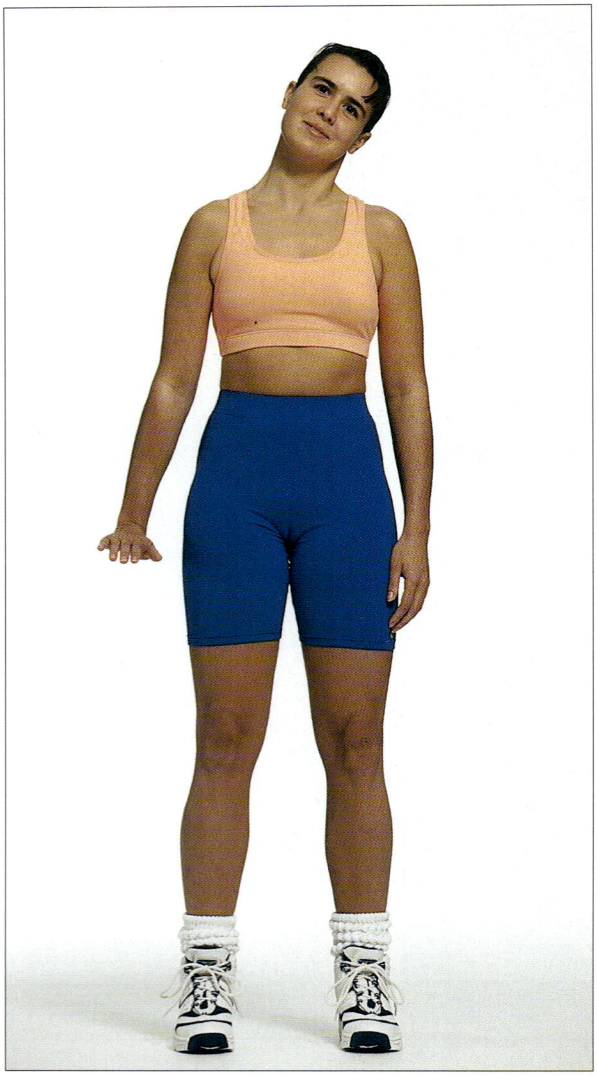

VARIANTE

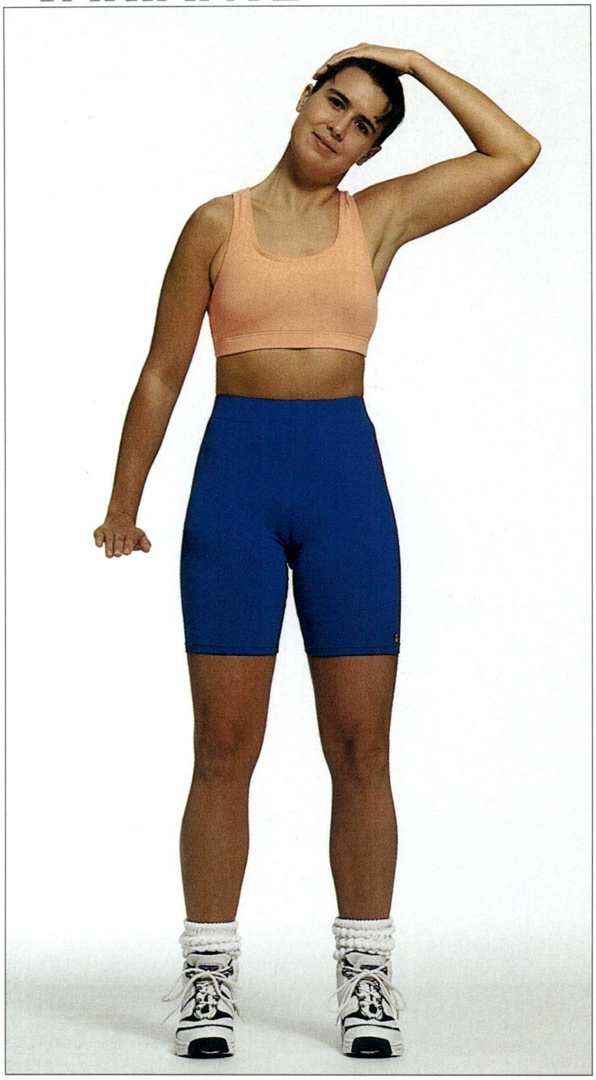

Nehmen Sie die Grundhaltung im Stand ein. Machen Sie nun den Kopf lang (Kopf zieht zur Decke) und legen Sie ihn zur Seite. Achten Sie darauf, daß Sie dabei nicht das Kinn anheben. Die Hand der zu dehnenden Seite ziehen Sie rechtwinklig an, so daß die Handfläche in der Endposition nach unten zeigt. Die Fingerspitzen weisen dabei nach vorne, damit der Arm und die Hand sich nicht nach außen drehen. Der andere Arm hängt während der Übung locker herab. Beide Schultern ziehen nach unten.

Variante: Die Dehnung der seitlichen Halsmuskulatur kann verstärkt werden, indem Sie den Kopf mit der Hand des entgegengesetzten Arms umfassen. Die Handfläche liegt locker auf dem Kopf, ohne dabei das Ohr zu berühren, und drückt ihn vorsichtig zur Seite. Achten Sie darauf, daß der Ellbogen nach außen zieht und nicht nach vorne kippt.

Tip: Nehmen Sie die Schultern bewußt etwas zurück, damit Sie nicht nach vorne fallen und der Oberkörper gerade bleibt.

Begeben Sie sich wieder in die Grundhaltung im hüftbreiten Stand. Denken Sie dabei an die Grundspannung in Bauch- und Gesäßmuskulatur. Zur Dehnung der hinteren Halsmuskulatur umfassen Sie den Kopf mit den Händen. Die gespreizten Finger liegen etwa oberhalb des Haaransatzes am Hinterkopf. Die Daumen befinden sich dabei auf beiden Seiten unter dem Unterkiefer. Ziehen Sie den Kopf durch leichten Druck der Finger gleichzeitig nach oben und nach vorne.

Variante: Um die Übung zu intensivieren, führen Sie das Kinn möglichst nah an die Brust heran. Wenn Sie geübt sind, können Sie die Brust mit dem Kinn berühren.

Tip: Nehmen Sie Schultern und Ellbogen bei der Dehnung ein bißchen nach vorne.

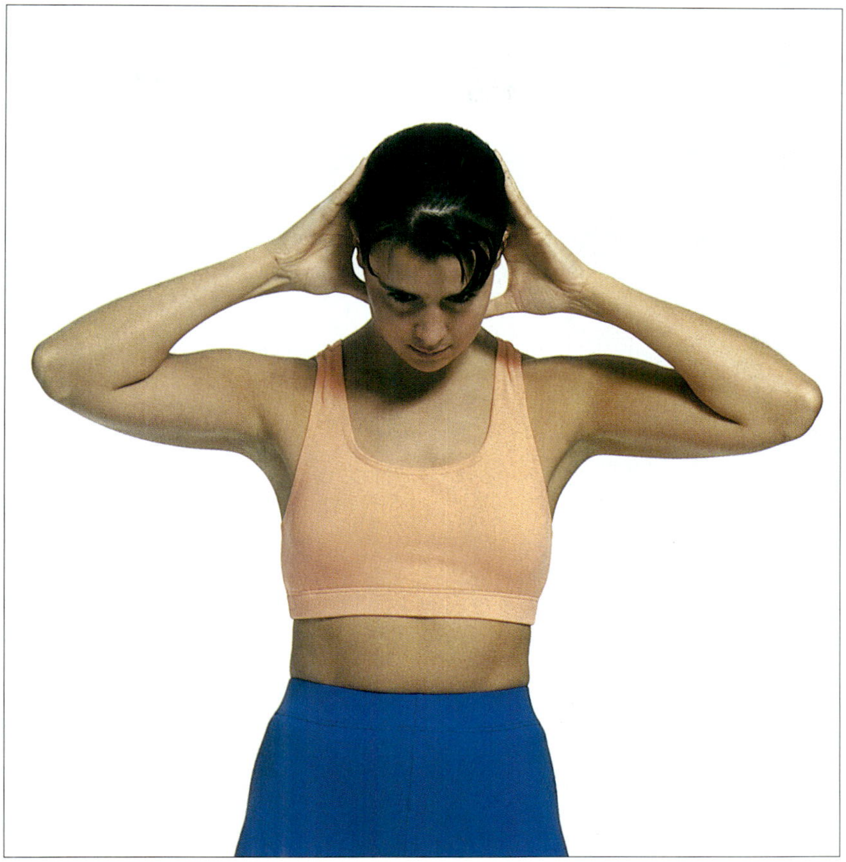

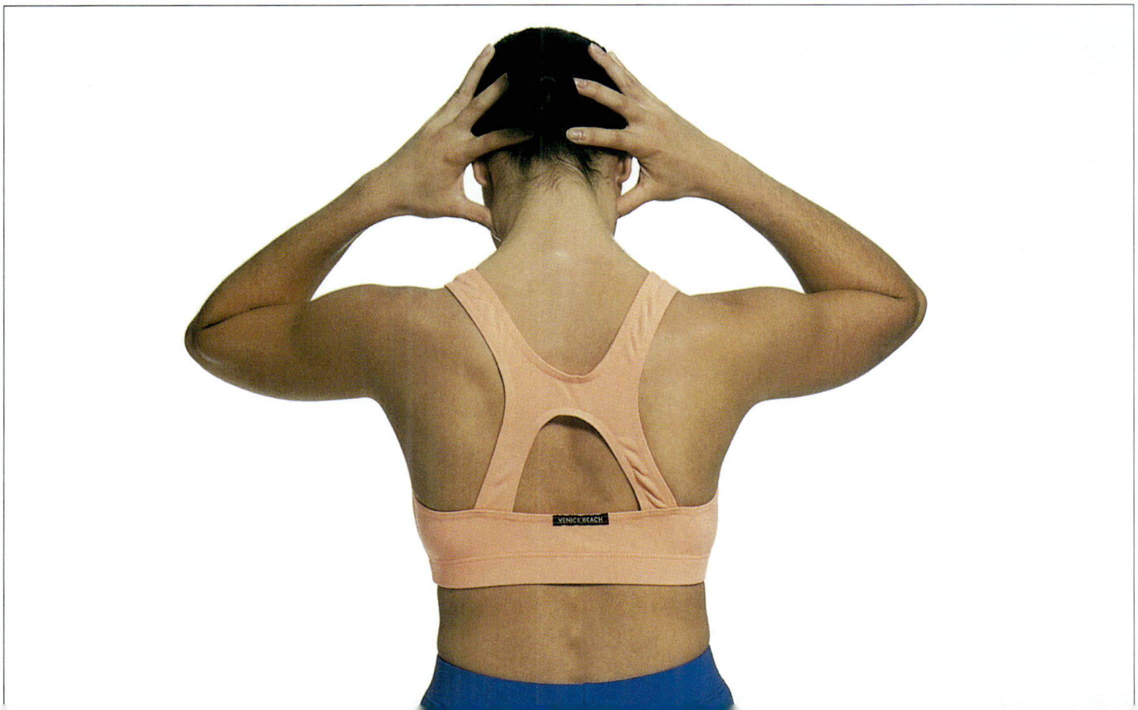

S 3 Brustmuskeldehnung

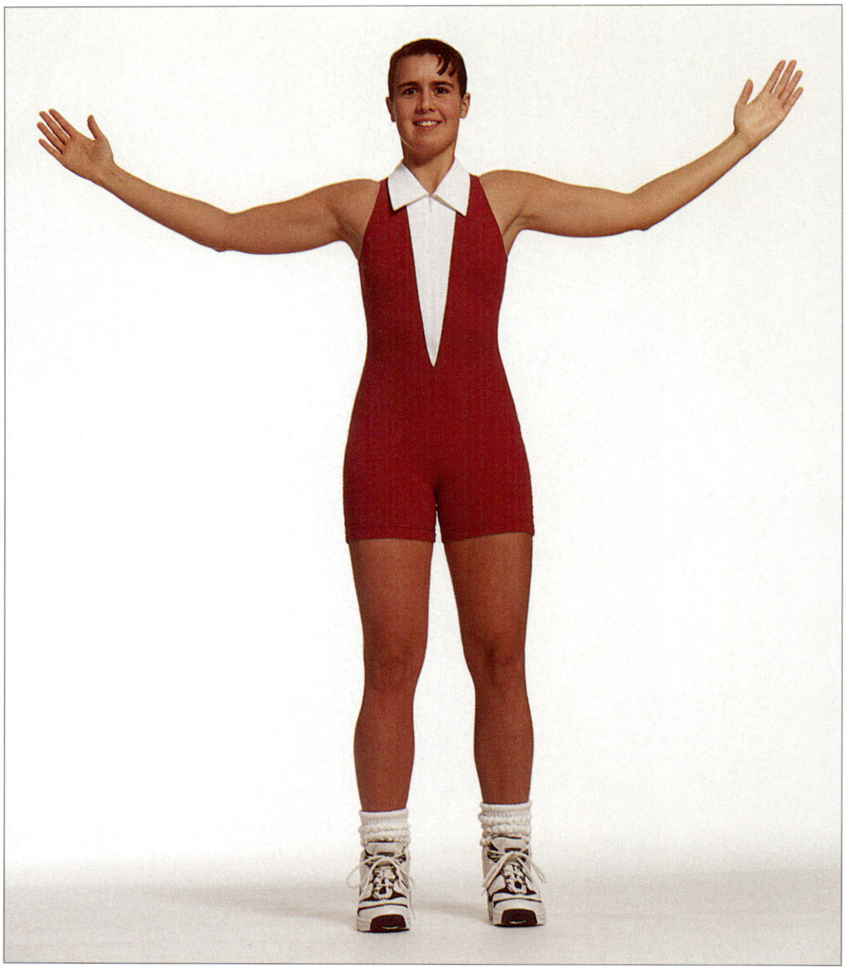

Variante: Begeben Sie sich in den Vierfüßlerstand. Neigen Sie Ihren Oberkörper wie zum Liegestütz in Richtung Boden. Strecken Sie nun den einen Arm in Verlängerung des Schultergürtels lang auf dem Boden aus, so daß die Schulter aufliegt, während Sie sich mit dem anderen, fast rechtwinklig gebeugten Arm abstützen. Der Blick geht in Richtung des angewinkelten Arms. Der Kopf wird dabei nicht abgelegt. Ziehen Sie nun die Schulter des Stützarms nach oben.

Tip: Achten Sie darauf, daß der Hals lang und der Kopf in Verlängerung der Wirbelsäule zur Schulterachse ausgerichtet bleibt. Ziehen Sie den Kopf auf keinen Fall zwischen die Schultern.

Grundhaltung im hüftbreiten Stand. Ziehen Sie die Arme auf Schulterhöhe leicht gebeugt zurück, bis Sie eine Dehnung der Brustmuskulatur spüren. Die Handflächen zeigen in der Endposition nach vorne, die Hände sind locker geöffnet. Achten Sie darauf, daß Sie die Grundspannung während der gesamten Übung halten, damit der Oberkörper aufrecht bleibt. Ziehen Sie dabei die Schultern leicht nach unten.

VARIANTE

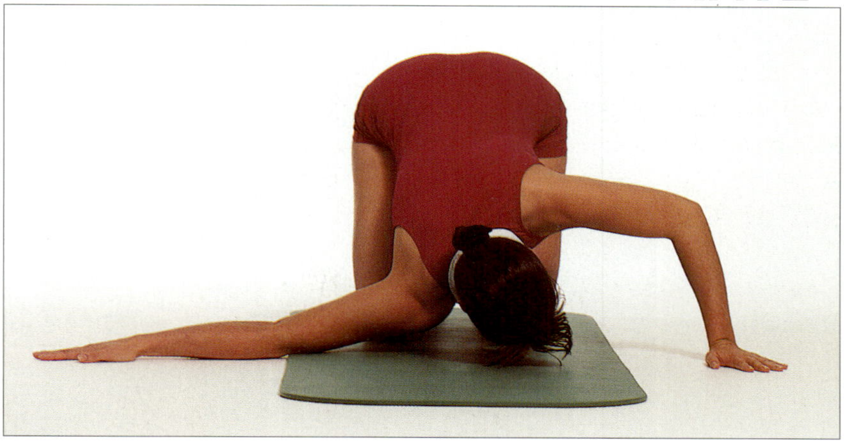

Trizepsdehnung S 4

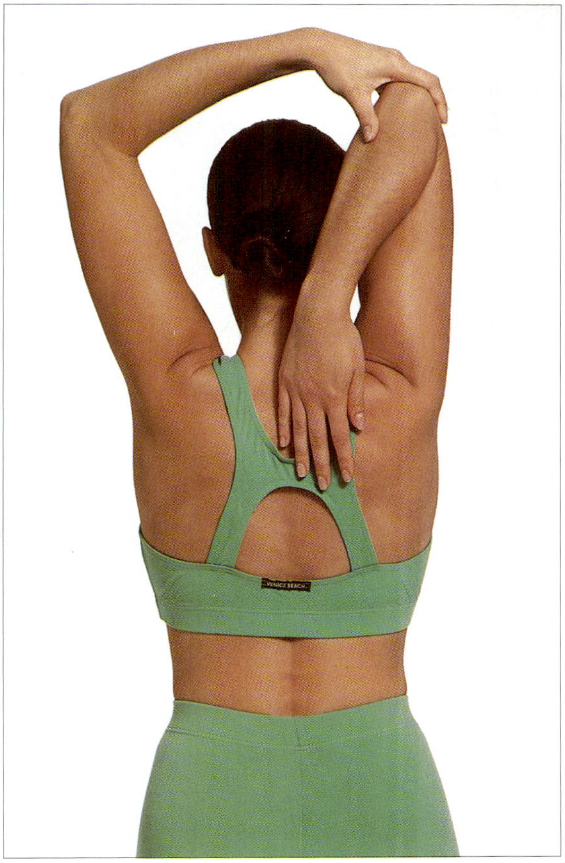

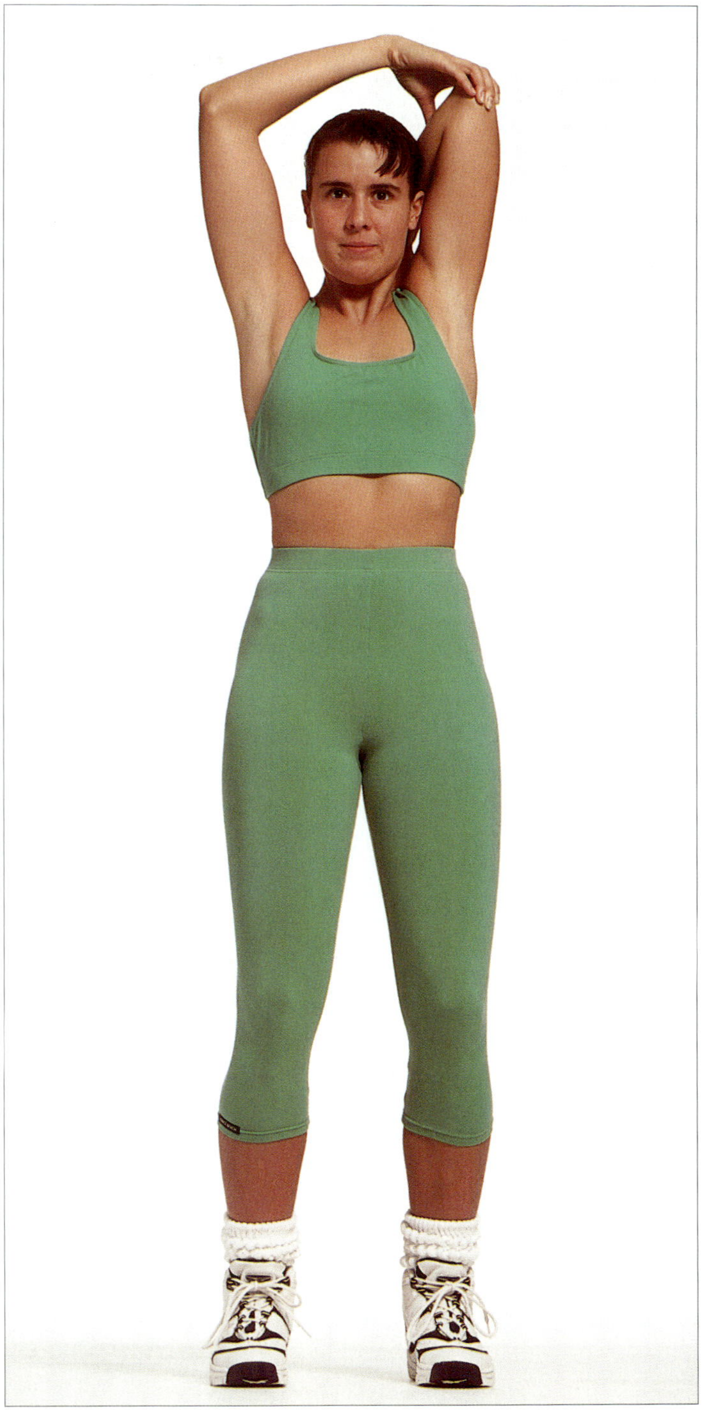

▷ Grundhaltung im hüftbreiten Stand. Strecken Sie einen Arm nach oben und beugen Sie ihn, bis die Finger nach Möglichkeit das Schulterblatt berühren. Der Oberarm steht senkrecht nach oben, und der Ellbogen zeigt zur Decke. Die Hand des anderen Arms umgreift den Ellbogen und zieht parallel in Richtung der gegenüberliegenden Schulter. Häufig wird der Oberarm über die Senkrechte hinaus zu weit zur entgegengesetzten Schulter gezogen. Diese Haltung überlastet die Schulterkapsel des zu dehnenden Arms.

! Tip: Wenn der Unterarm des gedehnten Arms sich während der Übungsausführung nicht von selbst nach unten senkt, drücken Sie ihn, während die Hand den Ellbogen umfaßt, mit dem Daumen nach unten.

S 5 Handgelenkflexorendehnung

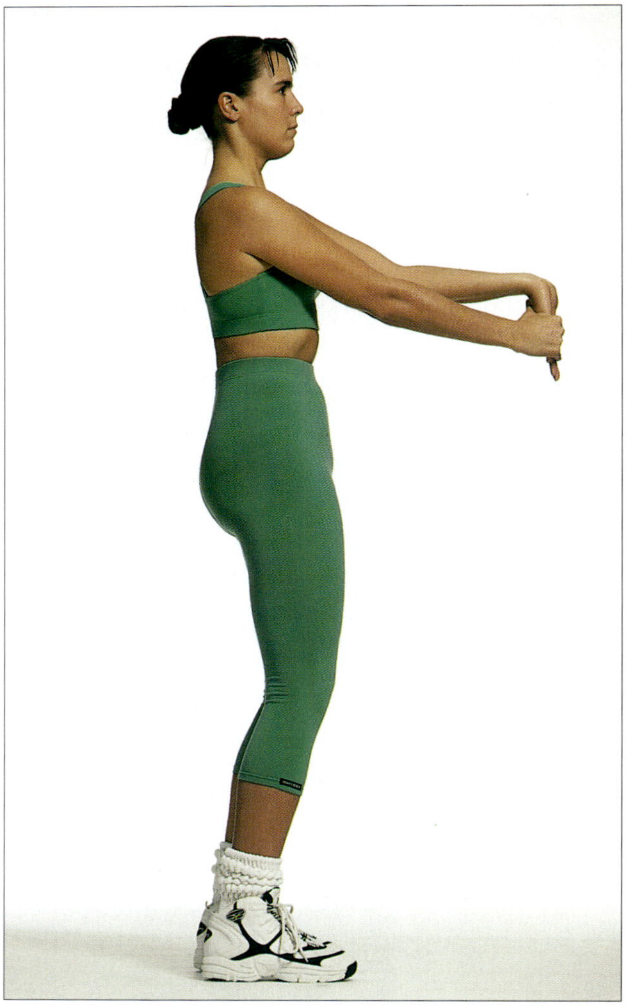

▷ Grundhaltung im hüftbreiten Stand. Strecken Sie den zu dehnenden Arm vor Ihren Körper und drehen Sie die Arminnenseite nach oben. Umfassen Sie Hand und Handgelenk mit der freien Hand. Der Daumen liegt im Knick zwischen Hand und Handgelenk und die übrigen Finger auf der Handfläche. Die Finger drücken die Hand des zu dehnenden Arms sanft nach unten, bis Finger und Daumen des Dehnarms in der Endstellung parallel zum Körper stehen.

! Tip: Denken Sie daran, auch den Daumen des zu dehnenden Arms mit herunterzudrücken.

Variante: Begeben Sie sich in den Vierfüßlerstand auf einer Gymnastikmatte. Die Arme werden nach außen gedreht, so daß die Fingerspitzen zu den Beinen zeigen. Die Handflächen liegen auf dem Boden auf. Führen Sie jetzt Ihren Oberkörper zurück, bis Sie eine Dehnung spüren. Denken Sie während der Übung besonders an die Grundspannung in Bauch und Gesäß, damit der Oberkörper fest bleibt und Sie nicht ins Hohlkreuz fallen. Der Kopf bildet die Verlängerung der Wirbelsäule.

VARIANTE

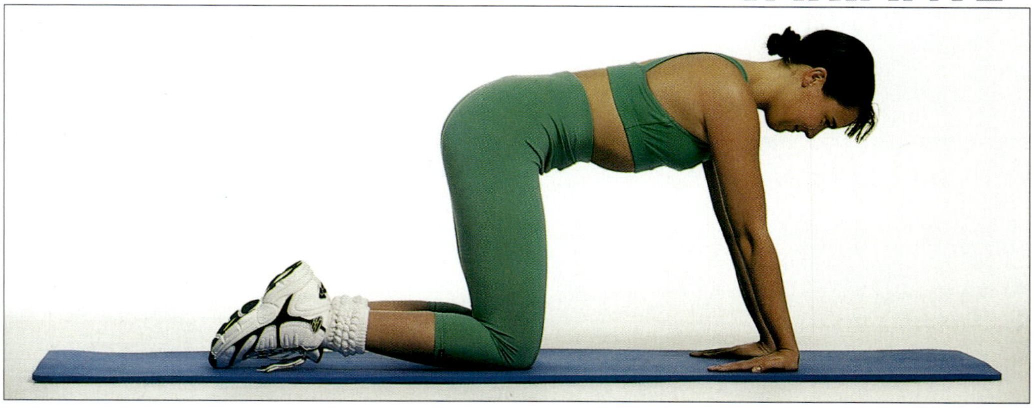

Dehnung der Rückenmuskulatur S 6

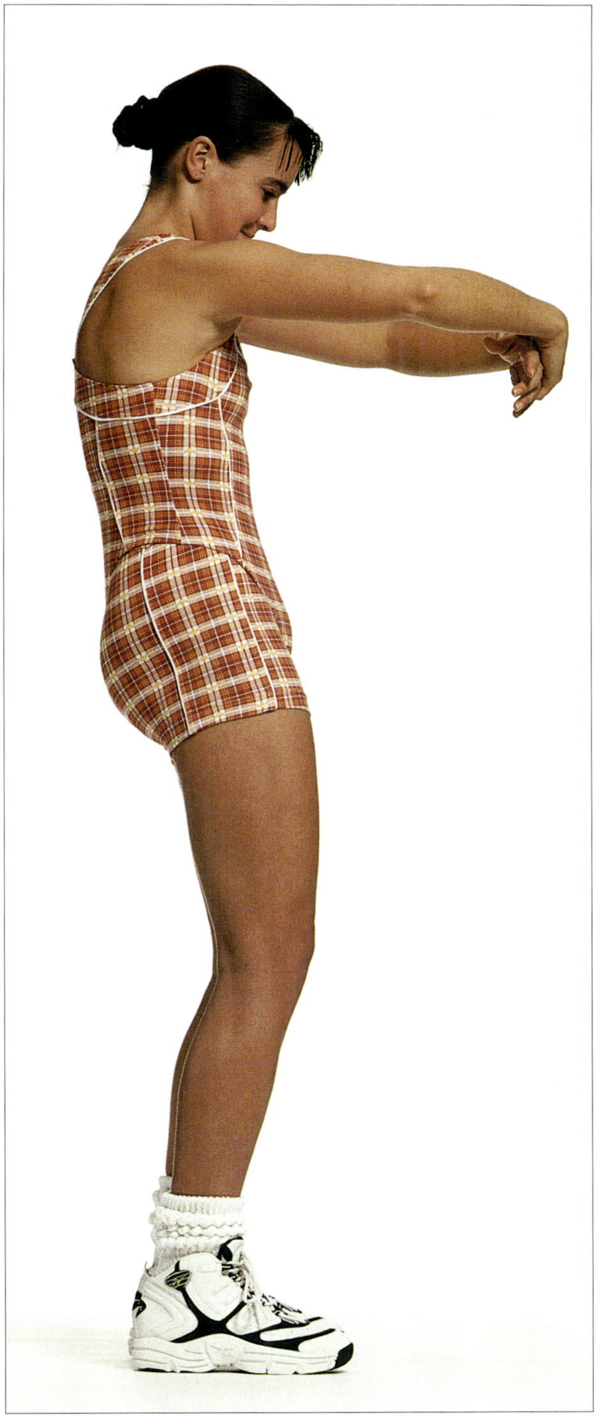

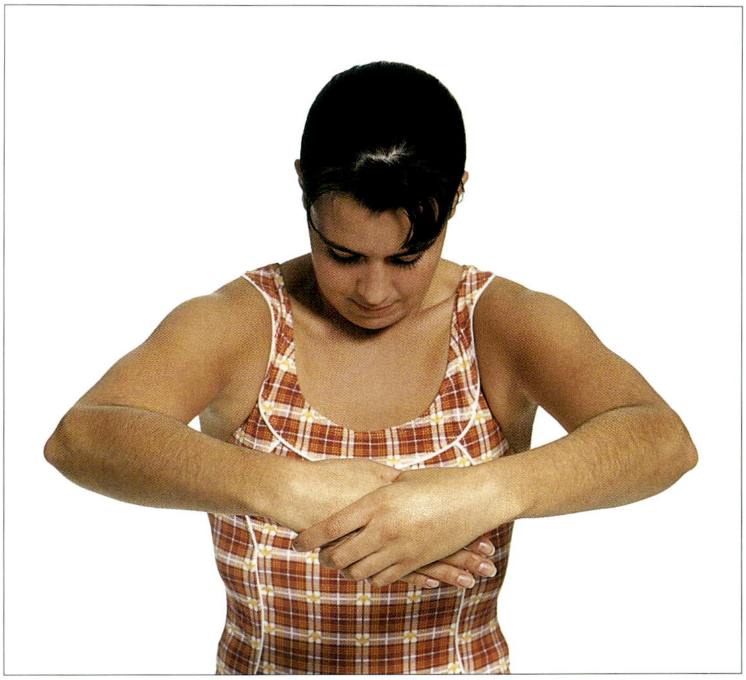

▷ Grundhaltung mit leicht vorgekipptem Becken. Eine Hand umfaßt die andere am Handrücken. Bringen Sie nun beide Arme wie zu einer Umarmung nach vorne, so daß sich die Arme auf einer Waagerechten mit den Schultern befinden. Ziehen Sie die Schulterblätter nach außen und die Brust etwas nach innen. Der Kopf wird leicht herausgeschoben und bleibt in Verlängerung der Wirbelsäule. Richten Sie den Blick vor sich nach vorne auf den Boden.

Variante: Begeben Sie sich in den Vierfüßlerstand. Das Gesäß befindet sich genau über den Knien, und die Schultern stehen über den Händen. Machen Sie den Rücken so rund wie möglich. Die Schulterblätter ziehen dabei nach außen.

! Tip: Achten Sie darauf, daß seitlich gesehen das Schulter-, Hüft- und Kniegelenk eine gerade Linie bilden. Nur so ist die Beckenkippung nach vorne korrekt einzunehmen.

S 7 Rückenstreckerdehnung

Setzen Sie sich mit locker gebeugten und gespreizten Beinen auf den Boden. Die Füße bleiben während der ganzen Übung locker angewinkelt. Kippen Sie das Becken vor und beugen Sie den Oberkörper mit rundem Rücken nach vorne. Bringen Sie jetzt die Hände zwischen die Beine und führen Sie sie unter den Unterschenkeln entlang nach außen, bis Sie Ihre Füße greifen können. Machen Sie dabei Ihren Rücken so rund wie möglich; der Bauch ist eingezogen und der Brustwirbelsäulenbereich nach hinten herausgedrückt. Die Schulterblätter ziehen zusätzlich nach außen.

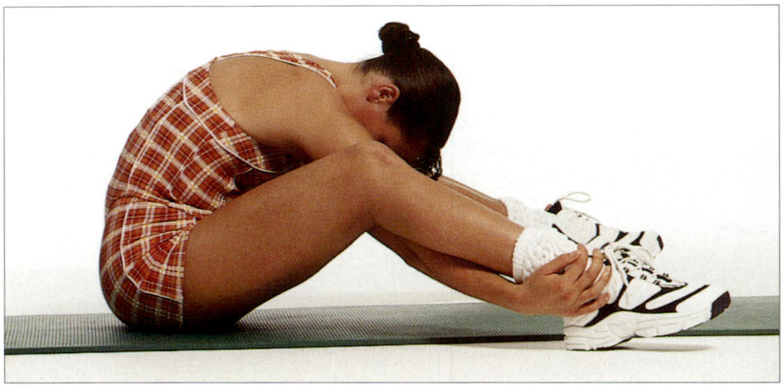

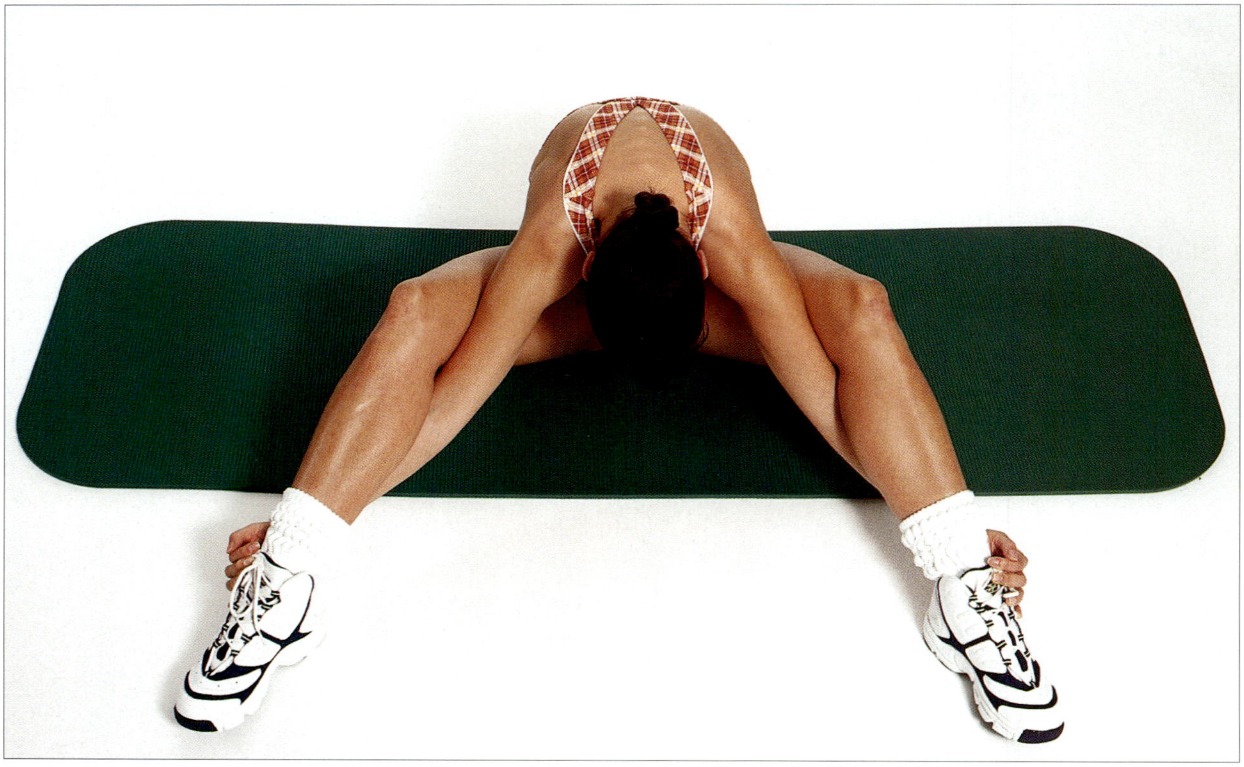

Variante: Steht Ihnen ein Stuhl, ein Kasten oder eine Trainingsbank zur Verfügung, können Sie die Übung auch auf der Kante sitzend durchführen.

Tip: Zum Lösen der Spannung stützen Sie die Hände auf den Oberschenkeln ab und rollen den Rücken langsam Wirbel für Wirbel auf, bis Sie aufrecht sitzen.

Dehnung der Rumpfvorderseite S 8

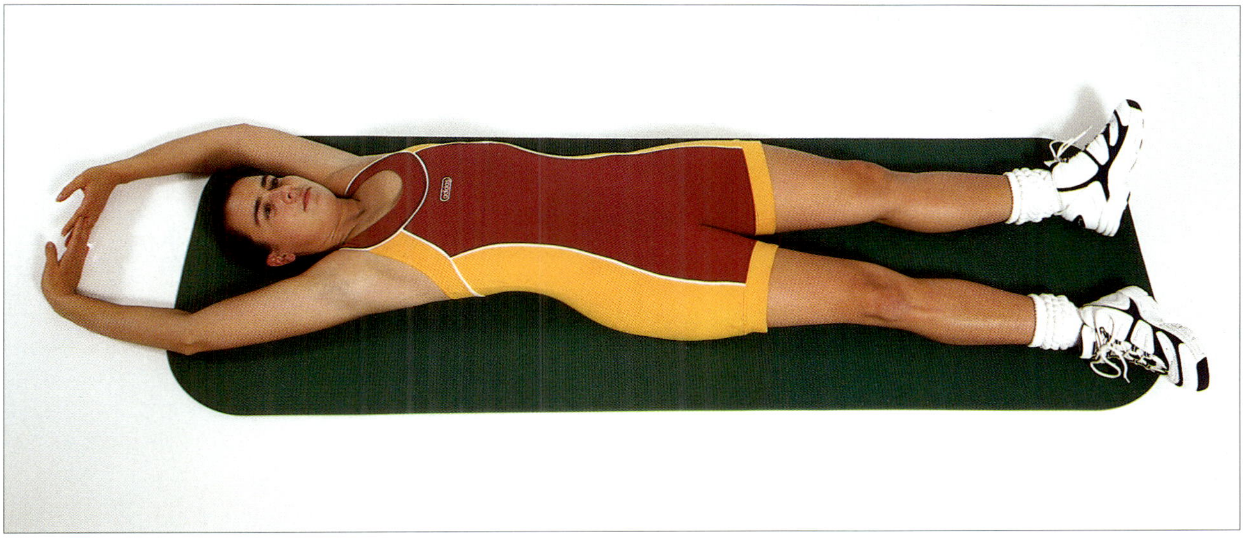

Legen Sie sich auf Ihrer Gymnastikmatte auf den Rücken. Strecken Sie die Arme hinter dem Kopf in die Länge; die Beine sind etwa hüftbreit geöffnet, und die Füße fallen locker nach außen. Strecken Sie den ganzen Körper lang aus. Die Hände berühren sich mit den Fingerspitzen.

Variante: Für eine stärkere Dehnung der Rumpfvorderseite legen Sie sich ein fest zusammengerolltes Handtuch unter die Lendenwirbelsäule. Die Übung kann wie beschrieben ausgeführt werden

Tip: Halten Sie die Hände so, daß die Handrücken in Richtung Kopf zeigen. Diese Handstellung sorgt für eine Außenrotation der Arme und dadurch für eine Hebung des Brustkorbs.

VARIANTE

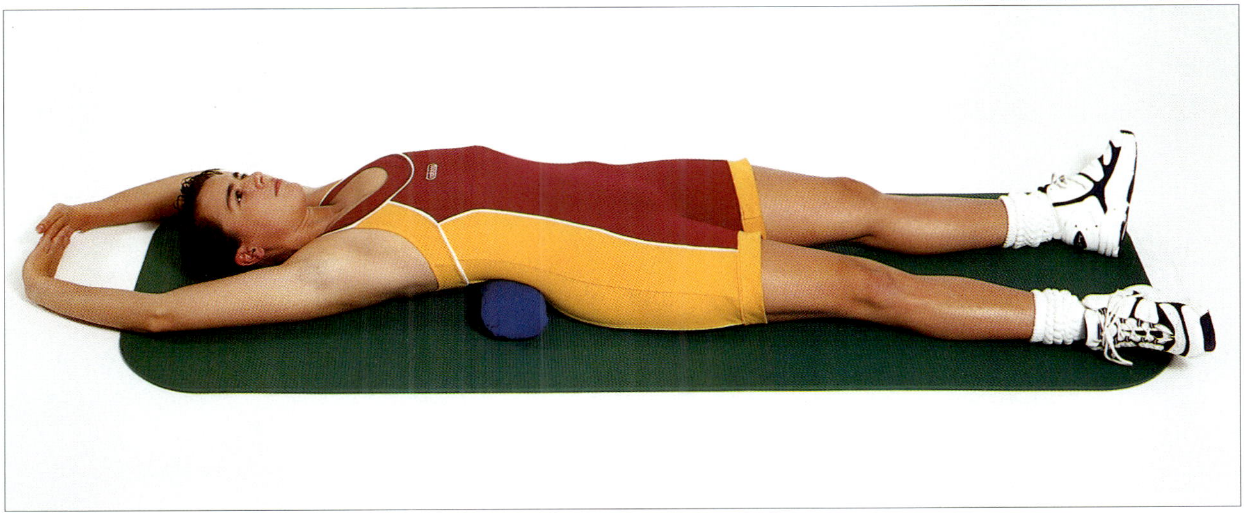

S 9 Dehnung der seitlichen Rumpfmuskulatur

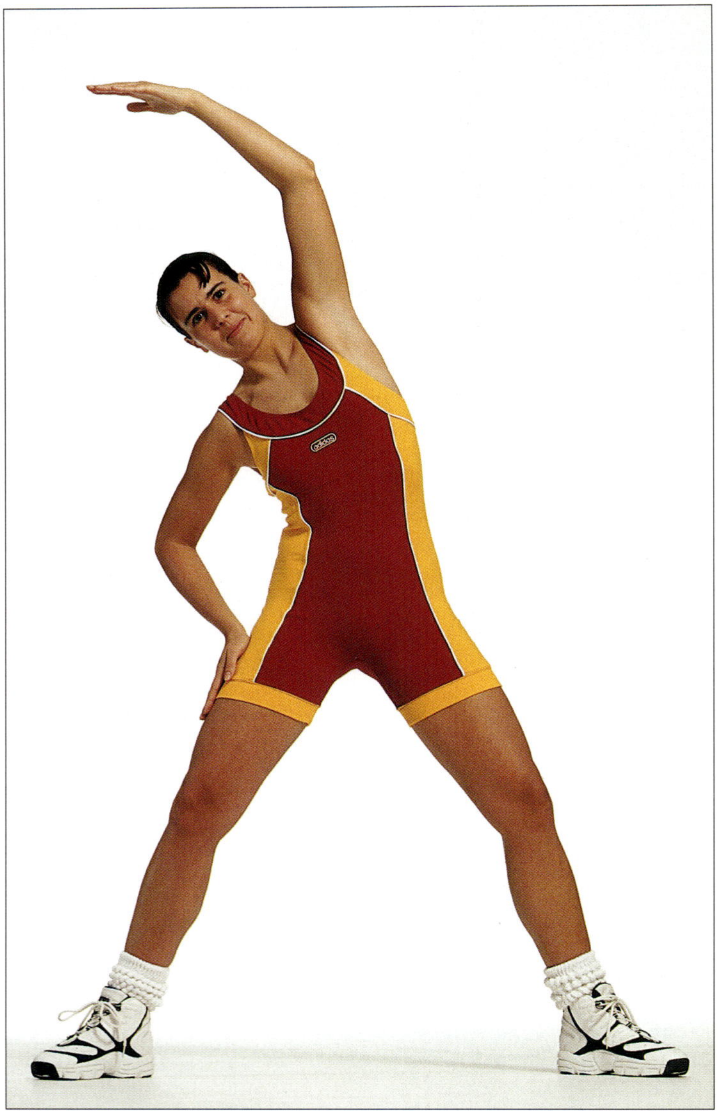

Variante: Legen Sie sich auf einer Matte auf den Rücken. Beide Arme liegen in Schulterhöhe seitlich auf dem Boden. Stellen Sie beide Beine nacheinander auf, so daß die Füße auf dem Boden stehen. Legen Sie jetzt beide Beine im rechten Winkel auf einer Seite ab; die Beine bleiben dabei geschlossen. Beide Schultern bleiben während der Übungsausführung auf dem Boden.

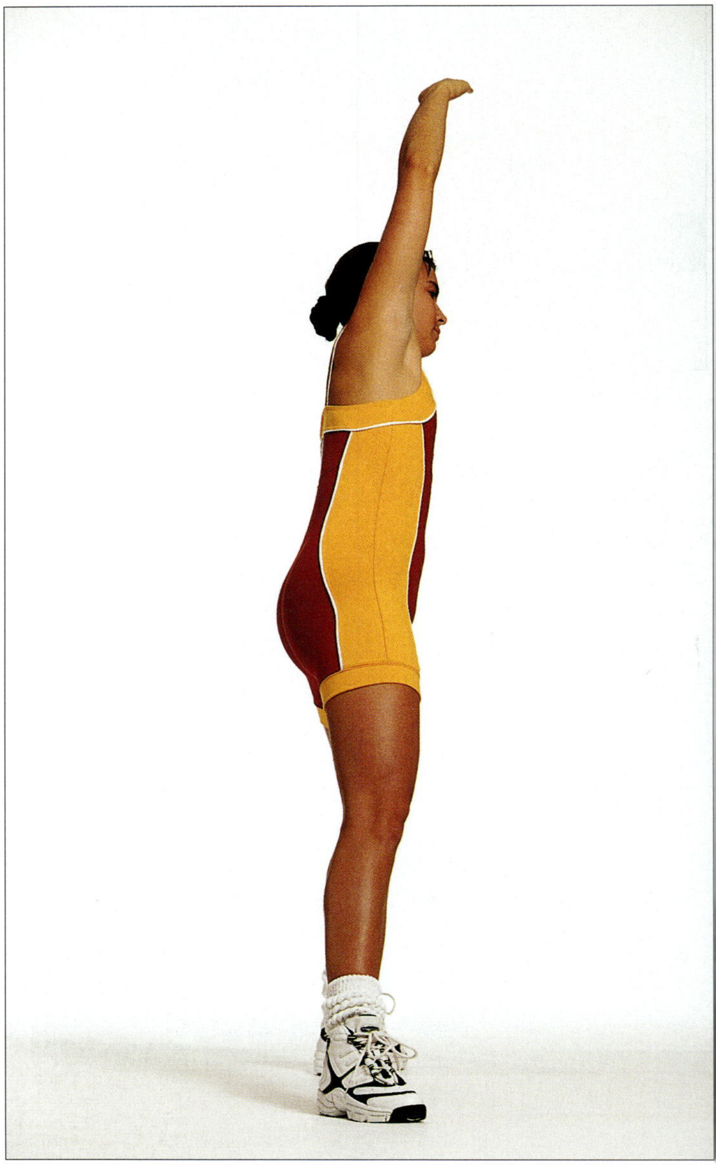

▷ In der Grundhaltung steht der Kopf gerade zwischen den Schultern. Stützen Sie sich mit einem Arm auf dem Oberschenkel ab. Der andere, leicht gebeugte Arm zieht über den Kopf schräg nach oben. Machen Sie dabei den Körper lang.

! Tip: Der Oberkörper kippt weder nach vorne noch nach hinten, sondern bleibt gerade in der seitlichen Achse.

Adduktorendehnung in Rückenlage S 10

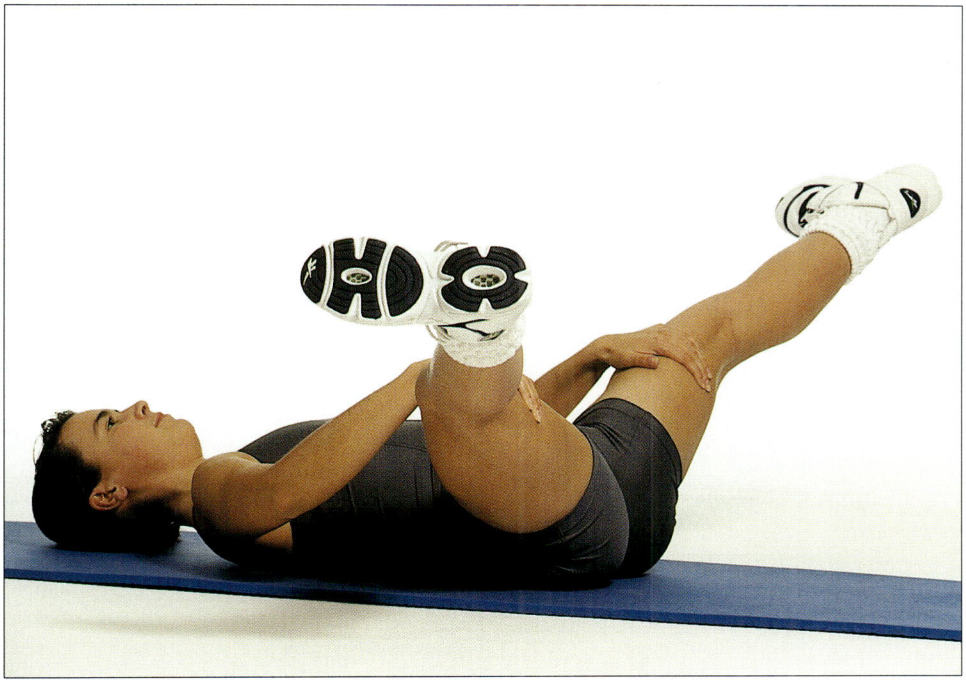

Tip: Achten Sie darauf, daß sich die Lendenwirbelsäule während der gesamten Übung nicht vom Boden abhebt. Da die Adduktoren sehr empfindlich sind, lösen Sie die Dehnung langsam auf, indem Sie die Beine mit den Händen vorsichtig zusammenschieben.

VARIANTE

Legen Sie sich auf den Rücken. Strecken Sie die Beine senkrecht nach oben und grätschen sie, so weit Sie können. Die Oberschenkel werden dabei nach außen rotiert und die Füße etwas angezogen. Halten Sie Ihre Beine leicht angewinkelt, die Füße befinden sich dabei parallel zum Boden. Legen Sie Ihre Hände locker unter den Kniegelenken an die Oberschenkelseiten.

Variante: Sie können die Beine während der Dehnung auch anbeugen, so daß sich die Füße während der Übung vor dem Gesäß befinden.

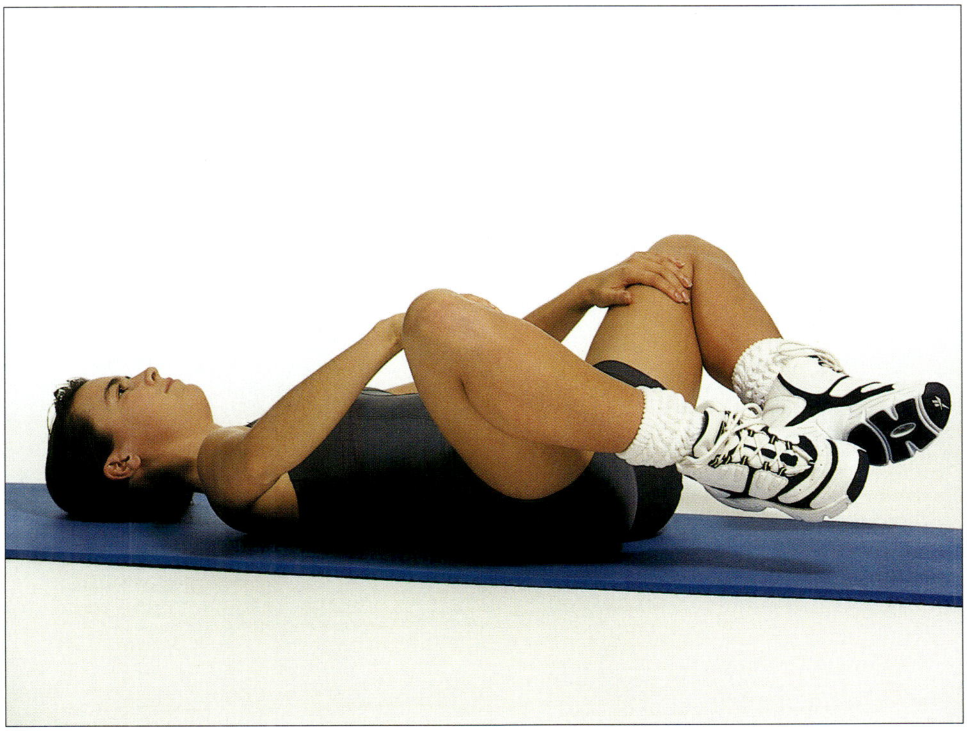

S 11 Adduktorendehnung, stehend

▷ Grundhaltung mit gegrätschten Beinen. Beugen Sie ein Bein an, während das zu dehnende Bein annähernd gestreckt bleibt. Hüfte und Körperschwerpunkt verschieben sich in Richtung des gebeugten Beins. Fußspitze und Knie des angewinkelten Beins zeigen in eine Richtung. Achten Sie darauf, daß der Winkel zwischen Unter- und Oberschenkel bei der Beugung nicht kleiner als 90° wird, um das Knie nicht zu überlasten. Der Kopf bleibt in Verlängerung der Wirbelsäule und steht gerade zwischen den Schultern. Der Oberkörper bleibt aufrecht.

Variante: Setzen Sie sich mit angewinkelten Beinen auf den Boden, so daß sich die Fußsohlen berühren. Drücken Sie jetzt die Fußsohlen gegeneinander, während die Knie in Richtung Boden ziehen. Die Hände umfassen locker die Fußgelenke von innen. Achten Sie darauf, den Rücken während des Übungsverlaufs gerade zu halten. Nehmen Sie die Schultern ein wenig zurück, um die aufrechte Haltung zu unterstützen.

! Tip: Legen Sie bei der Basisübung Ihre Hand auf den Oberschenkel des angewinkelten Beins, um sich abzustützen. Die Fingerspitzen zeigen dabei nach vorn. Bei dieser Haltung richtet sich der Brustkorb auf, und die Schultern werden nach hinten gezogen. Sie können die Dehnung verstärken, indem Sie den Oberkörper etwas nach vorne neigen. Denken Sie aber daran, daß der Oberkörper weiterhin gerade bleibt.

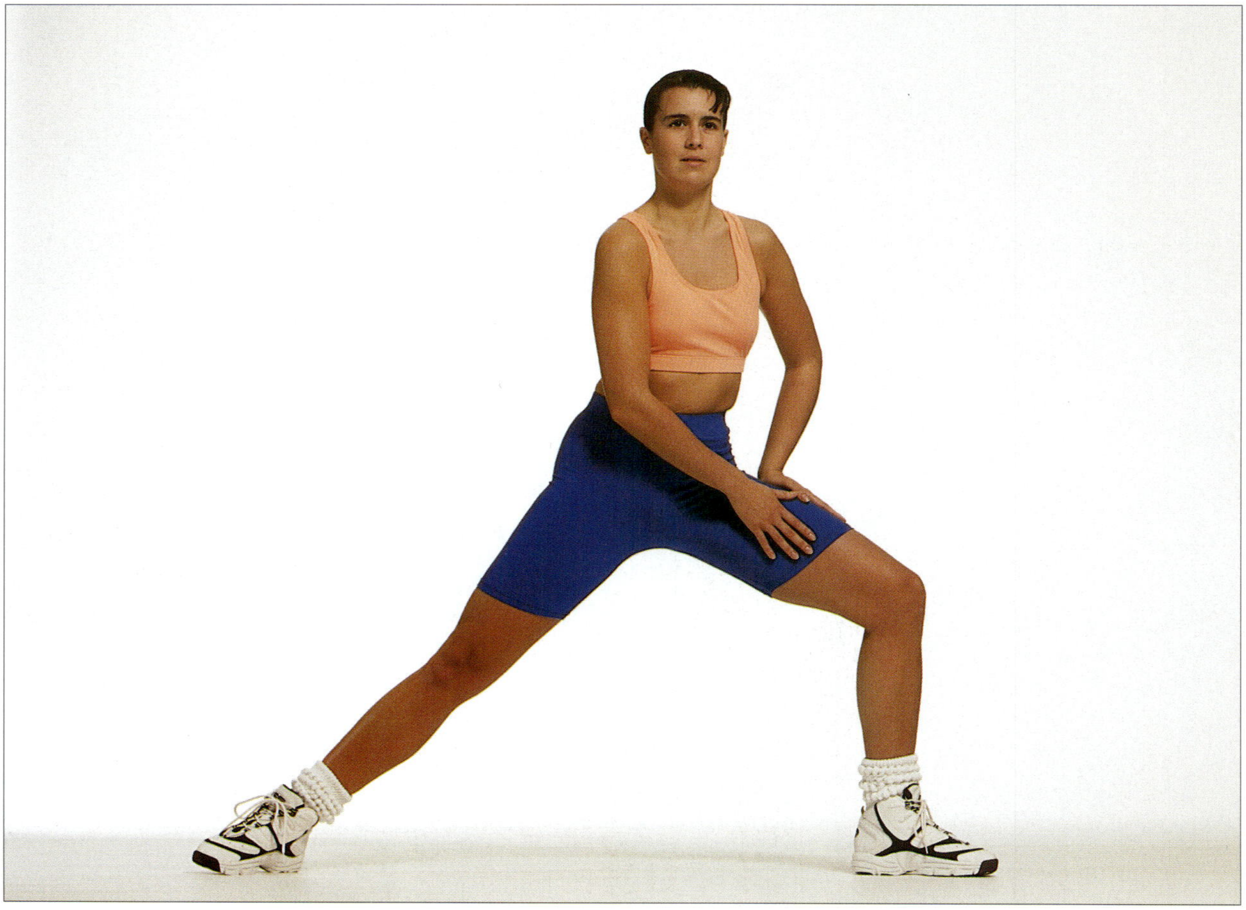

Dehnung der Abduktoren und schrägen Bauchmuskulatur

S 12

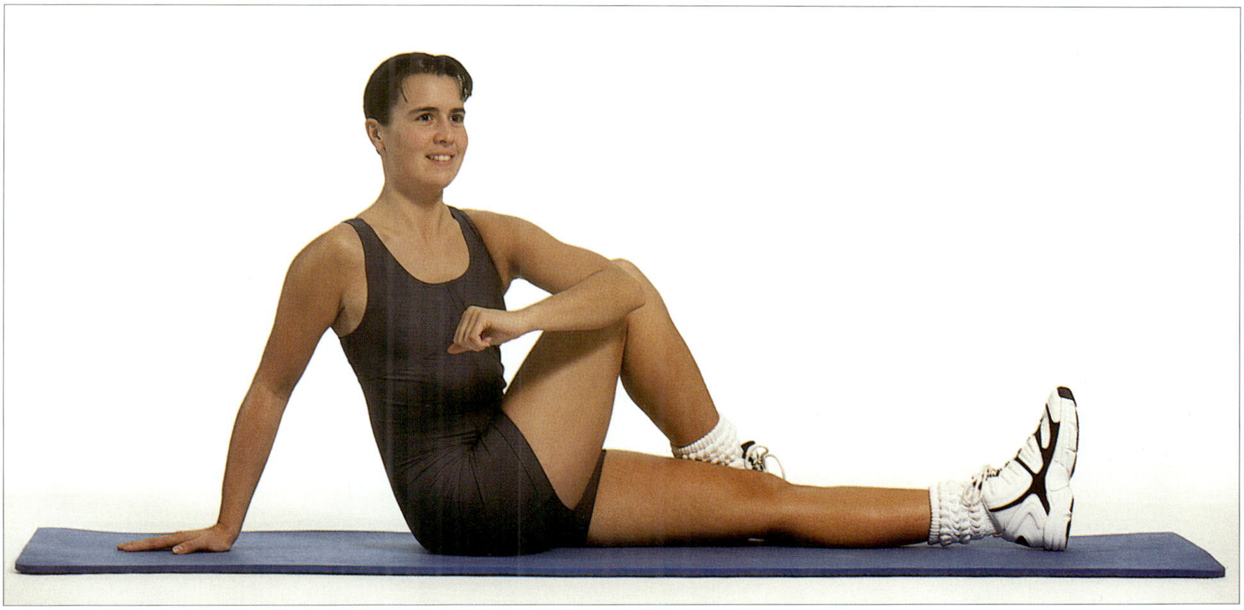

Setzen Sie sich mit gestreckten Beinen auf den Boden. Während das eine Bein lang ausgestreckt bleibt, winkeln Sie das andere Bein an und stellen den Fuß auf Kniehöhe an der Außenseite des gestreckten Beins auf den Boden. Der Oberkörper dreht in Richtung des angewinkelten Beins. Der dem angewinkelten Bein gegenüberliegende, gebeugte Arm drückt mit dem Ellbogen von außen gegen das angewinkelte Bein. Halten Sie den Kopf gerade in natürlicher Verlängerung der Wirbelsäule. Achten Sie darauf, daß der Rücken während der gesamten Übung gerade bleibt.

Variante: Legen Sie sich auf den Rücken. Beide Beine stehen angewinkelt auf dem Boden. Legen Sie ein Bein auf den Oberschenkel des anderen Beins. Dabei wird der Fußknöchel knapp oberhalb des Knies aufgelegt. Das Knie des übergeschlagenen Beins zeigt nach außen. Die Hände umfassen das stehende Bein und ziehen es in Richtung Kopf. Lassen Sie den Unterschenkel des umfaßten Beins locker hängen. Die Ellbogen ziehen ein wenig nach außen.

VARIANTE

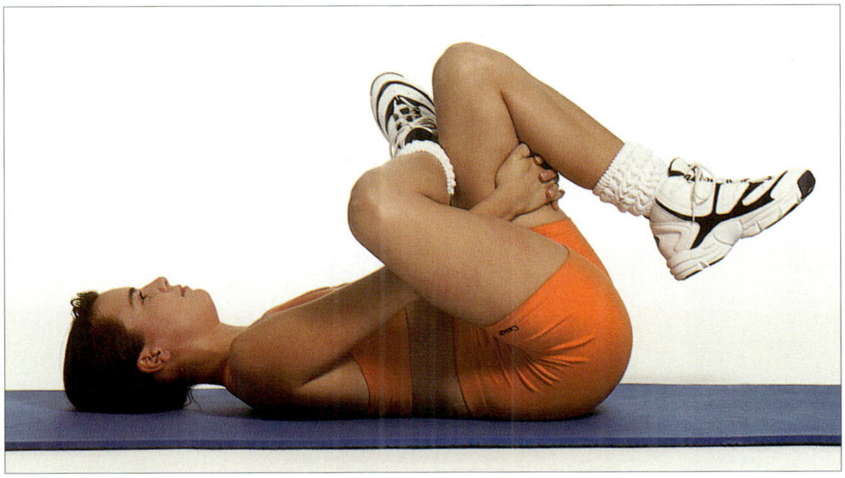

Tip: Der Unterarm des »Drückarms« sollte während der Basisübung waagerecht zum Boden gehalten werden; damit sorgen Sie dafür, daß Ihre Schulter nicht nach vorne fällt und der Oberkörper aufrecht bleibt.

S 13 Gesäßmuskeldehnung

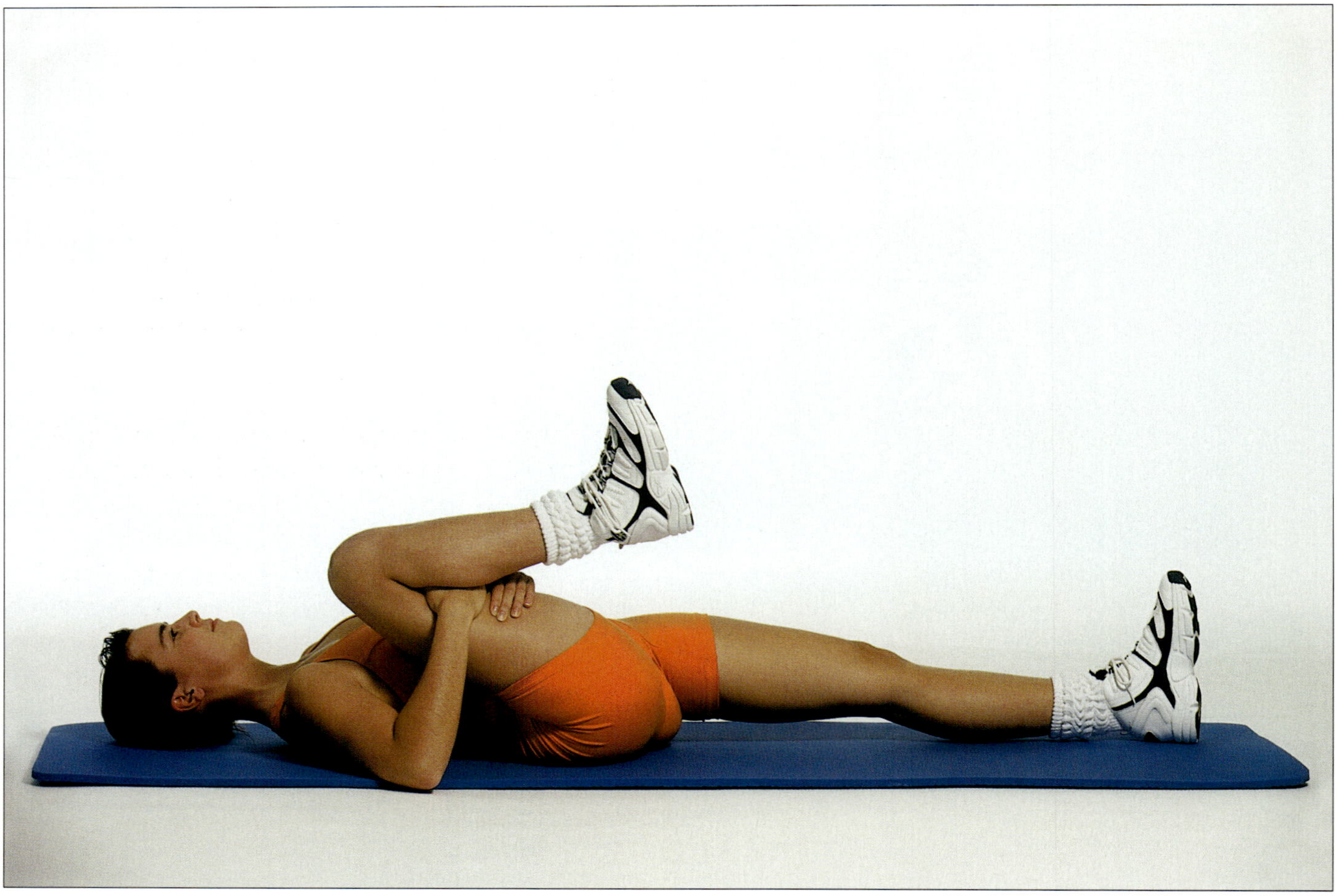

Legen Sie sich ausgestreckt auf den Rücken. Ein Bein bleibt lang gestreckt, das andere wird zum Oberkörper hin angewinkelt. Beide Hände umfassen das angewinkelte Bein an der Rückseite des Oberschenkels unterhalb der Kniekehle und ziehen es in Richtung Oberkörper. Die Ellbogen zeigen dabei nach außen. Die Lendenwirbelsäule sollte sich während der gesamten Übung gegen den Boden drücken. Der Kopf liegt gerade zwischen den Schultern und zieht mit dem Hinterkopf leicht in Verlängerung der Wirbelsäule, um die Halswirbelsäule nicht zu überlasten.

Variante: Legen Sie sich mit gestreckten Beinen auf den Rücken. Ein Bein bleibt locker gestreckt. Winkeln Sie das andere Bein an und stellen Sie es auf dem Boden auf. Der gegenüberliegende Arm faßt das gebeugte Bein oberhalb des Knies an der Oberschenkelaußenseite und zieht es über das gestreckte Bein in Richtung Boden. Beide Schultern bleiben während der Übung auf dem Boden liegen.

Tip: Spannen Sie Bauch- und Gesäßmuskulatur an, um während des Übungsverlaufs nicht ins Hohlkreuz auszuweichen. Umfassen Sie das Bein immer an der Oberschenkelrückseite. Wenn Sie das Bein am Schienbein festhalten, wird das Knie zu sehr zusammengedrückt.

Beinstrecker- und Hüftbeugerdehnung S 14

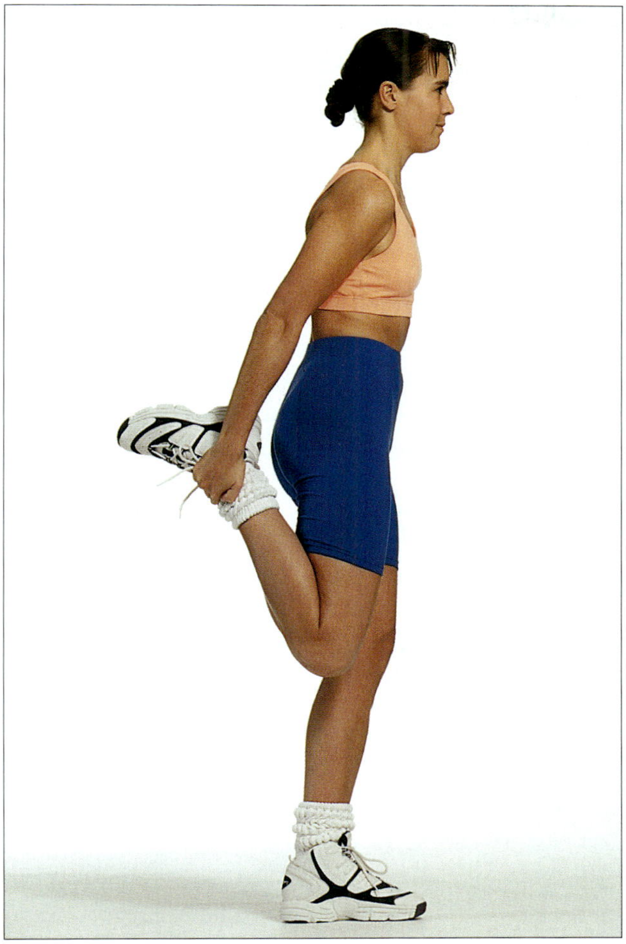

Grundhaltung im hüftbreiten Stand. Winkeln Sie ein Bein an und umfassen Sie es mit der seitengleichen Hand von außen am Sprunggelenk. Ziehen Sie den Fuß zum Gesäß und das Bein nach hinten. Um das Gleichgewicht nicht zu verlieren und um Ausweichbewegungen zu vermeiden, stützen Sie sich an einer Wand oder einem Gerät ab. Die Hüfte bleibt parallel zu den Schultern. Ein häufiger Fehler ist, das angezogene Bein dabei zu abduzieren, das heißt, zur Seite abzuspreizen. Denken Sie daran, es gerade zu halten. Auch hier ist es wichtig, Bauch und Gesäß anzuspannen, um die Körpermitte zu fixieren.

Variante: Legen Sie sich seitlich auf den Boden. Der Kopf liegt entspannt in Verlängerung der Wirbelsäule auf dem ausgestreckten unteren Arm. Das untere Bein wird in der Hüfte und im Kniegelenk rechtwinklig vor dem Körper gebeugt. Der obere Arm umfaßt das obere Bein von außen am Fußgelenk und zieht es zum Gesäß. Ziehen Sie das Bein so weit nach hinten, wie bei angespanntem Bauch und Gesäß möglich ist. Auch bei dieser Übung ist zu beachten, daß das gebeugte Bein nicht nach außen angehoben wird.

Tip: Überstrecken Sie den Zugarm nicht, halten Sie ihn während der gesamten Übung leicht gebeugt.

VARIANTE

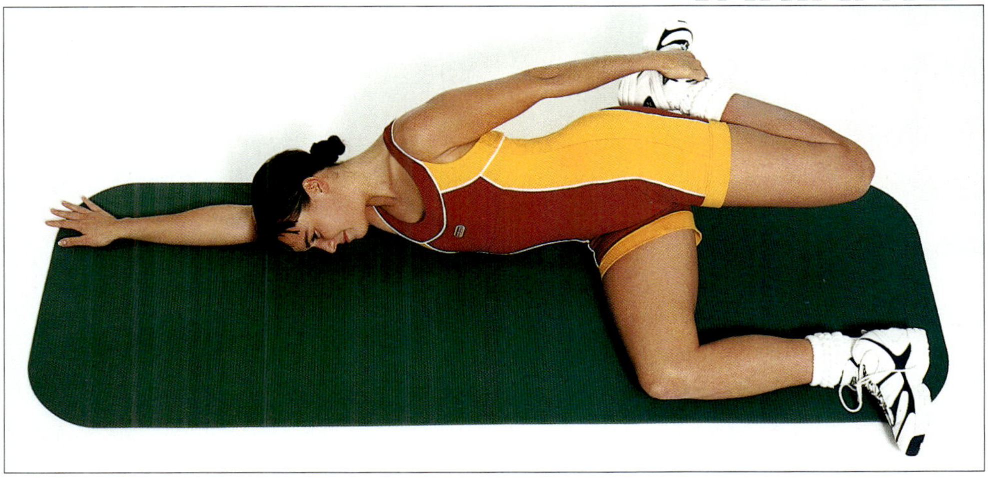

S 15 Hüftbeugerdehnung mit Ausfallschritt

▶ Grundhaltung im hüftbreiten Stand. Machen Sie einen langen Ausfallschritt. Das hintere Bein liegt mit dem Knie auf dem Boden, das Knie des vorderen Beins darf nicht über die Fußspitze hinausragen. Der Oberkörper bildet die verlängerte Linie des hinteren Beins, und der Kopf bleibt in Verlängerung der Wirbelsäule. Stützen Sie sich nun mit dem Arm auf das gebeugte Bein und setzen Sie den anderen Arm auf dem Boden auf. Becken und Schultergürtel bleiben parallel, während das Becken gleichzeitig nach vorne und nach unten schiebt. Ein häufiger Fehler bei dieser Übung ist, den Oberkörper ins Hohlkreuz fallen zu lassen. Deshalb sollten Sie besonders darauf achten, daß Bauch und Gesäß unter Spannung bleiben.

Variante: Hierbei ist ein Bein angewinkelt, das andere setzt mit dem Knie auf dem Boden auf. Der Oberkörper ist aufgerichtet und leicht nach vorne gebeugt. Heben Sie den Fuß des knienden Beins an und umfassen Sie das Fußgelenk mit beiden Händen. Die Hände ziehen den Fuß zum Gesäß. Achten Sie darauf, daß Sie die Hüfte parallel halten und nicht ins Hohlkreuz fallen. Denken Sie hier deshalb besonders an die Grundspannung in Bauch und Gesäß. Umfassen Sie immer das Fußgelenk, das heißt, ziehen Sie weder am Fußrücken noch verdrehen Sie den Fuß.

! Tip: Das Gewicht lastet nicht frontal auf der Kniescheibe des hinteren Beins, sondern liegt auf dem vorderen Kniebereich. Legen Sie sich zusätzlich ein Handtuch unter das Knie, um die Druckbelastung zu reduzieren. Wenn der Winkel des vorderen Beins kleiner als 90° ist, machen Sie einen größeren Ausfallschritt.

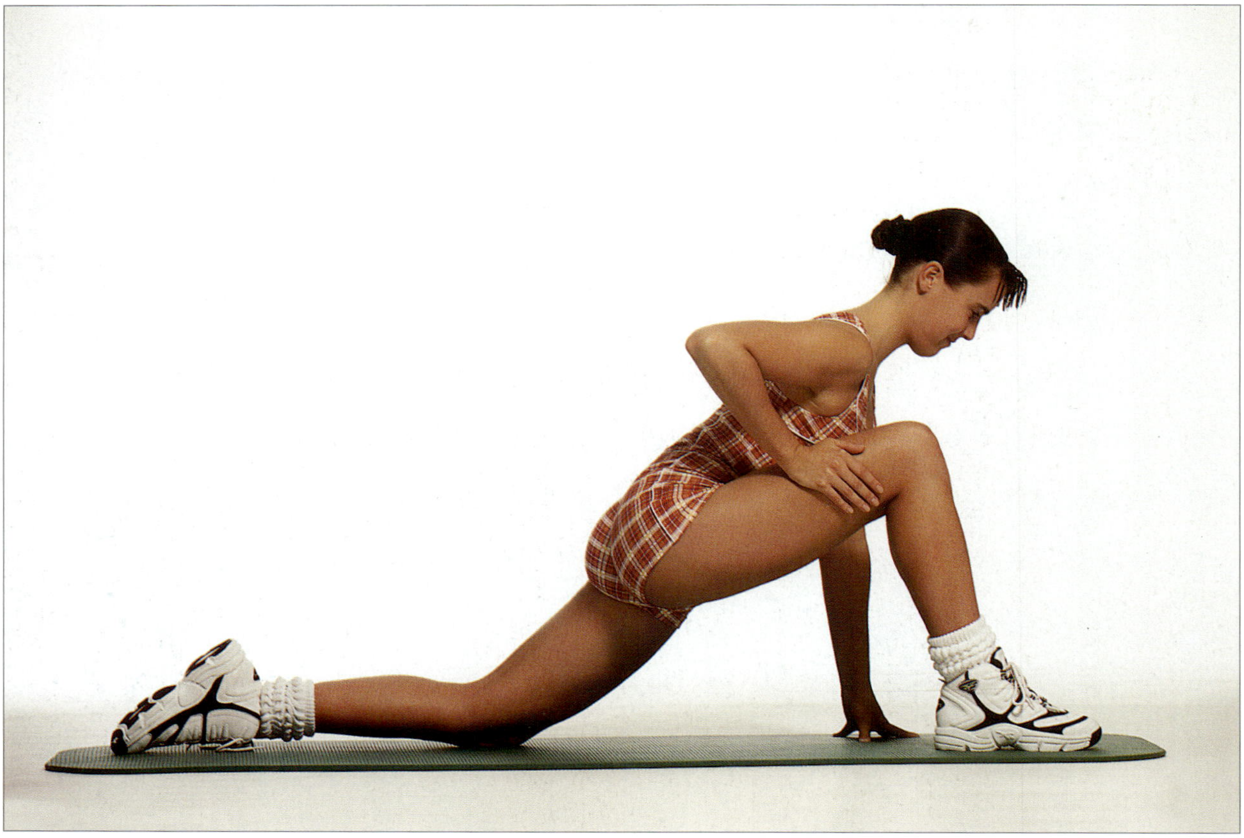

Beinbeugerdehnung in Rückenlage S 16

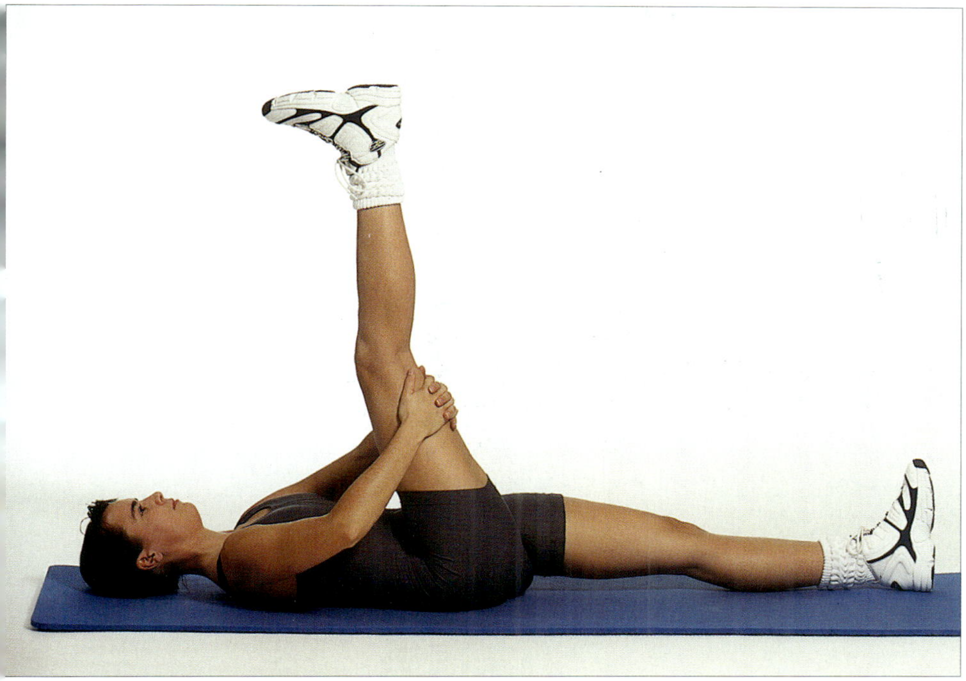

Variante: Wenn Sie nicht genug gedehnt sind, um entspannt Ihr Bein umfassen und halten zu können, legen Sie ein Handtuch um die Wade des zu dehnenden Beins. Ziehen Sie es damit zu sich heran, bis Sie eine Dehnung spüren.

Tip: Um die Dehnung zu verstärken, halten Sie das zu dehnende Bein nach Möglichkeit fast gestreckt.

VARIANTE

Legen Sie sich auf den Rücken auf die Gymnastikmatte. Ein Bein bleibt gestreckt am Boden liegen, während das andere Bein in Richtung Oberkörper angehoben wird. Umfassen Sie das leicht gebeugte Bein mit beiden Händen knapp unterhalb der Kniekehle an der Rückseite des Oberschenkels. Die Fußspitzen beider Beine zeigen nach vorne; die Fußsohle des angehobenen Beins weist in Richtung Decke. Ziehen Sie das Bein in Richtung Bauch. Achten Sie darauf, das Becken während der gesamten Übung parallel zum Schultergürtel am Boden zu fixieren. Auch die Gesäßhälfte des liegenden Beins hebt sich dabei nicht von der Gymnastikmatte ab. Halten Sie das am Boden liegende Bein bis zur Auflösung der Spannung gerade. Denken Sie daran, Kopf und Schultern immer abzulegen.

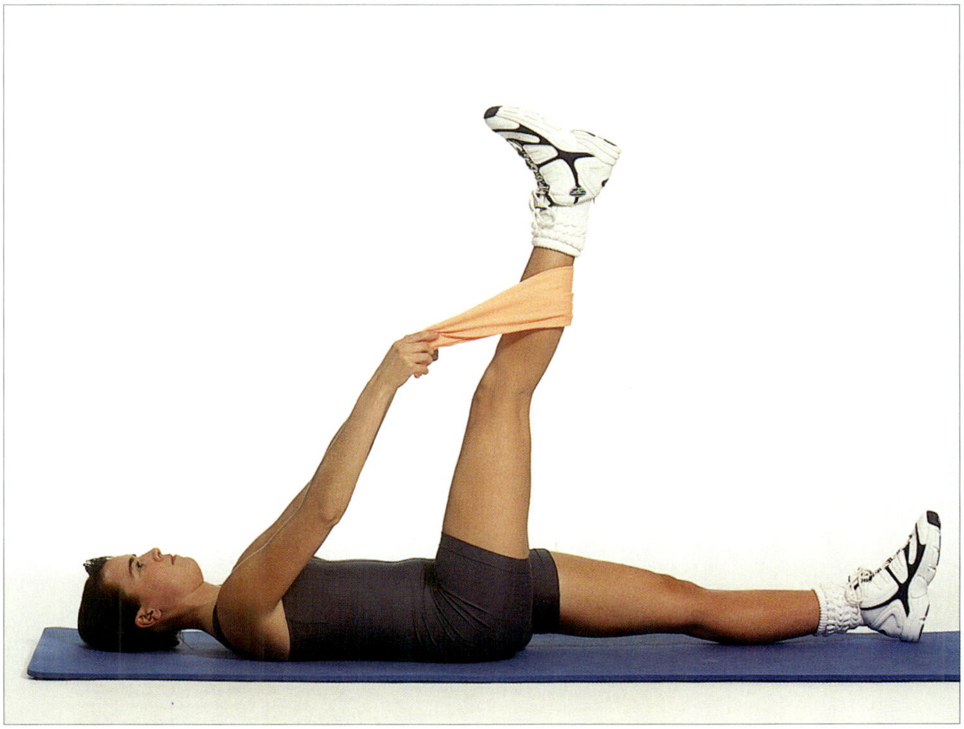

S 17 Beinbeugerdehnung, stehend

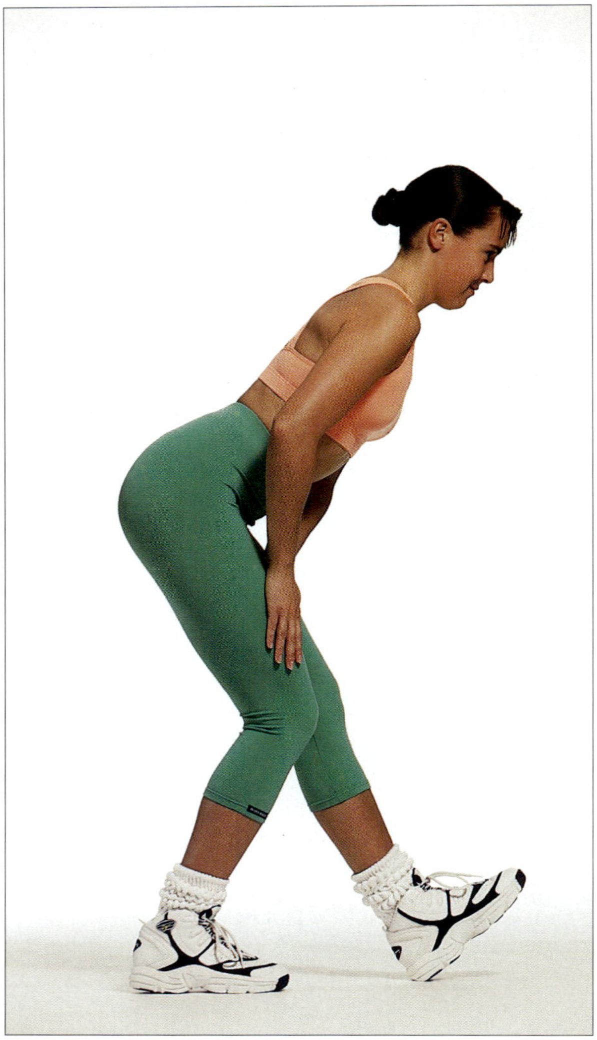

VARIANTE

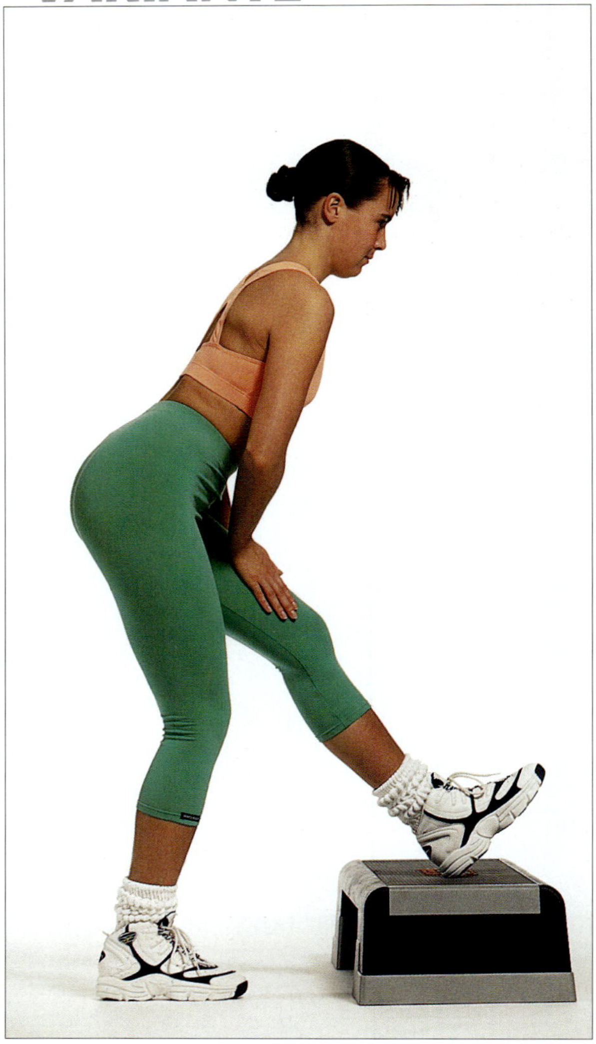

Grundhaltung in Schrittstellung. Der Oberkörper wird mit geradem Rücken in der Hüfte nach vorne gebeugt. Die Hände stützen sich auf dem hinteren Bein ab. Becken und Schultergürtel sind dabei parallel. Das vordere Bein bleibt annähernd gestreckt und die Fußspitze angezogen. Der Fuß zeigt während der gesamten Übung nach vorn. Denken Sie daran, den Kopf in Verlängerung der Wirbelsäule gerade zu halten, um eine Überlastung der Halswirbelsäule zu vermeiden. Richten Sie den Blick vor sich auf den Boden.

Variante: Sie können die Übung auch auf einem Step – falls vorhanden – oder einer Stufe oder Kiste ausführen. Die Übungsausführung bleibt gleich, das zu dehnende Bein wird lediglich auf den Step gestellt. Die Hüfte darf der Dehnung nicht ausweichen, sondern bleibt parallel.

Tip: Plazieren Sie die Hände so, daß die Fingerspitzen auf der Außen- und Innenseite des Oberschenkels nach unten zeigen. Diese Haltung verhindert, daß der Rücken rund wird. Die Schultern ziehen zur Unterstützung nach hinten.

Wadendehnung mit gestrecktem Bein S 18

Weite Schrittstellung. Der Oberkörper wird in Verlängerung des hinteren Beins nach vorne gebeugt. Machen Sie den Nacken lang und halten Sie den Kopf in Verlängerung der Wirbelsäule. Die Hände stützen den Oberkörper auf dem vorderen Bein ab. Das Knie des vorderen Beins darf nicht über die Fußspitze herausragen, um das Knie nicht zu überlasten. Das hintere Bein ist gestreckt; beide Füße zeigen nach vorne. Achten Sie darauf, daß sich der Fuß des hinteren, zu dehnenden Beins nicht vom Boden abhebt.

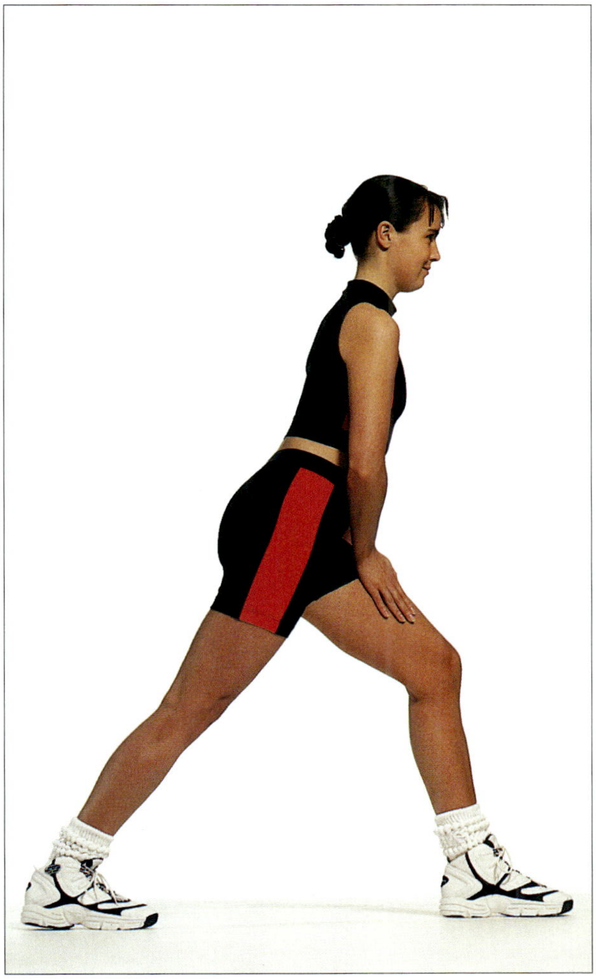

Variante: Grundhaltung in Schrittstellung auf dem Step. Das vordere Bein ist leicht angewinkelt, die Hände stützen sich locker auf dem Oberschenkel ab. Stellen Sie den hinteren Fuß nur mit dem Fußballen auf den Step; das Bein bleibt dabei gestreckt. Ziehen Sie das Bein nun mit der Ferse in Richtung Boden. Denken Sie daran, daß Knie und Fußspitze in dieselbe Richtung zeigen.

Tip: Die Fingerspitzen zeigen beim Abstützen an Innen- und Außenseite des Oberschenkels nach außen. Um sicherzustellen, daß der Oberkörper wirklich aufrecht ist, nehmen Sie zusätzlich die Schultern bewußt nach hinten.

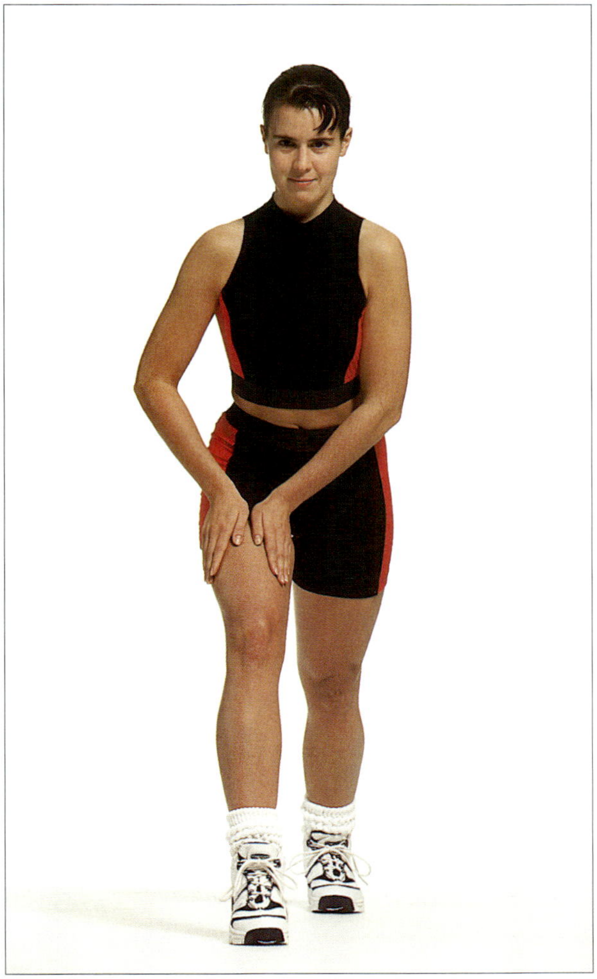

S 19 Wadendehnung mit gebeugtem Bein

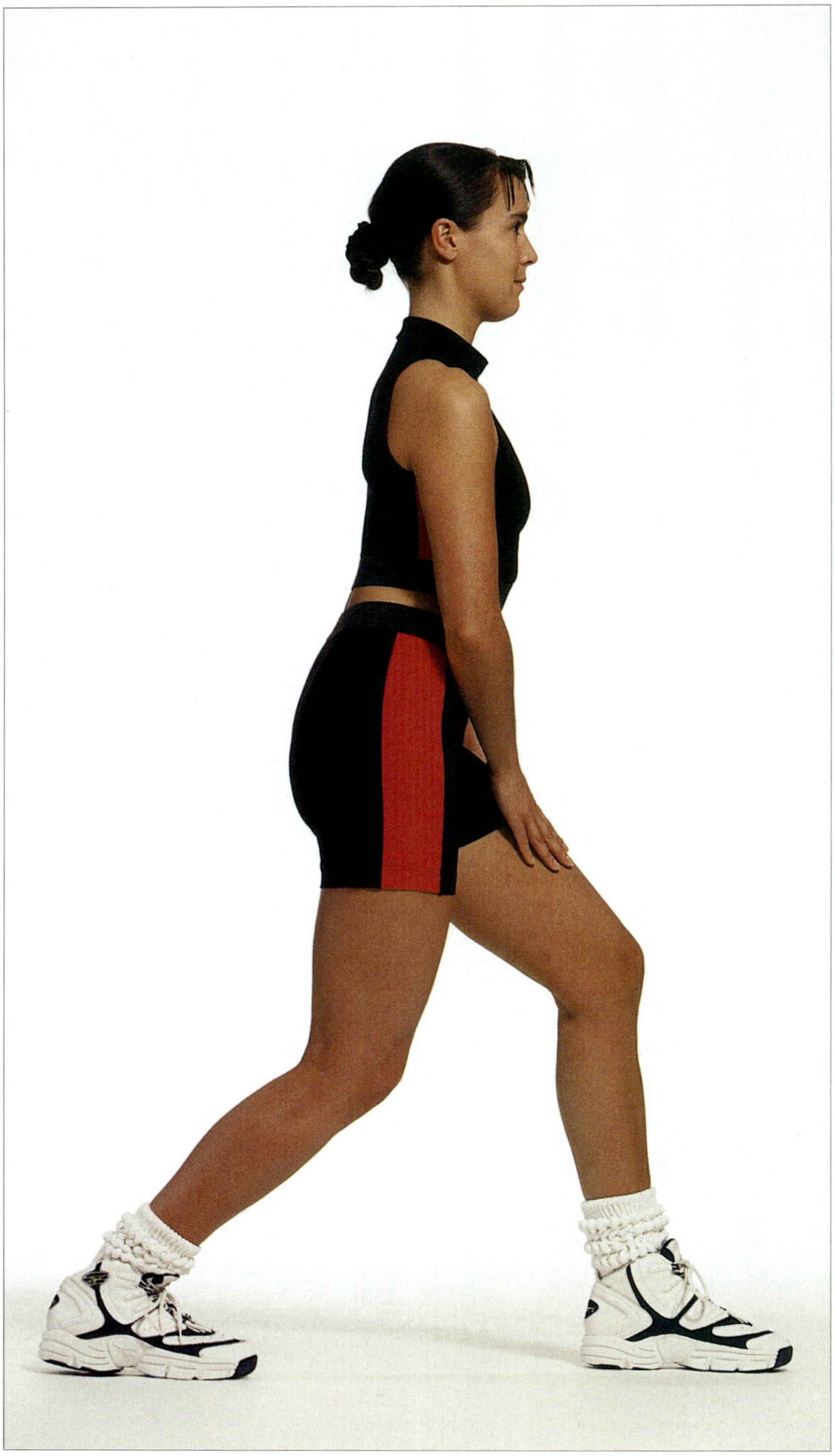

▶ Schrittstellung wie bei S 20 – machen Sie hier aber einen kleineren Schritt. Beide Füße stehen parallel; die Fußspitzen zeigen nach vorne. Das Knie des zu dehnenden Beins wird gebeugt, und der Körper sinkt so weit nach unten, bis die Dehnung deutlich in der Wade des hinteren Beins zu spüren ist. Der Oberkörper bleibt aufrecht. Auch hier dürfen Kopf und Kinn nicht angehoben werden, sondern bleiben in Verlängerung der Wirbelsäule gerade. Die Ferse hebt sich während der gesamten Übung nicht vom Boden ab.

Variante: Grundhaltung in Schrittstellung auf dem Step. Die Übung erfolgt wie oben beschrieben – der hintere Fuß steht hier nur mit dem Fußballen auf dem Step. Die Ferse zieht in Richtung Boden.

! Tip: Wenn sich die Ferse abhebt, sollten Sie die Schrittgröße verringern.

Schienbeinmuskeldehnung S 20

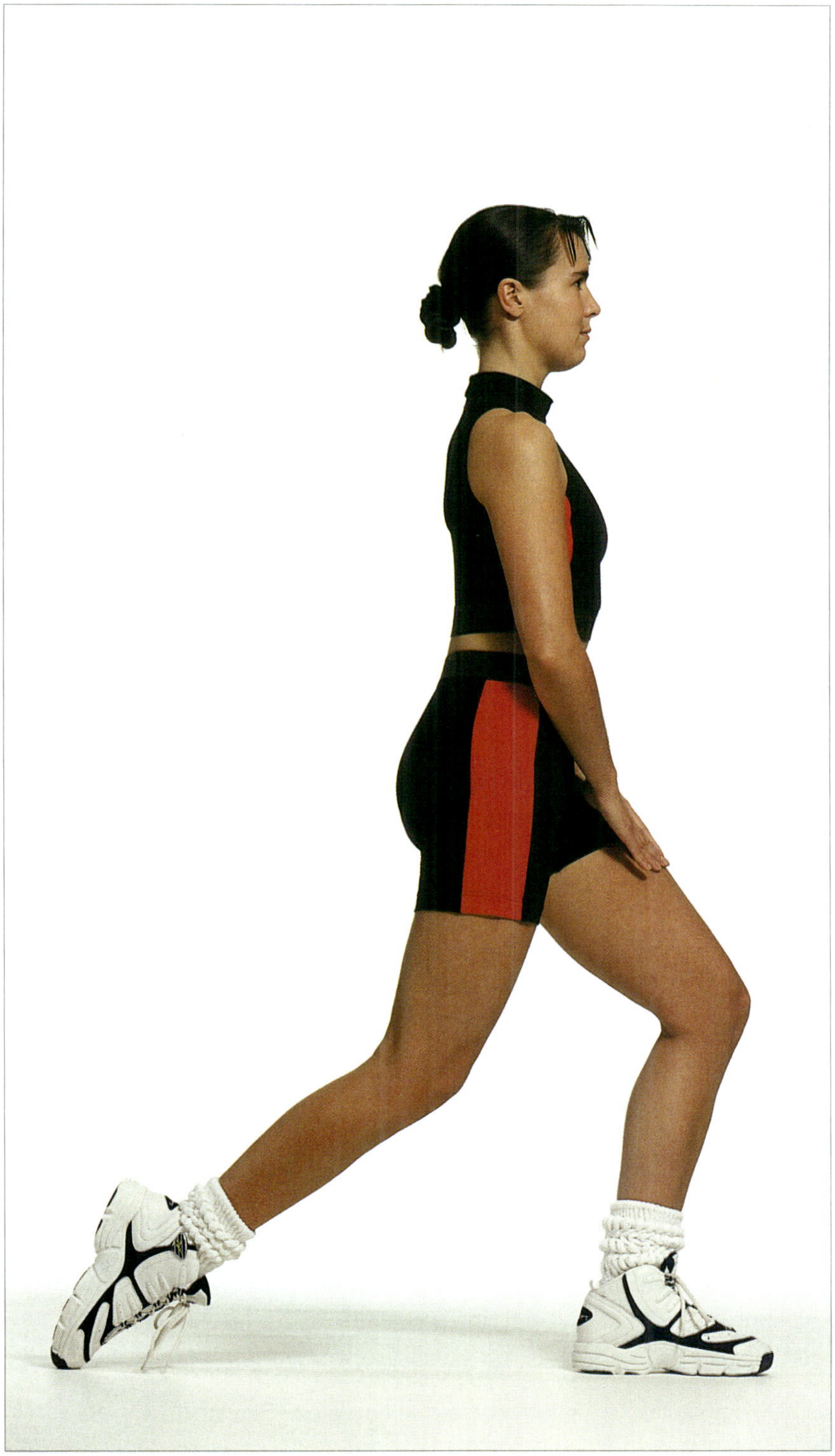

Schrittstellung. Die Hände stützen sich auf dem vorderen Oberschenkel ab, und die Schultern sind zurückgenommen. Die Spitze des hinteren Fußes steht auf dem Boden, wobei der Fuß gestreckt bleibt. Bein und Fuß bilden eine Linie, das Sprunggelenk darf nicht nach außen kippen. Ziehen Sie jetzt mit dem Fußrücken in Richtung Boden, bis Sie eine Dehnung spüren.

Variante: Setzen Sie sich auf einen Stuhl oder eine Bank. Beide Beine sind angewinkelt, die Füße stehen etwa hüftbreit auseinander parallel auf dem Boden. Ein Bein steht mit den Zehen auf; beugen Sie Zehen und Fußrücken in Richtung Boden.

Tip: Wenn Sie in Turnschuhen nicht die maximale Dehnung erreichen, führen Sie diese Übung ohne Schuhe aus.

M 1 Seitneigen des Kopfes

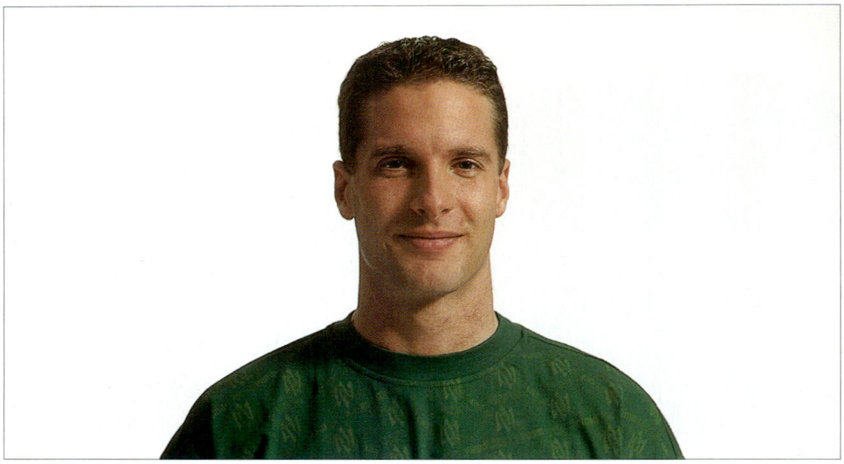

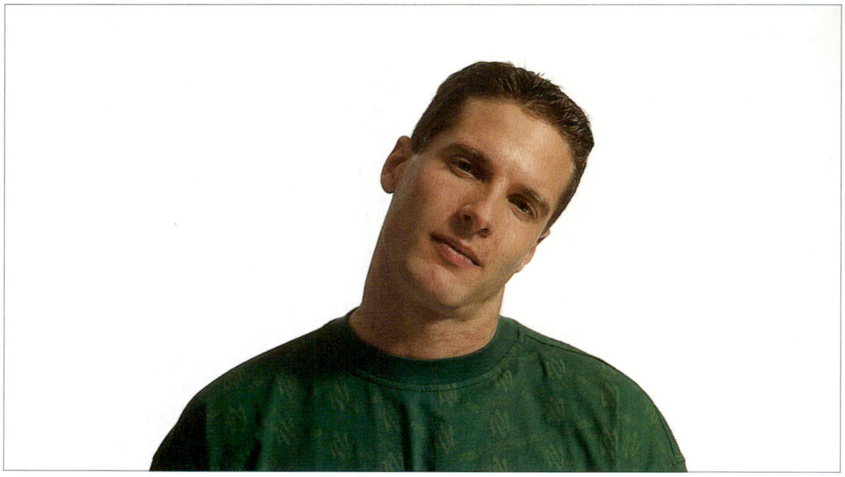

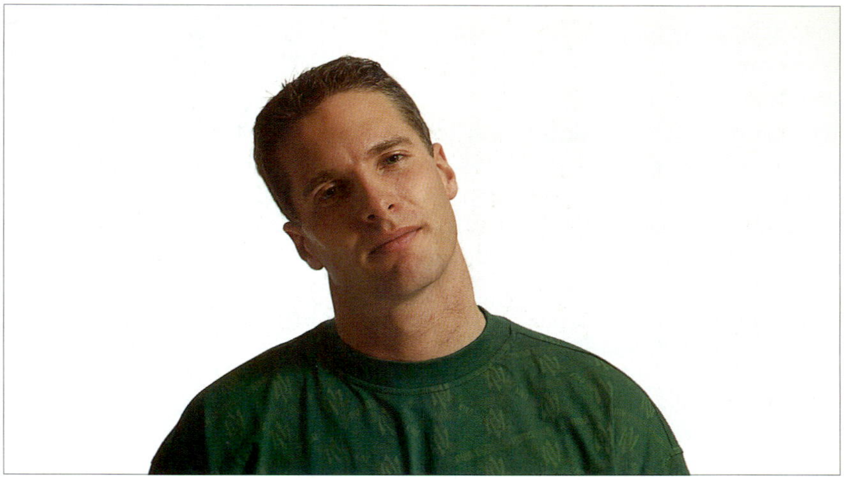

▶ Nehmen Sie die Grundhaltung im hüftbreiten Stand ein. Die Füße stehen parallel zueinander. Die Wirbelsäule ist lang gestreckt. In der Ausgangsstellung steht der Kopf gerade in Verlängerung der Wirbelsäule zwischen den Schultern. Neigen Sie Ihren Kopf nun langsam zu einer Schulter und bringen Sie ihn ebenso vorsichtig zurück in die Ausgangsposition. Führen Sie diese Bewegung auf die gleiche Weise in Richtung der anderen Schulter durch. Achten Sie darauf, daß Ihre Schultern während der gesamten Übung locker und auf gleicher Höhe bleiben.

Zurückschieben des Kopfes M 2

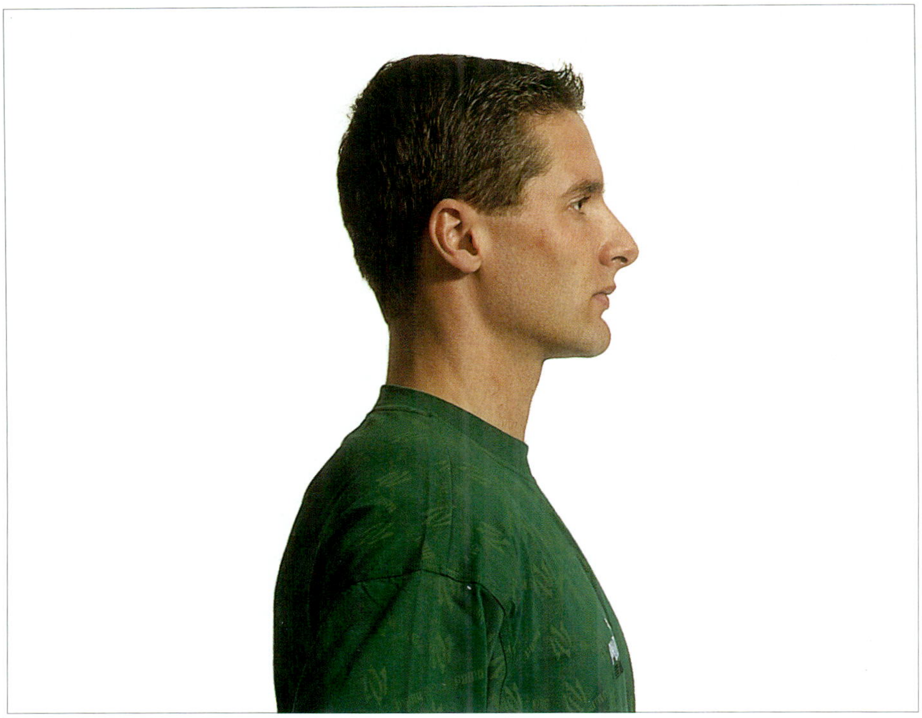

Grundhaltung im hüftbreiten Stand. Beachten Sie auch hier, daß sich der Kopf gerade zwischen den Schultern befindet. Bei dieser Variante schieben Sie Ihren Kopf langsam aus der Anfangsposition nach hinten. Halten Sie ihn dabei weiterhin gerade und stellen Sie sich vor, Sie balancierten gerade ein Buch auf dem Kopf.

Tip: Spannen Sie Bauch und Gesäß an, um Ihren Oberkörper zu fixieren.

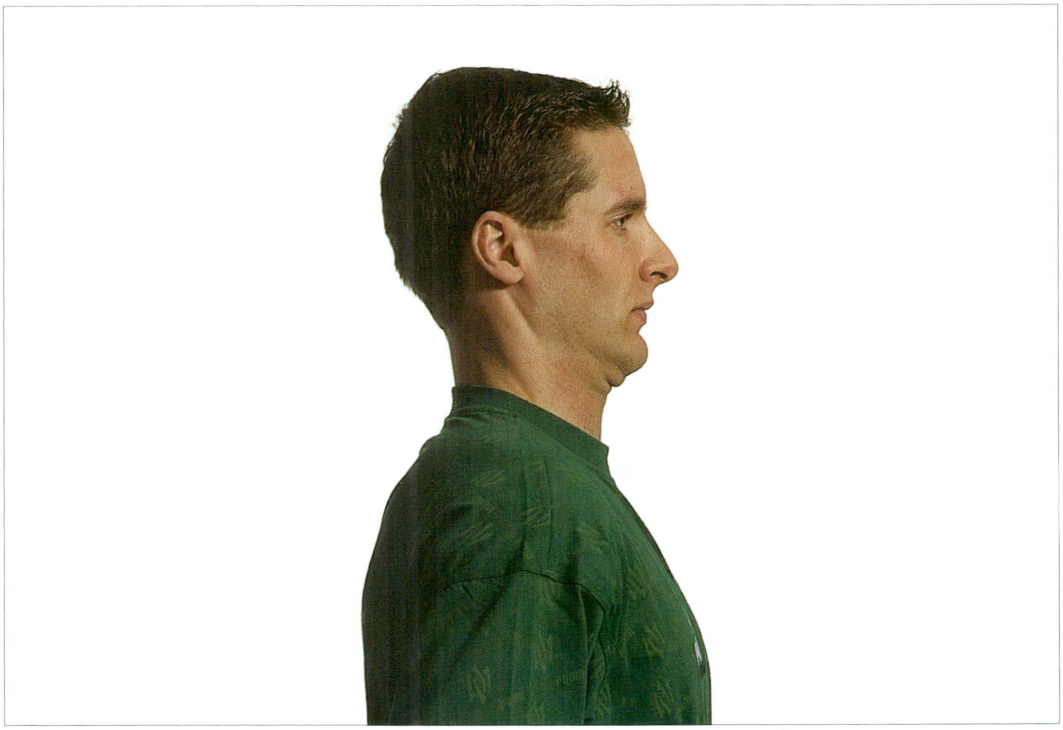

M 3 Drehen des Kopfes

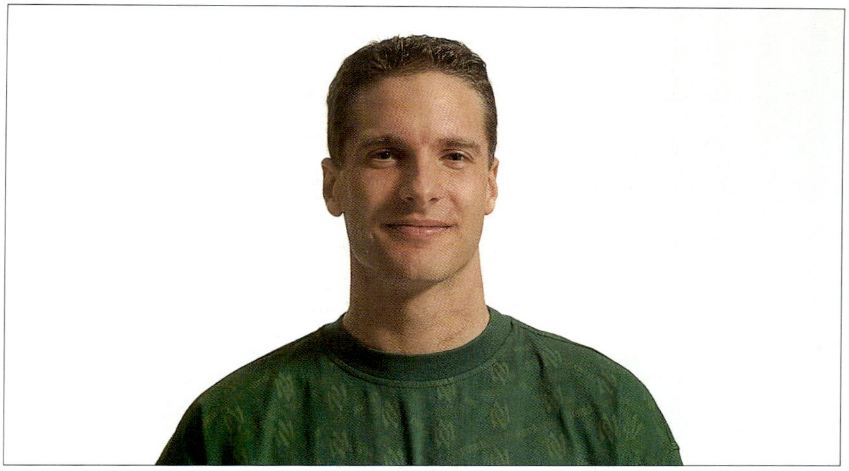

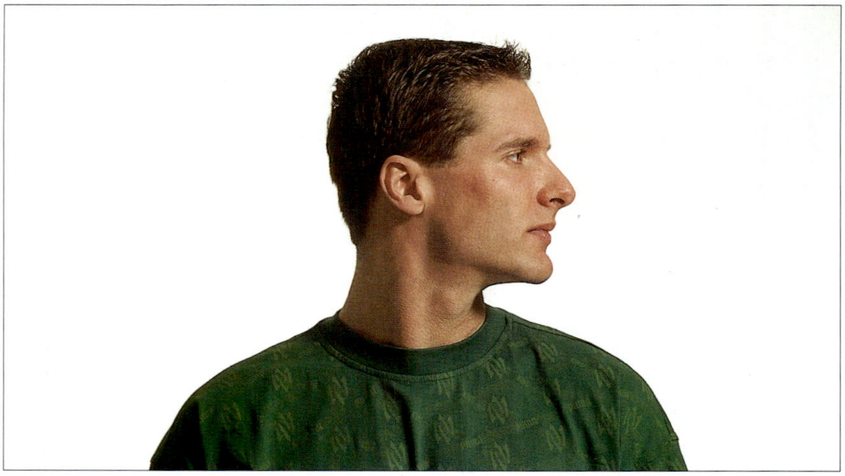

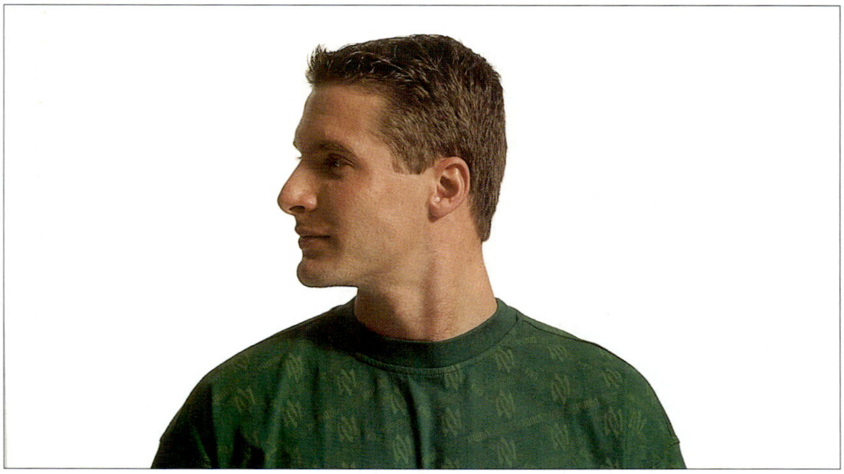

Grundhaltung im hüftbreiten Stand. Der Kopf steht gerade zwischen den Schultern, der Hals ist lang. Drehen Sie jetzt Ihren Kopf langsam von der einen Seite zur anderen. Denken Sie auch hier daran, den Kopf während der gesamten Übung weiterhin gerade und das Kinn in einer Ebene zu halten. Stellen Sie sich vor, daß Sie mit dem Kinn auf einer waagerechten Tafel eine Linie malen müssen.

Variante: Viertelkreisdrehung des Kopfes. Grundhaltung im hüftbreiten Stand. In der Ausgangsposition geht der Blick nach vorne. Für die Übungsdurchführung neigen Sie den Kopf nach vorne; das Kinn weist in Richtung Brust. Nun rotieren Sie Ihren Kopf (das Kinn führt) in einer Viertelkreisbewegung in Richtung Schulter (siehe nebenstehende Bildfolge im Uhrzeigersinn). Kehren Sie zur Ausgangsposition zurück und führen Sie die Rotationsbewegung auf die gleiche Weise zur anderen Seite durch.

Tip: Machen Sie alle Rotationsbewegungen langsam und vorsichtig, um die Halswirbelsäule nicht unnötig zu belasten.

Drehen des Kopfes M 3

VARIANTE

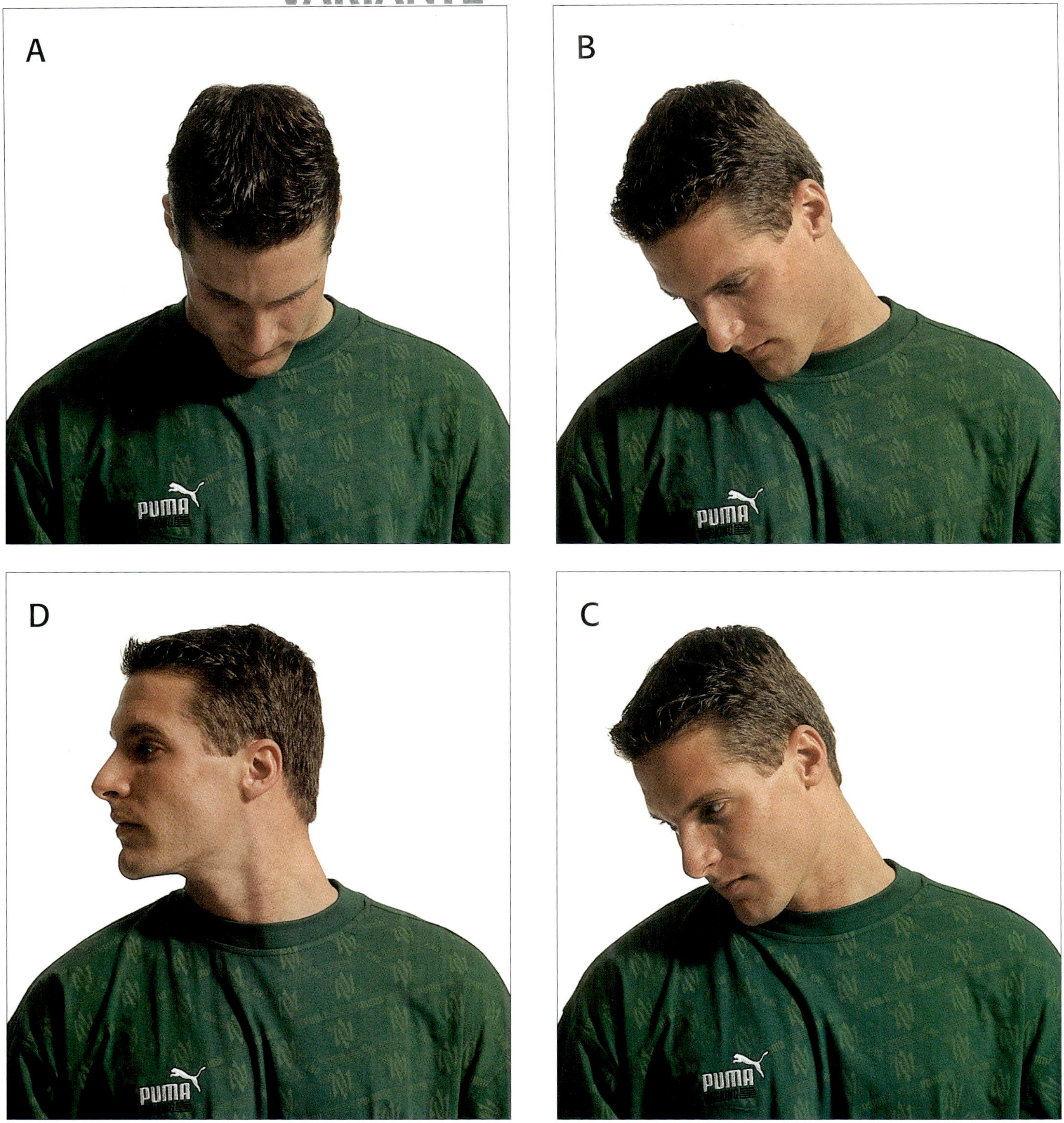

M 6 Beckenverschiebung in Rückenlage

Legen Sie sich auf den Rücken. Achten Sie auf eine glatte Unterlage, damit die Beckenbewegung während der Übung nicht durch rutschfestes Material behindert wird. Die Beine sind lang ausgestreckt, die Füße liegen etwa hüftbreit auseinander. Legen Sie die Arme locker neben Ihrem Körper auf den Boden. Schieben Sie jetzt das Becken abwechselnd links und rechts nach oben in Richtung Oberkörper, ohne dabei den Unterkörper vom Boden abzuheben.

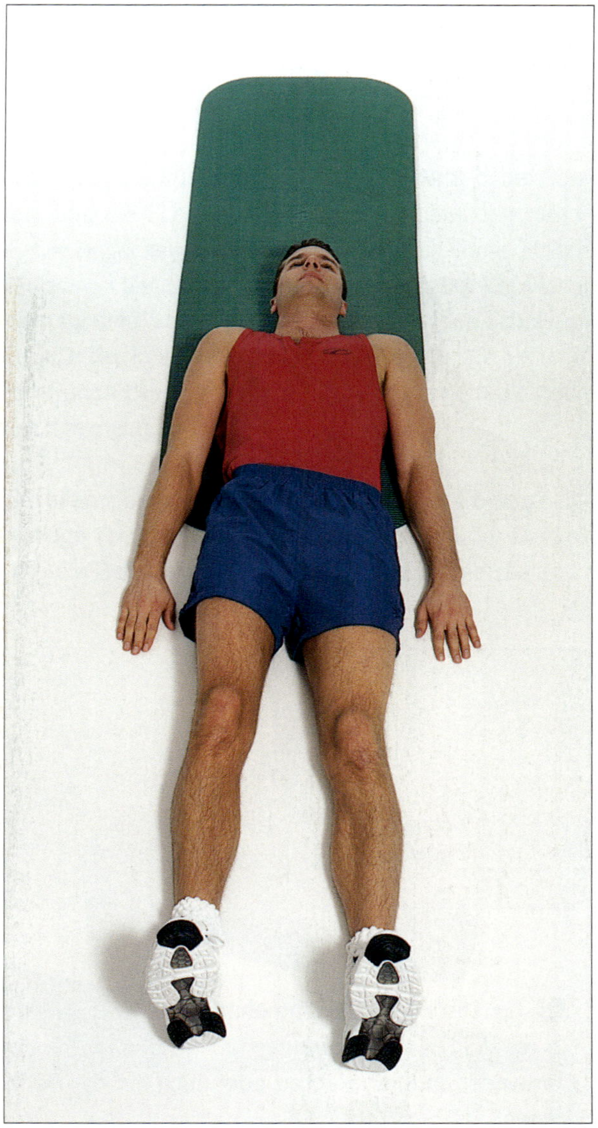

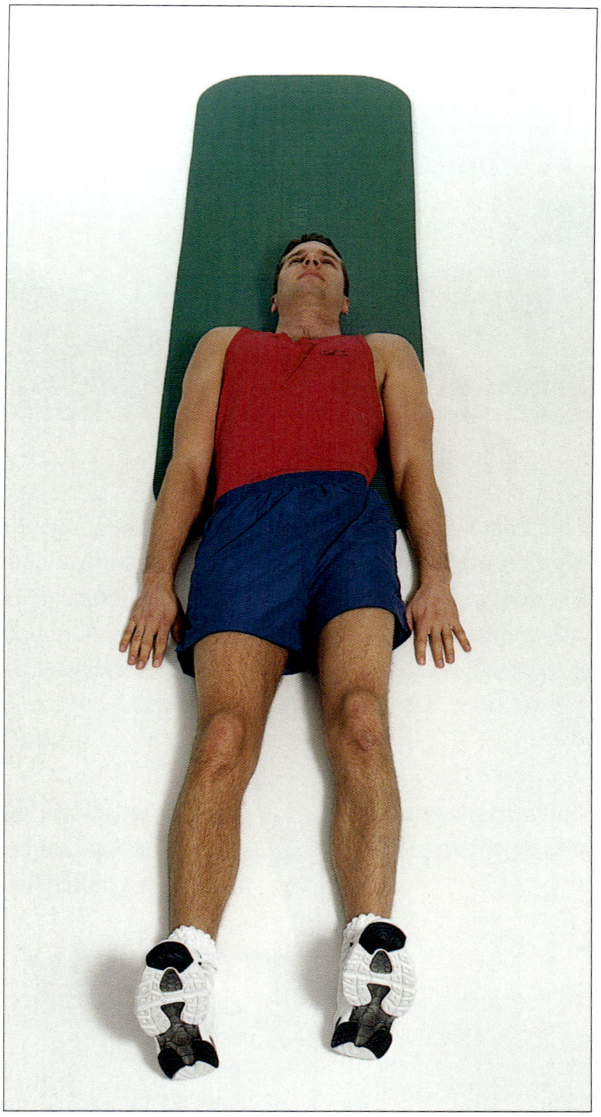

Tip: Sie können die Übungsdurchführung unterstützen, indem Sie während der Aufwärtsbewegung der einen Seite mit der anderen vom Körper weg nach unten ziehen.

Drehen der Hüfte M 7

▶ Legen Sie sich auf den Rücken. Die Schultern liegen auf dem Boden auf. Strecken Sie die Arme zur Stabilisierung des Schultergürtels neben dem Körper in der Schulterachse aus. Die Beine sind gebeugt, die Füße stehen etwa schulterbreit auf dem Boden. Drehen Sie jetzt Ihre Hüfte und beide Beine nach rechts, bis das rechte Bein fast den Boden berührt. Führen Sie dieselbe Bewegung zur anderen Seite durch.

Variante: Setzen Sie sich an den Rand Ihrer Gymnastikmatte und stützen Sie Ihren Oberkörper mit den Händen auf dem Boden ab. Die Beine sind gebeugt, die Füße werden etwas weiter als schulterbreit aufgesetzt. Drehen Sie jetzt Ihre Hüfte langsam von rechts nach links.

! Tip: Wenn das Knie des einen Beins in der Endposition das andere Bein berührt, sind die Füße nicht weit genug voneinander aufgesetzt. Vergrößern Sie den Abstand zwischen Ihren Füßen und beginnen Sie erneut.

Hinweis: Diese Übung darf nicht bei orthopädischen Vorschädigungen des Rückens durchgeführt werden.

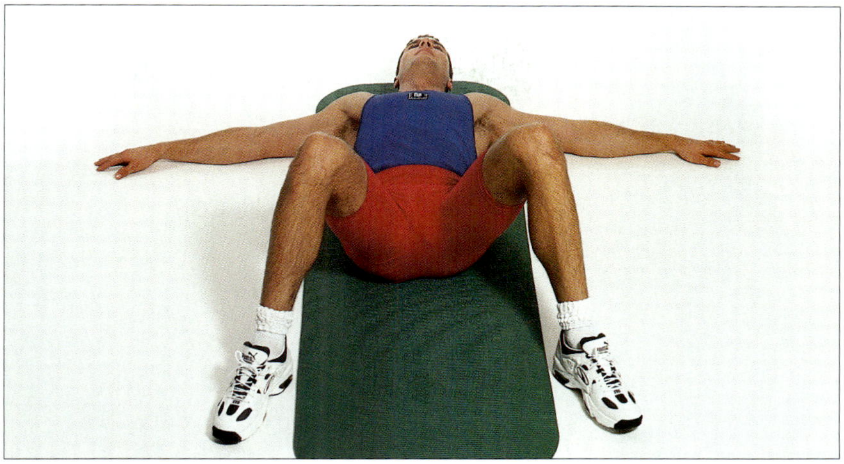

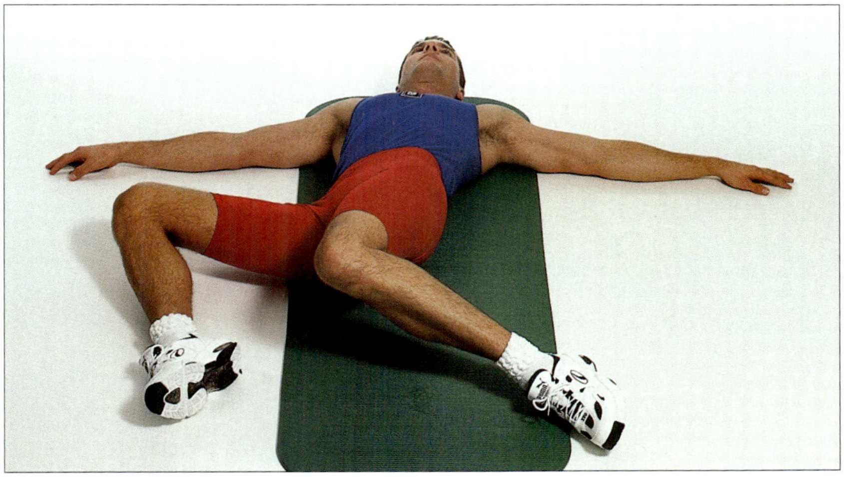

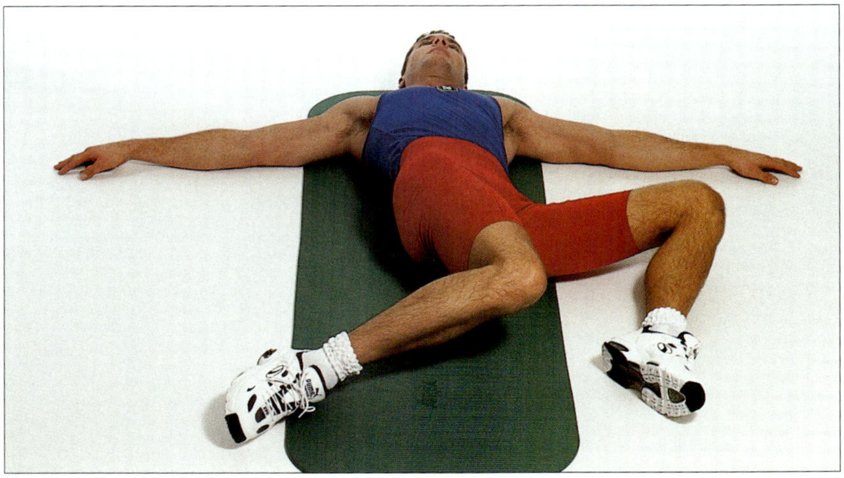

M 8 Schulterkreisen, -drehen

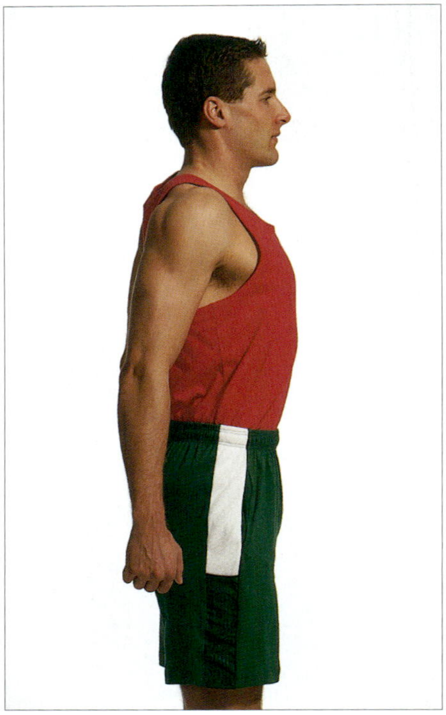

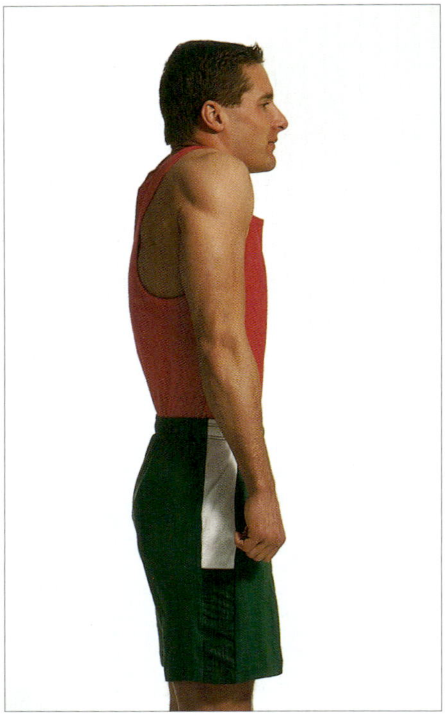

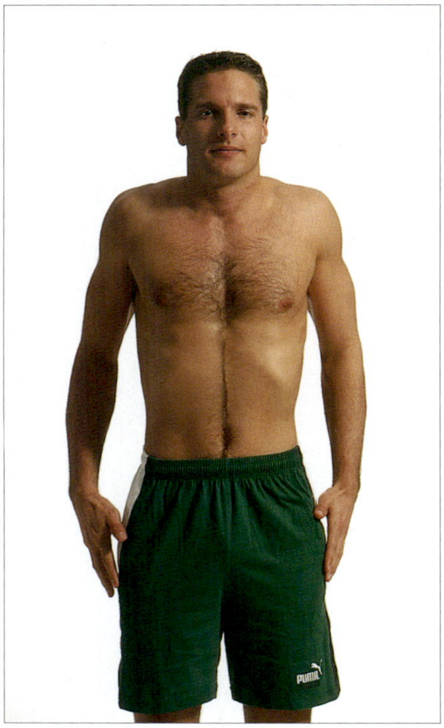

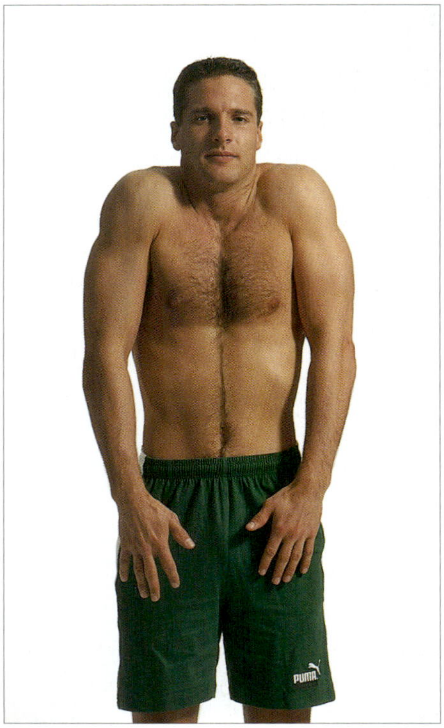

Grundposition im hüftbreiten Stand. Die Füße stehen parallel zueinander. Der Kopf steht in Verlängerung der Wirbelsäule gerade zwischen den Schultern. Halten Sie Ihre Arme leicht gebeugt. Hände und Finger hängen locker herab. Lassen Sie jetzt Ihre Schultern langsam von vorne nach hinten kreisen.

Variante: Sie können diese Übung in beiden Richtungen ausführen oder die Schultern einzeln kreisen lassen. Ebenso können Sie Ihre Oberarme und Ellbogen in die Kreisbewegung mit einbeziehen.

Armpendeln M 9

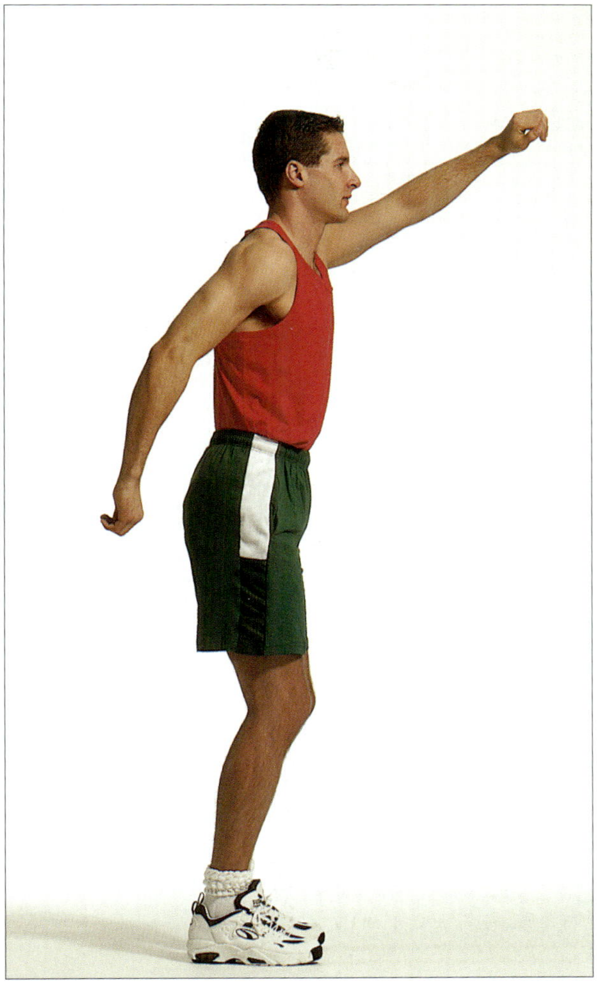

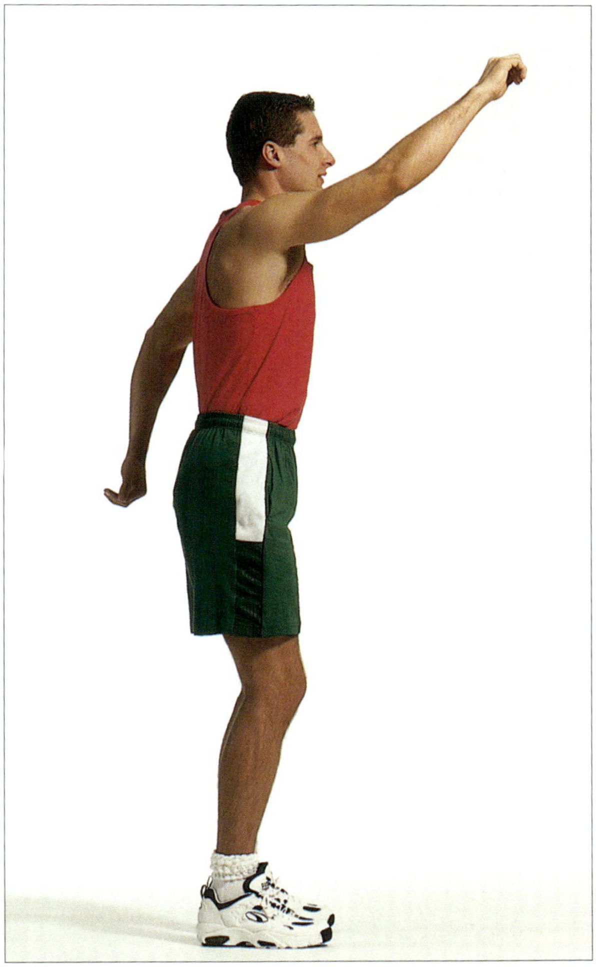

▷ Grundposition im hüftbreiten Stand. Nehmen Sie die Hüfte leicht in Vorlage. Die Füße stehen parallel zueinander, und die Arme sind leicht angebeugt. Lassen Sie nun in einer gleichmäßigen Bewegung abwechselnd einen Arm nach vorne und den anderen nach hinten schwingen. Die Hände hängen während der Übungsausführung locker herab, die Arme bleiben leicht angebeugt. Die Pendelbewegung wird eingeleitet, indem Sie in der Mittelposition leicht in die Hocke gehen und die Beine in der Endposition fast wieder strecken (»schaukeln«). Achten Sie darauf, daß Sie während der Pendelbewegungen den Schultergürtel gerade halten.

Variante: Sie können auch mit der gleichen Schaukelbewegung beide Arme gleichzeitig vor- und zurückschwingen. Auch hierbei bleibt der Schultergürtel gerade über der Hüfte.

! Tip: Denken Sie besonders an die Grundspannung in Bauch und Gesäß, um Ihren Körper bei den Pendelbewegungen zu fixieren.

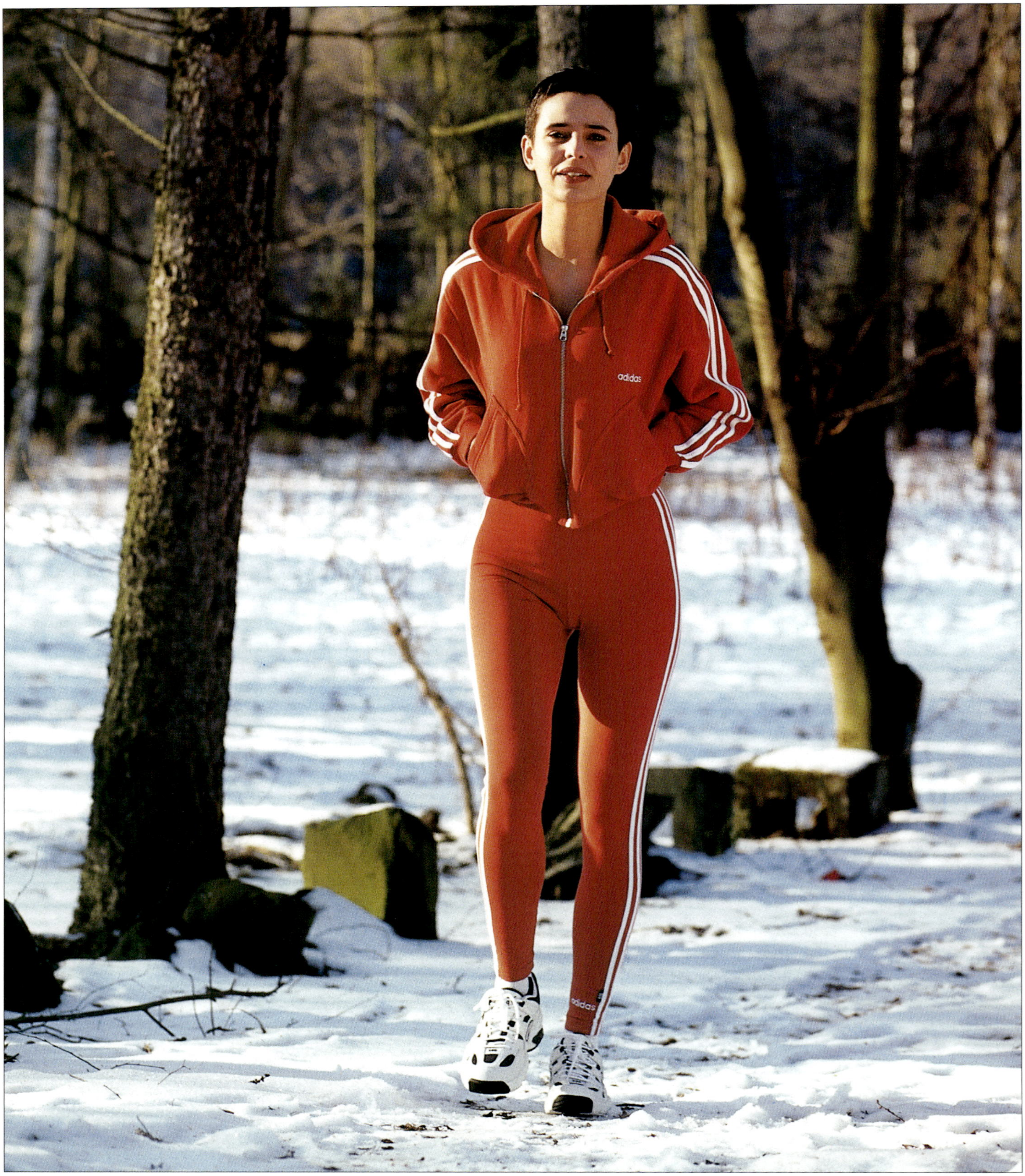
adidas
adidas

Cool-Down – der perfekte Abschluß

Das Cool-Down oder Abwärmen sollte den Abschluß jeder Trainingseinheit bilden, in dem Sie das Training aktiv in geringerer Intensität ausklingen lassen und den Körper langsam auf die Ruhe und Entspannung nach der Belastung vorbereiten. Geringere Intensität bedeutet dabei, daß Sie zwar Ihre Herz- und Kreislauf-Tätigkeit erneut steigern, aber sich jetzt keine Höchstleistungen mehr abverlangen. Durch das Cool-Down bremsen Sie vielmehr die Phase der Erschöpfung und leiten die Superkompensation ein, die durch eine Vergrößerung der Energiespeicher den Grundstein für eine verbesserte Trainingsleistung legt.

Zum Abwärmen bieten sich Radergometer, Laufband oder ähnliche den Kreislauf anregende Geräte an, die dafür sorgen, daß durch die vermehrte Durchblutung der Muskulatur schnell mehr Sauerstoff über das Blut herantransportiert wird, um die angefallene Milchsäure (*Laktat*) in den Muskelzellen weiter zu verarbeiten und neue Energiespeicher aufzubauen. Wenn nämlich genügend Sauerstoff zur Verfügung steht, kann die Energie aus dem Laktat vollständig ausgeschöpft werden, wobei das dabei entstehende Wasser und Kohlendioxid anschließend über Harn und Lunge ausgeschieden wird.

In Verbindung mit Ausfahren, Auslaufen und so weiter tragen auch Dehnübungen (*Beweglichkeit*) zur Regeneration bei. Durch den angestiegenen *Muskeltonus* und die geringere Dehnfähigkeit sind die Muskeln weniger belastbar und damit auch verletzungsanfälliger. Das Dehnen dagegen senkt die Spannung in der Muskulatur, die sich während des Trainings maßgeblich erhöht und die Beweglichkeit der Muskeln um 5 bis 13 Prozent reduzieren kann, und sorgt dafür, daß sich die Muskeln schnell erholen. Sanftes Stretching fördert ebenfalls die Durchblutung und hilft somit beim Abbau der Stoffwechselzwischenprodukte. Darüber hinaus ist das Dehnen hervorragend geeignet, um sich zu entspannen und sich nach der Anstrengung des Trainings auf die Erholung einzustimmen.

Energiebereitstellung

Für die Kontraktion der Muskelzellen wird Energie benötigt. Die einzige, vom Körper direkt nutzbare Energie ist das *ATP (Adenosin-Triphosphat)*. Diese chemische Energie entsteht in den Zellen bei der Umwandlung von Nahrungsmitteln in ihre Grundbestandteile und wird größtenteils als Wärme über das Blut abtransportiert. Nur ein kleiner Teil wird vorübergehend gespeichert und von den Muskelzellen für ihre Bewegung genutzt. Diese Energiereserve ist allerdings begrenzt und daher schnell aufgebraucht. Das »Auftanken« für weitere Muskelleistungen ist auf zwei Wegen möglich. Für kurzfristige hohe Belastungen, wie zum Beispiel einem 100-m-Lauf, nutzt der Muskel das *Kreatinphosphat* für den Wiederaufbau von ATP. Die für längere Muskelarbeit benötigte Energie entsteht dagegen bei der Zerlegung der Kohlenhydrate (*Glucose*). Wird über das Blut ausreichend Sauerstoff herantransportiert, erfolgt die Energiegewinnung *aerob*, und der Sauerstoff übernimmt die bei dem Abbau entstehenden Stoffwechselzwischenprodukte. Dabei wird wieder Energie frei, mit der die ATP-Speicher aufgefüllt werden. Bei Ausdauerbelastungen, wie zum Beispiel Langstreckenläufen, wird die Energie fast ausschließlich auf aeroben Weg abgedeckt. Für Belastungen wie längeren Sprints, bei denen schnell hohe Energiemengen umgesetzt werden, wird Glucose dagegen ohne die Beteiligung von Sauerstoff, das heißt *anaerob*, in mehreren Zwischenschritten zum Salz der Milchsäure abgebaut, das sich in den Zellen sammelt und den Muskel übersäuert. Das bewirkt, daß die chemischen Verbindungen, die in den Muskelzellen für die weitere Energiebereitstellung verantwortlich sind, ihre Tätigkeit einstellen, was Sie als Ermüdung wahrnehmen. Die Natur hat diesen Weg der Energiebereitstellung wohl deshalb eingerichtet, weil er schneller ist als die vollständige Verbrennung und auch bei Sauerstoffknappheit funktioniert. Die unverbrauchte Energie geht dabei nicht verloren, sondern steckt in Form von ATP in der Milchsäure und kann unter Sauerstoffzufuhr erneut freigesetzt werden. Milchsäure ist also ein sehr energiereiches Zwischenprodukt und keinesfalls ein Abfallprodukt des Stoffwechsels. Das schwere Atmen nach einer kurzfristigen intensiven Belastung wie dem 400-m-Lauf ist so zu erklären. Auf diese Weise erhält der Körper den Sauerstoff, den er zum weiteren Umbau der Milchsäure und damit zum Säureabbau benötigt. ATP ist nicht nur für die Anspannung des Muskels verantwortlich, sondern auch dafür, daß er sich wieder entspannen und weich werden kann. Weil nach intensivem Training weniger ATP in den Muskelzellen vorrätig ist, ist die Beweglichkeit eingeschränkt. Versuchen Sie deshalb nicht, im Rahmen eines Cool-Down die Dehnfähigkeit Ihrer Muskulatur zu steigern, sondern dehnen Sie jede Muskelgruppe nicht länger als zwei Minuten.

Regenerative Maßnahmen: Erholung und Entspannung

Das Cool-Down leitet die Wiederherstellung Ihrer körperlichen Leistungsfähigkeit ein. In dieser Phase normalisieren sich Herzschlag und Atmung, das Laktat wird vollständig abgebaut und die leeren Energiespeicher füllen sich. Gerade der Wiederaufbau energiereicher Verbindungen macht die Erholung zu einem wichtigen Bestandteil Ihres Trainings, den Sie nicht vernachlässigen sollten. Werden neue Trainingsreize zu früh gesetzt, bevor dem Körper

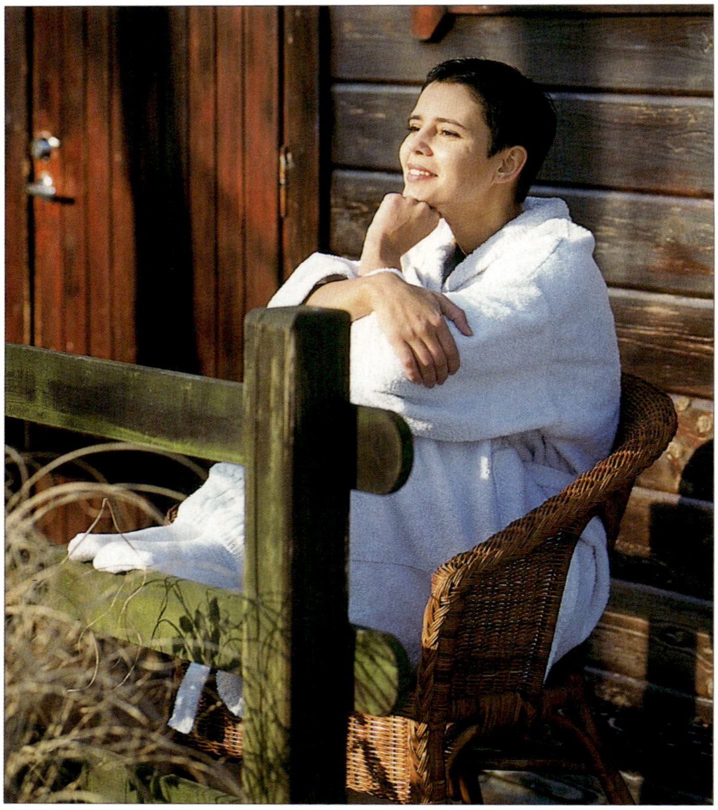

wieder ausreichend Energiereserven zur Verfügung stehen, kann Ihre Leistung entgegen Ihre Erwartung nachlassen.

Ihre Erholung verläuft dagegen effektiv, wenn Sie langfristig Ihre Leistung verbessern können. In dem Zusammenhang spricht man auch von einer »überschießenden Wiederherstellung« (Superkompensation). Dabei wird nicht nur der Verbrauch der für die Muskelarbeit notwendigen Bau- und *Vitalstoffe* kompensiert, das heißt, ausgeglichen, sondern durch eine Größenzunahme der Energiespeicher können Sie mehr Energiereserven anlegen und somit Ihre Leistung über das Anfangsniveau hinaus steigern.

Sie können Ihre Erholung auf verschiedene Weise unterstützen. Eine kohlenhydratreiche Ernährung zum Beispiel beschleunigt den Wiederaufbau der verbrauchten Energievorräte. Trinken Sie ausreichend, um Ihren Wasser- und Mineralhaushalt konstant zu halten. Mineralien wie Natrium, Kalium oder Magnesium sorgen unter anderem dafür, daß die Muskulatur kontrahieren kann und leistungsfähig bleibt – ein Mangel an Mineralstoffen kann zu Muskelschwäche oder Krämpfen führen und Sie dazu zwingen, Ihr Training vorzeitig zu beenden.

Physiotherapeutische Anwendungen wie Massagen, Duschen oder Saunabäder fördern die Durchblutung, so daß die Abbauprodukte des Körpers schneller abtransportiert und ausgeschwemmt werden. Durch die Aktivierung des Stoffwechsels werden die Energiespeicher schnellstmöglich wieder aufgefüllt und die Zellneubildung angeregt. Darüber hinaus stärken insbesondere Wechselduschen oder Saunabäder die Abwehrkräfte und machen Sie weniger anfällig gegenüber Trainingsbelastungen.

Auch Techniken wie Atementspannung oder *Progressive Muskelentspannung* beschleunigen den Verlauf der Wiederherstellung. Indem Sie lernen, sich schnell zu entspannen, reduzieren Sie effektiv den nach dem Training erhöhten Muskeltonus. Dadurch ist die Muskulatur früher wieder belastbar und weniger verletzungsanfällig. Nicht zuletzt können Sie diese Methoden auch als Ein-

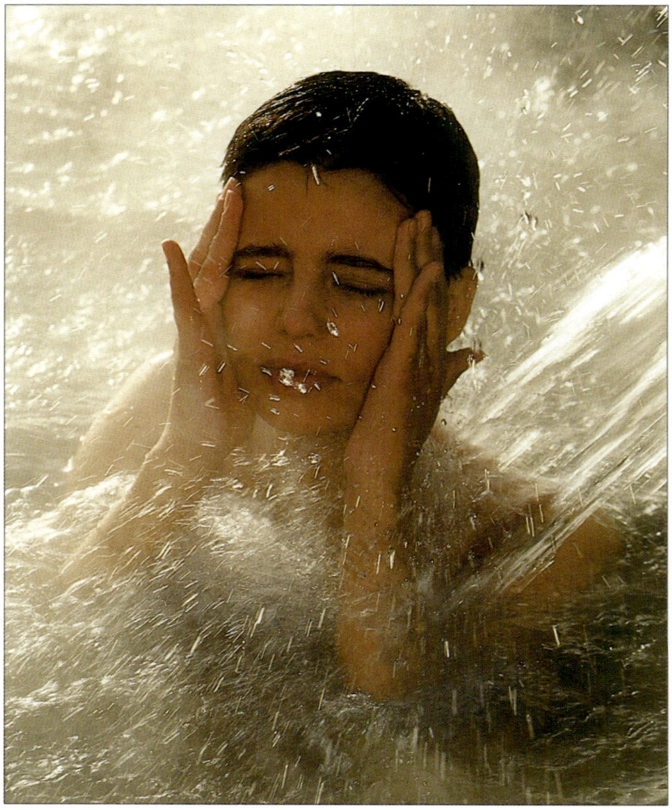

schlafhilfe einsetzen. Ein gesunder Schlaf hat einen wesentlichen Einfluß auf die Wiederherstellung der körperlichen und geistigen Leistungsfähigkeit, da im Schlaf das Wachstumshormon ausgeschüttet wird, das für das Zellenwachstum und die beschleunigte Wiederauffüllung der Energievorräte in der Muskulatur verantwortlich ist.

Bitte bedenken Sie jedoch, das nicht alles im »Do it yourself«-Verfahren korrekt und effektiv erlernbar ist. Für bestimmte Entspannungsverfahren ist eine autorisierte Lehrkraft unabdingbar: *Autogenes Training, Feldenkrais, Eutonie* oder die Einführung in Phantasiereisen und Mentaltrainingssysteme sollten Sie nur unter fachkundiger Anleitung erlernen.

Atementspannung

Das Zwerchfell ist der wichtigste Atemmuskel des Menschen. Seine Auf- und Abbewegung beim Ein- und Ausatmen wirkt wie eine innere Massage auf Herz, Lunge und den Magen-Darmbereich. Dadurch wird der Kreislauf angeregt, und alle Organe erhalten lebenswichtige Reize zu ihrer besseren Durchblutung und vermehrten Leistungsfähigkeit.

Die richtige Atemtechnik

Atmen Sie durch die Nase ein. Das fördert die Zwerchfellatmung, da die der Luft durch die Nasenmuscheln entgegengesetzten Widerstände zu tieferem Einatmen veranlassen und so nebenbei auch die Atemmuskulatur trainiert wird. Atmen Sie bis in den Bauch hinein. Um zu kontrollieren, ob Sie richtig atmen, können Sie eine Hand in Höhe des Bauchnabels auf den Bauch legen und fühlen, wie Ihr Bauch sich hebt und senkt. Lassen Sie den Atemstrom aus sich herausfließen, und legen Sie am Ende des Ausatmens eine kleine Pause ein, bis der Impuls des Einatmens von selbst einsetzt. Wieder durch die Nase einatmen.

Atemübung

Üben Sie mindestens einmal – optimal sind zwei- bis dreimal – täglich zehn Minuten lang. Legen oder setzen Sie sich bequem hin. Im Sitzen ruhen Ihre Hände entspannt auf den Oberschenkeln. Die Füße stehen flach auf dem Boden, der obere Rücken ist möglichst nicht angelehnt (außer bei Rückenbeschwerden). Schließen Sie die Augen und atmen Sie nun sechsmal durch die Nase ein und aus. Forcieren Sie Ihre Atmung nicht, lassen Sie sich atmen. Spüren Sie Ihrem Atem nach, wie er durch die Nase in den Brust- und Bauchraum hinein- und wieder hinausströmt. Konzentrieren Sie sich auf Brust- und Bauchraum und nehmen Sie wahr, wie sich der Bauch wölbt und senkt. Lassen Sie sich nicht stören, wenn Ihre Gedanken abschweifen. Nehmen Sie sie zur Kenntnis und lassen Sie sie los: Stellen Sie sich vor, es seien Schmetterlinge, die Sie davonfliegen sehen. Wenn Sie beim Atmen zählen (1 beim Einatmen, 2 beim Ausatmen und so weiter), können Sie sich besser auf die Atmung konzentrieren. Genießen Sie die Ruhe und Entspannung. Dehnen und strecken Sie sich anschließend, um Ihren Körper auf neue Aktivitäten vorzubereiten.

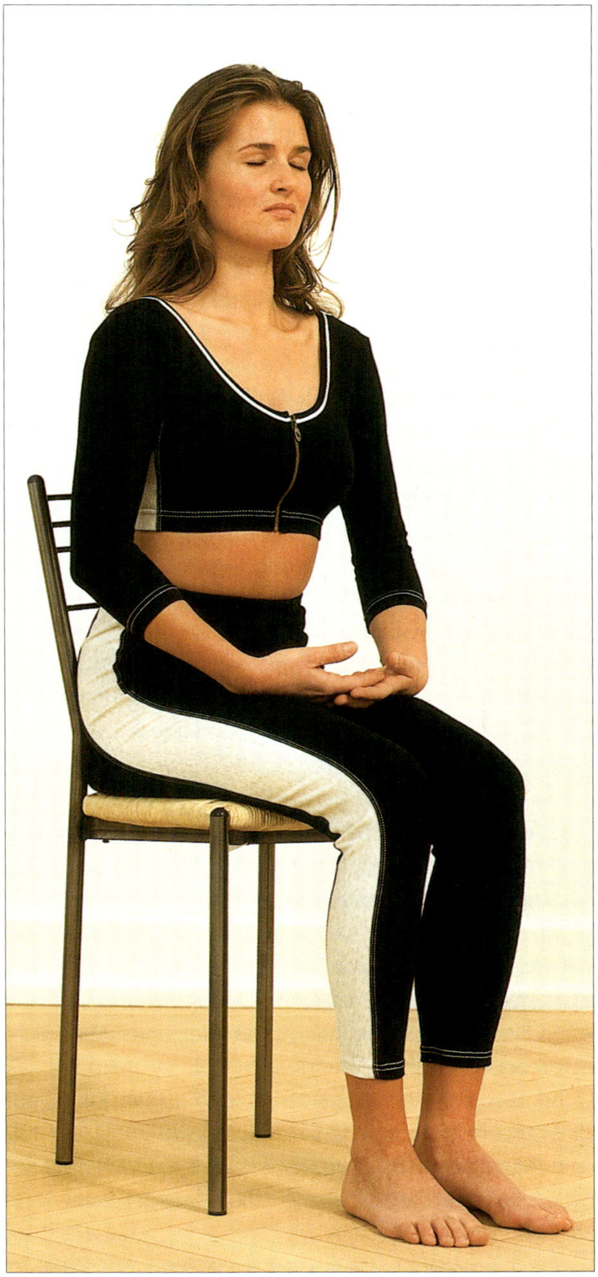

Sauna

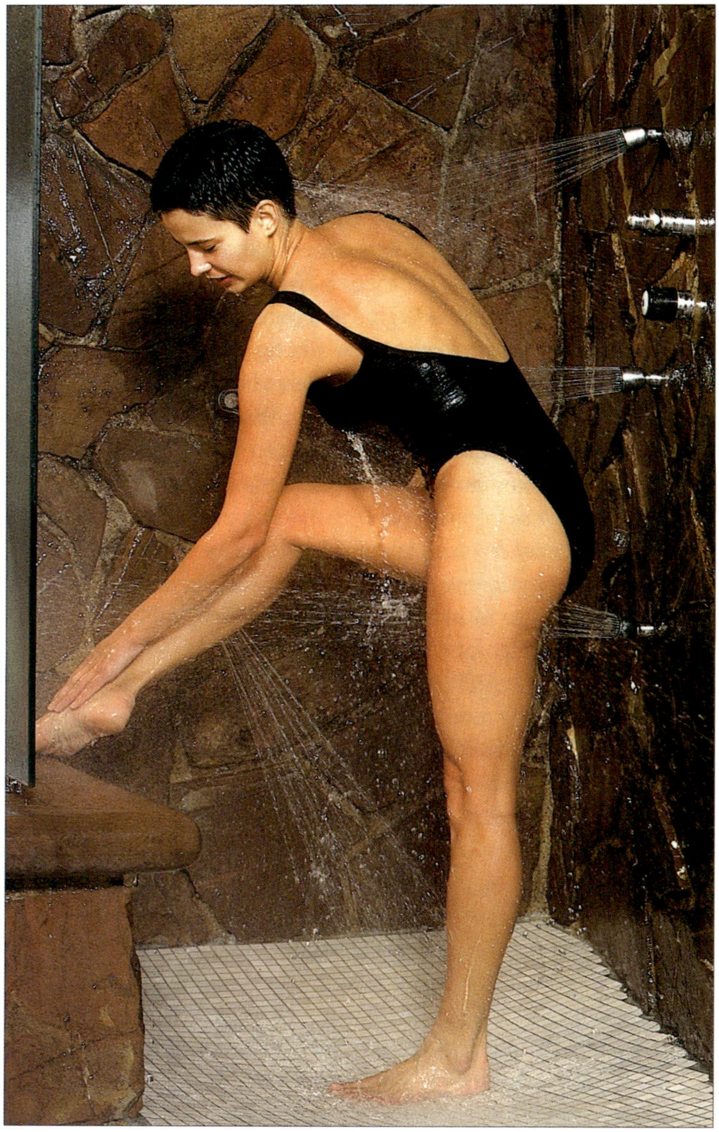

Grundregeln

• Wer das Bett hüten sollte, gehört nicht in die Sauna. Bei akuten Erkrankungen lassen Sie sich erst von einem Arzt beraten, damit Ihr angegriffener Gesundheitszustand nicht zusätzlich durch das Saunabad beeinträchtigt wird.
• Nehmen Sie sich Zeit: ein Saunagang besteht aus jeweils einer Aufheiz- und einer Abkühlungsphase. Die Aufheizphase sollte eine Dauer von zwei bis zwölf, maximal fünfzehn Minuten nicht übersteigen, da ein längerer Schwitzgang wegen der hohen Temperaturen Herz und Kreislauf unnötig belastet. Auch ein »Rückzug« auf die kühleren unteren Bänke, um es länger aushalten zu können, verstärkt den gesundheitlichen Nutzen nicht. Es ist angeraten, sich genauso lange Zeit für die Abkühlung zu geben, wie man sich in der Heißluftkammer aufhält. Demnach sollten Sie bei zwei bis drei Saunagängen zwei bis zweieinhalb Stunden für ein komplettes Saunabad einrechnen.
• Gehen Sie weder mit leerem Magen noch nach einer vollen Mahlzeit in die Sauna. Da durch die Wärme in der Heißluftkammer verstärkt Blut in die Körperperipherie geleitet wird, kann durch eine zusätzliche Mehrdurchblutung des Magen-Darmbereichs (sowohl bei Hunger als auch bei vollem Magen) leicht ein Blutmangel im Gehirn entstehen.

Bitte beachten Sie

Erst das Training und dann das Saunabad! Eine umgekehrte Reihenfolge macht den erholenden Effekt der Sauna zunichte und ermüdet den Körper. Außerdem sollte zwischen Training und Sauna eine ausreichende Pause liegen, bis sich Puls und Kreislauf wieder normalisiert haben.

Vorbereitung

Duschen vor dem Saunagang sorgt dafür, daß Kosmetika und Körperfett von der Haut entfernt werden, so daß die Schweißabgabe nicht unnötig behindert wird. Trocknen Sie sich gründlich ab, damit Sie in der Heißluftkammer schnell zu schwitzen beginnen. Restliche Feuchtigkeit auf der Haut erzeugt dagegen »Verdunstungskälte« und wirkt der Wärmeeinwirkung und dem gewünschten Schwitzen entgegen.

Heißluftkammer

Setzen Sie sich auf die obere oder mittlere Bank. Die hohen Temperaturen in diesem Bereich garantieren, daß in der kurzen Zeit, die man sich in der Heißluftkammer aufhält, die gewünschte Überwärmung erreicht wird. Wenn ausreichend Platz zur Verfügung steht, können Sie sich auf der Bank ausstrecken, so daß die Muskulatur entlang der Wirbelsäule in den vollen Genuß der Wärmeeinstrahlung kommt und sich um so schneller entspannt. Wenn Sie sitzen, stellen Sie die Füße auf die Sitzbank, damit sich der gesamte Körper in einer Temperaturzone befindet und es nicht zu einem Absacken des Bluts in die Beine kommt. Vergessen Sie nicht: Die Sauna ist ein Ort der Entspannung; vermeiden Sie jede Anstrengung durch häufige Platzwechsel oder Gespräche (Ohnmachtsgefahr). Die letzten zwei Minuten vor Verlassen der Sauna sollten in jedem Fall aufrecht sitzend verbracht werden, damit sich der Körper wieder an die senkrechte Haltung gewöhnen kann.

Abkühlen

Gehen Sie zunächst ein paar Minuten im Raum umher, um die Körpertemperatur etwas zu senken und sich auf die Abkühlung vorzubereiten. Duschen Sie sich gründlich mit kaltem Wasser ab. Hervorragend geeignet sind Mehrfachduschen, bei denen der Körper von beiden Seiten aus mehreren Düsen abgebraust wird. Auf Wechselduschen sollte man jetzt besser verzichten, damit der Kreislauf nicht überlastet wird (Kollapsgefahr). Setzen oder legen Sie sich bequem im Ruheraum hin, und genießen Sie die zunehmende Entspannung. Nach einer ausreichenden Erholungsphase können Sie einen oder mehrere weitere Saunagänge anschließen.

Beenden Sie Ihr Saunabad ohne Hektik, indem Sie noch einmal auf einem Sessel oder einer Liege Platz nehmen. Dadurch kann sich die Oberflächentemperatur des Körpers normalisieren, bevor Sie sich ankleiden. Durch zu frühes Ankleiden erhöht sich besonders bei kühleren Außentemperaturen das Risiko, sich durch zu starkes »Nachschwitzen« an der Außenluft zu erkälten.

Doch nur regelmäßige Anwendungen erzielen eine nachhaltige Verbesserung Ihres körperlichen und gesundheitlichen Wohlbefindens. Um die Wirkung der Sauna aufzufrischen, sollten Sie ein- bis zweimal in der Woche ein Saunabad einplanen. Aber wenn Sie erst einmal festgestellt haben, wie effektiv Sie Ihre Erholung durch Schwitzgänge beschleunigen und darauf aufbauend Ihre Leistungsfähigkeit steigern können, werden Sie diesem Vergnügen ohnehin einen festen Platz in Ihrer Trainingsplanung einräumen.

Sollten Sie sich trotz allem in der Sauna nicht so wohl fühlen, kann dies durchaus an der Art der Sauna liegen: Die Heißluftsauna ist eben nicht unbedingt jedermanns Sache. Viele Saunen verfügen mittlerweile über einige Alternativen, wie zum Beispiel die Dampfsauna. Ausprobieren oder ein Gespräch mit dem Saunameister ist sicherlich die beste Möglichkeit, die eigenen Vorlieben herauszufinden. Auch Kneipp-Vereine sind eine gute Anlaufadresse, um im Kreise von Gleichgesinnten etwas für die eigene Gesundheit zu unternehmen.

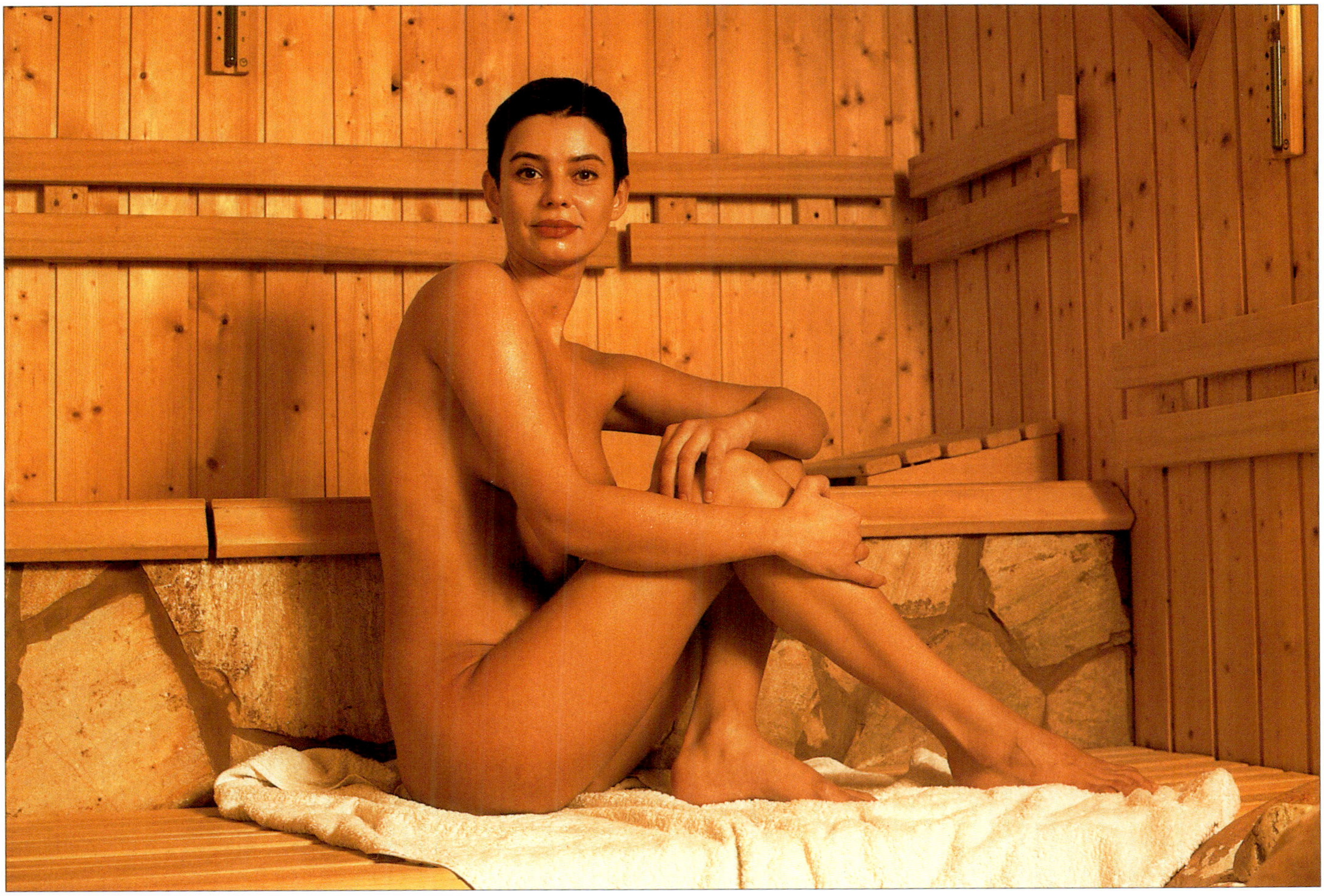

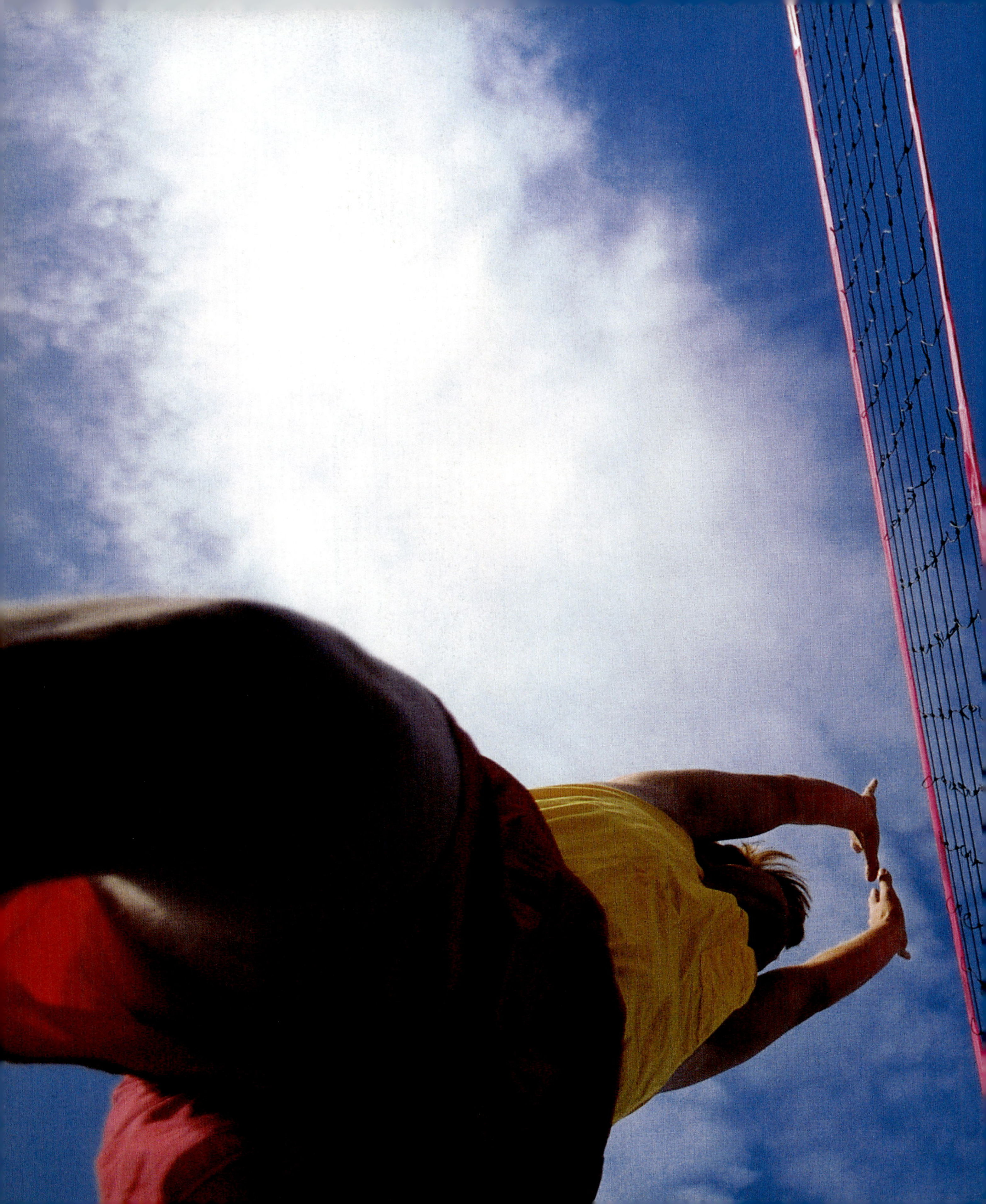

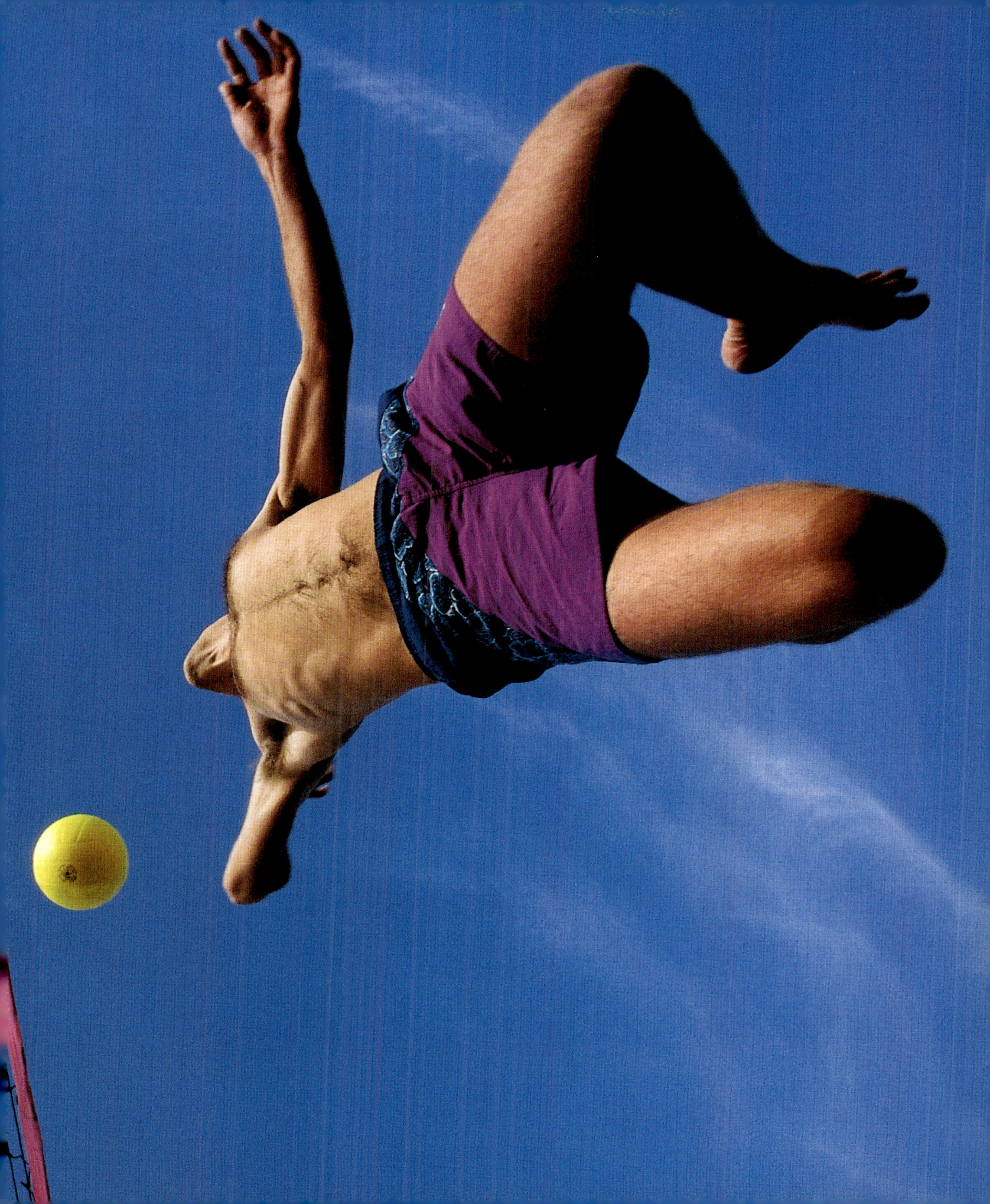

Gewichtsreduktion

Sind Sie zufrieden mit Ihrer Figur? Wenn Ihre Antwort »Ja« lautet: gut. Fällt Ihre Antwort allerdings anders aus, wird dieses Kapitel vielleicht das größte Interesse bei Ihnen wecken.

Viele Menschen sind unzufrieden mit ihrer Figur. An guten Ratschlägen, wie sie einigen Pfund Übergewicht beikommen können, scheitert es allerdings nicht. Von dem »Bauch-weg-in-3-Wochen-Programm« bis zur »Bikini-Blitz-Diät« werden mehr oder weniger wirkungslose Verfahren angeboten. Allen diesen »Schnellverfahren« ist gemeinsam, daß sie die Ungeduld des Abnahmewilligen ausnutzen. Versprochen werden zum Teil Gewichtsverluste von einem Pfund pro Tag, um die Traumfigur möglichst schnell zu

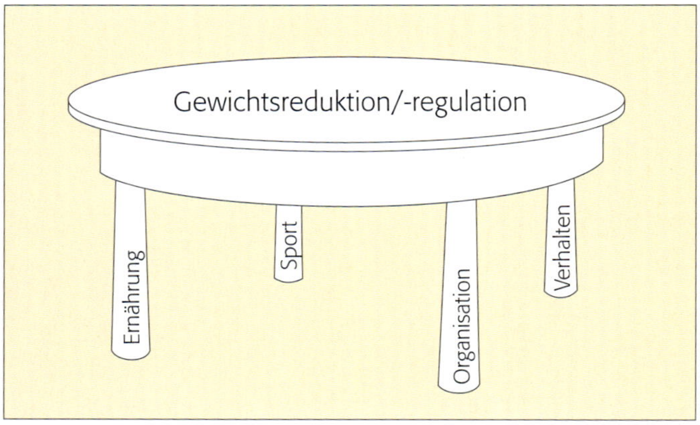

Eine sinnvolle und auf lange Sicht erfolgversprechende Gewichtsreduktion basiert auf vier Faktoren, die sich gegenseitig ergänzen.

erreichen. Eine solche Gewichtsreduzierung ist zwar kurzfristig möglich, besteht aber nicht nur aus Fett, sondern auch aus Muskulatur und Wasser.

Sicher gibt es eine Vielzahl fachlich fundierter Ratgeber zum Thema Gewichtsreduktion mit verschiedenen Schwerpunkten. Der eine konzentriert sich auf die Ernährungsaufklärung, der andere auf ein genau dosiertes Bewegungsprogramm, ein weiterer gibt organisatorische Tips, wieder ein anderer sieht Übergewicht als psychologisches Problem und bietet Hilfe in diesem Bereich an. Für eine langfristig erfolgreiche Gewichtsreduktion empfiehlt sich eine Kombination dieser Ansätze. Stellen Sie sich jeden der angesprochenen Bereiche – Ernährung, Sport, Organisation und Verhalten – als Beine eines schweren Tisches vor. Jedes einzelne Stützbein trägt zum stabilen Stand des Tisches bei: Ist auch nur eines nicht stark genug, steht Ihr Tisch genauso wie Ihr Konzept zur Gewichtsreduktion auf wackeligen Beinen. In diesem Kapitel geht es nicht darum, der unüberschaubaren Fülle von Diätprogrammen ein weiteres hinzuzufügen. Es stellt Ihnen die notwendigen Komponenten eines erfolgreichen Programms zur Gewichtsreduktion vor und führt Ihnen vor Augen, auf welche Weise diese im Idealfall miteinander verknüpft sein sollten, um zu dauerhaften Erfolgen führen zu können. Die Initiative zur Umsetzung der vorgestellten Komponenten liegt dann bei Ihnen.

Der Stoffwechsel

Um zu verstehen, warum sich der Körper so sehr gegen einen Angriff auf seine Reserven wehrt, ist ein Grundverständnis des Stoffwechsels erforderlich. Hinter dem Begriff des Stoffwechsels verbirgt sich im Grunde nichts anderes, als die Gesamtheit aller biochemischen Reaktionen, die in unserem Körper stattfinden. Im allgemeinen Sprachgebrauch wird der Stoffwechsel immer wieder mit bestimmten Geschwindigkeiten in Zusammenhang gebracht: »Er hat einen schnellen Stoffwechsel, sie hat einen langsamen Stoffwechsel, das verlangsamt den Stoffwechsel, ihr Stoffwechsel wurde durch dieses Medikament beschleunigt, etc.«. Offensichtlich können die chemischen Prozesse in unserem Körper ihre Geschwindigkeit variieren. Diese Beeinflußbarkeit des Stoffwechsels macht die Planung einer gezielten Gewichtsreduktion allerdings um einiges schwerer.

Eigentlich klingt es logisch: Nehme ich mehr Energie auf als mein Körper verbraucht, wird sich mein Gewicht erhöhen, nehme ich weniger auf als ich verbrauche, reduziert es sich. Unser Stoffwechsel arbeitet aber nicht so. Zum Verständnis der Gesetzmäßigkeiten einer Gewichtszunahme oder -abnahme kann das Bild eines Wasserbeckens als Modell herangezogen werden: Im Hinblick auf die Veränderbarkeit des Stoffwechsels, muß man sich den Wassereinlauf mit dem Wasserabfluß gekoppelt vorstellen. Reduziert sich also der Wassereinstrom (Energieaufnahme), so verringert sich automatisch mit einer gewissen Verzögerung der Wasserabfluß (Energieverbrauch). Wie hoch die Verringerung ausfällt und wann die Drosselung einsetzt, ist dabei individuell verschieden. Umgekehrt verläuft der Vorgang natürlich ebenso: Bei einer Erhöhung der Energiezufuhr wird sich auch der Energieverbrauch nach einiger Zeit nachhaltig erhöhen.

Stoffwechselaktivierung

Wollen wir uns das eben erworbene Wissen über die Variabilität unseres Stoffwechsels zunutze machen, um unser Körpergewicht günstig zu beeinflussen, sollten wir stoffwechselverlangsamende Verhaltensweisen meiden beziehungsweise beschleunigende ausführen. Es gibt drei sinnvolle Wege den Stoffwechsel auf natürliche Weise anzuregen:

1. Muskelaufbau (Hypertrophie)
2. Körperliche Aktivität
3. Mehr und/oder häufiger essen

Ein gesundheitsorientierter Fitness-Sportler wird über unvernünftige oder sogar illegale Möglichkeiten, wie zum Beispiel weniger Schlaf, frieren in kalter Umgebung, Kaffee- oder Nikotinkonsum, stoffwechselsteigernde Medikamente, Doping etc. gar nicht erst nachdenken. Widmen wir uns also den gesundheitsverträglichen Methoden, den Stoffwechsel auf Trab zu bringen:

1. Muskelaufbau

Da Muskelgewebe aktiv durchblutet wird, hat es einen schnelleren und dadurch absolut höheren Stoffwechselgrundumsatz als zum Beispiel Fettgewebe. Mit anderen Worten: Ein wenig mehr an Muskulatur läßt den Stoffwechselmotor schon im Leerlauf höher drehen und den Treibstoffverbrauch ansteigen. In modernen Fitnessclubs ist die Zielsetzung »Muskelaufbau« fast ein wenig aus der Mode gekommen. Stellt sich nur die Frage: Was soll mit dem Gewichtstraining eigentlich sonst bewirkt werden, wenn nicht Muskelaufbau? Daß viele Menschen falsche Erwartungen in ihr Fitnesstraining setzen, liegt häufig an hartnäckigen Vorurteilen bezüglich des Gewichtstrainings, wie zum Beispiel:

- durch Training der »Problemzonen« ließe sich Fett gezielt wegschmelzen, sich straffen und in Muskulatur umwandeln,
- Frauen bauten durch Gewichtstraining große Muskelpakete auf, oder
- Gewichtstraining mit leichten Gewichten und hohen Wiederholungszahlen straffe die Muskulatur und hätte einen schlankmachenden Effekt.

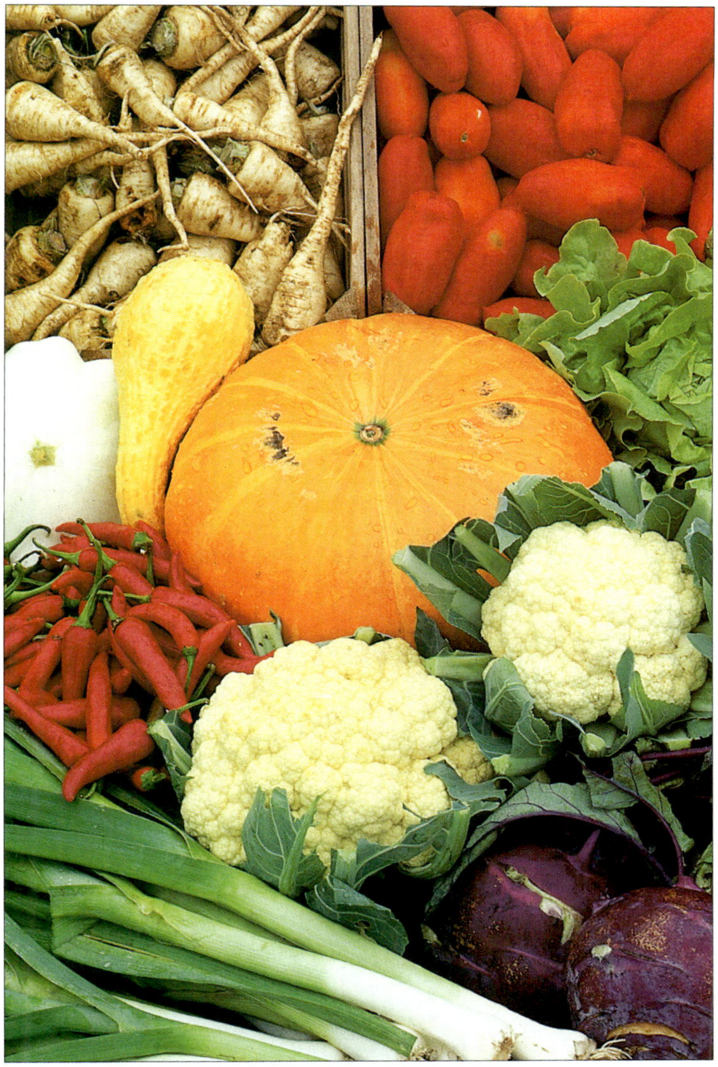

Was davon stimmt denn jetzt: Nun, wäre es zum Beispiel möglich, durch verstärkte Aktivität eines bestimmten Körperteils gezielt Fett zu verbrennen, müßte es umgekehrt möglich sein, durch Inaktivität eines bestimmten Körperteils das Fett gezielt dorthin lenken zu können. Die Reihenfolge der Fetteinlagerung wird jedoch durch die Erbinformationen, die in unseren Körperzellen gespeichert sind, festgelegt. Männer entwickeln erblich bedingt eher die sogenannte Apfelform, das heißt, überschüssiges Fett lagert sich vor allem im gesamten Bauchraum ein. Frauen dagegen entwickeln eher die sogenannte Birnenform, das heißt, überschüssiges Fett findet sich an Unterbauch, Hüfte, Po und den Oberschenkeln wieder. Bauen wir Fettgewebe ab, geschieht dies genau in der umgekehrten Reihenfolge, in der es eingelagert wurde.

Stoffwechselaktivierung

Die Stellen, die zuletzt an Umfang gewonnen haben, werden zuerst wieder schlanker. Dort, wo sich die ersten Fettpölsterchen gezeigt haben, wird man zuletzt wieder schlank. Dabei ist es völlig gleichgültig, ob wir Fett durch ein spezielles Training, eine Diät oder eine Ernährungsumstellung verlieren. Auch ist es aufgrund der unterschiedlichen Struktur von Fett- und Muskelzellen nicht möglich, eine Umwandlung, das heißt, Straffung zu erreichen. Wenn allerdings das Ziel Fett abzubauen durch Umstellung auf bedarfsgerechte Ernährung und eine bewegungsintensive Lebensweise angesteuert wird, kann man in der Tat einen prozentualen Anstieg der Muskelmasse in der Gesamtzusammensetzung des Körpers feststellen.

Was ist nun mit der Angst, zuviel »Muskelmasse« aufzubauen? Gerade Frauen haben oft eine gewisse Scheu davor, im Krafttraining schwerere Gewichte zu bewegen, weil sie nicht aussehen möchten wie ein weiblicher Arnold Schwarzenegger. Ein wenig wirkungsvoller Weg ist die weitverbreitete Anahme, mit geringen Gewichten bei möglichst hohen Wiederholungszahlen zu trainieren. Denn, die Muskulatur läßt sich überhaupt nur dann zu einer Verstärkung und zu einem Wachstum stimulieren, was die Voraussetzung für eine Aktivierung des Stoffwechsels ist, wenn sie stärker gefordert wird als gewohnt. Zudem hat es die Natur so eingerichtet, daß die Figur einer Freizeitsportlerin unmöglich auch nur in die Nähe der eines Arnold Schwarzenegger gelangen kann. Der einfachste Weg, nicht noch muskulöser zu werden, wenn Sie an Ihre persönliche »Geschmacksgrenze« gekommen sind, besteht darin, die Trainingsintensität nicht mehr zu steigern. Die Grundlagen, die Sie benötigen, um einen Trainingsplan zu erstellen, der auf Muskelaufbau und Kraftzuwachs abzielt, haben Sie schon im ersten Kapitel kennengelernt.

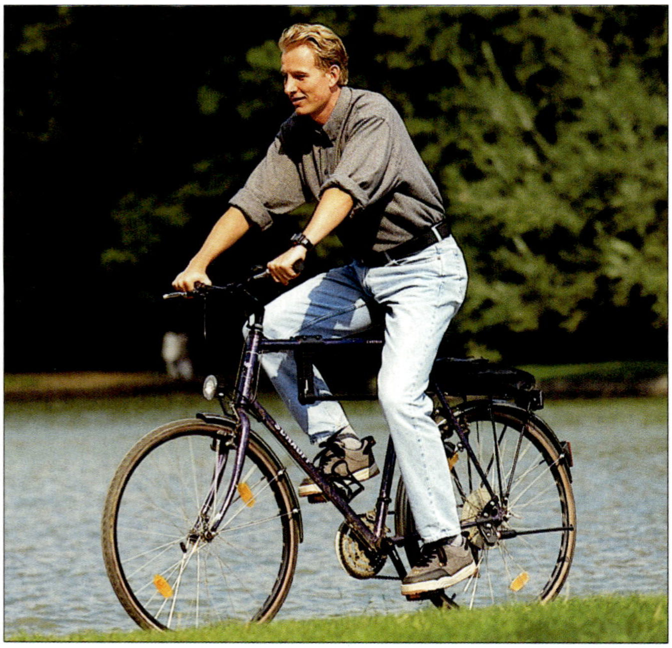

2. Körperliche Aktivität

Bei jeder körperlichen Betätigung wirkt sich der stoffwechselaktivierende Effekt nicht nur während der Belastungsphase aus, sondern noch eine Weile nach Ende des Trainings. Je erschöpfender das Training ausfällt, um so länger hält die Stoffwechselbeschleunigung vor – bis zu sechs Stunden bei intensiver Belastung.

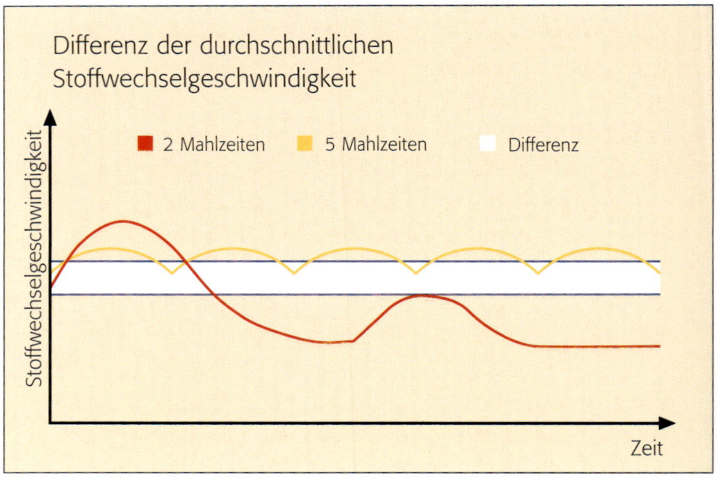

3. Mehr und/oder häufiger essen

Gerade Menschen, die dazu neigen, leicht Fett zuzunehmen, essen oftmals gar nicht so viel. Im Gegenteil: Sie essen oft tagelang weniger, als es ihrem rechnerischen Energiebedarf entspräche. Sie versuchen häufig, die Kalorienaufnahme zu reduzieren, indem sie seltener essen. Kleinere oder größere Sünden am Wochenende oder auf Partys sollen durch karge Speisepläne im Verlauf der nächsten Woche wieder ausgeglichen werden. – Aber diese Sünden werden nicht durch weniger essen in den nächsten Tagen kompensiert. Daß dies nicht der Fall ist, liegt im Sparmechanismus des Stoffwechsels begründet. Dieser beginnt nicht erst nach einigen Tagen des Nahrungsentzugs, sondern bereits nach einigen Stunden. Lassen Sie zum Beispiel durch berufliche Beanspruchung eine Hauptmahlzeit aus, werden alle energieverbrauchenden Vorgänge erst einmal gedrosselt. Bei zwei Mahlzeiten täglich kann so die durchschnittliche Stoffwechselgeschwindigkeit deutlich niedriger liegen als bei fünfmaliger Energieaufnahme im Abstand von zwei bis drei Stunden. Auch gilt es zu bedenken, daß der Stoffwechsel nachts langsamer arbeitet als tagsüber.

Energiegewinnung

Ein wichtiges Stützbein einer erfolgreichen Gewichtsreduktion ist die sportliche Betätigung. Bei der Wahl einer geeigneten Sportart stellt sich allerdings die Frage: Bedeutet Ausdauertraining eigentlich auch Fettverbrennung? Ja und Nein! Denn: Fettverbrennung ist von einer ausreichenden Sauerstoffzufuhr abhängig. Bedenken wir, was mit einer brennenden Kerze passiert, über die ein (leeres) Glas gestülpt wird. Richtig, sie geht aus. Und genau das geschieht mit unserer Fettverbrennung bei einer intensiveren Anstrengung. Unser Körper hat prinzipiell die Wahl, die benötigte Energie aus drei, strenggenommen sogar aus vier, verschiedenen Quellen zu ziehen: Zucker bzw. Kohlenhydrate, Fette, Eiweiß (Proteine), Alkohol.

Alkohol sollte sich auf jeden Fall als Energiequelle erübrigen, speziell wenn es Ihnen um Gewichtsreduktion geht. Eiweiß wird Ihr Körper in nennenswertem Umfang nur innerhalb einer Fastenperiode oder während sehr langer und intensiver Ausdauerleistungen (zum Beispiel Marathonlauf) verwenden. Als Eiweißquelle dient dann die Muskulatur, das heißt, der Körper nutzt das eiweißhaltige Muskelgewebe, das ja eigentlich viel wichtigere Aufgaben hat als die Energiegewinnung. Auch Eiweiß ist also kein interessanter und wichtiger Energielieferant für sportliche Leistungen. Übrig bleiben lediglich Zucker, auch Kohlenhydrate genannt, und Fette. Diese beiden werden praktisch immer in einem bestimmten, variablen Mischungsverhältnis verbraucht. Im körperlichen Ruhezustand überwiegt dabei der Anteil der Fette mit fast 90 Prozent, da hierbei über einen langen Zeitraum ausreichend Sauerstoff vorhanden ist. Bei sehr anstrengenden Ausdauerbelastungen ist das Verhältnis durch die erschwerte Sauerstoffzufuhr beinahe umgekehrt. Häufig hört man, daß ein nicht zu intensives Ausdauertraining nach etwa einer halben Stunde effektiv Fett verbrennt. Das stimmt jedoch nur zum Teil. Tatsächlich verändert sich das Verhältnis Kohlenhydrate zu Fetten vom Start weg von Minute zu Minute.

In der unteren Grafik ist zu erkennen, daß der Anteil der verbrannten Fette in der ersten halben Stunde im Vergleich zur zweiten nur einen geringen Prozentsatz ausmacht. Tatsächlich wächst die Fettverbrennung bei moderaten Ausdauerbelastungen kontinuierlich und erreicht nach einer halben Stunde annähernd ihr

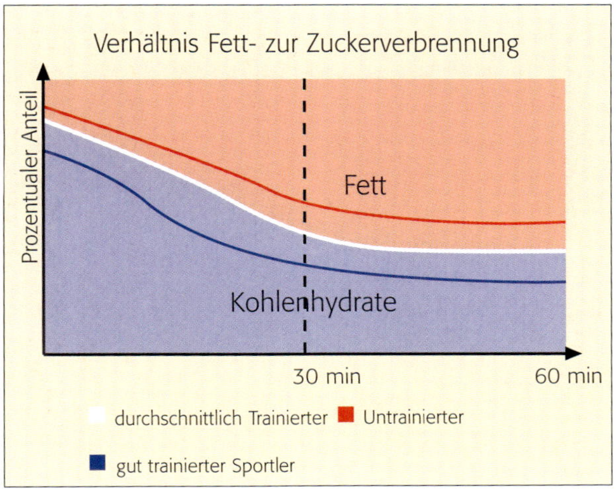

Alter	*max. HF pro min*	*60% der HF pro min*	*65% der HF pro min*	*70% der HF pro min*
20	200	120	130	140
25	195	117	127	137
30	190	114	124	133
35	185	111	120	130
40	180	108	117	126
45	175	105	114	123
50	170	102	111	119
55	165	99	107	116
60	160	96	104	112
65	155	93	101	109
70	150	90	98	105

Höchstmaß. Zu erklären bleibt jetzt noch, was »moderat« oder »nicht zu intensiv« bedeutet. Sie haben schon erfahren, in welchem Pulsbereich Ihr Herz-Kreislauf-System optimal auf ein Ausdauertraining anspricht. Die leistungsabhängige Faustformel (Puls 180 minus Lebensalter mit Zu- oder Abschlag je nach Trainingszustand) wird für einen optimalen Fettverbrennungseffekt um 20 Pulsschläge pro Minute reduziert. Sie lautet also: Puls 160 minus Lebensalter. Hinzu kommen die gleichen Zu- oder Abschläge wie im Kapitel *Ausdauer* aufgelistet. Die nebenstehende Tabelle gibt eine Übersicht über die jeweils günstigen Pulsbereiche für die Fettverbrennung: Ein Ausdauertraining, das möglichst gut Fett als Energieträger verbrennen soll, muß die folgenden drei Grundregeln beachten:

Energiegewinnung

- Es muß lange genug dauern (ab einer halben Stunde aufwärts wird es erst richtig interessant).
- Es darf nicht zu intensiv sein (rund 20 Pulsschläge weniger als beim Herz-Kreislauf-Training).
- Es muß gleichförmig sein.

Gerade die Bedingung der Gleichförmigkeit des Ausdauertrainings wird von praktisch allen Ballsportarten wie zum Beispiel Volleyball, Fußball, Basketball, aber auch Squash, Tennis und Badminton nicht erfüllt. Diese Sportarten sind nämlich durch einen dauernden Wechsel der Pulsfrequenzen gekennzeichnet. In bestimmten Spielsituationen steht man ruhig da (zum Beispiel beim Aufschlag), in anderen sprintet man dem Ball hinterher. Diese Schwankungen in der Herzfrequenz sorgen dafür, daß der Körper überwiegend Zucker verstoffwechselt, denn Zucker enthält in seiner Struktur verhältnismäßig viel Sauerstoff, Fette hingegen relativ wenig. Also wird unser Körper in Situationen, in denen Sauerstoff knapp wird, viel lieber seinen schnell verfügbaren, kurz- bis mittelfristigen Energiespender – den Zucker – verwenden.

Erst bei längeren, gleichförmigen Belastungen unter gleichbleibender Sauerstoffzufuhr greift der Stoffwechsel auf die Fette als langfristige Energiespender zurück. Die schnellen Zuckerspender

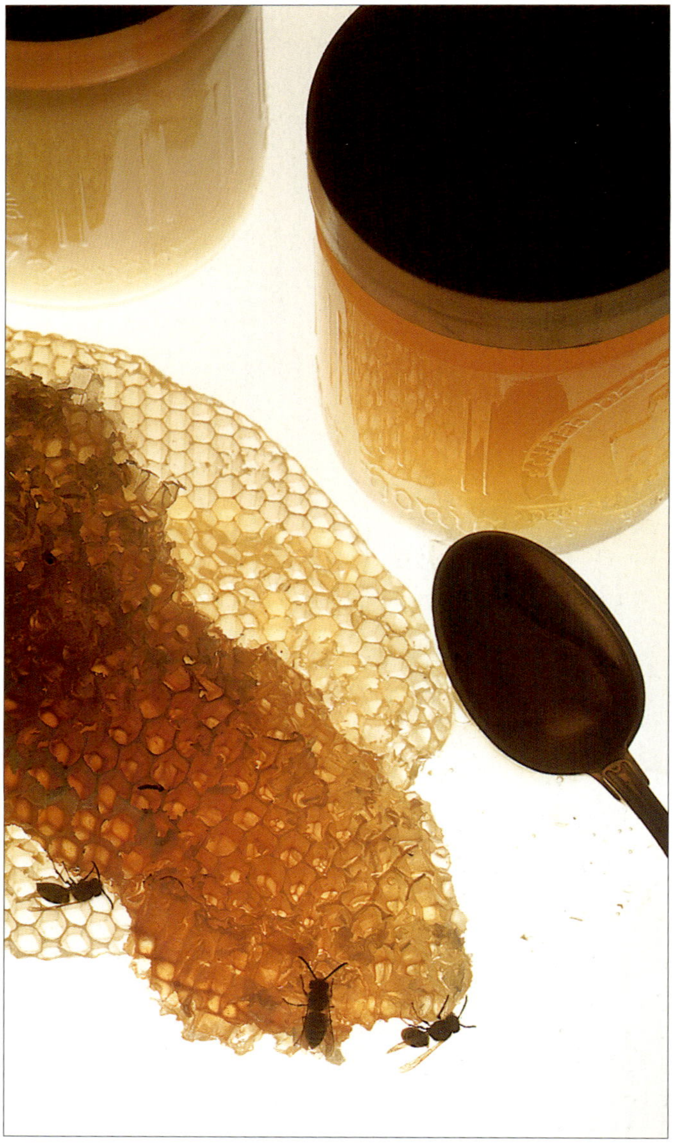

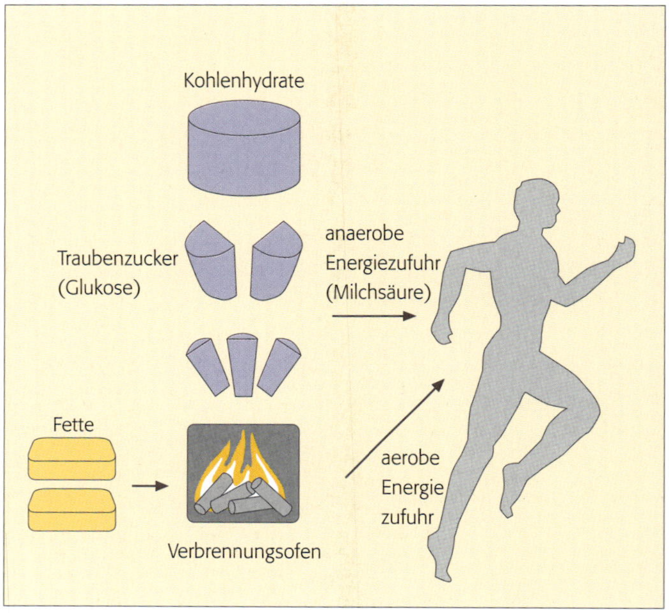

Die Zuckerverbrennung (Holz) benötigt weniger Sauerstoff und brennt daher schneller als die sauerstoffintensive Fettverbrennung (Briketts), die erst im angeheizten Holzfeuer optimal funktioniert.

werden entsprechend ihrer Sauerstoffverbindungen für eine Notsituation geschont.

Veranschaulichen läßt sich der Unterschied der Energielieferanten durch den Vergleich des Zuckers mit dünnen Holzspänen und der Fette mit Briketts. Halten Sie ein Feuerzeug unter die Holzspäne, flammen diese auf, das Brikett dagegegen macht keine Anstalten, Feuer zu fangen. Erst wenn Sie mit den Holzspänen ein ordentliches Feuer entfacht haben, können Sie Ihr Brikett hineinwerfen – es wird nach einiger Zeit ebenfalls brennen und zwar deutlich länger als die Holzspähne (siehe Grafik).

Vielleicht kennen auch Sie einige sehr sportliche und aktive Menschen, die trotzdem offensichtliche Probleme mit ihrer Figur haben. Die Erklärung für dieses Phänomen liegt fast schon auf der Hand: Selbst tägliches Training verbrennt je nach Sportart oft nur große Mengen Zucker, die durch den gesteigerten Appetit meist schon mit der nächsten Mahlzeit wieder aufgenommen werden. Durch Sportarten, die die Zuckerverbrennung fördern, ergibt sich noch ein weiteres Problem: Jede einzelne chemische Reaktion unseres Stoffwechsels wird durch ein bestimmtes *Enzym* ermöglicht. Die Enzyme, die zur Fettverbrennung benötigt werden, sind aber nicht identisch mit denen der Zuckerverbrennung. Durch ein regelmäßiges Training des Zuckerstoffwechsels, zum Beispiel durch die bereits erwähnten Ballsportarten, werden bei größeren Anstrengungen die Enzyme des zuckerverbrennenden Stoffwechsels vermehrt gebildet, um für solche zukünftigen Belastungen besser gerüstet zu sein. Mit anderen Worten: Der ursprünglich schmale Feldweg des Zuckerstoffwechsels wird nach und nach zur mehrspurigen Autobahn ausgebaut. Der Fettstoffwechsel nimmt dagegen, da er nicht speziell trainiert wird, weiterhin den schmalen Feldweg.

Trainingsplan: unterdurchschnittlich Trainierter

	1. bis 4. Woche	5. bis 8. Woche	9. bis 12. Woche
Trainingsherzfrequenz	*60–70% der MHF*	*60–70% der MHF*	*60–70% der MHF*
Trainingszeit pro Trainingseinheit	*20 min*	*30 min*	*40 min*
Trainingseinheiten pro Woche	*2*	*2–3*	*3*

Trainingsplan: durchschnittlich Trainierter

	1. bis 4. Woche	5. bis 8. Woche	9. bis 12. Woche
Trainingsherzfrequenz	*160 minus Lebensalter*	*160 minus Lebensalter*	*160 minus Lebensalter*
Trainingszeit pro Trainingseinheit	*40 min*	*50 min*	*60 min*
Trainingseinheiten pro Woche	*2–3*	*2–3*	*2–3*

Die Schlußfolgerung aus den Eigenarten des Stoffwechsels führt sinnvollerweise zu dem beschriebenen gleichförmigen, langdauernden und nicht zu intensiven Ausdauer-, besser gesagt Fettverbrennungstraining. Es ist prinzipiell zu empfehlen, um Körpergewicht und vor allem Fett zu reduzieren. Bei besonders schlecht konditionierten Sport-Einsteigern – ob Sie in diese Gruppe gehören, haben Sie sicher längst durch die Tests im ersten Kapitel herausgefunden – ist allerdings zunächst ein mehrwöchiges bis mehrmonatiges Herz-Kreislauf-Training mit entsprechenden Pulswerten zu empfehlen, bevor es mit der Fettverbrennung richtig losgehen kann. Die nebenstehenden Pläne zeigen Ihnen den optimalen Weg zur Fettverbrennung im Training auf.

Ermitteln Sie vorab Ihren Trainingszustand durch einen Test, zum Beispiel den Cooper-Test. Fällt Ihr Testergebnis schwächer als durchschnittlich aus, beginnen Sie Ihr Training zur Fettverbrennung mit dem Trainingsplan für unterdurchschnittlich Trainierte. Bei einem mindestens durchschnittlichen Testergebnis können Sie direkt mit dem unteren Trainingsplan beginnen. Suchen Sie sich unter den im Ausdauerkapitel vorgestellten Sportarten (zum Beispiel Schwimmen, Radfahren, Walking oder Jogging) diejenige aus, die Ihnen am besten liegt und Ihren momentanen Möglichkeiten entspricht. Testen Sie nach Abschluß der zwölften Trainingswoche erneut Ihren Leistungsstand. Haben Sie nun einen mindestens durchschnittlichen Trainingszustand erreicht, können Sie bereits mit dem unteren Plan fortfahren. Andernfalls sollten Sie Ihr Training wie in in den vergangenen drei Wochen fortsetzen, wobei Sie die Trainingsherzfrequenz pro Trainingseinheit auf 70 bis 80 Prozent der maximalen Herzfrequenz erhöhen. Wiederholen Sie alle vier Wochen den Leistungstest und gehen Sie bei durchschnittlichen Werten zum folgenden Plan über.

Die Ernährung

Fundiertes Ernährungswissen besitzen die wenigsten von uns. Tatsächlich ist es nicht einfach, alle Informationen zu verarbeiten, die zu einer gesunden Ernährung nötig sind. Gleichzeitig besitzen wir jedoch unbewußt schon einige grundlegende Kenntnisse über eine gesunde Ernährung. Weitere Informationen sollen im folgenden vorgestellt werden.

Sie werden erfahren, daß die klassische Diät zur Gewichtsreduktion, unabhängig davon, wie sie zusammengestellt ist, immer auch einen Haken hat. Sie werden den Zusammenhang zwischen den verschiedenen Hungerreizen und der Nahrungsaufnahme sowie die einzelnen Nahrungsbestandteile mit ihren für Sie wichtigen Besonderheiten kennenlernen. Mit diesen Kenntnissen ausgerüstet, werden Sie in das Modell einer vollwertigen, ausgewogenen Ernährung eingeführt.

Dieses Kapitel ist bewußt in die Thematik Gewichtsreduktion eingebunden, denn das Wissen um die richtige Ernährung stellt eine der Säulen eines erfolgreichen Konzepts zur Gewichtsreduktion dar: schließlich sind Ernährung und Bewegung zwei unzertrennliche Freunde. Doch was nützt das fundierteste Wissen in den Bereichen Sport und Ernährung, wenn die Umsetzung daran scheitert, daß der ernährungsbezogene, wie auch der sportliche Ansatz zur Gewichtsreduktion nicht langfristig fest in den Alltag eingebunden wird.

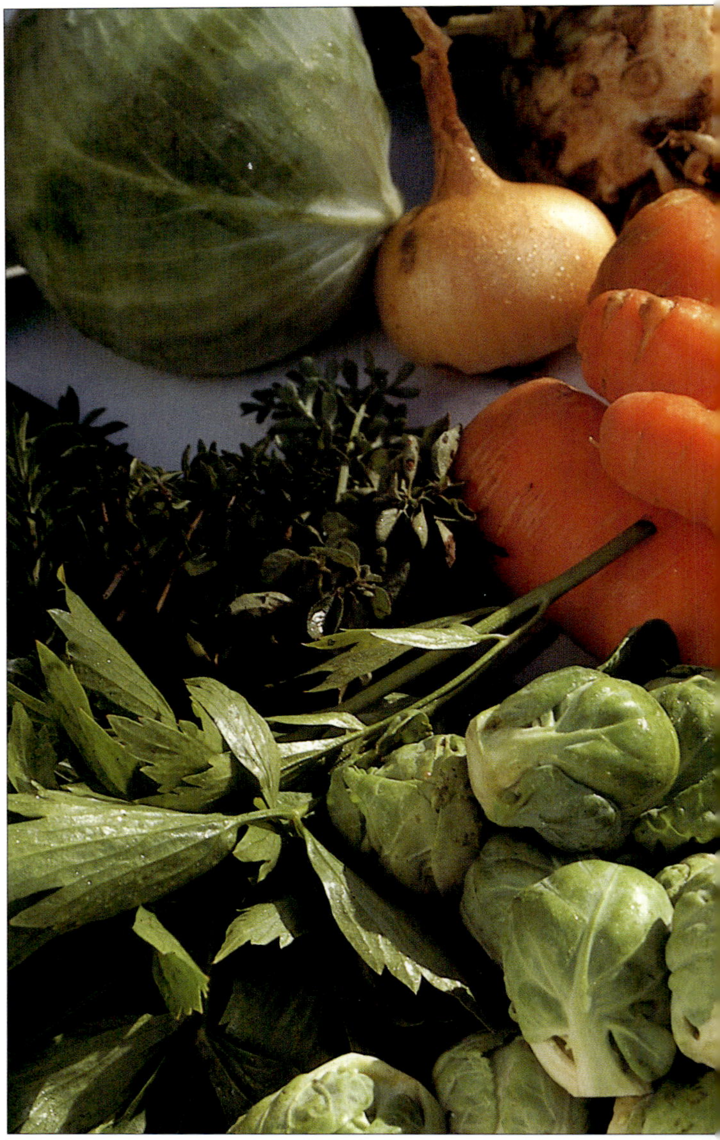

Versprechungen contra Realitäten

Jeden Frühling ist es wieder soweit: der Winterspeck zeigt sich in schönster Pracht. Die Zeit bis zu den ersten kurzen Röcken und Hosen ist nicht mehr weit. Gerade in diesen Tagen locken die verschiedensten Angebote zur schnellen Gewichtsreduktion.

Nehmen wir an, auch Sie haben sich für einen schnellen Weg entschieden, einige überflüssige Pfunde loszuwerden. Damit es schnell geht, basieren die meisten sogenannten Crash-Diäten auf einer Energiezufuhr unter 1000 *Kilocalorien*. Sie wissen aber bereits, daß Ihr Stoffwechsel mit den Reserven sehr sparsam umgeht. Ernähren Sie sich also einige Tage derart energiearm, reduziert sich auch Ihr Energieverbrauch erheblich. Dennoch ist durch die verringerte Energieaufnahme, gerade in den ersten Tagen, zwangsläufig eine mehr oder weniger stark ausgeprägte Gewichtsreduktion zu beobachten. Wie bereits erläutert wurde, besteht der Gewichtsverlust in einem solchen Fall nur zu einem Teil aus Körperfett. Darüber hinaus setzt sich über die Hälfte des verlorenen Gewichts aus eiweißhaltigem Muskelgewebe und daran gebundenem Wasser zusammen.

Um zu verstehen, daß eine Reduzierung des Körpergewichts um 500 Gramm pro Tag, wie sie durch eine Crash-Diät erzeugt werden kann, keinen reinen Fettverlust bedeutet, brauchen wir nur kurz nachzurechnen: Ein Gramm Nahrungsfett setzt bei Verbrennung 9 kcal frei, ein Gramm Körperfett setzt vergleichsweise 7 kcal frei. Der Energiegehalt des Körperfetts liegt niedriger, da sich im Körpergewebe zum Beispiel bindegewebige Elemente finden, die nicht zum Brennwert beitragen. Hochgerechnet setzt ein Pfund Körperfett bei Verbrennung also 500 x 7 kcal = 3 500 kcal frei.

Die von der Deutschen Gesellschaft für Ernährung (DGE) empfohlene tägliche Energiezufuhr für einen 25 bis 51jährigen Mann beträgt 2 400 kcal, für eine gleichaltrige Frau 2 000 kcal Vorausgesetzt wird eine leichte körperliche Tätigkeit. Es erfordert keine beson-

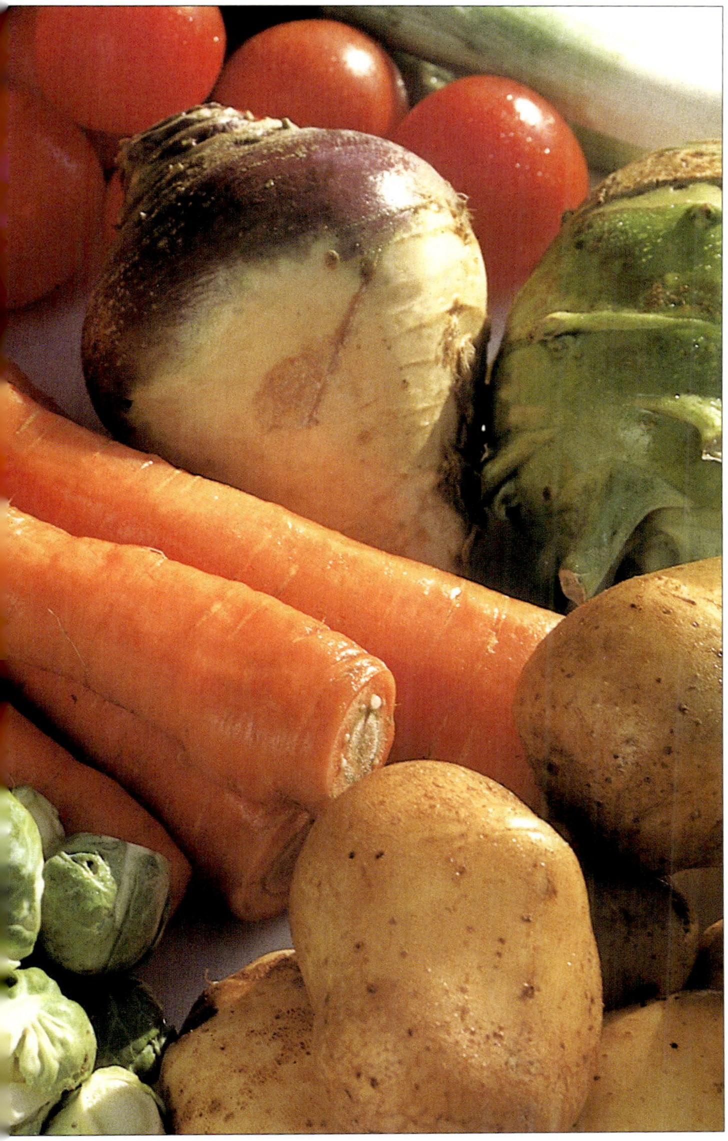

deren Rechenkünste, um festzustellen, daß eine notwendige Einsparung in Höhe von 3500 kcal, ausgehend von 2400 oder 2000 kcal Bedarf, schwer möglich ist. Noch dazu müssen ja die rund 1000 kcal, die die Diät täglich liefert, gerechnet werden. In unserem Zahlenbeispiel bleibt also, um auf einen Körperfettverlust von 500 Gramm zu kommen, ein Rest von 2100 bis 2500 kcal, der durch sportliche Betätigung verbrannt werden müßte. Dies würde einer fünfstündigen Radtour entsprechen.

Wenn Sie die hier entwickelte Rechnung nachvollziehen, halten Sie praktisch den Beweis für die Unmöglichkeit der üblichen Diätversprechungen in der Hand. Beziehen wir die Einsparungen des Stoffwechsels, die nach einigen Tagen des Diäthaltens in jedem Falle auftreten, mit in unsere Überlegungen ein, ist mit jeglichem Diätplan maximal ein Körperfettverlust von 500 Gramm pro Woche realistisch. Dieser ist vernünftigerweise auch ohne extreme Energieeinschränkung zu erzielen.

Aus gesundheitlicher Sicht bringt eine zu starke Reduzierung der Energiezufuhr, wie sie bei Crash-Diäten praktiziert wird, außerdem eine Mangelversorgung mit verschiedenen lebenswichtigen Nahrungsbestandteilen mit sich. Aus diesem Grund erweist sich die gegen Ende des Kapitels vorgestellte energiereduzierte Mischkost, wie sie die deutsche Gesellschaft für Ernährung empfiehlt, nicht nur als effektivere, sondern auch als gesundheitsverträglichere Alternative auf dem Weg zu einer schlanken Figur.

Diätprinzipien

Zur Zeit sind einige Hundert verschiedene Diäten bekannt, die eine Gewichtsreduktion bewirken sollen. Was auf den ersten Blick sehr unübersichtlich scheint, läßt bei genauer Betrachtung ein gemeinsames Grundprinzip erkennen: Im Körper wird ein Nährstoffmangel erzeugt, der neben dem erwünschten Fettverlust auch Muskelgewebe verbrennt. Durch das zusätzlich an die verlorengegangene Muskulatur gebundene Wasser ergeben sich dann recht beachtliche Gewichtsverluste, die allerdings nach Beendigung der Diät entsprechend schnell wieder aufgeholt sind. Außerdem sind die meisten Diäten so einseitig ausgerichtet, daß sie nach einiger Zeit zur Appetitlosigkeit führen. Auch hierdurch läßt sich schnell Körpergewicht verlieren.

Der Begriff Diät wird im allgemeinen Sprachgebrauch als besonders zusammengestellte Ernährungsform, die für einen begrenzten Zeitraum eingehalten wird, verstanden. Hieraus ergibt sich der gravierendste Nachteil einer Diät: Sie ist häufig durch ihre Energie- und Nährstoffzusammenstellung nicht dazu geeignet, die Bedürfnisse des menschlichen Organismus dauerhaft zu decken, so daß an jeden Abschluß einer Diät in der Regel die vor der Diät praktizierte Ernährung anschließt. Selbst wenn sich ein Körpergewichtsverlust durch das Einhalten einer strikten Diät ergibt, vermitteln einem die meisten Diäten nicht, wie die Ernährung für die Zukunft ausgewogen fortgesetzt werden kann. Hier sollten professionelle Ernährungsberater zur Unterstützung hinzugezogen werden.

Es gibt Kostformen, die in ihrer Zusammensetzung weder der ausgewogenen Mischkost, wie sie in Deutschland von der DEG empfohlen wird, entsprechen, noch den kurzfristigen Charakter einer Diät haben. Diese werden als alternative Ernährungsformen bezeichnet. Dazu zählen zum Beispiel *Vegetarismus*, *Makrobiotik* oder *Trennkost*.

Hungertheorien

Was veranlaßt den menschlichen Körper zur Nahrungsaufnahme? Hierfür gibt es unterschiedliche Theorien, die alle mehr oder weniger wissenschaftlich abgesichert sind. Am eingehendsten untersucht ist dabei die Abhängigkeit des Hungergefühls vom Blutzuckerspiegel. Je tiefer der Blutzuckerspiegel sinkt, umso stärker macht sich der Hunger bemerkbar. Aber auch der Dehnungszustand des Magens wird als Auslöser für eine Nahrungsaufnahme diskutiert. Eine weitere Annahme formuliert die Setpoint-Theorie: Sie geht davon aus, daß für jeden Menschen ein bestimmtes »ideales« Gewicht und damit, eine bestimmte Menge an Fettgewebe, in den Erbanlagen abgespeichert ist. Wird dieses Gewicht zu stark unter- oder überschritten, steuert das Gehirn die Nahrungsaufnahme in die Richtung, die dem gespeicherten Gewicht entspricht. Lange Zeit galt die Setpoint-Theorie als gut abgesichert. Untersuchungen mit eineiigen Zwillingen stellen die Ergebnisse dieser Studie allerdings in Frage, da gezeigt werden konnte, daß ein Zwilling deutlich übergewichtig, der andere schlank sein kann, obwohl ja beide die gleichen Erbanlagen in sich tragen. Auch eine Abhängigkeit der Nahrungsaufnahme vom Aminosäurespiegel in den freien Körperspeichern wird angenommen.

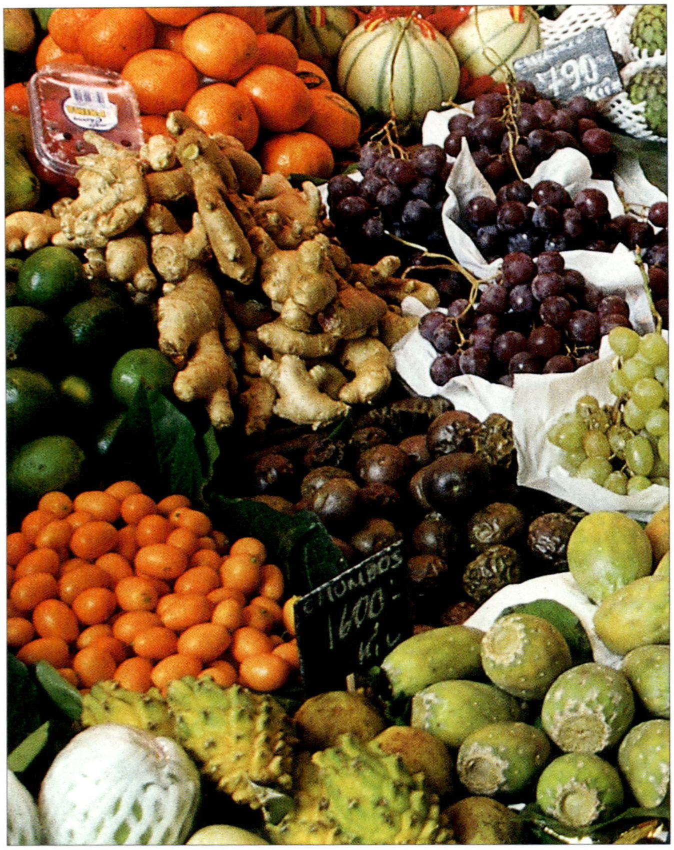

Steuern innere Reize die Nahrungsaufnahme (Energie- und Nährstoffmangel) entsteht zum Ausgleich dieser Mängel ein Hungergefühl. Äußere Reize können dagegen zu einer unkontrollierten Nahrungsaufnahme führen.

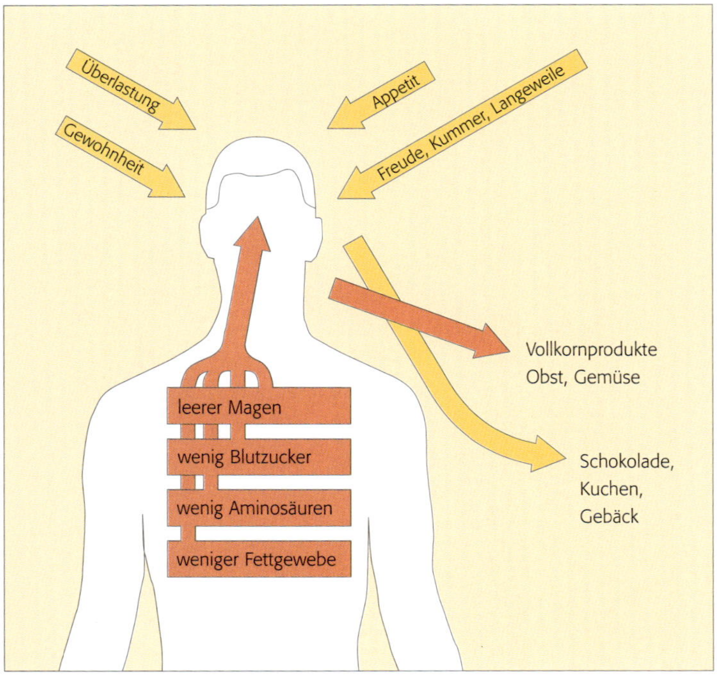

Vermutlich regelt eine Kombination aus den genannten vier Faktoren – Magenfüllung, Blutzucker- und Aminosäurespiegel sowie Setpoint – den inneren Reiz für die Nahrungszufuhr. Der Kauvorgang ist bei ausreichender Dauer in der Lage, über einen Rückkopplungsmechanismus im Gehirn einen Sättigungseffekt auszulösen. Dieser tritt jedoch erst nach ungefähr zwanzigminütigem Kauen ein.

Wenn Sie an Ihr Lieblingsgericht denken, wird Ihnen klar, daß die Nahrungsaufnahme nicht nur von den Nährstoffbedürfnissen Ihres Körpers gesteuert wird. Hinzu kommt eine Vielzahl von äußeren Einflüssen wie Appetit, Genuß, Langeweile, Frust, Einsamkeit, Ärger, Geselligkeit etc. Denn gäbe es diese äußeren Einflüsse nicht, wäre eine Ernährungsaufklärung überflüssig, da der menschliche Organismus, durch die inneren Reize gesteuert, zielstrebig die optimale Nährstoffrelation aufnehmen würde. Wären dann alle benötigten Nährstoffe zugeführt, würde auch die Nahrungsaufnahme durch den fehlenden inneren Reiz gestoppt werden. Bei Verfügbarkeit der erforderlichen Nahrungsmittel wäre daher, ohne die sozialen und psychologischen Einflüsse, Mangelernährung wie auch Überernährung gar nicht möglich.

Nahrungsbestandteile und Besonderheiten

Auch wenn der Bundesbürger einige Tausend verschiedene Nahrungsmittel und -kombinationen im Laufe seines Lebens zu sich nehmen kann, lassen sie sich aufgrund ihrer Inhaltsstoffe doch recht gut systematisieren. Diese Systematisierung hilft umgekehrt bei einer bedarfsgerechten Auswahl der Nahrungsmittel. Denn letzten Endes nehmen wir ja unsere Nahrung nicht aus Dosen, die die jeweiligen Einzelnährstoffe enthalten, auf, sondern essen die Nährstoffe kombiniert in Form der Nahrungsmittel. Zu den Bestandteilen der Nahrungsmittel zählen neben den Hauptnährstoffen (Kohlenhydrate oder Zucker, Proteine oder Eiweiße, Fette) auch die Vitalstoffe (wie Vitamine und Mineralstoffe) sowie Wasser. Hauptnährstoffe und Vitalstoffe unterscheiden sich unter anderem durch ihren Brennwert. Während Vitamine und Mineralstoffe dem Körper direkt keine Energie durch Verbrennung zur Verfügung stellen können, zählt Energieanlieferung zu den wichtigsten Aufgaben der Grundnährstoffe.

Beziehung der Grundnährstoffe zueinander

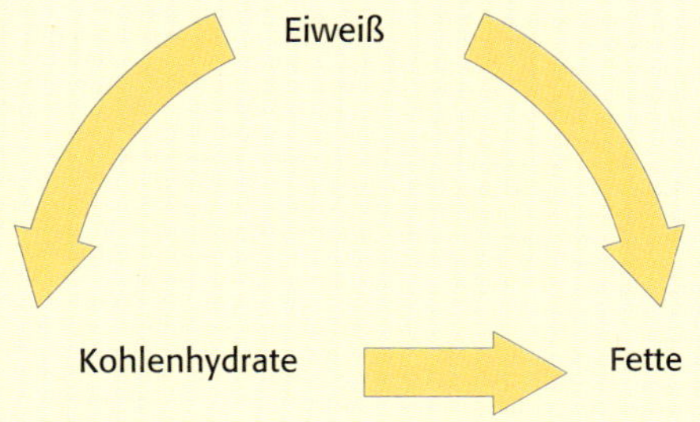

Der menschliche Organismus kann nur funktionieren, wenn ihm fortlaufend Energie in Form der Hauptnährstoffe zur Verfügung gestellt wird. Er benötigt diese Energie zur Aufrechterhaltung der Körpertemperatur und der Körpervorgänge sowie für Arbeitsleistungen. Bei der Energieumwandlung im menschlichen Körper werden ungefähr 60 Prozent zu Wärmeenergie und 40 Prozent zu chemischer Energie verarbeitet. Dabei liefern durch Verbrennung im menschlichen Körper:

1 g Fett	ca. 9 kcal bzw. 39 *Kilojoule (kJ)*
1 g Kohlenhydrate	ca. 4 kcal bzw. 17 kJ
1 g Eiweiß	ca. 4 kcal bzw. 17 kJ
1 g Alkohol	ca. 7 kcal bzw. 30 kJ

1 kcal (Kilokalorie) = 4,184 kJ (Kilojoule)

Alkohol jedoch zählt trotz seines hohen Brennwertes definitionsgemäß nicht zu den Nahrungsmitteln und damit auch nicht zu den Nährstoffen, sondern zu den Genußmitteln. Wenn Sie wissen möchten, wieviel Gramm reinen Alkohols eine bestimmte Menge eines alkoholischen Getränks enthält, multiplizieren Sie einfach

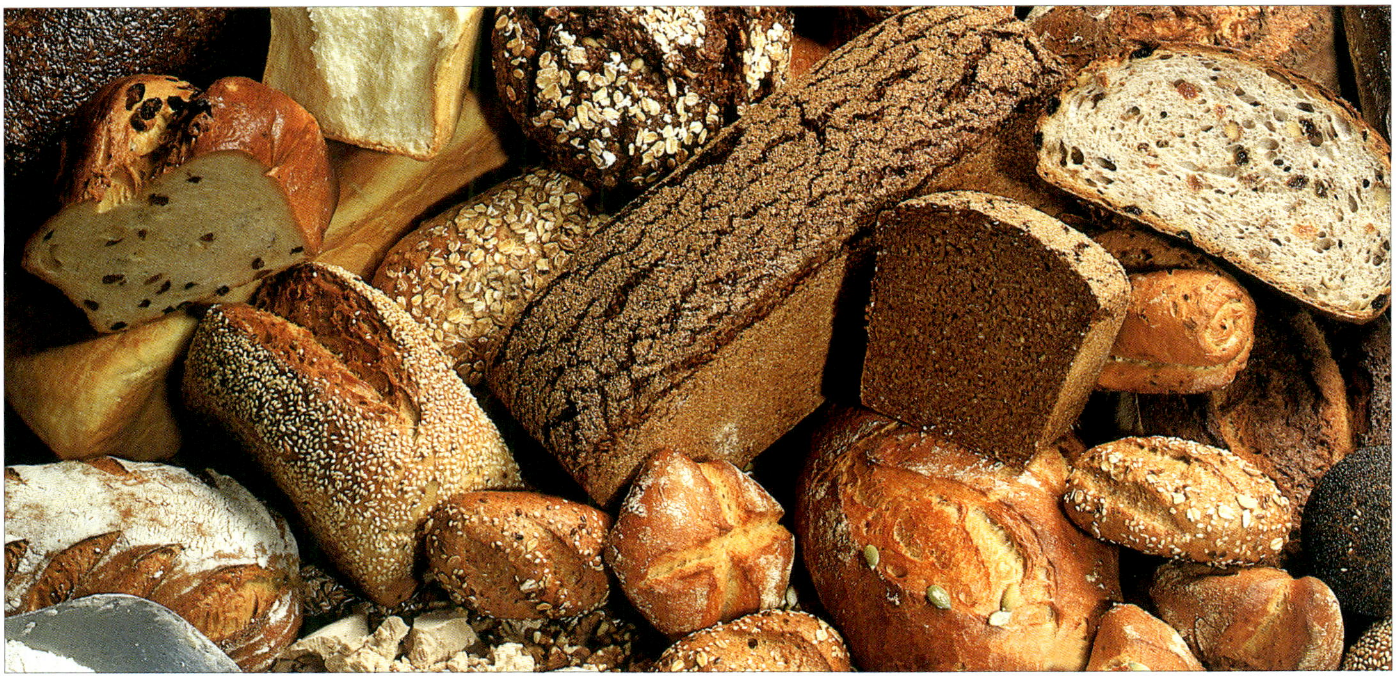

die Prozentzahl des Getränks (Volumen Prozent) mit der Dichte des Alkohols, nämlich 0,79. Als Ergebnis erhalten Sie den Alkoholgehalt des Getränks in Gramm pro 100 Milliliter. Ein halber Liter zehnprozentigen Weines enthält also 39,5 Gramm Alkohol, der alleine schon einen Energiegehalt von 276,5 kcal hat. Nach den Angaben der DGE wird in Deutschland durchschnittlich mehr als zehn Prozent des täglichen Energiebedarfs mit Alkohol gedeckt.

Richtwerte für die Energiezufuhr nach DGE

	kcal/Tag, männlich	kcal/Tag weiblich
10–13 Jahre	2250	2150
13–15 Jahre	2500	2300
15–19 Jahre	3000	2400
19–25 Jahre	2600	2200
25–51 Jahre	2400	2000
51–65 Jahre	2200	1800
ab 65 Jahre	1900	1700

Wie hoch der gesamte tägliche Energiebedarf ist, hängt von vielen verschiedenen Faktoren ab. Im Vordergrund stehen hier vor allem das Geschlecht, das Alter sowie der Umfang und die Schwere der körperlichen Betätigung.

Die Methoden, mit denen man den Energiebedarf für eine spezielle Person ermitteln und festlegen kann, sind sehr unterschiedlich. Der einfachste Weg ist sicherlich das Nachschlagen in einer Tabelle. So empfiehlt die Deutsche Gesellschaft für Ernährung in Abhängigkeit von Geschlecht und Alter für Personen mit vorwiegend sitzender Tätigkeit die in der oberen Tabelle angegebenen Werte. Zu diesen Richtwerten sind nach Aussage der DGE folgende Zuschläge für einige Berufsschweregruppen erforderlich, die nicht als leichte körperliche Tätigkeit eingestuft werden können:

- Mittelschwerarbeiter: 600 kcal
- Schwerarbeiter: 1200 kcal
- Schwerstarbeiter: 1600 kcal

Versucht man eine Definition der Berufsschweregruppen, so wird deutlich, daß solche Richtwerte den tatsächlichen Energiebedarf einer bestimmten Person nur annähernd erfassen können.

Auch die Methode, den Energiebedarf durch die Summe aus *Grundumsatz* und *Leistungsumsatz* und *Energieverlusten* durch Verdauung und Umbau zu ermitteln, berücksichtigt als rein rechnerische Methode nur indirekt die individuelle Stoffwechselsituation einer speziellen Person. Also können Richtwerte, die auf diesem Wege ermittelt wurden, auch jeweils nur grob orientierenden Charakter haben.

Die einzige Methode, den Energiebedarf so zu bestimmen, daß er der individuellen Situation einer konkreten Person entspricht, ist das Führen und Auswerten eines Ernährungsprotokolls. Hierfür werden über einen Zeitraum von mindestens einer Woche sämtliche aufgenommenen Nahrungsmittel inklusive Getränke in Menge und Energiegehalt erfaßt. Hat sich das Körpergewicht, jeweils zur gleichen Zeit und unter den gleichen Umständen gemessen, im Protokollzeitraum nicht verändert, bildet der Durchschnittswert der täglichen Energiezufuhr eine verläßliche Größe und kann als Richtwert für die Energiezufuhr dieser speziellen Person unter den derzeitigen Lebensumständen gewertet werden. Dabei ist zu beachten, daß das Wiegen und Protokollieren jeder einzelnen Zutat jeder Mahlzeit über einen längeren Zeitraum auch einige Fehlerquellen birgt. Häufig verändert sich das Ernährungsverhalten alleine schon durch das Wissen, daß alles, was gegessen und getrunken wird, schriftlich festgehalten wird. Bewußt oder unbewußt wird dadurch oft weniger gegessen als üblich. Da sich die halbe Tafel Schokolade, abends um 22 Uhr genossen, schlecht in den schriftlich geführten Protokollen macht, wird sie entweder gar nicht mehr gegessen oder nicht ehrlich aufgeschrieben. Abgesehen von dieser möglichen Quelle von Ungenauigkeiten ist ein Ernährungsprotokoll natürlich aufwendig und bei Außer-Haus-Verpflegung oft nur schwer durchführbar.

Haben Sie auf die eine oder andere Art Ihren täglichen Energiebedarf ermittelt, ergibt sich die Frage, was mit dem Wert nun anzufangen ist. Als dreißigjährige Frau mit vorwiegend sitzender Tätigkeit haben Sie laut Tabelle einen täglichen Energiebedarf von 2200 kcal Nehmen wir an, daß dieser Wert, obwohl Sie regelmäßig zweimal pro Woche Sport treiben, durch ein Ernährungsprotokoll bestätigt wurde. Dann könnten Sie zukünftig – vorausgesetzt, Sie ändern Ihre Lebensumstände nicht und ermitteln durch Wiegen und mit Hilfe einer Nährwerttabelle Ihre tägliche Energieaufnahme – immer überprüfen, ob Sie Ihrem Körper die benötigte Energie bedarfsgerecht zuführen. Da die wenigsten Menschen jedoch die Lust oder die Möglichkeit haben, Tag für Tag den Energiegehalt jedes aufgenommenen Nahrungsmittels zu bestimmen und zu protokollieren, sollte sich aus dieser Information ein längerfristiger, weiterer Nutzen gewinnen lassen. So stellt sich durch das Wiegen der Nahrungsmittel und das Ermitteln des Brennwerts ein Lehrneffekt ein, der die Einschätzung, ob die tägliche Nahrungsaufnahme bedarfsgerecht ist, erleichtert.

Außerdem können Sie mit Hilfe Ihres Richtwerts für die tägliche Energiezufuhr herausfinden, in welcher Menge Sie welche Hauptnährstoffe zu sich nehmen sollten. Das funktioniert folgendermaßen: Zunächst berechnen Sie Ihren täglichen Proteinbedarf. Der beträgt für erwachsene Frauen und Männer nach Empfehlung der DGE 0,8 Gramm pro Kilogramm Körpergewicht. Nehmen wir ein Körpergewicht von 60 Kilogramm an, ergibt sich ein Proteinbedarf von 48 Gramm mit einem Energiegehalt von 192 kcal. Von 2 200 kcal Energiebedarf bleiben nach Deckung des Eiweißbedarfes also noch circa 2 000 kcal, die durch Fette und Kohlenhydrate angeliefert werden sollen.

Für die tägliche Fettzufuhr werden entweder ein Gramm pro Kilogramm Körpergewicht oder aber 25 bis 30 Prozent der Gesamtenergiezufuhr empfohlen. In unserem Fall liegt der körpergewichtsbezogene Wert genau innerhalb des energiebezogenen Prozentbereichs. Für eine 60 Kilogramm schwere Frau ergeben sich 60 Gramm Fett, die bei einem Brennwert von 9 kcal pro Gramm eine Energie von 540 kcal erzeugen. Somit bleiben rund 1460 kcal von den insgesamt 2 200 kcal übrig, die durch Kohlenhydrate abgedeckt werden sollen. Das entspricht, bei einem Brennwert von 4 kcal pro Gramm Zucker, einer Kohlenhydratmenge von 365 Gramm. Die 60 Kilogramm schwere Frau mit dem Energiebedarf von 2 200 kcal aus unserem Beispiel sollte also ihren täglichen Energiebedarf durch 48 Gramm Protein, 60 Gramm Fett und 365 Gramm Kohlenhydrate decken.

Da sich Kohlenhydrate, Fette und Proteine nicht nur voneinander, sondern auch innerhalb der jeweiligen Gruppe untereinander zum Teil erheblich unterscheiden, erfahren Sie in den nächsten Abschnitten, welche Arten der Grundnährstoffe bevorzugt aufzunehmen sind und in Form welcher Nahrungsmittel das geschehen kann.

Kohlenhydrate

Die Kohlenhydrate oder auch Saccharide beziehungsweise Zucker sind der Nährstoff, der dem menschlichen Organismus anteilmäßig in der größten Menge zugeführt werden sollte. Sie werden in Pflanzen aus anorganischen Verbindungen durch die Sonnenenergie und mit Hilfe des Blattgrüns gebildet. Da dieser Vorgang, die sogenannte Photosynthese, der einzige in der Natur bekannte Prozeß ist, in dem ein organischer Nährstoff aus anorganischen Verbindungen entsteht, sind die Kohlenhydrate als Ausgangsprodukte für die Fette und Eiweiße anzusehen. Kohlenhydrate sind die klassischen kurz- und mittelfristigen Energiespender für unseren Organismus. Zur Unterscheidung der verschiedenen Kohlenhydratformen dient die Information, welche Zucker aus der Nahrung dem Körper wie schnell zur Verfügung stehen. Im Verlauf des Verdauungsprozesses werden alle Formen von Zucker unabhängig von ihrer Kettenlänge in Einfachzucker gespalten. Je länger die Zuckerketten ursprünglich sind, um so später nehmen sie Einfluß auf den Blutzuckerspiegel.

Die Einfach- und Zweifachzucker sind schnell aufnehmbare (resorbierbare) Kohlenhydrate, die entsprechend schnell im Blut nachweisbar sind. Der in einem Getränk gelöste Zucker braucht etwa eine halbe Stunde bis eine Stunde, bis er durch die Schleimhaut des Dünndarms aufgenommen werden kann, und der Zucker aus einem Stück Obst benötigt ein bis zwei Stunden, bis er ins Blut gelangt. In bestimmten Fällen ist eine Beeinflussung des Blutzuckerspiegels schneller nachzuweisen. Nimmt man zum Beispiel Traubenzucker beziehungsweise Glucose in Form sogenannter Energietäfelchen auf, wird ein Teil des Zuckers durch die Mundschleimhaut resorbiert. Da im gesamten Blut unter normalen Bedingungen nur etwa fünf Gramm Glucose gelöst sind, können schon wenige Gramm Zucker, die rasch ins Blut geraten, den Blutzuckerspiegel deutlich erhöhen. Als Reaktion auf den steilen Blutzuckeranstieg wird von der Bauchspeicheldrüse das blutzuckerregulierende Hormon Insulin in das Blut abgegeben, damit der Blutzuckerspiegel wieder in den Normbereich (80 – 120 mg %) sinkt.

Vorkommen verschiedener Zuckerarten

	Beispiele	Nahrungsmittel
Einfachzucker (Monosaccharide)	Traubenzucker (Glucose) Fruchtzucker (Fructose)	Obst, Honig, Süßwaren, Fruchtsäfte
Zweifachzucker (Disaccharide)	Rohr- und Rübenzucker (Saccharose)	Haushaltszucker, Marmelade Süßwaren, Limonade
	Malzzucker (Maltodextrine)	Malzbier
	Milchzucker (Lactose)	Milch, Joghurt
Mehrfachzucker (Oligosaccharide)	künstliches Zuckergemisch (Maltodextrine)	Kohlenhydratkonzentrate, Energiedrinks
Vielfachzucker (Polysaccharide)	Stärke	Kartoffeln, Getreide, Brot, Nudeln
	Glykogen	Leber, Muskeln (Fleisch)

Kohlenhydrate

Bildlich gesprochen schließt das Insulin die Tür zur Körperzelle auf, so daß die Glucose ins Innere der Zelle gelangt (siehe untere Grafik). Hierdurch sinkt der Blutzuckerspiegel entsprechend ab. Da als Antwort auf einen schnellen Anstieg des Blutzuckerspiegels das Insulin vorsorglich im Überschuß ausgeschüttet wird, kann es durchaus passieren, daß der Blutzuckerspiegel durch diese Maßnahme zur Gegenregulation tiefer abfällt, als vor Aufnahme des Zuckers.

Eine bedarfsgerechte und ausgewogene Mischkost sollte demnach eine optimale Mischung aus schnell und langsam resorbierbaren Kohlenhydraten sowie unverdaulichen Kohlenhydraten, den sogenannten Ballaststoffen, berücksichtigen. Diese unverdaulichen Bestandteile in pflanzlichen Nahrungsmitteln zählen chemisch gesehen zu den Kohlenhydraten. Tatsächlich haben einige der Ballaststoffe wie die Zellulose sogar einen fast identischen Aufbau wie die Stärke. Sowohl Stärke als auch Zellulose bestehen aus sehr langen und verzweigten Glucose-, also Traubenzuckerketten. Sie unterscheiden sich jedoch darin, wie die einzelnen Traubenzuckerbausteine miteinander verknüpft sind. Während die Verbindungsstelle bei der Stärke vom Menschen durch ein körpereigenes Enzym gespalten werden kann, fehlt dem Menschen das Enzym, um die Verbindungsstelle der Zellulose aufzuspalten. Aus diesem Grunde werden Ballaststoffe vom Körper unverdaut wieder ausgeschieden. Bis in die siebziger Jahre hielt man die Ballaststoffe daher für überflüssig, was auch ihr Name zum Ausdruck bringen sollte. Erst spät entdeckte man einen Zusammenhang zwischen der Menge der verzehrten Ballaststoffe und dem Auftreten bestimmter Erkrankungen. So sind Darmerkrankungen, wie zum Beispiel Dickdarmkrebs, bei südafrikanischen Völkern, die sich vorwiegend von pflanzlichen Nahrungsmitteln ernähren und deren Ballaststoffaufnahme die des durchschnittlich ernährten Westeuropäers ungefähr um das Vierfache übersteigt, nahezu unbekannt. Auch wenn hier natürlich noch andere Unterschiede wie eine fast zwangsläufig geringere Fettaufnahme und eine stärkere körperliche Bewegung bei den Afrikanern zu beobachten sind, gilt heute als sicher, daß die Ballaststoffe einen wesentlichen Schutzeffekt gegen Darmerkrankungen oder auch Herz-Kreislauf-Erkrankungen ausüben. Daher wird eine Aufnahme von 30 Gramm Ballaststoffen pro Tag empfohlen. Tatsächlich führt der Deutsche seinem Körper derzeit jedoch nur knapp 20 Gramm Ballaststoffe täglich zu.

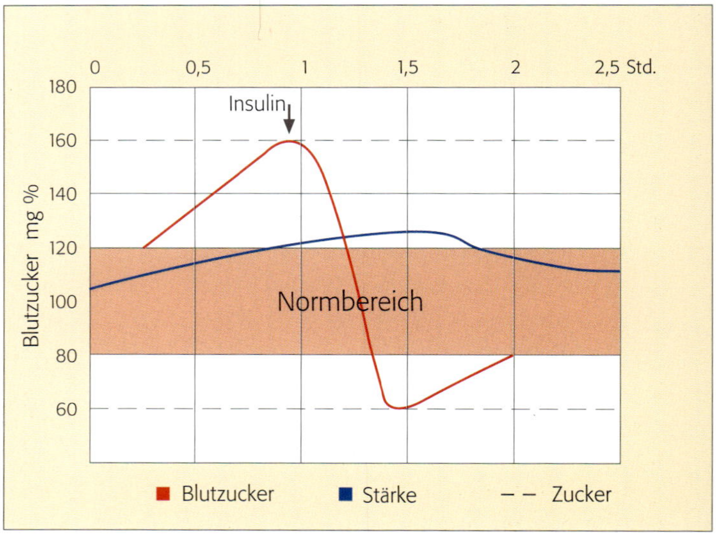

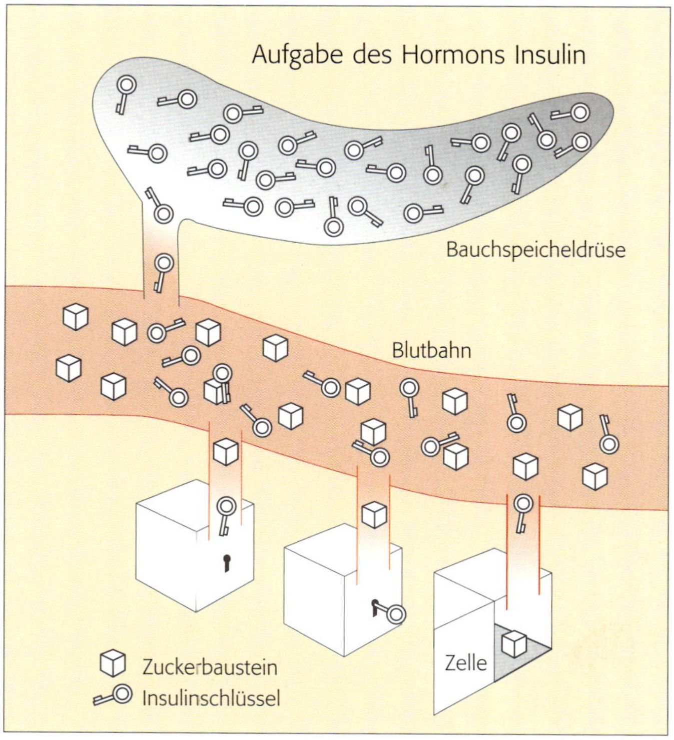

Die Haupteigenschaft der Ballaststoffe ist ihr Quellvermögen. Sie binden Wasser, wodurch die Nahrung aufquillt und Magen und Darm mit ihrem höheren Volumen stärker füllt. Ballaststoffreiche Nahrungsmittel bleiben länger im Magen, passieren den Darm durch Anregung der Darmmotorik, der sogenannten *Peristaltik*, aber schneller. Das bedeutet einerseits einen verbesserten Sättigungseffekt durch die Magenfüllung und die damit verbundene Stimulation der Dehnungsrezeptoren im Magen, andererseits eine kürzere Kontaktzeit von Schadstoffen mit den Schleimhäuten des Darms. Da Ballaststoffe im Verdauungsprozeß nicht gespalten werden und deshalb nicht wie die Einzelbausteine der Grundnährstoffe durch die Darmschleimhaut ins Blut oder in die Lymphflüssigkeit aufgenommen werden können, liefern sie auch keine Energie.

Fette

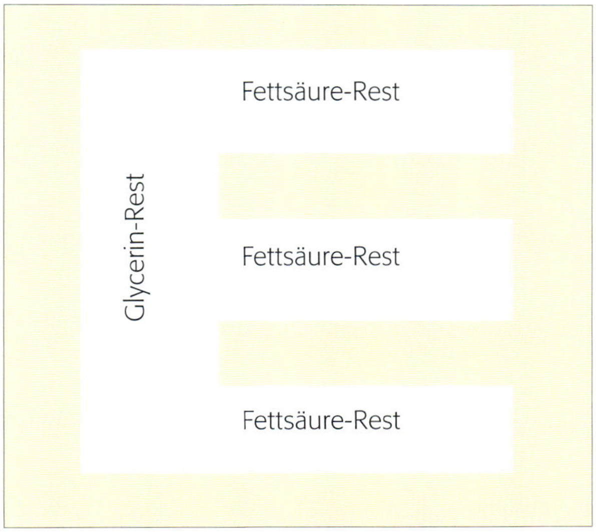

Fette sind allgemein als Dickmacher verpönt. Und tatsächlich liefert ein Gramm Nahrungsfett mehr als doppelt soviel Energie wie die gleiche Menge an Zucker oder Eiweiß. Trotzdem, oder gerade deshalb sind die Fette, durch ihren hohen Energiegehalt, für den Menschen sehr nützlich, denn sie bilden im Unterhautfettgewebe des Körpers ein nahezu unbegrenztes Energiedepot, das zur längerfristigen Energiegewinnung herangezogen wird.

Über die Energiebereitstellung hinaus erfüllen Fette weitere lebenswichtige Funktionen im menschlichen Organismus. Sie umgeben die Organe mit einer Schutz- und Isolationsschicht, sie transportieren fettlösliche Vitamine und sind Bestandteile der biologischen Membranen in den Zellwänden. Auch wenn hierzulande niemand einen Mangel an Fettsäuren zu befürchten hat, ist es wichtig zu wissen, daß eine bestimmte Fettsäure vom Körper nicht selbst hergestellt werden kann: Diese Linolsäure ist für den menschlichen Organismus lebensnotwendig. Je nach Alter, Geschlecht und Lebensumständen beträgt der tägliche Bedarf an Linolsäure zwischen 10 und 30 Gramm. Sie ist zum Beispiel in pflanzlichen Ölen, Nüssen oder Getreide enthalten.

Die Fette oder Lipide werden in zwei Gruppen unterteilt: in Neutralfette beziehungsweise Triglyceride (= Nahrungsfette) und in fettähnliche Substanzen, wie zum Beispiel das Cholesterin oder die Lipoproteine. Die Neutralfette stellen keine einheitliche Substanz dar. Sie setzen sich aus einem Glycerinbaustein und drei Fettsäuren zusammen und werden im Verdauungsprozeß auch in diese Einzelbestandteile zerlegt.

Die unterschiedlichen Auswirkungen, die verschiedene Fette für den menschlichen Organismus haben, erklären sich aus den verschiedenartigen Fettsäuren, die die Triglyceride aufbauen. Dabei

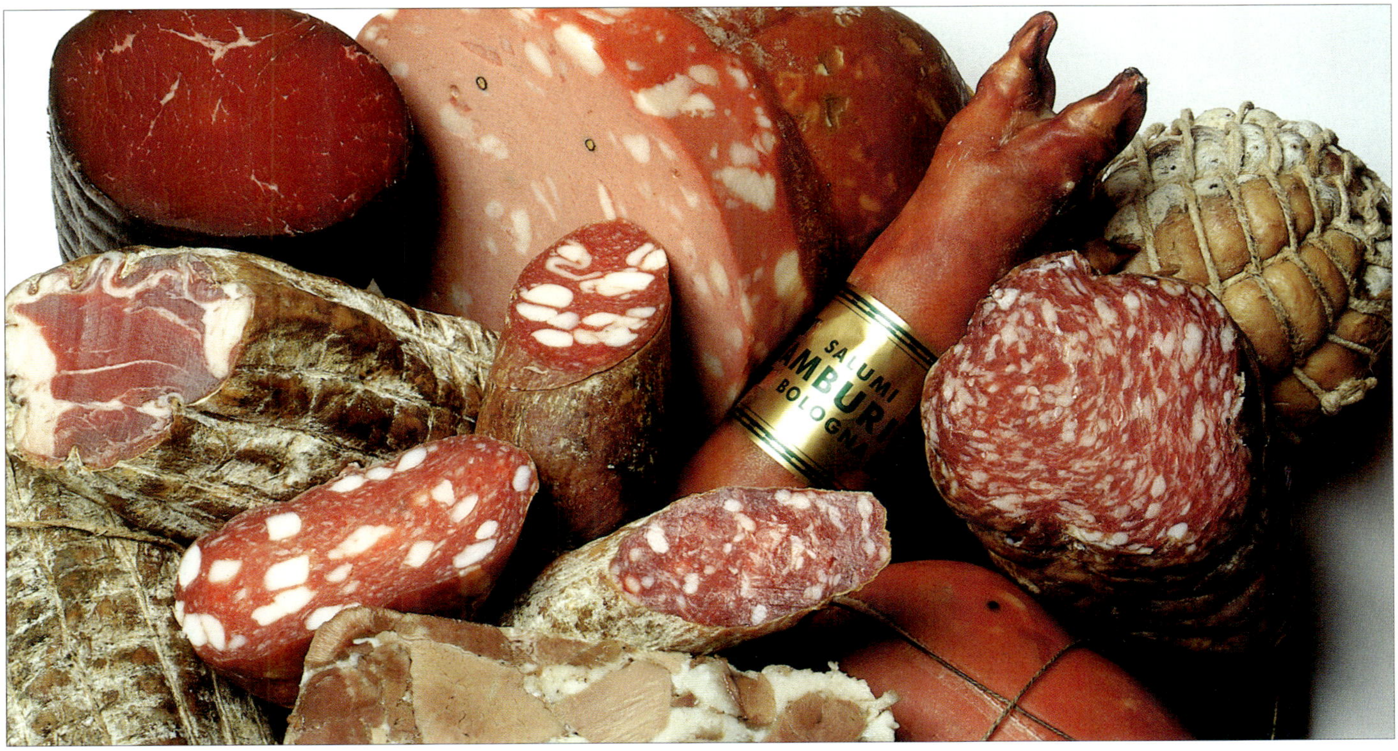

unterscheidet man grundsätzlich drei Arten von Fettsäuren: die gesättigten, einfach ungesättigten und mehrfach ungesättigten.

Als gesättigt bezeichnet man eine Fettsäure, wenn alle ihre Kohlenstoffatome (C) mit der höchstmöglichen Anzahl an Bindungspartnern abgesättigt sind. Bei der einfach ungesättigten Fettsäure sind nicht alle Kohlenstoffatome durch Wasserstoffatome (H) abgesättigt, sondern zwei haben nebeneinander liegende freie Bindungsstellen, die sich untereinander durch eine sogenannte Doppelbindung miteinander verknüpfen. Wenn vier oder mehr Wasserstoffatome fehlen und sich entsprechend mindestens zwei Doppelbindungen in der Kohlenstoffkette gebildet haben, spricht man von einer mehrfach ungesättigten Fettsäure.

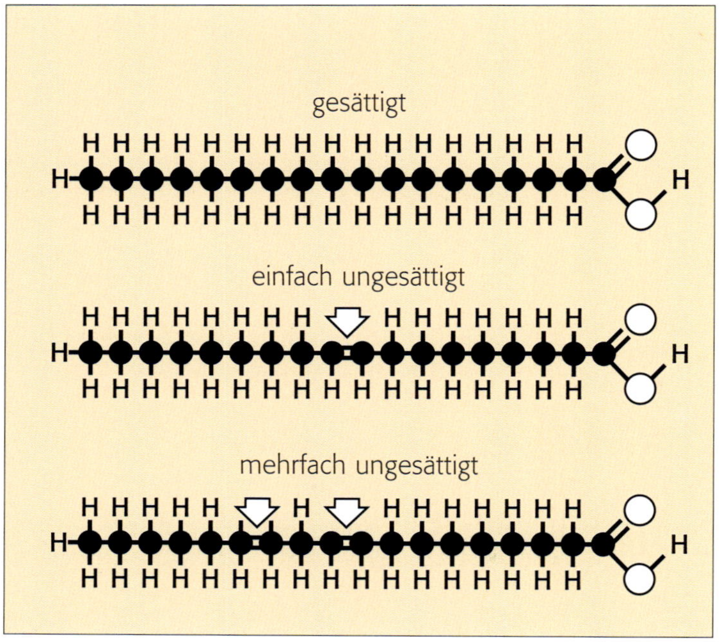

Welche Auswirkungen diese verschieden gebauten Fettsäuren auf den menschlichen Organismus haben, wird erst dann verständlich, wenn der Transportweg der Fettsäuren durch das Blut bekannt ist. Die nebenstehende Tabelle zeigt, wie sich die unterschiedlichen Fettsäurearten auf die »Transportvehikel« der Fette durch das Blut auswirken. Für die menschliche Ernährung ist wichtig zu wissen, daß die Fette in den meisten tierischen Lebensmitteln überwiegend gesättigte Fette enthalten, während die Fette aus pflanzlichen Quellen überwiegend einfach und mehrfach ungesättigte Fettsäuren enthalten. Gerade die tierischen Fette sind oft mit bloßem Auge gar nicht zu erkennen, wie in Käse, Wurst oder Fleisch. Man spricht hier auch von »versteckten Fetten«.

Die durch den Dünndarm aufgenommenen Fette sind nicht wasserlöslich. Daher können sie sich auch nicht im Blut auflösen, da dieses zu mehr als 90 Prozent aus Wasser besteht. Fette können also nicht direkt im Blut transportiert werden, sie benötigen ein »Transportvehikel«. Dieses »Taxi« wird aus Eiweiß und Fetten gebildet, wobei die Eiweißbausteine den wasserlöslichen Träger der Fette darstellen. Die gebildeten »Fett-Transporter« haben verschiedene Größen, sind verschieden dicht gepackt und üben unterschiedliche Funktionen im Organismus aus. Es gibt größere Fett-Eiweiß-Körperchen mit geringer Dichte, die sogenannten LDL (low density lipoproteins). Sie können die Gefäße schädigen, da sie das Cholesterin an den Arterienwänden ablagern. Dadurch steigt das Risiko für Herz-Kreislauf-Erkrankungen. Die noch größeren Fett-Eiweiß-Körperchen mit noch geringerer Dichte nennt man VLDL (very low density lipoproteins). Sie wirken sich ebenfalls ungünstig auf die Gefäße aus, während die kleinen mit hoher Dichte, HDL (high density lipoproteins) genannt, helfen, Cholesterin aus dem Körper zu entfernen, indem sie überschüssiges Cholesterin aus den Gefäßen aufnehmen und zum Abbau und zur Ausscheidung zur Leber transportieren.

◄► bisher wurde kein Einfluß auf die Blutkonzentration nachgewiesen
▲ wirkt sich steigernd auf die Blutkonzentration aus
▼ wirkt sich senkend auf die Blutkonzentration aus

Nach neueren Studien (DGE, 1995) wirkt sich die zum Beispiel im Olivenöl in hohen Konzentrationen enthaltene Ölsäure im doppelten Sinne positiv auf die Konzentration der Lipoproteine im Blut aus. Sie steigert offensichtlich nicht nur die Konzentration des »guten Cholesterins« (HDL), sondern senkt zugleich auch die Konzentration des »bösen Cholesterins« (LDL). Vermutlich ist das die Ursache dafür, daß etwa in Griechenland, wo Olivenerzeugnisse einen sehr hohen Stellenwert in der täglichen Ernährung haben, die Zahl der Todesfälle durch Herzinfarkt im Vergleich zu anderen europäischen Ländern sehr niedrig liegt.

Wirkung der verschiedenen Fettsäuren auf Lipoproteine	VLDL LDL	HDL
gesättigte Fettsäuren	▲	◄►
einfach ungesättigte Fettsäuren/Ölsäure	◄►	▲
mehrfach ungesättigte Fettsäuren	▼	▲

Proteine

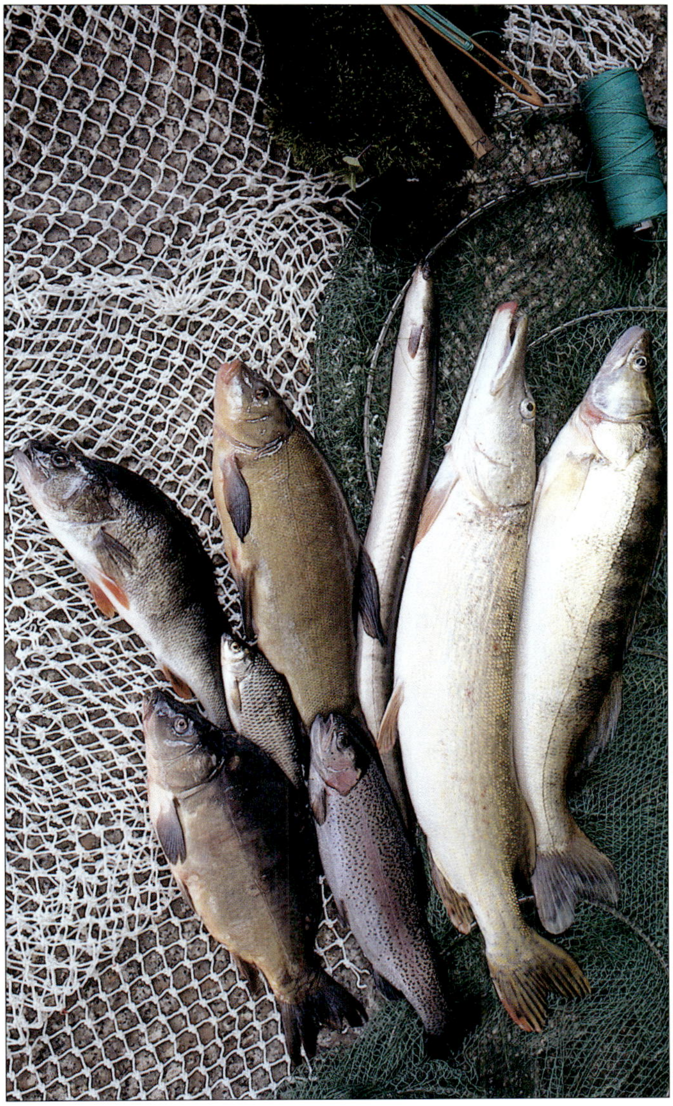

Die Eiweißstoffe oder Proteine machen den größten Anteil aller organischen Verbindungen im menschlichen Körper aus. Der Name Protein leitet sich vom griechischen protos = der Erste ab. Das Protein wird als erster oder wichtigster Stoff bezeichnet, weil es der Grundbaustein der Zellen aller Lebewesen ist. Ob Muskulatur, Organe, Knochen, Knorpel, Blut oder Haut, jede Zelle enthält Eiweißstoffe. Auch der Aufbau von Enzymen und Hormonen ist nur durch Proteine möglich.

Proteine werden von den Pflanzen gebildet. Der tierische Organismus kann das aufgenommene Protein nur in seine Grundbausteine, die Aminosäuren, zerlegen und wieder so zusammensetzen, daß es den eigenen Bedürfnissen entspricht. Die Pflanzen jedoch, sowie einige Mikroorganismen, sind in der Lage, anorganischen Stickstoff, zum Beispiel aus den im Boden vorhandenen Nitraten oder dem Luftstickstoff (mit Hilfe der Knöllchenbakterien), in die organische Eiweißverbindung einzubauen. Bemerkenswert ist die Tatsache, daß sämtliche Proteine im menschlichen Körper sich aus nur 20 verschiedenen Grundbausteinen, den Aminosäuren, zusammensetzen. Die Aminosäuren bauen, in den verschiedensten räumlichen Strukturen und zu wenigen Hundert bis vielen Tausend kombiniert, die menschlichen Proteine auf. Vergleichbar ist dies mit dem Alphabet, das etwa im Deutschen nur aus 26 Buchstaben besteht, mit denen jedoch eine unendliche Vielfalt von Wörtern, Sätzen und Texten gebildet werden können.

Auch wenn jedes mit der Nahrung aufgenommene Eiweiß vom menschlichen Organismus im Verdauungsprozeß wieder in die einzelnen Aminosäuren beziehungsweise Zweier- oder Dreier-Gruppierungen von Aminosäuren (Di- oder Tripeptide) zerlegt wird, ist es für die menschliche Ernährung nicht egal, aus welcher Quelle das aufgenommene Eiweiß stammt. Während der Mensch mit Hilfe einiger Aminosäuren andere im Stoffwechsel aufbauen kann, gibt es acht Aminosäuren, die er keineswegs selbst herstellen oder nachbilden kann. Diese sogenannten *essentiellen* Aminosäuren müssen also notwendigerweise mit der täglichen Nahrung zugeführt werden, damit es nicht zum Mangel kommt.

Da die acht essentiellen Aminosäuren in den eiweißhaltigen Nahrungsquellen in unterschiedlichen Konzentrationen und Verhältnissen vorkommen, werden die verschiedenen Eiweißlieferanten für die menschliche Ernährung auch unterschiedlich bewertet (siehe Tabelle).

Tierisches Eiweiß (biologische Wertigkeit)		Pflanzliches Eiweiß (biologische Wertigkeit)	
Vollei	100	Soja	84
Rindfleisch	92	Grünalgen	81
Fisch	94	Roggen	76
Milch	88	Bohnen	72
Edamer	85	Reis	70
Schweizer Käse	84	Kartoffeln	70
		Brot	70
		Linsen	60
		Weizen	56
		Erbsen	56
		Mais	54

Proteine

Man spricht von der biologischen Wertigkeit eines Nahrungseiweißstoffes. Die Zahlenwerte, die hierfür herangezogen werden, beziehen sich dabei auf das Vergleichseiweiß im Vollei mit der biologischen Wertigkeit von »100«. Entsprechend wird jedes andere Protein in seiner Verwertbarkeit für den menschlichen Organismus mit dem Protein des Volleis verglichen. Die acht essentiellen Aminosäuren liegen im menschlichen Eiweiß in einer bestimmten Verteilung vor. Kommt im Nahrungseiweiß auch nur eine der acht essentiellen Aminosäuren in einer deutlich geringeren Konzentration vor als im menschlichen Eiweiß, so ist die biologische Wertigkeit und damit die Verwertbarkeit des Proteins für den Menschen erheblich reduziert. Diese für die biologische Wertigkeit begrenzend wirkende Aminosäure wird auch limitierende Aminosäure genannt. Im allgemeinen liegt die biologische Wertigkeit von tierischem Eiweiß höher als die von pflanzlichem. Dennoch empfiehlt es sich, nicht mehr als ein Drittel der täglich benötigten Eiweißmenge aus tierischen Nahrungsquellen zu beziehen. Der Grund liegt darin, daß tierische Nahrungsmittel neben einem hohen Eiweißgehalt mit einer hohen biologischen Wertigkeit zusätzlich auch häufig größere Mengen unerwünschter Begleitstoffe enthalten, wie zum Beispiel *Purine*, Cholesterin und Fett.

Durch die zeitgleiche Aufnahme verschiedener Eiweißquellen mit unterschiedlicher biologischer Wertigkeit tritt ein Ergänzungseffekt auf, der darin besteht, daß die limitierende Aminosäure einer Proteinquelle auch aus einem anderen eiweißhaltigen Nahrungsmittel aufgestockt werden kann, wenn dieses die limitierende Aminosäure in einer verhältnismäßig höheren Konzentration enthält. Kombiniert man zwei oder mehrere verschiedene Eiweißquellen, lassen sich sogar biologische Wertigkeiten von über 100 erzielen. Die in der oberen Tabelle angegebenen Eiweißverhältnisse beziehen sich nicht auf das Gesamtgewicht der eingesetzten Nahrungsmittel, sondern auf das in ihm enthaltene Eiweiß. Zum Beispiel bedeutet dies bei einem Verhältnis von 35 Prozent Vollei-Eiweiß zu 65 Prozent Kartoffeleiweiß, daß Sie ungefähr ein mittelgroßes Ei zusammen mit etwa 500 Gramm Kartoffeln aufnehmen müßten, um die angegebene biologische Wertigkeit zu erreichen.

Proteingemisch	Eiweißverhältnis	biologische Wertigkeit
Bohnen und Mais	52%/48%	101
Milch und Weizen	75%/25%	105
Vollei und Weizen	68%/32%	118
Vollei und Milch	71%/29%	122
Vollei und Kartoffel	35%/65%	137

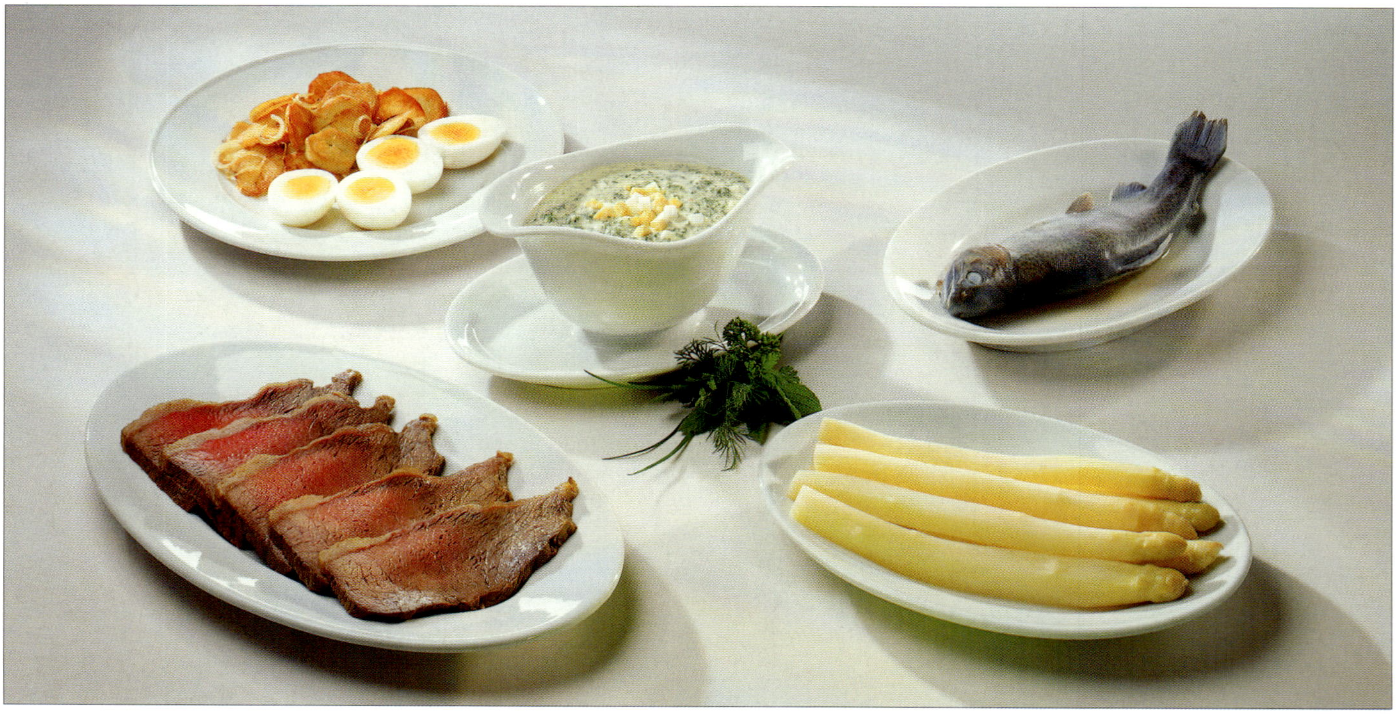

Flüssigkeitshaushalt

Der menschliche Körper besteht zu 58 Prozent aus Wasser. Bei Neugeborenen macht das Wasser sogar knapp 80 Prozent des Gesamtkörpergewichts aus. Frauen haben einen durchschnittlich um einige Prozent geringeren Wasseranteil. Das erklärt sich aus dem im Durchschnitt höheren Fettgewebeanteil des weiblichen Organismus. Während die Muskulatur zu etwa 77 Prozent aus Wasser besteht, enthält Fett nur wenig Wasser. Verliert der Körper nur ein Prozent seiner Flüssigkeit, tritt bereits ein Durstgefühl auf, bei zwei Prozent Flüssigkeitsverlust ist die Ausdauerleistungsfähigkeit bereits vermindert, ab fünf Prozent kann es schon zu beschleunigter Herztätigkeit, Apathie, Erbrechen und Muskelkrämpfen kommen, und bei einem Flüssigkeitsverlust von deutlich über 15 Prozent ist der Mensch nicht mehr lebensfähig. Das Wasser erfüllt im menschlichen Körper verschiedene lebenswichtige Aufgaben. Es dient vor allem als Baustoff, als Lösungs- und Transportmittel und zur Wärmeregulierung. Damit der Organismus diesen Aufgaben gerecht werden kann, ist er auf eine ausgeglichene Flüssigkeitsbilanz angewiesen, das bedeutet, je mehr Wasser im Körper verbraucht wird, um so mehr müssen wir ihm auch wieder zuführen (siehe Übersicht unten). Besonders im trockenen und heißen Klima und durch körperliche Betätigung kann der Flüssigkeitsbedarf erheblich ansteigen. Eine bekannte Faustformel besagt, daß der Mensch drei Wochen lang ohne Essen auskommen kann, ohne Trinken aber nur drei Tage. Unter alltäglichen Bedingungen benötigt Ihr Körper mindestens 1,5 bis 2 Liter Wasser pro Tag. Ist der Flüssigkeitsverlust durch Hitze, körperliche Anstrengung oder ähnliches erhöht, kann sich der Bedarf bis auf rund zehn Liter pro Tag erhöhen.

Wasseraufnahme	ml pro Tag	Wasserabgabe	ml pro Tag
Getränke	1000–1500	Urin	1000–1500
Speisen	700	Stuhl	100
Oxidationswasser	300	Haut	500
		Lunge	400
Insgesamt	**2000–2500**	**Insgesamt**	**2000–2500**

Um die Flüssigkeitszufuhr aus Speisen sicherzustellen, ist eine wasserreiche Kost, wie sie im Ernährungskreis der DGE vorgestellt wird (siehe Seite 289), empfehlenswert. Im Bereich der Getränke sollte man beachten, daß bestimmte Getränke dem Körper lediglich Flüssigkeit zuführen, ohne energiehaltig zu sein, andere hingegen Flüssigkeit und Energie anliefern.

Mineralstoffzusammensetzung
(des menschlichen Schweißes)

Bestandteile	Gehalt in mg/l
Natrium	1200
Chlorid	1000
Kalium	300
Calcium	160
Magnesium	36
Sulfat	25
Phosphat	15
Zink	1,2
Eisen	1,2

Getränke, die ein Sportler unmittelbar während einer sportlichen Belastung zu sich nimmt, müssen zum Teil anderen Ansprüchen genügen, als Getränke, die im Verlauf des übrigen Tages getrunken werden. Sie sollen die vor allem mit dem Schweiß verlorengegangene Flüssigkeit und die im Schweiß gelösten Mineralstoffe ersetzen. Außerdem sollten sie so zusammengesetzt sein, daß sie möglichst schnell im Körper aufgenommen und weitergeleitet werden können. Mit dem Schweiß gehen dem Menschen pro Liter zwischen 2,7 und 3 Gramm Mineralstoffe verloren (siehe Übersicht oben). Um diesen Verlust auszugleichen, sollte die aufgenommene Flüssigkeit die verlorengegangenen Mineralstoffe ersetzen. Ein trainierter Sportler schwitzt übrigens bei einem vergleichbaren Anstrengungsgrad schneller als ein Untrainierter, verliert dafür aber weniger Natrium und Chlorid mit dem Schweiß. Der Verlust der restlichen Mineralstoffe, wie Kalium oder Magnesium, liegt beim Trainierten wie beim Untrainierten pro Liter Schweiß gleich hoch. Damit die zugeführte Flüssigkeit während oder nach dem Sporttreiben in der optimalen Geschwindigkeit aufgenommen werden kann, sollte die Anzahl der gelösten Teilchen – wie Mineralstoffe oder Zuckerbausteine – in der zugeführten Flüssigkeit der Teilchenanzahl im Blut entsprechen (= isoton). Hierfür gibt es spezielle Getränke. In der Regel erfüllt eine Apfelsaftschorle aus zwei bis drei Teilen Mineralwasser und einem Teil Fruchtsaft den gleichen Zweck, reines Wasser enthält zu wenig Teilchen (= hypoton), Apfelsaft enthält zuviele (= hyperton).

Vitamine, Mineralstoffe

Vitamine und Mineralstoffe sind vielen Menschen heutzutage besser aus speziellen Präparaten bekannt als aus ihren natürlichen Quellen, wie Obst und Gemüse oder Milch und Milchprodukten. Weder Vitamine noch Mineralstoffe liefern Energie – wie die Kohlenhydrate, Fette oder Eiweiße. Dennoch zählen sie zu den essentiellen, das heißt, lebensnotwendigen Nährstoffen. Sie müssen, da sie nicht durch den Körper selbst gebildet werden können, mit der Nahrung zugeführt werden. Ihre Hauptaufgabe besteht in der Regulierung der verschiedensten Stoffwechselprozesse. Einige Mineralstoffe dienen dem Körper darüber hinaus als Baustoff.

Funktionen und Vorkommen der wichtigsten Mineralstoffe

Mineralstoff	Funktion	Vorkommen
Natrium	Regulation des Wasserhaushalts, Enzymaktivator	Kochsalz, geräucherte Lebensmittel, Wurst, Käse
Kalium	Regulation des Wasserhaushalts, Erregbarkeit von Nerven und Muskelzellen, Enzymaktivator, Glykogensynthese	Pflanzliche Lebensmittel: Gemüse, Kartoffeln, Hülsenfrüchte, Obst, Nüsse, Trockenfrüchte
Magnesium	Enzymaktivator, Erregbarkeit von Nerven und Muskeln	Grüne Gemüse, Kartoffeln, Nüsse, Obst, Hülsenfrüchte
Calcium	Erregbarkeit von Nerven und Muskeln, Blutgerinnung, Aktivität von Enzymen, Baustein für Knochen und Zähne	Milch, Milchprodukte, Eigelb, Gemüse, Nüsse, Obst
Phosphor	Bestandteil energiereicher Phosphat-Verbindungen, Baustein von Knochen, Zähnen und Zellen	Milch, Milchprodukte, Innereien, Fleisch, Fisch, Eigelb, Hülsenfrüchte, Nüsse
Chlorid	Regulation des Wasserhaushalts, Bildung der Magensalzsäure	Kochsalz, geräucherte Lebensmittel, Wurst, Käse
Eisen	Bestandteil des Hämoglobin und Myoglobin, Sauerstofftransport	Fleisch, Leber, Eigelb, Vollkornprodukte, Hülsenfrüchte, Schnittlauch, Spinat, Bierhefe
Jod	Bestandteil der Schilddrüsenhormone	Seefische, Eier, Milch, jodiertes Speisesalz
Zink	Enzymaktivator, Aufbau des Hormons Insulin	Rindfleisch, Leber, Erbsen, Getreide
Fluor	Wirkt der Bildung von Karies entgegen	Trinkwasser, pflanzliche Lebensmittel, Tee
Kupfer	Blutbildung	Innereien, Fisch, Ei, Kartoffeln, Hülsenfrüchte, Nüsse
Selen	Wirkt zusammen mit Vitamin E	Fleisch, Fisch, Vollkornprodukte, Obst, Gemüse, Hefepräparate
Mangan	Bestandteil von Enzymen, Skelettaufbau	Leber, Getreide, Bohnen, Spinat, Hülsenfrüchte, Obst
Kobalt	Bestandteil von Vitamin B12, Bildung der roten Blutkörperchen	Leber, Getreide, Hülsenfrüchte, Nüsse, Wurzelgemüse

Funktionen und Vorkommen der wichtigsten Vitamine

Vitamin	Funktion	Vorkommen
Vitamin A	Bildung und Erhaltung von Haut und Schleimhaut, Bestandteil des Sehpurpurs	Vitamin A: Butter, Margarine, Käse, Milch, Eigelb, Karotin: Möhren, Spinat, Aprikosen
Vitamin D	Knochen- und Zahnbildung, Förderung der Resorption von Calcium und Phosphor	Leber, Seefisch, Käse, Milch, Eigelb; wird bei Sonnenbestrahlung in der Haut gebildet
Vitamin E	Elastizität des Bindegewebes und der Blutgefäße, Antioxidans in Lebensmitteln, verhindert die Oxydation der mehrfach ungesättigten Fettsäuren	Getreidekeime, Keimöle, Nüsse, Weizenkeime, Eigelb, Butter, Margarine
Vitamin K	Bildung von Prothrombin (Vorstufe eines Blutgerinnungsfermentes), unentbehrlich für die normale Blutgerinnung	Grüne Gemüse, Kohl, Blattsalate; wird im Darm gebildet
Vitamin B1	wirkt als Coenzym im Kohlenhydratstoffwechsel	Vollkornerzeugnisse, Hefepräparate, Schweinefleisch
Vitamin B2	Bestandteil von Enzymen der Atmungskette	Hefepräparate, Milch, Innereien, Milchprodukte, grünes Blattgemüse
Vitamin B6	wirkt als Coenzym im Eiweißstoffwechsel, Bildung von roten Blutkörperchen	Getreide, Weizenkeime, Hefe, Leber, Hülsenfrüchte, Seefisch, Nüsse, Milch
Vitamin B12	vielfältige Stoffreaktionen, Zellaufbau, Bildung der roten Blutkörperchen, Nervenfunktion	nur in tierischen Lebensmitteln: Leber, Fleisch, Fisch, Ei, Milch
Vitamin C	Aufbau des Bindegewebes, Antioxidans, fördert die Eisenresorption	Obst, Gemüse, Kartoffeln
Niacin	zusammen mit Vitamin B1 und B2 an den Zellreaktionen zur Energiefreisetzung beteiligt	Hefepräparate, Geflügel, Fleisch, Fisch, Hülsenfrüchte, Vollkornerzeugnisse
Pantothensäure	Bestandteil des Coenzyms A, Mitwirkung beim Nahrungsstoffwechsel	Vollkornerzeugnisse, Nüsse, Eier, Hefepräparate
Folsäure	Bildung von Körpereiweiß, roten Blutkörperchen und Erbmaterial	Weizenkeime, Hefepräparate, Innereien, grünes Gemüse, Milch

Die unter Vitamin A aufgenommenen Karotinoide sind in Pflanzen vorkommende Vorstufen (Pro-Vitamine), aus denen im Tier Vitamin A entsteht. Besonders die antioxidative Wirkung einiger Vitamine und des Selens ist zunehmend in den Blickpunkt der Wissenschaft gerückt. Sie üben eine wichtige Schutzfunktion für die Zelle aus und reduzieren so das Risiko für Herz-Kreislauferkrankungen und Krebs.

Zehn Regeln für eine gesunde Ernährung

Bei »gutem Essen« denken die meisten Menschen an Geschmack und Genuß, bei »guter Ernährung« eher an Gesundheit und Figur. Dabei handelt es sich bei Essen und Ernährung keinesfalls um Gegensätze, und es lassen sich Gesundheit und eine gute Figur durchaus mit Geschmack und Genuß verbinden. Die folgenden Ausführungen basieren auf Empfehlungen der DGE.

1. Vielseitig – aber nicht zuviel

Da es kein Nahrungsmittel gibt, das die benötigten Nährstoffe wie Fett, Eiweiß, Zucker, Mineralstoffe, Vitamine, Wasser und Ballaststoffe jeweils in der optimalen Zusammensetzung enthält, muß eine bedarfsgerechte Ernährung die verschiedenen Nahrungsmittelgruppen berücksichtigen, um eine optimale Versorgung sicherzustellen. Der Ernährungskreis der Deutschen Gesellschaft für Ernährung stellt eine leicht verständliche Übersicht zur Verfügung, die auf einen Blick erkennen läßt, in welchen Mengen welche Nahrungsmittelgruppen im Sinne einer ausgewogenen Ernährung verzehrt werden sollten. Natürlich finden sich innerhalb jeder Nahrungsmittelgruppe einzelne Nahrungsmittel, die ernährungsphysiologisch betrachtet als hochwertiger, und andere, die als minderwertiger eingestuft werden können. So ist in der Gruppe der Getreide und Getreideprodukte eine Scheibe Vollkornbrot zur Nährstoffversorgung des menschlichen Körpers höher einzustufen als eine Scheibe Toastbrot aus ausgemahlenem Mehl. Oder eine Scheibe Putenwurst ist aufgrund ihres geringen Fettgehalts günstiger einzustufen als eine Scheibe Salami.

2. Weniger Fett und fettreiche Lebensmittel

Achten Sie besonders auf die sogenannten versteckten Fette. Dazu zählen beispielsweise Fette in Fleisch, Wurst, Käse, Eiern, Nüssen, Kuchen, Schokolade etc. Achten Sie darauf, daß diese versteckten Fette pro Tag höchstens 30 bis 40 Gramm ausmachen. Um ein Gespür dafür zu bekommen, wo sich wieviel Fett versteckt, ist es empfehlenswert, für einige Tage ein Ernährungsprotokoll zu führen und auszuwerten. Dabei erhalten Sie nicht nur Informationen darüber, wie hoch Ihre tägliche Energiezufuhr liegt und wie hoch Ihr täglicher Fettkonsum ist, sondern Sie erfahren auch, ob die Relationen der Hauptnährstoffe zueinander den Empfehlungen entsprechen. Durchschnittlich werden in Deutschland übrigens rund 50 Gramm Fett pro Tag zuviel aufgenommen. Das entspricht etwa 450 kcal.

3. Würzig, aber nicht salzig

Ihr Geschmackssinn gewöhnt sich sehr schnell an salzreiche Kost. Nehmen Sie für einige Tage besonders salzhaltige Nahrung zu sich, wird Ihnen im Anschluß daran eine normal gesalzene Kost regelrecht fad vorkommen. Zur Zeit nimmt die deutsche Bevölkerung durchschnittlich ungefähr doppelt soviel Salz zu sich, wie es den Empfehlungen entspräche, nämlich zehn Gramm Kochsalz anstelle empfohlener fünf Gramm pro Tag. Es wird darüber diskutiert, ob bei entsprechend veranlagten Menschen eine Erhöhung des Blutdrucks und damit ein Anstieg des Herzinfarktrisikos als möglicherweise unerwünschte Nebenwirkung dieser hohen Kochsalzaufnahme möglich ist. Besonders salzhaltige Nahrungsmittel sind die meisten Käsesorten, Konserven, Fertiggerichte, Knabberzeug, Wurst, Würzmittel wie Brühwürfel, Senf oder Soßenextrakte etc; salzarm dagegen sind unter anderem Milch, Joghurt, frisches Gemüse, Fleisch oder frischer Fisch und Küchenkräuter. Würzen Sie mit frischen Kräutern. Salzen Sie nur dann zusätzlich, wenn Sie vorher probiert haben; bei Jodmangel empfiehlt sich darüberhinaus die Verwendung von Jodsalz, da es zur Vorbeugung von Jodmangel dient. Übrigens verändert sich unser Geschmacksempfinden nach einigen Wochen salzarmer Kost wieder, so daß wir auch wenig gesalzene Speisen als angenehm würzig empfinden.

4. Wenig Süßes

Ebenso wie sich für salzige Speisen eine bestimmte Geschmacksschwelle herausbilden kann, ist dies für süße Speisen möglich. Dadurch kann sich eine gewisse »Abhängigkeit« von Süßem entwickeln. Süßigkeiten haben bei einem relativ hohen Energiegehalt gleichzeitig einen relativ geringen Nährwert. Häufig treten die einfachen Zucker und der raffinierte Zucker in Verbindung mit gesättigten Fetten auf. Speziell klebrige Süßigkeiten wie Lutscher, Bonbons und Pralinen etc. gefährden durch Karies die Zahngesundheit. Wer regelmäßig Süßes ißt, nimmt insgesamt zuviel Energie auf und verzichtet zu Gunsten der nährstoffarmen Süßigkeiten auf nährstoffreiche Nahrungsmittel. Dadurch wird der Körper natürlich schlechter mit den lebensnotwendigen Nährstoffen versorgt. Übrigens liefern auch Süßstoffe keinen Ausweg aus dieser Situation. Auch wenn sie selber keine Energie enthalten, tragen sie erstens ebenfalls zur Erhöhung der süßen Geschmacksschwelle bei und können zweitens den Hunger nach Kohlenhydraten nicht stillen, da keine enthalten sind. Auf diese Weise wird gerade in hungrigem Zustand, in dem auch der Blutzuckerspiegel niedrig ist, oft mehr von süßstoffhaltigen Nahrungsmitteln verzehrt, als es dem Energiebedarf eigentlich entspräche. Wenn Sie also Appetit auf etwas Süßes haben, gönnen Sie sich lieber frisches oder getrocknetes Obst.

5. Mehr Vollkornprodukte

Der Verzehr von Erzeugnissen, die unter Verwendung von ausgemahlenen Mehlen (zum Beispiel Weizenmehl Type 405) hergestellt wurden, verschlechtert vor allem die Zufuhr von Ballaststoffen, Vitaminen und Mineralstoffen. Diese im vollen Korn in den

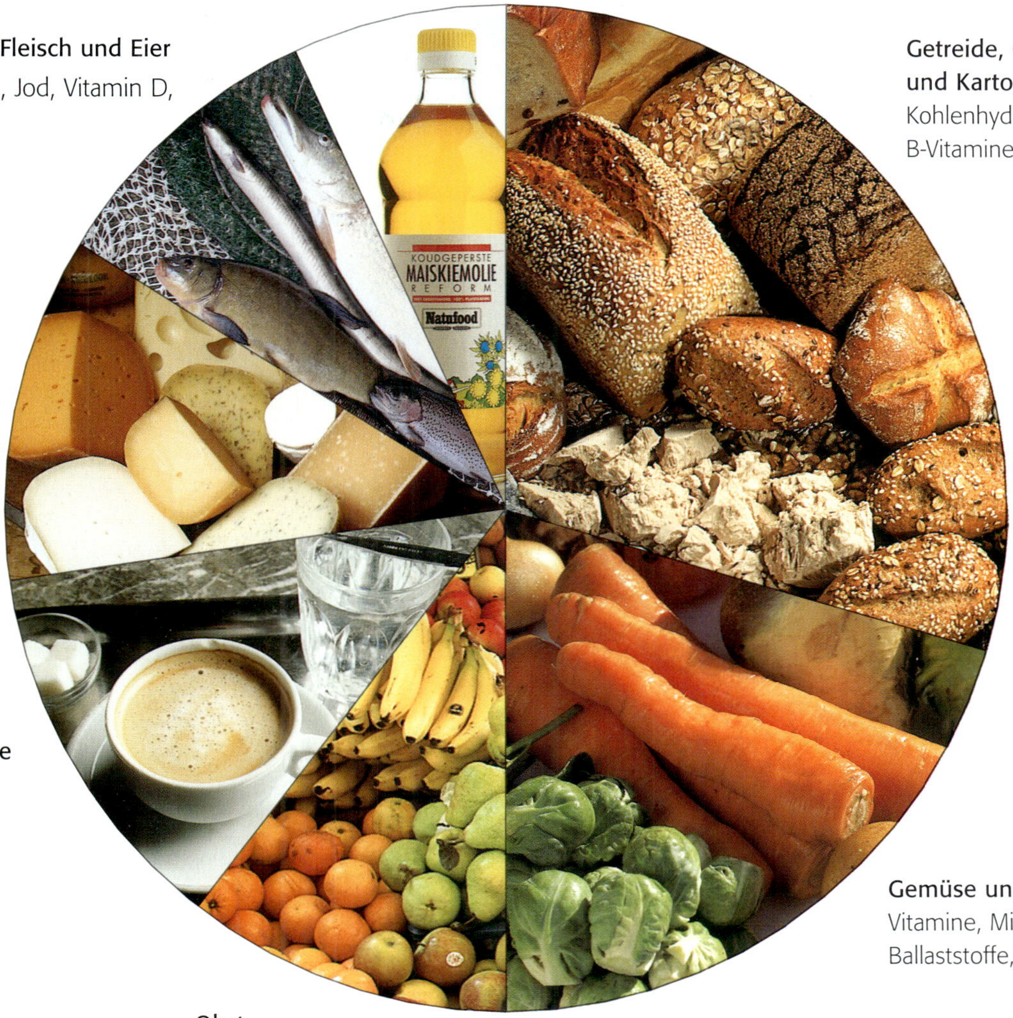
Fette und Öle
Fett, fettlösliche Vitamine, essentielle Fettsäuren
Fisch, Fleisch und Eier
Eiweiß, Jod, Vitamin D, Eisen
Getreide, Getreideprodukte und Kartoffeln
Kohlenhydrate, Ballaststoffe, B-Vitamine, Eiweiß
Milch und Milchprodukte
Eiweiß, Calcium, B-Vitamine
Getränke
Wasser
Gemüse und Hülsenfrüchte
Vitamine, Mineralstoffe, Eiweiß, Ballaststoffe, Kohlenhydrate
Obst
Vitamine, Mineralstoffe
KOUDGEPERSTE
MAISKIEMOLIE
REFORM
Natufood

Der Ernährungskreis zeigt die Gesamtmenge des täglichen individuellen Energiebedarfs in optimaler Nährstoffzusammensetzung. Die einzelnen Kreissegmente veranschaulichen den darin empfohlenen Energieanteil der jeweils gezeigten Nahrungsmittelgruppe.

Randschichten enthaltenen Inhaltsstoffe gehen beim Mahlprozeß weitgehend verloren. Da die Ballaststoffaufnahme des Deutschen im Durchschnitt nur 20 Gramm anstelle der empfohlenen 30 Gramm beträgt und auch die Versorgung mit B-Vitaminen und bestimmten Mineralstoffen nicht immer gesichert ist, können wir nicht auf die Vorteile der Vollkornerzeugnisse verzichten.

6. Reichlich Gemüse, Kartoffeln und Obst

Gemüse und Obst enthalten vor allem Kohlenhydrate, die ja über die Hälfte der täglich aufgenommenen Energie liefern sollen. Weiterhin führen Obst und Gemüse dem Körper Ballaststoffe, Vitamine, Mineralstoffe und Wasser zu. Durch den hohen Wasser- und Ballaststoffgehalt sind sie relativ energiearm. Hülsenfrüchte enthalten neben einem besonders hohen Anteil an Ballaststoffen – ähnlich wie die Kartoffel – ein recht hochwertiges Eiweiß, das durch Kombination mit Getreide- oder Milchprodukten in seiner Wertigkeit noch aufgewertet werden kann. Auch tiefgefrorenes Gemüse oder Obst ist empfehlenswert, wenn es, wie heutzutage üblich, unmittelbar nach der Ernte schockgefroren wurde. Durch dieses Verfahren bleiben Vitamine erhalten, die selbst bei frischem

Zehn Regeln für eine gesunde Ernährung

Obst und Gemüse häufig fehlen, da sie auf dem Weg zu uns meist schon einige Lagertage hinter sich haben, an denen empfindliche Vitamine bereits abgebaut wurden.

7. Weniger tierisches Eiweiß

Auch wenn tierisches Eiweiß im Vergleich zum pflanzlichen in der Regel eine höhere biologische Wertigkeit aufweist, das heißt, vom menschlichen Organismus besser zu verwerten ist, bringen die tierischen Eiweißlieferanten nicht nur Gutes. Neben dem besonders hochwertigen Eiweiß liefern Fleisch, Wurst und Eier nämlich auch unerwünschte Begleitstoffe, wie gesättigte Fette, Cholesterine, Purine (die in entsprechend hohen Konzentrationen Gicht auslösen können) und Salz. Daher sollte sich der Fleischverzehr auf zwei bis drei kleine Portionen (maximal 150 Gramm) pro Woche beschränken. Auch Wurst (maximal 50 Gramm) und Eier sollten Sie nicht häufiger als zwei- bis dreimal wöchentlich konsumieren. Essen Sie anstelle häufiger Fleischmahlzeiten lieber zweimal pro Woche Seefisch. Dieser liefert neben hochwertigem Eiweiß auch größere Mengen an Jod, das sonst kaum noch in der Nahrung steckt. Wenn Sie darüber hinaus Ihre pflanzlichen Eiweißquellen mit anderen Eiweißlieferanten, wie zum Beispiel Milch, Milchprodukte oder Getreide, kombinieren, brauchen Sie selbst als Kraftsportler keine mangelnde Eiweißversorgung zu fürchten.

8. Trinken mit Verstand

Über Getränke ist die schnellste Energiezufuhr ohne einen vergleichbaren Sättigungseffekt möglich. Da diese Energie, insbesondere wenn sie aus Limonaden oder sogar aus alkoholischen Getränken stammt, keinen entsprechenden Nährwert liefert, lautet die Empfehlung, möglichst weitgehend auf solche Getränke zu verzichten. Speziell der Alkohol, der in reiner Form circa 7 kcal pro Gramm liefert, sollte niemals als Durstlöscher eingesetzt werden. Größere Mengen Alkohol beeinflussen nicht nur die Reflexe und die Koordination negativ, sondern führen regelmäßig konsumiert im schlimmsten Falle zur Sucht und schädigen dann auch die inneren Organe wie Leber, Nieren, Magen und Darm sowie das Gehirn. Ideal läßt sich der Flüssigkeitsbedarf, der mit rund 1,5 Litern über Getränke gedeckt werden sollte, durch Mineralwasser oder Früchtetees absättigen. Kaffee und schwarzer Tee eignen sich, auch wenn sie energiefrei sind, nur bedingt zur Deckung des Flüssigkeitsbedarfes, da sie mit dem Koffein und Theobromin anregende Stoffe enthalten, die zu einer gewissen Abhängigkeit führen können. Obst- oder Gemüsesäfte sollten nach Möglichkeit verdünnt (mindestens 1:1) getrunken werden. So sparen Sie nicht nur eine Menge Energie, sondern die Säfte können auf diese Weise schneller vom Organismus aufgenommen werden.

9. Öfter kleinere Mahlzeiten

Fünf kleinere Mahlzeiten kurbeln nicht nur Ihren Stoffwechsel an, sondern lassen auch die im Verlauf eines Tages zwangsläufig auftretenden Leistungstiefs weniger gravierend ausfallen (Abb. 1). Essen Sie also ein zweites Frühstück und einen Nachmittagsimbiß. Lassen Sie dafür die Hauptmahlzeiten kleiner als üblich ausfallen, damit Ihre Gesamtenergiezufuhr nicht über das benötigte Maß ansteigt. Ist Ihr Körpergewicht normal, dürfen Sie sich sogar einen kleinen Spätimbiß nach dem Abendessen gönnen.

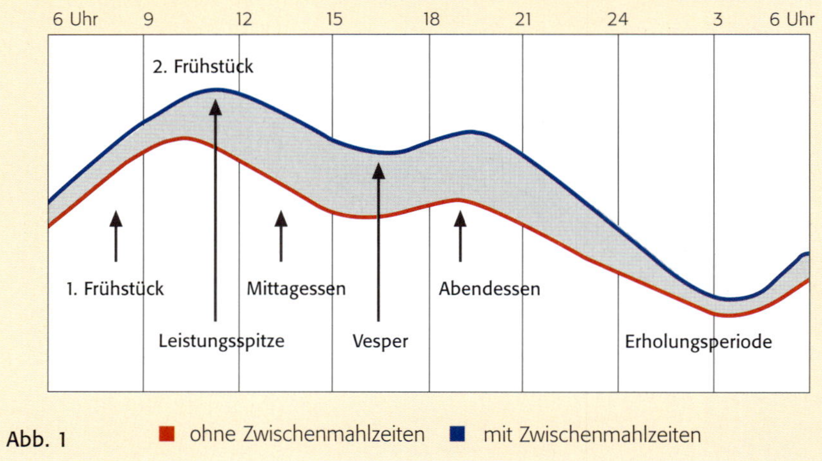

Abb. 1

10. Schmackhaft und nährstoffschonend zubereiten

Garen Sie möglichst kurz und mit wenig Wasser oder Fett, um Nährstoffe und Eigengeschmack der Speisen zu erhalten. Vitamine sind zum Teil wasserlöslich, hitze-, sauerstoff- und lichtempfindlich. Um sie zu schonen, sollten Sie Gemüse und Obst kühl und dunkel lagern, möglichst schnell verbrauchen und niemals lange warmhalten. Außerdem sollten Sie es vor dem Schneiden waschen und nur grob zerkleinern, damit die Oberfläche, von der aus Nährstoffe verloren gehen können, möglichst klein bleibt. Auch Mineralstoffe gehen durch Wässern verloren. Eine schonende Zubereitung wirkt sich zudem nicht nur positiv auf den Nährstoffgehalt aus, sondern verbessert auch die geschmackliche Qualität erheblich

Vollwerternährung

Die Vollwerternährung bietet, über die vorangegangenen Grundregeln zur gesunden Ernährung hinausgehend, einige zusätzliche Gedanken, die die Ernährung über die Bedarfsdeckung hinaus betrachtet. Nach dem jeweiligen Grad ihrer Verarbeitung werden die Nahrungsmittel in fünf Wertstufen eingeteilt. Folgende Prinzipien liegen der Vollwert-Ernährung zu Grunde:

- überwiegend ovo-lacto-vegetabile Kost,
- Lebensmittel aus kontrolliert biologischer (ökologischer) Landwirtschaft sind zu bevorzugen,
- die Nahrung soll einen möglichst geringen Verarbeitungsgrad durch Prozeßtechniken und Zubereitungsverfahren haben,
- isolierte und raffinierte Produkte, wie Zucker und Auszugsmehle sowie Genußmittel, sollen gemieden werden,
- es werden bestimmte Lebensmittel statt einzelner Nährstoffe empfohlen.

Nahrungsmittel Wertstufen	
Stufe I	**Besonders empfehlenswert** unveränderte Lebensmittel: gewaschen, gekühlt, entspelztes Getreide, geschälte Früchte
Stufe II	**Sehr empfehlenswert** bearbeitete Lebensmittel: geschnitten, geraspelt, gehobelt, geschrotet, gemahlen, geschält, kalt gepreßt, enzymatisch mit Hilfe von Milchsäurebakterien verändert
Stufe III	**Empfehlenswert** erhitzte Lebensmittel: blanchiert und eingefroren, im eigenen Saft gegart, gekocht, gebacken, pasteurisiert, heiß gepreßt, mit hohem Druck gepreßt, zentrifugiert, getrocknet, homogenisiert, entrahmt, geräuchert
Stufe IV	**Weniger empfehlenswert** verarbeitete Lebensmittel: gefiltert, gesiebt (Auszugsmehle), poliert (Reis), gebraten, geröstet, ultrahocherhitzt, sterilisiert, konserviert
Stufe V	**Nicht empfehlenswert** isolierte Lebensmittel und Fertigprodukte: z. B. raffinierter Zucker

Begründet wurde die Vollwerternährung durch Werner Kollath, der 1942 in seinem Buch »Die Ordnung der Natur« die Forderung formulierte: »Die Nahrung sollte so natürlich wie möglich sein«. Die Thesen Kollaths wurden durch Koerber, Männle und Leitzmann in ihrem 1981 erschienenen Buch »Vollwert-Ernährung« aktualisiert und erweitert. Durch diese Grundprinzipien soll der Körper optimal mit allen essentiellen Nahrungsinhaltsstoffen versorgt werden, einschließlich zum Teil noch nicht identifizierter möglicherweise essentieller Nährstoffe. Durch eine optimale Ausbildung von Abwehrkräften gegenüber Krankheiten soll der Körper gesund erhalten und eine optimale körperliche und geistige Entwicklung der Leistungsfähigkeit ermöglicht werden. Die Vollwert-Ernährung hat eine ökologische Lebensweise durch Meidung von Veredelungsverlusten, Energieeinsparung und Schonung der Umwelt zum Ziel. Damit ist sie geeignet, Menschen in Industrie- und Entwicklungsländern langfristig bei einer vorteilhaften Lebensweise zu unterstützen – und zudem konkret zur Verminderung der Kosten im Gesundheitswesen beizutragen, indem ernährungsabhängige Erkrankungen verringert werden.

Dies sei am Beispiel der Veredelungsverluste erklärt: Zur Produktion tierischer Lebensmittel, wie Fleisch oder Milch, werden Futtermittel eingesetzt, die auch direkt zur Ernährung des Menschen genutzt werden könnten, zum Beispiel Getreide oder Sojabohnen oder andere pflanzliche Produkte. Hierdurch gehen zwischen 65 und 90 Prozent der Nahrungsenergie und des Proteins pflanzlicher Futtermittel verloren, da das Tier einen Großteil der Nahrungsenergie für den eigenen Stoffwechsel und für den Aufbau nicht fleischliefernder Gewebe benötigt. Würde zumindest ein Teil der als Futtermittel eingesetzten Getreide direkt zur menschlichen Ernährung genutzt, könnten folglich viel mehr Menschen ernährt werden.

Nahrungsergänzungspräparate

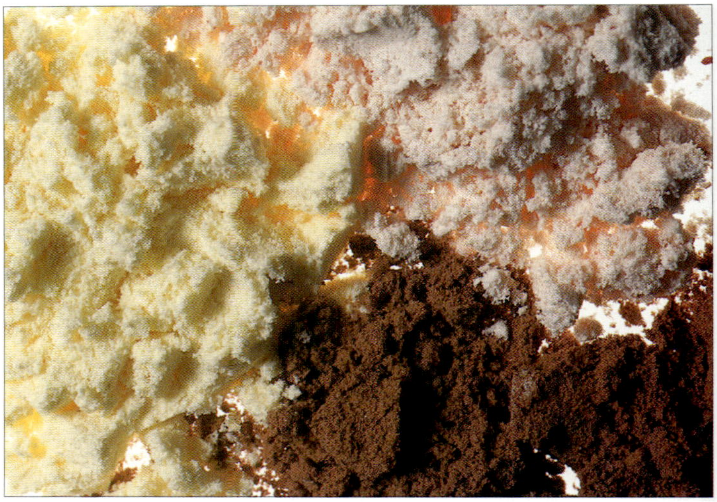

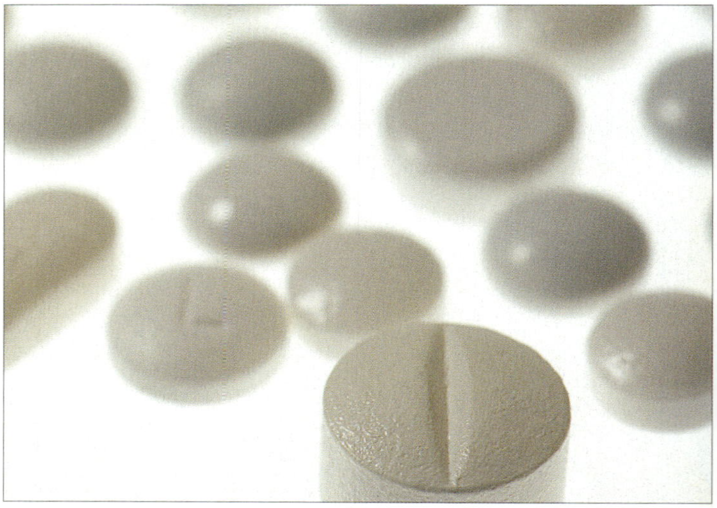

Nicht immer scheint es möglich, die Ernährungsbedürfnisse in besonderen Situationen allein durch die dargestellte gesunde oder eine vollwertige Ernährung zu decken. Gerade in bestimmten Leistungssportarten kann der große Bedarf an Energie und Nährstoffen dem Sportler ernsthafte Schwierigkeiten bereiten. Insbesondere die Ausdauersportarten, die täglich über mehrere Stunden und das für einige Tage ausgeführt werden, werfen zudem regelrechte technische Probleme der Nahrungszufuhr auf.

Prinzipiell ergeben sich zwei Einsatzbereiche für eine Nahrungsergänzung. Der erste kennzeichnet sich durch eine Mangelsituation. Unter bestimmten Umständen, wie etwa in der Schwangerschaft oder bei exzessiven körperlichen Belastungen, werden konkrete Einzelnährstoffe oder Vitalstoffe verabreicht, nachdem ein Mangel an diesen speziellen Stoffen festgestellt wurde. Der zweite Einsatzbereich ist die vorsorgliche Einnahme von einzelnen Nähr- oder Vitalstoffen oder von Kombinationspräparaten.

Um den Sinn der Verabreichung spezieller Nährstoffpräparate zu beurteilen, stellt sich die Frage, ob ein Mangel nicht auch durch Veränderungen in der Zusammenstellung der täglich konsumierten Nahrungsmittel beseitigt werden kann. Grundsätzlich gilt, daß eine zusätzliche Gabe von Vitaminen oder Mineralstoffen keinen sportlichen Sieger hervorbringt. Zwar versucht die Werbung für solche Präparate uns davon zu überzeugen, daß ein Überschuß eines bestimmten Vitalstoffes einen besonders positiven Effekt auf unsere Leistung hat, doch wird die Leistung durch Gabe irgendeines Stoffes nur dann positiv beeinflußt, wenn dieser Stoff vorher nicht in ausreichender Menge im Körper vorhanden war. Die Schlußfolgerung, daß die Symptome, die der Mangel eines bestimmten Stoffes im Körper auslöst, wie zum Beispiel Müdigkeit bei einem Mangel an Vitamin E, durch eine besonders hohe Konzentration dieses Stoffes in ihr Gegenteil verkehrt werden können, stellt sich als logischer Trugschluß heraus, denn, um beim Beispiel zu bleiben, ein Überschuß an Vitamin E kann nicht besonders munter machen.

Werden Einzelstoffe ergänzt, wie beispielsweise einzelne Aminosäuren, Vitamine, Spurenelemente oder Mineralstoffe, kann dadurch die Aufnahme essentieller Nahrungsbestandteile aus den folgenden Mahlzeiten behindert und dadurch die sinnvolle Verwertung im Körper beeinträchtigt werden. So hat zum Beispiel die essentielle Aminosäure Tryptophan, isoliert in Form eines Medikamentes gegeben, eine ermüdende Wirkung. Im Verbund mit den übrigen essentiellen Aminosäuren, etwa in einer fleischhaltigen Mahlzeit, macht sich dieser Effekt jedoch nicht bemerkbar. Der Grund dafür ist, daß das Tryptophan, um seine beruhigende und ermüdende Funktion entfalten zu können, durch die sogenannte Blut-Hirn-Schranke ins Gehirn eintreten muß. Hier dient es als Vorstufe des Serotonins. Dieses Serotonin ist ein chemischer Botenstoff, der für eine entspannte Stimmung sorgt und das Schmerzempfinden reduziert. Aber nicht nur das Tryptophan versucht durch die Blut-Hirn-Schranke ins Gehirn zu gelangen, sondern auch andere Aminosäuren, die keinen vergleichbaren biochemischen Effekt auslösen. Solange die Aminosäuren gemeinsam in einem Nahrungsmittel aufgenommen werden, ist die Konzentration zueinander so ausgeglichen, daß immer nur vergleichsweise geringe Mengen des Tryptophans im Gehirn zu Serotonin umgewandelt werden können. Isoliert als Medikament gegeben, fehlen dem Tryptophan die Konkurrenten, wenn es um den Einlaß ins Gehirn durch die Blut-Hirn-Schranke geht, so daß sich ein regelrechter pharmakologischer Effekt durch die Aufnahme eines einzelnen essentiellen Nahrungsbestandteiles ergeben kann. Von einer pharmakologischen Wirkung spricht man, wenn eine andere Reaktion in Gang gesetzt wird, als ursprünglich beabsichtigt.

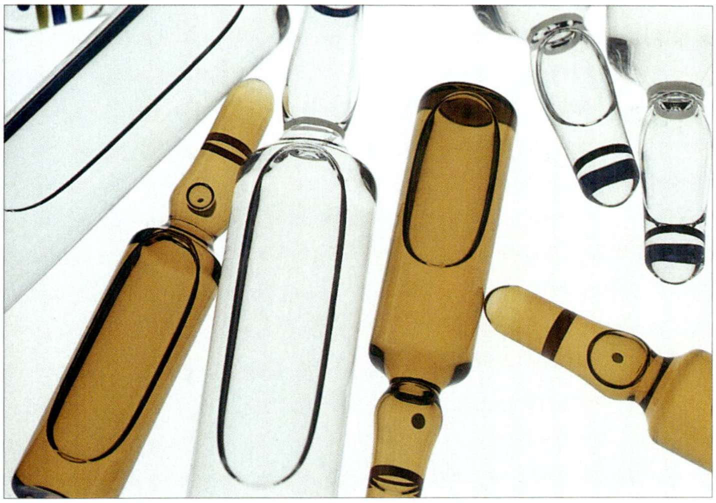

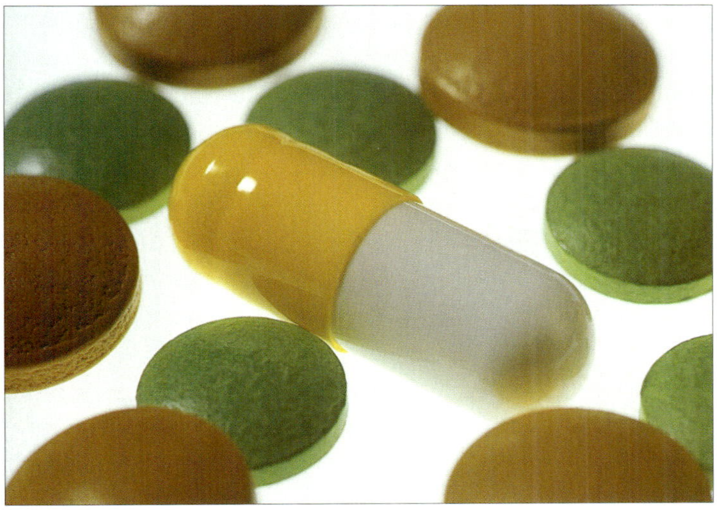

Ein altbewährtes Hausmittel bei Einschlafstörungen, die heiße Milch mit Honig, macht sich den Effekt zunutze, daß die Bauchspeicheldrüse als unmittelbare Antwort auf den Verzehr kurzkettiger Zucker Insulin ausschüttet. Dieses Insulin ermöglicht dabei jedoch nicht nur dem Blutzucker den Eintritt in die Zelle, sondern auch den lang- und verzweigtkettigen neutralen Aminosäuren, die um den Eintritt ins Gehirn durch die Blut-Hirn-Schranke konkurrieren. Je mehr dieser »Konkurrenten« des Tryptophan aus dem Weg geräumt werden, um so mehr Serotonin kann dadurch im Gehirn aus dem Tryptophan gebildet werden. Da die Milch von Natur aus einen hohen Tryptophangehalt hat und der Honig Einfach- und Zweifachzucker in hoher Konzentration enthält, läßt sich der beruhigende und einschläfernde Wirkungsmechanismus dieses Hausmittels also durchaus biochemisch begründen.

Auch der Süßhunger bei kohlenhydratarmen Diäten läßt sich mit diesem Wirkungsmechanismus erklären. Durch den fehlenden Zucker wird wenig Insulin ins Blut abgegeben. Dadurch werden die »Tryptophankonkurrenten« nicht so stark in die Zellen eingelagert und stehen in höherem Maße als Konkurrenten an der Blut-Hirn-Schranke zur Verfügung. Relativ gesehen ist die Konzentration an Tryptophan also geringer. Das bedeutet, daß im Gehirn mangels Tryptophan weniger Serotonin gebildet werden kann. Ein solcher Serotoninmangel äußert sich durch eine depressive Stimmungslage, die das Hungergefühl auf Zucker extrem erhöht. Nach einer zuckerhaltigen Mahlzeit verbessert sich die Stimmungslage dann deutlich, was natürlich neben dem biochemischen Effekt auch einen psychologischen auslöst: Wenn ich Süßes esse, fühle ich mich besser.

Da die biochemischen Auswirkungen der verschiedenen lebensnotwendigen Nahrungsfaktoren selbst in der heutigen Zeit nur bruchstückweise bekannt sind und eine Vielzahl von Verkettungen und Verzahnungen der biochemischen Prozesse besteht, ist eine Gabe von isolierten Einzelnährstoffen zum Zwecke der sportlichen Leistungssteigerung nicht zu empfehlen, es sei denn, sie werden gezielt nach einer intensiven Ausdauersportart zugeführt.

Lediglich im wettkampforientierten Ausdauerleistungssport erscheint eine Energie- und Flüssigkeitsergänzung nach heutigen Erkenntnissen sinnvoll zu sein. Insbesondere während eines mehrstündigen Ausdauerwettkampfes ist das Auffüllen der Zuckerspeicher in der Muskulatur sowie die Flüssigkeits- und Mineralstoffversorgung mit Hilfe von natürlichen Nahrungsmitteln kaum mit der Effizienz möglich, wie dies durch spezielle Konzentrate der Fall ist. Hier handelt es sich zum einen um Kohlenhydratkombinate, die Zucker in unterschiedlichen Kettenlängen enthalten, wodurch eine zeitlich versetzte Resorption und damit ein gleichmäßiger Blutzuckeranstieg gewährleistet wird. Diese in der Regel flüssigen Kohlenhydratkonzentrate können sowohl vor, als auch während mehrstündiger Ausdauerbelastung einem Leistungsabfall vorbeugen. Zum anderen kann die Flüssigkeits- und Mineralstoffversorgung durch Verwendung von isotonischen Getränken unterstützt werden.

Die Hoffnung, durch spezielle Nahrungsergänzungspräparate ein besonderes Leistungsplus zu erzielen, ist nach dem heutigen Stand der Wissenschaft nicht zu begründen, erst recht nicht, wenn der Sportler durch eine ausgewogene, vollwertige Ernährung im Alltag mit allen essentiellen Nahrungsfaktoren ausreichend versorgt ist. Der Glaube, daß der Überschuß eines bestimmten Nährstoffes das Mangelsymptom dieses Stoffes in sein Gegenteil verkehrt, ist nicht begründet. Grundsätzlich kann die Ergänzung mit einem bestimmten Nährstoff nur da Vorteile bringen, wo zuvor ein Mangel an diesem Nährstoff bestanden hat. Ein solcher Mangel ist durch eine ausgewogene Ernährung jedoch von vorn herein vermeidbar.

Sport, Ernährung und mehr

Was nützt das Wissen über das richtige Sportprogramm und eine gesunde, vollwertige Ernährung, wenn die Umsetzung oft an ganz alltäglichen Problemen scheitert? Nach einem anstrengenden Arbeitstag haben sich bei vielen Menschen zur Entspannung und Belohnung für die Mühen des Tages bestimmte Abläufe eingespielt, die zwar den beabsichtigten Entspannungseffekt meist sehr schnell und zuverlässig herbeiführen, einen gesunden Lebensstil mit einer guten Figur aber selten unterstützen. An erster Stelle der Entspannungs- und Belohnungshandlungen stehen oftmals das Fernsehen und das Essen (häufig das Knabbern), wobei beides in der Regel zeitgleich passiert.

Stellen sich dann die ersten Figurprobleme oder sogar gesundheitliche Einschränkungen ein, sind Alltag und Freizeitverhalten bereits so eingestellt, daß es besonders schwer wird, neue Aktivitätsprogramme oder eine veränderte Ernährung mit einzubinden. Auch bringt die Umsetzung einer gesunden, ausgewogenen Ernährung genau wie die Einführung eines Bewegungsprogramms neue zeitliche und organisatorische Hürden mit sich. Eine bewußte Organisation der alltäglichen Zeitplanung und die ebenso bewußte Veränderung gewohnter »Handlungen« bilden daher die beiden weiteren Stützbeine eines effektiven Programms zur Gewichtsreduktion.

Organisation

Vielleicht der wichtigste Teilbereich der Organisation ist die Zeitplanung. Fast jede Änderung Ihres derzeitigen Ernährungs- oder Bewegungsverhaltens erfordert zunächst eine geänderte Zeiteinteilung Ihres Tagesablaufs. Ob es um einen morgendlichen Waldlauf oder die Zubereitung einer Zwischenmahlzeit geht – in jedem Falle ist für die Umsetzung eines individuellen Programms einiges an Planung erforderlich. Um festzustellen, welche zeitlichen Reserven verfügbar oder welche erst von Ihnen geschaffen werden müssen, empfiehlt sich die Aufstellung einer Liste mit sämtlichen Tätigkeiten und Aktivitäten zum Beispiel einer Woche. Solch eine Bestandsaufnahme kann Ihnen vor Augen führen, welche Gewohnheiten sich zeitlich einschränken lassen, oder welche alltäglichen Aufgaben – notfalls gegen Bezahlung – abgegeben werden können. In der Anfangsphase ist es darüberhinaus sinnvoll, für das sportliche Programm, aber ebenso für die Nahrungszubereitung feste Zeiten einzuplanen. Das erleichtert den Einstieg in eine veränderte Alltagsstruktur, in der die sportliche Aktivität einen festen Platz erhalten soll. Wie bereits für die Trainingsplanung zu Beginn des Buches entwickelt wurde, empfiehlt sich, bei der Organisation des gesamten Alltags vor der Erreichung eines neuen Ziels die Planung des Ist- zum Soll-Zustand mit regelmäßigen Kurskorrekturen (siehe Kapitel »*Trainingssteuerung*«) vorzunehmen.

Verhaltensänderung

Die Ursachen für Gewichtsprobleme sind so vielzählig wie individuell: Genuß, Gemütlichkeit, Lebensfreude, Geselligkeit – aber auch die Suche nach Geborgenheit und Schutz lassen sich zum Beispiel nennen. Ein Teil dieser Beweggründe hat immer auch eine soziale Komponente. Die Änderung des Eßverhaltens und der sportlichen Tätigkeit sollte daher das soziale Umfeld miteinbeziehen – zum Beispiel, indem man die Familie, Freunde und Kollegen um Unterstützung bittet oder aber sie animiert, bei der Umstellung des eigenen Verhaltens mitzumachen.

Haben Sie sich neben dem Wissen über gesunde Ernährung und richtige Bewegung einen Plan zurechtgelegt, diese Kenntnisse in Ihren Alltag einzubauen, kann Sie nur noch einer stoppen – und das sind Sie selbst. Als Anregung, sich all der kleinen Schritte bewußt zu werden, mit denen sich eine beabsichtigte Änderung des Bewegungs- und Eßverhaltens in den Alltag einbinden läßt, werden im folgenden einige konkrete Verhaltensänderungen empfohlen, die in ihrer Summe gewiß von kaum jemand befolgt werden können – zu groß und vielfältig sind die Zwänge zum Beispiel von

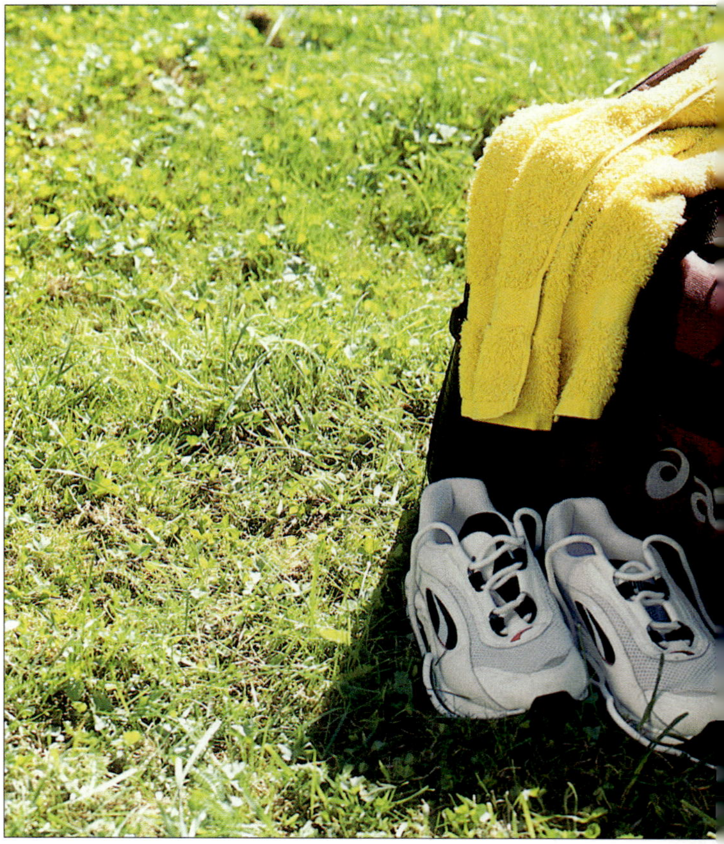

Beruf, Pausenzeiten, Anfahrtswegen und so weiter. Doch kann und sollte diese Liste den individuellen Erfahrungen und Bedürfnissen entsprechend variiert und modifiziert werden:

- Lassen Sie Ihr Auto so oft wie möglich stehen und gehen Sie zu Fuß, oder fahren Sie mit dem Rad.
- Benutzen Sie die Treppe anstatt den Aufzug.
- Planen Sie die Mahlzeiten des nächsten Tages bereits am Vortag.
- Kaufen Sie niemals hungrig und stets mit einer Einkaufsliste ein.
- Essen Sie nur zu festgelegten Zeiten.
- Trinken Sie vor dem Essen ein Glas Wasser, um das erste Hungergefühl zu stillen.
- Nehmen Sie kleine Bissen zu sich, und kauen Sie gründlich.
- Essen Sie täglich drei Haupt- und zwei kleine Zwischenmahlzeiten (Obst, Joghurt o.ä.).
- Entwickeln Sie Verhaltenstechniken, um das Essen zu genießen und nicht einfach nur »zu sich zu nehmen«.

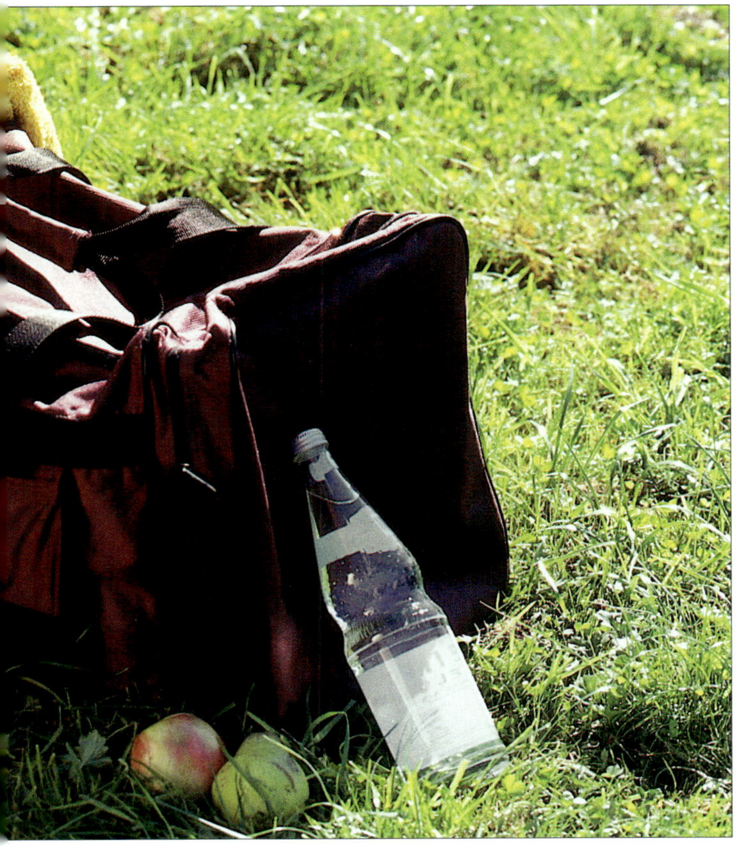

Leider sind uns die wichtigsten Ursachen, die zu einer Überernährung oder zu Übergewicht führen, oft nicht bewußt. Sollte es Ihnen trotz guter Vorsätze schwerfallen, Ihre eingefahrenen Ernährungsgewohnheiten dauerhaft zu verändern und die Tips zu einer Umstellung Ihres Alltagsverhaltens in die Tat umzusetzen, stehen dem möglicherweise unbewußte »Programme« entgegen. Daher ein Tip zum Schluß:

Setzen Sie Ihre Maßstäbe nicht zu hoch an, planen Sie erreichbare Ziele, und lassen Sie sich von kleineren oder größeren Rückschlägen nicht entmutigen. Ist Ihnen die Gewichtsreduktion aus gesundheitlichen oder seelischen Gründen sehr wichtig, machen Sie ruhig von der Möglichkeit Gebrauch, Rat und Hilfe bei einem Fachmann zu suchen. Ein Arzt oder Ernährungsberater kann häufig ebenso weiterhelfen wie ein Psychologe, der dafür ausgebildet ist, unbewußte Verhaltensmuster zu erkennen und Sie bei deren Veränderung zu unterstützen.

Gewichtsreduktion – Zusammenfassung

- Kurbeln Sie Ihren Stoffwechsel durch generelle körperliche Aktivität, regelmäßige Mahlzeiten und Muskelaufbau an.
- Beachten Sie die Stützbeine Organisation, Ernährung, Sport und Psychologie.
- Sind Sie im Ausdauerbereich nicht mindestens durchschnittlich fit, trainieren Sie zunächst mit Pulswerten von 180 minus Lebensalter zur Verbesserung Ihrer Ausdauer-Fitness.
- Betreiben Sie Ihr Ausdauertraining zur Fettverbrennung ausreichend lange (mindestens eine halbe Stunde), gleichförmig und nicht zu intensiv, das heißt, trainieren Sie mit einer Pulsfrequenz von 160 minus Lebensalter bei durchschnittlicher Herz-Kreislauf-Fitness.
- Planen Sie maximal einen Körperfettverlust von 500 Gramm pro Woche ein, reduzieren Sie Ihre Energieaufnahme zu diesem Zwecke nur um circa 500 kcal pro Tag.
- Essen Sie vielseitig, fett- und salzarm, wenig Süßes, mehr Vollkornprodukte, reichlich Gemüse, Kartoffeln und Obst, weniger tierisches Eiweiß und nehmen Sie öfter kleinere Mahlzeiten zu sich; trinken Sie energiearm, und bereiten Sie Ihre Mahlzeiten schmackhaft und nährstoffschonend zu.
- Verarbeiten Sie Ihre Nahrung so wenig wie möglich, und setzen Sie Nahrungskonzentrate nur in Extremsituationen körperlicher Belastung, also zum Beispiel bei mehrstündigen Ausdauerbelastungen, ein.
- Planen Sie Ihren Tagesablauf so voraus, daß Sie genügend Zeit für sportliche Aktivitäten und Vorbereitung Ihrer Mahlzeiten reservieren können.

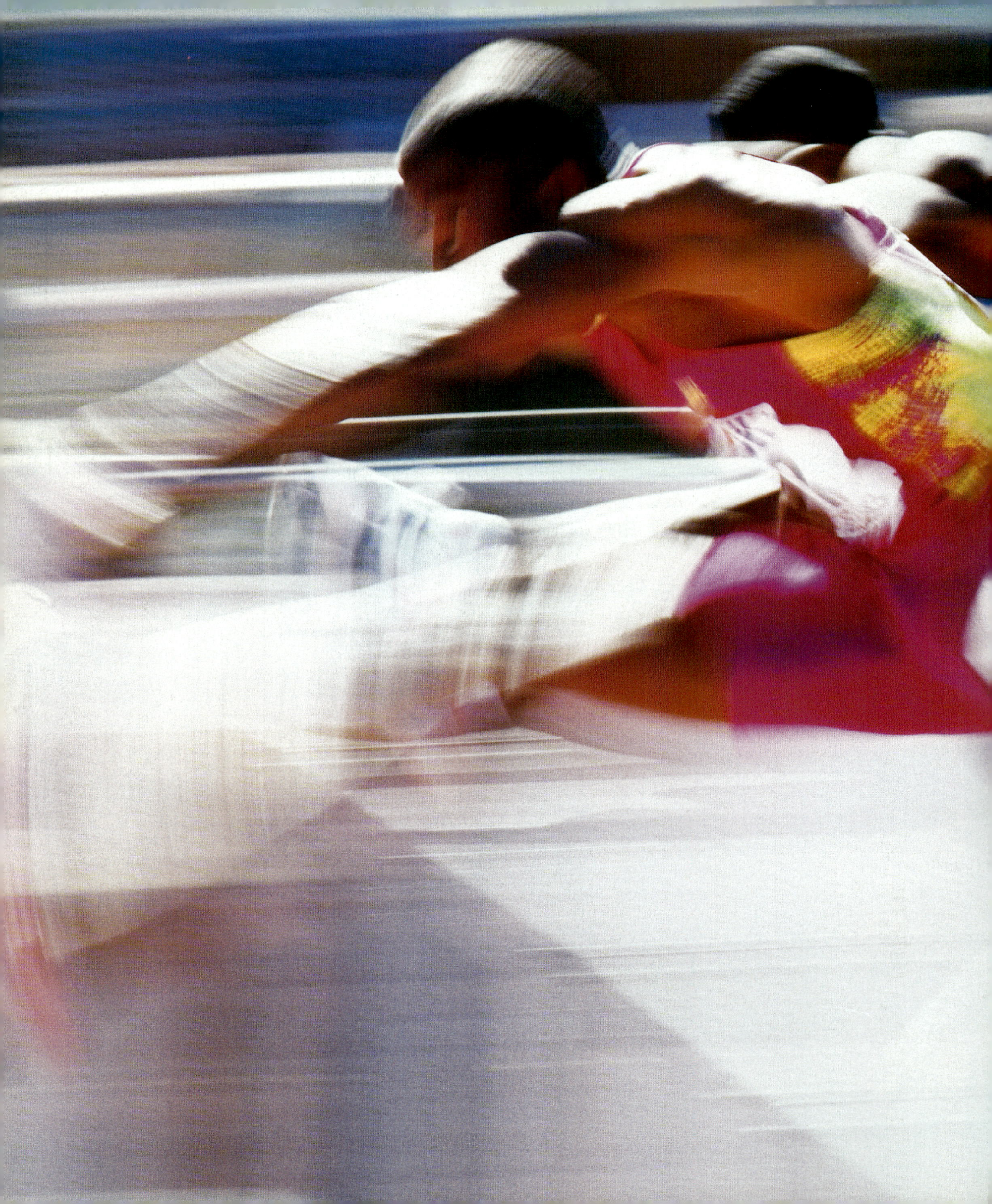

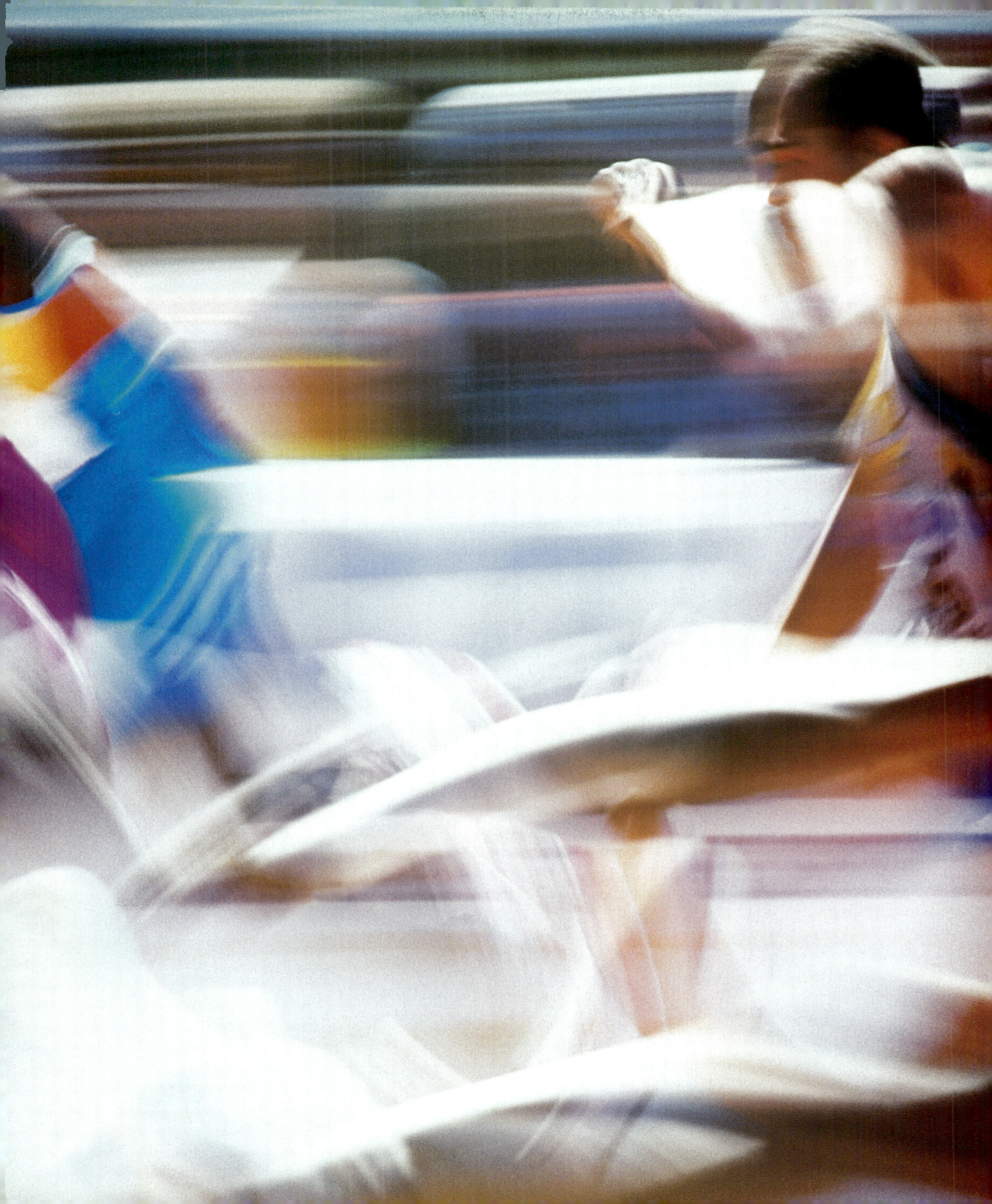

Anatomie

Die Hauptmotivation für die Aufnahme eines Fitnesstrainings liegt für viele Menschen neben einer Verbesserung der Organleistung vor allem in dem Wunsch nach einer Veränderung des äußeren Erscheinungsbildes. Viele Merkmale unseres Erscheinungsbildes sind zwar durch unsere Erbanlagen festgelegt, wie zum Beispiel die Körpergröße oder der Konstitutionstyp (siehe Kapitel *Trainingssteuerung*), dennoch kann auch der Erwachsene durch ein gezieltes Training gravierenden Einfluß auf seine äußere Erscheinung nehmen. Neben einer Reduzierung des Körperfettanteils formt vor allem ein Zuwachs an Muskulatur den Körper nach außen sichtbar.

Auch wenn das Fitness-Manual Ihnen einen kompetenten Trainer nicht ersetzen kann und will, soll Ihnen dieses Kapitel dabei helfen, ein eigenes funktionelles Verständnis der physikalischen Gesetzmäßigkeiten der Bewegungsabläufe zu entwickeln. Ein derartiges Grundverständnis ermöglicht langfristig nicht nur ein Optimieren der Übungen, sondern auch das Vermeiden von Fehlbelastungen. Dies gilt gleichermaßen für Kräftigungsübungen wie für Übungen, die der Verbesserung der Beweglichkeit dienen. Im Hinblick hierauf beschränkt sich die Darstellung der Anatomie in diesem Kapitel allein auf den Bewegungsapparat. Zunächst wird die Skelettmuskulatur beziehungsweise quergestreifte Muskulatur in ihrem Aufbau und ihrer Funktionsweise erklärt. Danach wird das Knochengerüst im Überblick dargestellt, der Grundaufbau der Gelenke beschrieben und anhand des Kniegelenks und der Wirbelsäule in einen funktionellen Zusammenhang gebracht. Abschließend werden exemplarisch einige ausgewählte biomechanische Grundgesetze erläutert, um eine Vorstellung für die im Bewegungsapparat auftretenden Kräfte zu wecken.

Die Muskulatur des Menschen

Das Besondere der Muskelzelle ist ihre Fähigkeit zur Kontraktion. Die Skelettmuskulatur, auch quergestreifte Muskulatur genannt, kann willentlich kontrolliert werden, während die beiden anderen Muskelgewebearten, die Herz- und die glatte Muskulatur, nicht dem menschlichen Willen unterworfen sind. Die Fähigkeit der Muskelzelle, sich zusammenzuziehen, ergibt sich aus der speziellen Bauweise des Muskels (Abb. 1). Die kleinsten Strukturen der Muskelzelle, die Eiweißfilamente schieben sich dabei ineinander.

Die für die Bewegung wichtige Skelettmuskulatur macht beim erwachsenen Menschen ungefähr 40 bis 45 Prozent der Gesamtkörpermasse aus, das heißt ein 70 Kilogramm schwerer Mann besitzt rund 30 Kilogramm Muskulatur. Im Alter verändert sich das

Aufbau eines Skelettmuskels

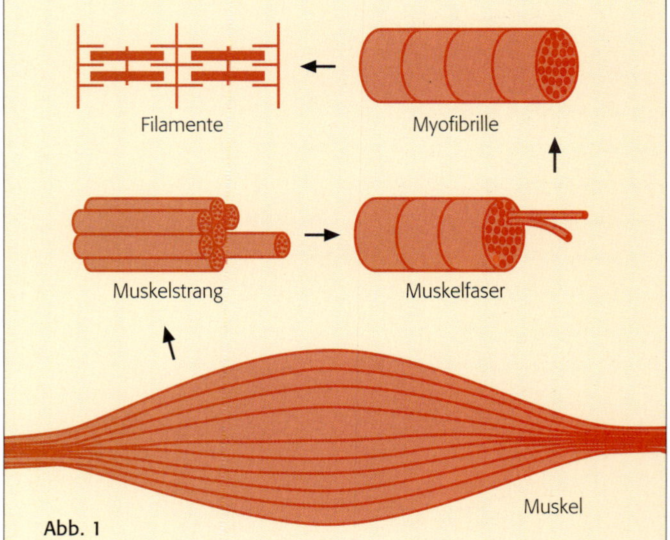

Abb. 1

Verhältnis Muskulatur – Gesamtgewicht zum Nachteil der Muskulatur. So hat ein siebzigjähriger Mann durchschnittlich nur noch ein Muskelgewicht von 23 Kilogramm. Diese Rückbildung der Muskulatur ist neben hormonellen Veränderungen vor allem auf mangelnde Beanspruchung und somit mangelnde Trainingsreize zurückzuführen.

Die Aufgaben der Bewegungsmuskulatur

Rücken- und Bauchmuskulatur bilden das muskuläre Korsett, welches zur Stabilisierung der Wirbelsäule beiträgt und die aufrechte Haltung ermöglicht. Daß hierzu eine entsprechend kräftige Muskulatur benötigt wird, ist sicherlich selbstverständlich. Die Funktion der Bewegungsmuskulatur umfaßt neben der Streckung der Wirbelsäule die Bewegung der Schulterblätter ebenso wie die des Schultergürtels. Auch die Bewegung der oberen Extremitäten, das Seitbeugen, die Rotation und das Einrollen des Rumpfes gehören zu ihrer Funktion.

Funktionseinheiten

Wie bereits im Übungsteil *Krafttraining* ersichtlich wurde, sind an den einzelnen Bewegungen meist mehrere Muskeln beteiligt. Die Muskulatur des Menschen läßt sich entsprechend auf einige sich überschneidende, funktionelle Einheiten aufteilen. Diese Einheiten umfassen:

- den Arm- und Schulterbereich
- Kopf und Halswirbelsäule sowie die Brustwirbelsäule bis zum fünften *Thorakalwirbel*
- die Brustwirbelsäule vom fünften bis zwölften Thorakalwirbel sowie den Lenden-Becken-Hüftbereich
- die Lendenwirbelsäule im unteren Teil, das Hüft-, Kreuz- und Darmbeingelenk sowie die Beine.

An den Bewegungen der Arme – Beugen und Strecken im Ellbogengelenk, Seit-, Vor- und Rückführung, Heben und Senken sowie Rotation – ist die Arm-, Brust- und Schultermuskulatur beteiligt. Die Bein- und Gesäßmuskulatur ist im besonderen wichtig für die Beckenstellung, die Entlastung der Hüftgelenke sowie zur Stabilisierung der Kniegelenke, für die Hüftbeugung beziehungsweise -streckung und für die Streckung und Beugung der Kniegelenke. Seitliche Bewegungen der Beine werden gleichermaßen ermöglicht, wie das Hochziehen in den Ballenstand.

Der Energieverbrauch

Benötigt die unbeanspruchte Muskulatur nur ungefähr ein Fünftel der im Ruhezustand verbrauchten Energie, so beansprucht sie bei sportlichen Spitzenbelastungen bis zu 90 Prozent der insgesamt verbrauchten Energie. Daher ist sportliches Training nicht nur zur Erhaltung der Beweglichkeit, sondern auch zur Gewichtsregulation *das* Mittel der Wahl. Denn wird durch das Training die Muskelsubstanz vermehrt, wie zum Beispiel durch das Gewichtstraining, ergibt sich hieraus zusätzlich ein den Stoffwechsel aktivierender Effekt, auch im Ruhezustand.

Übersicht Skelettmuskulatur

Von den über 400 Skelettmuskeln des Menschen stellen die gezeigten nur eine kleine Auswahl dar, die natürlich nicht annähernd vollständig ist. Die Zuordnung der auf den folgenden Seiten beschriebenen Muskeln zu den entsprechenden Gelenken fällt nicht immer eindeutig aus, da einige der dargestellten Muskeln mehrgelenkig sind, also mindestens zwei Gelenke überbrücken. Eine Auswahl der abgebildeten Muskeln mit Ansatz, Ursprung und Funktion wird im folgenden erklärt.

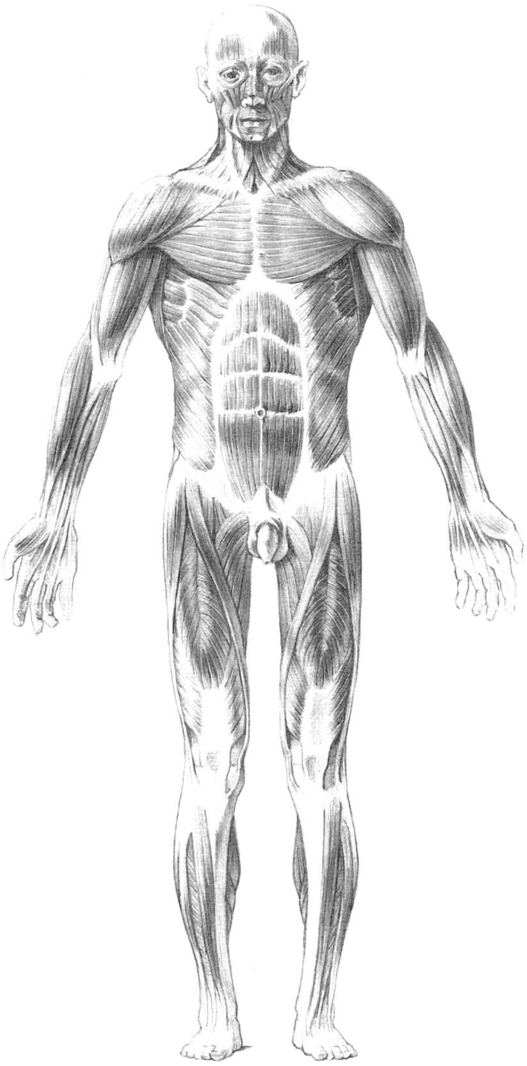

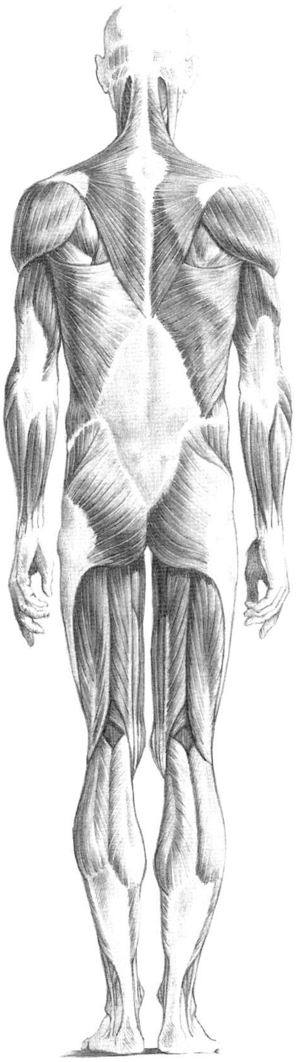

Die Schultergelenkmuskulatur

1 Breiter Rückenmuskel – m. latissimus dorsi
• Ursprung: Über die Lendenrückenbinde entspringt der breite Rückenmuskel an den Dornfortsätzen der sechs unteren Brust- und aller Lendenwirbel, am Kreuzbein und am Darmbeinkamm.
• Ansatz: Kleinhöckerleiste des Oberarmbeins.
• Funktion: Der breite Rückenmuskel senkt den erhobenen Arm ab, dreht den herabhängenden Arm nach innen und zieht ihn nach hinten. Außerdem adduziert er den in *Seithalte* befindlichen Arm.

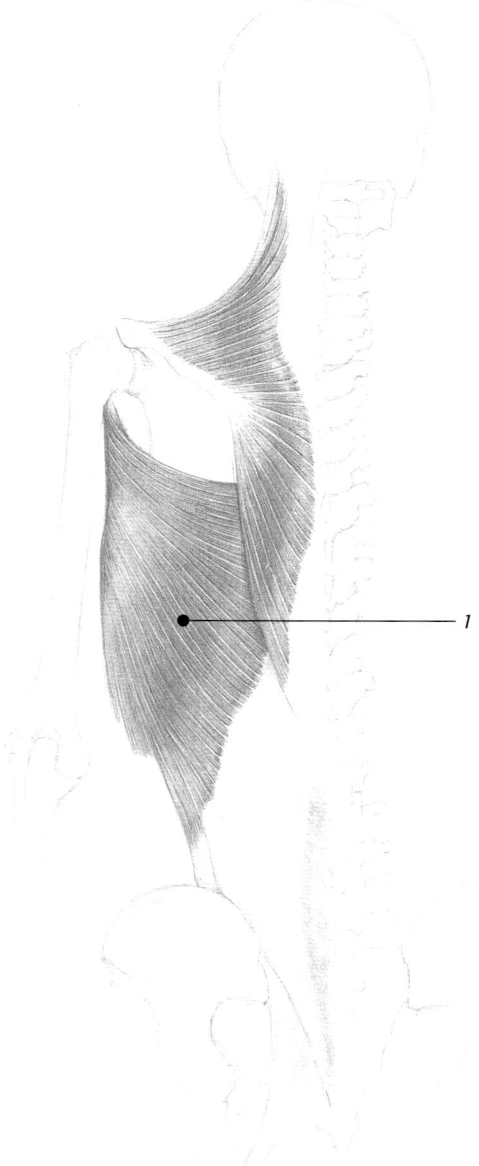

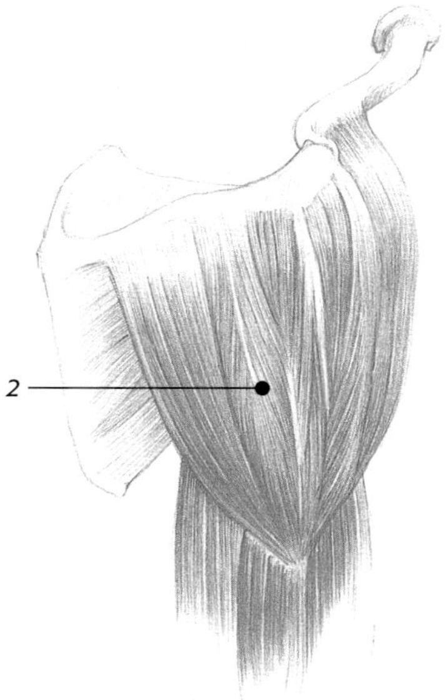

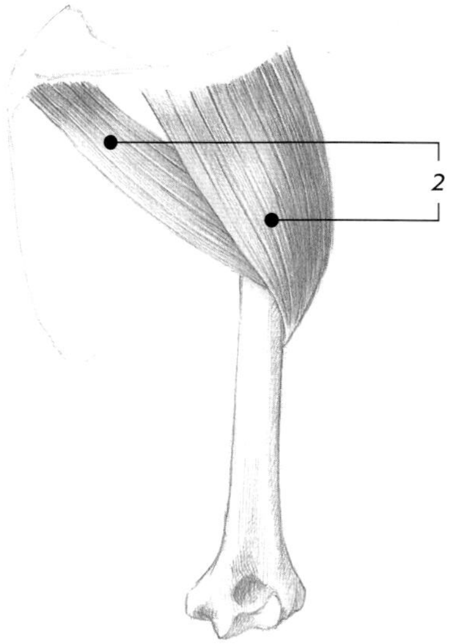

2 Deltamuskel – m. deltoideus
• Ursprung: Der Deltamuskel weist eine Dreiteilung auf und entspringt mit seinen drei Anteilen vom Schlüsselbein, von der Schulterhöhe und der Schulterblattgräte.
• Ansatz: Alle drei Anteile setzen an der Deltarauhigkeit des Oberarmbeins an.
• Funktion: Mit seinem vorderen Anteil hebt der Deltamuskel den Arm nach vorne und rotiert ihn nach innen, mit dem hinteren Anteil hebt er den Arm nach hinten und rotiert ihn nach außen und mit dem mittleren Anteil hebt er den Arm zur Seite. Neben diesen dynamischen Funktionen trägt der Deltamuskel wesentlich zur Stabilisierung des Schultergelenks bei.

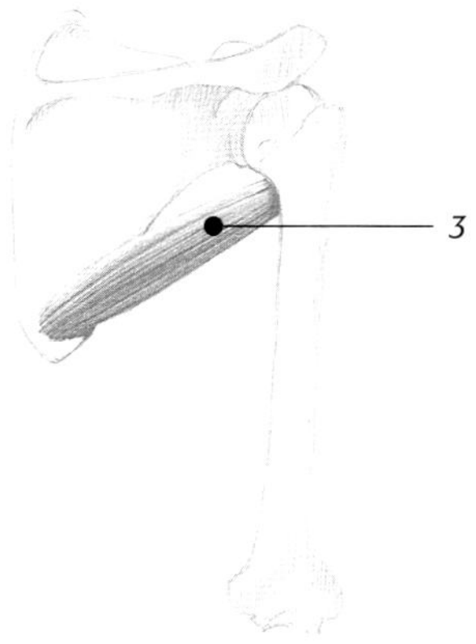

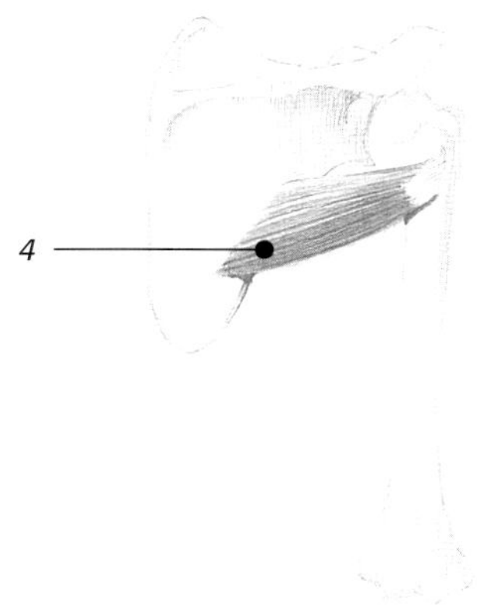

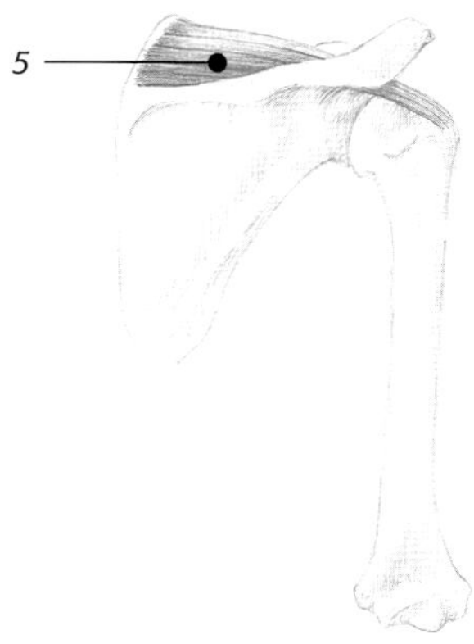

3 Großer Rundmuskel – m. teres major
- Ursprung: Schulterblatt, äußeres, unteres Drittel.
- Ansatz: Kleinhöckerleiste des Oberarmbeins.
- Funktion: Der große Rundmuskel adduziert den Arm, dreht ihn nach innen und zieht den erhobenen Arm nach unten hinten.

4 Kleiner Rundmuskel – m. teres minor
- Ursprung: Schulterblatt.
- Ansatz: Großer Oberarmbeinhöcker.
- Funktion: Der kleine Rundmuskel adduziert den Oberarm, dreht ihn nach außen und zieht den erhobenen Arm nach unten-hinten.

5 Obergrätenmuskel – m. supraspinatus
- Ursprung: Obergrätengrube des Schulterblatts.
- Ansatz: Großer Oberarmbeinhöcker, obere Facette der Außenrotatorenmanschette.
- Funktion: Der Obergrätenmuskel spreizt den Arm ab und dreht ihn mit seinen rückwärtigen Anteilen nach außen.

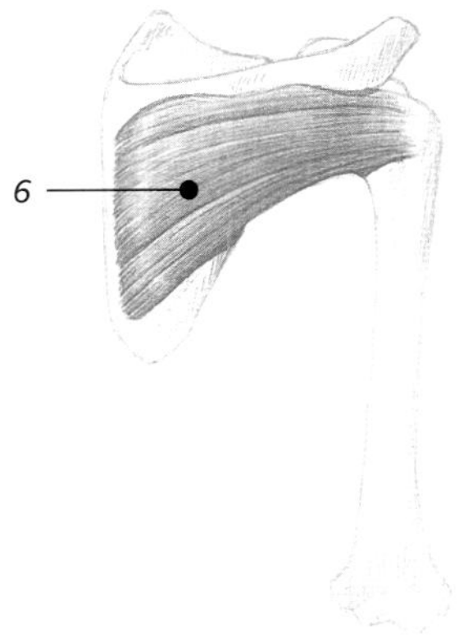

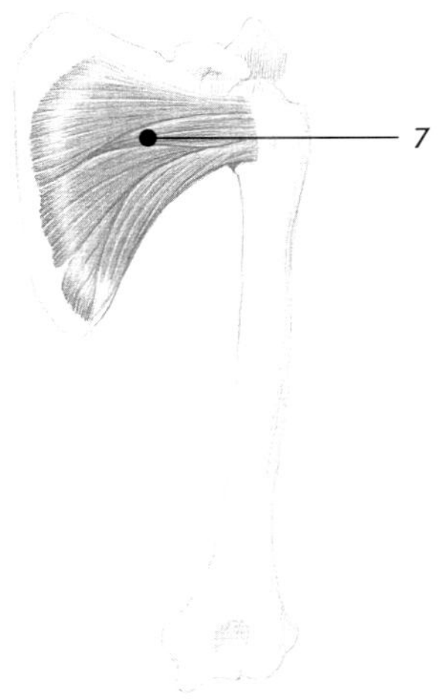

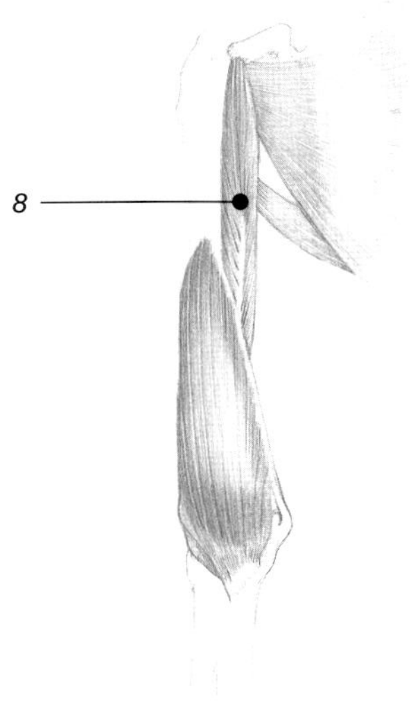

6 Untergrätenmuskel – m. infraspinatus
- Ursprung: Untergrätengrube des Schulterblatts.
- Ansatz: Großer Oberarmhöcker.
- Funktion: Der Untergrätenmuskel spreizt den Arm mit seinen oberen Faseranteilen ab und zieht ihn mit seinen unteren Faseranteilen an. Außerdem dreht er ihn nach außen.

7 Unterschulterblattmuskel – m. subscapularis
- Ursprung: Rippenseite des Schulterblatts.
- Ansatz: Kleiner Oberarmbeinhöcker.
- Funktion: Der Unterschulterblattmuskel dreht den Oberarm nach innen und zieht den erhobenen Arm nach unten. Mit seinen oberen Faseranteilen abduziert er den Oberarm, mit seinen unteren adduziert er ihn.

8 Hakenarmmuskel – m. coracobrachialis
- Ursprung: Rabenschnabelfortsatz.
- Ansatz: Vorderer und innerer Umfang des körpernahen Oberarmbeins.
- Funktion: Der Hakenarmmuskel adduziert den erhobenen Arm und dreht ihn nach innen.

Die Schultergelenkmuskulatur

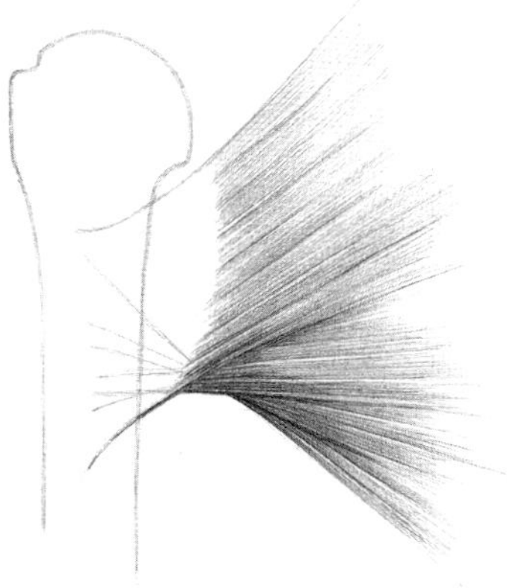

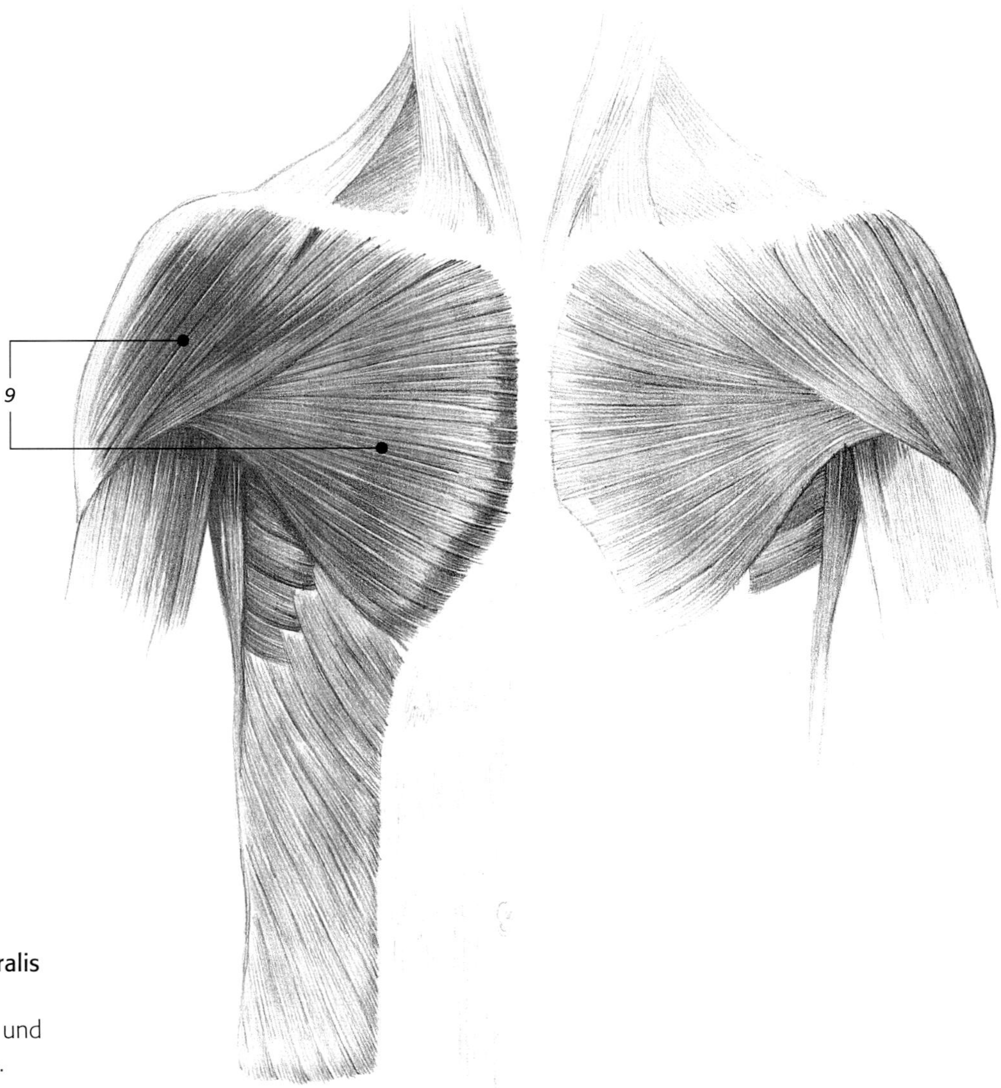

9 Großer Brustmuskel – m. pectoralis major

• Ursprung: Schlüsselbein, Brustbein und Scheide des geraden Bauchmuskels.

• Ansatz: Großhöckerleiste des Oberarmbeins.

• Funktion: Der große Brustmuskel führt den seitlich rückgeführten Arm nach vorne, senkt den Arm aus der *Hochhalte* nach vorne und bringt auch den nach unten rückgeführten Arm nach vorne. Außerdem läßt er den Arm nach innen rotieren.

Die Schultergürtelmuskulatur

10 Rautenmuskel – m. rhomboideus

• Ursprung: Der große Anteil des Rautenmuskels entspringt den Dornfortsätzen der oberen vier Brustwirbel, der kleine Anteil entspringt den Dornfortsätzen der unteren beiden Halswirbel.

• Ansatz: Innerer Rand des Schulterblatts.

• Funktion: Der Rautenmuskel zieht das Schulterblatt nach oben zur Wirbelsäule.

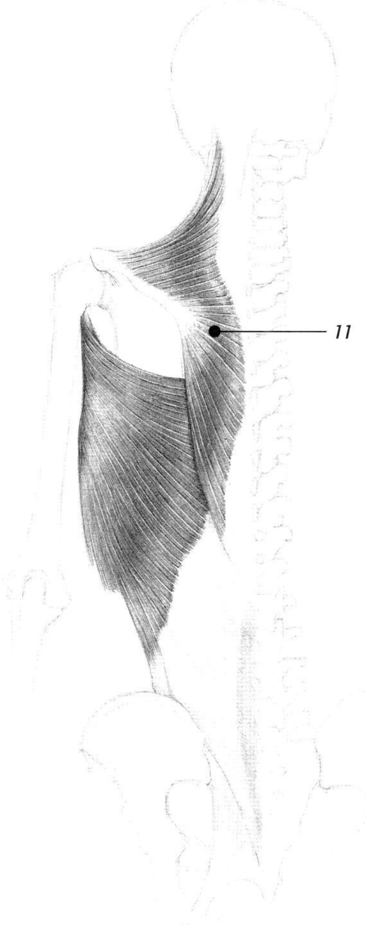

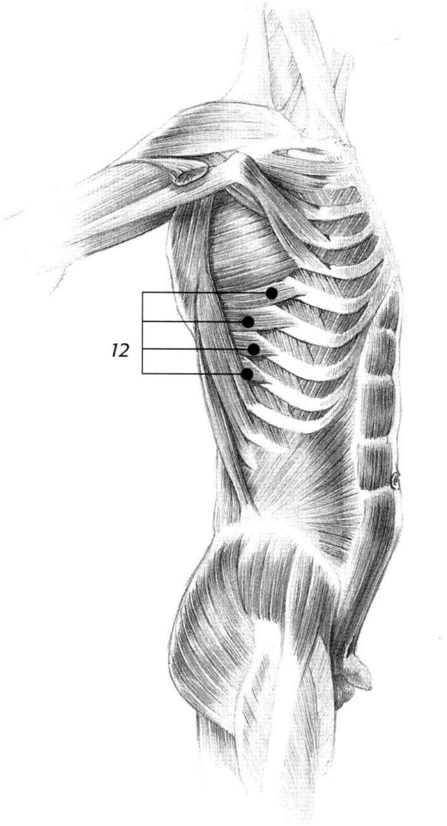

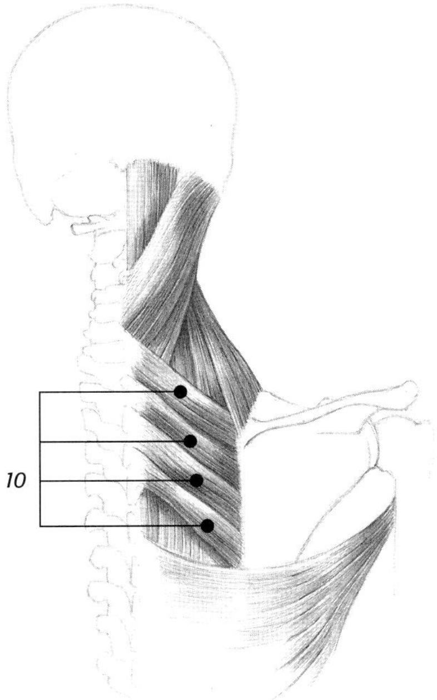

11 Kapuzenmuskel – m. trapezius

• Ursprung: Hinterhauptschuppe, Dornfortsätze der Hals- und Brustwirbel.

• Ansatz: Schlüsselbein, Schulterhöhe, Schulterblattgräte.

• Funktion: Der obere Anteil des Kapuzenmuskels zieht die Schultern nach oben, hebt das Schlüsselbein, und bei einseitiger Kontraktion dreht er den Kopf zur entgegengesetzten Seite. Außerdem unterstützt er die Schulterblattdrehung. Der mittlere querverlaufende Anteil zieht die Schulterblätter zur Wirbelsäule hin zusammen, während der untere Anteil die Schultern senkt und das Schulterblatt dreht.

12 Vorderer Sägemuskel – m. serratus anterior

• Ursprung: 1.–9. Rippe.

• Ansatz: Innerer Rand des Schulterblatts sowie oberer und unterer Schulterblattwinkel.

• Funktion: Der vordere Sägemuskel fixiert das Schulterblatt am Rumpf; sein oberer Anteil wirkt als Schulterblattheber, sein mittlerer Anteil zieht die Schulterblätter auseinander, und sein unterer Anteil zieht den unteren Schulterblattwinkel nach vorne. Bei fixiertem Schulterblatt unterstützt der vordere Sägemuskel die Einatmung, indem er die Rippen hebt.

Die Ellbogengelenkmuskulatur

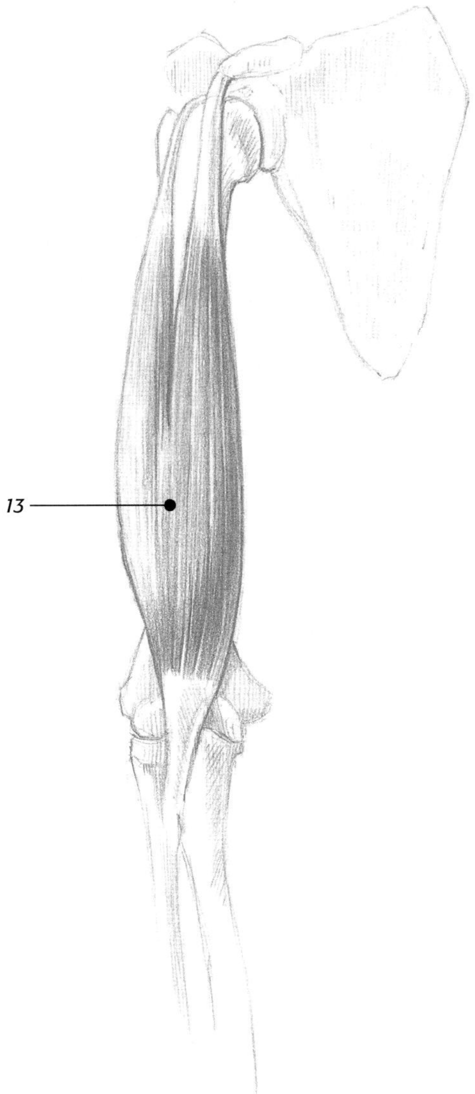

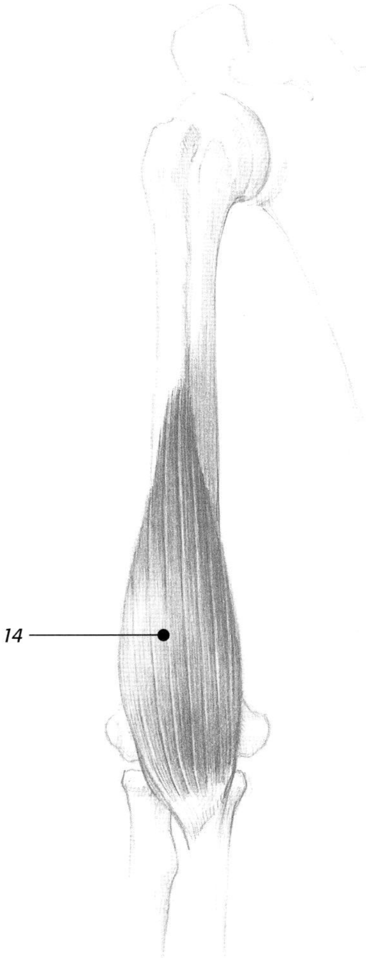

15 Oberarmspeichenmuskel – m. brachioradialis
- Ursprung: Seitlicher Rand des Oberarmbeins.
- Ansatz: Griffelfortsatz der Speiche.
- Funktion: Beugt den Arm im Ellbogengelenk.

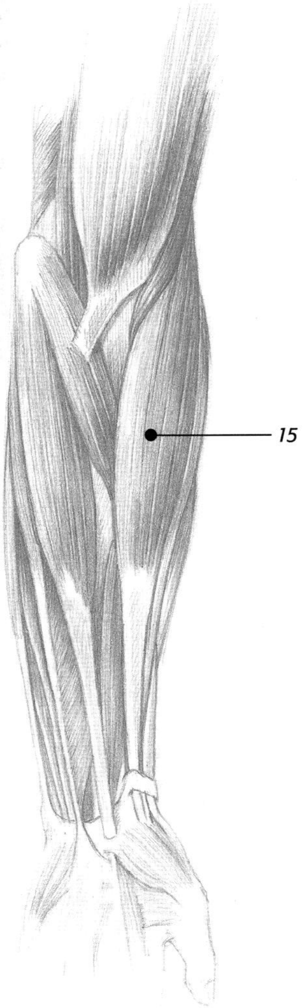

13 Zweiköpfiger Armbeuger – m. biceps brachii
- Ursprung: Der kurze Kopf des zweiköpfigen Armmuskels entspringt vom Rabenschnabelfortsatz, der lange vom Höckerchen oberhalb der Schultergelenkpfanne.
- Ansatz: Speichenrauhigkeit.
- Funktion: Beugt den Arm im Ellbogengelenk, dreht den Unterarm nach außen, und führt den Arm im Schultergelenk nach vorne.

14 Armbeuger – m. brachialis
- Ursprung: Distale Vorderfläche des Oberarmknochens.
- Ansatz: Ellenrauhigkeit.
- Funktion: Beugt den Unterarm im Ellbogengelenk.

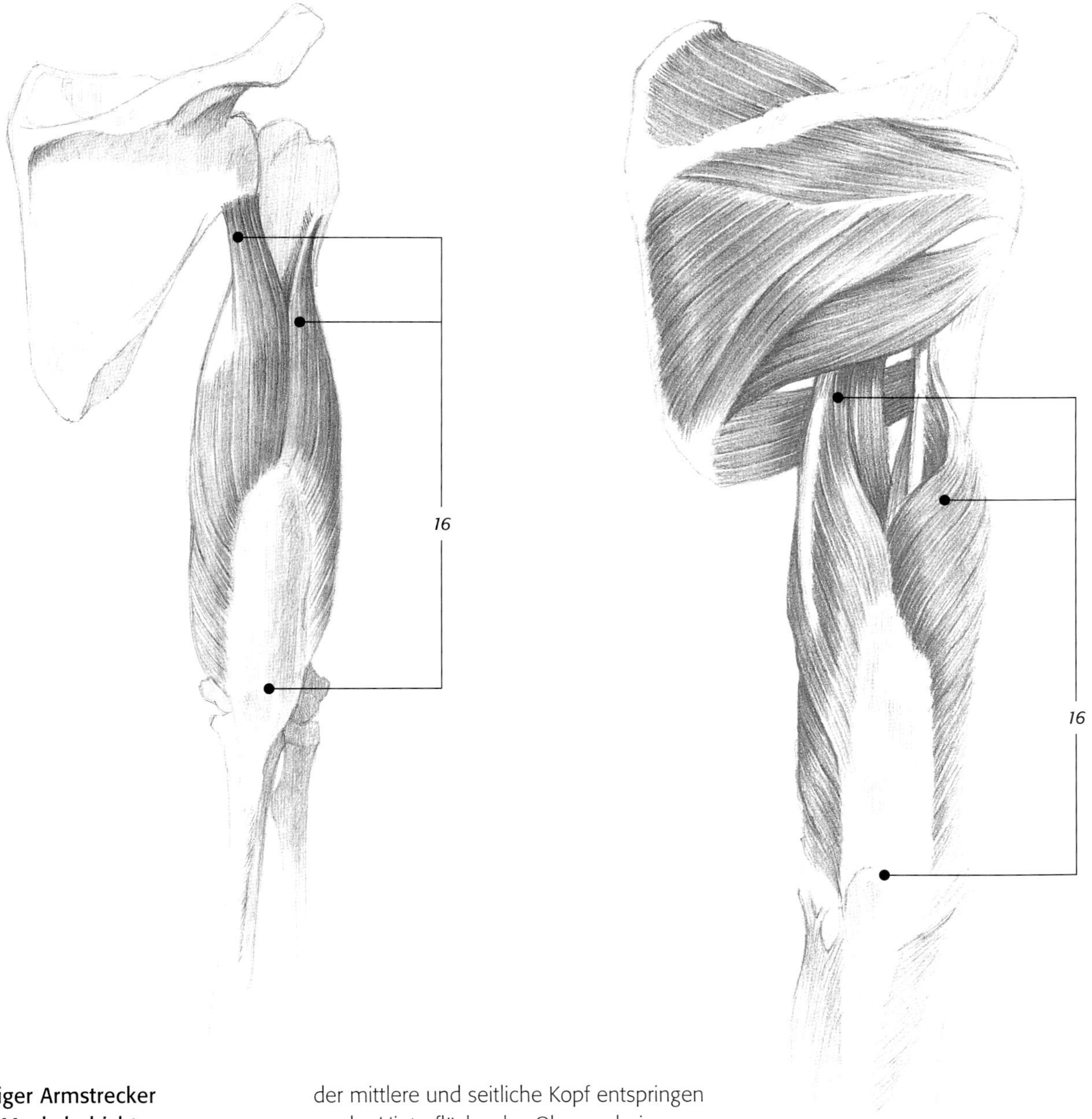

16 Dreiköpfiger Armstrecker (links: tiefe Muskelschicht; rechts: mittlere Muskelschicht) – m. triceps brachii

• Ursprung: Der lange Kopf des dreiköpfigen Armmuskels entspringt vom Höckerchen unterhalb der Schultergelenkpfanne, der mittlere und seitliche Kopf entspringen an der Hinterfläche des Oberarmbeins.

• Ansatz: Hakenfortsatz der Elle.

• Funktion: Der dreiköpfige Armmuskel streckt das Ellbogengelenk und führt den Arm mit seinem langen Kopf im Schultergelenk nach hinten.

Die Handgelenkmuskulatur

17 *Radialer* und 18 *ulnarer* Handgelenksbeuger – Mm. flexores carpi radialis et ulnaris

• Ursprung: Der radiale Handgelenksbeuger entspringt dem inneren Oberarmknorren, der ulnare Handgelenksbeuger entspringt als zweiköpfiger Muskel mit einem Kopf dem inneren Oberarmknorren und mit dem anderen Kopf dem Hakenfortsatz der Elle.

• Ansatz: Der radiale Handgelenksbeuger setzt an der Basis des Mittelhandknochens des Zeigefingers und der ulnare Handgelenksbeuger an der Basis des Mittelhandknochens des kleinen Fingers an.

• Funktion: Ihre Hauptfunktion besteht im Beugen des Handgelenks.

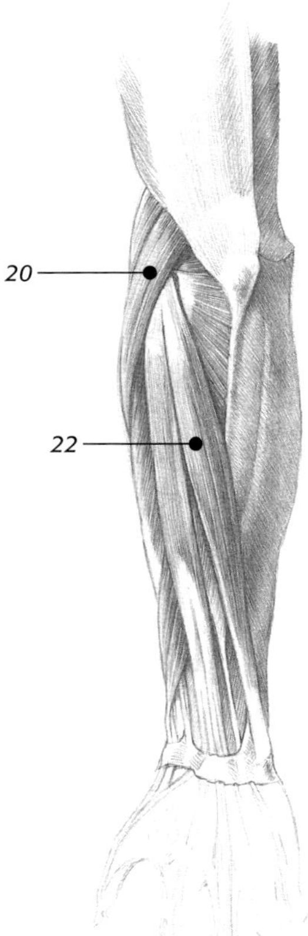

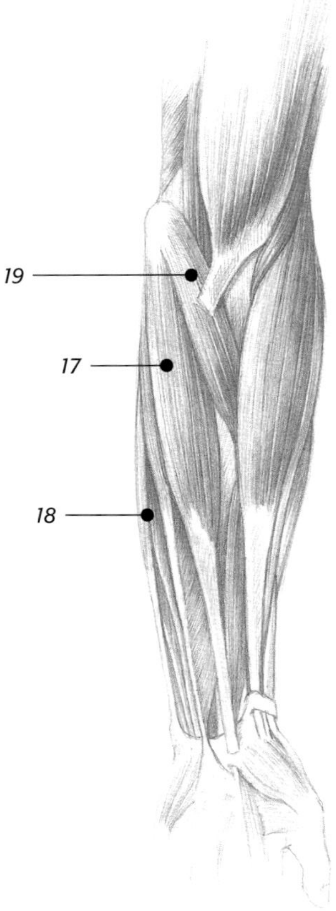

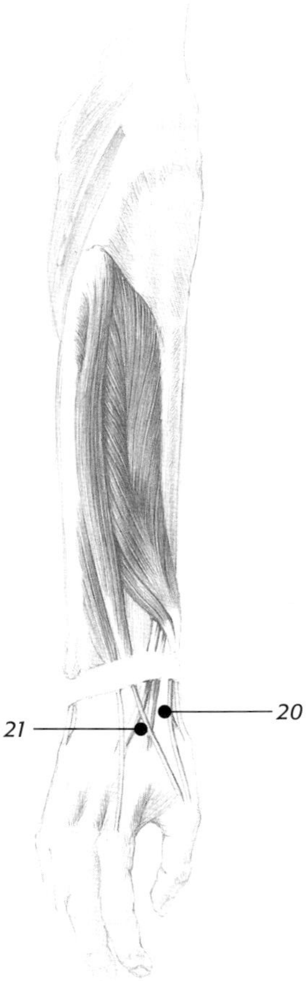

19 Runder Einwärtsdreher – m. pronator teres

• Ursprung: Der runde Einwärtsdreher entspringt am inneren Gelenkknorren des Oberarmbeins und am Kronenfortsatz der Elle.

• Ansatz: Er setzt am mittleren Drittel der Speiche an.

• Funktion: Der runde Einwärtsdreher unterstützt die Beugung des Unterarms im Ellbogengelenk und dreht den Unterarm ein, wobei er die Handfläche nach unten und den Handrücken nach oben dreht.

20 Langer radialer Handgelenksstrecker 21 kurzer radialer Handgelenksstrecker 22 ulnarer Handgelenksstrecker – m. extensor carpi radialis, m. extensor carpi radialis brevis, m. extensor carpi radialis longus, m. extensor carpi ulnaris

• Ursprung: Der lange und kurze Handgelenksstrecker sowie der ulnare Handgelenksstrecker entspringen am äußeren Gelenkknorren des Oberarmbeins.

• Ansatz: Der lange Handgelenksstrecker setzt an der Basis des Mittelhandknochens des Zeigefingers an, der kurze Handgelenksstrecker an der Basis des Mittelhandknochens des Mittelfingers und der ulnare Handgelenksstrecker an der Basis des Mittelhandknochens des kleinen Fingers.

• Funktion: Neben ihrer handgelenkstreckenden Wirkung ziehen sie die Daumenseite der Hand zur Speiche hin – sie abduzieren die Hand zur Speiche.

Die wirbelsäulenumspannende Muskulatur

23 Innerer schräger Bauchmuskel
(tiefe Muskelschicht) –
m. obliquus internus abdominis
• Ursprung: Darmbeinkamm, Leistenband, Lendenaponeurose
• Ansatz: 9.–12. Rippe, Weiße Linie.
• Funktion: Bei vollständiger Kontraktion unterstützt er das Rumpfbeugen vorwärts, bei einseitigem Zusammenziehen dreht er den Rumpf zu der Seite, die sich anspannt.

26 Äußerer schräger Bauchmuskel
(mittlere Muskelschicht) –
m. obliquus externus abdominis
• Ursprung: Außenfläche der 5.–12. Rippe.
• Ansatz: Darmbeinkamm, Leistenband, Schambeinhöckerchen, Weiße Linie.
• Funktion: Der äußere schräge Bauchmuskel unterstützt bei vollständiger Kontraktion das Rumpfbeugen vorwärts, bei einseitiger Kontraktion dreht er den Rumpf zur Gegenseite, also dreht der rechte äußere schräge Bauchmuskel den Rumpf nach links und der linke den Rumpf nach rechts.

24 Gerader Bauchmuskel
(mittlere Muskelschicht) –
m. rectus abdominis
• Ursprung: Schambein.
• Ansatz: 5.–7. Rippenknorpel, Schwertfortsatz des Brustbeins.
• Funktion: Bei fixiertem Becken zieht der gerade Bauchmuskel den Rumpf nach vorne, bei fixiertem Brustkorb hebt er das Becken.

25 Viereckiger Lendenmuskel
(tiefe Muskelschicht) –
m. quadratus lumborum
• Ursprung: Darmbeinkamm.
• Ansatz: 12. Rippe, Querfortsätze der Lendenwirbel.
• Funktion: Der viereckige Lendenmuskel zieht den Rumpf nach hinten, wenn er sich in seiner Gesamtheit anspannt. Kontrahiert nur eine Seite, beugt er den Rumpf zur Seite.

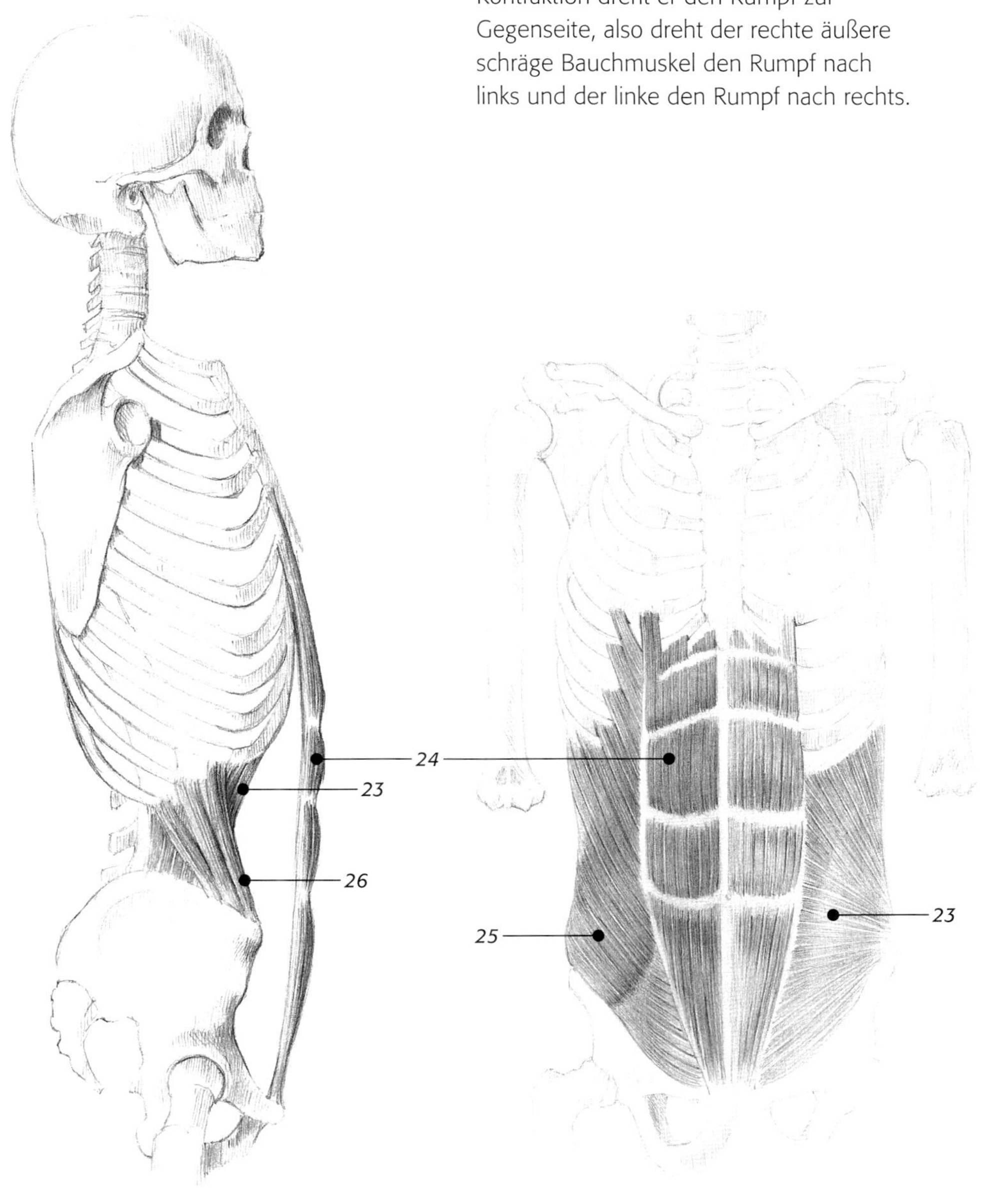

Die Hüftgelenkmuskulatur

27 Hüftlendenmuskel – m. iliopsoas
•Ursprung: Der Hüftlendenmuskel setzt sich aus dem m. psoas, der am letzten Brust- und 1.–4. Lendenwirbel sowie an den Rippenfortsätzen entspringt, und dem m. iliacus, der an der Innenseite der Darmbeinschaufel und am vorderen unteren Darmbeinstachel entspringt, zusammen.
•Ansatz: Kleiner Rollhügel des Oberschenkelknochens.
•Funktion: Beugt die Hüfte, das heißt, führt das Bein nach vorne, nach innen und dreht es nach außen.

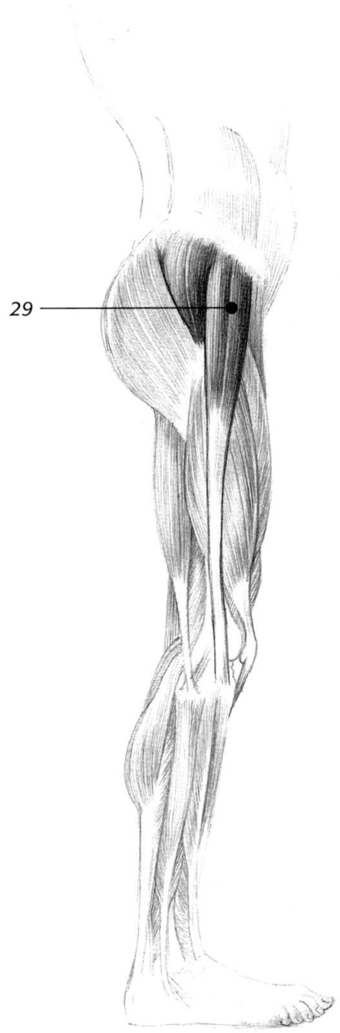

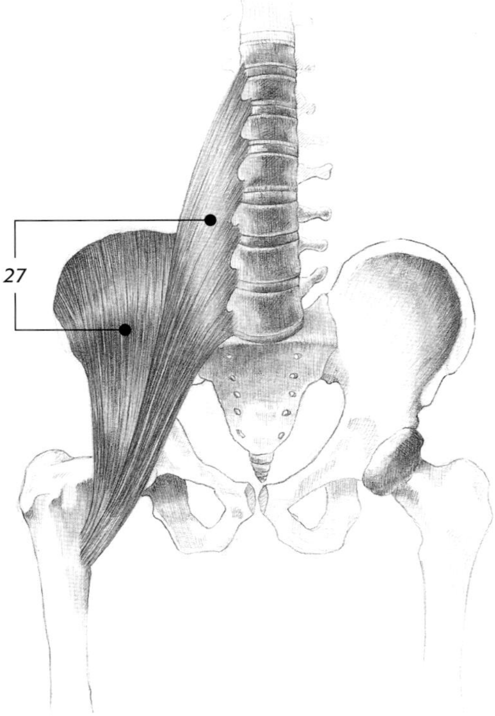

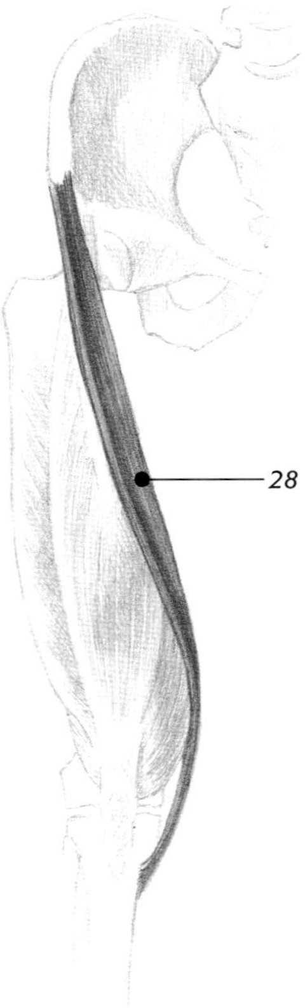

28 Schneidermuskel – m. sartorius
•Ursprung: Vorderer unterer Darmbeinstachel.
•Ansatz: Innerer Rand der Schienbeinrauhigkeit.
•Funktion: Der Schneidermuskel beugt sowohl im Hüft- als auch im Kniegelenk. Er spreizt den Oberschenkel ab und dreht ihn nach außen. Weiterhin dreht er den Unterschenkel bei gebeugtem Kniegelenk nach innen. Er ist mit rund einem halben Meter Länge der längste Muskel des Menschen.

29 Spanner der Oberschenkelbinde – m. tensor fasciae latae
•Ursprung: Vorderer oberer Darmbeinstachel.
•Ansatz: Rauhigkeit des Schenkelbindenspanners am seitlichen Schienbeinknorren.
•Funktion: Der Spanner der Oberschenkelbinde beugt die Hüfte und spreizt den Oberschenkel ab.

30 Kammuskel – m. pectineus
- Ursprung: Schambeinkamm
- Ansatz: Kammuskellinie des Oberschenkels.
- Funktion: Der Kammuskel zieht den Oberschenkel zur Mitte und hilft bei der Beugung und Außenrotation im Hüftgelenk.

31 Kurzer Schenkelanzieher – m. adductor brevis
- Ursprung: Unterer Schambeinast.
- Ansatz: Körpernahes Drittel der rauhen Linie.
- Funktion: Der kurze Schenkelanzieher zieht den Oberschenkel zur Mitte und dreht ihn nach außen.

32 Langer Schenkelanzieher – m. adductor longus
- Ursprung: Unterhalb des Schambeinhöckers.
- Ansatz: Mittleres Drittel der medialen rauhen Linie.
- Funktion: Der lange Schenkelanzieher adduziert den Oberschenkel und hilft bei der Beugung des Hüftgelenks.

33 Großer Schenkelanzieher – m. adductor magnus
- Ursprung: Sitzbeinast und unterer Rand des Sitzbeinhöckers.
- Ansatz: Ein Teil setzt an der medialen Lippe der rauhen Linie an, der andere am inneren Schenkelbeinknorren.
- Funktion: Der große Schenkelanzieher adduziert den Oberschenkel und rotiert ihn nach innen.

34 Schlanker Muskel – m. gracilis
- Ursprung: Rand des unteren Schambeinastes.
- Ansatz: Innerer Rand der Schienbeinrauhigkeit.
- Funktion: Der schlanke Muskel zieht den Oberschenkel zur Mitte und hilft bei der Kniebeugung sowie der Innenrotation des Oberschenkels.

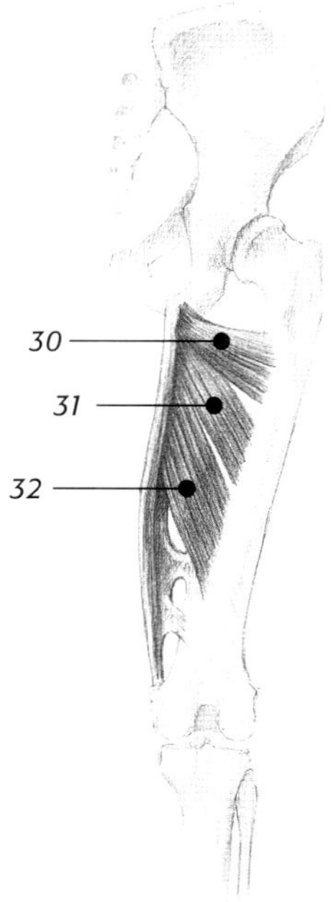

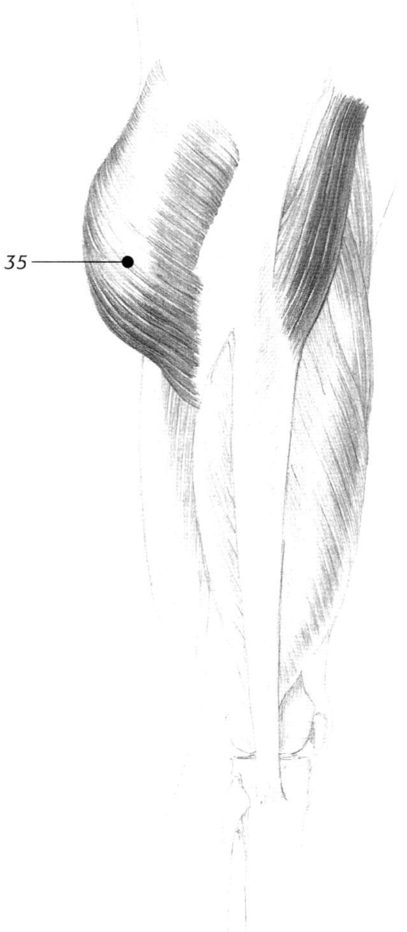

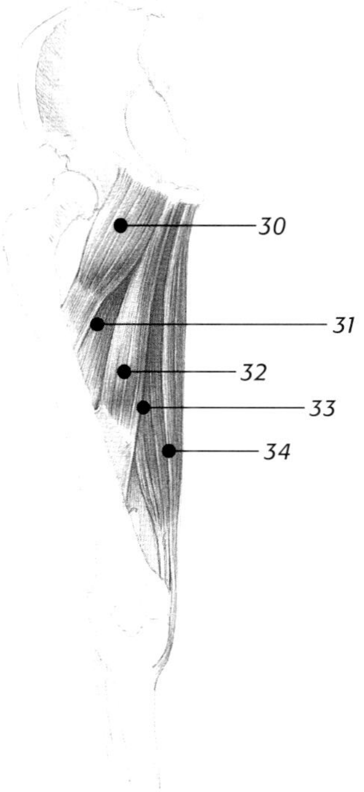

35 Großer Gesäßmuskel – m. glutaeus maximus
- Ursprung: Darm-, Kreuz- und Steißbein sowie Kreuzbeinsitzhöckerband.
- Ansatz: Oberschenkelfaszie, Gesäßmuskelrauhigkeit des Schenkelbeins.
- Funktion: Die Hauptfunktion des großen Gesäßmuskels besteht in der Streckung des Hüftgelenks. Außerdem spreizt sein oberer Anteil das Bein ab und sein unterer Anteil zieht es an. Darüber hinaus rotiert er den Oberschenkel nach außen. Er gehört zu den kräftigsten Muskeln des Menschen.

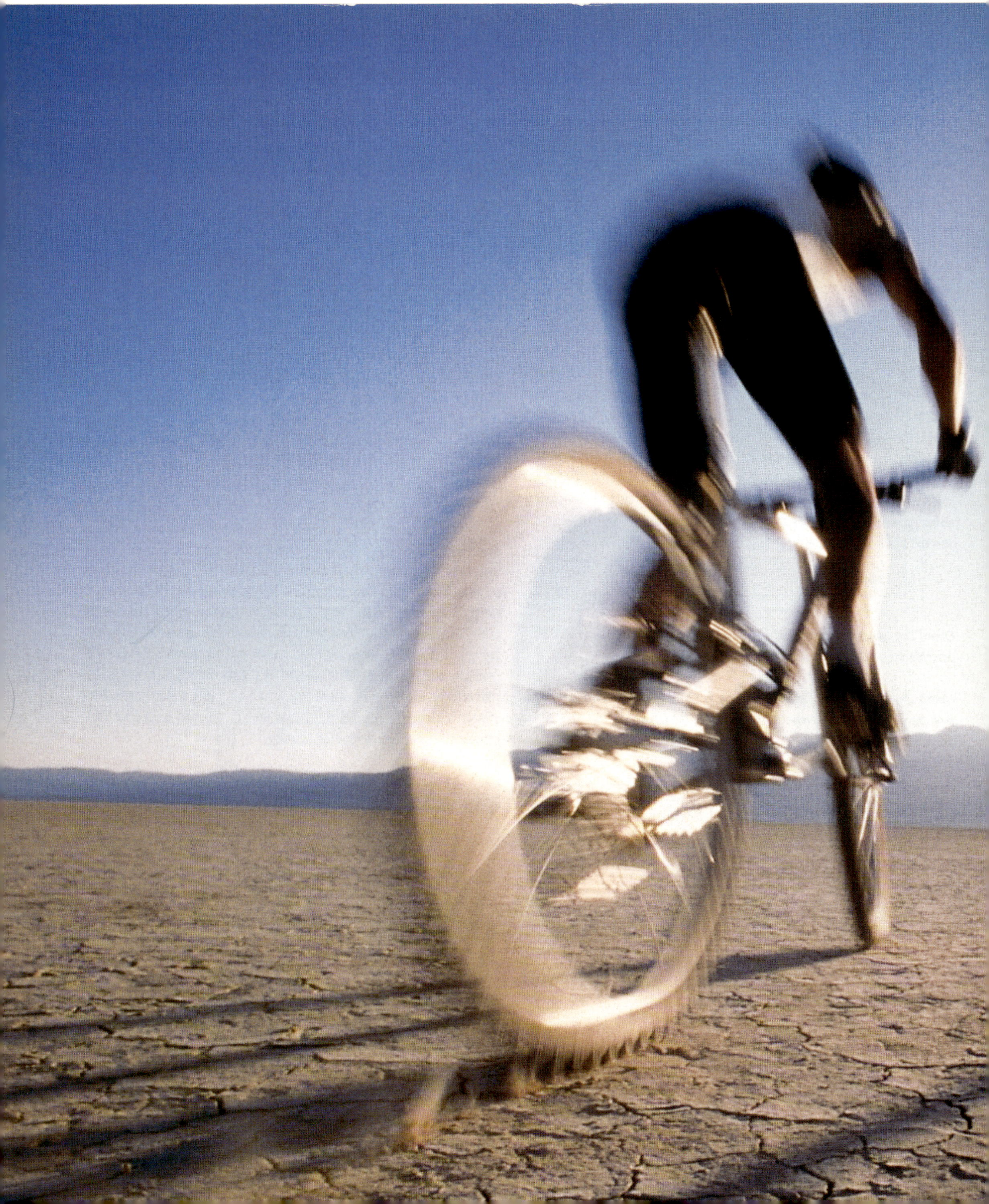

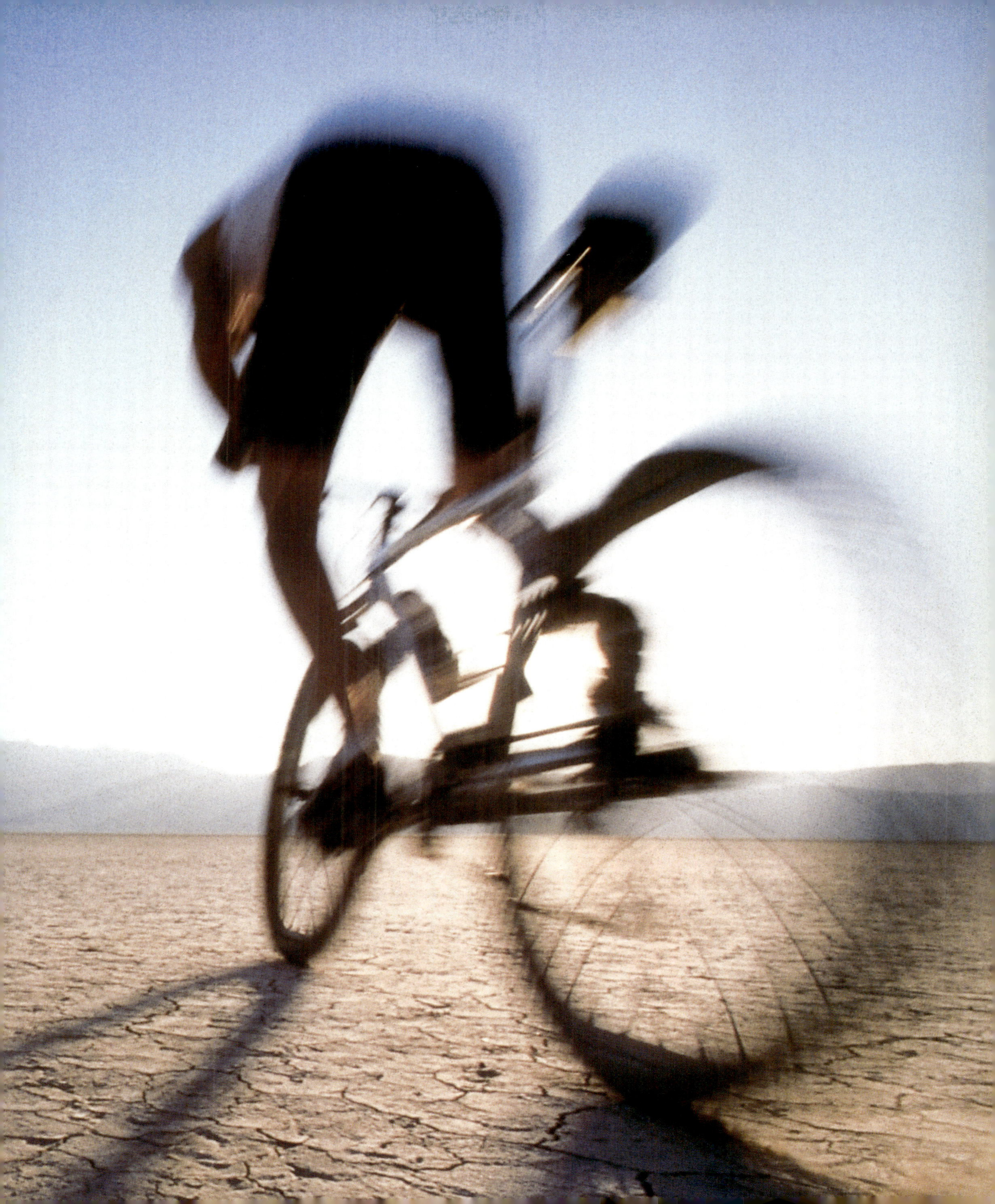

Programme

Zielsetzung

Die folgenden Programmempfehlungen sind als Anregung gedacht, damit Sie Ihre lang gehegten Vorsätze gut geplant in die Tat umsetzen können. Speziell für den Bereich des Krafttrainings wird das im Kapitel *Trainingssteuerung* vorgestellte Grobraster zur Trainingsplanung zugrunde gelegt. Unter Zuhilfenahme des Grobrasters werden Sie mühelos eigene Pläne zur Trainingssteuerung nach der ILB-Methode erstellen können. Den Rat eines gut ausgebildeten, erfahrenen Trainers einzuholen, ist allerdings immer sinnvoll. Die Pläne untergliedern sich grundsätzlich in drei Bereiche:

Makrozyklus – längerfristige Trainingsplanung
Mesozyklus – mittelfristige Trainingsplanung
Mikrozyklus – kurzfristige Trainingsplanung

Dabei werden der Meso- und der Mikrozyklus immer in einer Tabelle gemeinsam dargestellt. Diese Tabelle liefert also den Trainingsplan im klassischen Sinne, das heißt, mit der Tabelle des Mesozyklus, der den Mikrozyklus als einzelne Trainingseinheit beinhaltet, gehen Sie in Ihr Training und sehen von Anfang bis Ende genau, was zu tun ist. Für die Orientierungsstufe entfällt die Aufstellung eines Makrozyklus, da die Orientierungsstufe an sich insgesamt nur vier bis sechs Wochen Trainingszeit umfaßt. Grundsätzlich können Sie in einem vier bis sechs Wochen dauernden Mesozyklus mit dem Gewichtstraining, wie bereits im Kapitel *Trainingssteuerung* erläutert, primär an der Verbesserung der Kraft, der Hypertrophie oder der Kraftausdauer arbeiten.

Rahmenbedingungen

Planen Sie Ihr Training längerfristig so, daß sich die verschiedenen Beanspruchungsbereiche Kraftausdauer, Hypertrophie und Kraft regelmäßig abwechseln. Wenn Sie sich einen Makrozyklus für das nächste Trainingshalbjahr oder -jahr zusammenstellen, bestimmt Ihre übergeordnete Zielsetzung, wie häufig und in welcher Reihenfolge die einzelnen Mesozyklen sinnvoll eingesetzt werden. Geht es Ihnen vor allem um Muskelaufbau, wäre der später beispielhaft dargestellte Makrozyklus (für einen Fortgeschrittenen) mit zwei Hypertrophiezyklen, gefolgt von einem Kraft- und einem Kraftausdauerzyklus sinnvoll, da er dem Training des Muskeldickenwachstums mehr Raum gibt. Streben Sie eine gleichmäßige Verbesserung sämtlicher Komponenten an, bietet sich die folgende Reihenfolge der einzelnen Mesozyklen innerhalb eines Makrozyklus an:

1. Kraftausdauer
2. Hypertrophie
3. Kraft

In dieser Reihenfolge bauen die Anpassungen des Stoffwechsels, die durch den jeweiligen Zyklus erzielt werden, optimal aufeinander auf. Zunächst wird die Pufferkapazität des Muskels gegen Milchsäure durch den Kraftausdauerzyklus verbessert, dann werden im Hypertrophiezyklus möglichst hohe und gleichförmige Spannungsreize gesetzt, ohne daß der besser gepufferte Muskel übersäuert, und abschließend wird durch den Kraftzyklus das

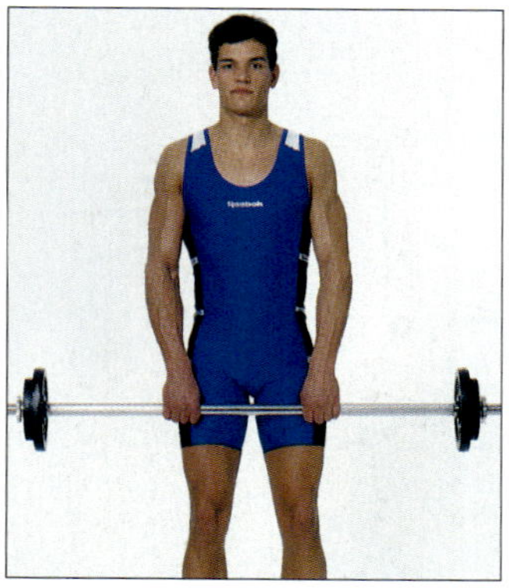
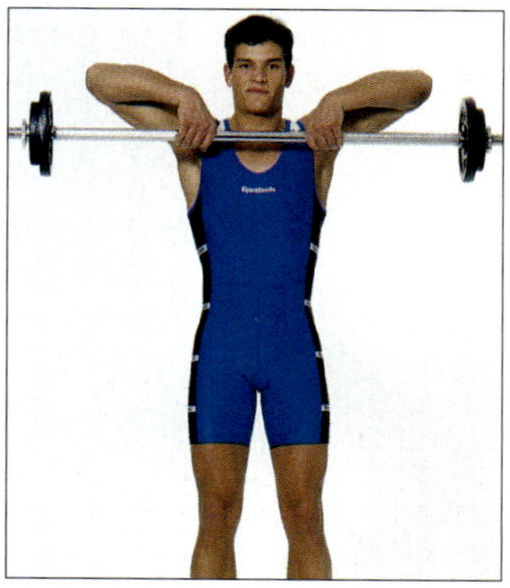
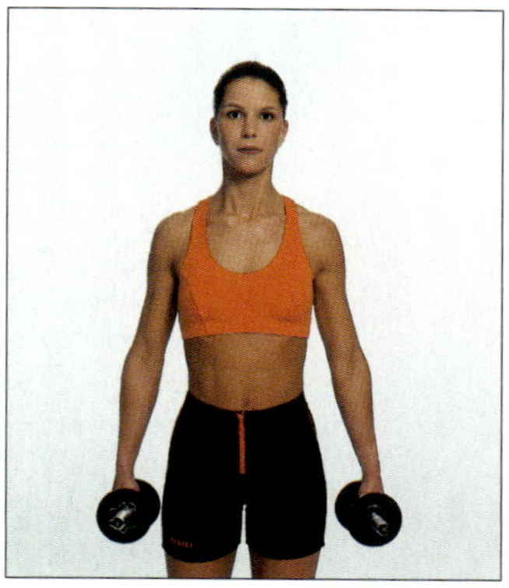
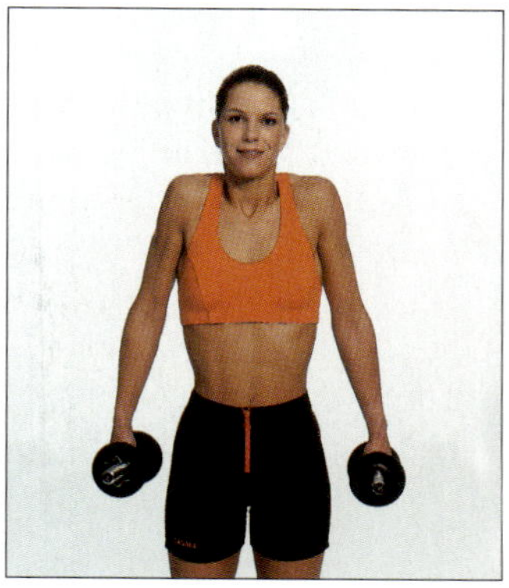

gewachsene Muskelgewebe mit den versorgenden Nerven besser koordiniert. Haben Sie alle drei Mesozyklen in jeweils vier bis sechs Wochen durchlaufen, können Sie eine neue Runde mit dem Kraftausdauerzyklus beginnen. Aufgrund der unterschiedlichen Stoffwechselanforderungen sollten in den jeweiligen Mesozyklen verschiedene Rahmenbedingungen eingehalten werden:

Mesozyklus Kraftausdauer:
Wiederholungszahl: 15–25. Pausenlänge zwischen den Sätzen: 90 Sekunden – 2 Minuten. Arbeitsweise des Muskels: auxotonisch oder isotonisch. Geschwindigkeit der Bewegungsausführung: langsam bis zügig und ruckfrei. Übungsauswahl: beliebige Mischung aus Maschinen- und Hanteltraining.

Mesozyklus Hypertrophie:
Wiederholungszahl: 10–12. Pausenlänge zwischen den Sätzen: 45–90 Sekunden. Arbeitsweise des Muskels: isotonisch, das heißt, möglichst gleichförmig und ohne Spannungsverlust. Geschwindigkeit der Bewegungsausführung: langsam und ruckfrei. Übungsauswahl: bevorzugt Maschinenübungen an Geräten mit Excenter oder eingelenkige Isolationsbewegungen wie Konzentrationscurl oder Kickback.

Mesozyklus Kraft:
Wiederholungszahl: 5–8. Pausenlänge zwischen den Sätzen: 3–5 Minuten. Arbeitsweise des Muskels: auxotonisch (entspricht dem »üblichen« Trainingsrhythmus mit kurzen Haltephasen jeweils am Ende der Bewegung). Explosive Geschwindigkeit der Bewegungsausführung: Es wird versucht, das Gewicht aus dem tiefsten Punkt der Bewegung zu beschleunigen; sobald die Bewegung durch Verbesserung der Hebelverhältnisse an Geschwindigkeit gewinnt, wird sie wieder verzögert, damit kein Schwung entsteht; insgesamt zügig und ruckfrei. Übungsauswahl: bevorzugt mehrgelenkige Hantelübung oder Geräte mit Rollenzug wie beim Latzug.

Orientierungsstufe

Zeitstufe in Monaten: 0–1,5
Trainingssystem: Ganzkörper
Trainingshäufigkeit pro Woche: 2–3
Anzahl der Übungen pro Muskelgruppe: 1–2
Anzahl der Sätze pro Übung: 1–2
Wiederholungen pro Satz: 10–12
Intensität in Prozent des ILB: gering, das heißt, Sie verwenden leichte Gewichte, mit denen Sie am Ende eines jeden Satzes immer noch in der Lage wären, einige zusätzliche Wiederholungen ausführen zu können. Der Festlegung der Trainingsgewichte geht kein ILB-Test voraus.

Worauf kommt es an? In diesen ersten Trainingswochen wird keine Leistungsverbesserung geplant, sondern es geht wirklich nur darum, daß Sie sich mit einem regelmäßigen Training anfreunden, einige Grundübungen kennenlernen und ausprobieren, den gleichmäßig kontrollierten Bewegungsrhythmus und die korrekte Atemtechnik erlernen. Es werden alle großen Muskelpartien (zum Beispiel Beine, Rücken, Brust) direkt mit einer Übung angesprochen, während die kleineren Muskelgruppen (zum Beispiel Arme oder Waden) indirekt durch eine der Grundübungen für die großen Muskeln mittrainiert werden. In diesem Sinne ist auch die Zahlenangabe »Übungen pro Muskelgruppe« zu verstehen – entweder ein Muskel wird im Training durch eine gezielte Übung erfaßt, in der er der hauptsächlich arbeitende Muskel ist, oder er wird als unterstützender Muskel in einer Übung tätig, die gezielt eine andere Muskelpartie trainieren soll. Auf diese Weise kann in der Orientierungsstufe und im Einsteigerstadium der gesamte Körper mit sechs bis acht Übungen vollständig trainiert werden. Während der 4 bis 6 Wochen, in denen Sie in der Orientierungsstufe trainieren, wäre es wünschenswert, daß Ihnen regelmäßig ein Trainer zur Überprüfung und Korrektur der Übungsausführung zur Verfügung steht.

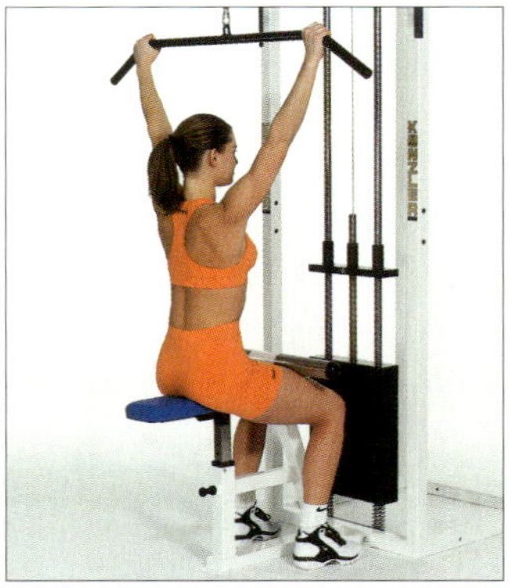
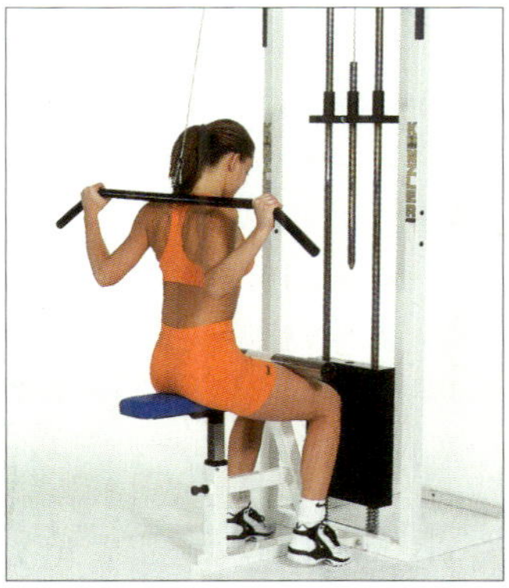
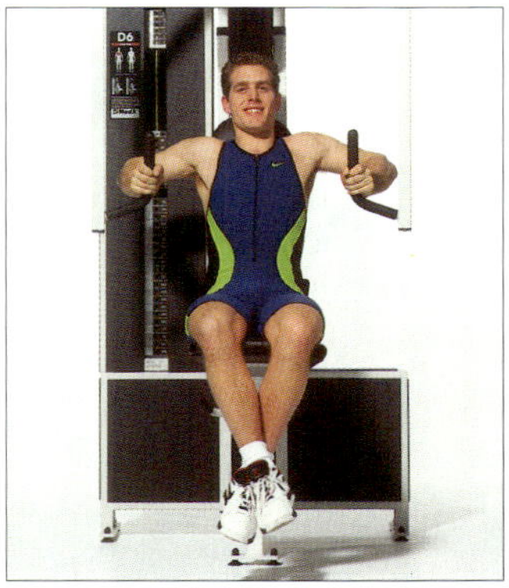
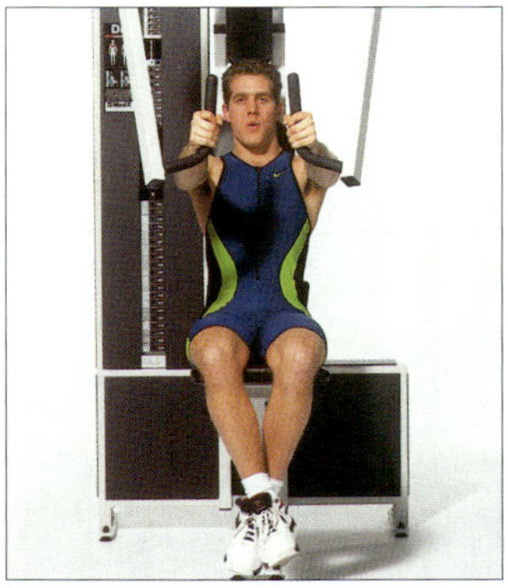

Trainingsplanung

Die folgenden Beispiele sollen Ihnen die Methode noch ein wenig deutlicher machen – versuchen Sie, die Anleitungen anhand der in diesem Kapitel erläuterten Grundsätze weiter auszufüllen sowie einen eigenen Makrozyklus zu erstellen. Zur Erinnerung:

Bevor die Gewichte für die einzelnen Trainingswochen festgelegt werden können, muß für jede der Übungen ein ILB-Test durchgeführt werden. Es wird dabei die für einen ausgewählten Trainingsbereich und damit auch für eine bestimmte Stoffwechselanforderung aktuelle Trainingsbestleistung (Wiederholungszahl) ermittelt. Von dieser Leistung ausgehend, errechnet sich die Trainingsbelastung für die nächsten vier bis sechs Wochen (Mesozyklus) für die jeweilige Übung. Denken Sie bei der Durchführung des ILB-Tests bitte daran, sich gründlich allgemein und speziell aufzuwärmen. Führen Sie nun die jeweilige Übung mit einem Gewicht durch, mit dem Sie glauben, die vorgesehene Wiederholungszahl exakt bewältigen zu können. Um Ihnen die Umsetzung des Testergebnisses zu erleichtern, finden Sie an dieser Stelle noch einmal das Grobraster zur Trainingsplanung nach der ILB-Methode.

+ Das Ganzkörpertrainingssystem trainiert alle größeren Muskeln des Körpers direkt oder indirekt in einer Trainingseinheit.

** In einem Split-Training werden nicht alle Muskelgruppen des Körpers in einer Einheit trainiert, sondern auf zwei oder mehr Trainingseinheiten aufgeteilt. Man unterscheidet dann ein A-Programm und ein B-Programm beim Zweier-Split und ein A-, B- und C-Programm beim Dreier-Split. Das heißt, bei viermaligem Training pro Woche trainiert ein Fortgeschrittener mit einem Zweier-Split im A-Programm zum Beispiel die Bereiche Bauch, Beine, Rücken, Bizeps und im B-Programm dann die Bereiche unterer Rücken, Brust, Schulter, Trizeps. Im Dreier-Split könnte die Aufteilung folgendermaßen vorgenommen werden: Im A-Programm werden Bauch, Beine, im B-Bereich der gesamte Rücken und die Arme, im C-Programm Brust und Schulter trainiert.*

 # Die Intensitätsangaben beziehen sich nicht auf die Einer-Maximalleistung, sondern auf die maximale Leistung in der jeweils trainierten Wieder holungszahl.

Grobraster zur optimalen Trainingsplanung nach der ILB-Methode

	Orientierungsstufe	Einsteiger/Untrainierte	Geübte	Fortgeschrittene	Leistungstrainierende
Zeitstufe in Monaten	bis 1,5	1,5 – 6	6 – 12	12 – 36	36 und mehr
Trainingssystem	Ganzkörper +	Ganzkörper +	Ganzkörper + und Zweier-Split*	Zweier-Split*	Zweier- und Dreier-Split*
Trainingshäufigkeit pro Woche	2	2	2 – 3	3 – 4	4 – 6
Anzahl der Übungen pro Muskelgruppe	1 – 2	1 – 2	2	2 – 3	2 – 4
Anzahl der Sätze pro Übung	1 – 2	1 – 2	2	2 – 3	3 – 4
Wiederholungen pro Satz	10 – 12	min. 8, max. 15	min. 8, max. 20	min. 5, max. 25	min. 5, max. 25
Intensität in % des ILB	gering	50 – 70 #	60 – 80 #	70 – 90 #	80 – 100 #

Makrozyklus für einen Fortgeschrittenen

	Mesozyklus 1	Mesozyklus 2	Mesozyklus 3	Mesozyklus 4	Mesozyklus 5
Zeitdauer des Mesozyklus	4 Wochen	4 Wochen	4 Wochen	4 Wochen	4 Wochen
Trainingsziel	Hypertrophie	Hypertrophie	Maximalkraft	Kraftausdauer	Hypertrophie
Trainingssystem	Zweier-Split*	Zweier-Split*	Zweier-Split*	Zweier-Split*	Zweier-Split*
Trainingshäufigkeit pro Woche	3–4	3–4	3–4	3–4	3–4
Anzahl der Übungen pro Muskelgruppe	2–3	2–3	2–3	2–3	2–3
Anzahl der Sätze pro Übung	2–3	2–3	2–3	2–3	2–3
Wiederholungen pro Satz	12	10	5	15	10
Pausenlänge	2 min	2 min	2 min	2 min	1 min
Intensität in % des ILB	70–90 #	70–90 #	70–90 #	70–90 #	70–90 #
Arbeitsweise des Muskels	auxotonisch	isotonisch	auxotonisch	auxotonisch	isotonisch
Geschwindigkeit der Bewegungsausführung	zügig und ruckfrei	langsam und ruckfrei	explosiv, zügig und ruckfrei	langsam und ruckfrei	langsam und ruckfrei

Mit den Informationen des Grobrasters der ILB-Methode läßt sich der oben beispielhaft vorgestellte Makrozyklus für einen Fortgeschrittenen auf jede andere Stufe übertragen.

Denken Sie bitte daran, daß die für die jeweilige Leistungsstufe angegebenen Bedingungen einem Grobraster entstammen. Es können durchaus Gründe vorliegen, die ein Abweichen von diesen Rahmenbedingungen sinnvoll oder sogar nötig machen. Der langjährig trainierte Sportler aus einer anderen Sportart wird die Leistungsstufen zum Beispiel schneller durchlaufen, während andere niemals eine vier- bis sechsmalige Trainingshäufigkeit anstreben werden. Durch die konsequente Planung Ihres Krafttrainings nach dem Grobraster der ILB-Methode können Sie optimal vom Grundprinzip der Leistungsverbesserung durch die Superkompensation profitieren. Dafür ist es wichtig, daß Sie nicht nur die Trainingshäufigkeit beachten, sondern vor allem auch die Woche für Woche stufenweise gesteigerte Intensität.

Programmbeispiele

Nebenstehende Tabelle gibt ein Beispiel zur Erstellung eines ILB-Tests für Einsteiger. Unten wird die Umsetzung des Tests anhand der Eckdaten des Grobrasters in einem mehrwöchigen Trainingsplan demonstriert. Anschließend finden Sie einen beispielhaften Split-Trainingsplan für Fortgeschrittene. Beide Pläne sind in Verbindung mit den ergänzenden Angaben als »Trainingsbegleiter« für einen 6-Wochen-Abschnitt gedacht.

Leistungsstufe: Untrainierte Frauen
Zeitraum: 17. Juli – 26. August
Mesozyklus Nr.: 2
Intensität in % des ILB: 50 – 70%
Trainingseinheit Nr.: 1
Wiederholungen pro Satz: 10 – 12
Trainingshäufigkeit pro Woche: 2
Anzahl der Sätze pro Übung: 1 – 2
Pausenlänge: 1 Minute
Arbeitsweise des Muskels: isotonisch
Bewegungsausführung: langsam, ruckfrei

ILB-Testbeispiel

	Übungs-Nr.	Name	Testgewicht	Test-Wiederholungsanzahl
Bauch	K 37	Bauchmaschine	30kg	10
Rückenstrecker	K 42	Rumpfstrecken nach hinten	ohne Zusatzgewicht	12
Beine	K45	Beinpressen ##	80 kg	10
Adduktoren	K49	Adduktion	25 kg	11
Abduktoren	K50	Abduktion	20 kg	12
Beinbeuger	K48	Beinbeugen, sitzend	25 kg	10
Rücken	K9	Latzug vor den Körper	25 kg	11
Brust	K14	Brustpresse	20 kg	12

Trainingsplan: Einsteiger

	Übungs-Nr.	Name	1. Woche	2. Woche	3. Woche	4. Woche	5. Woche	6. Woche
Bauch	K37	Bauchmaschine						
Rückenstrecker	K42	Rumpfstrecken nach hinten						
Beine	K45	Beinpressen##	*50%= 40 kg*	*52,5%= 42,5 kg*	*55%= 45 kg*	*60%= 47,5 kg*	*65%= 52,5 kg*	*70%= 50 kg*
Adduktoren	K49	Adduktion						
Beinbeuger	K48	Beinbeugen, sitzend						
Rücken	K9	Latzug vor den Körper						
Brust	K14	Brustpresse						

Im vorgestellten ILB-Testbeispiel hat der Testende aufgrund des unterschiedlichen Schwierigkeitsgrades nicht in jeder Übung die gleiche Wiederholungszahl abschließen können. Das bedeutet, daß er in den nächsten sechs Trainingswochen die Übung mit genau der gleichen Wiederholungszahl durchzuführen hat, die er im Test ausführen konnte. Die Trainingsgewichte für die jeweilige Übung errechnen sich dementsprechend aus den ermittelten Testgewichten, die hierfür mit 100 Prozent gleichgesetzt werden (siehe Beispiel Beinpresse ##). Bevor Sie Ihr erstes eigenes Training nach der ILB-Methode starten können, gilt es für die ausgewählten Übungen auf die beschriebene Weise die Testergebnisse zu ermitteln und in den Trainingsplan zu übertragen.

Im folgenden ein beispielhafter Trainingsplan für einen Fortgeschrittenen mit Zweier-Split:

Zeitraum: 23. März – 06. Mai
Leistungsstufe: Fortgeschrittene Frauen
Mesozyklus Nr.: 1
Intensität in % des ILB: 70 – 90%
Trainingseinheit Nr.: A + B
Wiederholungen pro Satz: 10 – 12
Trainingshäufigkeit pro Woche: 3 – 4
Anzahl der Sätze pro Übung: 2 – 3
Pausenlänge: 2 Minuten
Arbeitsweise des Muskels: auxotonisch
Bewegungsausführung: zügig und ruckfrei

Damit Sie sich eigene Trainingspläne zusammenstellen können, finden Sie im Anhang hierzu Kopiervorlagen.

Trainingsplan Fortgeschrittener: Zweier-Split/A-Programm

	Übungs-Nr.	Name	1. Woche	2. Woche	3. Woche	4. Woche	5. Woche	6. Woche
Bauch	K35	Bauchpressen						
Beine	K43	Kniebeuge						
Beinbeuger	K47	Beinbeugen,- liegend						
Adduktoren	K51	Adduktion, stehend						
Rücken	K9	Latzug vor den Körper						
Rücken	K8	Latzug in den Nacken						
Armstrecker	K24	Armstrecken am Seilzug						

Trainingsplan Fortgeschrittener: Zweier-Split/B-Programm

	Übungs-Nr.	Name	1. Woche	2. Woche	3. Woche	4. Woche	5. Woche	6. Woche
Rücken-strecker	K40	Rückenstrecker-maschine						
Bauch	K36	Bauchpressen, schräg						
Brust	K13	Schrägbank-drücken						
Brust	K17	Flyings						
Schulter	K1	Seitheben						
Schulter	K3	Seitheben vorgebeugt						
Armbeuger	K19	Kurzhantelcurl, sitzend						

Nutzen Sie die hier vorgestellten Beispiele nur als Anregungen. Mit jedem absolvierten Mesozyklus gewinnen Sie an Erfahrung, die Sie in Ihre zukünftige Trainingsplanung einfließen lassen können. Bitte denken Sie daran, sich vor jedem Gewichtstraining für 8 bis 12 Minuten allgemein zu erwärmen und anschließend abzuwärmen, aber auch Ihr Ausdauertraining durchzuführen sowie Ihre Beweglichkeit zu trainieren. Damit diese Komponenten genauso selbstverständlich Bestandteil Ihres Trainings werden, empfiehlt es sich, Sie ebenso schriftlich auf Ihrem Trainingsplan festzuhalten wie Gewichtsübungen. Achten Sie bei der Auswahl der Stretchingübungen darauf, daß die Muskeln, die zuvor gekräftigt wurden, dabei gedehnt werden.

Alternativen zum Gerätetraining

Stehen Ihnen nicht die Möglichkeiten eines modern ausgestatteten Fitnessclubs zur Verfügung, können Sie auch mit den gymnastischen Übungen (G-Übungen) einen guten Trainingseffekt erzielen. Hier ist jedoch die Erstellung eines individuellen Leistungsbildes nur eingeschränkt möglich, da Sie die Widerstände nicht so fein abstufen können, wie an den Trainingsgeräten mit Steckgewichten oder mit Kurz- oder Langhanteln. Immerhin können Sie bei den elastischen Zugbändern, wie zum Beispiel Rubberbands oder Tubes, zwischen verschiedenen Stärkegraden wählen. Bei Übungen, die nur mit dem Körpergewicht oder Teilen davon durchgeführt werden, ist in einem gewissen Rahmen eine Belastungssteuerung über die Wiederholungszahl möglich. Gelingen Ihnen als Fortgeschrittener zum Beispiel 20 vollständige Liegestütze (G8), so führen Sie diese Übung in der ersten Woche in drei Sätzen mit je 14 Wiederholungen (= 70%), in der zweiten mit 15, in der dritten mit 16, in der vierten mit 17 und schließlich in der fünften Woche mit 18 Wiederholungen je Satz (= 90%) durch. Bitte denken Sie auch bei den gymnastischen Kräftigungsübungen an die Beachtung der Grundprinzipien des Krafttrainings, wie die langsame und kontrollierte Übungsausführung und die korrekte Atmung. Nehmen Sie für alle Übungen die beschriebene Grundposition ein und beachten Sie die jeweiligen Ausführungshinweise. Es empfiehlt sich im Training mit den Gymnastikübungen nur im Kraftausdauerbereich zwischen 15 und 25 Wiederholungen zu trainieren. Insbesondere das Krafttraining im Wiederholungszahlenbereich zwischen fünf und acht mit entsprechend hohen Widerständen läßt sich mit gymnastischen Kräftigungsübungen nicht sinnvoll durchführen. Die folgende Übersicht nennt Ihnen jeweils eine Ersatzübung aus dem Katalog der Gymnastikübungen für eine entsprechende Übung aus dem Kraftübungskatalog. Für die meisten Übungen benötigen Sie ein Tube oder weitere Hilfsmittel wie Step, Handgewichte, Rubberband oder Gewichtsmanschetten.

●[1] *Die Übungen G23–G29 sind nur mit einem Partner durchführbar.*

●[2] *Bei diesen Übungen entspricht die Ersatzübung dem Trainingseffekt der K-Übung nur teilweise.*

●[3] *Für die Übungen K35, K36 und K39 im Kraftkatalog gibt es keine Ersatzübungen, da es sich bereits um gymnastische Übungen handelt. Die Ersatzübungen für K37 und K38 finden sich ausschließlich im Kraftübungskatalog, sind als gymnastische Übungen allerdings auch ohne Hilfsmittel durchführbar.*

Schulter- und Schultergürtelmuskulatur, Ellbogenmuskulatur	G1	G2	G3	G4	G5	G6	G7	G8	G23	G24	G25	G27
K1 Seitheben	●								●[1]			
K2 Frontheben		●										
K3 Seitheben vorgebeugt			●									
K4 Nackendrücken mit Kurzhanteln		●										
K5 Nackendrücken		●										
K6 Rudern aufrecht				●								
K7 Schulterheben				●								
K8 Latzug in den Nacken					●					●[1]		
K9 Latzug vor den Körper					●					●[1]		
K10 Rudern horizontal						●						●[1]
K11 Rudern mit Kurzhanteln						●						●[1]
K12 Bankdrücken							●	●				
K13 Schrägbankdrücken							●	●				
K14 Brustpresse							●	●				
K15 Pullover					●[2]		●[2]					
K16 Butterfly							●[2]				●[1]	
K17 Flyings							●[2]				●[1]	

	G7	G8	G9	G10	G11	G12	G13	G14	G17	G18	G19	G20	G21	G22	G26	G27	G28	G29
Ellbogengelenkmuskulatur																		
K18 Langhantelcurl			●			●												
K19 Kurzhantelcurl, sitzend			●			●												
K20 Kurzhantelcurl, stehend			●			●												
K21 Scottcurl			●			●												
K22 Konzentrationscurl			●			●												
K23 Bizepsmaschine			●			●												
K24 Armstrecken am Seilzug				●		●												
K25 Kurzhantelstrecken über Kopf				●		●												
K26 Kickback				●														
K27 Bankdrücken eng	●[2]	●[2]			●													
K28 Dipmaschine					●													
K29 Stirnpressen				●		●												
K30 Stirnpressen mit Kurzhantel				●		●												
Handgelenkmuskulatur																		
K31 Unterarmbeugen mit Langhantel				●[2]														
K32 Unterarmbeugen mit Kurzhantel				●[2]														
K33 Unterarmstrecken mit Langhantel				●[2]														
K34 Unterarmstrecken mit Kurzhantel				●[2]														
Wirbelsäulenumspannende Muskulatur																		
K35-K39[3]																		
K40 Rückenstreckermaschine						●	●	●										
K41 Römische Liege						●	●	●										
K42 Rumpfstrecken nach hinten						●	●	●										
Hüft-, Knie- und Sprunggelenkmuskulatur																		
K43 Kniebeuge									●								●[1]	
K44 Frontalkniebeuge									●								●[1]	
K45 Beinpressen									●								●[1]	
K46 Beinstrecken									●[2]	●[2]							●[1/2]	
K47 Beinbeugen, liegend											●[2]					●[1]		
K48 Beinbeugen, sitzend											●[2]					●[1]		
Hüftgelenkmuskulatur																		
K49 Adduktion												●						●[1]
K50 Abduktion													●					●[1]
K51 Adduktion, stehend												●						●
K52 Abduktion, stehend													●					●
K53 Hüftpendel, Gesäß										●	●							
Sprunggelenkmuskulatur																		
K54 Wadenheben, stehend														●				

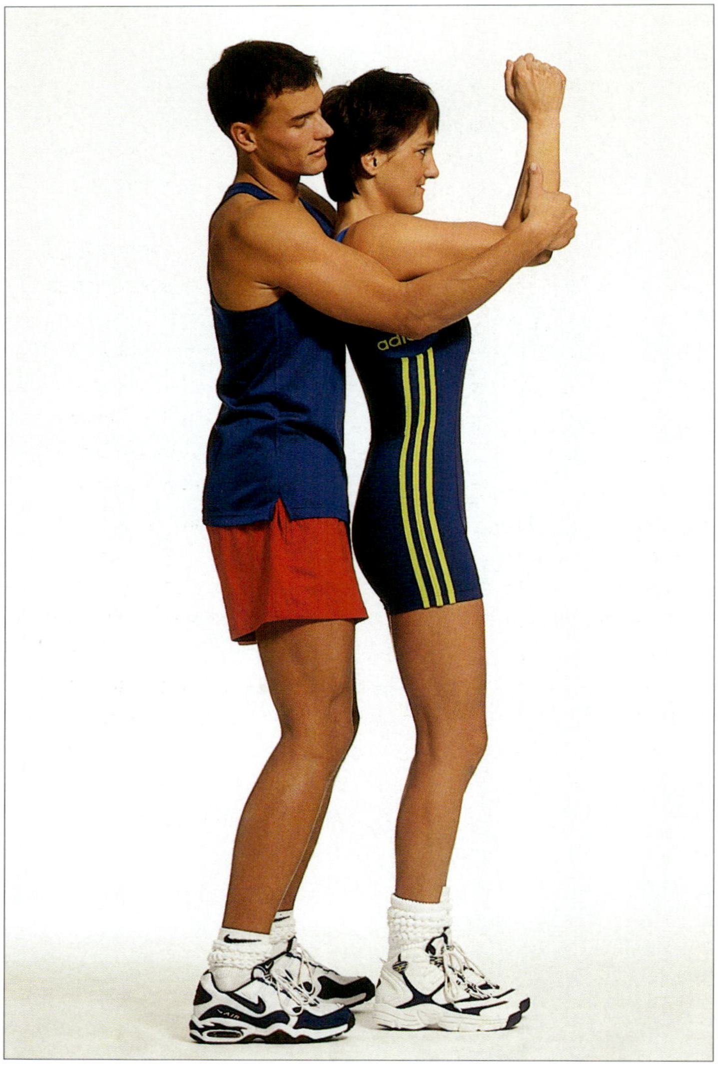

Programme zu zweit

Eine Trainingssteuerung mit Erstellung eines individuellen Leistungsbildes macht nur dann Sinn, wenn Sie die Trainingsbelastung exakt abstufen können. Dies ist weder bei den Übungen mit Zugbändern, wie den Rubberbands oder den Tubes, möglich, noch bei Übungen mit dem eigenen Körpergewicht oder Teilen davon. Hierzu zählen auch die im Übungskatalog vorgestellten Partnerübungen (G23–G29). Wenn Sie zu zweit trainieren, können Sie das natürlich nicht nur mit den gymnastischen Übungen, sondern genauso gut mit den Trainingsgeräten und Hanteln in einem Fitnessclub oder in Ihrem Heimstudio. Der Unterschied besteht darin, daß Sie die Übungen nicht gleichzeitig, wie bei den Partnerübungen, sondern hintereinander ausführen. Hierdurch ergibt sich durchaus ein Vorteil, denn Sie können sich in Situationen, in denen das Gewicht zu schwer wird, gegenseitig Hilfestellung leisten.

Schwierig ist es allerdings, die Trainingspläne für zwei sehr verschiedene Sportler so zu erstellen, daß möglichst das gesamte Programm gemeinsam durchgeführt werden kann. Auf individuelle Stärken und Schwächen oder Zielsetzungen könnte nicht optimal Rücksicht genommen werden. Deshalb finden sich für ein solches gemeinsames Training im Idealfall zwei Trainingspartner zusammen, die zumindest die gleichen Trainingsziele verfolgen, am besten sogar ähnliche Stärken und Schwächen aufweisen.

In jedem Falle wird Ihre Motivation von einem Training zu zweit profitieren. Besonders wenn es sich nicht um den Lebenspartner handelt, fällt es mit einem Trainingspartner auch viel schwerer, eine geplante Trainingseinheit ausfallen zu lassen, da man ja eine »Verabredung« hat. Spornen Sie sich im Training gegenseitig an und genießen Sie im Anschluß an das Training nach Möglichkeit gemeinsam die wohlverdiente Entspannungsphase.

Ergänzendes Training zu anderen Sportarten

Für viele ist heute das Fitnesstraining, so wie in diesem Buch beschrieben, zu einer eigenen Sportart geworden. Andere sehen im Fitnesstraining nur eine Ergänzung zu ihrem »eigentlichen« sportlichen Training. Hierzu zählen vor allem die verschiedenen Ballsportarten, von Fußball, Basketball, Handball oder Volleyball über Tennis, Squash oder Badminton bis zum Golf. Gerade die Sportler, die eine der erwähnten Ballsportarten ambitioniert betreiben, laufen ohne ein ergänzendes beziehungsweise ausgleichendes Training Gefahr, ihren Bewegungsapparat in irgendeiner Form einseitig zu belasten. In der Folge kann es schlimmstenfalls zu Überlastungsschäden oder Verletzungen kommen. Besonders die bereits beschriebenen muskulären Dysbalancen stellen sich bei fehlendem Ausgleich ein.

Ergänzendes Training wird im Leistungssport in der Regel ausgeführt, um die leistungsbestimmenden Faktoren durch zusätzliche Reize noch weiter zu verbessern. Hierdurch können sich Ungleichgewichte aber durchaus noch verschlimmern. Beispielsweise dann, wenn für die sportliche Leistung eine Körperhälfte dominiert und diese durch spezielle Übungen noch stärker auftrainiert wird. Ein vernünftig betriebenes Ausgleichstraining versucht, im Gegensatz zu dieser im Leistungssport üblichen Vorgehensweise, die schwächere Körperhälfte der stärkeren anzugleichen. Ähnlich wird vorgegangen, wenn bestimmte Muskelgruppen stärker gefordert werden als andere, wie zum Beispiel die Beinmuskulatur beim Fußballspieler. Als Ausgleich für die unterschiedliche Beanspruchung wird hier der Oberkörper mittrainiert.

Im Idealfall lassen Sie die Beweglichkeit der Muskelgruppen, die durch die erwähnten Ballsportarten zur Verkürzung neigen – also vor allem die Hüftbeuger und den geraden Schenkelstrecker sowie die Beinbeuger und, außer beim Fußball, auch die Brustmuskulatur – durch einen erfahrenen Trainer testen. Steht Ihnen kein Trainer zur Verfügung, können Sie zusammen mit einem Trainingspartner anhand der im Kapitel Trainingssteuerung beschriebenen Muskelfunktionstests eventuelle Beweglichkeitseinschränkungen auch selbst austesten.

Mit Freude trainieren

Vielleicht haben Sie schon einige der dargestellten Übungen ausprobiert, vielleicht sind Sie sogar einen Schritt weiter gegangen und haben bereits einen auf Ihre persönlichen Voraussetzungen und Zielsetzungen abgestimmten Trainingsplan erstellt. Möglicherweise wollen Sie aber auch erst jetzt, nachdem Sie dieses Buch vollständig gelesen haben, mit dem Training beginnen. Wenn Sie daran interessiert sind, Ihre Fitness langfristig und dauerhaft zu verbessern, sollte Ihnen Ihr Training Spaß bereiten. Im Fitnesstraining geht es im Vergleich zu den verschiedenen Ballsportarten und anderen Sportarten, wie zum Beispiel dem Kampfsport, nicht darum, seine Kräfte in irgendeiner Form mit denen eines Gegners zu messen. Der einzige Gegner, den es im Fitnesstraining zu überwinden gilt, ist Ihr »innerer Schweinehund«. Gerade im Fitnesstraining gibt es dabei eine Motivationskomponente, die so in kaum einer anderen Sportart zum Tragen kommt: Eine kontinuierliche Leistungsverbesserung in allen Bereichen der grundmotorischen Fähigkeiten und darüber hinaus eine sichtbare Verbesserung des äußeren Erscheinungsbildes.

Soll Ihre Motivation die ersten Wochen überdauern, hilft es sehr, wenn Sie den Spaß an der Bewegung und der körperlichen Betätigung entdecken. Probieren Sie neben dem Krafttraining auch die verschiedenen Ausdauersportarten aus, und entscheiden Sie sich für die, die Ihnen am meisten Freude bereitet. Wird Ihnen das Training langweilig, probieren Sie etwas Neues aus. Kombinieren Sie die Übungen zur Verbesserung Ihrer Kraft und Beweglichkeit regelmäßig alle vier bis sechs Wochen zu einem neuen Programm. Variieren Sie im Ausdauertraining zwischen Dauermethode und Intervalltraining. Vielleicht finden Sie ja auch Spaß daran, Ihre Ausdauerleistung in kleineren Wettkämpfen mit anderen zu vergleichen. Selbst im Krafttraining kann Ihnen ein Trainingspartner einen solchen Leistungsvergleich bieten. Lassen Sie sich hierdurch aber nicht von einem »geplanten« Training abhalten. Bewegt sich Ihre Motivation einmal einem Tiefpunkt entgegen, legen Sie ruhig eine ein- bis zweiwöchige Trainingspause ein. Nutzen Sie das Wissen, das Ihnen dieses Buch bietet, um Ihr Leben aktiv zu gestalten und Ihre Fitness lebenslang zu verbessern. Denn etwas wissen und nicht danach handeln heißt, es nicht zu wissen!

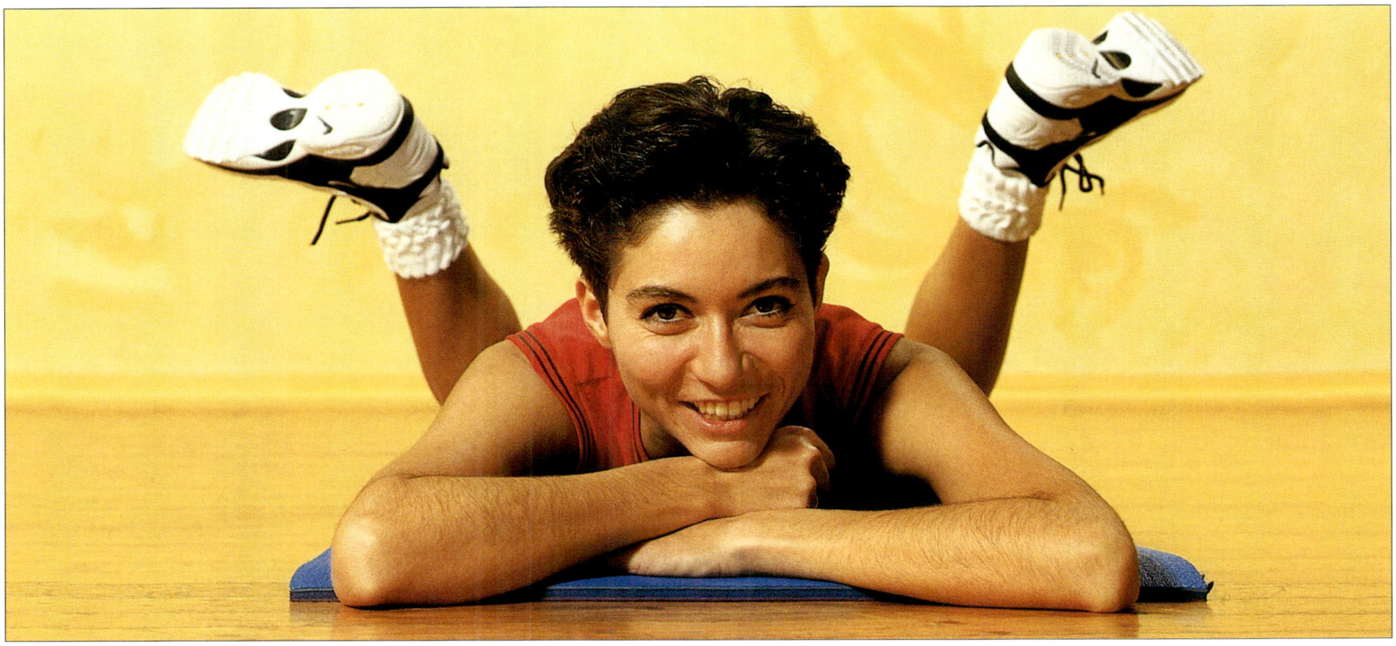

Kopiervorlagen

ILB-Test

	Übungs-Nr.	Name	Testgewicht	Test-Wieder-holungsanzahl

Trainingsplan Krafttraining

	Übungs-Nr.	Name	1. Woche	2. Woche	3. Woche	4. Woche	5. Woche	6. Woche

Trainingstagebuch

Datum | | Körpergewicht |

Training

Muskelbereich	Übung	Satzzahl	Wiederholung	Gewicht pro Satz			

Trainingsdauer

Aerobe Aktivitäten

Trainingsgerät/Sportart	Dauer	Belastung in Watt/Stufe	Puls Start	Puls Mitte	Puls Ende	Puls Erholung

Trainingsdauer gesamt

Ruhephasen

von	bis	Zeitdauer
	gesamt	

Bemerkungen

Glossar

Abduktion: Beinbewegung, die von der Mitte wegführt.

ABEC: Qualitätsstandard bei Kugellagern. Man unterscheidet *ABEC* 1–9. Je höher die ABEC-Zahl, desto hochwertiger ist das Kugellager.

Adduktion: Beinbewegung, die zur Mitte heranzieht.

Adenosin-Triphosphat (ATP): Wichtigster Energielieferant des Muskels, da bei der Zerlegung des ATP Energie frei wird, die von der Muskelzelle unmittelbar für ihre Muskelkontraktion genutzt werden kann.

Adrenalin: Hormon, das zum Beispiel bei Streß oder bei stärkerer Muskeltätigkeit vermehrt freigesetzt wird und unter anderem den Herzschlag beschleunigt sowie den Blutdruck steigert.

Aerobe Energiegewinnung: In Verbindung mit Sauerstoff entsteht beim Abbau von Glucose oder Fett Energie.

Agonist: Muskel, der durch aktive Kontraktion zu einer bestimmten Bewegung beiträgt.

Amplitude: Maßgabe dafür, wie weit ein Körperteil bei einer Bewegung geschwungen wird, zum Beispiel wie tief das Bein beim Kraulbeinschlag unter die Wasseroberfläche geführt wird.

Anaerobe Energiegewinnung: Energiebereitstellung beim Abbau von Kohlenhydraten ohne Sauerstoff. Neben ATP entsteht dabei Laktat, das zu einer Übersäuerung des Muskels und letztlich zu einer Einstellung der Muskelaktivität führt.

Ansatz: Verknüpfungspunkt des Muskels mit dem frei beweglichen Knochen, welcher sich in der Regel weiter von der Körpermitte entfernt befindet.

Antagonist: Muskel, dessen Wirkung der Wirkung eines anderen Muskels (Agonist) entgegengesetzt ist.

Aqua-Jogging: Bezeichnet verschiedene Formen des Laufens im Wasser. Das kann am Strand in knöcheltiefem Wasser oder zum Beispiel im tiefen Becken im Schwimmbad ohne Bodenkontakt geschehen. Bei letzterem wird allerdings eine spezielle Weste getragen, die eine aufrechte Haltung ermöglicht. Diese, die Gelenke entlastende Trainingsform, findet insbesondere im rehabilitativen Bereich Anwendung.

Atemminutenvolumen: Die Luftmenge in Litern, die pro Minute ein- und ausgeatmet wird.

Atrophie: Muskelschwund/-rückbildung.

Auftrieb, hydrostatischer: Der Auftrieb im Wasser ist eine Kraft, die der Gewichtskraft des Körpers entgegenwirkt. Sie ermöglicht es uns, an der Wasseroberfläche zu schweben.

Ausdauer: Körperliche und geistige Ermüdungswiderstandsfähigkeit des Sportlers in Verbindung mit seiner Erholungsfähigkeit.

Autogenes Training (AT): Entspannungstechnik mit Selbstsuggestion.

Auxotonische Muskelspannung/-Kontraktion: Während die Muskellänge abnimmt, nimmt die Muskelspannung zu.

Beat: Taktschlag bei der Musik. In der Aerobic erfolgt auf jeden Taktschlag ein Schritt. Ausnahme: »Funk-Aerobic«.

Beta-Blocker: Medikament zur Senkung des Blutdrucks und zur Stabilisierung und Reduzierung des Herzschlags; hemmt die Wirkung der Hormone Adrenalin und Noradrenalin. Steht auf der Doping-Liste.

Beweglichkeit: Fähigkeit, Bewegungen mit großer Schwingungsweite aus eigener Kraft oder durch äußere Kräfte in einem oder mehreren Gelenken ausführen zu können.

Bewegungsfrequenz: Bewegungen, zum Beispiel Schritt pro Einheit.

Biegelinie: Grundspannung des Materials von der Skispitze bis zum Skiende, die eine optimale Druckverteilung der entstehenden Gewichts- und Abstoßkräfte bewirkt.

Bio-Impedanz-Analyse (BIA): Bei diesem Analyseverfahren zur Ermittlung des Körperfettanteils fließt ein schwacher Strom durch den Körper; aus der Geschwindigkeit, mit welcher der Strom fließt und dem Widerstand, der entsteht, wird anhand spezieller Formeln der Körperfettanteil berechnet.

Body Mass Index (BMI): Maßstab zur Beurteilung des Körperbaus auf der Basis der Körperoberfläche und des Körpergewichts.

Booties: Spezielle Gleitsocken, die über die Trainingsschuhe gezogen werden, um das Gleiten zu ermöglichen.

Bpm: Bpm steht für »beats per minute«, also Schläge pro Minute. Die bpm-Zahl gibt das Musiktempo an und damit auch das Tempo und die Intensität des Übens. In der Step- Aerobic sollten Musikstücke mit 118–122 bpm eingesetzt werden.

Broca, Paul: Französischer Arzt (Chirurg und Anthropologe), 1824–1880; entwickelte eine Formel zur Berechnung des idealen Körpergewichts.

Broca-Formel: Formel zur Berechnung eines optimalen und idealen Körpergewichts in Abhängigkeit von der Körpergröße.

Cardiopulmonales System: So wird das Herz-Kreislauf-System in Verbindung mit der Lunge und ihren Gefäßverbindungen zum und vom Herzen bezeichnet.

Choreographie: (griech.) Tanzschrift, Aufzeichnung der einzelnen Tanzschritte und -figuren beziehungsweise der Gestaltung eines Tanzes.

Citycruiser: Fahrrad für den Stadteinsatz (Einkäufe, Botengänge etc.). Kennzeichen: Komplette Ausstattung nach der STVO, mit Licht, Gepäckträger, Schutzblechen etc.

Climber: Stationäres Ganzkörpertrainingsgerät zum Training der Ausdauer. Während der Bewegung wird eine Art Kletterbewegung simuliert.

Cooper, Kenneth: »Vater des aeroben Trainings«, Arzt in der US-Luftwaffe. Entwickelte einen nach ihm benannten Leistungstest sowie ein darauf aufbauendes Ausdauer-Trainingsprogramm – unter anderem für Astronauten – zur Vorbeugung gegen Herz-Kreislauf-Erkrankungen.

Koronares Gefäßsystem: Wird aus den Gefäßen gebildet, die den Herzmuskel selbst mit sauerstoffreichem Blut versorgen; sie werden gleich als erstes von der Hauptschlagader abgezweigt.

Crossrobic: Stationäres Ganzkörpertrainingsgerät für ein effektives Ausdauertraining.

Curl: Beugende Bewegung, wie zum Beispiel das Arm- oder Beinbeugen.

Dauermethode: Längere gleichmäßige, trainingswirksame Ausdauerbelastung ohne Belastungsunterbrechung.

Deuserband: Elastisches Gummiband in verschiedenen Härtegraden zur Unterstützung gymnastischer Übungen.

Diabetes Mellitus: Zuckerkrankheit; Störung des Kohlenhydratstoffwechsels.

Durometer: Härtegrad der Rolle.

Dynamische Muskelarbeitsweise: Muskelkontraktion. Der Muskel arbeitet, indem er sich verkürzt und wieder streckt.

Eiweißketten: Die Bausteine des Eiweißes, die sogenannten Aminosäuren, reihen sich zu Ketten aneinander, um bestimmte Funktionen ausführen zu können.

Energieverlust: Durch nicht vollständige Ausbeutung der Nährstoffe im Verdauungsprozess geht ein Teil der in der Nahrung gespeicherten Energie verloren.

Glossar

Enzym: Eiweißteilchen, die chemische Reaktionen im lebenden Organismus beschleunigen.

Eutonie: (griech.) eu = Wohl, tonos = Spannung. Eine westliche Methode (begründet von Gerda Alexander) zur Erfahrung der körperlichen Einheit des Menschen. Eutonie ist ein dynamischer Prozess, der immer neu realisiert werden muß, wenn seine Wirkung von Dauer sein soll. Durch minimale Bewegungen erfühlt und erspürt man seinen Körper. Blockaden werden bewußt wahrgenommen und aufgelöst.

Excenter: Individuell geformte Scheibe zur Kraftübertragung, welche die einzelnen Hebelverhältnisse im Verlauf einer bestimmten muskelbelastenden Trainingsbewegung ausgleichen soll, so daß die Spannung nicht wie beim natürlichen Bewegungsablauf variiert, sondern möglichst während des gesamten Bewegungsablaufs in etwa gleich groß bleibt.

Extensiv: Langes Training mit niedriger Intensität (60–80% der MHF).

Exzentrische Muskelarbeitsweise/Negative Bewegungsphase Muskelkontraktion. Der Muskel wird bei gleichzeitigem Spannungsaufbau länger; die Abwärtsbewegung oder negative Bewegung bei einer Kraftübung.

Feldenkrais, Moshe: Jüdischer Physiker und Ingenieur, 1904–1984. Begründer der Selbstbehandlungsmethode »Wahrnehmung durch Bewegung« zur Verbesserung der Haltung und Verdeutlichung unnötiger Muskelanspannung sowie der Behandlungsmethode der »Funktionellen Integration«.

Fettcaliper/ Fettzange: Meßgerät zur Bestimmung der Hautfaltendicke; anhand entsprechender Tabellen kann hieraus der Körperfettanteil ermittelt werden.

Fettzangenmessung: Methode zur Bestimmung des prozentualen Körperfettanteils. Es wird mittels einer Zange die Dicke verschiedener Hautfalten, zum Beispiel an Bizeps, Trizeps, Bauch oder Taille, gemessen. Aus einer Tabelle kann man anhand dieser Werte den Körperfettanteil ablesen.

Fixx, James F.: Veröffentlichte 1977 den internationalen Bestseller »The Complete Book of Running« und etablierte sich damit als »Joggingpapst«. Er starb am 20. Juni 1984 im Alter von 52 Jahren beim Joggen, was weltweites Aufsehen erregte.

Frame: Laufrollengestell/-schiene.

Geldämpfung: Spezielles Flüssigkeitsdämpfungssystem im Schuh.

Gelenkknorren: Gelenkende eines röhrenförmigen Knochen (zum Beispiel Oberschenkelknochen).

Gesetz der wellenförmigen Belastungssteigerung: Wechsel der Belastungsintensitäten zwischen niedrig, mittel und hoch, um einer Leistungsstagnation vorzubeugen.

Gleitwachs: Durch die Verwendung der Gleitwachse wird der Gleitwiderstand auf ein Minimum reduziert. Für die unterschiedlichen Schneeverhältnisse bietet der Fachhandel diverse Wachsarten an. Wachstabellen dienen dem Benutzer als Orientierungshilfe bei der richtigen Wachsauswahl.

Glucose: Zucker-Brennstoff der Muskulatur, der mit oder ohne Sauerstoff abgebaut werden kann. Die Art der Energiebereitstellung hängt letztlich von der Höhe des Energiebedarfs und der Länge der Belastungsdauer ab.

Golgi-Sehnenorgan: Sinnesorgan der Sehne, das als Meßfühler der augenblicklichen Spannung der Sehne sowie deren Änderung dient.

Grundumsatz: Minimaler Stoffwechselablauf in Ruhestellung.

Haftwachs (Steigwachs): Haftwachs ermöglicht das Abstoßen vom Schnee. Das Wachs muß daher beim Abdruck einen hohen Haftreibungskoefizienten aufweisen, ohne in der Gleitphase die Ski zu sehr abzubremsen.

Handkurbelergometer: Stationäres Herz-Kreislauf-Trainingsgerät, welches isoliert die Arme und den Schultergürtelbereich trainiert.

Hardboots: Hartschalenschuhe mit einer Außenschale und herausnehmbarem Innenschuh.

Heel-Stop: Bremsmanöver mit der Fersenbremse.

Herzfrequenz (HF): Anzahl der Herzschläge pro Minute.

Hg: Quecksilber; die Maßeinheit »Millimeter Quecksilbersäule« (mm Hg) wird zur Angabe des Blutdrucks verwendet.

High Impact: Bei den High-Impact-Bewegungen entsteht eine höhere Gelenkbelastung. Typische Bewegungsformen sind zum Beispiel Laufen und Springen. High-Impact-Bewegungen erkennt man daran, daß beide Füße den Boden für einen Augenblick verlassen (Flugphase).

Hochhalte: Die Arme befinden sich über dem Kopf, nach oben gerichtet und in leicht gebeugtem Zustand. Die Schultern bleiben in der Regel tief.

Hypertone Lösung: Hierbei sind mehr gelöste Teilchen im Getränk als im Blut.

Hypertonie: Krankhafte Erhöhung des Blutdrucks.

Hypertrophie: Gewebezunahme einer Zelle, zum Beispiel der Muskelzelle, wodurch sich der Muskel insgesamt vergrößert.

Hypotone Lösung: Im Getränk befinden sich weniger gelöste Teilchen als im Blut.

Hypotonie: Zu niedriger Blutdruck.

Infrarotmessung: Bestimmung des Körperfettanteils mit Hilfe von Infrarotstrahlen.

Intensivwiederholung: Bei der Intensivwiederholung hilft ein Trainingspartner bei einer oder mehreren Wiederholungen, die der Trainierende aus eigener Kraft schon nicht mehr abschließen kann, und zwar gerade soviel, daß der Bewegungsablauf korrekt beendet werden kann.

Intervallmethode: Planmäßiger Wechsel zwischen Belastungs- und Entlastungsphasen; in der Entlastung kommt es lediglich zur unvollständigen Erholung, wobei die Herzfrequenz das Erholungskriterium darstellt.

Isometrische Muskelspannung: Die Muskellänge bleibt gleich, die Muskelspannung nimmt zu.

Isotonische Lösung: Gleich viele gelöste Teilchen in Getränk und Blut.

Isotonische Muskelspannung: Muskelverkürzung bei gleichbleibender Spannung.

Jab: Gerader Boxschlag mit der Führhand. Dieser Schlag dient dazu, den Gegner zu beschäftigen und auf Distanz zu halten.

Jacobson, Edmund: Arzt für innere Medizin, 1885–1976. Entwickelte das Verfahren der Progressiven Muskelrelaxation, das er 1938 an der Universität von Chicago vorstellte. Verfaßte zahlreiche wissenschaftliche Arbeiten und Bücher über die Auswirkungen seelischer Anspannung auf die körperliche Verfassung, unter anderem »Progressive Relaxation in Theorie und Praxis«.

Kapillarisierung: Entwicklung der haarfeinen Blutgefäße, welche die kleinste Verästelung zwischen den dem Herzen zuführenden und den vom Herzen wegführenden Gefäßen darstellt.

Kilojoule (kJ): Maßeinheit zur Angabe des Brennwerts. Hat sich im Sprachgebrauch gegenüber der alten Maßeinheit »Kilokalorie« nicht durchsetzen können. Umrechnungsfaktor: 1 Kilokalorie entspricht circa 4,186 Kilojoule.

Kilokalorie (kcal): Maßeinheit für Energiegehalt von Nahrungsmitteln, aber auch von Arbeit, Energie, Wärme. Eine kcal ist die Wärmemenge, die erforderlich ist, um zum Beispiel einen Liter Wasser um 1° Celsius von 14,5° C auf 15,5° C zu erwärmen.

Glossar

Kontraktion: Verkürzung des Muskels durch Anspannung; der Muskel Kontrahiert.

Kontralateraler Transfer: Hierunter wird die Wirkung beschrieben, die durch eine Trainingsbelastung auf die zu übenden Strukturen der Körpergegenseite erzielt wird. Der Effekt ist besonders für die Krankengymnastik interessant, damit zum Beispiel immobiliserte Körperabschnitte durch Belastungen, die auf der gesunden Gegenseite gesetzt werden, mittrainiert werden können. Im Ausdauertraining kommt es, sofern mindestens ein Sechstel der Gesamtmuskelmasse aerob arbeitet, zu einer allgemeinen Steigerung der aeroben Ausdauerleistungsfähigkeit. Diese Verbesserung kann man allerdings nicht im klassischen Sinne als kontralateralen Transfer bezeichnen.

Konzentrische Muskelarbeitsweise/Positive Bewegungsphase: Der Muskel verkürzt sich unter Spannungszunahme bei der Überwindung eines Widerstandes – positive Bewegungsphase beziehungsweise Anheben des Gewichts.

Koordination: Zusammenwirken des Nervensystems und der Skelettmuskulatur innerhalb eines gezielten Bewegungsablaufs.

Körperfettanteil: Das gesamte Körperfett bezogen auf das Körpergewicht.

Körperkreislauf: Teil des Blutgefäßsystems, der den gesamten Körper mit Ausnahme der Lunge durchblutet; als Kreislauf wird er deshalb bezeichnet, weil er vom Herz ausgeht und zu ihm zurückführt.

Körperschwerpunkt: Der Schwerpunkt eines Körpers ist ein gedachter Punkt, an dem man den Körper so aufhängen könnte, daß er sich immer im Gleichgewicht befindet, unabhängig davon, wie man ihn drehen und wenden würde.

Kraft: Im physikalischen Sinne definiert als Masse x Beschleunigung und im sportmotorischen Sinne die Fähigkeit der Muskulatur – haltend, überwindend oder nachgebend – einem Widerstand entgegenzuwirken.

Kraftausdauer: Widerstandsfähigkeit gegen Ermüdung bei Krafteinsätzen von mindestens einem Drittel des maximalen Kraftleistungsvermögens.

Kreatinphosphat: Energiereserve des Körpers, die für die Neubildung des ATP genutzt wird.

Kurzzeitausdauer: Ausdauerbelastungen zwischen 35 Sekunden und 2 Minuten Dauer.

Laktat: Das Salz der Milchsäure, das durch den Abbau von Kohlenhydraten in Abwesenheit von Sauerstoff entsteht und sich in der Muskulatur ansammelt. Daraufhin hemmt die Übersäuerung der Zellen die chemischen Reaktionen, die für die Energiegewinnung zuständig sind, so daß die körperliche Belastung beendet werden muß.

Langzeitausdauer: Ausdauerbelastungen zwischen 7 und 30 Minuten werden als Langzeitausdauer I, zwischen 30 und 90 Minuten als Langzeitausdauer II und über 90 Minuten als Langzeitausdauer III bezeichnet.

Leistungsumsatz: Energiebedarf des Menschen, der über die Erhaltung des Grundstoffwechsels und der Körpertemperatur hinausgeht.

Low Impact: Der Begriff Low Impact (geringe Aufprallbelastung) steht für eine sehr gelenkschonende Belastung. Bei den Low-Impact-Bewegungen bleibt mindestens ein Fuß auf dem Boden, zum Beispiel beim Gehen auf der Stelle.

Luftdämpfung: Spezielles Luftdämpfungssystem im Schuh. Der Aufbau des Dämpfungsmaterials ähnelt einer Schwamm- oder Wabenkonstruktion. Die Hohlräume sind mit Luft oder Gas gefüllt.

Makrobiotik: Alternative Ernährungsform, die die Nahrung in zehn Koststufen einteilt und die ihren Ursprung im Zen-Buddhismus hat.

Makrozyklus: Längerfristiger Zeitraum der Trainingsplanung, der mindestens ein halbes Jahr beträgt und sich aus mehreren Mesozyklen zusammensetzt.

Maximalkraft: Der höchste, willkürlich realisierbare Kraftwert, der gegen einen Widerstand erzeugt werden kann.

Maximalpuls: Altersabhängiger Höchstsollwert der Herzfrequenz, der bei etwa 220 Schlägen pro Minute abzüglich des Lebensalters liegt.

Mental: Geistig.

Mesozyklus: Teilabschnitt der Trainingsplanung, der vier bis sechs Wochen umfaßt.

MHF: Maximale Herzfrequenz.

Mikrozyklus: Kleinster Teilabschnitt der Trainingsplanung, der eine Trainingseinheit bis eine Trainingswoche umfaßt.

Milchsäure: Zwischenprodukt des Stoffwechsels bei unvollständiger, sauerstoffarmer Verbrennung von Zucker.

Mitochondrienvolumen: Mitochondrien sind kleine Zellorgane, in denen sich vor allem die Enzyme der Energiegewinnung mit Sauerstoff befinden; sie werden auch als »Kraftwerke der Zelle« bezeichnet.

Mittelzeitausdauer: Ausdauerbelastungen zwischen zwei und zehn Minuten Dauer.

Mountain Bike: Speziell konstruiertes Fahrrad für den sportlichen Einsatz im Wald und in schwerem Gelände. Kennzeichen: Niedriger Rahmen, stabile Rohre, kleine, dickbereifte Räder, breiter Lenker.

Muskeldickenwachstum: Vergrößerung des Muskels durch Gewebezunahme der einzelnen Muskelfasern ohne zahlenmäßiger Zunahme.

Muskelfaser: Grundeinheit des Skelettmuskels. Die Muskelfaser entspricht der Muskelzelle und besitzt die mechanische Fähigkeit sich zusammenzuziehen.

Muskelfilamente: Muskeleiweißkette.

Muskelquerschnitt: Fläche des quer zum Faserverlauf geschnittenen Muskels.

Muskelspindel: Sinnesorgan des Muskels, das die Länge und Längenänderungen des Muskels registriert.

Muskeltonus: Aktiver Spannungszustand der Muskulatur.

Muskelzelle: Die Muskelzelle entspricht der Muskelfaser und hat mechanisch betrachtet die Fähigkeit sich zusammenzuziehen.

Muskuläre Dysbalance: Ungleichgewichte der in einem Gelenk gegenüberwirkenden Muskeln, bedingt durch Abschwächung und Verkürzung der beteiligten Muskulatur.

Muskulatur: Neben der Skelettmuskulatur, die dem menschlichen Willen unterworfen ist und zwei gelenkig miteinander verbundene Knochen einander annähert, gibt es noch die glatte Muskulatur und die Herzmuskulatur, die nicht willentlich beeinflußt werden.

Nerven: Die Nerven beziehungsweise das Nervensystem haben zusammen mit den Hormonen die Aufgabe, die Funktion aller Organe des menschlichen Körpers aufeinander abzustimmen und zu koordinieren.

Newton: Maßeinheit der Erdanziehungskraft.

Noradrenalin: Hormon, das vom Aufbau dem Adrenalin sehr ähnlich ist und zum Teil ähnliche Wirkungen entfaltet, wie zum Beispiel die Erhöhung des Blutdrucks, zum Teil aber auch schwächere oder sogar gegensätzliche Wirkungen hat, wie zum Beispiel die Senkung der Pulsfrequenz.

Ovo-Lacto-Vegetabile Kost: Die ovo-lacto-vegetabile Ernährung schließt neben pflanzlichen Nahrungsmitteln auch Eier und Milch sowie Milchprodukte mit ein.

Oxidationswasser: Durch den Abbau von Kohlenhydraten, Fett und Eiweiß werden in den Zellen bei einer

Glossar

gemischten Kost mit circa 2500 kcal ungefähr 300 ml Wasser freigesetzt. Es entsteht durch die Spaltung und Umwandlung der Grundnährstoffe in ihre Einzelbausteine.

Paddels: Eine Art »Flossen für die Hände«. Sie erfüllen beim Schwimmen unterschiedliche Funktionen. Mittels dieser Plastikscheiben wird die Abdruckfläche der Hände vergrößert, was zum einen der Technikverbesserung dient, da das Gefühl für einen effektiven Abdruck geschult wird. Eine schlechte Handstellung führt automatisch zu ausweichenden Schlingerbewegungen. Zum anderen erfordert das Schwimmen mit Paddels einen erhöhten Kraftaufwand und bewirkt so einen deutlich verbesserten Vortrieb.

Passiver Bewegungsapparat: Hierzu zählen Knochen, Knorpel und Bänder. Statische und stabilisierende Funktion.

Pedalieren: Das technische Idealbild beim perfekten Pedalieren geht davon aus, daß während des gesamten Tretvorgangs ein gleichmäßiger Zug und Druck senkrecht auf die Tretkurbel ausgeübt wird. Dadurch wird der wirksame Sektor der Tretbewegung vergrößert.

Peristaltik: Unwillkürlich gesteuerte Darmbewegungen, die den Speisebrei durch wellenförmiges Zusammenziehen der Darmmuskulatur vorantreiben.

Phasische Muskulatur: Hat als Hauptaufgabe die Durchführung dynamischer Bewegungen und reagiert bei Fehlbelastungen sowie bei mangelnden Belastungsreizen mit einer Senkung der Muskelspannung und entsprechender Abschwächung.

Phosphatverbindungen: Energiehaltige chemische Verbindungen, die diese Energie bei Abspaltung eines Phosphatteilchens freisetzen können.

Physiognomie: Individueller Ausdruck und Aussehen des Gesichts.

Physiologisch: Natürliche, körperliche Vorgänge.

Prävention, Präventiv: Maßnahmen, die einen Krankheitsausbruch verhindern oder einen erneuten Krankheitsausbruch unwahrscheinlich machen – Vorbeugung, vorbeugend.

Progressive Muskelentspanung/-Relaxation (PM): Fortschreitende Muskelentspannung. Von dem Arzt Edmund Jacobson, 1885–1976, entwickelte, schnell zu erlernende Entspannungstechnik, die durch aktive Anspannung und nachfolgendes, bewußtes Lösen der Muskulatur tiefe Entspannungszustände ermöglicht. Die dabei geschulte Wahrnehmung des eigenen Körpers hilft, Verspannungen frühzeitig zu erkennen und diese rasch und effektiv zu beheben.

Pull-Buoys: Die leichten Schaumstoff-Bojen sind eine Schwimmhilfe. Sie werden zwischen die Oberschenkel geklemmt und sorgen so für eine flache und stabile Lage des Körpers im Wasser. Nun kann beim Training die Aufmerksamkeit auf die Armarbeit konzentriert werden.

Punsh: Eine Gerade mit der führenden Hand.

Purine: Purine aus der Nahrung werden im menschlichen Stoffwechsel zu Harnsäure umgewandelt, die sich in Nieren, Gelenken und Sehnen ablagert, so daß es bei hohen Konzentrationen zu Nierensteinen und Gicht kommen kann.

Radial: Zur Speiche hin.

Reflektorische Kontraktion: Durch ein Signal der Muskelspindel über das Rückenmark ausgelöstes automatisches Zusammenziehen der Muskulatur.

Regeneration: Wiederherstellung der Leistungsfähigkeit und Belastbarkeit des Organismus.

Rennrad: Speziell konstruiertes Fahrrad für den Einsatz beim Radrennen. Besondere Kennzeichen: Schmale Reifen, leichter, dennoch harter und steifer Rahmen, sportliche Sitzhaltung.

Rockering: Verstellbarkeit der Rollenhöhe.

Rubberband: Ringförmig geschlossenes Gummiband zur Erhöhung des Belastungswiderstands bei bestimmten gymnastischen Übungen; in verschiedenen Stärken erhältlich.

Satz/Serie Mehrmaliges Anheben und Absenken eines Widerstands ohne längere Unterbrechung. Für den Fitnesstrainierenden liegt die Wiederholungszahl pro Satz in der Regel zwischen 5 und 25.

Sauerstoffaufnahmekapazität: Die Menge an Sauerstoff, die der Organismus aufnehmen kann, gemessen in Litern pro Minute.

Schnelligkeit: Einerseits die Fähigkeit, auf einen Reiz oder ein Signal in kürzester Zeit zu reagieren, andererseits die Fähigkeit, Bewegungen bei unterschiedlichen Widerständen mit höchster Geschwindigkeit auszuführen.

Schnellkraft: Fähigkeit, innerhalb kürzester Zeit einen möglichst hohen Kraftstoß zu erreichen.

Schreitstil: Der Fuß setzt beim Laufen zuerst mit der Ferse (Fersenlauf) auf.

Seithalte: Die Arme werden in leicht gebeugtem Zustand seitlich vom Körper in Verlängerung der Schulterachse auf Höhe der Schultern gehalten.

Shadow: Eine Vermeidbewegung beim Boxen.

Sheldon, William Herbert: Amerikanischer Mediziner und Psychologe, geboren am 19. November 1899 in Warwick. Professor an der Columbia University in New York und (ab 1946) Direktor des dortigen Constitution Laboratory; stellte in seiner Konstitutionstypologie drei physischen Dimensionen drei psychische Entsprechungen gegenüber.

Skihärte: Die Skihärte beeinflußt das Gleit- und Abdruckverhalten der Ski. Die richtige Skihärte hängt vom Körpergewicht, der Beinabstoßkraft und der Skilänge ab. Die richtige Zuordnung erfolgt über Tabellen und Tests. Einteilung: weich – mittel – hart.

Slide: Das Slide(-board) ist ein aus Kunststoff oder Harz Polymer hergestellter Gleitteppich.

Softboots: Feste Schuhe aus Nylongewebe oder Kunstleder mit hohem Tragekomfort.

Statische Muskelarbeitsweise: Der Muskel spannt sich gegen einen Widerstand an, ohne sich dabei zu verkürzen.

Step: Höhenverstellbare Plattform zum Auf- und Absteigen.

Superkompensation: Stärkung der Strukturen und Verbesserung der Funktionen des Organismus als Antwort auf einen überschwelligen Trainingsreiz.

Supination: Auswärtsdrehung; im Unterarm wird zum Beispiel bei der Supination die Handfläche nach oben und der Handrücken nach unten gedreht.

Synergist: Mitspieler des arbeitenden Muskels; zwei Muskel bewirken durch ihr Zusammenziehen die gleiche Bewegung im Gelenk und unterstützen sich so gegenseitig in ihrer Kraftwirkung.

Synovia: Schmierflüssigkeit des Gelenks, die von der Innenhaut der Gelenkkapsel sowie der Schleimbeutel und Sehnenscheiden produziert wird.

SZ-Hantel: Im »Zick-Zack« gebogene Langhantel, die Griffvarianten ermöglicht und zur Handgelenkentlastung bei verschiedenen Oberarmübungen beitragen kann.

Thorakalwirbel: Brustwirbel.

Tights: Enganliegende Sporthose.

Tonische Muskulatur: Hat als Hauptaufgabe Haltefunktionen zu erfüllen und reagiert bei Fehlbelastungen, wie zum Beispiel Überlastung, mit einer Erhöhung der Muskelspannung und daraus resultierender Muskelverkürzung.

Trainingsherzfrequenz: Höhe des Pulsschlags, mit dem bei einer Ausdauerbelastung gearbeitet wird.

Glossar

Trekkingrad: Die »Zwitter« sind hervorragend für den täglichen Einsatz auf der Straße sowie auf Feld- und Waldwegen geeignet. Kennzeichen: Großer Rahmen, größere und dünnere Räder als das Mountain-Bike.

Trennkost: Ernährungsprinzip, nach dem Kohlenhydrate und Proteine nicht in der gleichen Mahlzeit aufgenommen werden sollen. Kommt heute in vielen Variationen vor, die sich ursprünglich auf die nach ihrem Begründer benannte Haysche Trennkost zurückführen lassen. Wissenschaftlich nicht belegbar.

Tretstil: Der Fuß setzt beim Laufen zuerst mit dem Ballen (Ballenlauf) auf.

Tube: Gummiband oder -schlauch mit Griffen an beiden Enden; in verschiedenen Stärken erhältlich.

U-Halte: Armhaltung, bei der die Oberarme parallel zum Boden und die Unterarme rechtwinklig zu den Oberarmen gehalten werden, so daß sie die Form eines U's bilden.

Übertraining: Wird zwischen zwei Belastungsphasen keine ausreichend lange Erholungsphase eingehalten, kommt es zu einer Schwächung des Organismus; der Zustand des Übertrainings ist unter anderem an einem gesteigerten Ruhepuls und einem Leistungsabfall zu erkennen.

Ulnar: Zur Elle hin.

Uppercut: Aufwärtshaken.

Ursprung: Der Verknüpfungspunkt des Muskels mit dem Knochen, der unbeweglich ist und sich in der Regel näher zur Körpermitte hin befindet.

UV-Licht: Ultraviolette Strahlen. Die natürliche UV-Strahlung (UV-A, UV-B) rötet und bräunt die Haut.

V-Slip: Eine V-förmig ablaufende Aerobic-Bewegung.

Vegetarismus: Spezielle Kostform, bei der auf Fleisch verzichtet wird. Der sogenannte Ovo-Lacto-Vegetarier nimmt dabei noch tierische Produkte wie Milch, Milcherzeugnisse und Eier zu sich, während der Veganer auch diese Produkte und Honig meidet.

Vierfüßlerstand: Stand auf den Händen und Unterschenkeln bei geradem Rücken.

Visualisierung: Vorstellung einer realen oder zukünftigen Begebenheit im geistigen Auge.

Vitalstoffe: Bezeichnung für Wirkstoffe zur Erhaltung lebenswichtiger Funktionen, zum Beispiel Vitamine, Hormone, essentielle Fett- und Aminosäuren.

$Vo_2max.$: Maximale Sauerstoffaufnahme. Bruttokriterium der Ausdauerleistungsfähigkeit.

Waist To Hip Rate: Umfangverhältnis von Taille zu Hüfte.

Watt: Maßeinheit für Leistung.

Wettkampfmethode: Einmalige, wettkampftypische Ausdauerbeanspruchung mit maximaler Intensität.

Wiederholung: Das einmalige Anheben und Absenken eines Widerstands.

Wiederholungsmethode: Wiederholte, intensive Ausdauerbelastung mit dazwischenliegenden vollständigen Pausen.

Zentrifugalkraft: Fliehkraft – vom Mittelpunkt einer Drehbewegung nach außen gerichtete Kraft.

Zivilisationskrankheiten: Erkrankungen, die durch Verhaltensweisen oder Umwelteinflüsse in ihrer Entstehung begünstigt werden, wie zum Beispiel degenerative Herz-Kreislauf-Erkrankungen, Bluthochdruck oder Herzinfarkt.

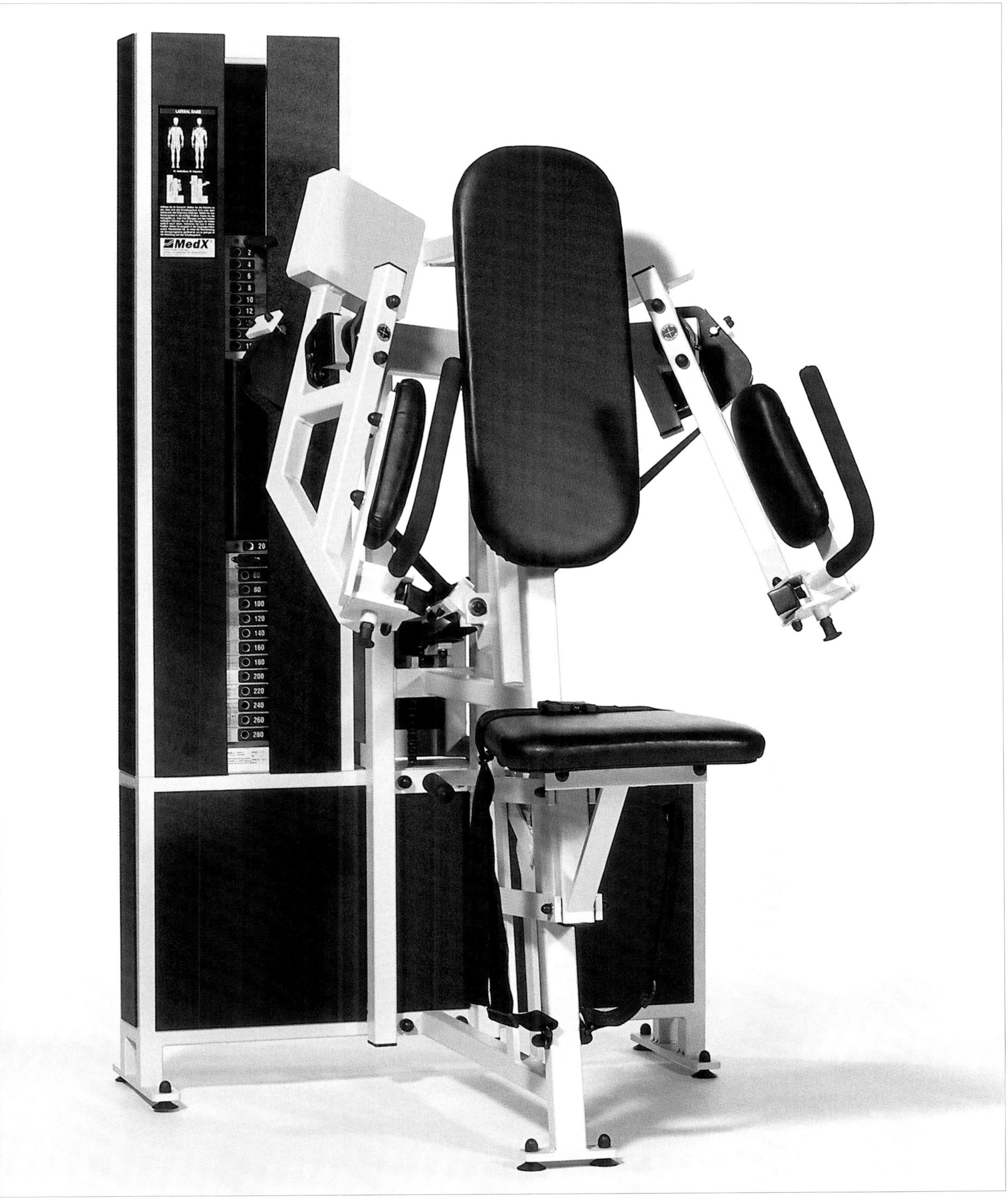
MedX

Register

Abduktion (Übungen) *117, 119*
Abduktorentraining (Übung) *148*
Abwärmen s. Cool-Down
Adduktion (Übungen) *116, 118, 144*
Adduktorendehnung (Übung) *235, 236, 237*
Adduktorentraining (Übung) *147*
Aerobics *206–211*
– Ausrüstung *206–207*
– Bekleidung *207*
– Box-Aerobic *211*
– Gleitteppich *210*
– Musikauswahl *207*
– Schuhe *206–207*
– Slide-Aerobic *210–211*
– Step-Aerobic *208–209*
– Techniken *208–211*
Aerodynamik
– Radfahren *169*
Agonist *41*
Alkohol *271, 277*
Aminosäuren *283–284, 292–293*
Anatomie *298–317*
– s. auch Muskeln; Muskulatur
Antagonist *41*
Aqua-Jogging *184*
Aqua-Training *185*
Armbeugen (Übung) *136*
Armpendeln (Übung) *257*
Armstrecken (Übungen) *83, 137*
Armübung (Partnerübung) *153*
Arnoldpressen *55*
Atementspannung (Übung) *261*
Atmung *222*
– Joggen *182*
– Krafttraining *44*
ATP (Adenosin-Triphosphat) *259*
Aufbau eines Trainings *37*
– s. auch Trainingsplanung; Trainingssteuerung
Aufwärmen *37, 38–39*
– mentales Aufwärmen *39*
Aufwärmphase
– Radfahren *170*
– Walking *176*
Ausdauersportart *178*
Ausdauertest *20–21*
Ausdauertraining *37, 159–161*
– Aufbau des *161*
– Gewichtsreduktion *271–272*
– Periodisierung im *28*
Ausfallschritt *145*
Ausrüstung
– Aerobics *206–207*
– Inline-Skating *192–193*
– Jogging *178–179*
– Radfahren *166–165*
– Schwimmen *185*
– Skilanglauf *200–202*
– Walking *173*
Ballaststoffe *280, 288–289*
Bänder *219*
Bandscheiben *313*
Bandscheibenvorfall *313*
Bankdrücken (Übungen) *68, 86–87, 134*
Bankstellung (Übung)
– dynamisch *140*
– statisch *140*
Bauchmaschine (Übungen) *100–101*
Bauchmuskulaturdehnung (Übung) *237*
Bauchpressen (Übung) *98, 99*
Beckenheben (Übung) *104*
Beckenkippen (Übung) *253*
Beckenverschiebung (Übung) *254*
Bein-Armheben (Übung) *141*
Beinbeugen (Übung) *114, 115, 143*
Beinbeugerdehnung (Übung) *241, 242*
Beinheben (Übung) *146*
Beinpressen (Übung) *112*
Beinpressen (Partnerübung) *156, 157*
Beinstrecken (Übung) *113, 142*
Beinstreckerdehnung (Übung) *239*
Bekleidung
– Aerobics *207*
– Jogging *180*
– Leuchtstreifen *180*
– Skilanglauf *200–201*
– Radfahren *164–165*
– Walking *173*
– s. auch Schuhe; Schutzausrüstung
Belastungsphase
– Radfahren *170*
– Walking *176*
Belastungssteuerung nach der ILB-Methode *29–33*
Beweglichkeitstest *22–24*
Beweglichkeitstraining
– allgemein *37, 219–223*
– Übungskatalog *222–223*
– Übungen *226–245*
Bewegungskoordination *38*
Bewegungsmangel *164*
Bindegewebe *247*
Biomechanik *316–317*
Bizepsmaschine (Übungen) *82, 84*
Blutdruckmessung *17*
Body Mass Index (BMI) *14*
Box-Aerobic *211*
Brustmuskeldehnung (Übung) *228*
Brustpresse (Übungen) *70–71*
Brustübung (Partnerübung) *152*
Butterfly (Übungen) *74–75, 152*
Cardiogerät *212*
Cholesterin *284*
Cool-Down
– allgemein *37, 259–265*
– Radfahren *170*
– Walking *176*
Cooper-Test *20*
Cross-Training *212–217*
– Indoor-Cross-Cardiotraining *212–213*
– Leistungsgruppen *213, 214–215, 216–217*
– Outdoor-Cross-Cardiotraining *216–217*
– Trainingsplan *213–217*
Crossing-Effekt *212*
Dauerleistungsmethode *170*
Dehnfähigkeit *219*
Dehnmethoden *220–221*
– dynamische *219, 221*
– postisometrische 221
– statische *219, 221*
Dehnübungen *222, 259*
Diät *274–276, 293*
Dipmaschine (Übung) *88*
Dips (Übung) *138*
Durometer *195*
Einstiegshilfe *71*
Eiweiß s. Proteine
Energiebedarf *277–278*
Energiegewinnung *271–273*
Energiereserven *260*
Energieumwandlung *277*
Energieverbrauch der Muskulatur *299*
Entspannung *260–263*
Enzyme *273*
Erholung s. Entspannung; Regenerative Maßnahmen
Ernährung *274–295*
Excenter *43, 45*
Fahrrad
– Anpassen des *167*
– Citycruiser *166*
– Fahrtechnik *168–169*
– Lenkerhöhe *167*
– Mountain-Bike *166*
– Rahmenanpassung *166*
– Rennrad *166*
– Sattelhöhe *167*
– Sattelneigung *167*
– Sitzposition *167*
– Tachometer *165*
– Trekkingrad *166*
– s. auch Radfahren
Fehlbelastung der Wirbelsäule *313*
Fette *277, 281–282, 288*
Fettsäuren *281–282*
Fettverbrennung *271–273*
Fitness-Check *12–13, 17*
Flachbank (Übungen) *66, 68, 73, 76, 85, 86, 90–91*
Flüssigkeitshaushalt *285*
Flyings (Übung) *76*
Frontalkniebeuge (Übungen) *110–111*
Frontheben (Übungen) *52, 128–129*

Fußbeschwerden *179*
Fußfehlstellungen *179*
Gefäßsystem *160*
Gelenkbeschwerden *164*
Gelenke *39, 41, 46, 219, 247, 314–315*
– funktionelle Bewegungen *314*
– Kniegelenk *314–315*
Gelenkigkeit *219*
Gelenkschmiere *39*
Gerätekunde *44–45*
– s. auch einzelne Geräte
Gesamtkörpertraining *172*
Gesäßmuskeldehnung (Übung) *238*
Gesundheitsbezogene Daten *17*
Gewichtsreduktion *25, 268–295*
Gewichtstraining *29–33*
Gleichgewichtsgefühl *140*
Gleichzugtechnik *190–191*
Glucose s. Kohlenhydrate
Goldene Regeln
– Ausdauertraining *161*
– Beweglichkeitstraining *222*
– Gymnastik *125*
– Krafttraining *44*
Golgi-Sehnenorgane *220*
Griffposition
– Neutraler Griff *63, 78*
– Obergriff *82*
– Untergriff *63*
Gymnastik *125–157, 328–329*
– Goldene Regeln *125*
– Grundhaltung *125*
– Übungen *126–157*
– s. auch Aerobics
Handgelenkflexorendehnung *230*
Hanteln *44*
– s. auch Kurzhanteln; Langhanteln
Harvard-Step-Test *21*
Hebetechniken *316–317*
Herz-Kreislauf-System
– Aufbau des *160*
– Auswirkungen auf das *159*
Herzfrequenz *28, 159*
Herzfrequenzmeßgerät *173*
Herzmuskulatur *160*
Hüftbeugerdehnung (Übung) *239, 240*
Hüfte, Drehen der (Übung) *255*
Hüftpendel (Übungen) *118, 119, 120–121*
Hungertheorien *276*
ILB-Methode s. Individuelle-Leistungsbild-Methode
Individuelle-Leistungsbild-Methode (ILB)
– Erstellung *19, 29–33*
– Trainingsplanung nach *324, 326–327*
Indoor-Cross-Cardiotraining *212–213*
Indoor-Cycling *171*
Inline-Jogging *199*
Inline-Skating *192–199*
– Armhaltung *196*
– Ausrüstung *192–193*
– Bremsen *195*
– Bremstechnik *197*
– Fersenstop *197, 198*
– Grundposition *196*
– Grundschritt *196*
– Hardboots *193*
– Heel-Stop *197, 198*
– Körperhaltung *196*
– Kugellager *194*
– Inline-Jogging *199*
– Laufrollgestell *194*
– Rasen-Stop *198*
– Rockering *194*
– Rollen *194*
– Schoner *195*
– Skates *193*
– Soft-Boots *193*
– Speedtechnik *196*
– Technik *196–198*
– Trainingsplan *199*
– Verhaltensregeln *199*
Inline-Skating *205, 216*
Intervalltraining *183, 187*
Jacobson, Edmund *262*
Jogging *172, 178–183*
– Atmung *182*
– Aufsetzphase *181*
– Ausrüstung *178–179*
– Bekleidung *180*
– Fußbeschwerden *179*
– Körperhaltung *181*
– Körperschwerpunkt *181*
– Laufphasen *182*
– Laufschritt, ökonomischer *181*
– Laufstil *179, 182*
– Schreitstil *182*
– Schrittlänge *181*
– Schuhe *178–179*
– Technik *181–182*
– Trainingsplan *183*
– Tretstil *182*
Kabelzug (Übung) *58*
Katzenbuckel im Vierfüßlerstand (Übung) *252*
Kickback (Übung) *137*
Kilojoule *277*
Kilokalorie *277*
Kniebeuge (Übungen) *108–111, 144*
Knorpel *39*
Knorpelernährung *247*
Kohlenhydrate *259, 271, 277, 279–280, 293*
Kollath, Werner *291*
Konstitutionstypen *16–17*
Kontrahierte Position *75*
Kontralateraler Transfer *212*
Konzentrationscurl (Übung) *81*
Kopfseitneigung (Übung) *226*
Kopfübungen *248–251*
Kopfvorziehen (Übung) *227*
Körperfettanteil *14*
Körpergewicht *13–14*
Körpermaße *15*
Körperwahrnehmung *140, 247*
Krafttest *18*
Krafttraining *37, 41–47, 50–123*
– Abschwächungen *42*
– Atmung *44*
– Aufwärmen *39*
– Kraftausdauer *27*
– Periodisierung im *27*
– Terminologie *43*
– Trainingsplanung *320–321*
– Übungen *50–123*
– Übungskatalog *46–47*
– s. auch einzelne Geräte; Gerätekunde; einzelne Übungen
Kreatinphosphat *259*
Kreislauf s. Herz-Kreislauf-System
Kurzhantelcurl (Übung) *78, 79*
Kurzhanteln (Übungen) *50–55, 59, 66–21, 73, 76, 78, 79, 81, 84, 85, 90–91, 94–95, 97, 125*
Laktat *259*
Langhanteln (Übungen) *57, 58, 68, 69, 77, 80, 86–87, 92–93, 96, 108–111*
Langlaufski *201–202*
Latziehen (Übung) *132*
Latzug (Übung) *60–63*
Laufschritt, ökonomischer *181*
Laufstil *179, 182*
Lauftraining *178*
Leistungsbereitschaft *38*
Leistungsfähigkeit *260*
Leistungsverbesserung *39*
– s. auch Trainingssteuerung
Liegestütz (Übung) *135*
Linolsäure *281*
Makrobiotik *275*
Milchsäure *259*
Mineralstoffe *277, 285, 286, 288–289, 292*
Minimalprogramm *183*
Mobilisation *247*
– Übungen *248–257*
Motivation *331*
Muskelarbeitsweise *43, 219–222, 320–321*
– dynamische *43*
– exzentrische *43*
– konzentrische *43*
– statische *43*
Muskelaufbau *25, 269–270, 321*
Muskeln (musculus) *219*
– Armbeuger (m. brachialis) *77, 78, 79, 80, 81, 82, A 304*
– Armbeuger/Oberarmeuger, zweiköpfiger (m. biceps brachii) *58, A 304*

Register

– Armstrecker, dreiköpfiger (m. triceps brachii) *54, 56, 57, 68, 69, 70, 73, 83, 84, 85, 86, 88, 89, 90, A 305*
– Bauchmuskel, gerader (m. rectus abdominis) *98, 99, 100, 102, 104, 109, 110, A 307*
– Bauchmuskel, querverlaufender (m. transversus abdominis) *98, 99, 100, 102, 104, 109, 110*
– Bauchmuskel, äußerer und innerer schräger (Mm. obliquus externus et internus abdominis) *98, 99, 100, 102, 104, 109, 110, A 307*
– Brustmuskel, großer (m. pectoralis major) *68, 69, 70, 72, 74, 76, 76, 86, 88, A 302*
– Brustmuskel, kleiner (m. pectoralis minor) *68, 69, 70, 74, 76*
– Deltamuskel (m. deltoideus) *50, 52, 53, 54, 56, 64, 66, 68, 69, 70, 74, 76, A 300*
– Einwärtsdreher, runder (m. pronator teres) *A 306*
– Gesäßmuskel, großer (m. glutaeus maximus) *105, 106, 107, 108, 110, 112, 116, 117, 118, 119, 120, A 309*
– Gesäßmuskel, mittlerer und kleiner (Mm. glutaeus medius et minimus) *117, 119*
– Hakenarmmuskel (m. coracobrachialis) *A 301*
– Halbsehnenmuskel (m. semitendinosus) *106, 114, 115, A 310*
– Handgelenksbeuger (Mm. flexores carpi ulnaris et radialis) *92, 94, A 306*
– Handgelenksstrecker (Mm. extensores carpi ulnaris et radialis) *96, 97, A 306* – Hüftlendenmuskel (m. iliopsoas) *A 308*
– Kammuskel (m. pectineus) *116, 118, A 309*
– Kapuzenmuskel (m. trapezius) *53, 54, 56, 58, 60, 62, 64, 66, 126, A 303*
– Lendenarmbeinmuskel (m. iliopsoas) *68*
– Lendenmuskel, viereckiger (m. quadratus lumborum) *A 307*
– Oberarmbeuger, zweiköpfiger (m. biceps brachii) *61, 62, 77, 78, 79, 80, 81, 82*
– Oberarm-Speichen-Muskel (m. brachioradialis) *78, 79, 80, 81, 82, A 304*
– Obergrätenmuskel (m. supraspinatus) *A 301*
– Oberschenkelbeuger/Schenkelmuskel, zweiköpfiger (m. biceps femoris) *106, 114, 115, A 310*
– Plattsehnenmuskel (m. semimembranosus) *106, 114, 115, A 310*
– Rautenmuskel, großer (m. rhomboideus major) *53, 58, 60, 62, 64, 66, 88, A 303*
– Rückenmuskel, breiter (m. latissimus dorsi) *53, 60, 62, 63, 64, 65, 66, 67, 72, 88, A 300*
– Rückenstreckermuskulatur (m. erector spinae) *61, 105, 106, 107, 108, 110*
– Rundmuskel, großer und kleiner (Mm. teres major et minor) *61, A 301*
– Sägemuskel, vorderer (m. serratus anterior) *A 303*
– Schenkelanzieher, langer, kurzer und großer (Mm. adductores brevis, longus et magnus) *116, 118, 144, A 309*
– Schenkelstrecker, vierköpfiger (m. quadriceps femoris) *108, 110, 112, 113, A 310*
– Schlanker Muskel (m. graciles) *116, 118, A 309*
– Schneidermuskel (m. sartorius) *A 308*
– Schollenmuskel (m. soleus) *108, 110, 112, 122, A 311*
– Spanner der Oberschenkelbinde (m. tensor fasciae latae) *A 308*
– Untergrätenmuskel (m. infraspinatus) *61, A 301*
– Unterschulterblattmuskel (m. subscapularis) *A 301*
– Zwillingswadenmuskel (m. gastrocnemius) *114, 115, 122, A 311*
– s. auch Muskulatur
Muskelspannung *43*
– auxotonische *43*
– isometrische *43*
– isotonische *43*
Muskelspindeln *219*
Muskeltonus *259*
Muskuläre Dysbalance *42, 221–222*
Muskulatur *41–43, 221–222, A 298–311*
– Aufwärmen *39*
– Bauchmuskulatur *298*
– Bauweise eines Muskels *298*
– Beweglichkeitstest *22–24*
– Bewegungsmuskulatur *298–299*
– Cool-Down *259*
– Ellbogengelenkmuskulatur *46, 304–305*
– Energieverbrauch *299*
– Entspannung *262–263*
– Funktionseinheiten *299*
– Handgelenkmuskulatur *46, 306*
– Herzmuskulatur *160*
– Hüftgelenkmuskulatur *46, 308–309*
– Hypertrophie *27*
– Kniegelenkmuskulatur *46, 310*
– Maximalkraft *27*
– Oberkörpermuskulatur *72, 88*
– phasische *42, 221*
– Rückenmuskulatur *298*
– Schultergelenkmuskulatur *300–302*
– Schultergürtelmuskulatur *46, 303*
– Schultermuskulatur *46*
– Skelettmuskulatur *298, 299*
– Sprunggelenkmuskulatur *46, 311*
– Stützmuskulatur *178*
– tonische *42, 221*
– Verkürzung *221*
– wirbelsäulenumspannende Muskulatur *46, 307*
– s. auch Muskeln
Nacken (Übungen)
– Latzug in den Nacken *60–15*
– Nackendrücken *54–11*
Nahrungsergänzungspräparate *292–293*
Naturfasern *180*
Newton *316*
Oberschenkelbeuger (Partnerübung) *154–155*
Optimalprogramm *183*
Outdoor-Cross-Cardiotraining *216–217*
Paddels *185*
Partnerübungen *149, 150–157, 330*
Physiotherapeutische Anwendungen *260*
Power-Walking *177*
Prävention *159*
Progressive Muskelrelaxation (PM) *262–263*
Proteine *271, 277, 283–284, 290*
Pull-buoys *185*
Pullover (Übungen) *72–73*
Purine *284*
Radfahren *164–171, 216*
– Anpassen des Bikes *167*
– Aerodynamik *168*
– Aufwärmphase *170*
– Ausrüstung *166*
– Bekleidung *164–165*
– Belastungsphase *170*
– Bremsen *169*
– Citycruiser *166*
– Cool-Down *170*
– Fahrtechnik *168–169*
– Indoor-Cycling *171*
– Körperhaltung *169*
– Lenkerhöhe *167*
– Luftwiderstand *169*
– Mountain-Bike *166*
– Pedalieren *168*
– Radsporthose *165*
– Rahmenanpassung *166*
– Rennrad *166*
– Sattelhöhe *167*
– Sattelneigung *167*
– Schuhe *165*
– Schutzhelm *165*
– Sitzposition *167*
– Spinning *171*
– Tachometer *165*
– Trainingsplan *170*
– Trekkingrad *166*
– Trikots *165*
– Zentrifugalkraft *169*
– Zubehör *165*
Reflektorische Kontraktion *219*
Regenerative Maßnahmen *37, 260–265*
Rollschuhe *192*
Römische Liege (Übung) *106*
Rubberband *44, 45, 330*
– Übungen *142, 143*
Rückenmuskulaturdehnung (Übung) *231*
Rückenstreckerdehnung (Übung) *232*
Rückenstreckerkräftigung (Übung) *139*
Rückenstreckermaschine (Übung) *105*
Rückenübung (Partnerübung) *151*

Rudermaschine (Übung) *64, 65*
Rudern *216–217*
– (Übungen) *58, 64–67, 131, 133*
Rumpfmuskulaturdehung (Übung) *234*
Rumpfstrecken (Übung) *107*
Rumpfvorderseitedehnung (Übung) *233*
Satz *43*
Sauerstoff *259*
Sauna *264–265*
Schienbeinmuskeldehnung (Übung) *245*
Schlaf *260–261*
Schrägbank (Übungen) *53, 69, 85*
Schrägbankdrücken *69*
Schuhe
– Aerobics *206–207*
– Dämpfungssystem *173*
– Jogging *178–179*
– Radfahren *165*
– Skilanglauf *202*
– Walking *173*
– s. auch Skates
Schulterheben (Übung) *59*
Schulterkreisen, -drehen (Übung) *256*
Schulterübung (Partnerübung) *150*
Schutzausrüstung
– Inline-Skating *192, 195*
– Radfahren *165*
Schwarzenegger, Arnold *55*
Schwimmbretter *185*
Schwimmen *184–191*
– Auftrieb, hydrostatischer *185*
– Ausrüstung *185*
– Brustschwimmen *190*
– Delphinschwimmen *191*
– Flossen *185*
– Gleichzugtechniken *190–191*
– Intensitätssteigerung *187*
– Intervalle *187*
– Kraulschwimmen *188–189*
– Paddels *185*
– Pull-buoys *185*
– Schmetterlingsschwimmen *191*
– Schwimmbretter *185*
– Schwimmtraining *186–187*
– Wasserbewältigung *185*
– Wechselzugtechniken *188–189*
Schwimmtraining *185, 186–187*
Scottbank (Übung) *80, 84*
Scottcurl (Übung) *80*
Sehnen *41, 219, 221*
Seilzug (Übung) *83*
Seitheben (Übungen) *50–51, 53, 126–127*
Seitlage (Übungen) *147, 148*
Semispezifische Trainingsmittel *205*
Serotonin *292–293*
Sicherheitsüberprüfung von Geräten *44*
Skates *193–195*
Skelett *41, 312–313*
– Lendenwirbelsäule *68*
– Wirbelsäule *312–313*
Ski s. Langlaufski
Skilanglauf *178, 200–205, 216*
– Allroundski *201*
– Armarbeit *204*
– Ausrüstung *200–202*
– Bekleidung *200–201*
– Biegelinie *202*
– Bindungssysteme *202*
– Diagonalschritt *203–204*
– Haftwachs *201*
– Nowax-Ski *201*
– Schuhe *202*
– Semispezifische Trainingsmittel *205*
– Skating-Ski *201–202*
– Skier *201–202*
– Skistöcke *202*
– Steigwachs *201*
– Stockarbeit *204*
– Technik *203–204*
– Trainingsplan *205*
– Verletzungsrisiko *205*
– Wachsski *201*
Skiroller *205*
Slide-Aerobic *205, 210–211*
Spinning *171*
Stauchbelastung *172*
Step *208*
– Übungen *134, 149*
Step-Aerobic *208–209*
Stirnpressen (Übungen) *90–91*
Stockläufe *205*
Stoffwechsel *268–273*
Stoßbelastung *172*
Stretching *219, 220, 221*
Superkompensation *26*
Supination *78*
Süßigkeiten *288*
Synergist *41*
Synovia *247*
SZ–Hantel *58, 77*
Taillenwender (Übungen) *102–103*
Trainingseinheit *37*
Trainingskontrolle *34*
Trainingsplanung *26, 320–331*
– Einsteiger/Untrainierte *322*
– Fortgeschrittene *322, 325*
– Geübte *322*
– Leistungstrainierende *322*
– Makrozyklus *320, 325*
– Mesozyklus *320–321, 325*
– Mikrozyklus *320*
– Orientierungsstufe *321–322*
Trainingssteuerung *12–35, 320–331*
Trainingstagebuch *34*
Trendsportart *192*
Trennkost *275*
Trinken *260, 285, 290*
Trizepsdehnung (Übung) *229*
Tryptophan *292–293*
Tube *44, 45, 330*
– Übungen *126–129, 131, 132–134, 136, 137*
U-Halte (Übungen) *130, 152*
Übergewicht *164*
Übertraining *26*
Überzüge s. Pullover
Übungskatalog
– Beweglichkeit *222–245*
– Krafttraining *46–123*
– Gymnastik *126–157*
– Mobilisation *248–257*
Unterarmbeugen (Übungen) *92–95*
Unterarmstrecken (Übungen) *96–97*
Vegetarismus *275*
Verhaltensregeln beim Inline-Skating *199*
Verletzungsrisiko *38, 39, 205*
Vierfüßlerstand (Übungen) *146, 252*
Visualisieren *39*
Vitamine *277, 286–286, 288–289, 292*
Vollkornprodukte *288–289*
Vollwerternährung *291*
Wadendehnung (Übungen) *243, 244*
Wadenheben (Übungen) *122–123, 149*
Wadenmaschine (Übung) *122*
Waist to Hip Rate *15*
Walking *172–177*
– Aufwärmphase *176*
– Ausrüstung *173*
– Bekleidung *173*
– Belastungsphase *176*
– Cool-Down *176*
– Körperhaltung *174*
– Power-Walking *177*
– Schuhe *173*
– Technik *174*
– Wogging *177*
Walking-Test *175–176*
Wechselzugtechnik *188–189*
Wettkampf *39*
Widerstand *154*
Wiederholung *43*
Wirbelsäule *247, 312–313*
– Lendenwirbelsäule *68*
Wogging *177*
Zivilisationskrankheiten *164*
Zugbänder *330*

Die mit »A« gekennzeichneten Seitenangaben unter dem Stichwort »Muskeln« verweisen auf das Anatomiekapitel.

Bibliographie

Fitness allgemein

Beigel, K./Gruner, S./Gehrke, T.: Gymnastik - falsch und richtig, Hamburg 1993

Beitel, H.: Wirbelsäulengymnastik, München 1992

Biedler, J.: Box-Aerobic easy, München 1997

Blum, B.: Perfektes Stretching. Ein Leitfaden für optimal ausgeführte Dehngymnastik, München 1993

Bredenkamp, A./Hamm, M.: Trainieren im Sportstudio, Rödinghausen 1990

Brick, L.: Aerobic-Trends. In: Bodylife Trainer; H. 1, Bruchsal 1995, S. 26-28

BSA-Lehrzentrum: Lehrbrief Trainer-B-Lizenz, Mandelbachtal 1997

Boeck-Behrens, U./Buskies, W.: Gesundheitsorientiertes Fitnesstraining, Band 1, Winsen 1995

Dargatz, T./Koch, A.: Rückengerechtes Stretching, München 1995

Erdle, C.: Stretching easy, München 1996

Freiwald, J.: Fitness für Männer, Reinbek 1991

Freiwald, J.: Prävention und Rehabilitation im Sport, Reinbek 1989

Grosser, M./Starischka, S.: Konditionstests, München, Wien, Zürich 1986

Jean, U. St./Spachtholz, B.: Wirbelsäulengymnastik, München/Landsberg am Lech 1994

Kürzel, F./Wastl, P.: Fitness Boxen, Niederhausen 1997

Lenhart, P./Seibert, W.: Funktionelles Bewegungstraining, Oberhaching 1991

Letuwnik, S./Freiwald, J.: Fitness für Frauen, Reinbek 1990

Letzelter, M.: Trainingsgrundlagen, Reinbek 1978

Michler, P./Graß, M.: Gymnastik - aber richtig!, (A)-Hard 1996

Moriabadi, R.: Cardiotrainingsplanung leicht gemacht, Skript zur 10. Bodylife Fachtagung 1996

Obermann, H.: Das komplette Stretchingbuch. Ein ganzheitliches Konzept für Alltag, Sport und Therapie, Stuttgart 1996

Ockert, V: Step-Aerobic, Berlin 1996

Pahlmeier, I./Niederbäumer, C.: Step-Aerobic, Aachen 1996

Paul, G.: Aerobic Training, Aachen 1996

Reichel, H.-S.: Hilfe bei Rückenschmerzen. Mit praktischem Gesundheitsbegleiter, München 1994

Sauer, M./Schuhn, J.: Fit forever, Niedernhausen 1995

Sölveborn, S. A.: Stretching, München 1982

Spring, H. et al.: Dehn- und Kräftigungsgymnastik, Stuttgart 1992

Trunz, E./Freiwald, J./Konrad, P.: Fit durch Muskeltraining, Reinbek 1992

Wade, J.: Personal Training, München 1996

Wilhelm, G.: Fitness und Spaß mit Ball und Band, München 1997

Ausdauer

Bös, K.: Handbuch für Walking, Aachen 1994

Bös, K.: Walking, Darmstadt 1994

Counsilman, J. E.: Handbuch des Sportschwimmens (Übersetzung aus dem Amerikanischen: Wilke/Madsen), Bockenem 1980

Covert, B.: Fett verlieren - Form gewinnen, Aachen 1997

Deutscher Verband für das Skilehrwesen e.V. (Hrsg.): Ski-Lehrplan Bd. 2, München 1996

Düdder, M.: Bremsweg kurz und schmerzlos. In: Inline Skating 3, München 1997, S. 38-41

Düdder, M.: Power Skating. In: Inline Skating 3, München 1997, S. 31-37

Edwards, S.: Leitfaden zur Trainingskontrolle, Aachen 1993

Einsingbach, T./Lehmacher, H.: Muskuläres Aufbautraining, München 1990

Geiger, L.: Ausdauertraining, Oberhaching 1988

Geiger, L.: Training mit dem Fahrradergometer, Oberhaching 1992

Zintl, F.: Ausdauertraining, München 1990

Heeley, M.: Das ist Inline-Skating, Bielefeld 1997

Hottenrott, K.: Trainingssteuerung im Ausdauersport, Ahrensburg 1993

Hottenrott, K: Ausdauertraining, Winsen 1995

Hottenrott, K./Urban, V: Skilanglauf, Aachen 1996

Johnson, R. A.: Inline-Skating/Rollerblading easy, München 1996

Johnson, R. A.: Walking easy, München 1996

Jorres, U.: Schwimmen. Texte zur Theorie der Sportarten. Band 2, Schorndorf 1987

Jostl, H.: Laufen, Reinbek 1992

Kleinmann, D.: Laufen, Stuttgart 1996

Kloos, G.: Pantoffeln oder Panzerschränke? In: Inline Skating 3, München 1997, S. 34-40

Konopka, P.: Radsport, München 1994

Lindner, W.: Erfolgreiches Radsporttraining, München 1993

Neumann, G./Pfützner, A./Hottenrott, K.: Alles unter Kontrolle. Ausdauertraining, Aachen 1993

Pappelfeld, J.: In-Line-Skating/Rollerblading, Reinbek 1994

Petracic, B./Röttgermann, F.-J./Traenckner, K.-CH.: Optimiertes Laufen, Aachen 1997

van der Plas, R.: Mountain-Bike Praxis, München 1993

Sauter, U.: In-Line Skating, Niedernhausen 1996/1997

Schick, A.: Ausdauertraining easy, München 1997

Schuhn, J.: Circuittraining im Aerobic. In: Bodylife Trainer H. 2, Bruchsal 1995, S.54-55

Schuhn, J.: Intervalltraining. In: Bodylife Trainer, H. 4, Bruchsal 1995/96, S. 29-31

Wenger, U./Wöllzenmüller, F.: Skilanglauf, München 1996

Wilke, K. (Hrsg.): Schwimmsport Praxis (Off. Lehrbuch des DSV). Schwimmen, Wasserspringen, Wasserball, Kunstschwimmen, Reinbek, 1990[3]

Wilke, K./Daniel, K.: Schwimmen. Lernen, Üben, Trainieren, Wiesbaden 1996

Wilke, K.: Schwimmen. Bewegung erleben - Technik verbessern, Reinbek 1996
Wöllzenmöller, F.: Richtig Jogging, München 1996
Zeitvogel, M.: Aqua-Training, Reinbek 1992
Zintl, F.: Ausdauertraining, München 1990

Stretching, Mobilisation, Entspannung

Bernstein, D. A./Borkovec, T. D.: Entspannungstraining. Handbuch der Progressiven Muskelentspannung, München 1995
Diem, W.: Das Saunabuch, Hamburg 1990
Fresenius, Dr. med. H.: Sauna. Der ärztliche Führer zu Entspannung und Gesundheit durch richtiges Saunabaden, München (o.J.)
Fritsche, Dr. I./Fritsche, Dr. W.: Saunabaden, Stuttgart 1990
Grosser, M./Müller, H.: Power Stretch, München, Wien, Zürich 1993
Gröninger, S./Stade-Gröninger, J.: Progressive Relaxation. Indikation, Anwendung, Forschung, Honorierung, München 1996
Höfler, H.: Atemtherapie und Atemgymnastik, Stuttgart 1995 (Zusätzlich ist eine Tonkassette als Übungshilfe erhältlich.)
Johnen, W.: Muskelentspannung nach Jacobson, München 1995
Leibold, G.: Sauna. Quelle der Lebensfreude und Vitalität, Düsseldorf 1990
Lodes, H.: Atme richtig: der Schlüssel zu Gesundheit und Ausgeglichenheit, München 1990
Ohm, D.: Progressive Relaxation, Stuttgart 1997 (Ergänzend ist eine Tonkassette als Übungshilfe erhältlich.)
Olschewski, Dr. med. A.: Atementspannung. Abbau emotionaler und körperlicher Anspannung durch Atemtherapie, Heidelberg 1995
Olschewski, Dr. med. A.: Progressive Muskelentspannung. Streßbewältigung und Gesundheitsprävention mit klassischen und neuen Übungen nach Jacobson, Heidelberg 1996
Preibsch, M./Reichardt, H.: Schongymnastik, München, Wien, Zürich 1993
Sternad, D.: Richtig Stretching, München, Wien, Zürich 1987
Trusheim, B.: Richtig Atmen - gesünder leben. Mit praktischem Gesundheitsbegleiter, München 1996.

Ernährung

Auswertungs- und Informationsdienst für Ernährung, Landwirtschaft und Forsten e.V. (AID): Kurzfassung der 10 Regeln: Deutsche Gesellschaft für Ernährung e.V. (DGE), Bonn 1995
Bailey, C.: Fett verlieren Form gewinnen, Aachen 1996
Breuer-Schüder, R.: Mehr wissen, mehr leisten, Bruchausen-Vilsen 1986
Brouns, F.: Die Ernährungsbedürfnisse von Sportlern, Heidelberg 1993
Deutsche Gesellschaft für Ernährung: Empfehlungen für die Nährstoffzufuhr, Frankfurt am Main 1991
Geiss, K.-R./Hamm, M.: Handbuch Sportler Ernährung, Reinbek 1992
Grochowiak, K.: Das NLP Practitioner Handbuch, Paderborn 1995
Grochowiak, K./Haag, S.: Erfolgreich im Beruf mit NLP, Niedernhausen 1997
Haag, S.: NLP-Welten, Darmstadt 1997
Koerber, Männle und Leitzmann: Vollwert-Ernährung, Heidelberg 1993
Konopka, P.: Sporternährung, München 1988
Kunze, Exel und Schoberberger: Schlank ohne Diät, Wien, München, Zürich 1992
Samitz, G.: Das Wellness-Programm, Reinbek 1995
Schlieper, C. A.: Grundfragen der Ernährung, Hamburg 1990
Storlie, J./Jordan, H. A.: Ernährungsumstellung und Bewegungstherapie bei Adipositas, Köln 1992

Anatomie, Physiologie, Sportbiologie:

Badtke, G. (Hrsg.): Lehrbuch der Sportmedizin, Heidelberg, Leipzig 1995
BSA-Lehrzentrum: Lehrbrief Sportbiologische Grundlagen, Mandelbachtal 1996
Engelhardt, M.: Sportmedizin. Grundlagen für alle Sportarten, München 1994
Faller, A.: Der Körper des Menschen. Einführung in Bau und Funktion. (Neubearbeitet von M. Schünke, Stuttgart 1995)
de Marées, H.: Sportphysiologie, Köln 1989
de Marées, H./Mester, J.: Sportphysiologie II, Frankfurt 1990
Markworth, P.: Sportmedizin: Physiologische Grundlagen, Reinbek 1983
Pschyrembel, W.: Pschyrembel Klinisches Wörterbuch, Berlin, New York 1990
Schäffler, A./Schmidt, S.: Mensch, Körper, Krankheit, Neckarsulm 1995
Silbernagl, S./Despopoulos, A.: Taschenatlas der Physiologie, München 1991
Tittel, K.: Beschreibende und funktionelle Anatomie des Menschen, Jena 1985
Weineck, J.: Optimales Training, Balingen 1996
Wirhed, R.: Sport-Anatomie und Bewegungslehre, Stuttgart 1988
Zimmermann, E.: Funktionelle Anatomie, Schorndorf 1989

Danksagung

Der Herausgeber dankt herzlich:
Heide Ecker-Rosendahl, der Inhaberin des Clubs Heide Rosendahl, die die nötigen Freiräume für die Arbeiten an diesem Buch gewährte, und den Kollegen im Club für ihr unterstützendes Engagement in den Zeiten der Abwesenheit. Johannes Marx, dem Inhaber der BSA-Akademie für seine Unterstützung auf allen Ebenen, und den dortigen Kollegen für wichtige Hilfestellungen. Irmgard Elsner und Jürgen Schulzki haben großes Einfühlungsvermögen bei den Fotoarbeiten bewiesen.

Weiterhin danke ich folgenden Personen: meiner Frau Kerstin, meinem Sohn Timo und dem Rest der Familie Mutschka, Frank, Jürgen, Natascha, Sascha und Ulla; Erika Busch-Ostermann, Alex Morkramer sowie den Freunden Gunnar und Tina, Justyna, Susanne Haag und Klaus Grochowiak.

Verlag, Herausgeber und Fotografen danken folgenden Personen und Firmen für ihre Mitwirkung und Unterstützung bei den Fotografien:
Adi,Herzogenaurach – adidas AG – Antje Baron, Köln – Barbara Siever, Köln – Bodyshop, Köln – Competition Line GmbH, Detmold – Falke Gruppe, Schmallenberg – Frank Herlet, Köln – Haleko GmbH , Hamburg – Kieser Training , Köln – Künzler Sportgeräte GmbH, Winterbach – Life Fitness, Unterschleißheim – Move In, Köln – Nike International, Mörfelden – Olaf Wull Nickel, Kürten – Omega Sports, Köln – Pedale-Radsport, Etzbach – Polar Electro GmbH, Büttelborn – Proficolor Mindermann, Köln – Puma AG, Herzogenaurach – Radfieber, Köln – Reebok Deutschland GmbH, Oberhaching – RSH Maschinenbau GmbH, Dieburg – Ruprecht Stempell, Köln – Sportesse, Essen – SSZ Köln Wahn e.V. Abtl. Bogenschießen, Köln – Stage 24, Köln – Sülztal Familiensauna, Lohmar – TAG Textilausrüstungs-Gesellschaft Schroers GmbH & Co. KG, Krefeld – Tanita Europe GmbH, Sindelfingen – TSD GmbH, Willich – Veloladen, Bergisch Gladbach.

Der Verlag dankt darüber hinaus:
Jürgen Wolf, Diplomtrainer für Skilanglauf und Besitzer des Rehazentrums Neckar-Odenwald für wertvolle Hinweise zum Thema Skilanglauf; Thomas Ristow, Kirsten Skacel und Susanne Kolb für das Korrektorat.

Autoren

Oliver Barteck (geb. 1967), Dipl.-Oecotrophologe, beschäftigt sich seit seiner Jugend mit dem Fitnesstraining in Theorie und Praxis. Als Fitness noch primär aus Gewichtstraining bestand, erkannte er bereits den Wert des zusätzlichen, gleichberechtigten Ausdauer- und Beweglichkeitstrainings. So wirkte er in den letzten acht Jahren an der Entstehung mehrerer multifunktionaler Fitnessclubs mit. Parallel zum Clubmanagement arbeitet Oliver Barteck für das BSA-Lehrzentrum, einem europaweit tätigen Ausbildungsinstitut der Fitnessbranche, in der Trainerlizenzausbildung mit und ist als Berater und Mitarbeiter der Bodylife-Trainer-Fachzeitschrift sowie als Referent auf nationalen Fitness-Kongressen tätig.

Erika Busch-Ostermann (geb. 1956) ist Sport- und Gymnastiklehrerin an einem Gymnasium, Moderatorin für den Sportförderungsunterricht und Gesundheits- und Ernährungsberaterin. Konzeption und Realisation von Gesundheits- und Fortbildungsprojekten sowie eigene Veröffentlichungen in diversen Medien gehören zu ihrem ganzheitlichen Arbeitsansatz. Als Fachlektorin stand sie diesem Buch zur Seite.

Knuth Kröger (geb. 1965) studierte Sportwissenschaft an der Universität in Saarbrücken und absolvierte eine Zusatzausbildung als Fitnessfachwirt IHK. Seit 1993 ist er tätig als Lehrbeauftragter bei der BSA-Akademie, Referent bei internationalen Fitness-Kongressen und Pharmaunternehmen. Fachbuchautor und selbständiger Trainer im Bereich Gesundheitssport und Wettkampf-Aerobic; er schrieb für dieses Buch den Beitrag zum *Ausdauertraining*.

Alex Morkramer (geb. 1967), Magister Artium in Anglistik, Germanistik und Pädagogik, mehrjährige theoretische und praktische Auseinandersetzung mit dem Thema Fitness, absolviert zur Zeit eine Fortbildung zur Trainerin, B-Lizenz, beim BSA-Lehrzentrum. Alex Morkramer schrieb für dieses Buch die Beiträge zur *Beweglichkeit, Mobilisation* und zum *Cool-Down.*

Simon Oswald (geb. 1969) studierte Sport (mit den Schwerpunkten Schwimmen und Fußball) und Mathematik in Freiburg sowie an der Sporthochschule in Köln. Gegenwärtig unterrichtet er als Referendar an einem Gymnasium. Simon Oswald schrieb für dieses Buch den Beitrag zum *Schwimmen*.

Dr. Gunnar Wöbke (geb. 1967), Dipl. Oecotrophologe, befaßte sich während seiner Studien- und Promotionszeit schwerpunktmäßig mit den Zusammenhängen von Sport und Ernährung. Bis 1995 war er aktiver Basketballbundesligaspieler. Seit 1997 ist er Geschäftsführer einer Sportmarketingagentur. Gunnar Wöbke schrieb für dieses Buch den Beitrag zur *Ernährung*.

Bildnachweis

Die überwiegende Zahl der Abbildungen, die hier nicht im einzelnen aufgelistet werden, sind Neuaufnahmen des Fotografenteams Irmgard Elsner und Jürgen Schulski.
Das weitere Bildmaterial wurde uns freundlicherweise zur Verfügung gestellt oder angefertigt von:

© Food Foto, Köln: S. 284 unten
© Mark Gamba, Origon: S. 6/7, S. 40/41, S. 162/163, S. 208/209, S. 266/267, S. 296/297
© Jump, Hamburg, S. 200–204
© Könemann Verlagsgesellschaft mbH, Köln / Foto: Ruprecht Stempell: S. 269, S. 272, S. 274/275, S. 289 (2); Foto: Günter Beer: S. 276 oben, S. 277 oben, S. 281 unten, S. 289 (3); Fuis & Büschel GbR / Foto: Büschel: S. 283; S. 289 (2) Aus: Arbeitsbuch zum Diabetiker-Lehrprogramm, Mainz 1985. © Novo-Nordisk, S. 280
© Horst Müller Pressebilddienst GmbH, Düsseldorf, S. 8
© Schwinn International, S. 171

Piktogramme: Claudia Faber: S. 167 bis 209 / Zeichnungen: Claudia Faber: S. 308 links; András Szunyoghy, S. 299 bis 307, S. 308 Mitte rechts bis 313 oben, S. 314 rechts oben, S. 315 links unten (alle: © Könemann Verlagsgesellschaft mbH, Köln)

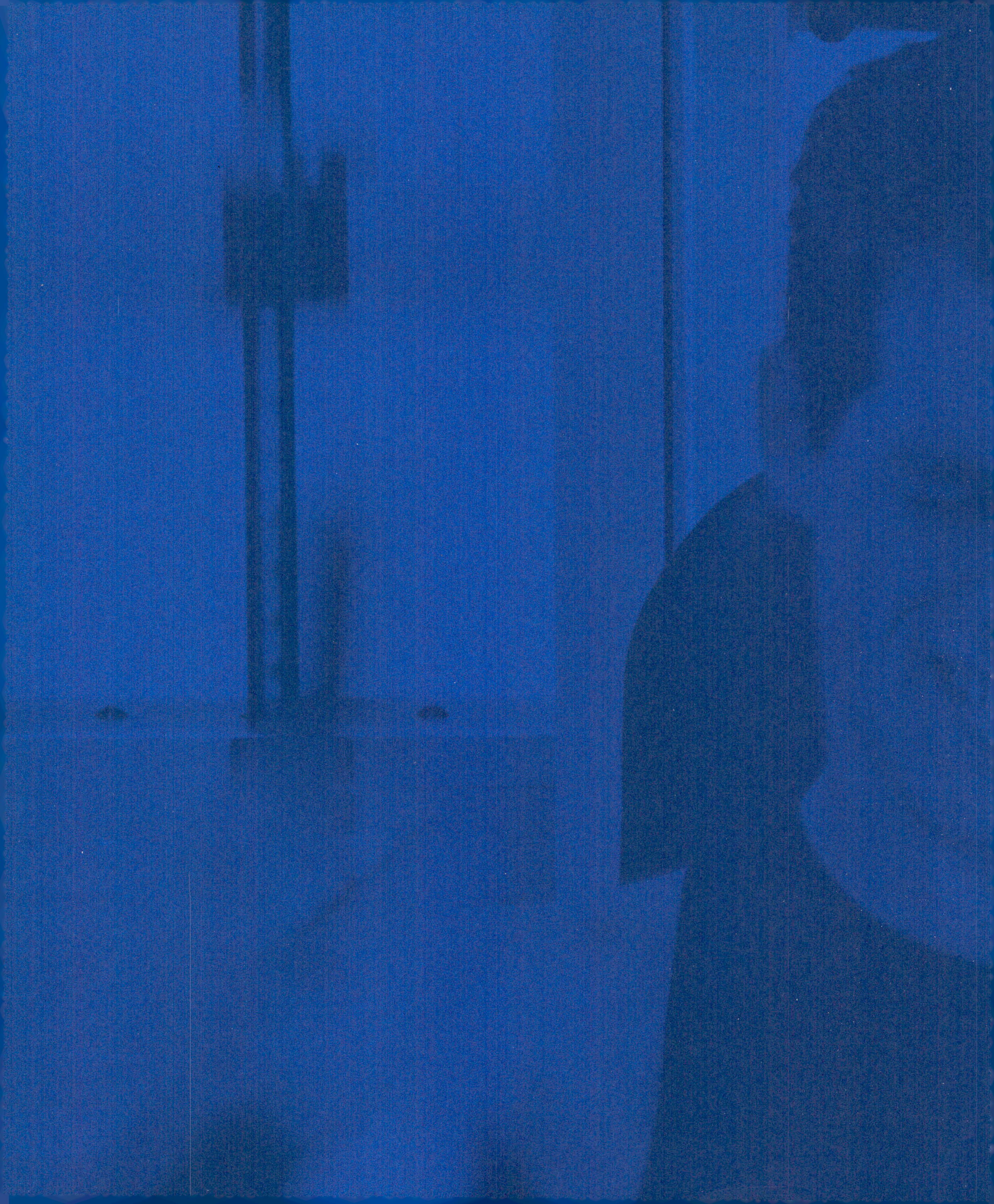